2014 第30卷

中国药学年鉴

CHINESE PHARMACEUTICAL YEARBOOK

中国药科大学 主办

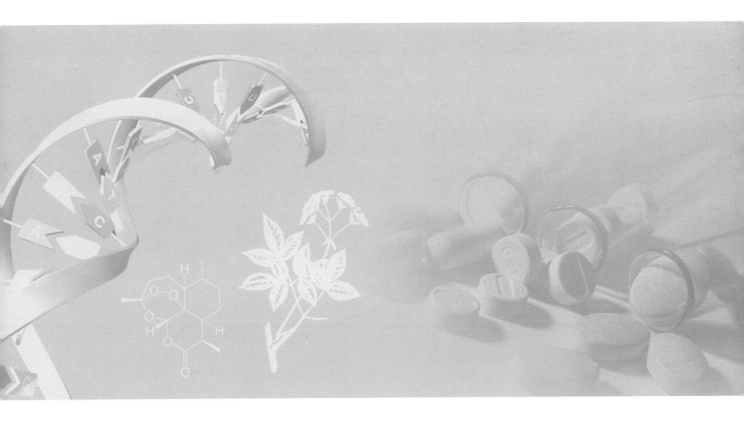

中国医药科技出版社

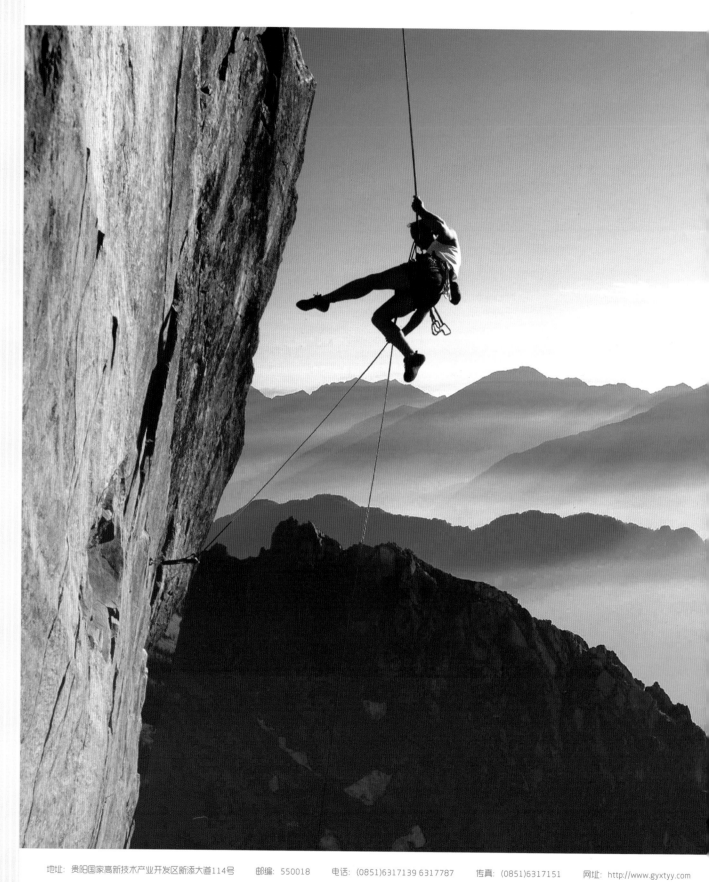

地址：贵阳国家高新技术产业开发区新添大道114号　　邮编：550018　　电话：(0851)6317139 6317787　　传真：(0851)6317151　　网址：http://www.gyxtyy.com

贵阳新天药业股份有限公司

贵阳新天药业股份有限公司成立于1995年8月，地处贵阳国家高新技术产业开发区，是一家集科研、生产、销售为一体的现代化中成药制药企业。属国家高新技术企业、农业产业化国家重点龙头企业、全国民族用品定点生产企业、贵阳市重点制药企业。

公司致力于中成药研究与开发，不断提高自身的科研水平和自主创新能力，年均投入研发资金过千万元，已形成以"泌尿外科、妇科、心脑血管"三大体系为主的50余个药品品种，拥有知名产品宁泌泰胶囊、和颜®坤泰胶囊、苦参凝胶、夏枯草口服液等。

公司全国市场发展中心位于上海。全资子公司上海海天医药有限公司承担新药的研发工作。上海已成为新天药业的又一中心。2000年在上海建立营销中心，负责统筹全国市场策划和销售，强化对市场的快捷服务和监督管理，逐步形成一个多层次、多渠道的营销网络。企业视产品质量为生命，严格把关，确保药品的质量稳定。现有硬胶囊剂、凝胶剂、合剂、颗粒剂、片剂、糖浆剂六条生产线，已能基本满足各种口服制剂的生产需求。

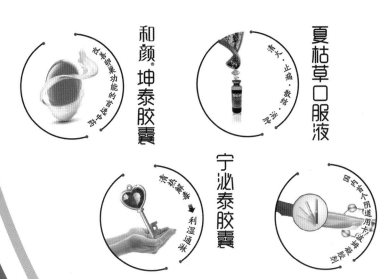

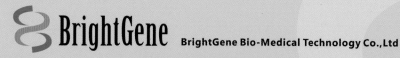

BrightGene BrightGene Bio-Medical Technology Co.,Ltd

The development of BrightGene

BrightGene Bio-Medical Technology Co.,Ltd was established in 2001

With the help of BrightGene, Entecavir was developed successfully and was made a generic version by Chia Tai Tianqing Pharmaceutical Group Co., Ltd in 2006.

The first subsidiary named BrightGene Pharmaceutical Co., Ltd. was founded in 2010 meanwhile BrightGene was formally filed for new drug application at home and aboard, providing technology services and medical intermediates to foreign countries. Sales reached over 10 million RMB.

In 2011, BrightGene made the acquisition of Chongqing BioTech company and began to enter the field of fermentation by cooperating with international famous generics firms such as TEVA, sales reached tens of millions.

BrightGene Fermentation Technology Co., Ltd. was founded and started making scale production of active pharmaceutical ingredients, intermediates and fermented product. Tenofovir was granted Category 1.1 new drug clinical trial approval certificate. The BrightGene had certain popularity in the world, sales revenue exceeded one hundred million yuan in 2012.

The API workshop passed FDA certification, several kinds of API declared DMF in 2013.

A drug research institute was founded in 2014. International Business and domestic technology transfer service are developing together.

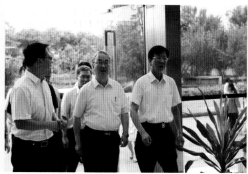

Vice chairman Sangguowei ,academician of National People's Congress visited BrightGene in Sept. 2014.

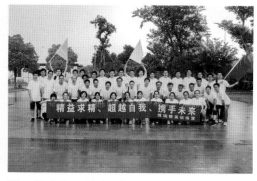

Elite Training Club of BrightGene

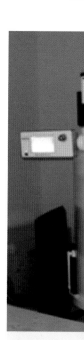

NMR

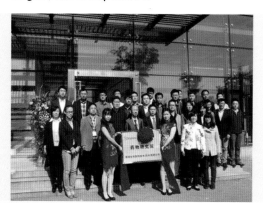

The BrightGene Drug Research Institute was founded in Nov. 2014. The institute covers an area of 7600m including 280 staffs of R&D and contains with synthesis, analysis, preparation laboratories and pilot plants.

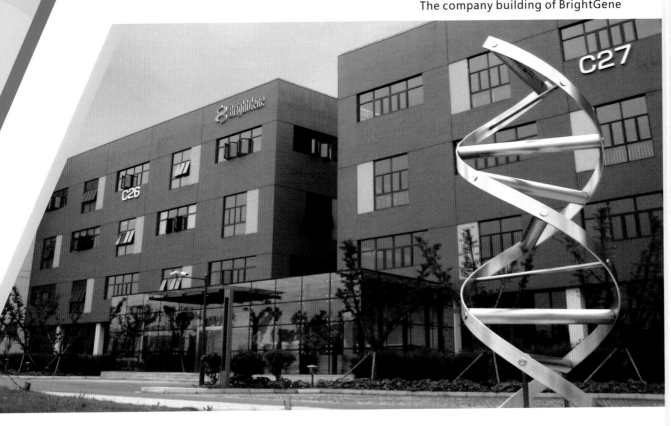

The company building of BrightGene

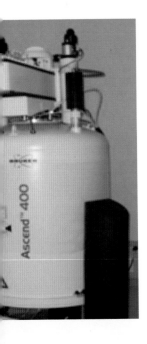

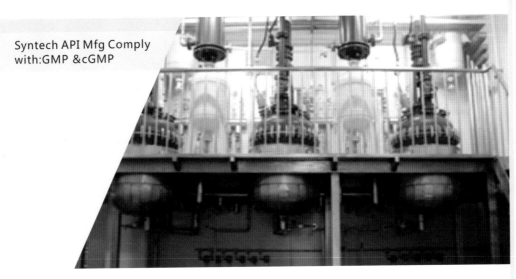

Syntech API Mfg Comply with:GMP &cGMP

博瑞生物医药技术（苏州）有限公司
信泰制药（苏州）有限公司

总部地址：苏州市工业园区星湖街218号生物纳米园C25-C31栋
邮编：215123
电话：0512-62620988（总机）0512-62551801/62551767（销售）
　　　0512-62551811（项目转让）
传真：0512-62551799

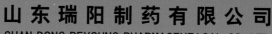

山东瑞阳制药有限公司
SHAN DONG REYOUNG PHARMACEUTICAL CO.,LTD

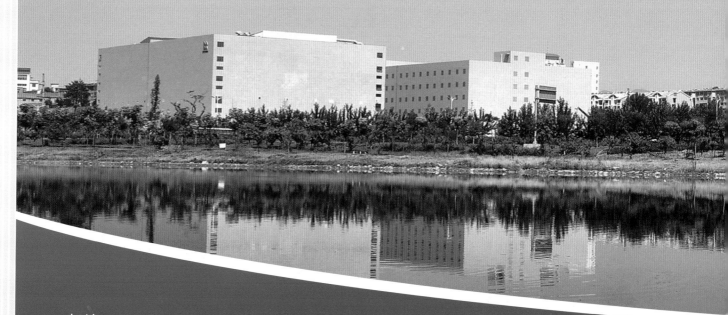

◆ 全国医药企业30强

◆ 全国守合同重信用企业

◆ 国家高新技术企业

◆ 国家级企业技术中心

邮编：256100
总部地址：山东省沂源县瑞阳路1号
电话：4006 123458　　　　传真：0533-3248777
网址：http//www.reyoung.cn

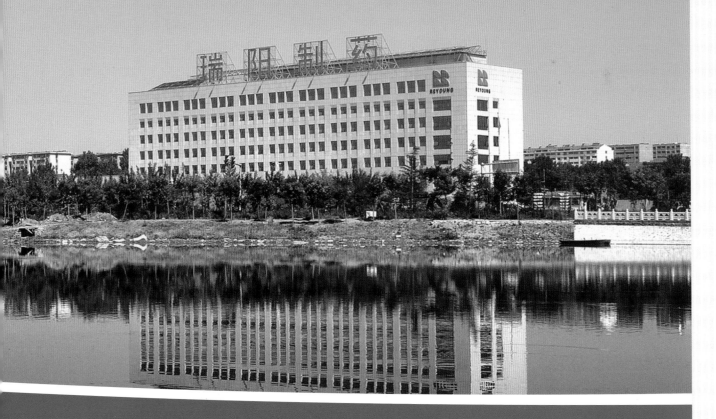

◆ 国家生物医药产业化骨干企业

◆ 国家博士后科研工作站

◆ 国家火炬计划重点高新科技企业

◆ 山东省第一家粉针剂生产企业

◆ 全国头孢类原料药生产基地

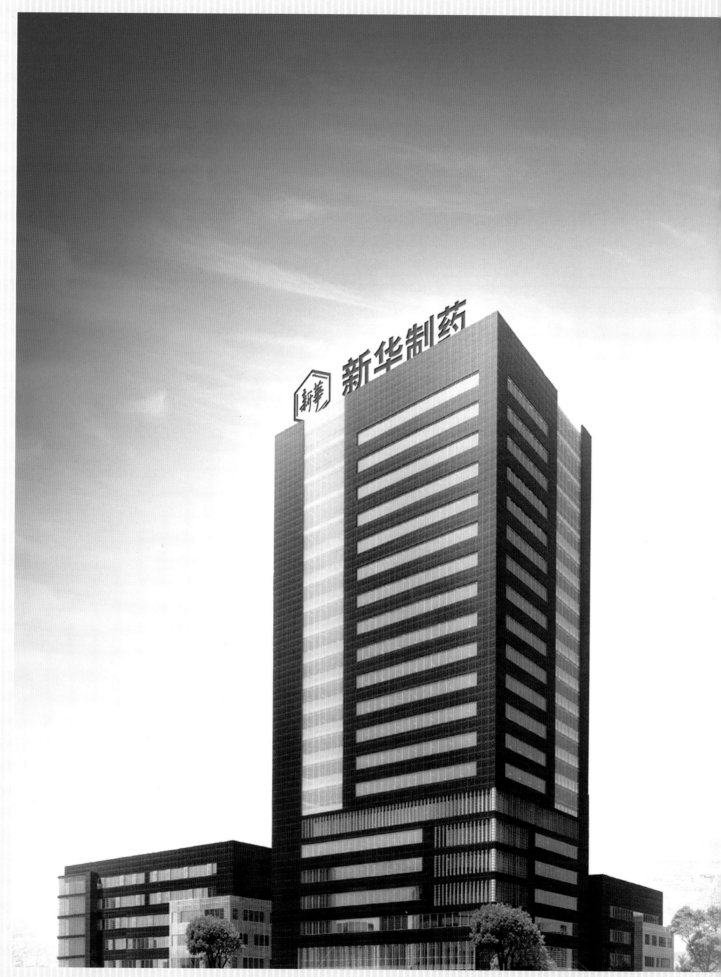

新华制药

中国医药旗舰级企业

◇ 亚洲最大的解热镇痛药生产基地

◇ 中国最大的化学合成药生产基地

◇ 中国心脑血管药物生产基地

网址：www.xhzy.com

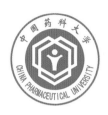

中国药科大学
CHINA PHARMACEUTICAL UNIVERSITY

中国药科大学是一所历史悠久、在药学界享有盛誉的教育部直属"211工程"重点建设的大学，坐落于历史文化名城古都南京。前身为始建于1936年的国立药学专科学校（四年制），是我国历史上第一所由国家创办的高等药学学府。1986年与筹建中的南京中药学院合并成立中国药科大学。近80年来，学校秉承"精业济群"的校训精神，走出了一条"不唯药，需围药，应为药"的特色兴校之路。

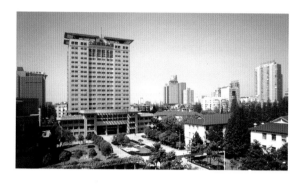

学校学科涵盖理学、医学、工学、经济学、管理学、文学、法学7个学科门类。药学一级学科为国家重点学科。药理与毒理学、化学两个学科领域的ESI排名进入全球前1%。学校拥有24个本科专业，5个专科（高职）专业；药学、中药学2个一级学科博士点，24个二级学科博士点，5个一级学科硕士点，30个二级学科硕士点，3个专业学位授权点；药学、中药学2个博士后流动站，23个学科专业可招收博士后研究人员。

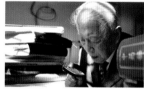 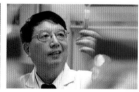 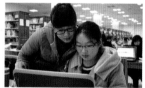 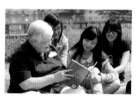

学校坚持"学术第一、师生为本、共生共赢的"的办学理念，实施融合知识、能力、素质为一体的药学人才培养模式，重视学生创新思维教育，致力于培养和造就未来药界精英。学校是全国医药院校中唯一一所连续三次获得国家级教学成果一等奖殊荣的高校。学校就业率一直位列教育部直属高校及江苏省高校前茅。

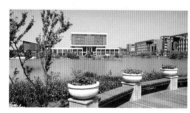 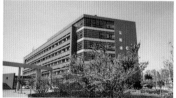 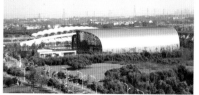

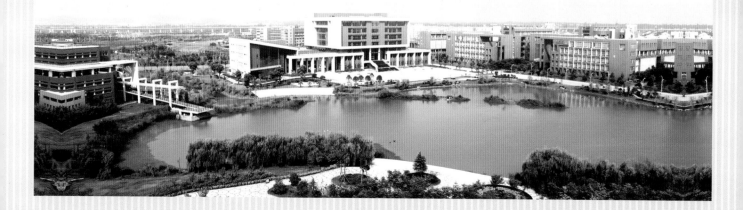

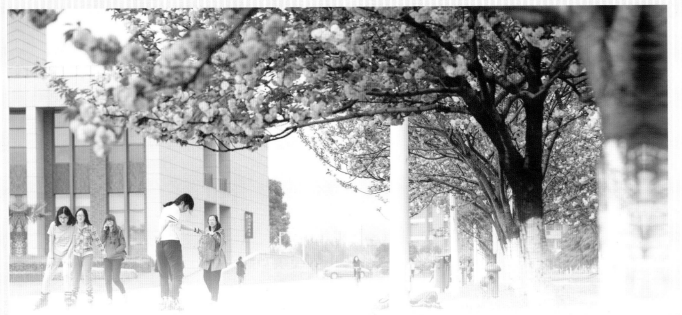

学校推进科研创新，研发普惠良药。建有"天然药学活性组分与药效"国家重点实验室和省部级重点实验室、工程技术中心、创新平台18个。与海外40多个国家和地区的院校及科研机构建有学术联系。"十一五"期间获国家"重大新药创制"科技重大专项项目40余项，经费资助2.15亿元，获批项目数、经费数均居全国高校之首。"十一五"以来，获得授权发明专利400余项、新药临床批文11个、国家新药证书9个、国家科技进步二等奖2项。近年来，2项技术转让单个合同经费突破1亿元。

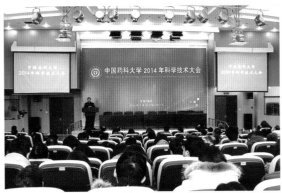

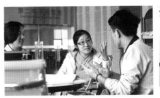
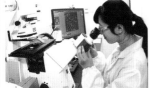
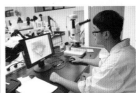
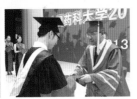

截至2013年底，学校全日制在校生15000余人，其中：研究生3300余人，本专科生近12000人。专任教师859人，其中中国工程院院士2人、德国科学院院士1人、"国家杰出青年科学基金"获得者3人、"长江学者"4人、"千人计划"1人、"万人计划"1人、"国家级教学名师"2人。学校拥有玄武门、江宁2个校区，占地2200多亩。

今天的中国药科大学，正朝着建设国际知名的高水平研究型大学的目标努力迈进。

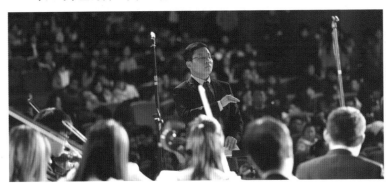

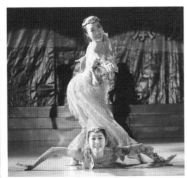

地址：南京市童家巷24号　　邮编：210009

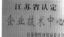

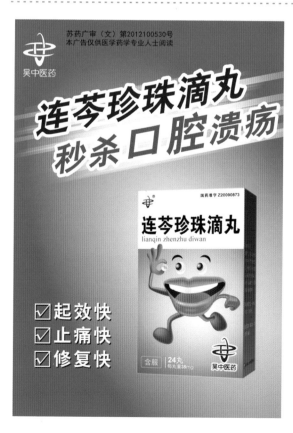
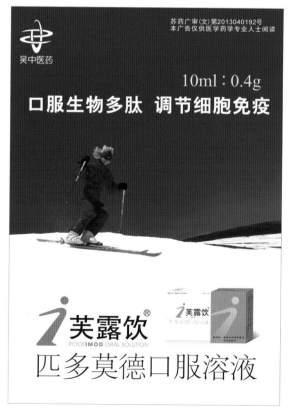
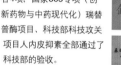
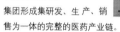

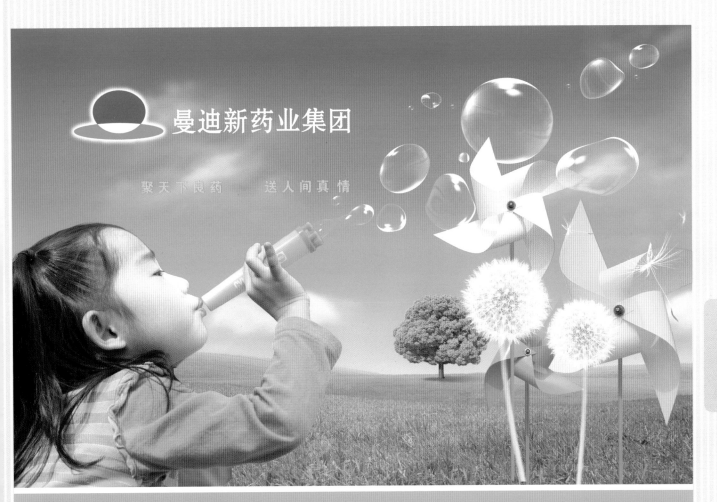

曼迪新药业集团

聚天下良药　　送人间真情

地　址：江苏省溧阳市溧城镇西后街121号
网　址：http://www.lyzyy.com
邮　编：213300
服务中心：0519—87265900
急救中心：0519—87289999　0519—87265999

溧阳市中医院

☆中国质量认证中心ISO9001：2008国际质量标准认证

　　医院占地面积2万多平方米，建筑面积3万多平方米。开放床位400张，年门诊量46.1万人次，年住院1.4万人次，手术5742人次，年业务收入2.18亿元。南京中医药大学教学医院。

　　在编职工542人，其中卫技人员495人，高级专业技术职称47人，中级专业技术职称208人。拥有全国"五一"劳动奖章、江苏省劳动模范、"省333人才工程"培养对象、常州市高层次医学创新人才、溧阳市杰出人才、溧阳市拔尖人才等。骨伤科、肾内科为常州市中医临床重点专科，中医妇科、针灸科、眼科、心内科、呼吸科为溧阳市级临床重点专科。

　　配有德国西门子1.5T磁共振、德国西门子全身多排螺旋CT、日本岛津DSA、美国雅培全生化仪、美国威视准分子激光仪等大型先进医疗设备。

　　倡导"以健康体检的整体诊疗模式关心每一位患者"新的医学人文理念；建立了医疗环节过程的公开承诺制；完善了医院绩效和风险管理制度；基本实现移动查房、电子病历、成本核算等数字、网络信息化建设。

　　医院已发展成为集医疗、急救、教学、科研、预防、保健和康复为一体的"扬中医之长，纳西医之优"现代化综合性二级甲等中医院。

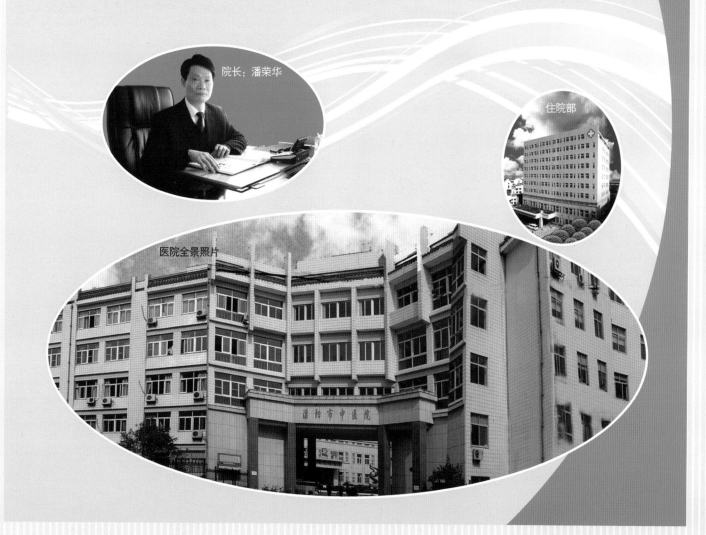

院长：潘荣华

住院部

医院全景照片

目　次

药物生产与流通

医院药学

药品监督管理

药学人物

学会与学术活动

药学书刊

药学记事

附　录

索　引

彩页目次

MAIN CONTENT

专论

Review

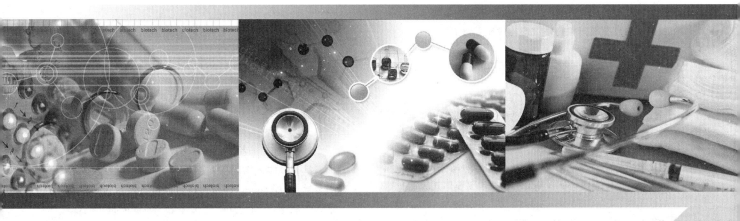

天然药物化学研究进展

孔令义,尚志春,杨鸣华

(中国药科大学天然药物化学教研室,南京 210009)

2013 年我国学者在天然药物化学成分研究中获得了较为显著的进展,特别是在新骨架化合物、生物活性化合物的发现中,取得了突出的成绩。2013 年,在天然药物化学领域内的主流期刊如:*Org Lett*,*J Nat Prod*,*Phytochemistry* 和 *Tetrahedron* 等发表了大量的我国科学工作者的论著。本文按照新化合物的结构特点,进行了归纳整理,并着重对新骨架化合物以及具有较好生物活性的化合物进行了介绍。

1 萜类

1.1 倍半萜类

从忍冬科甘松属植物甘松(*Nardostachys chinensis* Batal.)的地上部分分离得到的 Nardoaristolone A(**1**)、Nardoaristolone B(**2**)是两个结构新颖的倍半萜类化合物[1],其中化合物 Nardoaristolone A 是首次报道的马兜铃烷-查尔酮聚合物,Nardoaristolone B 是具有特殊 3/5/6 环系的马兜铃烷型倍半萜;从漆树科漆树属漆树(*Toxicodendron verniciffuum*)的树脂中分离得到三个结构新颖的倍半萜化合物,Toxicodenane A(**3**)、Toxicodenane B(**4**)和 Toxicodenane C(**5**),其中化合物 **4**、**5** 在高糖诱导的肾系膜细胞株模型上具有显著抑制 iv 型胶原、纤维连接蛋白和白细胞介素-6 过分泌作用,并呈现较好的量效和时效关系[2]。从一种虫生真菌 *Hypocrea* sp. 的代谢产物中分离得到一个新骨架化合物 Hypocrolide A(**6**)[3],该化合物是一个具有新颖六元环片段的 botryane-倍半萜与香豆素的聚合物。Nudibaccatumone(**7**),是一个苯丙素与两个倍半萜烯的聚合物,具有 39 个碳的复杂结构[4]。该化合物是从胡椒科胡椒属植物裸果胡椒(*Piper nudibaccatum*)的地上部分分离得到的,基本结构是(+)-斯巴醇、(−)-4β,10α-香橙烷二醇、ent-T-muurolol,通过分子间的 1,8-迈克尔加成反应和逆 Diels-Alder 反应得到。

3 4 5

6 7

此外,科研工作者从倍半萜类天然产物化学成分中发现了很多具有多样生物活性的新化合物。从菊科橐吾属植物准噶尔橐吾(*Ligularia songarica*)的根和根状茎中分离得到 5 个新的高度氧化 oplopane 型倍半萜 Songaricalarins A-E(**8-12**)[5]。这些化合物在体外细胞毒活性检测中显示出对 A-549、MCF-7、KB、KBVIN 四种肿瘤细胞的不同程度的抑制作用,其中化合物 Songaricalarin D(**11**)活性最强,EC$_{50}$ 值分别为 4.9,0.8,3.4,3.2 μg/mL。从姜科姜黄属植物莪术(*Curcuma zedoaria*)的根茎中分离得到 10 个新的愈创木烷型倍半萜 Phaeocaulisins A-J(**13-22**)[6]。这些化合物都具有抑制 RAW 264.7 巨噬细胞产生一氧化氮的活性,其中化合物 Phaeocaulisin A(**13**)、Phaeocaulisin B(**14**)的活性较强,IC$_{50}$ 值均小于 2 μmol/L。

8 9

10 11

1 2

12 **13**

Ac = （乙酰基结构）
Mesen = （结构）
Mebn = （结构）

14 β = Me α = OH α = H
15 α = Me β = OH β = H

16 **17**

	R₁	R₂	R₃	R₄
18	H	CH₂OH	H	=C(CH₃)₂
22	OH	Me	H	

	R₁	R₂	R₃	R₄	R₅
19	β = H	OH	H	β = Me	α = OH
20	α = OH	OH	H	β = Me	α = OH
21	α = H	H	β=OH	α = Me	β = OH

草珊瑚（*Sarcandra glabra*），是金栗兰科草珊瑚属植物，研究者从草珊瑚中分离出 5 个结构新颖的具有肿瘤细胞毒性的倍半萜二聚体 Sarcandrolides F-J（**23-27**），其中化合物 Sarcandrolide F（**23**）、Sarcandrolide H（**25**）的活性最强，对 HL-60 细胞株的 IC₅₀值分别为 0.03、1.2 μmol/L[7]。倍半萜的结构变化多样，但是目前相关的糖苷类成分发现的较少。齿千里光（*Senecio densiserratus*），为菊科千里光属的植物，研究者从齿千里光的地上部分分离得到 6 个新的倍半萜糖苷类成分 Senedensiscins A-F（**28-33**）[8]。

1.2 二萜类

Scopariusic acid（**34**），是对映-克罗烷型二萜与对香豆

酸-1-辛烯-3-酯通过罕见的链状分子间的［2＋2］光化反应形成的混杂二萜[9]，是从唇形科香茶菜属植物帚状香茶菜（*Isodon scoparius*）的地上部分分离得到的新骨架化合物，结构通过单晶 X-衍射方法得以确证。活性检测显示，Scopariusic acid 具有一定的细胞毒性和免疫抑制活性。Mollolide A（**35**）是从杜鹃花科杜鹃属植物羊踯躅（*Rhododendron molle*）的根分离得到的新骨架化合物[10]，具有一个独特的 1,10:2,3-双裂环木藜芦烷型二萜结构，该化合物在 20 mg/kg 时即有较好镇痛效果。从同属植物照山白（*R. micranthum*）中分离得到一个木藜芦烷型二萜新骨架化合物 Micranthanone A（**36**）和含有 5,6-(3,4-双羟基苯亚甲基缩醛基）单元的两个木藜芦烷型二萜新化合物 Rhodomicranol A（**37**）、B（**38**），3 个化合物均具有不同程度的免疫抑制活性[11]。从大戟科巴豆属植物光叶巴豆（*Croton laevigatus*）中分离得到 2 个新骨架化合物 Laevinoid A（**39**）、B（**40**），都具有一个重排的对映-克罗烷型二萜结构[12]。Amomaxin A（**41**）、B（**42**）是从姜科豆蔻属植物九翅豆蔻（*Amomum maximum*）的根中分离得到的两个具有 9 元环的重排半日花烷型新骨架二萜化合物[13]。其中化合物 Amomaxin B 具有抑制 RAW264.7 巨噬细胞释放一氧化氮的活性。从我国传统中药苏木（*Caesalpinia sappan*）中分离得到了 4 个香松烷型二萜 Caesanines A-D（**43-46**），其新颖性在于结构中均具有一个 C-19 和 C-20 之间的 N 桥键[14]，其中 Caesanine A、B 具有强烈的抑制金黄色葡萄球菌的活性。Aphanamene A（**47**）、B（**48**）是从楝科山楝属植物大叶山楝（*Aphanamixis grandifolia*）的根皮中分离得到两个通过［4＋2］环加成反应形成的线性二萜二聚体新骨架化合物[15]。这两个化合物都表现出潜在的抗炎活性，对 RAW264.7 巨噬细胞产生一氧化氮均具有明显的抑制作用。

23 **24** R₁=OOH R₂=H **25** R₁=OH R₂=Ac **26**

27 **28** **29** **30**

白豆蔻(*Amomum kravanh*)是姜科豆蔻属植物,从其果实中分离得到了 3 个具有四环结构的变形海绵烷型二萜新化合物 Kravanhins A -C(**49-51**)[16],其中 Kravanhin B(**50**)能够较为显著的抑制 RAW264.7 巨噬细胞一氧化氮的产生,IC$_{50}$ 值为 36.2 μM。黄荆(*Vitex trifolia*)是马鞭草科黄荆属植物,从其果实中发现了 7 个新的半日花烷型二萜 Vitextrifolins A-G(**52-58**)[17],这 7 个化合物都具有强的细胞毒性,对 A549、HCT116、HL-60、ZR-75-30 人癌细胞株的 IC$_{50}$ 值均小于 5 μg/ml。南蛇藤(*Celastrus orbiculatus*)是卫矛科南蛇藤属植物,从中分离得到 3 个新的二萜类化合物(**59-61**)[18],均具有不同程度的神经保护活性。其中(M)-Bicelaphanol A(**59**)、(P)-Bicelaphanol A(**60**)是两个降二萜二聚体。

59

60

1.3 二倍半萜类

Asperterpenoid A(**62**)是一个新骨架的二倍半萜化合物，是从红树林曲霉属（*Aspergillus sp.*）内生真菌的代谢产物中分离得到[19]，并且该化合物可以显著抑制结核杆菌的蛋白酪氨酸磷酸酶（mPTPB）活性，IC$_{50}$值为 2.2 μmol/L。该研究者又从同属内生菌的代谢产物中分离得到两个新骨架二倍半萜化合物 Asperterpenol A(**63**)、Asperterpenol B(**64**)，这两个化合物具有独特的 5/8/6/6 四环结构，且具有较强乙酰胆碱酯酶的抑制活性，IC$_{50}$值分别为 2.3、3.0 μmol/L[20]。火把花（*Colquhounia coccinea*）是唇形科火把花属植物，从其的盾状的腺毛状体中分离得到新的一类化合物 Colquhounoids A-C(**65-67**)，结构独特，而且这些化合物在植物体内具有防卫功能[21]。

61

62

63 R = H
64 R = OH

65

66

67

1.4 三萜类

Norfriedelanes A-C(**68-70**)，是从金虎尾科金虎尾属植物西印度樱桃（*Malpighia emarginata*）的根和枝条中分离得到的 3 个新颖化合物[22]。Norfriedelane A 含有一个特殊的 α-O-β-内酯环结构，Norfriedelane B 含有一个酮基内酯环，这两个化合物具有抑制乙酰胆碱酯酶的活性，IC$_{50}$值分别为 10.3、28.7 μmol/L。Volvalerenol A(**71**)，一个含有 7/12/7 三环体系的新骨架三萜化合物[23]，是从败酱科缬草属植物长序缬草（*Valeriana hardwickii*）的根中分离得到。从五味子科南五味子属植物黑老虎（*Kadsura coccinea*）中分离得到 3 个

具有良好生物活性的新羊毛甾烷型三萜 Kadcotriones A-C(**72-74**)[24]，结构罕见，而且化合物 Kadcotrione B 具有显著的抗 HIV-1 活性，EC$_{50}$值为 30.29 μmol/L。

68

69

70

71

72

73

74

柠檬苦素类化合物是一类结构复杂多变的三萜类化合物，新颖结构层出不穷。Chukfuransins A-C(**75-77**)[25]、Phyllanthoid A(**78**)[26]是在 2013 年发现的柠檬苦素类新骨架化合物。从楝科鹧鸪花属植物茸果鹧鸪花（*Trichilia sinensis*）的枝、叶中分离得到 20 个新的 mexicanolide-型柠檬苦素类三萜化合物 Trichinenlides A-T[27]（Trichinenlide A：化合物 **79**）。其中化合物 Trichinenlide B、C 可以抑制一氧化氮在 RAW 264.7 细胞中的产生，IC$_{50}$值分别为 2.85、1.88 μmol/L，活性良好。

75 R = H   A =
76 R = OAc

77

78

79

2 生物碱

生物碱是天然药物中具有丰富生物活性的一类化学成分。在植物、微生物代谢产物中分布广泛，结构多样复杂。

Aspeverin(**80**)，是一个包含有氨基甲酸酯和氰基结构的新骨架生物碱[28]，从一种藻上寄生的内生菌花斑曲霉(*Aspergillus versicolor*)的代谢产物中分离得到，具有抑制一些海洋生物生长的特殊活性。从大戟科三宝木属植物黄花三宝木(*Trigonostemon lutescens*)的小枝中分离得到了6个结构新颖的双吲哚多环生物碱 Trigolutesin A(**81**)、B(**82**)，Trigolutes A-D(**83-86**)[29]，Trigolutesin A 同时具有一定的乙酰胆碱酯酶抑制活性。Lycospidine A(**87**)是从扁叶石松(*Lycopodium complanatum*)中分离得到的第一个含有五元环的石松生物碱，是一种新的石松类生物碱[30]。该化合物的结构和生物合成途径都十分特殊，这对于石松类生物碱的研究具有重要的意义。在另一石松属植物垂穗石松(*Palhinhaea cernua*)中也分到了3个结构十分新颖的生物碱新骨架化合物 Isopalhinine A(**88**)、Palhinine B(**89**)、C(**90**)[31]，这些化合物的空间结构紧凑，十分独特。

80

81 R = H
82 R = CH₂OCH₃

83 R₁ = H; R₂ = CH₂OH
84 R₁ = R₂ = H
85 R₁ = CH₂OCH₃; R₂ = H

86

87

88

89 R = ◄OH
90 R = ◁◁◁OH

从夹竹桃科狗牙花属植物狗牙花(*Tabernaemontana divaricata*)的地上部分分离得到一系列双吲哚生物碱二聚体 Tabernaricatines A-E[32]。其中化合物 Tabernaricatine A(**91**)和化合物 Tabernaricatine B(**92**)，是第一次发现的 C-17 与 C-21 之间以醚键形成六元环的吲哚生物碱，除化合物 Tabernaricatine C 以外，该类化合物对五种人类癌细胞株 HL-60，SMMC-7721，A-549，MCF-7，SW480 均具有一定的细胞毒性。从马钱科钩吻属植物钩吻(*Gelsemium elegans*)的地上部分分离到3个新的双吲哚生物碱[33]，这是从钩吻属第一次发现的双吲哚型生物碱，其中化合物 Geleganimine B(**93**)具有明显的抗炎活性。

91

92

93

3 木脂素类

从山茶科柃木属植物柃木(*Eurya japonica*)的茎中分离得到4个新的 8,8′,7,2′-木脂素糖苷(如化合物 **94**、**95**)；2个新木脂素(如化合物 **96**、**97**)[34]。化合物 **94** 具有明显的抗氧化活性，ED_{50} 为 23.40 μmol/L(阳性药，维生素 E ED_{50} = 27.21 μmol/L)。从五味子科五味子属植物滇藏五味子(*Schisandra neglecta*)的茎中分离得到 7 个联苯环辛二烯类木脂素 Neglignans A-G[35]，化合物 Neglignan B(**98**)、Neglignan F(**99**)具有抗 HIV-1 的活性，化合物 Neglignan D(**100**)具有细胞毒性，对 NB₄、SHSY5Y 癌细胞株的 IC_{50} 分别为 2.9、3.3 μmol/L。从同属植物鹤庆五味子(*S. wilsoniana*)的果实中分离得到 7 个新的联苯环辛二烯类木脂素如：Marlignan M(**101**)，4 个新木脂素如：Marphenol C(**102**)[36]。这 11 个化合物都具有一定的抗 HIV-1 活性，EC_{50} 值在 2.97-6.18 μg/ml 的范围内。

94

95

96

中国药学年鉴 CHINESE PHARMACEUTICAL YEARBOOK 2014

97

98   99

100   101   102

111   112

4 香豆素类

从青霉菌属海绵派生真菌(*Penicillium* sp.)的代谢产物中分离得到10个新的香豆素类化合物[37]。包括3个氢化的异香豆素 Penicimarins A-C(**103-105**);3个异香豆素 Penicimarins D-F(**106-108**);4个香豆酮 Penicifurans A-D(**109-111**)。其中,化合物 **103** 的取代基取代在母核的4位上,结构较为罕见;而化合物 Penicifuran A(**106**)呈现出明显的抑菌活性,对白色葡萄球菌的 MIC 值为 3.13 μmol/L。从苦木科臭椿属植物臭椿(*Ailanthus altissima*)的树皮中分离得到一个萜烯基香豆素类化合物 Altissimacoumarin G(**112**),结构新颖,具有一定的细胞毒性[38]。

5 黄酮类

从藏药镰形棘豆(*Oxytropis falcata*)中分离得到3个结构新颖的查耳酮二聚体 Oxyfadichalcones A-C(**113-115**)[39]。化合物 Oxyfadichalcone A、B 中两个查耳酮通过头-尾[2-2]环加成形成的一个四元环相连,这种连接方式在天然药物化学研究中是第一次发现,Oxyfadichalcone C 则是两个查耳酮通过头-头[2-2]环加成形成的。从蔷薇科蔷薇属植物玫瑰(*Rosa rugosa*)的花蕾中分离得到8个黄酮类新化合物[40]。其中化合物 Rugosachromenone A(**116**)的 A 环结构独特,在天然产物中首次发现。Rugosaflavonoid B(**117**)具有明显的细胞毒性,对 NB4、SHSY5Y、MCF7 癌细胞株具有显著的抑制活性,IC_{50} 值分别为 2.2、2.5、2.3 μmol/L。从桑科波罗蜜属植物面包树(*Artocarpus altilis*)的树干和树皮中分离得到5个新的烯化型黄酮类化合物(如化合物 **118**),其中部分化合物具有 DPPH、$ABTS^+$ 自由基清除活性[41]。在豆科甘草属植物云南甘草(*Glycyrrhiza yunnanensis*)的根中也同样发现了类似结构的黄酮类新化合物[42]。从豆科苦参属植物苦参(*Sophora flavescens*)的根中分离得到5个新的异黄酮苷类成分[43]。其中化合物 **119**、**120** 具有一定的抑制 D-半乳糖胺对人类肝细胞株 HL-7702 致毒的活性。从骨碎补科骨碎补属植物骨碎补(*Drynaria fortunei*)的根状茎中分离得到2个新的色原酮苷类成分:Drynachromoside A、B,这两个化合物具有抑制 MC3T3-E1 癌细胞增殖的生物活性[44]。

103   104   105

106   107

108   109   110

113   114

115   116

117   118

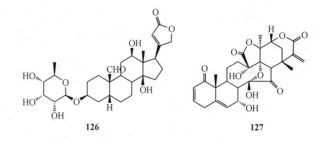

119 R₁= ; R₂= OMe; R₃= OH

119 R₁= ; R₂= OMe; R₃= OH

120 R₁= ; R₂= OH; R₃= OMe

126　　　　**127**

6　甾体类

从我国南海蕾二歧灯芯柳珊瑚（*Dichotella gemmacea*）的提取物中分离得到 3 个新的 19-羟基甾体皂苷 Junceellosides E-G（**121-123**）[45]。该研究首次在海洋天然产物中发现含有 β-L-阿拉伯糖苷类的化合物。从蟾酥（*Bufo bufo gargarizans*）毒液中分离得到 5 个新的甾体化合物[46]。其中化合物 124 呈现出一定的细胞毒性，对 HepG2、A549 癌细胞的 IC₅₀ 值分别为 26.8、45.6 μmol/L；另外，研究还表明化合物 **125** 的 Na⁺/K⁺-ATP 酶抑制活性与 C₂₃ 甾体的内酯环相关。从桑科见血封喉属植物见血封喉（*Antiaris toxicaria*）的乳液中分离出一系列强心苷新化合物[47]。这些化合物（如化合物 **126**）能够通过抑制 Nur77 蛋白表达，促使 NIH-H460 肺癌细胞凋亡。从百合科重楼属植物七叶一枝花（*Paris polyphylla*）的茎、叶中分离得到 2 个新的具有抗菌作用的 C₂₂-甾体内酯糖苷，其中一个化合物对疱疮丙酸杆菌的 MIC 值为 31.3 μg/ml[48]。Physalin A（**127**）是一个从茄科酸浆属植物酸浆（*Physalis alkekengi*）中分离得到的新颖睡茄内酯类化合物，具有抑制肿瘤细胞生长的活性[49]。Physalin A 在 HT1080 细胞中可以调节半胱天冬酶-3 和半胱天冬酶-8 的表达，但并没有对半胱天冬酶-9 等其他一些关键酶起到调节作用，表明 Physalin A 在 HT1080 细胞中诱导凋亡主要是通过外部途径激活细胞死亡受体器。

7　内酯类

Penicillactones A-C（**128-130**）是从仪花青霉菌属内生菌 *Penicillium dangeardii* Pitt. 的代谢产物中分离得到的一系列具有螺环的酸酐内酯类新骨架化合物[50]。其中 Penicillactone B、C 可以抑制多形核白细胞 β-葡萄糖醛酸酶的释放，ED₅₀ 值分别为 2.58、1.57 μmol/L。Sumalarins A-C（**131-133**）是 3 个结构独特的含有硫原子的弯孢霉素类新化合物[51]，这些化合物是从青霉菌属红树林内生菌（*Penicillium sumatrense*）的代谢产物中分离得到。活性检测显示，这 3 个新化合物对一些肿瘤细胞有一定的细胞毒性，且活性与结构中 C-11 的硫原子取代以及 C-10 的双键存在关联。从拟青霉属真菌（*Paecilomyces* sp.）的代谢产物中分离得到 4 个内酯环类化合物，这些化合物包含一个由 C2′-C5′氧桥健构成的四氢呋喃环[52]。其中，化合物 Paecilomycin M（**134**）具有一定的抗真菌活性。

128　　　　**129**

130

131 R = CH₃
132 R = H

133　　　　**134**

121 R₁= ; R₂= CH₂

122 R₁= ; R₂= H₂ Δ²²

123 R₁= ; R₂= CH₂

124　　　　**125**

中国药学年鉴
CHINESE PHARMACEUTICAL YEARBOOK 2014

8 聚酮类

Hippolachnin A(**135**),一个从我国南海海洋生物茸毛马海绵(*Hippospongia lachne*)中分离得到的具有 4 元环新骨架的聚酮类化合物[53]。活性测试证明 Hippolachnin A 具有抗真菌活性,对新型隐球菌、红色毛癣菌、石膏样小孢子菌 3 种病原菌的 MIC 值都为 0.41 μmol/L。从同属海洋生物简易扁板海绵(*Plakortis simplex*)中,同样分离得到 5 个新的聚酮类化合物[54]。其中化合物 Plakortoxide A、B(**136**、**137**)的新颖之处在于一个丁烯酸内酯与三元氧环的结合;Simplextone C、D(**138**、**139**)则是 γ-丁内酯与一个环戊烷相结合的新颖骨架化合物;Plakorsin D(**140**)是一个呋喃乙酸聚酮。化合物 Simplextone C 具有明显的 c-Met 激活酶抑制活性。从我国新疆喀纳斯湖一种植物云杉的根系中分得一株青霉素属(*Penicillium* sp.)内生菌的代谢产物中分离得到 3 个新的聚酮类化合物(**141-143**)[55]。能够对新德里系金属-β-内酰胺酶 1 有明显的抑制活性,IC$_{50}$值分别为 94.9、87.9 μmol/L。从链霉菌属(*Streptomyces* sp.)内生菌中分离得到 6 个祥霉素类聚酮化合物,结构复杂而且活性较好[56]。如化合物 Hygrocin C(**144**)能够较好的抑制人乳腺癌细胞 MDA-MB-431 以及前列腺癌细胞 PC3 的生长,IC$_{50}$值分别为 0.5、1.9 μmol/L。

135

136 R = H
137 R = CH$_3$

138

139

140

141

142

143

144

9 环肽类

从海洋真菌土曲霉菌(*Aspergillus terreus*)的代谢产物中分离得到一个新的具有细胞毒性和抗菌活性的环四肽化合物:Asperterrestide A(**145**)[57]。该化合物包含了一个罕见的 3-OH-N-CH$_3$-Phe 片段,不仅对 U937、MOLT4 人癌细胞系有细胞毒性,而且可以有效的抑制流行性感冒病毒 H1N1、H3N2 的生长。从拟诺卡氏菌属放射菌(*Nocardiopsis* sp.)的代谢产物中分离得到的 Nocardiamide A、B(**146**、**147**)是 2 个环六肽化合物[58],均表现出一定的抗菌活性。*Beauveria felina* 是一种丝状真菌,在其培养基中加入了脱乙酰酶抑制剂异羟肟酸后,明显改变了该真菌的代谢产物,从中分离得到了 3 个结构新颖的环羧酚酸肽 Thylisaridin E(**148**)、Desmethylisaridin C$_2$(**149**)、Isaridin F(**150**)[59]。其中,化合物 **148** 具有抑制超氧化物阴离子生成的生物活性,IC$_{50}$ 值为 10.00 μmol/L;化合物 **149** 具有抑制弹性蛋白酶释放是生物活性,IC$_{50}$值为 10.01 μmol/L。从菊科紫菀属植物紫菀(*Aster tataricus*)的根和根状茎的提取物中分离得到 6 个具有一定细胞毒性的氯代环肽,其中化合物 Astin P(**151**)结构独特,在天然产物中很少出现[60]。

145

146 R = CH$_3$
147 R = H

L-Val$_2$
D-Val$_3$ / D-Val$_2$
D-Leu
L-Tyr
L-Ile /L-Val$_4$

148 R$_1$= H; R$_2$= H; R$_3$= Me
149 R$_1$= H; R$_2$= Me; R$_3$= Me
150 R$_1$= Me; R$_2$= H; R$_3$= H

151

10 其他类化合物

Periconiasins A-C(**152-154**)是从黑团孢属刺果番荔枝植物内生菌(*Periconia* sp.)的代谢产物中分离得到的 3 个新化合物,结构具有罕见的 9/6/5 三环体系[61],且化合物 Periconiasin A、B 具有显著的细胞毒性。Periconiasin A 对 HCT-8、BGC-823 癌细胞系的 IC$_{50}$ 值分别为 0.9、2.1 μmol/L;Periconiasin B 对 HCT-8、Bel-7402、BGC-823 癌细胞系的 IC$_{50}$值分别为 0.8、5.1、9.4 μmol/L。从地花菌属棉地花菌(*Albatrellus ovinus*)的代谢产物中分离得到了一系列奇果菌素的衍生物,其中包括 3 个结构新颖的二聚体 Albatrelins D-F(**155-157**)[62]。从藤黄科金丝桃属连柱金丝桃(*Hypericum cohaerens*)的地上部分分离得到 9 个新的多环间苯三酚类化合物[63]。其中化合物 Hypercohins B-D（**158-160**）具有一定的细胞毒性，对 HL-60、SMMC-7721、A-549、MCF-7、SW480 癌细胞系 IC_{50} 值的范围在 5.8-17.9 μmol/L 之间。从高大毛壳霉内生菌（*Chaetomium elatum*）的代谢产物中分离得到这样一系列化合物（如化合物 **161**），这些化合物不仅结构复杂，而且对 HL-60、SMMC-7721、A-549、MCF-7、SW480 不同癌细胞系均具有一定的细胞毒活性[64]。从链霉菌属（*Streptomyces* sp.）的代谢产物中分离得到化合物 **162**，结构十分复杂[65]。并且，该化合物呈现出良好的抗菌活性，对耐青霉素的金黄色葡萄球菌和耐万古霉素的肠球菌病原体抑制活性良好。

152 R_1=H; R_2=OH
153 R_1=OH; R_2=H
154 R_1=R_2=O

155

156

157

158 R_1=*i*-Pr; R_2= β-H; R_3= α-H
159 R_1=Ph; R_2= β-H; R_3= α-H
160 R_1=*i*-Pr; R_2= α-H; R_3= α-H

161

162

11 结 语

2013 年我国天然药物研究发展迅速，科研成果丰富。不仅在传统中药、药用植物的化学研究方面取得了丰硕的成果，而且在海洋天然产物、内生菌代谢产物等化学成分的研究也取得了可喜的成绩。天然产物的化学成分结构复杂多样，新骨架化合物不断涌现，多种化学成分具有良好的生物活性，我国科研工作者必将以极大的热情继续投入到天然药物化学的研究工作之中。

参 考 文 献

1 Liu ML, Duan YH, Ho YL, et al. Nardoaristolones A and B, two terpenoids with unusual skeletons from *Nardostachys chinensis* Batal. *Org Lett*, 2013, 15（5）: 1000-1003

2 He JB, Luo J, Zhang L, Yan YM, et al. Sesquiterpenoids with new carbon skeletons from the resin of *Toxicodendron vernicifluumas* new types of extracellular matrix inhibitors. *Org Lett*, 2013, 15（14）: 3602-3605

3 Yuan YF, Feng Y, Ren FX, et al. A botryane metabolite with a new hexacyclic skeleton from an entomogenous fungus *Hypocrea* sp. . *Org Lett*, 2013, 15（23）: 6050-6053

4 Liu HX, Chen K, Sun QY, et al. Nudibaccatumone, a trimer comprising a phenylpropanoid and two sesquiterpene moieties from *Piper nudibaccatum*. *J Nat Prod*, 2013, 76: 732-736

5 Wang Q, Chen TH, Kenneth F Bastow, et al. Songaricalarins A-E, cytotoxic oplopane sesquiterpenes from *Ligularia songarica*. *J Nat Prod*, 2013, 76: 305-310

6 Liu Y, Ma JH, Zhao Q, et al. Guaiane-type sesquiterpenes from *Curcuma phaeocaulis* and their inhibitory effects on nitric oxide production. *J Nat Prod*, 2013, 76: 1150-1156

7 Ni G, Zhang H, Liu HC, et al. Cytotoxic sesquiterpenoids from *Sarcandra glabra*. *Tetrahedron*, 2013, 69: 564-569

8 Chen JJ, Wei HB, Xu YZ, et al. Senedensiscins A-F: six new eudesmane sesquiterpenoid glucosides from *Senecio densiserratus*. *Tetrahedron*, 2013, 69: 10598-10603

9 Zhou M, Zhang HB, Wang WG, et al. Scopariusic acid, a new meroditerpenoid with a unique cyclobutane ring isolated from *Isodon scoparius*. *Org Lett*, 2013, 15（17）: 4446-4449

10 Li Y, Liu YB, Zhang JJ, et al. Mollolide A, a diterpenoid with a new 1,10:2,3-disecograyanane skeleton from the roots of *Rhododendron molle*. *Org Lett*, 2013, 15（12）: 3074-3077

11 Zhang MK, Zhu Y, Zhan GQ, et al. Micranthanone A, a new diterpene with an unprecedented carbon skeleton from *Rhododendron micranthum*. *Org Lett*, 2013, 15（12）: 3094-3097

12 Wang GC, Zhang H, Liu HB, et al. Laevinoids A and B: two diterpenoids with an unprecedented backbone from *Croton laevigatus*. *Org Lett*, 2013, 15（18）: 4880-4883

13 Yin H, Luo JG, Shan SM, et al. Amomaxins A and B, two unprece-

dented rearranged labdane norditerpenoids with a nine-membered ring from *Amomum maximum*. *Org Lett*, 2013, 15(7):1572-1575

14 Zhang JY, Wael M Abdel-Mageed, Liu MM, *et al*. Caesanines A-D, new cassane diterpenes with unprecedented N bridge from *Caesalpinia sappan*. *Org Lett*, 2013, 15(18):4726-4729

15 Zhang HJ, Luo J, Shan SM, *et al*. Aphanamenes A and B, two new acyclic diterpene [4 + 2]-cycloaddition adducts from *Aphanamixis grandifolia*. *Org Lett*, 2013, 15(21):5512-5515

16 Yin H, Luo JG, Kong LY Tetracyclic diterpenoids with isomerized isospongian skeleton and labdane diterpenoids from the fruits of *Amomum kravanh*. *J Nat Prod*, 2013, 76:237-242

17 Zheng CJ, Zhu JY, Yu W, *et al*. Labdane-type diterpenoids from the fruits of *Vitex trifolia*. *J Nat Prod*, 2013, 76:287-291

18 Wang LY, Wu J, Yang Z, *et al*. (M)- and (P)-bicelaphanol A, dimeric trinorditerpenes with promising neuroprotective activity from *Celastrus orbiculatus*. *J Nat Prod*, 2013, 76:745-749

19 Huang XS, Huang HB, Li HX, *et al*. Asperterpenoid A, a new sesterterpenoid as an inhibitor of mycobacterium tuberculosis protein tyrosine phosphatase B from the culture of *Aspergillus* sp 16-5c. *Org Lett*, 2013, 15(4):721-723

20 Xiao ZE, Huang HR, Shao CL, *et al*. Asperterpenols A and B, new sesterterpenoids isolated from a mangrove endophytic fungus *Aspergillus* sp 085242. *Org Lett*, 2013, 15(10):2522-2525

21 Li CH, Jing SX, Luo SH, *et al*. Peltate glandular trichomes of *Colquhounia coccinea* var. mollis harbor a new class of defensive sesterterpenoids. *Org Lett*, 2013, 15(7):1694-1697

22 Liu JQ, Peng XR, Li XY, *et al*. Norfriedelins A-C with acetylcholinesterase inhibitory activity from acerola tree (*Malpighia emarginata*). *Org Lett*, 2013, 15(7):1580-1583

23 Wang PC, Ran XH, Luo HR, *et al*. Volvalerenol A, a new triterpenoid with a 12-membered ring from *Valeriana hardwickii*. *Org Lett*, 2013, 15(12):2898-2901

24 Liang CQ, Shi YM, Li XY, *et al*. Kadcotriones A-C: tricyclic triterpenoids from *Kadsura coccinea*. *J Nat Prod*, 2013, 76:2350-2354

25 Hu K, Liu JQ, Li XN, *et al*. Chukfuransins A-D, four new phragmalin limonoids with β-furan ring involved in skeleton reconstruction from *Chukrasia tabularis*. *Org Lett*, 2013, 15(15):3902-3905

26 Zhao JQ, Wang YM, He HP, *et al*. Two new highly oxygenated and rearranged limonoids from *Phyllanthus cochinchinensis*. *Org Lett*, 2013, 15(10):2414-2417

27 Xu B, Lin Y, Dong SH, *et al*. Trichinenlides A-T, mexicanolide-type limonoids from *Trichilia sinensis*. *J Nat Prod*, 2013, 76:1872-1880

28 Ji NY, Liu XH, Miao FP, *et al*. Aspeverin, a new alkaloid from an algicolous strain of *Aspergillus versicolor*. *Org Lett*, 2013, 15(10):2327-2329

29 Ma SS, Mei WL, Guo ZK, *et al*. Two new types of bisindole alkaloid from *Trigonostemon lutescens*. *Org Lett*, 2013, 15(7):1492-1495

30 Cheng JT, Liu F, Li XN, *et al*. Lycospidine A, a new type of lycopodium alkaloid from *Lycopodium complanatum*. *Org Lett*, 2013, 15(10):2438-2441

31 Dong LB, Gao X, Liu F, *et al*. Isopalhinine A, a unique pentacyclic lycopodium alkaloid from *Palhinhaea cernua*. *Org Lett*, 2013, 15(14):3570-3573

32 Bao MF, Yan JM, Cheng GG, *et al*. Cytotoxic indole alkaloids from *Tabernaemontana divaricata*. *J Nat Prod*, 2013, 76:1406-1412

33 Qu J, Fang L, Ren XD, *et al*. Bisindole alkaloids with neural anti-inflammatory activity from *Gelsemium elegans*. *J Nat Prod*, 2013, 76:2203-2209

34 Yang Kuo LM, Zhang LJ, Huang HT, *et al*. Antioxidant lignans and chromone glycosides from *Eurya japonica*. *J Nat Prod*, 2013, 76:580-587

35 Gao XM, Wang RR, Niu DY, *et al*. Bioactive dibenzocyclooctadiene lignans from the stems of *Schisandra neglecta*. *J Nat Prod*, 2013, 76:1052-1057

36 Yang GY, Wang RR, Mu HX, *et al*. Dibenzocyclooctadiene lignans and norlignans from fruits of *Schisandra wilsoniana*. *J Nat Prod*, 2013, 76:250-255

37 Qi J, Shao CL, Li ZY, *et al*. Isocoumarin derivatives and benzofurans from a sponge-derived *Penicillium* sp fungus. *J Nat Prod*, 2013, 76:571-579

38 Hong ZL, Xiong J, Wu SB, *et al*. Tetracyclic triterpenoids and terpenylated coumarins from the bark of *Ailanthus altissima* ("Tree of Heaven"). *Phytochemistry*, 2013, 86:159-167

39 Zhang XJ, Li LY, Wang SS, *et al*. Oxyfadichalc ones A-C: three chalcone dimers fused through a cyclobutane ring from tibetan medicine *Oxytropis falcata* bunge. *Tetrahedron*, 2013, 69:11074-11079

40 Hu QF, Zhou B, Huang JM, *et al*. Cytotoxic oxepinochromenone and flavonoids from the flower buds of *Rosa rugosa*. *J Nat Prod*, 2013, 76:1866-1871

41 Lan WC, Zeng CW, Lin CC, *et al*. Prenylated flavonoids from *Artocarpus altilis*: antioxidant activities and inhibitory effects on melanin production. *Phytochemistry*, 2013, 89:78-88

42 Wang Q, Ji S, Yu SW, *et al*. Three new phenolic compounds from the roots of *Glycyrrhiza yunnanensis*. *Fitoterapia*, 2013, 85:35-40

43 Shen Y, Feng ZM, Jiang JS, *et al*. Dibenzoyl and isoflavonoid glycosides from *Sophora flavescens*: inhibition of the cytotoxic effect of D-galactosamine on human hepatocyte HL-7702. *J Nat Prod*, 2013, 76:2337-2345

44 Shang ZP, Meng JJ, Zhao QC, *et al*. Two new chromone glycosides from *Drynaria fortunei*. *Fitoterapia*, 2013, 84:130-134

45 Jiang M, Sun P, Tang H, *et al*. Steroids glycosylated with both D- and L-arabinoses from the south china sea gorgonian *Dichotella gemmacea*. *J Nat Prod*, 2013, 76:764-768

46 Tian HY, Luo SL, Liu JS, *et al*. C23 steroids from the venom of *Bufo bufo gargarizans*. *J Nat Prod*, 2013, 76:1842-1847

47 Liu Q, Tang JS, Hu MJ, *et al*. Antiproliferative cardiac glycosides from the latex of *Antiaris toxicaria*. *J Nat Prod*, 2013, 76:1771-1780

48 Qin XJ, Chen CX, Ni W, *et al*. C22-steroidal lactone glycosides from stems and leaves of *Paris polyphylla* var yunnanensis. *Fitoterapia*, 2013, 84:248-251

49 He Hao, Zang LH, Feng YS, *et al*. Physalin a induces apoptotic cell death and protective autophagy in HT1080 human fibrosarcoma cells.

中国药学年鉴 CHINESE PHARMACEUTICAL YEARBOOK 2014

J Nat Prod,2013,76:880-888

50 Liu YB,Ding GZ,Li Y,*et al*. Structures and absolute configurations of penicillactones A-C from an endophytic microorganism,*Penicillium dangeardii* Pitt. . *Org Lett*,2013,15(20):5206-5209

51 Meng LH,Li XM,Lv CT,*et al*. Sulfur-containing cytotoxic curvularin macrolides from *Penicillium sumatrense* MA-92,a fungus obtained from the rhizosphere of the mangrove *Lumnitzera racemosa*. *J Nat Prod*,2013,76:2145-2149

52 Xu LX,Wu P,Wei HH,*et al*. Paecilomycins J-M,four new β-resorcylic acid lactones from *Paecilomyces* sp SC0924. *Tetrahedron Letters*, 2013,54:2648-2650

53 Piao SJ,Song YL,Jiao WH,*et al*. Hippolachnin A,a new antifungal polyketide from the south china sea sponge *Hippospongia lachne*. *Org Lett*,2013,15(14):3526-3529

54 Zhang JR,Tang XL,Li J,*et al*. Cytotoxic polyketide derivatives from the south china sea sponge *Plakortis simplex*. *J Nat Prod*,2013,76:600-606

55 Gan ML,Liu YF,Bai YL,*et al*. Polyketides with new delhi metallo-β-lactamase 1 inhibitory activity from *Penicillium* sp. . *J Nat Prod*, 2013,76:1535-1540

56 Lu CH,Li YY,Deng JJ,*et al*. Hygrocins C-G,cytotoxic naphthoquinone ansamycins from gdmAI-disrupted *Streptomyces* sp LZ35. *J Nat Prod*,2013,76:2175-2179

57 He F,Bao J,Zhang XY,*et al*. Asperterrestide A,a cytotoxic cyclic tetrapeptide from the marine-derived fungus *Aspergillus terreus* SCS-

GAF0162. *J Nat Prod*,2013,76:1182-1186

58 Wu ZC,Li SM,Nam SJ,*et al*. Nocardiamides A and B,two cyclohexapeptides from the marine-derived actinomycete *Nocardiopsis* sp CNX037. *J Nat Prod*,2013,76:694-701

59 Chung YM,El-Shazly Mohamed,Chuang DW,*et al*. Suberoylanilide hydroxamic acid,a histone deacetylase inhibitor,induces the production of anti-inflammatory cyclodepsipeptides from *Beauveria felina*. *J Nat Prod*,2013,76:1260-1266

60 Xu HM,Zeng GZ,Zhou WB,*et al*. Astins K-P,six new chlorinated cyclopentapeptides from *Aster tataricus*. *Tetrahedron*, 2013, 69:7964-7969

61 Zhang DW,Ge HL,Xie D,*et al*. Periconiasins A-C,new cytotoxic cytochalasans with an unprecedented 9/6/5 tricyclic ring system from endophytic fungus *Periconia* sp. . *Org Lett*,2013,15(7):1674-1677

62 Liu LY,Li ZH,Ding ZH,*et al*. Meroterpenoid pigments from the basidiomycete *Albatrellus ovinus*. *J Nat Prod*,2013,76:79-84

63 Liu X,Yang XW,Chen CQ,*et al*. Bioactive polyprenylated acylphloroglucinol derivatives from *Hypericum cohaerens*. *J Nat Prod*,2013, 76:1612-1618

64 Chen GD,Chen Y,Gao H,*et al*. Xanthoquinodins from the endolichenic fungal strain *Chaetomium elatum*. *J Nat Prod*,2013, 76:702-709

65 Wu CY,Tan Y,Gan ML,*et al*. Identification of elaiophylin derivatives from the marine-derived actinomycete *Streptomyces* sp 7-145 using PCR-based screening. *J Nat Prod*,2013,76:2153-2157

药物分析研究进展

侯晓芳,王嗣岑,傅 强,贺浪冲

(西安交通大学医学部药学院,西安 710061)

伴随着药物分析学与分析化学、生物学以及仪器科学等其他学科的交叉和融合,使得药物分析学出现了一些新理论、新方法、新仪器和新技术。本文通过查阅 2013 年我国学者在国内外期刊上发表的学术论文,重点介绍在药品标准、新型药物分析技术、药物活性分析、药物代谢与动力学以及系统生物学等研究中所取得的最新进展。

1 药品标准研究

《中国药典》2010 年版自 2010 年 10 月 1 日执行以来,按照《中国药典》2015 年版编制大纲所确定的内容,国家药典委员会进一步提出了增修订内容,编制了《中国药典》2010 年版第二增补本,自 2013 年 12 月 1 日起执行。第二增补本

共收载新增品种 288 个,修订或订正品种 160 个。

中药材大多属于天然产物,其化学成分受产地、种植条件、采收季节、炮制工艺及贮存条件等因素的影响常处于变化之中,造成临床疗效有很大差异,因此全面控制中药的质量显得非常重要。针对中药化学对照品存在制备难度大、不稳定、成本较高等问题,提出一测多评法并应用于木通的质量评价研究。通过测定其中一种代表性成分的含量,依据相对校正因子推算该中药中多种待测成分含量。该方法已在虎杖、鱼腥草[1]、复方丹参片、一清颗粒[2]、热毒宁口服液等多种中药质量评价研究中得到应用,涉及皂苷、黄酮、生物碱、蒽醌等多类成分。该法形式简单,节省了大量对照品,但定量和定性误差有时较大[3]。

采用"双标多测法",即使用 1 个定量对照品以相对校正因子法定量,再增加 1 个定性对照品采用双标线性校正法进行色谱峰定性。以大黄中 5 个游离蒽醌的分析以及重楼中 4 个重楼皂苷的分析为例,通过一测多评和双标多测两种含量测定法进行对比分析。结果表明,双标线性校正法显著提高了定性的准确度,应用前景良好[4]。

由于标准提取物具有易获得,批间差异小的优点,可通过标准提取物定性单一对照品定量法对药材进行质量控制。对三七药材中 5 种皂苷成分进行了定量测定,建立了三七药材的质量控制方法[5];又如通过研究药材的特征标志物建立质量标准,建立了定量测定地骨皮中 24 种成分的 HPLC-MS/MS 方法,包括 11 种酚类化合物,9 种酚酰胺类化合物以及 4 种环肽。对 28 批次的地骨皮进行了测定,主成分分析结果表明环肽和酚酰胺类化合物不仅含量较多,而且环肽可作为区分各地伪劣药材的特征标志物[6]。

中药指纹图谱一般认为是控制中药或天然药物质量有效的方法,广泛应用于中成药、方剂及中药注射剂的质量评价。用不同产地批次的地黄处理肾阴虚型大鼠,通过 HPLC-MS 分析 27 种地黄的化学指纹图谱以及大鼠尿液代谢图谱,并采用多变量统计分析研究化学指纹图谱和药效之间的关系,发现化学指纹图谱中有 34 个变量与地黄的药效之间呈显著相关性,可以作为衡量药材质量的参数。与传统的化学指纹图谱相比,该方法不仅可以更为有效的控制药材的质量,还可以预测药材的治疗效果[7]。

2 新型药物分析技术

2.1 微流控芯片

微流控芯片的通道和液滴技术已经在对哺乳动物细胞及其仿生微环境的操控,单分子单细胞层面的检测以及生物标记物测定和快速诊断等领域显示出其不可替代的优越性[8]。

通过研制不同结构及功能的液滴生成芯片,实现液滴的荧光检测以及高频高压控制下的液滴分选,并开始用于糖苷酶的筛选;在聚碳酸酯膜上培养 Caco-2 细胞、HUVEC 细胞、肝原代细胞和 Hela 细胞,成功构建了一套包含人工肠、人工血管、人工肝和人工肿瘤病灶的微流控仿生系统,并评价其每一层的功能。利用该仿生系统成功模拟了环磷酰胺经口服进入人体后的吸收、代谢以及药效发挥的过程,为在芯片上实现吸收、分布、代谢和排泄的深入研究奠定基础[9]。

图 1 所示的微流控芯片,包含四个基本单元:药物刺激、细胞共培养、样品前处理和目标物检测单元,在芯片上设计了表面张力阀。这种设计可以很好地完成药物刺激下的细胞通讯,并成功检测到乙酰胆碱刺激人胚肾细胞产生的肾上腺素以及细胞通讯之后人肝细胞产生的葡萄糖。使用 H293 细胞(人胚肾细胞)和 L-02 细胞(人肝细胞)的通讯作为模型细胞-细胞间的信号通讯来验证所设计芯片的可行性。这两

种细胞间的信号分子-肾上腺素是人体中重要的调节激素,是当人体遇到损伤或者强烈刺激时触发能量机制的应急激素。实验中使用包含乙酰胆碱和钙离子的溶液来刺激 H293 细胞[10]。

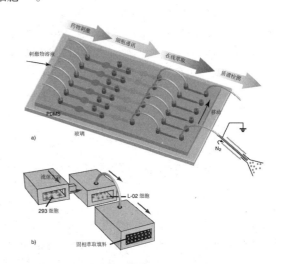

图 1 用于药物刺激下细胞通讯研究的微流控芯片
a)集成的微流控芯片设计图;b)用来实现细胞通讯和代谢物前处理的单个单元示意图

2.2 色谱联用

将 HPLC-DAD-ESI-IT-TOF 与 DNA-(ethidium bromide, EB)-FLD 联用,通过紫外光谱和串联质谱鉴定了金莲花中 18 个组分,6 个组分为首次发现,且通过荧光检测器确定其中 16 个组分与 DNA 有相互作用,该联用技术为中药中多组分活性成分的分析提供了一种方法[11]。将液相色谱和氢化物发生器以及原子荧光光谱仪联用,建立了同时测定犬血浆中 As(Ⅲ)、二甲基胂酸、一甲基砷酸以及 As(Ⅴ)化合物的方法。应用于比格犬口服雄黄和牛黄解毒片后砷化物的代谢研究,结果发现服用牛黄解毒片可以促进二甲胂酸的形成并加快消除速率[12]。

2.3 成像技术

质谱成像技术是一种结合质谱分析和影像可视化的分子成像技术,不需要任何特异性标记,可对生物体内参与生理和病理过程的分子(基因、蛋白质以及药物等)进行定性或定量的可视化检测,因此在临床医学、分子生物学和药学等领域具有重大的应用前景。新型常压敞开式空气动力辅助离子化(air flow assisted ionization,AFAI)技术,提高了远距离敞开式离子化的灵敏度和稳定性,扩展了待测样品的空间和操作灵活性。采用该技术研发出整体动物体内分子成像分析(whole-body molecular imaging)的 AFAI-MSI 新方法,可以高效率地同时获得药物及其代谢物在整体动物体内的分布特征及动态变化信息,为研究药物的靶向作用,预测候选新药的可能肿瘤谱、药效与毒性等提供了新颖直观的方法[13]。

小动物活体成像技术是采用高灵敏度制冷 CCD 配合特制的成像暗箱和图像处理软件,使其可以直接监控活体生物

体内药物的分布情况。该技术不涉及放射性物质和方法,非常安全,并具有操作简单、结果直观、灵敏度高、实验成本低的优点,目前已广泛应用于生命科学及药物研发。为研究胆固醇-聚乙二醇-甘草次酸(Chol-PEG-GA)修饰脂质体(choesterol-poly(ethylene glycol)2000-glycyrrhetinic acidliposomes,CPGL)在小鼠体内的长循环型和分布情况,将普通脂质体(liposomes,LP)和CPGL分别包裹荧光显像剂NIRD-15,采用活体成像系统观察小鼠活体及离体器官中药物荧光强度。结果表明CPGL在体内有明显的长循环性和肝靶向性,延长其在体内的半衰期,减少药物代谢率,靶向到达肝脏,延长在肝脏的滞留时间[14]。

2.4 传感器分析

各种化学和生物传感器技术已在体内药物分析、细胞代谢物分析以及DNA分析测定方面显示出独有的优势。

根据氧化石墨烯可与适体及甲氧苄因发生荧光共振能量转移的原理,建立了甲氧苄因的荧光测定方法。研究表明氧化石墨烯具有增强信噪比的效果,荧光强度与甲氧苄因在10～700 nmol/L范围内呈良好线性关系,该传感器可用于复杂基质如尿液或细胞中甲氧苄因的检测[15]。通过CdTe量子点技术建立了测定6-巯基嘌呤(6-MP)抗癌药物的方法,其荧光强度与药物浓度在0.20～3.20 μmol/L范围内呈线性关系,检测限达0.08 μmol/L[16]。通过乙二胺电聚合在多壁碳纳米管上获得新的NO电化学传感器,结合了多壁碳纳米管的多孔结构,优异的导电性和聚乙二胺膜良好的电催化活性,检测限达95 nmol/L,成功用于检测大鼠肝脏中NO的含量。结果表明齐墩果酸(oleanolic acid,OA)可以提高NO的释放量,而黄芩苷和Nω-nitro-L-argininemethyl ester(L-NAME)可以抑制NO的释放量[17]。

聚赖氨酸/石墨烯氧化物自组装膜具有良好生物兼容性的生物纳米仿生传感界面,该生物界面大大提高了白血病悬浮肿瘤细胞K562的贴壁性能,并可以保持其贴壁后的细胞活性,使细胞电化学传感研究不再局限于贴壁细胞,在此基础上建立了一种具有普适性的、无需标记、无破坏、高灵敏、廉价、快速的肿瘤细胞检测新方法[18]。基于核酸外切酶辅助适配体目标物循环放大策略,建立了高灵敏、高选择性检测腺苷的化学发光新方法[19]。

2.5 其他分析技术

分子印迹材料对特定化合物及其类似物具有专一吸附能力,具有其他分离材料所不具备的高选择性。一种可以选择性吸附莱克多巴胺的分子印迹固相微萃取填料成功应用于猪肉样品的检测,检测限达0.02μg/kg[20]。采用溶胶-凝胶的方法,以碳纳米管为载体,萘夫西林为模板,无水乙醇为溶剂,氨丙基三乙氧基硅烷和苯基三甲氧基硅烷为双功能单体,四乙氧基硅烷为交联剂,合成核壳结构萘夫西林分子印迹聚合物[21]。发展新的固定相填料也是药物分析领域一个重要内容。通过在磺化的硅胶基质上修饰阳离子纤维素合成了一种新的亲水相互作用的固定相,可以很好的分离极性化合物,低聚糖等碳水化合物以及糖肽[22]。

3 药物活性分析

生命科学的复杂性要求药物分析学应从单纯的质量控制向活性分析转变,即在药物性质明确的基础上,进一步利用化学和生物学等多学科技术,分析与药物活性密切相关的体内动态、作用靶标、整体效应网络等,从而拓宽药物分析学的应用领域,适应当前药物复杂化和大规模信息化的新挑战。

生物标志物是一种可以反映机体功能发生改变的分子或细胞水平的内在组分,常常以某一类重要生理功能化合物(如激素类、药物代谢酶类等)或新药研发过程中的药效标志物等为目标,发展药物分析新技术和新方法,定量地研究潜在生物标志物在人体或动物模型中的变化规律。

建立大鼠IgER(免疫球蛋白E受体)高表达(ratbasophilic leukemia,RBL)-2H3/CMC模型,通过在线二维色谱分析系统从双黄连注射剂中筛选到了致敏组分黄芩苷,通过体外细胞实验,如肥大细胞脱颗粒实验和β-氨基己糖苷酶实验中得到验证[23]。同时,经过H1R(组胺I型受体)/CMC-online-HPLC/MS模型筛选,发现高三尖杉酯碱注射液中致敏组分高三尖杉酯碱,通过钙流实验、p-IP3R(磷酸化三磷酸肌醇受体)检测发现具有至H1R激活作用,导致致敏效应发生。因此,CMC法可对中药注射剂中可能引起致敏作用的不安全组分进行监控,并用于中药注射剂的生产过程分析,为中药注射剂安全性评价提供新技术和方法。通过高表达的(epidermal growth factor receptor tyramine kinase,EGFR)细胞膜色谱研究了吉非替尼和HMQ1611化合物与EGFR受体间的亲合性。竞争实验结果表明吉非替尼与EGFR受体有一个作用位点,而HMQ1611与EGFR受体有两个作用位点,且竞争作用主要发生在弱亲合的作用位点上。该研究表明细胞膜色谱可用于研究药物与受体的相互作用[24]。

建立了β-环糊精超大分子的亲合色谱系统用于研究药物分子的动力速率常数,结果表明对乙酰氨基酚和曲舍林的解离速率常数与文献中毛细管电泳法报道的结果一致,为研究超大分子与药物的相互作用提供了一种思路[25]。

4 药物分析方法应用

4.1 体外药物代谢动力学

药物体外代谢研究可排除体内诸多干扰因素而直接观察药物代谢酶对底物的选择性代谢,适用于体内代谢转化率低及缺乏灵敏检测手段的药物,且省时省力、稳定高效,尤适于大量化合物的高通量筛选[26]。细胞色素表氧化酶(Cytochrome P450 2J2)在体内的分布、功能、调节、遗传多态性研究对于药物开发具有重要意义[27]。BYZX是用于治疗阿尔茨海默症的一种新的乙酰胆碱酯酶抑制剂,通过HPLC-MS

和核磁共振,鉴定了其在人肝微粒体中以及胞质中的三个代谢产物(M1,M2,M3),其中 M1 是 BYZX 经过 N-去甲基化和 C＝C 加氢获得,M2 和 M3 是两个前体代谢物。而后进一步通过 P450 酶分析了代谢途径[28]。将紫杉醇处理 A549 细胞后,应用 HPLC-MS/MS 技术建立了测定胞质、细胞膜、细胞核以及细胞骨架中紫杉醇含量的方法,线性范围为 2 ~ 600 pg/mL,结果表明紫杉醇主要位于细胞骨架中[29]。

4.2 体内药物代谢动力学

采用 Chiral-AGP 手性柱建立了快速测定人血浆中奥硝唑光学对映体的方法,可在 7.5 mim 完成测定,定量限达 30 ng/mL,该方法成功用于测定口服 1g 外消旋奥硝唑后的光学对映体药代动力学研究[30]。通过 HPLC-MS/MS 研究人工牛黄与二氯酚酸钠以及扑尔敏在大鼠体内的药代动力学,建立基于成分群效应的含人工牛黄中西药复方(感冒通)配伍与不良反应相关性研究方法。结果表明口服人工牛黄与二氯酚酸钠以及扑尔敏会导致明显的药代动力学相互作用[31]。建立了定量测定单核细胞移动抑制因子(五肽:Met-Fln-Cys-Asn-Ser)的方法,并成功用于比格犬静脉注射不同剂量五肽后的药代动力学研究[32]。

4.3 药物代谢组学

药物代谢组学是在系统生物学背景下,代谢组学与药学紧密交叉、有机结合促生的新兴学科。它依托现代分析技术、化学计量学和生物信息学技术,通过比较分析给药前后生物体液中小分子代谢物轮廓的改变,进行药物疗效和毒性的评价和预测。

通过 GC/MS 研究了两性霉素 B 对假丝酵母干预前后的代谢图谱,与对照组相比,干预后的图谱中有 31 个代谢物发生了显著变化,其中 10 个代谢物上调,21 个代谢物下调。研究表明多胺类物质在假丝酵母对于两性霉素 B 的敏感性上起了重要作用[33]。

通过 UPLC-MS/MS 技术建立了同时测定人血浆和尿液中多胺前体、多胺及其代谢物的方法,并应用于检测肝癌患者和健康志愿者。结果表明,肝癌患者血浆中的腐胺和亚精胺含量显著高于正常人,尿液中亚精胺、精胺以及 N-乙酰亚精胺含量显著高于正常人,该研究证明多胺代谢组的变化情况可成为肝癌早期发现的预警[34]。

通过 GC/MS 技术研究表柔比星处理 MCF-7S(药物敏感型)和 MCF-7Adr(药物耐受型)后的细胞代谢图谱,结果表明尽管最初两种细胞的代谢情况明显不同,但 MCF-7S 细胞最终会呈现出与 MCF-7Adr 细胞同样的代谢情况,并且表柔比星会增加 MCF-7S 细胞中的活性氧 ROS 水平和上调 P-糖蛋白的水平,而 N-乙酰半胱氨酸可以对此进行抑制。该研究表明对细胞代谢标志物的评估可以用于候选抗癌药物的筛选[35]。

对食管鳞状细胞癌患者前期、中期、化疗后以及健康组的血浆进行代谢组学研究,经过多变量统计学分析,结果表

明与健康组相比,癌变组有 18 个血浆代谢物发生显著改变,包括溶血磷脂酰胆碱类、脂肪酸、左旋肉碱、乙酰肉毒碱、有机酸及甾醇代谢物等。治疗前后组相比,有 11 个代谢物可以作为标志物。该研究可为临床患者的诊断、治疗以及预后提供依据[36]。

4.4 药物基因组学

药物基因组学是一门综合药理学和遗传学,研究个体基因遗传因素如何影响机体对药物反应的交叉学科,主要研究基因结构多态性与不同药物反应之间的关系。在药物临床治疗中,个体之间的遗传学差异和组织间的分子病理学差异,使同一药物表现出不同的治疗效果。为使药物治疗达到最佳的疗效和最低的不良反应,用药前需对患者进行与药物治疗相关的基因标志物检测,据此选择合适药物及合适剂量实现用药的个体化。个体化用药相关的基因标志物主要包括:基因多态性和体细胞基因突变。采用新型高灵敏焦磷酸测序技术,简化了检测步骤,能够直接测定全血(linear-after-the-exponential,LATE)-PCR 产物的序列,使焦磷酸测序的时间和成本下降一半以上[37]。建立的高特异性核酸信号放大反应方法,能够准确测定 0.05% 的基因突变,极大提高了个体化用药的靶向性[38]。建立了无产物交叉污染的 TubeLab 基因检测法,将基因扩增、序列识别和产物显色三步合一,成功用于个体化用药基因多态性和基因突变检测[39]。

4.5 系统生物学

中医药临床系统生物学以推动"系统-系统"模式的中医药现代化和国际化为目标,适应中医药临床研究和转化医学的需要,在中医药整体观和系统论指导下,整合运用多种系统生物学技术,通过对病、证诊疗方法和药物临床合理应用方法的创新研究来为临床服务。糖尿病肾病中医药临床系统生物学,包含中医证候指标和临床病例生化指标研究,还包括整体代谢指纹特征谱以及七大类百余种磷脂、15 种脂肪酸、21 种嘌呤嘧啶、8 种硫醇氨基酸的定量指标和 14 种糖尿病肾病相关基因在内的系统生物学研究,初步得出整合生物标志群,可用于糖尿病肾病气阴两虚证的早期诊断和糖肾方临床疗效的评价,为系统生物学应用于中医药临床研究和实践应用提供参考[40-42]。

4.6 药物分析信息学

药物分析学科领域所涉及的研究对象及分析需求日趋多元化,分析数据的规模及复杂度急剧增加,传统和经典的数据处理方法落伍于生命科学时代的要求,促使数据解析、解释和解读成为当今药物分析研究领域所关注的关键科学问题之一。药物分析信息学应运而生,并成为药物分析学科的前沿。药物分析信息学以药物复杂体系为研究对象,采用适当的化学计量学和统计学方法,对分析仪器提供的信息进行变换、解析、挖掘、分类等处理,以实现对复杂体系定性定量分析的目的。如建立 GC-MS 分析麻黄中萜类物质的方法,由于 NIST 质谱库检索结果常常出现相似度较低的情况,

可通过化学计量学方法获取萜类各成分的质谱图,采用外标法获得准确的分子离子或关键碎片的质量数,对重叠峰进行结构解析,通过 Origin 软件进行高斯拟合,建立了一种具有良好预测能力的结构-保留相关性计量模型,并将保留指数(retention indices,RI)模拟运算应用于 NIST 质谱库检索的定性鉴定中[43]。

5 结 语

生命现象和生命过程的复杂性使得药物分析学科面临着严峻的挑战。21 世纪药物分析学科的研究范围已不再局限于药品检验。药物分析研究将集成药学、化学、生物学和仪器工程学等的新理论新方法,发展高灵敏度、高选择性、高速度、自动化、连续化、智能化的药物成分分析和药物活性分析的方法和技术,解决药物研究和开发所面临的分析问题,从而推动整个药学学科的发展和进步。

参 考 文 献

1 何 兵,刘 艳,田 吉,等. 指纹图谱结合一测多评模式在中药鱼腥草质量评价中的应用研究. 中国中药杂志,2013,38(16):2682-2689

2 李东影,冯伟红,王智民,et al. QAMS 测定一清颗粒中大黄蒽醌类成分含量. 中国实验方剂学杂志,2013,19(17):23-56

3 逄 瑜,孙 磊,金红宇,等. 替代对照品法在中药多指标含量测定中的应用与技术要求探讨. 药物分析杂志,2013,33(1):169-177

4 孙 磊,金红宇,逄 瑜,等. 双标多测法 I-双标线性校正技术用于色谱峰的定性. 药物分析杂志,2013,33(8):1424-1430

5 Li SP,Qiao CF,ChenYW,et al. A novel strategy with standardized reference extract qualification and single compound quantitative evaluation for quality control of Panax notoginseng used as a functional food. J Chromatogr A,2013,1313:302-307

6 Zhang JX,Guan SH,Yang M,et al. Simultaneous determination of 24 constituents in Cortex Lycii using high-performance liquid chromatography-triple quadrupole mass spectrometry. J Pharm Biomed Anal,2013,77:63-70

7 Wang J,Kong H,Yuan Z,et al. A novel strategy to evaluate the quality of traditional Chinese medicine based on the correlation analysis of chemical fingerprint and biological effect. J Pharm Biomed Anal,2013,83:57-64

8 Gao J,Liu X,Chen T,et al. An intelligent digital microfluidic system with fuzzy-enhanced feedback for multi-droplet manipulation. Lab Chip,2013,13(3):443-451

9 Gao D,Liu H,Lin JM,et al. Characterization of drug permeability in Caco-2 monolayers by mass spectrometry on a membrane-based microfluidic device. Lab Chip,2013,13(5):978-985

10 Mao S,Zhang J,Li H,et al. Strategy for signaling molecule detection by using an integrated microfluidic device coupled with mass spectrometry to study cell-to-cell communication. Anal Chem,2013,85(2):868-876

11 Song Z,Wang H,Ren B,et al. On-line study of flavonoids of Trolliuschinensis Bunge binding to DNA with ethidium bromide using a novel combination of chromatographic,mass spectrometric and fluorescence techniques. J Chromatogr A,2013,1282:102-112

12 Zhang YJ,Qiang SP,Sun J,et al. Liquid chromatography-hydride generation-atomic fluorescence spectrometry determination of arsenic species in dog plasma and its application to a pharmacokinetic study after oral administration of Realgar and NiuHuangJieDuPian. J Chromatogr B Analyt Technol Biome Life Sci,2013,917:93-99

13 Luo Z,He J,Chen Y,et al. Air flow-assisted ionization imaging mass spectrometry method for easy whole-body molecular imaging under ambient conditions. Anal Chem,2013,85(5):2977-2982

14 陈志鹏,肖 璐,李伟东,等. 活体成像系统检测甘草次酸修饰脂质体在小鼠体内的分布. 中国实验方剂学杂志,2012,18(17):148-152

15 Zhang P,Wang Y,Leng F,et al. Highly selective and sensitive detection of coralyne based on the binding chemistry of aptamer and graphene oxide. Talanta,2013,112:117-122

16 Gao MX,Xu JL,Li YF,et al. A rapid and sensitive spectrofluorometric method for 6-mercaptopurine using CdTe quantum dots. Analytical Methods,2013,5(3):673

17 Wang L,Hu P,Deng X,et al. Fabrication of electrochemical NO sensor based on nanostructured film and its application in drug screening. Biosens Bioelectron,2013,50:57-61

18 Zhang D,Zhang Y,Zheng L,et al. Graphene oxide/poly-L-lysine assembled layer for adhesion and electrochemical impedance detection of leukemia K562 cancer cells. Biosens Bioelectron,2013,42:112-118

19 Cai S,Sun Y,Lau C,et al. Sensitive chemiluminescenceaptasensor based on exonuclease-assisted recycling amplification. Anal Chim Acta,2013,761:137-142

20 Du W,Fu Q,Zhao G,et al. Dummy-template molecularly imprinted solid phase extraction for selective analysis of ractopamine in pork. Food Chem,2013,139(1-4):24-30

21 刘雨星,菅桂芹,何锡文,等. 核壳式碳纳米管-萘夫西林分子印迹聚合物的制备及应用. 分析化学,2013,41(2):161-166

22 Sheng QY,Ke YX,Li KY,et al. A novel ionic-bonded cellulose stationary phase for saccharide separation. J Chromatogr A,2013,1291:56-63

23 Han S,Zhang T,Huang J,et al. New method of screening allergenic components from Shuanghuanglian injection:With RBL-2H3/CMC model online HPLC/MS system. J Pharm Biomed Anal,2013,88C:602-608

24 Du H,Lv N,Wang S,et al. Rapid characterization of a novel taspine derivative-HMQ1611 binding to EGFR by a cell membrane chromatography method. Comb Chem High Throughput Screen,2013,16(4):324-329

25 Li H,Ge J,Guo T,et al. Determination of the kinetic rate constant of cyclodextrinsupramolecular systems by high performance affinity chro-

matography. *J Chromatogr A*,2013,1305:139-148

26 吴 慧,彭 英,孙建国,等. 体外代谢在新药早期评价中的应用与发展. 药学学报,2013,48(7):1071-1079

27 Xu MJ,Ju WZ,Hao HP,*et al*. Cytochrome P450 2J2:distribution, function,regulation,genetic polymorphisms and clinical significance. *Drug Metabolism Reviews*,2013,45(3):311-352

28 Yu L,Jiang Y,Wang L,*et al*. Metabolism of BYZX in human liver microsomes and cytosol:identification of the metabolites and metabolic pathways of BYZX. *PLoS One*,2013,8(3):e59882

29 Wang T,Ma W,Sun Y,*et al*. Ultra-sensitive assay for paclitaxel in intracellular compartments of A549 cells using liquid chromatography-tandem mass spectrometry. *J Chromatogr B Analyt Technol Biomed Life Sci*,2013,912:93-97

30 Du JB,Ma ZY,Zhang YF,*et al*. Enantioselective determination of ornidazole in human plasma by liquid chromatography-tandem mass spectrometry on a Chiral-AGP column. *J Pharm Biomed Anal*,2013, 86:182-188

31 PengC,Lv MY,Tian JX,*et al*. Herb-drug pharmacokinetic interaction of artificial calculus bovis with diclofenac sodium and chlorpheniramine maleate in rats. *J Pharm Pharmacol*,2013,65(7):1064-1072

32 Jiang H,Li J,Zhao X,*et al*. Determination of an unstable pentapeptide,monocyte locomotion inhibitory factor,in dog blood by LC-MS/MS:application to a pharmacokinetic study. *J Pharm Biomed Anal*, 2013,83:305-313

33 Cao Y,Zhu Z,Chen X,*et al*. Effect of amphotericin B on the metabolic profiles of Candidaalbicans. *J Proteome Res*,2013,12(6):2921-2932

34 Liu R,Li Q,Ma R,*et al*. Determination of polyamine metabolome in plasma and urine by ultrahigh performance liquid chromatography-tandem mass spectrometry method:Application to identify potential markers for human hepatic cancer. *Anal Chim Acta*,2013,791:36-45

35 Cao B,Li MJ,Zha WB,*et al*. Metabolomic approach to evaluating adriamycin pharmacodynamics and resistance in breast cancer cells. *Metabolomics*,2013,9(5):960-973

36 Xu J,ChenY,Zhang R,*et al*. Global and targeted metabolomics of esophageal squamous cell carcinoma discovers potential diagnostic and therapeutic biomarkers. *Mol Cell Proteomics*,2013,12(5):1306-1318

37 Song QX,Yang HY,Zou BJ,*et al*. Improvement of LATE-PCR to allow single-cell analysis by pyrosequencing. *Analyst*,2013,138(17):4991-4997

38 Huang H,Jin L,Yang X,*et al*. An internal amplification control for quantitative nucleic acid analysis using nanoparticle-based dipstick-biosensors. *Biosens Bioelectron*,2013,42:261-266

39 Ye H,Wu HP,Huang H,*et al*. Prenatal diagnosis of trisomy 21 by quantitatively pyrosequencing heterozygotes using amniotic fluid as starting material of PCR. *Analyst*,2013,138(8):2443-2448

40 梁琼麟,谢媛媛,范雪梅,等. 中医药临床系统生物学研究体系与实践. 世界科学技术—中医药现代化,2013,15(1):1-8

41 Huang M,Liang QL,Li P,*et al*. Biomarkers for early diagnosis of type 2 diabetic nephropathy:a study based on an integrated biomarker system. *Molecular Biosystems*,2013,9(8):2134-2141

42 Li Q,Liu ZH,Huang JA,*et al*. Anti-obesity and hypolipidemic effects ofFuzhuan brick tea water extract in high-fat diet-induced obese rats. *J Sci Food Agric*,2013,93(6):1310-1316

43 He M,Yan J,Cao DS,*et al*. Identification of terpenoids from Ephedra combining with accurate mass and in-silico retention indices. *Talanta*,2013,103:116-122

药物作用靶点研究进展

江振洲,张陆勇,刘晓昕

(中国药科大学新药筛选中心,南京 210009)

通过对我国学者 2013 年在国内外发表的论文进行检索和整理,从心脑血管疾病、恶性肿瘤、神经退行性疾病、精神障碍性疾病、代谢性疾病、糖尿病、抗感染和结核病、自身免疫性疾病等方向对 2013 我国药物作用靶点的研究进展情况进行了综述。

1 心血管疾病

1.1 心律失常

1.1.1 钙敏感受体 再灌注心律失常的发生机制目前尚未完全明确,但研究证实再灌注时存在一过性的胞内钙超载。大鼠心肌组织存在钙敏感受体(calcium-sensing receptor,CaSR),其功能主要是维持心肌细胞钙离子稳态,在心肌缺血再灌注损伤过程中,CaSR 参与了细胞内钙超载的发生。应用心脏缺血再灌注家兔模型结合静脉微量输入盐酸-568(钙敏感受体激动剂),结果显示药物处理组室性心动过速和室颤诱发次数均大于未用药组。与未用药组比较,药物处理组缺血时相和再灌注时相内膜、外膜 APD90 均明显延长,再灌注时相 TDR 显著延长。钙敏感受体(通道)在缺血再灌心律失常的发生中发挥着重要作用,可作为此类心律失常治疗的一个新靶点[1]。

1.1.2 miR-151-5p 绝经妇女心血管疾病发病率升高与雌激素缺乏有关,但外源性的补充雌激素可能会导致严重的不良反应,如诱发乳腺癌。通过冠状动脉结扎和卵巢切除建立雌激素缺乏的心肌缺血大鼠模型[2]。研究结果显示,急性心肌缺血大鼠室性心律失常发病率升高主要依赖于 miR-151-5p 基因表达下调,对于伴有雌激素不足的缺血性心律失常患者,miR-151-5p 可能是一个潜在的治疗靶点。

1.2 心绞痛

1.2.1 热休克蛋白(HSPA12B) HSPA12B 是内皮细胞表达的一种热休克蛋白,与血管生成保护相关。研究发现,过量表达的 HSPA12B 可以减轻心肌梗死后的心脏功能紊乱和心肌重构,这种作用与其依赖于内皮型一氧化氮合酶(endothelial nitric oxide synthase,eNOS)的抑制心肌细胞凋亡和促进心肌细胞再生效应有关,结果提示 HSPA12B 可作为心肌梗死后心脏功能紊乱和心肌重构的干预靶点[3]。

1.2.2 miR-34a miR-34a 可通过下调多种抗凋亡蛋白的水平诱导凋亡的发生,乙醛脱氢酶 2(Aldehyde dehydrogenase 2,ALDH2)是一种抗凋亡酶,研究发现心肌损伤时,ALDH2 活性下降。研究表明,急性心肌梗死模型大鼠和患者血清的 miR-34a 的水平都显著升高;进一步的研究表明,miR-34a 可

直接调节 ALDH2 的表达,过表达 miR-34a 的大鼠心肌细胞可显著下调 ALDH2 的表达,凋亡增加。研究结果提示,miR-34a 或许可作为心肌梗死新的治疗靶点和诊断标志物[4]。

1.2.3 p53 蛋白 相关细胞的衰老是心血管疾病发生发展的机制之一,然而在心肌梗死后引起的心脏纤维化和破裂中细胞衰老所起的作用及其机制并不清楚。研究表明,心肌梗死后衰老的成纤维细胞在心脏中大量聚集。在体外缺氧环境下培养的成纤维细胞中调控衰老的调节因子基因表达水平显著增加,尤其是 p53 基因。进一步的研究显示,沉默 p53基因后显著减少由于心肌梗死引起的小鼠心脏中衰老成纤维细胞聚集,巨噬细胞渗出和浸润,并增加胶原蛋白的表达。研究结果提示,心肌缺血后,p53 蛋白介导的成纤维细胞衰老限制了心脏胶原蛋白的生成,而抑制 p53 蛋白活性可能成为心肌梗死后抑制纤维化、防止心脏破裂的治疗靶点[5]。

1.2.4 Trop2 在心肌梗死急性期可检测到心脏 Trop2 蛋白的激活和 c-kit + 细胞数量增加,Trop2 的激活可通过其抗凋亡活性促进 c-kit + 细胞的增殖,Trop2 的这种效应可能通过激活 MAPK 信号通路中核糖体 S6 激酶有关。在心肌梗死急性期中 Trop2 的激活起到了重要的心脏保护作用,提示 Trop2 可能成为治疗心肌梗死的潜在靶点[6]。

1.2.5 P2X7 受体 颈上神经节(superior cervical ganglia,SCG)发出的节后纤维可影响心脏的功能。颈上神经节 P2X7受体存在于颈上交感神经节,P2X7 受体参与多种神经功能与病理变化,但颈上交感神经节 P2X7 受体是否与心肌缺血损伤相关尚不清楚。研究发现[7],大鼠心肌缺血 20 d 后心电图出现深大的病理性 Q 波、心率加快收缩压和舒张压增高,同时伴有 LDH、CK-MB、CK 和 cTn-I 浓度明显增加,而给予 P2X7 受体拮抗剂亮蓝 G(brilliant blue G,BBG)后可明显改善这些异常。此外,心肌缺血模型组大鼠颈上神经节 P2X7 受体免疫反应性和蛋白水平明显升高,而 BBG 可明显降低增高的 P2X7受体水平。研究结果表明颈上交感神经节 P2X7 受体参与心肌缺血损伤介导的心交感节后传出兴奋性反射的病理变化,而抑制 P2X7 受体对心肌缺血损伤产生保护作用,提示 P2X7受体是一个治疗心肌缺血损伤的潜在靶点。

1.2.6 Uqcrc1 泛醇-细胞色素 c 还原酶核心蛋白 1(Ubiquinol-cytochrome c reductase core protein 1,Uqcrc1)是一种位于线粒体内膜的核编码线粒体蛋白,是线粒体呼吸链复合体Ⅲ的重要亚基之一。Uqcrc1 可能在心肌耐受缺血/再灌注损伤中起重要作用,但具体作用和机制尚不清楚。制备三种针对 Uqcrc1 的 RNA 干扰片段,检测 Uqcrc1 RNA 干扰片段

转染后 Uqcrc1 基因和蛋白的表达，从中筛选出最有效的 RNA 干扰片段及转染浓度。使用这个靶向 Uqcrc1 的 RNA 干扰片段转染后，明显降低 H9C2 心肌细胞耐受缺血/再灌注损伤的能力。研究结果表明 Uqcrc1 在心肌细胞耐受缺血/再灌注损伤中发挥重要作用，提示它可能是心肌保护的又一个关键靶点[8]。

1.3 心力衰竭

1.3.1 BMP4 找到调节病理性心肌肥厚的关键因子对于治疗心力衰竭是非常重要的。研究发现，在体内和体外心肌肥厚模型中均可检测到 BMP4（Bone Morphogenetic Protein-4）蛋白的表达上调，BMP4 可诱导心肌肥厚、心肌细胞凋亡和心脏纤维化，而这些效应可被 BMP4 抑制剂 noggin 和 DMH1 所抑制。BMP4 诱导心肌肥厚和凋亡等作用是通过上调 NADPH 氧化酶 4（NOX4）表达和 ROS 依赖性通路调节的，此外 Ang II 或者高血压诱导的心肌肥厚均可被 BMP4 抑制剂逆转，提示 BMP4 可能是病理性心肌肥厚的潜在治疗靶点[9]。

1.3.2 COMP 蛋白-整合素 β1 细胞外基质的改变参与扩张型心肌病（DCM）的形成，并促进 DCM 逐渐发展成心力衰竭。研究发现，COMP（cartilage oligomeric matrix protein）敲除的 3～5 月龄小鼠均发展成自发性 DCM，同时伴有心脏功能损伤、整合素 β1（Integrin β1）表达下降；而且敲除小鼠后代幼崽虽然心脏功能正常，但是可观察到心肌细胞超微结构异常、心肌细胞凋亡、肌丝减少、连接蛋白 43（connexin 43，CX43）不足和基质金属蛋白酶（MMPs）激活。加强 COMP 或者整合素 β1 表达可改善 COMP 缺乏引起的心肌细胞凋亡、肌丝减少和 CX43 不足。进一步研究发现，COMP 可直接与细胞外整合素 β1 结合，抑制整合素 β1 的降解，维持心脏功能正常[10]。COMP-整合素 β1 可能是治疗 DCM 的潜在靶点。

1.3.3 miR-340 分析 14 例心力衰竭末期患者心脏活检样品的基因表达情况，发现 miR-340 的表达显著升高。进一步通过给新生大鼠心肌细胞转染 miR-340，过表达的 miR-340 可显著的升高细胞内利钠肽（ANP）、脑钠肽（BNP）和 caspase-3 的表达[11]。miR-340 在心力衰竭末期是一个关键的 miRNA，促进了心力衰竭的发展，miR-340 可能是一个治疗心力衰竭的潜在靶点。

1.4 动脉粥样硬化

1.4.1 Cyclophilin A 血管内皮细胞功能紊乱在动脉粥样硬化（Atherosclerosis，AS）发生发展中起着重要的作用，内皮细胞的凋亡可能导致或者加重内皮细胞功能紊乱。研究表明，环孢素 A 结合蛋白（Cyclophilin A，CyPA）可激活脐静脉内皮细胞（HUVECs）内 Akt 和 NF-κB 信号通路，随后上调细胞内抗凋亡蛋白 Bcl-2 的表达；而当通过 siRNA 阻断细胞内 CyPA 后，TNF-α 诱导的 HUVECs 凋亡和细胞内 caspase-3 的表达均被显著抑制[12]。CyPA 在 HUVECs 凋亡信号通路中起着关键的作用，提示 CyPA 可能成为治疗 AS 的潜在靶点。

1.4.2 TIPE2 动脉粥样硬化目前认为是一种血管的慢性炎症疾病，巨噬细胞在这个过程中起着重要的作用。研究发现，TIPE2（TNF-a-induced protein 8-like 2）沉默的巨噬细胞给予 ox-LDL 后，氧化应激更加严重，产生更多的炎症因子，JNK、NF-κB 和 p38 通路均被激活。喂食高脂饲料的 LDLR 基因敲除小鼠沉默 TIPE2 后加剧 AS 的发展。此外，ox-LDL 可显著下调巨噬细胞 TIPE2 的表达，ox-LDL 导致 AS 一定程度上是其因为抑制了巨噬细胞 TIPE2 的表达[13]。TIPE2 可能成为治疗 AS 的潜在靶点。

1.4.3 IKKε 研究发现，无论是正常的野生型小鼠，还是 ApoE 敲除小鼠，敲除 IKKε 后都可以显著减轻喂食高脂饲料导致的主动脉粥样硬化程度，敲除 IKKε 后对 NF-κB 信号通路产生抑制作用，结果提示 IKKε 可能是治疗动脉粥样硬化的重要潜在靶点[14]。

1.4.4 Tbx20 动脉粥样硬化被认为是由内皮细胞损伤引起的血管慢性炎症疾病，ox-LDL 直接参与了血管慢性炎症的过程。研究发现[15]，高脂饲料引起血管损伤的小鼠模型中 T-box20（Tbx20）表达显著下调，ROS 生成增加，细胞黏附分子表达上调；同时 ox-LDL 可引起体外 HUVECs 产生类似的作用，而 Tbx20 过表达则可逆转这些效应。结果表明 Tbx20 失调可降低 HUVECs 对 ox-LDL 引起损伤的耐受能力，提示 Tbx20 可能是治疗 AS 的潜在靶点。

1.4.5 类胰蛋白酶 类胰蛋白酶（Tryptase）是肥大细胞释放一种酶。有研究报道 Tryptase 可诱导微血管内皮细胞的有丝分裂，促进毛细血管的生成，最近的研究报道 Tryptase 与肿瘤血管生成有关。研究发现 Tryptase 可促进 AS 斑块大出血，Tryptase 的这种作用与其促进斑块血管生成、调节 PAI-1（plasminogen activator inhibitor-1）和 tPA（tissue plasminogen activato）的平衡有关，调节肥大细胞中 Tryptase 的表达可能是治疗 AS 的潜在靶点[16]。

1.4.6 外周血单核细胞 在多名稳定型心绞痛患者、不稳定型心绞痛患者、急性心肌梗死患者和没有冠心病的正常志愿者的研究发现，外周血单核细胞（Peripheral blood monocytes，PBMs）的自噬与动脉粥样硬化斑块的稳定性有关，加强 PBMs 的自噬可增加斑块的稳定性，有可能成为治疗冠状动脉粥样硬化的新靶点[17]。

2 脑血管疾病

2.1 LINGO-1

研究发现，LINGO-1 作为一种神经再生抑制性因子，在中枢神经系统损伤性疾病发生过程中起到了重要作用。LINGO-1 参与了脑卒中后生理病理过程，下调 LINGO-1 的表达可以抑制 RhoA 的活性，从而使少突胶质细胞的分化和髓鞘的形成上调，促进轴突生长，激活 EGFR/Akt 信号途径减少神经细胞凋亡，进而保护中枢神经元和胶质细胞，恢复神经细胞生物功能[18]。

2.2 mTOR

哺乳动物的雷帕霉素受体(mTOR)是一类丝氨酸/苏氨酸激酶。配体与 mTOR 结合构成 mTORC1 和 mTORC2 两种复合物,介导下游一系列的生化反应。mTOR 在中枢神经系统中的作用已引起相当大的关注。以其为靶点的治疗能防止神经细胞凋亡,抑制自噬性细胞死亡,促进神经发生,并提高血管生成的能力,调节 mTOR 的活性可作为脑卒中的一种新的治疗策略[19]。

2.3 STAT

STAT 在神经细胞生长和增殖的过程中发挥着重要的作用。在脑缺血再灌注损伤时,STAT 表达上调,磷酸化的 STAT-3(p-STAT-3)介导 MAPK/ERK 通路,从而启动神经细胞保护机制,避免损伤作用[20]。在大鼠短暂脑组织缺血后,STAT-3 能通过大麻素 CB1 受体(CB1R),诱导神经保护作用的发生[21]。说明 STAT-3 的活化可能成为脑卒中的新型治疗靶点。

2.4 PARP-1

多聚 ADP 核糖聚合酶-1 依赖性细胞死亡(PARthanatos)是存在于脑卒中等神经退行性疾病的细胞凋亡。缺血再灌注损伤发生时,多聚 ADP 核糖聚合酶-1(PARP-1)介导下,凋亡诱导因子(AIF)进入细胞核内,引起 DNA 损伤,进而引起细胞凋亡[22]。抑制 PARP-1 的活性有望成为治疗脑血管病的新靶点。

2.5 PICK-1

PICK-1 蛋白能与神经细胞中蛋白激酶 C(PKC)结合,引起海马长时间增强(LTP)反应的发生,同时还能够调节酸敏感离子通道(ASIC)的功能。脑局部缺血发生时,PICK-1 介导了一系列反应,导致突触传递抑制及神经元细胞凋亡[23]。因此推测,以 PICK-1 为靶点能够有效保护神经细胞的结构和功能。

2.6 Cx43

星形胶质细胞是脑组织中数量最多的细胞,其胞间连接的基本结构是缝隙连接蛋白(Cx),其中的 Cx43 在哺乳动物神经系统信号传递过程中发挥重要的作用[24]。据报道,Cx43 在脑缺血再灌注过程中对神经元细胞起着保护作用,合理调控 Cx43 能够预防脑缺血再灌注损伤的发生[25-26]。

2.7 BDNF G196A

脑源性神经营养因子 G196A(BDNF G196A)及其受体 TrkB 一直以来都作为运动神经元存活能力和可塑性的生物标记。临床上经 494 个中国缺血性脑卒中样本及 346 个正常样本对比证明[27],BDNF G196A 基因多态性能独立影响缺血性脑卒中的发生、发展和预后。

2.8 GSNO

在大面积脑缺血发生时,S-亚硝基谷胱甘肽(GSNO)都能够有效减少神经元的丢失,介导下游 nNOS 失活,使下游 Fas S-亚硝基和相关 Fas 信号通路下调,从而提高神经元存活率[28]。

2.9 Mindin

脊柱蛋白-2(Mindin;Spondin-2)是一种分泌性细胞外质蛋白。研究发现,脑缺血损伤后,Mindin 基因敲除小鼠表现为轻微的脑梗死,对比野生型小鼠,其炎症反应和神经元细胞凋亡情况均有显著改善,说明 Mindin 可以对抗缺血性脑损伤,Mindin 的这一作用与 Akt 信号通路密切相关[29]。Mindin 及其类似物有可能成为治疗脑缺血损伤的药物。

2.10 Complexin II

NADPH 氧化酶(NOX)介导的氧化应激作用被认为是缺血性脑卒中的主要病理机制之一。NOX-2 敲除后,通过下调 complexin II 介导的谷氨酸兴奋性毒性作用,从而保护神经细胞,有效改善脑损伤[30]。Complexin II 可能成为治疗脑缺血的中枢抗氧化应激靶点。

2.11 TAT-LBD-Neurogenin-2

神经元素-2(Neurogenin-2)能促进神经细胞分化,帮助神经细胞亚型的发育和成熟,并指导其分布在大脑的不同区域。通过连接反转录域和胶原蛋白连接域形成的 TAT-LBD-Neurogenin-2 能有效通过血脑屏障,进入脑缺血区病灶,减少神经元细胞的退化和凋亡[31]。因此,TAT-LBD-Neurogenin-2 可能为缺血性脑卒中的靶向治疗提供新途径。

2.12 IL-17

炎症反应与脑卒中的发生、发展息息相关。白细胞介素(IL)、趋化因子(chemokine)、肿瘤坏死因子(TNF)、干扰素(INF)、血管细胞黏附分子(VCAM)、基质金属蛋白酶(MMP)等,这些炎症相关因子的表达上调会影响血脑屏障的结构和功能,引起神经元凋亡,导致脑水肿的发生。白细胞介素 17(IL-17)在缺血性脑卒中后的炎症反应中发挥着重要作用。临床发现,脑卒中患者脑脊液中的 IL-17 显著升高,以其为靶点的治疗为脑梗死提供新的治疗策略[32]。

2.13 TLR4

Toll 样受体 4(TLR4)与炎性损伤的密切相关。其介导的 NF-κB 通路能引起多种炎症因子的释放,如细胞间黏附分子-1(ICAM-1)、白细胞介素(IL)、肿瘤坏死因子-a(TNF-a),导致脑卒中发病过程中神经细胞的死亡。研究发现,用槐定碱能够下调 TLR4,抑制 NF-κB 通路,提示 TLR4 是潜在的脑血管疾病治疗靶点[33]。

2.14 MMP-9

基质金属蛋白酶(MMPs)被视为脑卒中急性期的标志物之一,在脑缺血损伤发生后,MMPs 加快破坏血管基底层,进而破坏血脑屏障,造成神经细胞损伤[34]。MMP-9 在脑缺血再灌注发病过程中发挥了重要作用,脑缺血时 MMP-9 在缺血区表达上调,并分解细胞外基质,从而导致血脑屏障破坏,同时信号传递失调[35]。随着对 MMP-9 在脑缺血发生、发展过程中作用的逐渐清晰,其有望成为脑卒中治疗新靶点。

2.15 HMGB-1

高迁移率族蛋白-1（HMGB-1）是脑缺血及再灌注损伤后，炎性反应过程中的重要上游信号分子。临床研究发现，脑卒中发生后，患者血清中 HMGB-1 水平升高；在动物试验中使用 HMGB-1 抗体具有神经保护的作用[36]，HMGB-1 可能是脑卒中治疗的潜在靶点。

3 神经退行性疾病

随着中国人口老龄化加速，神经退行性疾病如阿尔兹海默病（AD）的治疗一直备受关注。已有研究认为，胆碱能神经递质不足、Aβ 聚集、Tau 蛋白异常磷酸化及氧化应激异常等，可以通过诱导神经细胞凋亡、突触的功能障碍和丢失等多种作用导致神经细胞的丢失、减少，最终在 AD 的发生中扮演重要角色。

3.1 m-calpain

研究显示，低氧可以上调 APP/PS1 小鼠细胞凋亡信号通路水平，增加 β 淀粉样蛋白的聚集，Tau 磷酸化，增强 GSK3β 活性。在细胞水平上沉默 m-需钙蛋白酶（m-calpain）则可以通过抑制 GSK3β 活性、β 淀粉样蛋白的聚集、Tau 磷酸化，减轻低氧诱导产生的胞内功能障碍。也就是说，低氧诱导的异常 m-calpain 可能通过内质网应激在 AD 发病中介导凋亡，如果减少 m-calpain 则可以减弱低氧造成的内质网应激诱发的凋亡[37]。

3.2 HDAC6

Tau 蛋白过度磷酸化是 AD 的主要病因之一。Tau 蛋白是微管稳定剂，但 Tau 蛋白过度磷酸化后其微管稳定作用消失，并随之造成神经元功能紊乱。研究发现，敲除组蛋白脱乙酰酶 6（HDAC6）可以在肌肉和神经元上改善 tau 蛋白过度磷酸化诱导的微管异常；通过从基因和蛋白水平抑制 HDAC6 可以增加微管的乙酰化，从起到保护微管的作用[38]。这些发现提示 HDAC6 可作为治疗 AD 和 Tau 蛋白相关疾病的一个独特的潜在药物靶标。

3.3 I2PP2A

蛋白磷酸酶-2A（protein phosphatase-2A，PP2A）不足在 AD 的突触抑制、Tau 蛋白过度磷酸化、淀粉样蛋白过度方面起到重要作用。PP2A 由内源性蛋白抑制剂 Inhibitor-2 of PP2A（I2 PP2A）灭活。在 11 月龄的 th2576 小鼠海马和额叶皮层注入 LV-si I$_2$^{PP2A} 以显著下调 I2 PP2A 在 mRNA 和蛋白水平的表达，从而恢复 PP2A 的活性，长时间的抑制淀粉样蛋白生成，抑制淀粉样前体蛋白的过度磷酸化和 β 分泌酶活性，提高 tg2576 小鼠的学习和记忆能力[39]。

3.4 糖基化的 Aβ

Aβ 可以被糖基化产生一种晚期糖化终产物（AGEs）。将处理的原代海马神经元培养 8 天后加入 Aβ 或 Aβ-AGE。实验结果表明，糖基化后的 Aβ 通过上调 AGE 受体（RAGE）和激活糖原合酶激酶-3（GSK-3）使神经毒性增加，而 RAGE 抗体或 GSK-3 抑制剂可逆转由糖基化 Aβ 所加重的神经元损害。由此推论，和 Aβ 相比，糖基化的 Aβ 作为配体对 RAGE 和 GSK-3 具有更强的激活能力，从而导致 AD 的病理进程[40]。

4 精神障碍性疾病

抑郁症是严重危害人类身心健康的精神疾患，其发病原因复杂，涵盖心理、遗传、社会环境等多方面，目前对于抑郁症的药物治疗存在起效慢、复发率高等缺点，使抑郁症难以根治。抑郁症的药物治疗靶点一直是研究的热点，包括老药新用和新靶点研究。

研究发现，非甾体抗炎药可能通过抑制 RhoA 活性促进神经元轴突的生长，也可能选择性抑制环氧酶 2（COX-2）降低炎症反应，从而缓解大鼠的抑郁行为[41]。研究结果显示，磷脂酰乙醇胺结合蛋白（PEBP1）可作为抑郁治疗的潜在靶点[42]。研究证明，miR-137 可以通过和 Grin2A mRNA 的结合抑制 Grin2A 的蛋白表达，从而可以起到对脑卒中后抑郁的抑制作用[43]。

5 免疫性疾病

5.1 风湿性关节炎

风湿性关节炎（RA）是一种常见的急性或者慢性结缔组织炎症，滑膜细胞的活化增殖及其侵袭性是导致 RA 患者关节炎症和破坏的关键。越来越多的研究显示，成纤维样滑膜细胞（FLS）迁移至软骨及骨骼中最终成为关节翳这一过程中至关重要。在 RA 的病理过程中，FLS 和 T 细胞可以相互活化，胞苷激酶（DCK）影响外周 T 细胞的自身存活和增殖，而 DCK 和 FLS 的关系至今没阐明。

研究发现，DCK 可以通过 AKT 通路对 FLS 进行调控，说明可以通过药物干预 DCK 来治疗 RA[44]。研究 RhoA/Rho 激酶（ROCK）信号通路发现，RhoA/ROCK 信号通路对 RA 患者 FLS 的迁移、侵袭和增殖具有调控作用，抑制过度活化的 ROCK 可能有助于 RA 患者受损关节的治疗[45]。

IL-33 是一种新发现的细胞因子，参与多种关节炎症，可以被诱捕受体 sST2 所阻断。通过对 RA 患者及骨关节炎（OA）患者的滑液及血清进行分析，发现血清 IL-33 与滑液 IL-33 呈正相关，同时血清 IL-33 与类风湿因子 IgM（RF-IgM）和磷酸葡萄糖异构酶（GPI）关系密切[46]。相比于 OA 患者，RA 患者血清中存在 sST2，同时血清 sST2 与血清及滑液 IL-33 没有显著关系。然而，RA 和 OA 患者的滑液中都不表达 sST2。因此推断，IL-33 在风湿性关节炎病人的局部病变中有着重要的作用，IL-33 可能作为风湿性关节炎局部治疗的新靶点。

5.2 系统性硬化症

系统性硬化症是一种影响多种器官的结缔组织疾病，对其的治疗至今仍是一个医学难题。通过 35 个阳性系统性硬化症患者血清的抗着丝点抗体（ACA）及 20 个阴性正常人血清的 ACA 对 14 种新型的着丝点蛋白（CENP）进行鉴定，发现

了 11 种 CENP 可能作为系统性硬化症的潜在的靶点,而 CENP-P、CENP-Q、CENP-M、CENP-J、CENP-T 为首次发现的靶点[47]。

6 代谢性疾病

代谢综合征是多种代谢危险因素的集合,其临床特征主要为:内脏型肥胖、糖耐量减退、2 型糖尿病、以三酰甘油及低密度脂蛋白胆固醇升高为主的脂代谢异常、高血压、高尿酸血症、胰岛素抵抗以及反映血管内皮缺陷的微量白蛋白尿等。

6.1 糖尿病

Canagliflozin 作为一种选择性钠-葡萄糖协同转运蛋白 2(SGLT2)抑制剂[48],于 2013 年 3 月被 FDA 批准上市,用于治疗 2 型糖尿病。SGLT2 主要分布于肾近曲小管,在肾脏对葡萄糖的重吸收过程中起着关键的作用,对 SGLT2 抑制后,阻止了葡萄糖的重吸收,降低了肾糖阈,使尿糖排泄增加,达到降低血糖的目的。同时此机制与胰岛素无关,因此对于胰岛素抵抗的患者也有效。动物实验表明,口服 Canagliflozin 后生物利用度达到了 85%,明显降低了血糖水平。临床实验结果显示,对经饮食和体育锻炼而血糖控制效果不佳的 2 型糖尿病患者而言,Canagliflozin 治疗组的糖化血红蛋白值比对照组有明显的降低;常规治疗方法血糖控制不佳的老年 2 型糖尿病患者中,Canagliflozin 不仅明显降低了糖化血红蛋白值,还可以降低空腹葡萄糖水平、降低收缩压以及提高高密度脂蛋白-胆固醇水平;对于二甲双胍和磺脲类药物控制不佳的 2 型糖尿病患者而言,服用 Canagliflozin 的患者,在降低糖化血糖方面要优于服用 sitagliptin 的患者。选择性 SGLT2 抑制剂仍是值得关注的糖尿病治疗靶点。

研究将糖异生作为治疗糖尿病药物的作用靶点[49]。在 2 型糖尿病患者中,对糖异生的抑制能力下降,肝糖的输出量增加,导致高血糖和糖不耐受。过氧化物酶体增殖物激活受体 γ 辅助激活因子 α(PGC-1α)是糖异生过程中的限速酶的关键性转录调控因子。正常条件下,PGC-1α 的表达水平非常低,但是当机体处于禁食状态下,cAMP 通路和 CREB 转录因子被激活,促进 PGC-1α 的表达,进而激活多种转录因子,加快糖异生过程中限速酶的表达,从而促进糖异生。成纤维细胞生长因子 21(Fibroblast Growth Factor 21,FGF21)、白藜芦醇(Resveratrol)、噻唑烷二酮(Thiazolidinediones,TZDs)等药物的研究中都涉及 PGC-1α 对于治疗 2 型糖尿病的作用。作为 PGC-1α 家族的新成员 NT-PGC-1α(N-Truncated PGC-1α),具有特殊的结构与功能,其半衰期是 PGC-1α 的 5 倍,缺失了 PGC-1α 分子中与 FoxO1 的结合位点,减少了肝脏糖异生。NT-PGC-1α 有可能成为 2 型糖尿病的治疗的新靶点。

6.2 肥胖症及其相关代谢性疾病

脂肪组织中的白色脂肪组织的堆积与胰岛素抵抗、血脂紊乱、糖尿病相关,而棕色脂肪组织则相反,其最突出的生理功能是消耗能量、产生热量,对体温调节起重要作用。提高棕色脂肪细胞分化、减少白色脂肪细胞分化将增加能量消耗,有助于减肥。提出了将白色脂肪细胞棕色化作为治疗肥胖症及其相关代谢性疾病的新靶点[50]。已有的研究结果显示,在寒冷刺激或者 β3 肾上腺素受体激动剂处理后在白色脂肪组织中出现的棕色脂肪样细胞,来源于白色脂肪细胞的转化,即"白色脂肪细胞棕色化"。PPARγ、myostatin、FGF21、irisin 等因子都参与了白色脂肪细胞棕色化,这些因子都非常有希望成为治疗肥胖症及其相关代谢性疾病的新靶点。

6.3 动脉粥样硬化

动脉粥样硬化是一组动脉硬化的血管病中常见的最重要的一种,其特点是受累动脉病变从内膜开始。一般先有脂质和复合糖类积聚、出血及血栓形成,纤维组织增生及钙质沉着,因此也可以归类为代谢性疾病的一种。研究表明,他汀类药物可能与抑制小 G 蛋白 Rho[51] 的异戊二烯化及其下游靶点 Rho 激酶的激活有关。Rho 激酶是小 G 蛋白 Rho 相关的螺旋状激酶,属丝氨酸/苏氨酸激酶家族,是蛋白 Rho 重要的下游靶点。已有研究表明 Rho 激酶对血管内皮功能起负调控作用,同时还促进血管炎症反应及血管重塑,加速动脉粥样硬化的发生。而降低 Rho 激酶的活性将降低动脉粥样硬化的发生率。Rho 激酶在动脉粥样硬化的发病机制中扮演者重要的角色,其他类型的 Rho 激酶抑制剂是今后动脉粥样硬化治疗药物的重要开发方向。

7 恶性肿瘤

7.1 抗肿瘤 miRNA 靶点

MicroRNAs(miRNAs)是一类分布广泛的小的非编码蛋白质的 RNAs,它们调节了多种生物学信号通路,生物信息学数据显示,每个 miRNA 可以调节数百个靶基因,miRNAs 可以起到肿瘤抑制基因或者癌基因的功能。研究表明 miRNAs 可以抑制重要的肿瘤相关基因的表达,可能在癌症的诊断和治疗中起重要作用。

7.1.1 miRNA126
有报道显示,在结肠癌发生过程中,miRNA126 的表达发生了改变。研究发现,miRNA126 在四种人类结肠癌细胞(SW480,SW620,HT-29 和 HCT-116)中过表达抑制了细胞的增殖、迁移和侵袭,并诱导细胞周期阻滞于 G0/G1 期。进一步研究表明 miRNA126 是通过趋化因子受体 4(CXCR4)产生作用,可能是部分依赖于 Akt 和 ERK1/2 通路[52]。miRNA126 有可能作为结肠癌治疗的一个新的靶点。

7.1.2 miRNA302b
miRNA302 家族被报道和抑制人类癌症相关。miRNA302b 是一种针对 EGFR 的新靶点,miR-302B 在人类肝癌中表达失调,导致 EGFR 高表达。MiRNA302b 能够通过 EGFR/AKT2/CCND1 通路,发挥一定的抑癌作用,可能成为一个肝癌治疗的新的靶点[53]。

7.1.3 miR-19a
miRNA 在胃癌的发生中扮演着重要的作

中国药学年鉴
CHINESE PHARMACEUTICAL YEARBOOK 2014

用。miR-19a 能够通过靶向细胞因子信号传导抑制蛋白 1（SOCS 1），达到抑癌效果。体内外实验均证明了两者表达密切相关。研究结果表明，miR-19a 直接靶向 SOCS 1，增强了胃癌细胞的增殖和肿瘤的发生，可能成为治疗胃癌的一个新靶点[54]。

7.1.4 miR-26a　microRNA 在肿瘤的发生中发挥着重要的作用。观察了膀胱癌病人组织中的 miR-26，发现其表达异常，进一步的机制研究提示 miR-26a 是影响 HMGA1（高迁移率族 A1）的一个新靶点[55]。miR-26a 在膀胱癌的分子病理学中起重要的作用，有潜力成为新的治疗方法。

7.1.5 miR-27b　研究表明，miR-27b 的高表达在体外和体内实验中均能抑制结肠直肠癌（CRC）细胞的增殖，集落形成和肿瘤生长。对其机制的研究表明，miR-27b 的通过靶向血管内皮生长因子 C（VEGFC）充当肿瘤进展和血管生成的抑制剂，DNA 的 CPG 岛甲基化可以降低 miR-27b 的表达。miR-27b 有可能为治疗结肠直肠癌提供一种新的方法[56]。

7.1.6 miR-205　研究发现，miR-205 在子宫内膜样腺癌中的表达显著上调，抑制其表达后，癌细胞的增殖，迁移和侵袭能力均下调，反之增强增殖，迁移和侵袭的能力。miR-205 通过雌激素相关受体 γ（ESRRG）发挥作用，可能成为一个新的治疗子宫内膜癌的靶点[57]。

7.1.7 miR-200　研究发现，miR-200a 的表达能够抑制乳腺癌细胞的失巢凋亡，miR-200a 靶向 Yes 相关蛋白 1（YAP1）。YAP1 受到 miR-200a 调控，表达下降，从而导致癌细胞的失巢凋亡抗性。miR-200a 能够抑制失巢凋亡，并且有助于乳腺癌的转移，提示其可以作为乳腺癌治疗的新靶点[58]。

7.1.8 miR-302-367 簇　研究发现，miR-302-367 簇的异位表达能够使宫颈癌细胞周期停滞于 G1 期，抑制其增殖和肿瘤的形成，其可能是通过 AKT1-的 p27Kip1/P21CIP1 途径间接激活。研究结果提示 miR-302-367 簇有可能成为宫颈癌的治疗的新靶点[59]。

7.1.9 miR-7　研究发现，Toll 样受体 9（TLR9）能降低人肺癌细胞内的 miR-7 的表达，而 miR-7 的过表达可以显著抑制 TLR9 信号传导增强的肺癌细胞的生长和转移潜能。进一步研究表明，miR-7 是通过磷酸肌醇-3-激酶调节亚基 3（PIK3R3）Akt 途径抑制 TLR9 从而影响癌细胞。结果显示，miR-7 可以精细的调节人肺癌细胞内 TLR9 信号传导，并有可能成为肺癌治疗的潜在作用靶点[60]。

7.2　抗肿瘤相关基因和蛋白靶点

7.2.1 EZH2　Zeste 同源染色体 2（EZH2）是一种新发现的与细胞周期调节密切相关的人类基因。作为 Polycomb group（PcG）基因家族的一个重要成员，EZH2 参与染色质结构的形成，基因表达和生长控制。研究发现，沉默 EZH2 的表达能抑制 HepG2 的增殖，降低迁移能力，沉默 EZH2 的表达可以抑制在小鼠肝癌移植瘤的生长，EZH2 可能成为肝癌治疗的新靶点[61]。

7.2.2 SALL4　SALL4 是一种与胚胎干细胞自我更新和多样性相关的锌指蛋白。研究表明，SALL4 与胃癌的发生有关，胃癌组织中 SALL4 在 mRNA 和蛋白水平均出现了异常表达，表达水平与淋巴结转移也密切相关。SALL4 促进了胃癌细胞的增殖和胃癌移植瘤的生长与转移。SALL4 还可通过上皮-间质转化（EMT）和细胞干性导致胃癌的发生。SALL4 有可能成为胃癌诊断的生物标志物和治疗的新靶点[62]。

7.2.3 CDH12　钙粘蛋白 12（CDH12）可能介导钙依赖性细胞黏附。CDH12 在涎腺腺样囊性癌的侵袭和转移中起重要作用[63]。临床病例统计显示，结直肠肿瘤（CRC）组织中，CDH12 的阳性率较高。CDH12 在大肠癌患者中的表达水平与浸润深度显著相关。而缺乏 CDH12 的肿瘤细胞倾向于扩散，下调 CDH12 的能明显抑制肿瘤中血管生成的过程。CDH12 促进肿瘤增殖、迁移、侵袭、黏附和血管生成，CDH12 可能是在大肠癌中的癌基因。CDH12 有望成为一种新的诊断和预后标志物，同时也有可能成为大肠癌的治疗靶标。

7.2.4 hPNAS-4　PNAS-4 是一种新发现的促凋亡基因，在DNA 损伤的早期就被激活。hPNAS-4 在卵巢癌细胞中过表达能抑制肿瘤的生长，当 SKOV3 细胞暴露于顺铂、甲磺酸或丝裂霉素 C 时，hPNAS-4 的表达显著增加，导致细胞周期阻滞，凋亡和细胞增殖抑制。hPNAS-4 通过经由活化 CDC25A-Cdk2 的细胞周期蛋白 E/细胞周期蛋白 A 轴，诱导 S 期阻滞，并且能引发线粒体功能障碍介导的胱天蛋白酶依赖的和非依赖性细胞凋亡途径[64]。hPNAS-4 有可能成为卵巢癌基因治疗的新靶点。

7.2.5 VEZT　Vezatin（VEZT）是一个跨膜粘着连接跨膜蛋白，被认为对肿瘤有抑制作用。临床上 VEZT 的表达水平与淋巴结转移、癌细胞侵袭深度以及 TNM 分期有关[65]。相比健康人，患者组织内的 VEZT 高度甲基化；在 GES-1 细胞的实验中，幽门螺杆菌感染引起的 VEZT 甲基化会导致其被沉默，恢复其表达能抑制 MKN-45 和 NCI-N87 胃癌细胞的生长和侵袭能力。VEZT 抑制胃癌细胞的增殖、迁移、侵袭，其中涉及细胞迁移和侵袭基因有 CDC42、GPR56、HMGN5、MXD1 和 DSTN，涉及的生长的基因有 CDIPT、FOXP1、GPR56，涉及诱导细胞密合性的基因有 PLCD1，ITGA5 和 HOXD3，涉及细胞周期的基因为 TCF19。在胃癌患者的外周血检测中 VEZT 甲基化有可能成为胃癌的生物标志物，恢复 VEZT 活性可能是胃癌治疗的新靶点。

7.2.6 APRIL　研究增殖诱导配体（APRIL）对结直肠癌（CRC）细胞的生长和迁移的影响，并观察 APRIL 在 CRC 生物学行为中的作用[66]。结果显示，靶向 APRIL 基因（APRIL-siRNA）的 siRNA 的质粒转染后，SW480 细胞的细胞增殖能力被大大抑制，G0/G1 期细胞百分率增高显著，伴随有细胞周期蛋白 D1，Bcl-2 下调和 P21 上调。重组人 APRIL（rhAPRIL）刺激 HCT-116 细胞，使细胞增殖能力提升，降低 G0/G1 细胞的比例，细胞周期蛋白 D1 和 Bcl-2 蛋白表达上调，而 P21 下调，伴随着解除抑制的 MMP-2 和 MMP-9 mRNA 的表达。综上所述 APRIL 促进肿瘤的生长和转移，并与肿瘤发生和预后相关。APRIL 可能成为结肠直肠癌干预和治疗的新靶点。

7.2.7 CXXC4 CXXC4（CXXC 指蛋白 4）为 Zeste 同源染色体 2（EZH2）的靶点。EZH2 通过下调 CXXC4 的表达，促进 Wnt 信号通路的激活。CXXC4 能通过阻断 Wnt 通路抑制胃癌细胞生长。CXXC4 在胃癌患者组织内表达下调被认为是胃癌预后较差的原因。CXXC4 是由 EZH2 直接调控的新型潜在的肿瘤抑制基因，其表达可以作为胃癌患者早期诊断的疾病生物标志物，也有可能是药物的作用靶点[67]。

7.2.8 TRIB2 Let-7c 是 Let-7 miRNA 家族的成员之一，被认为具有肿瘤抑制作用。Let-7c 通过增加 TRIB2 下游信号 C/EBP-α 和磷酸化 p38MAPK 的表达，在体外和体内有效地抑制 A549 细胞的增殖和生长。Let-7c 可以成为治疗癌症的候选药物，而 TRIB2 及其下游信号有可能成为肿瘤治疗的作用靶点[68]。

7.2.9 LXRs 肝脏 X 受体（LXRs）包括 LXRα 和 β 亚型。激活 LXRs 能抑制周期蛋白 D1 和细胞周期蛋白 B1 的表达，从而抑制多种癌细胞的增殖，而 FOXM1 是一个在增殖的正常细胞和许多癌细胞的增殖中高度表达的特定构件。研究表明 LXRα-FOXM1-Cyclin D1/Cyclin B1 通路是一种新颖的抗肿瘤机制，激活的 LXRs 通过该通路可以抑制肝癌细胞的增殖，这表明该途径可能是一种新的治疗肝癌的靶标[69]。

7.2.10 ZNF331 研究发现，锌指蛋白 331（ZNF331）在 17 种胃癌细胞株中的 12 种都被沉默或是表达下调，而在正常人体组织中则能正常表达。ZNF331 的下调被认为和启动子甲基化紧密相关，对其进行沉默会导致 MKN45 细胞活力增强。其下游靶点主要与细胞生长转移调节相关。ZNF331 在胃癌的抑制中有着重要的功能，提示其可以作为一种功能基因抑制胃癌发生[70]。

7.2.11 Sulforaphane 膀胱癌发生转移和复发，是其预后差和死亡率高的原因。研究发现，萝卜硫素（Sulforaphane）能够显著的降低膀胱癌细胞 T24 的迁移和增殖。进一步的研究表明，萝卜硫素靶向 COX-2/MMP2，9/ZEB1，Snail 和 miR-200c/ZEB1 通路，有防止和组织膀胱癌复发的潜力[71]。

7.2.12 Hsp27 整合素连接激酶（ILK）和 p38（MAPK）是调节细胞迁移转导，肌动蛋白骨架的胞外信号的蛋白激酶。研究发现，在膀胱癌中 ILK 和 p38β 的蛋白表达水平有很强的正相关性，其能通过形成复合物来达到抑制作用。热休克蛋白 27（Hsp27）是其下游产物，通过对 Hsp27 进行抑制同样能够达到抑制效果[72]。

7.2.14 PHOX 活性氧（ROS）的过度产生与癌症的发生密切相关。研究发现，NADPH 氧化酶亚基 P22（PHOX）和 ROS 在人前列腺癌中的表达水平均升高，在前列腺癌细胞中的表达下调抑制细胞增殖和集落形成。PHOX 和 ROS 还可以通过 AKT 和 ERK1/2 通路调节肿瘤血管生长[73]。PHOX 是一种潜在的治疗前列腺癌的新靶点。

7.2.15 MTA1 检测了转移相关蛋白 1（MTA1）在淋巴癌手术切除组织中的表达情况，结果显示淋巴转移胃癌患者能经常观察到 MTA1 的过表达，并与肿瘤血管生成增加有关[74]。MTA1 的过表达可能是其预后差的生物标志物。检测 MTA1 蛋白的表达可能有助于预测淋巴转移胃癌的复发和预后，也有可能作为药物治疗的靶点。

7.2.15 SUMO-1 研究发现，在 46 例病人的大肠癌和邻近的组织中，泛素相关小修饰蛋白-1（SUMO-1）的含量明显高于正常组织。在大肠癌细胞中抑制基因 P53 被 SUMO 化。SUMO-1 的过表达可能会引起 P53 蛋白在细胞内累积，进而导致肿瘤侵袭[75]。以上研究说明 SUMO-1 有可能作为用于治疗结肠直肠癌的新的靶标，并且可以用作临床判定肿瘤侵袭性和预后的指标。

8 抗感染

8.1 抗病毒感染

8.1.1 艾滋病 艾滋病是由 HIV-1 引起的一种严重威胁人类生命的病毒性传染病，致死率较高，人类至今未找到有效的治疗的方式。针对病毒包膜蛋白 gp120 和受体细胞 CD4 的 3-羟基苯二甲酸酐修饰的人血清蛋白正作为抗艾滋病毒入侵药物正在进行研究[76]。

8.1.2 肝炎 HCV 进入肝细胞是一个复杂的多步过程，有望以此为靶点设计新药。针对该过程取得的进展包括：HCV 竞争性内源 RNA 可替代内源 RNA 与配体结合，从而达到抗 HCV 疗效[77]，有研究指出从 HCV NS5A 蛋白提出的两亲性 α 螺旋灭活病毒肽（C5A）可能成为新的抗病毒药物[78]。HCV NS3/NS4A 丝氨酸蛋白酶是病毒复制所必需的酶，以此为靶点设计新药并被应用于抗 HCV 药物筛选[79]。热应激同源蛋白 70（Hsc70）是一个宿主因子，可帮助 HCV 在肝细胞内完成其生命周期，目前作为抗 HCV 靶点正在进行研究[80]。干扰素刺激基因被认为有助于抗 HCV 感染，通过研究，其中一些 miRNA 的作用尤其重要，为抗 HCV 治疗提供了新的候选物[81]。所有的病毒感染都侵害了宿主的免疫反应，以病毒破坏宿主免疫体系的机制为靶标为抗病毒药物发展提供了新的途径[82]。泛素样蛋白调节剂如 ISG-15 已被证实能够调节 HCV 感染。

8.2 抗细菌感染

涉及核黄素生物合成的酶为细菌病原体必须，却并不存在于人体，被认为是一个有前途的抗菌药研究靶点。来自肺炎链球菌的 DHBPS 正是一种核黄素合成必需酶，已被证实有抗革兰氏阳性菌活性[83]。

8.3 抗结核

结核病是一种慢性感染性疾病，它主要是由结核分枝杆菌（*Mycobacterium tuberculosis*，Mtb）感染引起的。结核病是目前危害人类身体健康的比较严重的传染病之一，而且在我国这种病属于严重防控的疾病之一。近年来,由于结核病治疗周期较长,患者对药物的依从性差,耐药现象日益严重,这给该疾病的控制带来了巨大挑战,寻找新的抗结核靶点以及建立新的药物筛选模型势在必行。

8.3.1 抗结核耐药性 通过对吡嗪酰胺耐药菌基因测序发现,编码天冬氨酸脱羧酶的基因 PanD 突变可能导致吡嗪酰胺耐药菌的产生[84]。通过三重标记探针检测 gryA,rrs 和 eis 的启动子基因,这三个基因是结核杆菌较常见的耐药突变基因,结合实时 PCR 溶解曲线,在一个反应缸内筛选结核菌对二线抗结核药的耐药突变,是一种新的结核杆菌耐药筛选方式[85]。

8.3.2 抗结核菌生长 海藻糖是结核分枝杆菌细胞壁的重要组成部分,并已证实与分枝杆菌的毒性强弱有关,海藻糖-6-磷酸磷酸酶(TTP)参与海藻糖的形成,可以此为靶点开发新药[86]。结核分枝杆菌细胞壁结构特殊,L-鼠李糖-D-GlcNAc 是一种重要的连接单元,而 UDP-N-乙酰氨基葡萄糖(UDP-GlcNAc)是这个连接单元的直接糖供体,并且是分枝杆菌肽聚糖的前体[87]。Phosphoglucosamine 变位酶(GlmM)参与形成葡糖胺-1-磷酸到葡糖-6-磷酸的转变,这是 UDP-GlcNAc 生物合成途径的第二步,即 GlmM 直接控制 UDP-GlcNAc 的合成,影响结核分枝杆菌细胞壁的生成。因此 GlmM 是分枝杆菌生长所必需的,也可以作为抗结核治疗的药物作用靶点进行研究。FtsZ 单体可以聚合成原丝并形成三级结构,在结构和功能上及其类似于微管蛋白,其主要作用包括细胞伸长、细胞分裂、充当 GTP 酶和细菌细胞骨架等。FtsZ 已成为一种非常有前景的潜在抗菌药发展新靶标[88]。

参 考 文 献

1 李海涛.钙敏感受体激活对缺血再灌注兔心脏电生理特性的影响.郑州大学学报:医学版,2013(6):740-743

2 Zhang Y,Wang R,Du W,et al. Downregulation of miR-151-5p contributes to increased susceptibility to arrhythmogenesis during myocardial infarction with estrogen deprivation. *PLoS One*, 2013, 8(9):e72985

3 Li J,Zhang Y,Li C,et al. HSPA12B attenuates cardiac dysfunction and remodelling after myocardial infarction through an eNOS-dependent mechanism. *Cardiovasc Res*,2013,99(4):674-684

4 Fan F,Sun A,Zhao H,et al. MicroRNA-34a promotes cardiomyocyte apoptosis post myocardial infarction through down-regulating aldehyde dehydrogenase 2. *Curr Pharm Des*,2013,19(27):4865-4873

5 Zhu F,Li Y,Zhang J,et al. Senescent cardiac fibroblast is critical for cardiac fibrosis after myocardial infarction. *PLoS One*, 2013, 8(9):e74535

6 Yang J,Zhou Y,Liu B,et al. Trop2 plays a cardioprotective role by promoting cardiac c-kit + cell proliferation and inhibition of apoptosis in the acute phase of myocardial infarction. *Int J Mol Med*,2013, 31(6):1298-1304

7 吴 炳,李桂林,涂桂花,等.亮蓝 G 对颈上神经节 P2X7 受体介导心肌缺血损伤的作用研究.中国药理学通报,2013,29(10):1413-1417

8 吴潇潇,李 洪,易婷婷,等.Uqcrc1 的 RNA 干扰片段筛选及其对 H9C2 心肌细胞耐受缺氧/复氧损伤的影响.中华临床医师杂志(电子版),2013

9 Sun B,Huo R,Sheng Y,et al. Bone morphogenetic protein-4 mediates cardiac hypertrophy, apoptosis, and fibrosis in experimentally pathological cardiac hypertrophy. *Hypertension*, 2013, 61(2):352-360

10 Huang Y,Xia J,Zheng J,et al. Deficiency of cartilage oligomeric matrix protein causes dilated cardiomyopathy. *Basic Res Cardiology*, 2013,108(5):1-21

11 Zhu X,Wang H,Liu F,et al. Identification of micro-RNA networks in end-stage heart failure because of dilated cardiomyopathy. *J Cell Mol Med*,2013,17(9):1173-1187

12 Wei Y,Jinchuan Y,Yi L,et al. Antiapoptotic and proapoptotic signaling of cyclophilin A in endothelial cells. *Inflammation*, 2013, 36(3):567-572

13 Lou Y,Liu S,Zhang C,et al. Enhanced atherosclerosis in TIPE2-deficient mice is associated with increased macrophage responses to oxidized low-density lipoprotein. *J Immunol*, 2013, 191(9):4849-4857

14 Cao C,Zhu Y,Chen W,et al. IKKε knockout prevents high fat diet induced arterial atherosclerosis and NF-κB signaling in mice. *PLoS One*,2013,8(5):e64930

15 Shen T,Zhu Y,Patel J,et al. T-box20 suppresses oxidized low-density lipoprotein-induced human vascular endothelial cell injury by upregulation of PPAR-γ. *Cell PhysioL Biochem*, 2013, 32(5):1137-1150

16 Zhi X,Xu C,Zhang H,et al. Tryptase promotes atherosclerotic plaque haemorrhage in ApoE-/-mice. *PLoS One*,2013,8(4):e60960

17 Zhao K,Xu X S,Meng X,et al. Autophagy of monocytes attenuates the vulnerability of coronary atherosclerotic plaques. *Coronary Artery Disease*,2013,24(8):651-656

18 王 莉,刘晓谷.LINGO-1 在中枢神经系统损伤性疾病中的研究进展.浙江中医药大学学报,2013,06:835-838

19 Chong ZZ,Yao QQ,Li HH. The rationale of targeting mammalian target of rapamycin for ischemic stroke. *Cell Signalling*, 2013, 25(7):1598-1607

20 陈真珍,王凯华,黄龙坚.JAK2/STAT3 信号传导通路在脑缺血再灌注损伤中的作用.中国实用神经疾病杂志,2013,10:29-32

21 Zhou H,Zhang Z,Wei H,et al. Activation of STAT3 is involved in neuroprotection by electroacupuncture pretreatment via cannabinoid CB1 receptors in rats. *Brain Res*,2013,(1529):154-164

22 刘宏伟,于泳浩.PARthanatos 在神经损伤性疾病中的作用.中国中西医结合外科杂志,2013,03:350-353

23 段贤春,汪永忠,高家荣,等.PICK1 蛋白生理功能及其作为药物新靶点研究进展.中国药理学通报,2013,11:1606-1610

24 刘 坤,郭富彬,王占奎.缝隙连接蛋白 Cx43 在神经系统领域研

究进展. 中风与神经疾病杂志,2013,01:90-92

25　孙　嫄,冯加纯,邓　方. 星形胶质细胞 Cx43 及缝隙连接通讯与缺血性脑卒中关系的研究进展. 中风与神经疾病杂志,2013,11:1051-1053

26　陈晓静,谢敏杰. 星形胶质细胞 CX43 及其介导的半通道与缝隙连接通讯在脑缺血损伤中的作用. 神经损伤与功能重建,2013,01:46-50

27　Zhao J,Wu H,Zheng L,et al. Brain-derived neurotrophic factor G196A polymorphism predicts 90-day outcome of ischemic stroke in Chinese:a novel finding. Brain Res,2013,1537:312-318

28　Yin XH,Yan JZ,Han XY,et al. Neuroprotection of S-nitrosoglutathione against ischemic injury by down-regulating Fas S-nitrosylation and downstream signaling. Neuroscience,2013,248:290-298

29　Wang L,Lu Y,Zhang X,et al. Mindin is a critical mediator of ischemic brain injury in an experimental stroke model. Exp Meurol,2013,247:506-516

30　Wang ZY,Wei X,Liu K,et al. NOX2 deficiency ameliorates cerebral injury through reduction of complexin II-mediated glutamate excitotoxicity in experimental stroke. Free Radic Biol Med,2013,65:942-951

31　Deng B,Gou X,Chen H,et al. Targeted delivery of neurogenin-2 protein in the treatment for cerebral ischemia-reperfusion injury. Biomaterials,2013,34(34):8786-8797

32　肖颖秀,张俏忻,庄作端,等. 白细胞介素 17 及其相关分子在缺血性脑梗死后炎症反应中的作用. 广东医学,2013,16:2522-2524

33　苗江永,祝春华,王力娜,等. 槐定碱抑制 TLR4/NF-κB 通路的激活和机制研究. 脑与神经疾病杂志,2013,02:127-130

34　顾悦华,尤晓欣,裴　建. 基质金属蛋白酶:一个缺血性脑卒中急性期的治疗靶点. 国际神经病学神经外科学杂志,2013,03:266-270

35　高路燕. 基质金属蛋白酶-9 及在缺血性脑血管病中的作用. 中国城乡企业卫生,2013,03:49-51

36　张　铭,邓　蓉,聂淑科,等. 缺血性脑卒中中的炎性机制及研究进展. 中国康复,2013,01:68-71

37　Wang CY,Xie JW,Wang T,et al. Hypoxia-Triggered m-Calpain activation evokes endoplasmic reticulum stress and neuropathogenesis in a transgenic mouse model of Alzheimer's disease. CNS Neurosci Ther,2013,19(10):820-833

38　Xiong Y,Zhao K,Wu J,et al. HDAC6 mutations rescue human tau-induced microtubule defects in Drosophila. Proc Nat Acad Sci,2013,110(12):4604-4609

39　Liu GP,Wei W,Zhou X,et al. Silencing PP2A inhibitor by lenti-shRNA interference ameliorates neuropathologies and memory deficits in tg2576 mice. Molecular Therapy,2013,21(12):2247-2257

40　Li XH,Du LL,Cheng XS,et al. Glycation exacerbates the neuronal toxicity of β-amyloid. Cell Death Disease,2013,4(6):e673

41　喻锦成,黄仕雄,谢屏东,等. 非甾体类抗炎药促进神经元轴突生长机制研究. 海南医学,2013,24(7):940

42　Sun Y,Luo ZM,Zheng MJ,et al. Phosphatidylethanolamine-binding protein 1(PEBP1)as a potential target for the treatment for depres-

sion. CNS Neurosci Ther. 2013,19(12):982-983

43　Zhao L,Li H,Guo R,et al. miR-137,a new target for post-stroke depression. Neural Regen Res,2013,8(26):2441-2448

44　Fan W,Zhou ZY,Huang XF,et al. Deoxycytidine kinase promotes the migration and invasion of fibroblast-like synoviocytes from rheumatoid arthritis patients. Int J Clin Exp Pathol,2013,6(12):2733

45　梁柳琴,黄明城,邱　茜,等. RhoA/Rho 激酶对类风湿关节炎成纤维样滑膜细胞迁移、侵袭和增殖的调控. 中华医学杂志,2009,93(17):1345-1348

46　Tang S,Huang H,Hu F,et al. Increased IL-33 in synovial fluid and paired serum is associated with disease activity and autoantibodies in rheumatoid arthritis. Clin Dev Immunol,2013:985301

47　Song G,Hu C,Zhu H,et al. New centromere autoantigens identified in systemic sclerosis using centromere protein microarrays. J Rheumatol,2013,40(4):461-468

48　安洪亮,程　敏,马宗强,等. 治疗 2 型糖尿病新药 canaglifiozin. 中国新药杂志,2013,(21):2467-2469

49　吴　辉,张玉彬. PGC-1α 在 2 型糖尿病药物治疗中的作用机制. 药物生物技术,2013,(3)

50　王相清,朱慧娟,龚凤英. 白色脂肪细胞棕色化:肥胖症及其相关代谢性疾病治疗的新靶点. 医学综述,2013,19(10):1729-1732

51　孙由静,张闻多,汪　芳. Rho 激酶:他汀类药物抗动脉粥样硬化的重要靶点. 中国动脉硬化杂志,2013,21(1):84-88

52　Liu Y,Zhou Y,Feng X,et al. MicroRNA-126 functions as a tumor suppressor in colorectal cancer cells by targeting CXCR4 via the AKT and ERK1/2 signaling pathways. Int J Oncol,2014,44(1):203-210

53　Wang L,Yao J,Shi X,et al. MicroRNA-302b suppresses cell proliferation by targeting EGFR in human hepatocellular carcinoma SMMC-7721 cells. BMC cancer,2013,13(1):448

54　Qin S,Ai F,Ji W F,et al. miR-19a promotes cell growth and tumorigenesis through targeting SOCS1 in gastric cancer. Asian Pac J Cancer Prev,2013,14:835-840

55　Lin Y,Chen H,Hu Z,et al. miR-26a inhibits proliferation and motility in bladder cancer by targeting HMGA1. FEBS letters,2013,587(15):2467-2473

56　Qin S,Ai F,Ji W F,et al. miR-19a promotes cell growth and tumorigenesis through targeting SOCS1 in gastric cancer. Asian Pac J Cancer Prev,2013,14:835-840

57　Ye J,Wu X,Wu D,et al. miRNA-27b targets vascular endothelial growth factor C to inhibit tumor progression and angiogenesis in colorectal cancer. PLoS One,2013,8(4):e60687

58　Yu SJ,Hu JY,Kuang XY,et al. MicroRNA-200a promotes anoikis resistance and metastasis by targeting YAP1 in human breast cancer. Clin Cancer Res,2013,19(6):1389-1399

59　Cai N,Wang Y D,Zheng PS. The microRNA-302-367 cluster suppresses the proliferation of cervical carcinoma cells through the novel target AKT1. Rna,2013,19(1):85-95

60　Xu L,Wen Z,Zhou Y,et al. MicroRNA-7-regulated TLR9 signaling-enhanced growth and metastatic potential of human lung cancer cells by altering the phosphoinositide-3-kinase, regulatory subunit 3/Akt

中国药学年鉴

CHINESE PHARMACEUTICAL YEARBOOK 2014

pathway. *Molecular Biol Cell*,2013,24（1）:42-55

61　Zhao H,Xu Y,Mao Y,*et al.* Effects of EZH2 gene on the growth and migration of hepatocellular carcinoma HepG2 cells. *Hepatobiliary surgery and nutrition*,2013,2（2）:78

62　Zhang L,Xu Z,Xu X,*et al.* SALL4,a novel marker for human gastric carcinogenesis and metastasis. *Oncogene*,2013

63　Zhao J,Li P,Feng H,*et al.* Cadherin-12 contributes to tumorigenicity in colorectal cancer by promoting migration,invasion,adhersion and angiogenesis. *J Transl Med*,2013,11:288

64　Li L,Chen D,Lin C,*et al.* hPNAS-4 inhibits proliferation through S phase arrest and apoptosis:underlying action mechanism in ovarian cancer cells. *Apoptosis*,2013,18（4）:467-479

65　Miao R,Guo X,Zhi Q,*et al.* VEZT,a novel putative tumor suppressor,suppresses the growth and tumorigenicity of gastric cancer. *PLoS one*,2013,8（9）:e74409

66　Wang GH,Lu MH,Wang JC,*et al.* Abnormal expression of APRIL in colorectal cancer cells promotes tumor growth and metastasis. *Zhonghua zhong liu za zhi*（*Chinese journal of oncology*）,2013,35（4）:249-255

67　Lu H,Sun J,Wang F,*et al.* Enhancer of zeste homolog 2 activates wnt signaling through downregulating CXXC finger protein 4. *Cell Death Disease*,2013,4（8）:e776

68　Wang PY,Sun YX,Zhang S,*et al.* Let-7c inhibits A549 cell proliferation through oncogenic TRIB2 related factors. *FEBS Letters*,2013,587（16）:2675-2681

69　Hu C,Liu D,Zhang Y,*et al.* LXRα-mediated downregulation of FOXM1 suppresses the proliferation of hepatocellular carcinoma cells. *Oncogene*,2014,33（22）:2888-2897

70　Yu J,Liang Q Y,Wang J,*et al.* Zinc-finger protein 331,a novel putative tumor suppressor,suppresses growth and invasiveness of gastric cancer. *Oncogene*,2013,32（3）:307-317

71　Shan YJ,Zhang LW,Bao YP,*et al.* Epithelial-mesenchymal transition,a novel target of sulforaphane via COX-2/MMP2,9/Snail,ZEB1 and miR-200c/ZEB1 pathways in human bladder cancer cells. *J Nutr Biochem*,2013,24:1062-1069

72　Xu R S,Wu X D,Zhang S Q,*et al.* The tumor suppressor gene RhoBTB1 is a novel target of miR-31 in human colon cancer. *Int J Oncol*,2013,42（2）:676-682

73　Li Q,Fu G B,Zheng J T,*et al.* NADPH oxidase subunit p22 phox-mediated reactive oxygen species contribute to angiogenesis and tumor growth through AKT and ERK1/2 signaling pathways in prostate cancer. *Biochim Biophys Acta*,2013,1833（12）:3375-3385

74　Deng X,Du L,Wang C,*et al.* Close association of metastasis-associated protein 1 overexpression with increased angiogenesis and poor survival in patients with histologically node-negative gastric cancer. *World J Surgery*,2013,37（4）:792-798

75　Zhang H,Kuai X,Ji Z,*et al.* Over-expression of small ubiquitin-related modifier-1 and sumoylated p53 in colon cancer. *Cell Biochem Biophys*,2013,67（3）:1081-1087

76　Li M,Duan J,Qiu J,*et al.* 3-Hydroxyphthalic anhydride-modified human serum albumin as a microbicide candidate against HIV type 1 entry by targeting both viral envelope glycoprotein gp120 and cellular receptor CD4. *AIDS Res Hum Retroviruses*,2013,29（11）:1455-1464

77　Zhao L,Li F,Taylor E W. Can tobacco use promote HCV-induced miR-122 hijacking and hepatocarcinogenesis? *Med Hypotheses*,2013,80（2）:131-133

78　Liu X,Huang Y,Cheng M,*et al.* Screening and Rational Design of Hepatitis C Virus Entry Inhibitory Peptides Derived from GB Virus A NS5A. *J Virol*,2013,87（3）:1649-1657

79　Li J,Liu X,Li S,*et al.* Identification of novel small molecules as inhibitors of hepatitis C virus by structure-based virtual screening. *Int J Mol Sci*,2013,14（11）:22845-22856

80　Du NN,Peng ZG,Bi CW,*et al.* N-substituted benzyl matrinic acid derivatives inhibit hepatitis C virus（HCV）replication through down-regulating host heat-stress cognate 70（Hsc70）expression. *PLos One*,2013,8（3）:

81　Cheng M,Si Y,Niu Y,*et al.* High-throughput profiling of alpha interferon- and interleukin-28B-regulated microRNAs and identification of let-7s with anti-hepatitis C virus activity by targeting IGF2BP1. *J Virol*,2013,87（17）:9707-9718

82　Chen L,Li S,Li Y,*et al.* Ubiquitin-like protein modifiers and their potential for antiviral and anti-HCV therapy. *Expert Rev Proteomics*,2013,10（3）:275-287

83　Jin L,Zhou H,Luo M,*et al.* The crystal structure and biochemical properties of DHBPS from Streptococcus pneumoniae,a potential anti-infective target for Gram-positive bacteria. *Protein Expression and Purification*,2013,91（2）:161-168

84　Zhang S,Chen J,Shi W,*et al.* Mutations in panD encoding aspartate decarboxylase are associated with pyrazinamide resistance in Mycobacterium tuberculosis. *Emerging Microbes & Infections*,2013,2

85　Liu Q,Luo T,Li J,*et al.* Triplex real-time PCR melting curve analysis for detecting Mycobacterium tuberculosis mutations associated with resistance to second-line drugs in a single reaction. *J Antimicrob Chemother*,2013,68（5）:1097-1103

86　Shi L,Zhang H,Qiu Y,*et al.* Biochemical characterization and lig-and-binding properties of trehalose-6-phosphate phosphatase from Mycobacterium tuberculosis. *Acta Biochim Et Biophys Sin*,2013,45（10）:837-844

87　Kang J,Xu L,Yang S,*et al.* Effect of phosphoglucosamine mutase on biofilm formation and antimicrobial susceptibilities in M. smegmatis glmM gene knockdown strain. *PLos One*,2013,8（4）:

88　Hong W,Deng W,Xie J. The structure,function,and regulation of mycobacterium FtsZ. *Cell Biochem Biophys*,2013,65（2）:97-105

药物代谢动力学研究进展

车 远，邵 畅，王单单，郝海平

（中国药科大学江苏省药物代谢动力学重点实验室，南京 210009）

　　药物代谢动力学是新药研发成药性评价的重要组成部分，贯穿于创新药物研发链的全过程，包括先导化合物和候选化合物的早期筛选、候选药物的系统临床前评价和临床研究，在药物的临床合理用药和个体化用药中，药代动力学研究均不可或缺。我国药代动力学研究虽然起步较晚，但通过近几年的平台建设和国家各项计划的实施，取得了长足的进展，在药代动力学研究的各个环节与发展领域均已逐步接近于发达国家水平，建立了完善的药物的临床前药代动力学研究技术体系，基本突破了创新药物临床前药代动力学评价研究的各项技术难题，为我国创新药物研发提供了重要技术支撑。

　　2013 年，我国药代动力学研究领域取得丰富的研究成果，在 web of science 核心合集中，我国学者共发表了 1200 余篇研究论文。中国科学院、中国药科大学发表的论文数名列前茅（图 1）。

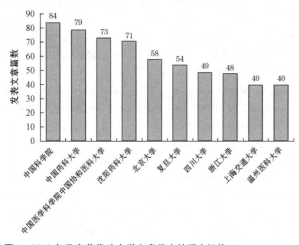

图 1　2013 年发表药代动力学文章前十的研究机构

1　药物的吸收、分布、代谢与排泄机制研究

1.1　药物吸收特性的研究

　　研究药物的吸收过程是了解药物的吸收机制、吸收速度和程度，进一步研究药物在体内的药动学参数提供了前提条件和科学基础，对于进一步优化和改进药物分子的理化性质从而提高其生物利用度提供了重要参数，并为临床的合理用药提供指导。药物的吸收特性研究经过近几年的发展，逐步完善了已经建立的药物吸收模型，对各种体外细胞模型、组织灌流模型等不断进行优化和改进，形成了一套完整稳定的药物吸收特性研究的评价平台。通过对药物的体外吸收特性的研究，在较短时间内对药物在吸收方面的特性进行高通量筛选，为新药的研发缩短周期，提高命中率。

　　利用 Caco-2 细胞膜型研究厚朴酚的体外吸收情况和转运机制，研究结果表明厚朴酚在肠黏膜转运是以被动扩散为主，同时伴有载体介导的转运以及外排转运体的共同作用[1]。利用 Caco-2 单层细胞模型研究白芷提取物对黄芩苷吸收的影响，结果表明黄芩苷的吸收转运具有时间和浓度的依赖性，在 37 ℃、pH 等于 7.4 情况下，黄芩苷的吸收程度最佳。黄芩苷在肠道吸收的主要方式是被动扩散，同时也有外排蛋白的参与。白芷提取物可以通过破坏细胞间的紧密连接，抑制多药耐药相关蛋白（MRP）的表达或其功能，从而增加黄芩苷的肠道吸收[2]。通过利用体外 Caco-2 细胞模型的优势和特点，进行对药物的体外吸收特性的研究，在较短时间内对药物在吸收方面的特性进行快速筛选，为新药的研发缩短周期，提高命中率。

1.2　药物的分布转运

　　药物的分布受到很多因素的影响，例如药物的理化性质、血脑屏障、胎盘屏障以及 PH 等，而肿瘤细胞中多药耐药现象的产生也与药物的分布有密切关系。当抗肿瘤药物到达靶部位以后，由于外排转运体的作用，将药物外排出肿瘤细胞，使得肿瘤细胞的药物浓度降至有效浓度以下，产生耐药现象。针对这一现象的研究，逐渐加深了对 P-糖蛋白、乳腺癌耐药蛋白（BCRP）、多药耐药相关蛋白（MRP）等外排转运体的认识，并为合理的药物设计和疾病治疗方案提供科学基础。

　　索拉菲尼是一种多重蛋白激酶抑制剂，对肝细胞癌有显著疗效。但在某些患者中，索拉菲尼的药效下降，主要是因为过表达的乳腺癌耐药蛋白（BCRP）将索拉菲尼外排出靶部位，从而减弱其疗效。给予乳腺癌耐药蛋白抑制剂会导致索拉菲尼的毒副作用大大增加。结果表明，乳腺癌耐药蛋白可作为肝细胞癌对索拉菲尼敏感性的预测指标，乳腺癌耐药蛋白抑制剂有望成为索拉菲尼治疗肝细胞癌的潜在联合用药方案[3]。

　　在对吉西他滨耐药的胰腺癌细胞中发现，钙周期素结合蛋白的表达量增加。而钙周期素结合蛋白表达量的增加会使细胞对化疗药物的耐药以及减弱阿霉素的促凋亡作用。钙周期素结合蛋白能显著上调 P-gp 和 Bcl-2 蛋白的表达，对钙周期素结合蛋白进行 RNA 干扰以后能逆转其所导致的耐药现象。因此，钙周期素结合蛋白所导致的多药耐药现象是通过上调 P-gp 的表达水平实现的[4]。

　　针对传统中药莲心中的活性成分莲心碱及其类似物进行药物的吸收分布研究，利用 Caco-2、MDCK、MDCK-MDR1

与 MDCK-MRP2 等细胞模型,结果显示莲心碱、甲基莲心碱以及异莲心碱是 P-gp 的底物,但是 MRP2 并不转运莲心碱及其类似物,表明 P-gp 在这三种生物碱的吸收和分布过程中发挥了重要作用[5]。

1.3 药物代谢研究与基因多态性

药物在机体内的代谢部位主要在肝脏。肝脏中富含多种代谢酶,药物在肝脏中发生氧化、还原、水解等一相代谢以及结合等二相代谢过程。大多数药物经过肝脏代谢以后,血液中药物的有效浓度降低,药理作用减弱甚至消失,产生首过效应,少数药物经过代谢形成活性产物发挥药理作用。由于种属差异性和个体的遗传变异,机体内代谢酶的水平和种类有显著性差异,导致药物在不同的机体内产生的代谢产物不同,对药的安全性和有效性产生不利影响[6]。在此基础上,药物代谢基因组逐渐发展起来。药物代谢基因组学是在基因组学的基础上,研究各种代谢酶的基因分型和基因表达以及基因多态性对药物代谢的影响,指导药物的临床应用和优化给药方案,在个体化医疗中发挥重要的作用。

肝药酶 CYP450 在体内药物代谢的过程中发挥了重要的作用,许多药物经过 CYP450 酶系代谢成活性产物进而发挥药理作用。基因突变会形成不同的代谢酶亚型,而不同的代谢酶亚型对相同药物的代谢不同,从而影响药物的药代动力学和药效学特征,导致药物的副作用或者疗效丧失,因此研究 CYP450 基因突变对代谢的影响显得尤其重要。在对我国浙江省和河北省共 2127 例志愿者中 CYP2C9 基因多态性对药物代谢影响的研究中,在同一种群中发现了大量的等位基因类型,其中包括了早期发现的 CYP2C9 * 1、2C9 * 2 以及 2C9 * 3 等 14 个等位基因还有首次发现的 2C9 * 13。通过将这些基因转染到质粒中,并在 COS-7 细胞中培养 48 h,利用高效液相色谱技术对其中双氯芬酸的代谢物进行检测,结果显示与野生型 CYP2C9 * 1 相比,其他的等位基因都表现出不同的代谢活性[7]。为研究基因多态性对药物代谢的影响,选取吲达帕胺作为待研究药物,针对台湾地区志愿者的基因多态性情况,选取与药物代谢密切相关的酶 CYP2C9 等作为研究对象来探讨对吲达帕胺的代谢影响。CYP2C9 rs4918758 突变纯合子以及杂合子与野生型相比较,药动学参数:峰浓度(c_{max})、药时曲线下面积(AUC)都有显著性差异,半衰期($t_{1/2}$)未发现显著性差异,以上参数表明在变异的基因型中,吲达帕胺的代谢转化率降低,最终导致生物利用度的降低[8]。

阿帕替尼是血管内皮生长因子受体 2 的抑制剂,是一种新型的口服抗血管生成药物。针对阿帕替尼的代谢产物进行研究,通过与对照品比较,确证了阿帕替尼的 9 种主要代谢物。其中 E-3-羟基-阿帕替尼(M1-1)的药理活性约占原药的 5.42% ~ 19.3%,其余的代谢产物药理活性更低,甚至无药理活性,因此阿帕替尼是在机体内最主要的药理活性形式。研究发现阿帕替尼在体内主要经 CYP3A4/5 代谢,不同的 UGT 亚型,包括 UGT2B7、UGT1A4 等分别将阿帕替尼转化

为不同的代谢产物,因此针对不同基因型的代谢酶进行药代动力学研究对临床上安全有效的使用阿帕替尼具有十分重要的临床意义[9]。

2 化学药物药代动力学

创新药物从研发到上市的每一个环节都需要对其进行药代动力学研究,并且需要根据药代动力学参数对研发进行适当的调整,药代动力学从某种程度上决定了候选化合物能否从早期实验进入到临床研究。开展药代动力学研究可以降低因为药物药代动特性不佳而导致的实验终止,避免周期增加和资金浪费。

药物药代动力学参数可以为药物剂型的优化提供参考依据,研究奋乃静崩解片在家兔体内的药动学行为。用高效液相色谱法检测家兔体内奋乃静的血浆药物浓度,采用非房室模型法分别计算崩解片和常规片即参比制剂的 AUC 和 c_{max}。统计分析表明,两种制剂有显著差异,奋乃静口崩片与常规片剂相比吸收更快,峰浓度更大[10]。

为评价奥美拉唑肠溶片的释放和吸收过程,在原有的药物溶解/吸收模型(DDASS)的基础上建立一个仿生系统,预测奥美拉唑肠溶片的药动学参数。该仿生系统根据肠溶片的 PH 依赖性,模拟药物从胃到小肠的释放和吸收过程。结果表明,该仿生系统与原有的模型相比能更好的预测肠溶片在体内的释放和吸收等药动学参数,为进一步的优化药物剂型设计与降低药物研发成本提供重要的保障[11]。

临床上联合用药的现象比较普遍。通过药物代谢动力学的方法,对药物进行药动学参数的检测,阐明相互作用的机制,预测有可能会发生药物相互作用的药物种类,为临床合理用药以及个体化用药调整提供科学依据。2 型糖尿病会合并胃食管反流疾病的发生,临床上使用质子泵抑制剂(PPI)兰索拉唑与二甲双胍进行联合治疗,但 PPI 会抑制有机阳离子转运体(OCT)的活性,从而影响二甲双胍的转运。在健康受试人群中研究兰索拉唑对二甲双胍药代动力学的影响,通过随机双盲交叉实验,受试者服用二甲双胍的同时给予安慰剂或兰索拉唑,检测二甲双胍的血药浓度。研究发现兰索拉唑会增加二甲双胍最大平均血药浓度和 AUC_{0-24},延长其消除半衰期,降低二甲双胍的肾清除率。两种药物之间会产生相互作用,在联合用药时需要进行药物监测[12]。

3 中药药代动力学

中药组成成分复杂,作用靶点多,针对中药组分中的有效成分进行定性定量分析是一项十分艰巨的工作,由于其复杂的结构和生化性质以及药物浓度波动大、缺少标准品等原因,这些非靶向物质的检测面临很大的挑战。虽然质谱技术的发展为检测物质提供了有效的手段,但后期数据处理仍困难重重。在此背景下,发现了一种快速鉴定中药等复杂组分中非靶向物质的方法,通过加入空白对照样品去除干扰,用

检测离子对结构相似物质进行快速分类，最后建立结构—保留时间的定量关系（QSRR）来确证不同的异构体结构。利用这种方法，成功在脉络宁注射液中鉴定出 45 种有机酸，在参麦注射液中检测到 46 中人参皂苷[13]。在鉴定复杂组分药物时，缺乏可靠的标准品往往限制了对复杂样品的检测，基于结构和离子强度建立定量关系（QSIIR）的方法，预测复杂组分中化合物的绝对水平，用于检测和确证样品中 25 种有机酸的快速定量[14]。

液相串联质谱法用于检测大鼠血浆中人参皂苷 Rc，具有良好的专属性和准确性，定量的线性范围为 5 ~ 5 000 ng/mL，最低定量下限达到 5 ng/mL，成功应用于检测人参皂苷 Rc 的口服和静脉给药的药代动力学参数[15]。

目前，许多学者试图从药物代谢动力学研究的角度出发，阐述天然药物在体内的代谢处置规律以及作用靶标的发现，确证天然药物发挥疗效的机制，为下一步的中药现代化和国际化提供科学基础。丹参酮ⅡA 是从中药丹参中提取的一种黄酮类成分，临床上已经用于治疗心血管疾病，最近发现 NQO1 可以激活丹参酮，发挥抗肿瘤作用，而且在肿瘤组织中，NQO1 的表达量增加。通过对肽段的非同位素标记后作为内标并与同位素标记肽段相比较，发现非同位素标记肽段的内标能够产生相似的准确度和精密度，并用此种方法对肿瘤组织中的 NQO1 进行绝对定量[16]。

4 核受体与细胞药物代谢动力学

细胞药物代谢动力学将经典的药物代谢动力学与细胞生物学、分子生物学、生物化学等学科结合，利用细胞构建的模型来检测药物在细胞内的药动学行为，并根据其在细胞上的药动学参数模拟药物在体内的药物动力学过程。核受体是一类转录激活因子，通过与配体结合而激活靶基因的转录，从而引起下游信号通路的激活[17]。大量研究表明，核受体对机体内的代谢稳态发挥着重要的作用，调控下游众多信号通路，对核受体的研究有助于了解疾病发生的过程和机制，为进一步设计靶向药物提供科学基础[18]。

孤儿受体 NR4A2 在化疗抵抗情况下的结肠癌疾病中的作用研究中，通过将 NR4A2 转染进入结肠癌细胞，研究人员发现 NR4A2 会加剧结肠癌细胞对化学药物 5-氟尿嘧啶和奥沙利铂的耐药性，减弱化疗所诱导的细胞凋亡，因此 NR4A2 受体抑制剂有可能作为潜在的化疗增敏剂[19]。血管紧张素Ⅱ会诱发心肌肥大并且增加孤儿受体 TR3 的表达，在对 TR3 是否会对心肌肥大的病理过程有调节作用的研究中，发现 TR3 能够将抑癌基因 TSC2 泛素化从而导致其降解，最终诱导 mTORC1 的活性，调节血管紧张素Ⅱ所诱导的心肌肥大，因此 TR3 有可能作为治疗心肌肥大的一个新靶点[20]。肝 X 受体（LXR）属于甲状腺素受体的亚家族，在糖、脂代谢以及炎症反应中都发挥了重要的作用。在高脂饮食饲养的小鼠肝中 Thrsp 蛋白表达量增高，进一步诱导了脂质的生成以及肝炎的发

生。LXR 的激动剂能够上调 Thrsp 蛋白的表达，而这一过程是通过 sREBP1c 所介导的。该项研究表明 LXR 以及 Thrsp 蛋白都有希望作为治疗非酒精性脂肪的新型靶点[21]。

孕烷 X 受体（PXR）也是核受体超家族成员之一，对体内的糖、脂质代谢都起到了重要的调节作用。在硫代乙酰胺（TAA）诱导的大鼠肝损伤模型下，研究水飞蓟宾对肝脏的保护作用。结果表明水飞蓟宾有可能是通过 PXR 来调节肝脏 CYP3A4 的代谢从而发挥肝脏保护作用，也从侧面说明水飞蓟宾有可能会与共同服用的药物发生相互作用，因此在临床上治疗疾病时要注意调整给药剂量[22]。

5 生物技术药物的药代动力学

生物技术药物是当今生物技术研究中最活跃最具发展潜力的一个领域[23]，主要包括细胞因子、蛋白质多肽、酶、单克隆抗体、治疗性疫苗、融合蛋白等。尤其是国家"十二五"规划宣布"要加速构建具有国际先进性水平的现代生物产业体系，加快海洋生物技术产品的研发和产业化，产业规模年增速 20% 以上"这一目标以后，进一步加快了生物技术药物尤其是以单抗、疫苗等为代表的药物研发过程。针对生物技术药物的特点，其药代动力学研究方法与常规药物的分析方法有所差异，应当建立专属性强、灵敏度高、精确度好的药代动力学分析方法，为生物技术药物的发展和规范化提供保障。

在对抗血管性血友病因子（VWF）的单克隆抗体 SZ-123 的实验中，全面研究了其药物代谢动力学性质。在服用剂量为 0.6mg/kg 的单抗 SZ-123 的前两个小时，血药浓度保持在相对稳定的阶段，服药后 4h 后血药浓度降至 70%，24h 后血药浓度降至 40%，并且不同剂量的单抗显示较为显著的代谢差异。根据药动学参数可以预测单抗 SZ-123 能够抑制 VWF 和胶原蛋白的相互作用以及 VWF 和血小板的相互作用[24]。在对益气活血解毒中药联合树突状细胞疫苗（DC 疫苗）对小鼠宫颈癌移植瘤的影响研究中，通过将 U14 细胞接种于小鼠背部建立荷瘤小鼠模型，分别给予生理盐水、中药组、DC 疫苗以及中药联合 DC 疫苗组。结果显示联合给药组的瘤质量显著减少。也向我们提示将生物技术药物与传统中药联合给药有可能会达到协同抑制肿瘤的效果[25]。

6 纳米药物制剂的药代动力学

许多药物在研发初期甚至临床阶段因为溶解性差，吸收不好而不得不终止。运用纳米技术的制备工艺，可以将药物颗粒的粒径加工至 1 ~ 1000 nm 之间，极大的增加了药物与胃肠道的接触面积，增加药物的溶出速率和吸收，提高药物的生物利用度。纳米制剂不仅可以增加药物的溶解和吸收，而且根据不同的载体材料，可以设计成缓释制剂，以增加药物发挥药理作用的时间。纳米制剂相比于一般药物制剂而言，最具有优势的特点就是具有靶向性，其可以特异性的靶向肿瘤组织，增加肿瘤组织的相对药量，减少药物在其他组

织器官的分布,以提高药物疗效,降低毒副反应。

利用高密度脂蛋白作为载体对亲脂性药物进行递药,分别制备了盘形和球形的带有心血管药物丹参酮ⅡA 的重组高密度脂蛋白,并对其生化和仿生学性质进行检测。药代动力学参数显示,盘形高密度脂蛋白制剂与丹参酮脂质体纳米制剂相比,平均驻留时间(MRT)、效应浓度曲线下面积(AUC)以及纳米制剂的靶向和抗动脉粥样硬化的作用都有所增强。而球形高密度脂蛋白纳米制剂的 MRT、AUC 比盘形高密度脂蛋白纳米制剂更大。实验表明,利用高密度脂蛋白作为载体对丹参酮进行递药,不仅能增加丹参酮在靶组织的暴露量,还可以与丹参酮产生治疗动脉粥样硬化的协同作用[26]。

纳米技术的发展和应用使得药物的载体从传统的有机材料逐渐扩展到非有机材料或者混合纳米复合材料。介孔二氧化硅纳米物质(MSN)就是其中最具代表性的非有机材料,其在生物和医学研究中逐渐的从体外转移到动物的体内疾病试验,展现出光明的前景。对 MSN 进行体内生物安全性评价以及药物的分布实验,结果表明 MSN 能够靶向肿瘤组织,降低药物在正常组织中的蓄积,达到预期的治疗效果,降低毒副反应的发生[27]。

7 药动学-药效学结合模型

随着研究的深入,单独的考察机体对药物的处置规律所得到的药动学参数并不能直接的反映药物对机体的治疗作用。在此基础上,药学工作者逐渐将药物对机体作用的药效学参数与药动学参数结合起来,试图从一个整体的角度阐明药物在机体内经历的过程。药动学-药效学结合模型也在此基础上逐渐建立并得到了发展,该模型描述药物的浓度、效应和时间三者之间的关系,阐述了药物和机体的双向相互作用,有利于发现药物疗效的个体差异,为临床调整个体化给药剂量以及对新药的评价起着重要作用。建立药动学-药效学模型研究药物,有助于理解药物治疗作用的机制,以及确定临床前及临床实验合理的给药方案。

药动学-药效学模型的建立已广泛应用于中枢神经系统药物的研究中。建立药动学-药效学模型研究阿奇霉素对脂多糖诱导的小鼠抑郁样行为的作用,通过检测内毒素、促炎症因子以及犬尿氨酸的血浆浓度判定抑郁症的疾病进程,研究表明阿奇霉素能显著降低促炎因子的血浆浓度并改善炎症诱导的抑郁行为[28]。

药动学-药效学结合模型在治疗非小细胞肺癌药物研究中的应用更好的揭示了药物发挥疗效的机制。厄洛替尼(ER)用于治疗非小细胞肺癌,其靶向抑制表皮生长因子酪氨酸激酶。通过建立药动学-药效学模型,研究在非小细胞肺癌荷瘤小鼠中 ER 的血药浓度与表皮生长因子受体(pEG-FR)磷酸化水平的关系以及 pEGFR 水平与肿瘤生长抑制的关系。使用二房室模型来描述厄洛替尼的药动学参数,并利用整体模型建立厄洛替尼对 pEGFR 抑制与肿瘤抑制的药动

学-药效学模型,研究发现厄洛替尼对 pEGFR 的抑制与肿瘤的生长抑制呈线性关系,此外当给予 12.5 mg/kg 剂量的厄洛替尼时,对肿瘤体积的预测能力最佳[29]。

8 代谢组学

代谢组学作为系统生物学重要的组成部分,与基因组学、蛋白质组学逐渐成为研究机体生命活动的重要方法。疾病的发生发展通常会导致机体病理生理过程的变化,从而引起某些代谢途径或代谢产物发生相应的改变,而正常机体的代谢水平以及代谢产物发生变化往往也会导致某些代谢性疾病的产生,例如糖尿病、肥胖症等。通过对这些代谢产物进行分析,并与正常人的代谢产物进行比较,可以很好的预测和诊断疾病的发生发展过程。通过将药物代谢动力学与代谢组学相结合,利用代谢指纹分析和轮廓分析,可以对生物体内代谢物进行定性定量,确定代谢物与机体生理病理变化的相互关系,找出其中的差异化合物和代谢通路,进一步找出具有临床意义的生物标记物,并用于预测疾病的进展以及药物对疾病的疗效。

运用代谢组学检测熊胆粉蛋白(PBBP)对于丙肝病毒的作用时,采用超高效液相色谱法结合电喷雾四级杆飞行时间质谱,利用计算系统分析获取了大型生物学数据集,包括代谢组学数据和代谢通路。在这些调控通路中,鉴定出 38 个生物标志物和 2 条在丙肝动物中有显著差异的代谢通路,从系统的角度阐述了丙肝的发展和进展,同时,也可以用来分析抗丙肝药 PBBP 的疗效[30]。

从代谢组学的角度出发研究槲皮素是否对低剂量敌敌畏的毒性作用有所保护时,运用超高效液相串联质谱在大鼠尿液中检测到 18 个代谢物。服用敌敌畏组与对照组相比,硫酸吲哚酚等上升而乳清酸下降,同时服用槲皮素和敌敌畏的治疗组的上述代谢物趋势有明显的改变,但是与对照组仍有显著性差异。结果表达槲皮素对于敌敌畏诱导的细胞毒性有部分的保护作用[31]。

9 结 语

2013 年,药物代谢动力学研究在前几年的基础上取得长足的进步,逐渐确立和完善了针对不同药物的分析技术平台和公共服务平台。中药/天然药物的代谢处置规律和体内作用机制的研究是我国的优势领域,利用药物代谢动力学的方法,采取多学科交叉的方式,利用分子生物学、细胞生物学等技术手段,深层次的研究中药/天然药物发挥作用的机制,为中药的现代化提供科学基础,如何利用药物代动力学的研究成果,提高从中药和天然药物中进行创新药物研发的成功率与效率,是药学工作者需要深入思考和探索的问题。此外,应进一步拓展药物代谢动力学与其他新兴学科的交叉融合,特别是在"转化医学"研究的应用与结合,从而提高药代动力学学科在创新药物研发及临床个体化用药中的作用。

参 考 文 献

1　Wu A, Zeng B, Huang MQ, et al. The absorption and transport of magnolol in Caco-2 cell model. *Chin J Integr Med*, 2013, 19(3): 206-211

2　Zhu M, Liang XL, Zhao LJ, et al. Elucidation of the transport mechanism of baicalin and the influence of a Radix Angelicae Dahuricae extract on the absorption of baicalin in a Caco-2 cell monolayer model. *J Ethnopharmacol*, 2013, 150(2): 553-559

3　Huang W, Hsieh YL, Hung CM, et al. BCRP/ABCG2 inhibition sensitizes hepatocellular carcinoma cells to sorafenib. *PLoS One*, 2013, 8 (12): e83627

4　Chen X, Zheng P, Xue Z, et al. CacyBP/SIP enhances multidrug resistance of pancreatic cancer cells by regulation of P-gp and Bcl-2. *Apoptosis*, 2013, 18(7): 861-869

5　Yu L, Shen Q, Zhou Q, et al. *In vitro* characterization of ABC transporters involved in the absorption and distribution of liensinine and its analogs. *J Ethnopharmacol*, 2013, 150(2): 485-491

6　Du J, You T, Chen X, et al. Stereoselective glucuronidation of ornidazole in humans: predominant contribution of UDP-glucuronosyltransferases 1A9 and 2B7. *Drug Metab Dispos*, 2013, 41(7): 1306-1318

7　Dai D, Xu RA, Hu LM, et al. CYP2C9 polymorphism analysis in Han Chinese populations: building the largest allele frequency database. *Pharmacogenomics J*, 2014, 14(1): 85-92

8　Wang T, Hsiong CH, Ho HT, et al. Genetic polymorphisms of metabolic enzymes and the pharmacokinetics of indapamide in Taiwanese subjects. *AAPS J*, 2014, 16(2): 206-213

9　Ding J, Chen X, Gao Z, et al. Metabolism and pharmacokinetics of novel selective vascular endothelial growth factor receptor-2 inhibitor apatinib in humans. *Drug Metab Dispos*, 2013, 41(6): 1195-1210

10　Wang L, Xiao Y, Chen M, et al. Pharmacokinetics of orally disintegrating tablets of perphenazine/hydroxypropyl-β-cyclodextrin inclusion complex in rabbits. *Pharmazie*, 2013, 68: 800-804

11　Liu W, He X, Li Z, et al. Development of a bionic system for the simultaneous prediction of the release/absorption characteristics of enteric-coated formulations. *Pharm Res*, 2013, 30(2): 596-605

12　Ding Y, Jia Y, Song Y, et al. The effect of lansoprazole, an OCT inhibitor, on metformin pharmacokinetics in healthy subjects. *Eur J Clin Pharmacol*, 2014, 70(2): 141-146

13　Wu L, Gong P, Wu Y, et al. An integral strategy toward the rapid identification of analogous nontarget compounds from complex mixtures. *Journal of Chromatography A*, 2013, 1303: 39-47

14　Wu L, Wu Y, Shen H, et al. Quantitative structure-ion intensity relationship strategy to the prediction of absolute levels without authentic standards. *Anal Chim Acta*, 2013, 794: 67-75

15　Chu Y, Zhang HC, Li SM, et al. Determination of ginsenoside Rc in rat plasma by LC-MS/MS and its application to a pharmacokinetic study. *J Chromatogr B Analyt Technol Biomed Life Sci*, 2013, 919-920: 75-78

16　Tang Z, Wu M, Li Y, et al. Absolute quantification of NAD(P)H: quinone oxidoreductase 1 in human tumor cell lines and tissues by liquid chromatography-mass spectrometry/mass spectrometry using both isotopic and non-isotopic internal standards. *Anal Chim Acta*, 2013, 772: 59-67

17　Li F, Jiang C, Krausz KW, et al. Microbiome remodelling leads to inhibition of intestinal farnesoid X receptor signalling and decreased obesity. *Nat Commun*, 2013, 4: 2384

18　Michalik L and Wahli W. Guiding ligands to nuclear receptors. *Cell*, 2007, 129(4): 649-651

19　Han Y, Cai H, Ma L, et al. Nuclear orphan receptor NR4A2 confers chemoresistance and predicts unfavorable prognosis of colorectal carcinoma patients who received postoperative chemotherapy. *Eur J Cancer*, 2013, 49(16): 3420-3430

20　Wang RH, He JP, Su ML, et al. The orphan receptor TR3 participates in angiotensin II-induced cardiac hypertrophy by controlling mTOR signalling. *EMBO Mol Med*, 2013, 5(1): 137-148

21　Wu J, Wang C, Li S, et al. Thyroid hormone-responsive SPOT 14 homolog promotes hepatic lipogenesis, and its expression is regulated by liver X receptor alpha through a sterol regulatory element-binding protein 1c-dependent mechanism in mice. *Hepatology*, 2013, 58(2): 617-628

22　Xie Y, Hao H and Wang H. Reversing effects of silybin on TAA-induced hepatic CYP3A dysfunction through PXR regulation. *Chin J Nat Med* 2013, 11(6): 645-652

23　Jiang K. Biotech comes to its 'antisenses' after hard-won approval. *Nat Med*, 2013, 19(3): 252

24　Zhao YM, Jiang M, Ji SD, et al. Anti-human VWF monoclonal antibody SZ-123 prevents arterial thrombus formation by inhibiting VWF-collagen and VWF-platelet interactions in Rhesus monkeys. *Biochem Pharmacol*, 2013, 85(7): 945-953

25　Lu W, Li X, Li X, et al. Regulation of the Combination of Traditional Chinese Medicine and Dentric Cell Vaccine on Immune Suppression of Mice Xenografts. *Chin J Inf TCM*, 2013, 20(3): 46-48

26　Zhang W, He H, Liu J, et al. Pharmacokinetics and atherosclerotic lesions targeting effects of tanshinone IIA discoidal and spherical biomimetic high density lipoproteins. *Biomaterials*, 2013, 34(1): 306-319

27　Chen Y, Chen HG and JL S. In vivo bioSafety evaluations and diagnostic/therapeutic applications of chemically designed mesoporous Silica nanoparticles. *Advanced Materials*, 2013, 25: 3144-3176

28　Hao K, Qi Q, Hao H, et al. The pharmacokinetic-pharmacodynamic model of azithromycin for lipopolysaccharide-induced depressive-like behavior in mice. *PLoS One*, 2013, 8(1): e54981

29　Wu Q, Li MY, Li HQ, et al. Pharmacokinetic-pharmacodynamic modeling of the anticancer effect of erlotinib in a human non-small cell lung cancer xenograft mouse model. *Acta Pharmacol Sin*, 2013, 34 (11): 1427-1436

30　Wang X, Yan G, Zhang A, et al. Metabolomics and proteomics approaches to characterize and assess proteins of bear bile powder for hepatitis C virus. *Chin J Nat Med*, 2013, 11(6): 653-665

31　Wang H, Li S, Qi L, et al. Metabonomic analysis of quercetin against the toxicity of chronic exposure to low-level dichlorvos in rats via ultra-performance liquid chromatography-mass spectrometry. *Toxicol Lett*, 2014, 225(2): 230-239

纳米靶向给药系统载体研究进展

赵晶晶[1]，沈灵佳[2]，周建平[1]，吕慧侠[1]

（[1]中国药科大学药剂教研室，南京 210009；[2]国家靶向药物工程技术研究中心，连云港 222047）

靶向给药系统（targeted drug delivery system，TDDS）是指能使药物选择性地浓集于靶组织、靶细胞或细胞内特定细胞器的新型给药系统。使用靶向给药制剂，可以提高病变组织中的药物浓度和药物疗效，同时可以减少用药剂量，降低药物对正常组织的毒副作用。常见的靶向给药制剂包括脂质体、聚合物胶束、纳米粒、纳米乳、微球和微囊等，其中处于纳米级别的制剂如脂质体、聚合物胶束是目前制剂学研究的热点。具有更好的生物相容性、生物可降解性、缓控释速度和靶向性的载体材料的研究与开发，是纳米制剂研究的重中之重。

本文精选我国学者有关靶向给药制剂在 2013 年发表的文章，对纳米靶向给药系统载体材料的研究开发与应用进行综述。以 Science Direct、Ovid、Springer、PubMed 和中国知网等数据库为搜索平台，遴选出 327 篇相关文献。经过归纳总结发现，2013 年以天然可生物降解的高分子聚合物为靶向纳米载体的研究约占全部文献的 50%，合成可生物降解的高分子聚合物占 25%，而不可降解的载体材料则占剩下的 25%。因此，本文重点从天然类可生物降解高分子聚合物、合成类可生物降解高分子聚合物以及不可生物降解的高分子聚合物这三个方面对以上靶向纳米载体材料进行介绍。

1 可生物降解的天然高分子聚合物

1.1 多糖类

1.1.1 壳聚糖 壳聚糖（聚葡萄糖胺）作为靶向给药载体材料的研究较为广泛，大约占整个天然可生物降解高分子材料的 23%[1]。壳聚糖无毒，具有广谱抗菌、促进组织修复、止血以及提高人体免疫力等作用，同时具有良好的生物相容性、极强的可塑性和成膜性，用其作为靶向制剂载体可以控制药物的释放、提高药物的疗效、降低药物的毒副作用，因此，壳聚糖作为纳米载体具有较强的应用前景。

壳聚糖不溶于水，只溶于酸性溶液，单独应用时一般需要戊二醛、三聚磷酸钠等引发交联反应，制备壳聚糖纳米粒。以三聚磷酸钠为交联剂，泊洛沙姆 188 为助溶剂，用乳化挥发溶剂法制备了阿苯达唑壳聚糖纳米粒（ABZ-NPs），所得的纳米粒平均粒径 157.8 ± 2.82 nm，且分布均匀，载药量包封率较高。通过 NIR 荧光实时成像技术对给予载药纳米粒的裸鼠进行观测，发现其肝脏生物利用度远远高于其他制剂，表明 ABZ-NPs 纳米粒具有肝靶向作用，这种肝靶向作用是通过被动靶向实现的，可能是通过口服吸收后被肝脏的单核巨噬细胞所摄取[2]。

大部分的研究利用壳聚糖活泼的侧链氨基或羟基进行化学修饰，通过酰化、羧基化、醚化、烷化、酯化、醛亚胺化、成盐、螯合、接枝与交联等反应，生成各种不同结构和不同性能的衍生物，以改善壳聚糖的水溶性、载药能力和靶向性能。合成了半乳糖-O-羧甲基-硬脂酸壳聚糖，在水中可以自组装负载抗癌药物阿霉素，形成 200 nm 左右的聚合物胶束，可以被动靶向于肝脏[3]。用乳酸和甘草次酸修饰壳聚糖，制备了双配体壳聚糖-5-氟尿嘧啶（GCGA/5-FU）纳米粒的主动肝靶向制剂，具有较强的缓释性能，其释放过程可以分为几个阶段：经过第一次小剂量突释后，可在一段时间内缓慢释放药物；然后出现第二次突释，再次缓慢释放药物；最后释放速度逐渐下降直到释放完全。利用其靶向性和缓控释性能，GCGA/5-FU 不仅能够抑制肝肿瘤细胞的生长，还可以一定程度上逆转肿瘤的抗药性[4]。

将壳聚糖连接于其他高分子材料，可以结合两种高分子材料的不同优点，达到较好的缓控释和靶向作用，如利用聚酯类材料（聚乳酸[5]、聚己内酯[6]和聚羟基乙酸[7]等）的缓释性能与壳聚糖一起制备纳米粒。制备了叶酸-聚乳酸-壳聚糖纳米粒（FA-conjugated chitosan-polylactide，FA-CH-PLA），粒径范围为 100～200 nm，细胞实验结果表明，FA-CH-PLA 纳米粒装载紫杉醇后，其促进 MCF-7 细胞凋亡的能力是游离紫杉醇的 3 倍[5]。制备了一种聚己内酯半乳糖壳聚糖（Gal-CH-PCL）纳米粒载体，增加了姜黄素的水溶性；以半乳糖修饰 CH-PCL，提高了肝脏靶向性。与姜黄素相比，载有姜黄素的 Gal-CH-PCL 纳米粒在 72 h 内诱导肝癌细胞 HepG2 凋亡和坏死的能力是姜黄素溶液的 6 倍以上[6]。将壳聚糖同时采用物理吸附和化学交联的方法覆盖于聚羟基乙酸（PLGA）的表面，制备得到 PLGA-CS 纳米粒，并负载 5-氟尿嘧啶，可以达到较好的缓释性能[7]。

利用环糊精对亲水性和疏水性药物均有良好的载药能力的特点，制备环糊精-壳聚糖衍生物，可以装载不同性质的药物，达到缓控释或靶向的效果[8-10]。用共价连接的方法将乙二醇壳聚糖的氨基与 β-环糊精衍生物的羧基共价连接，合成了乙二醇壳聚糖-羧甲基-β-环糊精聚合物，并用表面等离子共振仪评估比较了纳米载体对 3 种不同的抗癌药物（5-氟尿嘧啶、多柔比星、长春碱）的载药能力。结果显示，3 种疏水性的抗癌药物均可以载入 β-环糊精衍生物-壳聚糖纳米粒中，且具有良好的药物释放能力[8]。将壳聚糖与单-6-脱氧-6-(p-甲苯磺酰)-β-环糊精化学连接后，可以负载疏水性药物酪洛芬，所得的纳米粒具有 pH 敏感性，具有较好的缓控释性能[9]。壳聚糖除了可与聚酯类和环糊精类合用外，还可与聚乙二胺树状高分子-壳聚糖[10]、羟基磷灰石-壳聚糖[11]、碳纳米管-壳聚糖[12]等合用制成纳米载药系统。

1.1.2 海藻酸钠 海藻酸钠是从褐藻中提取的天然阴离子多糖海藻酸的钠盐,其与壳聚糖类似,均具有无毒、提高免疫力以及生物可降解性等优点。制备了一种以甘草次酸为肝靶向因子的海藻酸钠 pH 响应型靶向纳米给药系统,首先制备甘草次酸-海藻酸钠和海藻酸钠-多柔比星复合物,然后在透析袋中通过自组装过程制得甘草次酸-海藻酸钠-多柔比星纳米粒。该给药系统具有 pH 响应的特点:在 pH 7.4 的生理环境下,甘草次酸-藻酸钠-多柔比星纳米粒 9 d 内仅释放了 10% 的药物,而在 pH 4.0 的酸性环境中,9 d 释放了高达 58.7% 的药物。体内药动学研究表明,该纳米粒的生物利用度和半衰期分别是盐酸多柔比星的 11.8 和 3.2 倍,且在 200 μg/L 的浓度下,其对肿瘤细胞的抑制率(79.3%)也显著高于盐酸多柔比星(48.5%)[13]。利用反应模板法制备海藻酸钠凝胶微胶囊,同时装载阿霉素和叶酸修饰的光敏剂 Hypocrellin B 脂质体,细胞实验结果表明,该微胶囊与单独应用化疗药物阿霉素或光敏化疗药物 Hypocrellin B 相比具有更好的抗癌作用[14]。

1.1.3 透明质酸 透明质酸(Hyaluronic acid, HA)又名玻尿酸,是广泛存在于皮肤和其他组织中的一种酸性黏多糖,具有良好的生物相容性、可降解性、高黏弹性及非免疫原性等物理化学性质,在机体内还显示出多种重要的生理功能,如润滑关节、调节血管壁的通透性、调节蛋白质、水电解质扩散及运转、促进创伤愈合以及保湿等作用[15-16]。透明质酸与海藻酸的性质相似,其特异性受体均为 CD44,因此可以作为靶向因子修饰其他的载体材料,达到更好的靶向作用。此外 HA 还可以与肿瘤细胞表面过量表达的受体结合,增强了肿瘤细胞结合和内化 HA 的能力,对肿瘤血管的生成、肿瘤转移性及侵袭性等具有重要的调节作用[17]。因此,透明质酸逐渐在纳米靶向给药系统载体材料中也占有一席之位,约占 2013 年天然可生物降解载体材料相关报道的 4%。相关研究多以 HA 包裹纳米粒或修饰其他高分子材料为主,而通过静电作用与阳离子聚合物结合自组装成纳米载体用于基因治疗的研究最多,常用的聚阳离子有:聚乙烯亚胺(PEI)、聚甲基丙烯酸二甲胺乙酯(PDMAEMA)、聚赖氨酸(PLL)、壳聚糖、树状高分子聚酰胺-胺(PAMAM dendrimer)等。

将聚阳离子载体聚乙烯亚胺(PEI)和 DNA 加入 Hepes 缓冲溶液中,孵育 20min 后制得 DNA/PEI 复合物,再加入用二硫键连接的羧基和透明质酸(HA-SS-COOH),通过二者之间的静电吸附作用形成了三元纳米基因复合物。研究表明,HA 修饰聚阳离子载体 PEI,屏蔽了过多的阳离子,降低了 DNA/PEI 复合物的 zeta 电位和细胞毒性,同时三元基因复合物是通过 HA-CD44 通路的受体介导,通过内吞作用进入细胞,在 CD44 受体高表达的 HepG2 细胞和 B16F10 细胞中,复合物的含量远远高于小鼠胚胎成纤维(NIH3T3)细胞,因此增强了基因复合物靶向能力。入胞后,负电荷的 HA 促进了 DNA 从载体的释放,三元纳米基因复合物的转染率是 DNA/PEI 复合物的 14 倍[18]。同样通过静电作用将载有 DNA 的聚阳离子 PDMAEMA 和 PEG 化的 HA 组成纳米载体用于基

因治疗,提高了细胞的摄取率和基因的转染效率[19]。

也有研究 HA 包裹修饰其他高分子材料如蛋白类载体(牛血清白蛋白[20])、多糖类(甘草次酸[21]、壳聚糖)、合成类高分子材料(聚酰胺-胺状大分子[22])、不可生物降解的材料(介孔二氧化硅[23])等。在牛血清白蛋白纳米粒表面连接了透明质酸,将其靶向于软骨组织,研究表明纳米粒子通过受体介导、主动摄取机制靶向进入软骨组织,在大鼠的关节腔内停留可达 14 d[20]。采用透明质酸修饰聚酰胺-胺树状大分子,可降低 PAMAM 的末端氨基所带的正电性引起的细胞毒性和溶血性,同时在此基础上通过化学键连接抗癌药物多柔比星(DOX),构建了 DOX-PAMAM-HA 纳米粒,结果显示此纳米粒可以很好地促进多柔比星的入核能力,同时显著降低药物对心和脾的毒性[22]。

1.2 蛋白类

蛋白质类高分子载体材料主要包括动物源蛋白,如牛血清白蛋白、乳铁蛋白、明胶等,是最早用于靶向给药系统载体材料的蛋白质。植物蛋白则包括豌豆球蛋白,玉米醇溶蛋白,小麦醇溶蛋白等。蛋白质类高分子载体材料的临床应用较多,已经有多项以白蛋白为载体的靶向制剂申请了专利,但大部分还处于实质性审查阶段,仅有少部分获得授权[24]。

1.2.1 白蛋白 白蛋白纳米粒子具有肿瘤靶向作用,主要是依靠肿瘤细胞的生理特性:迅速生长的肿瘤组织有很多新生的血管,血管内皮细胞膜上存在多种白蛋白受体(如 gp60、gp30、gp18 等),能够对各种不同的信号产生应答,因此,可以利用细胞膜上白蛋白受体介导的跨膜机制将药物靶向传递到肿瘤组织[25]。

采用高压匀质法制备了一种甘草酸介导的羟基喜树碱白蛋白纳米冻干粉,可以靶向于肝脏[26]。采用人工合成的外源性精氨酸-甘氨酸-天冬氨酸(RGD)多肽和白蛋白纳米粒耦联,负载抗胰腺癌药物吉西他滨,制备了可以靶向胰腺癌的白蛋白纳米粒剂型,能显著提高药物在靶部位的聚集,具有较好的缓释性和肿瘤靶向性[27]。制备了叶酸耦联的牛血清白蛋白(BSA)纳米粒,并考察了 6 种因素,如药物吸附时间、载药浓度、搅拌速度、溶液 pH、载体与药物的添加比例、载体的加入量对纳米粒的载药量和包封率的影响[28]。制备了一种 pH 敏感的多柔比星前药,该前药以叶酸修饰的牛血清白蛋白为载体,通过顺式乌头酸酐与多柔比星连接,结果显示叶酸修饰可以提高 BSA 的肿瘤靶向性,顺式乌头酸酐可以使得前药在肿瘤组织低 pH 的环境下释放多柔比星[29]。

1.2.2 酪蛋白 酪蛋白与人体有较高的生物相容性,且毒性较低,可以作为理想的药物载体制备纳米粒。用具有生物相容性的蛋白质大分子酪蛋白合成了酪蛋白纳米粒子,并在纳米粒子中负载顺铂。通过近紫外活体成像技术观察到,负载有顺铂的酪蛋白纳米粒子能够有效地富集在肿瘤部位,具有较好的肿瘤靶向作用。同时,组织切片染色和血生化指标分析表明,空白酪蛋白纳米粒对小鼠的心、肝、肾等组织没有任何损害,而顺铂裸药对小鼠肾脏有较为严重的毒副

作用[30]。

1.2.3 脂蛋白 脂蛋白作为天然的纳米颗粒具有生物可降解性、非免疫原性以及靶向性等优势。低密度脂蛋白(LDL)能装载各种影像试剂,运用于肿瘤细胞或活体组织成像,这些影像分子可以通过表面装载、核心重组或蛋白耦联的方式装载到纳米颗粒上[31]。高密度脂蛋白(HDL)包括很多亚类,对其定性和定量都存在困难。由于对于 HDL 受体的研究起步较晚,因此利用天然的 HDL 来作为药物递送载体的研究并不多见。然而由于脂蛋白都来源于血浆分离,难以大规模生产,且其生物安全性也受到质疑,因此开发新型的人工模拟脂蛋白或仿脂蛋白纳米颗粒极具意义,如仿 HDL 纳米载体(HDL-mimicking peptide-phospholipid scaffold,HPPS)。首次报道 B 族 I 型清道夫受体在鼻咽癌细胞上高度表达,HPPS 对该受体有很强的亲和力,研究者以 B 族 I 型清道夫受体为生物靶标,加入 HPPS 考察抗癌效果。研究结果显示,HPPS 不仅能够与 B 族 I 型清道夫受体紧密结合,还可以在不诱导细胞凋亡或坏死的情况下抑制裸鼠鼻咽癌细胞的生长。因此,HPPS 纳米粒子自身具有一定的肿瘤细胞杀伤能力,当 HPPS 纳米粒子负载抗癌药物制成靶向给药系统后将对肿瘤细胞产生双重的杀伤作用[32]。

1.2.4 乳铁蛋白 乳铁蛋白是转铁蛋白家族中的一种阳离子糖蛋白,广泛存在于生物体的体液和分泌液中。乳铁蛋白除能够刺激和强化铁吸收外,还具有广谱抗菌、抗病毒、调节机体免疫及抗炎等功效以及抗肿瘤的功能,尤其是对结肠癌具有非常显著的治疗作用。首次利用乳铁蛋白装载抗癌药物藤黄酸,制备了藤黄酸-乳铁蛋白纳米粒,用于提高药物的口服吸收和抗肿瘤活性,同时降低药物的毒副作用。通过不同肠段的单向灌流实验,发现藤黄酸-乳铁蛋白纳米粒改变了药物在肠道内的细胞转运机制,由原来的被动扩散变为乳铁蛋白受体介导的主动转运或异化扩散,体内实验结果表明口服藤黄酸-乳铁蛋白纳米粒对 S180 荷瘤鼠的肿瘤抑制率可达86.01%,是静脉注射藤黄酸-精氨酸溶液的 1.39 倍[33]。

由于脑毛细血管内皮细胞上存在多种特异性受体,其中包括乳铁蛋白受体,可以利用乳铁蛋白与其受体特异性结合作用,介导药物进入脑部发挥治疗作用。因此,乳铁蛋白作为脑靶向载体的报道也较多。利用静电吸附作用,将带正电荷的乳铁蛋白与带负电荷的姜黄素纳米脂质载体相连,成功构建了具有脑靶向功能的给药系统,简化了通过共价键结合的化学修饰过程,并避免了反应过程中乳铁蛋白活性的降低[34]。

2 可生物降解的合成高分子聚合物

组织工程及材料学领域对于可降解的合成类高分子材料的研究提供了大量的生物相容性良好的纳米载体材料。乳聚酯类高分子材料包括聚乳酸(PLA)、聚乳酸羟基乙醇酸共聚物(PLGA)、聚羟基乙酸(PGA),它们因良好的生物可降解性和相容性已经成为药剂学领域研究最多的载体材料之一[35-38]。近几年对共聚物的研究较为常见,如聚乳酸/聚乙醇酸-聚乙二醇共聚物(PLA/PLGA-b-PEG)[39]、聚乳酸-聚乙醇酸-TPGS 星状共聚物(PLGA-b-TPGS)[40]、聚乙二醇-聚己内酯-聚乙二醇嵌段聚合物(PEG-PCL-PEG)[41]、聚碳酸酯类[42]、聚氨基酸类等。

神经胶质瘤可扩散至邻近的脑组织,手术很难将肿瘤细胞彻底切除,由于血脑屏障的阻碍使得进入脑部的化疗药物含量较低。为了提高抗肿瘤药物的治疗效果,将紫杉醇负载在 PEG-PLA 纳米粒上,同时采用 MT1-AF7p 修饰纳米粒。MT1-AF7p 多肽对胶质瘤细胞膜上的过表达的基质金属蛋白酶(MT1-MMP)有很高的亲和力,故以 MT1-MMP 为靶向因子修饰负载紫杉醇的 PEG-PLA 纳米粒(MTI-NP-PTX)可以实现对胶质瘤细胞的靶向功能[43]。

卡莫司汀治疗神经胶质瘤时,其选择性差,可能导致 O^6-甲基鸟嘌呤-DNA-甲基转移酶(MGMT)的增多从而出现抗药性。为提高卡莫司汀的治疗效果,制备了靶向肿瘤胶质细胞的聚乳酸聚乙醇酸-壳聚糖(PLGA-CS NPs)的载药纳米粒子。然后采用 O^6-甲基鸟嘌呤(BG)修饰纳米粒子,BG 能够直接灭活 O^6-甲基鸟嘌呤-DNA-甲基转移酶,从而减轻胶质细胞对抗癌药物的抗药性。PLGA-CS 纳米粒粒径为 177 nm,在体外血浆中的稳定性较好,与卡莫司汀裸药相比,载药纳米给药系统既具有了长循环作用,又具有良好的神经胶质瘤细胞靶向性[44]。

采用共沉淀法制备了一种胆酸-聚乳酸-生育酚聚乙二醇琥珀酸酯(CA-PLA-TPGS)嵌段共聚物,载药后形成的纳米粒粒径在 110～140nm 范围内,稳定性良好,具有较高的载药率和包封率,体内外的细胞摄取率比未经胆酸修饰的 PLA-TPGS 纳米粒子高,可用于乳腺癌的治疗[45]。

3 不可生物降解的靶向纳米材料

3.1 碳纳米管

碳纳米管因其透膜能力强,载药量高,具有 pH 响应释放以及易于修饰等特点,也逐渐成为纳米靶向载体材料研究的热点。但是碳纳米管在血液中易被肝肾快速过滤以及被网状内皮系统清除,因此,大部分研究均是以高分子聚合物或者生物大分子对碳纳米管进行非共价修饰来提高其对肿瘤细胞的亲和力和降低对正常细胞的毒副作用。目前,和碳纳米管进行(非)共价复合的高分子聚合物主要有聚乙二醇(PEG)[46]、多糖[47]和蛋白[48]等,其中以聚乙二醇与其衍生物的研究最多,聚乙二醇修饰不仅提高了碳纳米管的水溶性、生物相容性,更使其具有了长循环作用,可以解决单壁碳纳米管易被网状内皮系统吞噬的问题[46]。

碳纳米管不仅可以作为载体材料负载抗癌药物,其本身也具有光促致敏癌细胞的作用,因此,载药碳纳米管对于癌细胞有双重的杀伤作用[49]。制备了一种靶向抗癌前药,以叶酸为靶向因子,碳纳米管为载体,负载抗癌药多柔比星,以pH 介导的药物释放为机制,将药物靶向到叶酸受体高度表达的癌细胞，结果表明叶酸受体较多的 HeLa 细胞对药物更加敏感，并且蓝光照射可以进一步降低 HeLa 细胞的存活率[50]。用 AS-1411 配体修饰单壁碳纳米管，其对 EC-109 细胞也达到了同样的效果[51]。

3.2 纳米石墨烯

石墨烯具有价廉、制备工艺简单、易于改性、比表面积大等特点，与碳纳米管相似，纳米石墨烯也是一种良好的载体材料[52]。石墨烯的分子结构十分稳定，在其成为靶向纳米载体材料，必须对石墨烯进行改性。氧化石墨烯可以看作是石墨烯改性后的产物[53]。通过氨基末端改性的聚乙二醇（PEG）与羧基化的氧化石墨烯反应，制备在缓冲液和血清中稳定分散的纳米氧化石墨烯，所得的纳米氧化石墨烯具有可见光和红外光致发光的特性，可以用于活细胞近红外成像，在该纳米氧化石墨烯上接枝表皮生长因子受体（EGFR）抗体，并且可以通过电子作用负载抗癌药物表柔比星，该载药系统使药物在肿瘤组织中的浓度增加了 3 ~ 6 倍[54]。在弱碱性环境下利用多巴胺的自聚合反应，采用一锅合成法制备了多巴胺-氧化石墨烯纳米复合物，在制备粒子的同时也负载了抗肿瘤药物多柔比星以及在纳米复合物表面连接了靶向因子叶酸。聚多巴胺-叶酸在氧化石墨烯的表面形成了一层类似于保护帽的结构，减缓了多柔比星从氧化石墨烯中的释放，起到缓释的功能。细胞存活率实验显示，叶酸修饰的氧化石墨烯载药后能够有效地杀死体外眼瘤细胞 OCM-1 和急性视网膜色素上皮-19（ARPE-19）细胞[55]。

3.3 金纳米粒

金纳米粒（gold nanoparticles, GNPs）是一种新型的载体材料，鉴于其自身具有一定的生物活性和光热效应，且表面单层可被修饰，修饰后可与多种药物结合，包括小分子药物或生物大分子，如多肽、蛋白质、核酸等[56]。金纳米粒子除了具有惰性、易于制备、粒径可控、表面易修饰等优点外，还可以利用其特殊的表面性质如等离子共振、光致发热、光散射等，通过细胞成像技术实现在细胞内对药物的追踪和光敏药物的释放。通过巯基聚乙二醇与紫杉醇共价连接之后再与金纳米粒子耦联，制备了 PTX-PEG-GNP 共聚物，其释放药物的机制为酯酶和谷胱甘肽诱导性释放。该共聚物不仅提高了药物的稳定性，也增加了药物在肿瘤细胞内的聚集和肿瘤杀伤效果[57]。利用一条多肽片段（CPLGLAGG）上的巯基将多柔比星和金纳米粒共价连接在一起制备了多柔比星-金纳米粒。该纳米粒可以响应肿瘤的微环境，肿瘤组织中过表达的 MMP-2 蛋白酶和细胞内的谷胱甘肽能够使多肽片段断裂，多柔比星快速从金纳米载体中释放，抑制肿瘤细胞的生长；同时还可以利用其实现活体荧光成像，诊断肿瘤的位置[58]。制备了一种金纳米管 Au-DENPs-FA，其可靶向于肺癌 SPC-A1 细胞，利用电脑断层扫描即可显示出肺癌细胞在肺部的确切位置[59]。

3.4 介孔二氧化硅

介孔二氧化硅利用其不同的孔径可以直接包埋药物，在

缓控释系统方面研究较多，将介孔二氧化硅与其他载体材料合用，连接适当的靶向因子制成靶向纳米载体。将介孔二氧化硅包裹在金纳米粒子外层，制得 SiO$_2$-Au 纳米粒，所得纳米粒既具有二氧化硅比表面积大、孔隙容积高以及生物相容性好的优点，也具有了金纳米粒子的光学性质。同时在纳米载体表面连接一种肿瘤靶向因子——tLyP-1 多肽，并负载抗癌药物喜树碱后，可以聚集在 Hela 和 MCF-7 细胞上，从而发挥快速杀伤这些肿瘤细胞的作用[60]。在无水条件下将 siRNA 包裹于磁性介孔二氧化硅（mesoporous silica）中，再加入到 PEI 的乙醇溶液中，制得介孔二氧化硅-siRNA-PEI 聚合物，并通过巯基共价结合，在聚合物的表面连接上基因融合肽（KALA），构建而成的复合纳米粒具有保护 siRNA、低毒性、入胞容易、溶酶体逃逸，并能在细胞质中释放 siRNA 等特点。体内实验研究表明，静脉注射该纳米载体后，其可通过抑制肿瘤内的新生血管阻止肿瘤的生长[61]。

3.5 磁性纳米靶向载体材料

磁性载药颗粒的靶向递送是将药物装载到高磁响应的磁性纳米颗粒上，利用外磁场使其移动并在靶部位聚焦而实现的。目前单纯地以磁性纳米粒子为药物载体的报道已不多见，磁性材料与其他纳米载体相结合达到很好的靶向效果是现今研究的热点。

超顺磁性氧化铁是一种临床上常用的核磁共振造影剂，目前作为磁性纳米载体受到了广泛的关注。静脉注射内皮祖细胞（EPCs）可以缓解脑缺血损伤，但是 EPCs 很难靶向到脑部缺血组织，因而限制了该药物的利用，将 EPCs 负载在硅-超顺磁性氧化铁纳米粒（SiO$_4$-SPIONs-EPCs）上，静脉注射后进行观察，发现在外加磁场的作用下，载药纳米粒聚集到了脑部缺血区域，减少了大脑的萎缩面积，增加了缺血病灶周围的微血管密度以及血管内皮因子的表达[62]。

磁小体存在于趋磁细菌体内，是一种对磁场具有很强敏感性的纳米级单磁畴晶体。磁小体凭借其良好的生物相容性和表面可修饰等优势，可作为一种新型的天然磁性纳米载体应用于多种生物活性物质的固定负载，在靶向给药系统方面有着广阔的应用前景。磁小体膜上存在大量的活性功能基团，可通过氨基、羧基、巯基以及分子架桥的方式耦联药物。采用京尼平为交联剂，借助醛基与载体及药物上氨基的相互连接，将抗肿瘤药物阿糖胞苷成功负载于磁小体表面，所得的纳米粒径在（72.7 ± 6.0）nm，其不仅具有长循环作用，还能改善阿糖胞苷的释药行为，解决了药物的突释现象。该课题组认为，由于大多数抗肿瘤药物均含有 1 个或多个伯氨基，该方法用于抗肿瘤药物的负载有很好的适用性[63]。

4 结　语

可生物降解的高分子聚合物，不论是天然的还是合成的，它们作为纳米靶向给药系统载体材料一直以来都是国内外学者研究的方向。然而，单纯地将各种材料连接合适的基团或配体而制成靶向纳米制剂已经不再是国内学者研究的

重点,而有针对性地将不同类型的高分子材料组合起来,取长补短,使所得的复合材料具有更多功能则是国内学者研究靶向给药制剂的热点。

参 考 文 献

1　Qu D,Lin H,Zhang N,et al. In vitro evaluation on novel modified chitosan for targeted antitumor drug delivery. CarbohydrPolym,2013, 92(1):545-554

2　Liu Y,Wang XQ,Ren W X,et al. Novel albendazole-chitosan nanoparticles for intestinal absorption enhancement and hepatic targeting improvement in rats. J Biomed Mater Res Part B,2013,101B(6): 998-1005

3　Guo HJ,Zhang DR,Li C Y,et al. Self-assembled nanoparticles based on galactosylatedO-carboxymethyl chitosan-graft-stearic acid conjugates for delivery of doxorubicin. Int J Pharm,2013,458(1):31-38

4　Cheng MR,Gao XY,Wang Y,et al. Synthesis of liver-targeting dual-ligand modified GCGA/5-FU nanoparticles and their characteristics in vitro and in vivo. Int J Nanomedicine,2013,8:4265-4276

5　Huang ST,Wan Y,Wang Z,et al. Folate-conjugated chitosan-polylactide nanoparticles for enhanced intracellular uptake of anticancer drug. J Nanopart Res,2013,15(12):1-15

6　Zhou N,Zan XL,Wu H,et al. Galactosylated chitosan-polycaprolactone nanoparticles for hepatocyte-targeted delivery of curcumin. CarbohydrPolym,2013,94(1):420-429

7　Wang YC,Li PW,Kong LX,et al. Chitosan-modified PLGA nanoparticles with versatile surface for improved drug delivery. AAPSPharm Sci Tech,2013,12(2):585-592

8　Tan H N,Qin F,Chen D,et al. Study of glycol chitosan-carboxymethyl β-cyclodextrins as anticancer drugs carrier. CarbohydrPolym,2013, 93(2):679-685

9　Yuan ZT,Ye YJ,Gao F,et al. Chitosan-graft-β-cyclodextrin nanoparticles as a carrier for controlled drug release. Int J Pharm,2013,446 (1/2):191-198

10　Leng ZH,Zhuang QF,Li YC,et al. Polyamidoaminedendrimer conjugated chitosan nanoparticles for the delivery of methotrexate. CarbohydrPolym,2013,98(1):1173-1178

11　Liu HH,Peng H J,Wu Y,et al. The promotion of bone regeneration by nanofibrous hydroxyapatite/chitosan scaffolds by effects on integrin-BMP/Smad signaling pathway in BMSCs. Biomaterials,2013,34 (18):4404-4417

12　Xu QX,Chua QY,Leong J Y,et al. Combined modality doxorubicin-based chemotherapy and chitosan-mediated p53 gene therapy using double-walled microspheres for treatment of human hepatocellular carcinoma. Biomaterials,2013,34(21):5149-5162

13　Guo H,Lai QY,Wang W,et al. Functional alginate nanoparticles for efficient intracellular release of doxorubicin and hepatoma carcinoma cell targeting therapy. Int J Pharm,2013,451(1/2):1-11

14　Du C L,Zhao J,Gao L,et al. Alginate-based microcapsules with a molecule recognition linker and photosensitizer for the combined cancer treatment. Chem Asian J. 2013,8(4):736-742

15　Zhang H B. Diatom silica microparticles for sustained release and permeation enhancement following oral delivery of prednisone and mesalamine. Biomaterials,2013,34(36):9210-9219

16　Xu M H,Qian J M,Suo A,et al. Reduction/pH dual-sensitive PEGy-latedhyaluronan nanoparticles for targeted doxorubicin delivery. CarbohydrPolym,2013,98(1):181-188

17　Gan L,Wang J,Zhao Y N,et al. Hyaluronan-modified core-shell liponanoparticles targeting CD44-positive retinal pigment epithelium cells via intravitreal injection. Biomaterials,2013,34(24):5978-5987

18　He YY,Cheng G,Li X,et al. Polyethyleneimine/DNA polyplexes with reduction-sensitive hyaluronic acid derivatives shielding for targeted gene delivery. Biomaterials,2013,34(4):1235-1245

19　Zhang W D,Cheng Q,Guo S T,et al. Gene transfection efficacy and biocompatibility of polycation/DNA complexes coated with enzyme degradable PEGylated hyaluronic acid. Biomaterials,2103,34(27): 6495-6503

20　Chen Z,Chen J,Wu L,et al. Hyaluronic acid-coated bovine serum albumin nanoparticles loaded with brucine as selective nanovectors for intra-articular injection. Int J Nanomedicine,2013,8:3843-3853

21　Zhang L,Yao J,Zhuo J P,et al. Glycyrrhetinic acid-graft-hyaluronic acid conjugate as a carrier for synergistic targeted delivery of antitumor drugs. Int J Pharm,2013,441(1/2):654-664

22　丁宝月,傅应华. 透明质酸修饰的多柔比星聚酰胺-胺纳米载药系统克服肿瘤多药耐药性研究. 中国药学杂志,2013,48(22): 1933-1937

23　Wang D,Huang J B,Wang X X,et al. The eradication of breast cancer cells and stem cells by 8-hydroxyquinoline-loaded hyaluronan modified mesoporous silica nanoparticle-supported lipid bilayers containing docetaxel. Biomaterials,2013,34(31):7662-7673

24　姚　萍,郝和群. 负载阿霉素并具有叶酸受体靶向功能的白蛋白纳米粒子制剂及其制备方法:中国,102973512. 2013-03-20

25　Wang MD,He GW. Progress in targeting drug delivery system of albumin nanoparticles. Int J Pharm,2013,17(10):1649-1651

26　祖元刚,赵修华,孟　丽,等. 一种甘草酸介导的羟基喜树碱白蛋白肝肠靶向纳米粒冻干粉的制备工艺:中国,103432083. 2013-12-11

27　虞先濬,徐　近,吉顺荣,等. 一种整合素靶向型载药蛋白纳米制剂及其制备方法:中国,103239733. 2013-08-14

28　蔡林涛,胡德红,盛宗海,等. 核-壳型纳米造影剂其制备方法及应用:中国,CN103041407. 2013-04-17

29　Du CL,Deng DW. A pH-sensitive doxorubicin prodrug based on folate-conjugated BSAfor tumor-targeted drug delivery. Biomaterials, 2013,34:3087-3097

30　中国化学会高分子学科委员会.载药酪蛋白纳米粒子的交联及体内毒副作用评估:全国高分子学术论文报告会.上海:中国化学会高分子学科委员会,2013

31　Gao W,Xiang B,Meng T T,et al. Chemotherapeutic drug delivery to cancer cells using a combination of folate targeting and tumor micro-environment-sensitive polypeptides. Biomaterials,2103,34(16): 4137-4149

32　Zheng Y,Liu YY,Jin H,et al. Scavenger Receptor B1 is a potential biomarker of human nasopharyngeal carcinoma and its growth is inhibited by HDL-mimetic nanoparticles. *Theranostics*, 2013, 3(7):477-486

33　Zhang ZH, Lv HX, Wang X P, et al. Studies on lactoferrin nanoparticles of gambogic acid for oral delivery. *Drug Deliv*, 2013, 20(2):86-93

34　肖衍宇,平其能,. 乳铁蛋白修饰纳米脂质载体的制备及其脑靶向性评价. 中国药学杂志, 2013, 48(20):1755-1760

35　Wang J, Jia JT. Tumor targeting effects of a novel modified paclitaxel-loaded discoidal mimic high density lipoproteins. *Drug Deliv*, 2013, 20(8):356-363

36　Hu QY, Gao XL, Fen X, et al. CGKRK-modified nanoparticles for dual-targeting drug delivery to tumor cells and angiogenic blood vessels. *Biomaterials*, 2013, 34(37):9496-9508

37　Liu ZY, Jiang MY, Miao D, et al. Lactoferrin-modified PEG-co-PCL nanoparticles for enhanced brain delivery of NAP peptide following intranasal administration. *Biomaterials*, 2013, 34(15):3870-3881

38　Gong CY, Deng SY, Wu Q J, et al. Improving antiangiogenesis and anti-tumor activity of curcumin by biodegradable polymeric micelles. *Biomaterials*, 2013, 34(4):1413-1432

39　Li J, Zhang C. Brain delivery of NAP with PEG-PLGA nanoparticles modified with phage display peptides. *Pharm Res*, 2013, 30(7):1813-1823

40　Wang GY, Yu Bo, Wu YQ, et al. Controlled preparation and antitumor efficacy of vitamin E TPGS-functionalized PLGA nanoparticles for delivery of paclitaxel. *Int J Pharm*, 2013, 446(1/2):24-33

41　Cheng Q, Huang Y, Zheng H, et al. The effect of guanidinylation of PEGylatedpoly(2-aminoethyl methacrylate) on the systemic delivery of siRNA. *Biomaterials*, 2013, 34(12):3120-3131

42　Jiang X, XinH, Gu J, et al. Solid tumor penetration by integrin-mediated pegylatedpoly(trimethylene carbonate) nanoparticles loaded with paclitaxel. *Biomaterials*, 2013, 34(6):1739-1746

43　Gu G Z, Gao X L, Hu Q Y, et al. The influence of the penetrating peptide iRGD on the effect of paclitaxel-loaded MT1-AF7p-conjugated nanoparticles on glioma cells. *Biomaterials*, 2013, 34(21):5138-5148

44　Qian LL, Zheng JJ, Wang K, et al. Cationic core-shell nanoparticles with carmustine contained within O6-benzylguanine shell for glioma therapy. *Biomaterials*, 2013, 34(35):8968-8978

45　Tang XL, Cai SY. Paclitaxel-loaded nanoparticles of star-shaped cholic acid-core PLA-TPGS copolymer for breast cancer treatment. *Nanoscale Res Lett*, 2013, 8(1):1-12

46　Wu LL, Man CJ. PEGylatedmulti-walled carbon nanotubes for encapsulation and sustainedrelease of oxaliplatin. *Pharm Res*, 2013, 30(2):412-423

47　Liu XH, Zhang YY, Ma D, et al. Biocompatible multi-walled carbon nanotube-chitosan-folic acid nanoparticle hybrids as GFP gene delivery materials. *Colloids Surf B Biointerfaces*, 2013, 111:224-231

48　Wang L, Shi JJ. NIR-/pH-Responsive drug delivery of functionalized single-walled carbon nanotubes for potential application in cancer chemo-photothermal therapy. *Pharm Res*, 2013, 30(11):2757-2771

49　Shao W, Zhao B, Lee C, et al. Carbon nanotube lipid drug approach for targeted delivery of a chemotherapy drug in a human breast cancer xenograft animal model. *Biomaterials*, 2013, 34(38):10109-10119

50　Fan JQ, Zeng F, Xu JS, et al. Targeted anti-cancer prodrug based on carbon nanotube with photodynamic therapeutic effect and pH-triggered drug release. *J Nanopart Res*, 2013, 15(9):1-15

51　Zhang HJ, Chen CQ. Targeting and hyperthermia of doxorubicin by the delivery of single-walled carbon nanotubes to EC-109 cells. *J Drug Target*, 2013, 21(3):312-319

52　Guo RH, Mao J, Yan LT, et al. Computer simulation of cell entry of graphenenanosheet. *Biomaterials*, 2013, 34(17):4296-4301

53　Li JL, Tang B, Sun L, et al. A review of optical imaging and therapy using nanosizedgraphene and graphene oxide. *Biomaterials*, 2013, 34(37):9519-9534

54　Yang HW, Lu YJ, Lin KJ, et al. EGRF conjugated PEGylatednanographene oxide for targeted chemotherapy and photothermal therapy. *Biomaterials*, 2013, 34(29):7204-7214

55　Lin QK, Huang XJ. Environmentally friendly, one-pot synthesis of folic acid-decorated graphene oxide-based drug delivery system. *J Nanoparticle Res*, 2013, 15(12):1-7

56　何　曼,刘　颖. 金纳米粒及其药物传递系统中的应用研究进展. 药学进展, 2013, 37(12):623-627

57　Ding Y, Zhou YY. The performance of thiol-terminated PEG-paclitaxel-conjugated gold nanoparticles. *Biomaterials*, 34(38):10217-10227

58　Chen WH, Xu XD, Hui ZJ, et al. Therapeutic nanomedicine based on dual-intelligent functionalized gold nanoparticles for cancer imaging and therapy *in vivo*. *Biomaterials*, 2013, 34(34):8798-8807

59　Wang H, Zheng LF. Folic acid-modified dendrimer-entrapped gold nanoparticles as nanoprobes for targeted CT imaging of human lung adenocarcinoma. *Biomaterials*, 2013, 34(2):470-480

60　Xu BY, Ju Y, Song J B, et al. tLyP-1-conjugated mesoporous silica nanoparticles for tumor targeting and penetrating hydrophobic drug delivery. *J Nanopart Res*, 2013, 15(12):1-12

61　Li X, Chen YJ, Ma YJ, et al. A mesoporous silica nanoparticle-PEI-Fusogenic peptide system for siRNA delivery in cancer therapy. *Biomaterials*, 2013, 34(4):1391-1401

62　Li QY, Tang GG, Xue X H, et al. Silica-coated superparamagnetic iron oxide nanoparticles targeting of EPCs in ischemic brain injury. *Biomaterials*, 2013, 34(21):4982-4992

63　Deng QJ, Liu YG, Wang SB, et al. Construction of a novel magnetic targeting anti-tumor drug delivery system:cytosine arabinoside-loaded bacterial magnetosome. *Materials*, 2013, 6:3755-3763

生化药物研究进展

吕正兵[1]，李　谦[2]，吴梧桐[2]

（[1]浙江理工大学，杭州 310018；[2]中国药科大学，南京 210009）

随着相关学科快速发展，2013 年我国生化药物研究在多个方面也取得较大发展。氨基酸联合用药、多肽和蛋白类药的研究较多集中药理作用较明确的药物上，如牛磺酸、谷胱甘肽等分子机制研究、剂型研究和分析检测方面。另外，奥曲肽、胸腺肽 α、胶原蛋白、蝎毒多肽的生物活性研究也引起广泛关注，酶和辅酶类药物研究主要集中在胰激肽原酶溶菌酶和辅酶 Q10 等方面，糖类药物研究进展较多，除了低分子肝素外，在壳聚糖的开发利用及其药理药效研究也较多，中草药来源的多糖也渐渐成为热点之一。酯类药物和核酸类药物的研究主要集中在较为成熟药物的剂型研究、临床药效和安全性评价等方面。海洋生化药物成果匮乏，对藻类研究成果不多，海洋来源的毒素类和激素类药物研究不足较为明显。围绕提高在临床使用的生化药物的药效学和安全性开展了较多的研究。

1　氨基酸、肽和蛋白质类

1.1　天冬氨酸-鸟氨酸

研究了天冬氨酸-鸟氨酸联合治疗肝衰竭肝性脑病的临床疗效。结果表明，天冬氨酸-鸟氨酸的联合作用可以改善肝功能、降低血氨[1]。此外，天冬氨酸-鸟氨酸具有一定的抗肝纤维化作用，能降低血脂水平，对于治疗肝炎后脂肪肝具有明显的效果[2]。

1.2　牛磺酸

研究了牛磺酸对大鼠铁利用和抗氧化能力的影响[3]。结果表明牛磺酸可显著提高缺铁性贫血大鼠中血红蛋白含量，促进缺铁大鼠对铁的吸收，提高缺铁性贫血大鼠的抗氧化能力，还研究了牛磺酸对支气管哮喘大鼠气道张力及 12/15-脂氧合酶水平的影响[4]及其清除超氧阴离子自由基和羟自由基的能力。结果表明牛磺酸能降低卵清蛋白介导的哮喘大鼠气道张力，抑制炎症因子 IL-3 的产生，对卵清蛋白诱发的大鼠哮喘起到一定的保护作用，也是一种良好的电子体，除可以使 Fe^{3+} 还原成 Fe^{2+} 外，还可与自由基结合成为惰性物质，以中断自由基氧化连锁反应。

1.3　谷胱甘肽

评价了原型谷胱甘肽在急性肾损伤的临床治疗中的效果[5]。结果表明，还原型谷胱甘肽能显著降低 AML（急性心肌梗死）患者体内超敏 C-反应蛋白的表达，并对改善心功能有一定的作用，发现急性肾损伤患者综合治疗加上还原性谷胱甘肽静脉滴注，能够快速缓解临床症状，对急性肾损伤具有明显的治疗效果。

建立了以 3,4-二羟基肉桂酸为介质的多壁碳纳米管糊电极来检测药物和尿液样品中的谷胱甘肽[6]。该方法能有简单、精确地检测溶血红细胞，谷胱甘肽片剂以及尿液等样本中谷胱甘肽的含量。还建立了一种利用终点耦合酶来快速检测氧化型和还原型谷胱甘肽的方法[7]。此方法是基于 γ-谷氨酰转移酶的催化活性。该方法能够测定不同生物样品和细胞中还原型和氧化型谷胱甘肽的含量。

1.4　胸腺肽 α1

评价了胸腺肽 α1 对高龄患者消化系统肿瘤及慢性乙型重型肝炎的临床效果。研究中发现，采用胸腺肽 α1 治疗后，患者机体的淋巴细胞活动较多，免疫能力有所提高，提示可在肿瘤治疗中，选取胸腺肽 α1 进行辅助治疗[8]。胸腺肽 α1 治疗慢性乙型重型肝炎，患者的 TBIL、血清 HBV DNA 均有显著性降低，并发症明显减少，大大提高了慢性乙型重型肝炎的生存率。

研究了聚乙二醇干扰素 α-2a 联合胸腺肽 α1 对慢性乙型肝炎患者生存质量的影响[9]。结果表明，聚乙二醇干扰素 α-2a 联合胸腺肽 α1 可增强患者机体免疫力及抗病毒能力，提高机体清除 HBV 的能力，值得在临床上推广。

1.5　奥曲肽

研究了奥曲肽对结肠癌 SW480 细胞 Wnt 通路 β-catenin/F 及下游靶基因表达的影响[10]。通过 MTT 比色法测定不同浓度奥曲肽对 SW480 细胞增殖的抑制作用；应用 Western blot 法分析不同浓度奥曲肽对 SW480 细胞核中 β-catenin、TCF-4 及 Wnt 信号通路下游靶分子 C-myc、CyclinD1 蛋白表达的影响。结果表明，奥曲肽可抑制 SW480 细胞的增殖，并在 $10^{-10} \sim 10^{-8}$ μmol/L 浓度范围内呈剂量依赖性，浓度为 10^{-8} μmol/L 时抑制作用最强，浓度为 10^{-11} μmol/LM 以下对细胞增殖无抑制作用。浓度为 10^{-6}、10^{-8}、10^{-10} μmol/L 的奥曲肽对 β-eatenin 蛋白、TCF-4 蛋白、C-myc 蛋白及 CyclinD 1 蛋白的表达有明显抑制作用。

研究了奥曲肽对胃肠道肿瘤所致恶性肠梗阻患者免疫功能的影响[11]。结果表明，奥曲肽可改善胃肠道肿瘤所致恶性肠梗阻患者的免疫功能和体液免疫功能，抑制炎症介质的释放，降低并发症的发生率。

研究了奥曲肽对粘连性肠梗阻患者血浆炎症因子的影响[12]。通过观察治疗前后血浆中炎症因子水平的变化来评价其效应。结果表明，治疗 5 天后，两组患者血浆 IL-6 和 TNF-α 水平明显下降，血浆 IL-10 水平较前明显上升。因此，奥曲肽治疗腹部手术后粘连性肠梗阻疗效十分确切。

1.6 鳕鱼皮胶原蛋白肽

研究了鳕鱼皮胶原蛋白肽的促钙吸收作用[13]。从鳕鱼皮中提取胶原蛋白并酶解制得不同分子量段的胶原多肽,采用低钙饮食建造大鼠缺钙模型来检测鼠骨钙含量、钙代谢指标和血清钙磷指标,探讨其促钙吸收作用。结果表明,鳕鱼皮胶原蛋白多肽能显著提高大鼠对钙的吸收率,对钙的吸收效果较好。

1.7 蝎毒多肽

研究了蝎毒多肽(PESV)对慢性粒细胞白血病的影响[14]。结果表明,PESV 能够抑制模型小鼠体内 bcr-abl 融合基因及 p210 表达水平,能够提升 p53 表达,抑制 TNF-α、bcl-xl 过度表达,其抑制效果与 PESV 浓度具有相关性。这可能是通过干预 CMLbcr-abl 融合基因和其表达的 p210,影响细胞凋亡信号传导通路途径,有效地阻断 CML 传变进展。

探讨了蝎毒多肽增强 5-氟尿嘧啶(5-Fu)对 H22 肝癌抑制作用的机制[15]。结果表明,联合给药组 H22 肝癌移植瘤的生长受到明显抑制($P < 0.01$),微血管密度(MVD)及 NF-κB、MMP-9、VEGF 蛋白表达明显降低($P < 0.01$),蝎毒多肽可增加 5-Fu 对肿瘤组织的抑制作用。

1.8 胰岛素

研究了胰岛素对严重烧伤早起大鼠心肌氧化应激的影响[16],活性氧(ROS)在胰岛素促进的血管平滑肌细胞迁移和增殖中的作用及分子机制[17]。结果表明,用胰岛素处理烫伤组大鼠,发现其心肌 MDA(丙二醛)含量、XO(黄嘌呤氧化酶)与 MPO(髓过氧化物酶)活性较烫伤组显著降低,SOD(超氧化物歧化酶)、CAT(过氧化氢酶)和 GPx(谷胱甘肽过氧化物酶)活性较烫伤组显著升高。这说明胰岛素能减轻烧伤后早期大鼠心肌的氧化应激,降低心肌酶活性,对心肌具有保护作用。胰岛素处理后血管平滑肌细胞内 ROS 的产生明显增加。胰岛素通过 NADPH 氧化酶途径促进血管平滑肌细胞 ROS 产生。ROS 介导了胰岛素促进的 Akt/p70S6K1 和 ERK 信号通路的激活、VEGF 表达及血管平滑肌细胞的迁移和增殖。

1.9 水蛭素

研究了水蛭素对大鼠实验性脑出血神经细胞凋亡及 Bcl-2、Caspase-3 表达的影响以及水蛭素对 SAH(蛛网膜下腔出血)模型大鼠基底动脉蛋白酶激活受体 1 表达变化的影响[18]。结果表明,水蛭素作用于脑出血可以减轻脑出血后的组织水肿,抑制神经细胞凋亡,对血肿周围的神经组织具有保护作用。水蛭素注入蛛网膜下腔后可降低 PAR-1(蛋白酶激活受体 1)的表达,能缓解基底动脉血管痉挛现象。同时还开展了水蛭素辅助治疗急性冠状动脉综合征患者的临床疗效的研究[19]。结果表明,可明显提高总有效率,由此可见,水蛭素值得在临床中继续研究应用。

1.10 乌司他丁

研究了乌司他丁对中性粒细胞介导的内皮细胞损伤的抑制作用[20]。结果表明,乌司他丁可以剂量依赖性对抗 LDH(乳酸脱氢酶)、NO(一氧化氮)、弹性蛋白酶的变化,同时还可以剂量依赖性降低 TNF-α 激活的中性粒细胞内弹性蛋白酶的活性。

2 酶和辅酶

2.1 细胞色素 C

研究了慢性应激抑郁模型大鼠海马组织细胞色素 C 的表达及抗抑郁药物的干预作用[21]。结果表明慢性应激抑郁模型大鼠海马组织细胞色素 C 表达水平降低,抗抑郁药物可能通过抑制神经元内线粒体细胞色素 C 的释放以减少应激导致的神经元凋亡。

2.2 单环刺纤溶酶

主要对单环刺螠纤溶酶进行分离纯化以及单环刺螠纤溶酶Ⅲ的药效学研究[22]。结果表明单环刺螠纤溶酶Ⅲ不引起机体溶血,在体外有较好的抗凝、溶栓活性,对红细胞无害,同时具备直接降解纤维蛋白(原)和激活纤溶酶原的能力,具有较好的生物安全性,在动物体内外都表现出了显著的抗凝、溶栓活性,有潜力成为一种新的溶栓制剂来源。

2.3 胰激肽原酶

研究了胰激肽原酶联合卡托普利治疗糖尿病肾病合并高脂血症的临床疗效[23],胰激肽原酶联合血栓通治疗糖尿病周围神经病变的疗效[24],注射用胰激肽原酶治疗糖尿病肾病的临床疗效和安全性。在动物实验中探讨激肽原酶干预大鼠局灶性脑缺血损伤作用[2],结果得知激肽原酶可显著降低实验性永久性局灶性脑缺血大鼠模型的血清 S100β 水平,同时可减轻脑组织水肿及神经元的坏死、维持神经元的正常形态、减少梗死灶周围区的凋亡细胞数量,发挥对缺血性脑损伤的保护作用。

2.4 巴曲霉

建立重组定点突变巴曲酶的质控方法和质量标准,三批原液比活性均等于或大于 2 000 kU/mg。肽图三批次之间一致,原液的蛋白含量、纯度、分子质量、等电点、N 末端氨基酸序列等指标均符合规定[25]。结论建立的质控方法可有效地控制重组定点突变巴曲酶产品质量,并可用于定点突变巴曲酶原液及成品的常规检定。

分析巴曲酶在突发性耳聋治疗中的疗效[26],以及巴曲酶对移植血管内膜增生静脉的影响,利用巴曲酶治疗突发性耳聋是安全可靠,具有显著疗效的,并且治疗效果优于使用血管扩张剂的疗效,发现巴曲酶有助于减少内膜增生和降低其血管中层厚度[27]。

2.5 溶菌酶

利用锐孔法包被一种微生物溶菌酶,探讨单一海藻酸钠为壁材制备微胶囊的最佳工艺参数,比较添加与不添加辅助壁材卡拉胶或壳聚糖,以及利用一步法与二步法静电络合壳聚糖制得的微胶囊的强度性能、载酶量和酶活包埋率。确定最佳工艺参数为:海藻酸钠浓度 2.0%,微生物溶菌酶浓度 0.2%,氯化钙浓度 2.0%,固定化时间 1 h。添加辅助壁材卡拉胶或壳聚糖均有利于增加微胶囊的机械强度及载酶量,添加卡拉胶比不添加卡拉胶制得的微胶囊抑菌效果无明显差异。壳聚糖一步法酶活包埋率最高,两步法最低[28]。

2.6 辅酶 Q10

辅酶 Q10 乳剂对阿霉素致小鼠心肌损伤的保护作用,并初步探讨其可能机制[29]。辅酶 Q10 乳剂对阿霉素导致的小鼠心肌损伤具有一定的保护作用,且其对降低小鼠心律失常发生率的作用优于辅酶 Q10 胶囊,其机制可能与其拮抗阿霉素引起的氧自由基损伤有关。辅酶 Q10 对病毒感染的心肌炎具有改善心功能的作用。为了确定增殖性糖尿病视网膜病变(PDRP)和血浆泛醇 10/辅酶 Q 浓度之间的关系[30]。结果表明泛醇 10/辅酶 Q 的比值在 PDRP 病人中的水平较低。血浆中泛醇 10/辅酶 Q 的比值较高表示对糖尿病视网膜病变的保护作用。

3 糖 类

3.1 肝素及低分子肝素

研究了氯吡格雷联合低分子肝素治疗短暂性脑缺血发作的疗效[31]。结果表明氯吡格雷联合低分子肝素治疗短暂性脑缺血发作具有良好的疗效,安全可行。研究了丹红注射液联合低分子肝素治疗不稳定型心绞痛的疗效及护理体会[32]。结果表明:丹红注射液联合低分子肝素并采取正确护理措施,治疗不稳定型心绞痛的疗效确切,可减少药不良反应,提高疗效。

3.2 硫酸软骨素

研究了海地瓜硫酸软骨素(Acaudina Molpadioides chondroitin sulfate, AM-CHS)抑制 3T3-L1 前脂肪细胞分化的分子机制[33]。结果表明,AMCHS 能够显著抑制 3T3-L1 细胞脂滴的形成,拮抗罗格列酮(Rosiglitazone, RSG)的促分化作用,并上调 Wnt 信号通路中的关键受体 Frz 和 LRP5 的 mRNA 表达,下调分化转录因子 PPARγ、C/EBPα 和 SREBP-1cmRNA 的表达,抑制脂质合成基因 FAS 和 GPAT mRNA 的表达,不影响脂质分解基因 HSL 和 ATGL mRNA 的表达。利用高效液相色谱法测定复方盐酸氨基葡萄糖硫酸软骨素片中硫酸软骨素的含量。

3.3 壳聚糖

对温敏型羟丙基甲基纤维素/壳聚糖多孔复合膜进行了制备和表征。研究了离子对壳聚糖/果胶聚电解质复合物溶胀性及微观结构的影响[34]。更多还原通过将壳聚糖、果胶在含有六种不同离子的溶液环境中复合,考察离子种类及浓度对壳聚糖/果胶聚电解质复合物(PEC)得率、溶胀度(水及模拟环境中)、红外光谱及微观结构的影响。研究结果表明 PEC 得率、溶胀度及微观结构受到离子影响,但其交联方式不变。建立了用纳米铂-多壁碳纳米管-壳聚糖修饰玻碳电极

计时电流法测定过氧化氢。

3.4 黄原胶

研究和探讨了黄原胶注射液的药动学[35]。黄原胶是一种经发酵生产的微生物胞外杂多糖,前期研究发现其对实验性骨关节炎具有治疗作用。

3.5 岩藻聚糖硫酸酯

研究了岩藻聚糖硫酸酯诱导人结肠癌细胞 HT-29 凋亡和自噬的影响[36]。MTT 结果显示,岩藻聚糖硫酸酯可以显著地抑制 HT-29 的存活,自噬在岩藻聚糖硫酸酯诱导的 HT-29 细胞凋亡的过程中起保护细胞的作用,可以将自噬抑制剂与凋亡诱导剂结合起来抑制肿瘤细胞。

研究了海参岩藻聚糖硫酸酯对缺氧条件下胃癌 HGC-27 细胞转移作用的影响[37]。结果表明,岩藻聚糖硫酸酯能够显著抑制胃癌 HGC-27 细胞的增殖活性,可降低肿瘤细胞同基质和血管内皮细胞间的黏附率,对缺氧诱导的 HGC-27 胃癌细胞转移的能力具有显著的抑制作用。

3.6 红芪多糖

研究了红芪多糖 HPS4-1A 的化学结构特征,并对其分子构象进行了初步分析[38]。结果表明 HPS4-1A 为一种新的中性红芪多糖,其绝对分子质量为 7.386×10^4,相对分子质量 6.68×10^5 以上;由鼠李糖、阿拉伯糖、葡萄糖、半乳糖组成,其摩尔比为 1:2:1:2,主链骨架由 1,5、1,3,5 连接的 α-L-呋喃阿拉伯糖和 1,6、1,2,6 连接的 α-D-吡喃半乳糖组成,侧链分支点位于阿拉伯糖的 3 位与半乳糖的 2 位。研究了红芪多糖对快速老化小鼠 8 行为学及中枢神经递质的影响[39]。结果表明,实验组小鼠隐蔽平台逃避潜伏期缩短,能够改善快速老化小鼠 8 的学习、记忆能力。

4 脂类药物

4.1 鱼 油

研究了鱼油对炎症病人体液免疫功能的影响,研究结果显示,实验组的病人在常规营养恢复的基础上,使用 ω-3 鱼油 6d 之后在 TLC、IgG、IgM、C3 等免疫指标上要明显优于对照组($P < 0.05$),而在 B 细胞亚群(B1、B2)上则没有明显的差异,这说明 ω-3 鱼油能够显著的提高患者的体液免疫功能。但是患者 1 d、6 d 的营养状况则没有体现出明显的差异,这说明 ω-3 鱼油并不能显著的改善患者的营养状况[40]。此外,早期予鱼油脂肪乳剂还可缩短胆汁淤积病程[41]。鱼油可以缓解 LPS(脂多糖)应激引起的仔猪结肠黏膜能量代谢障碍,从而保护肠黏膜屏障。

4.2 前列腺素 E1

研究了前列腺素 E1 对慢性肾功能不全患者临床使用效果。结果表明,治疗后,观察组患者的 CCr、mALB、$β_2$-MG 和 24 h 尿蛋白均明显比对照组低,治疗的总有效率明显比对照组患者高,二者具有统计学差异($P < 0.05$),充分说明了慢性肾功能不全患者前列腺素 E1 的无比优越性。总之,前列

腺素 E1 能够有效改善肾功能不全患者的肾功能相关指标，提高对患者治疗的总有效率，具有良好的治疗效果，值得在临床广为推广[42]。

在进行常规治疗的基础上应用前列腺素 E1 进行治疗冠心病心绞痛辅助治疗的临床研究，应用列腺素治疗冠心病心绞痛的临床疗效显著。应用种抗血小板聚集剂和血管扩张剂，具有扩张冠状动脉，抑制血栓形成的作用。前列腺素 E1 增加经历过冠状动脉旁路移植术的病人的移植隐静脉血流速。观察到它对血流动力学和氧代谢有着良好的影响[43]。

动物实验显示，PGE₁ 能抑制肝损伤的发生发展，抑制凝血酶原时间(PT)的延长，恢复 PTA。本研究显示，应用 PGE₁ 治疗乙型肝炎肝硬化在降低高胆红素血症，恢复肝脏功能，改善凝血功能有一定效果，且无明显不良反应[44]。因此，在综合治疗的基础上加用 PGE₁ 是治疗慢性肝病可以选择的方法。

4.3 熊去氧胆酸

熊去氧胆酸(UDC)有潜在的抗胆汁淤积及抗细胞凋亡作用，已成为原发性胆汁性肝硬化(PBC)及孕期肝内胆汁淤积症(ICP)的标准用药。UDC 通过多种方式治疗肝细胞性、胆管细胞胆汁淤积能去氧胆酸可有效促进患者肝细胞分泌胆汁，且对胆酸在回肠部位重吸收具有较好的抑制作用。熊去氧胆酸是黑熊胆汁酸中的主要成分，可抑制肠道对疏水性胆汁酸的吸收，从而降低血清胆汁酸水平，改善患者的肝功能指标及瘙痒感受[45]。

4.4 神经节苷脂

研究显示，观察组使用神经节苷脂治疗后临床症状体征较对照组明显好转或消失，治疗前后两组脑 CT 变化比较有统计学意义(P < 0.05)，观察组总有效率高于对照组，疗效差异有统计学意义(P < 0.05)，观察组与对照组生后 2 天的 NBNA 评分无明显差异，生后 7、14、28 天的 NBNA 评分明显高于对照组，差异有统计学意义(P < 0.05)，说明早期应用神经节苷脂可有效减轻神经细胞损害，促进受损神经细胞功能修复，缩短病程，提高治愈率，有效改善预后，有较高的临床价值，值得临床推广应用[46]。

应用神经节苷脂联合复方丹参注射液治疗 HIE 患儿，疗效显著，患儿神经行为恢复尚可，预后也较好，具有一定的临床应用价值。单唾液酸四己糖神经节苷脂钠注射液治疗糖尿病神经性病变安全有效，值得进一步研究。

还有研究表明，神经节苷脂联合依达拉奉治疗急性脑梗死可以有效降低患者损伤，促进神经功能的恢复，改善患者日常生活能力[47]。

5 核酸类

5.1 更昔洛韦

采用热毒宁注射液联合更昔洛韦治疗，对照组单纯给予更昔洛韦治疗，进行临床疗效对比观察[48]。结果表明治疗

组的临床症状、体征消退，外周血异型淋巴细胞消失时间均明显少于对照组，两组比较差异有显著性(P < 0.05)。热毒宁注射液联合更昔洛韦治疗儿童传染性单核细胞增多症可有效缩短治疗时间，疗效显著，作用安全，值得临床推广应用。

对比分析喷昔洛韦对免疫力低下患者，预防及治疗 HC-MV 肺炎的效果，结果表明，喷昔洛韦预防应用可有效降低器官移植术后、免疫缺陷及低下患者巨细胞病毒性肺炎发病率，与更昔洛韦效果相似，且轻症患者使用 2 周即可。治疗费用低，患者依从性好，不良反应轻微，可临床推广应用[49]。

5.2 脾氨肽

治疗组给予脾氨肽冻干粉 2 mg/d，共 6 个月，探索其对门诊慢性阻塞性肺疾病(COPD)患者急性加重的预防作用及其安全性。结果表明，脾氨肽冻干粉通过增强患者的细胞免疫功能，可有效减少慢性阻塞性肺疾病患者的急性加重次数和严重程度，延缓肺功能下降，且安全可靠[50]。使用脾氨肽对不同水平 IgG 的反复呼吸道感染患儿的治疗效果，脾氨肽对 IgG 正常或异常水平的反复呼吸道感染患儿均有改善，以 IgG 水平在 8.0 ~ 10.1 g/L 的患儿的治疗效果最好。

5.3 脱氧腺苷

克拉屈滨自问世以来，其临床应用得到了极大发展。目前，美国国立综合癌症网络(NCCN)指南已将克拉屈滨作为 HCL 的标准一线治疗药物，不伴 del(11 q)或不伴 del(17 p)并且年龄大于 70 岁或小于 70 岁但有严重合并症 CLL 患者的一线治疗选择之一，或与利妥昔单抗联用作为 MCL 非高强度诱导治疗的一线治疗选择之一，也可作为复发 MCL 的二线治疗选择之一[51]。

5.4 胞磷胆碱钠

研究了胞磷胆碱钠联合小牛血去蛋白提取物治疗血管性痴呆，发现应用胞磷胆碱钠联合小牛血去蛋白提取物注射液 20mL 加 0.9% NaCl 溶液 250mL 静脉滴注，相对于对照组认知能力改善较高。胞磷胆碱钠联合小牛血去蛋白提取物治疗血管性痴呆有较好疗效。临床应用发现有患者自述既往无食物及药物过敏，无支气管哮喘病史，在静滴注射用胞磷胆碱钠时发生严重哮喘[52]。因此在临床开处方尤其是对老年病人应严格掌握适应证，谨慎用药。

5.5 恩替卡韦

恩替卡韦联合苦参素治疗慢性乙型肝炎的疗效，发现恩替卡韦联合苦参素可以明显提高对慢性乙型肝炎患者的疗效。另有临床研究发现拉米夫定联合恩替卡韦能有效预防治疗免疫抑制剂致乙肝病毒的再激活[53]。

5.6 氟尿嘧啶

以人鼻咽癌 HNE-1 细胞株为研究对象，研究了 5-氟尿嘧啶核苷前体药脂质体对该细胞株增殖抑制与凋亡作用的影响[54]，发现 5-氟尿嘧啶核苷前体药脂质体对人鼻咽癌 HNE-1 细胞具有良好的生长增殖抑制作用，并能显著提高

HNE-1 细胞的凋亡率。这对氟尿嘧啶类药物的新剂型开发具有一定的意义。另有临床研究发现,紫杉醇联合顺铂、氟尿嘧啶在治疗晚期上消化道癌,能够有效提高化疗的有效率,安全有效,值得临床推广。

研究发现结直肠癌药物基因组学标记物可以是特定设置的。FOLFOX 4(5-氟尿嘧啶/亚叶酸钙/奥沙利铂)疗法被应用于结直肠癌的辅助和转移性治疗。这项前瞻性研究的目的是辅助验证设置毒性报道转移性设定的药物遗传学标记以及发现额外的标记物。之前在转移性结直肠癌中发现的标记物并没有被确认。该研究确定了几种新的在转运和 DNA 修复上具有毒性的标记物。如果能在别的研究中被确认,这将对诊断有受毒性危害风险的病人很有帮助[55]。

6 结 语

2013 年我国生化药物研究的重点主要集中全面评价药物的安全性,开展实验室安全性评价研究和临床不良反应报道,探索生化药物作用的分子机制;继续开发具有我国自主知识产权的新生化药物,对药物新剂型、新药药理作用等进行研究,联合用药拓宽生化药物适应证,提高现有药物的治疗效果。但在海洋来源的生化药物研究偏少,随着我国对海洋研究需求加大,该领域研究将是今后生化药物发展的重要方向之一。

参 考 文 献

1 张玉荣,高传义,苏海滨,等.L-鸟氨酸-L-天冬氨酸治疗肝衰竭肝性脑病的疗效观察.中国医学创新,2013,10(2):10-11

2 王 芸,刘同刚,李云华.门冬氨酸-鸟氨酸治疗肝炎后脂肪肝临床疗效分析.临床和实验医学杂志,2013,12(16):1289-1290

3 王芙蓉,谢中国,叶兴乾,等.牛磺酸对大鼠铁利用和抗氧化能力的影响.食品与生物技术学报,2013,32(5):546-550

4 杨 婵,李建强,金朝红,等.牛磺酸对支气管哮喘大鼠气道张力及 12/15-脂氧合酶水平的影响.中华哮喘杂志,2013,7(6):14-18

5 范 丽.还原性谷胱甘肽治疗急性肾损伤的临床观察.中外医疗,2013,32(36):92-93

6 Keyvanfard M, Karimi-Maleh H, Alizad K. Multiwall carbon nanotube paste electrode with 3,4-dihydroxy-cinnamic acid as mediator for the determination of glutathione in pharmaceutical and urine samples. *Chin J Catalysis*,2013,34(10):1883-1889

7 Cappiello M, Peroni E, Lepore A, et al. Rapid colorimetric determination of reduced and oxidized glutathione using an end point coupled enzymatic assay. *Anal Bioanal Chem*,2013,405(5):1779-1785

8 万 鸿,万里鹏,刘 静.胸腺肽α1 对高龄患者消化系统肿瘤的临床效果研究.胃肠病学和肝病学杂志,2013,22(11):1105-1107

9 陆建国.聚乙二醇干扰素α-2α 联合胸腺肽α1 治疗对慢性乙型肝炎患者生存质量的影响.临床肝胆病杂志,2013,29(12):922-925

10 肖忠盛,王 松,梁庆模,等.奥曲肽对结肠癌 SW480 细胞 Wnt 通路 β-catenin/TCF 及下游靶基因表达的影响.中国肿瘤外科杂志,2013,5(6):366-370

11 诸景辉.奥曲肽对胃肠道肿瘤所致恶性肠梗阻患者免疫功能的影响.药物流行病学杂志,2013,22(7):350-352

12 徐广华,韩子华.奥曲肽对粘连性肠梗阻患者血浆炎症因子的影响及疗效观察.药物流行病学杂志,2013,22(7):353-355

13 卢玉坤,姜慧明,王景峰,等.鳕鱼皮胶原蛋白肽的促钙吸收作用.中国海洋药物,2013,32(4):49-56

14 郝 征,杨文华.蝎毒多肽干预慢性粒细胞白血病传变机制.中华中医药杂志,2013,28(12):3642-3644

15 郑安红,张维东,王兆朋,等.蝎毒多肽增强 5-氟尿嘧啶对 H22 肝癌抑制作用的机制研究.中草药,2013,44(11):1465-1469

16 王 伟,蒋红梅,李伟人,等.胰岛素对严重烧伤早期大鼠心肌氧化应激的影响.中国病理生理杂志,2013,29(9):1709-1711

17 梅爱红,刘俊许,陈思锋,等.胰岛素通过活性氧的产生促进 VEGF 表达及血管平滑肌细胞迁移和增殖.中国病理生理杂志,2013,29(2):272-277

18 李 钢,王青松,林婷婷.水蛭素影响 SAH 模型大鼠基底动脉蛋白酶激活受体 1 表达变化.中华神经医学杂志,2013,12(11):1123-1127

19 王海峰.水蛭素治疗急性冠状动脉综合征的疗效观察.中国医药指南,2013,11(4):292-293

20 魏毅君,段维勋,熊红燕,等.乌司他丁对中性粒细胞介导的内皮细胞损伤的抑制作用.中国体外循环杂志,2013,11(4):242-247

21 孔令韬,吴 枫,汤艳清.慢性应激抑郁模型大鼠海马组织细胞色素 C 的表达及抗抑郁药物的干预作用.中国全科医学,2013,16(9):1008-1011

22 毕庆庆.单环刺螠纤溶酶的分离纯化及单环刺螠纤溶酶Ⅲ的药效学研究.博士,中国海洋大学,2013

23 赵 晓,李敬梅,张建国.胰激肽原酶联合卡托普利治疗糖尿病肾病合并高脂血症的疗效.医学理论与实践,2013,(20):2695-2696

24 亚拉盖,袁 军.激肽原酶对大鼠缺血性脑损伤的保护作用的研究.内蒙古医学杂志,2013,45(2):133-138

25 李 娜,杨 宇,张宏杰,等.重组定点突变巴曲酶质量标准研究.蛇志,2013,25(2):100-101

26 郭小平,陈 娟,张 劲,等.巴曲酶治疗全频型突发性耳聋的疗效分析.中华全科医学,2013,11(4):532-533

27 Liu W, Wang J, Chen C, et al. The effects of Batroxobin on the intimal hyperplasia of graft veins. *Am J Surgery*,2013,206(4):594-598

28 李晓晖,费国琴,宋 娟,等.微生物溶菌酶微胶囊制备方法及其特性研究.广东农业科学,2013,40(19):101-104

29 王 悦,左代英,李增强,等.辅酶 Q10 乳剂对阿霉素致小鼠心肌损伤的保护作用.南京医科大学学报:自然科学版,2013,33(12):1683-1686

30 Ates O, Bilen H, Keles S, et al. Plasma coenzyme Q10 levels in type 2 diabetic patients with retinopathy. *Int J Ophthalmol*,2013,6(5):675-679

43

31 邢雨胜.氯吡格雷联合低分子肝素治疗短暂性脑缺血发作的疗效.实用药物与临床,2013,16(4):350-352

32 周艳菊.丹红注射液联合低分子肝素治疗不稳定型心绞痛46例及护理体会.中国药业,2013,22(16):106-107

33 龙腾腾,王静凤,贺敏,等.海地瓜硫酸软骨素通过Wnt信号通路抑制3T3-L1前脂肪细胞分化的研究.中国海洋药物,2013,32(6):49-57

34 张立彦,包丽坤.离子对壳聚糖/果胶聚电解质复合物溶胀性及微观结构的影响研究.现代食品科技,2013,29(10):2353-2357

35 邵华荣,陈祥娥,凌沛学,等.黄原胶注射液药动学研究与探讨.食品与药品,2013,15(5):351-353

36 孙丽华.岩藻聚糖硫酸酯诱导人结肠癌细胞HT-29凋亡和自噬的研究.山东大学2013

37 杨玉红,王静凤,张珣,等.海参岩藻聚糖硫酸酯对缺氧条件下胃癌HGC-27细胞转移作用的影响.营养学报,2013,35(1):73-77,82

38 党子龙,刘小花,赵安娜,等.红芪多糖HPS4-1A的化学结构特征研究及分子构象初步分析.中草药,2013,44(2):141-146

39 刘慧兰,张俊英,卫东锋.红芪多糖对快速老化小鼠8行为学及中枢神经递质的影响.国际中医中药杂志,2013,35(5):402-405

40 黎炎锋,仇尔宁.ω-3鱼油脂肪乳对脑外伤后全身炎症反应综合征的影响.岭南急诊医学杂志,2014,19(4):286-288

41 王晔.早期予鱼油脂肪乳剂可缩短胆汁淤积病程.中华普通外科学文献,2013,7(2):159

42 孙薇,王晶,郭颖,等.慢性肾功能不全患者前列腺素E1的治疗效果.中国卫生产业,2013,25:110-111

43 Zhao L, Lu J, Wang C, et al. Prostaglandin E1 increases the blood flow rate of saphenous vein grafts in patients undergoing off-pump coronary artery bypass grafting. *J Cardiothora Vas Anesth*,2013,27(6):1208-1211

44 张凯鑫.探讨血清总胆汁酸测定在肝病诊断中的临床意义.世界最新医学信息文摘,2013,13(l8):236-238

45 陈建山.β1-整联蛋白是牛熊去氧胆酸的感受器.肝脏,2013,09:651-652

46 陈金海.单唾液酸四己糖神经节苷脂治疗新生儿缺氧缺血性脑病疗效观察,2014,35(22):3300-3303

47 时新艳,高明.神经节苷脂联合依达拉奉对急性脑梗死患者神经功能和生活能力的影响.重庆医学,2013,35:4324-4326

48 万琦,鄢素琪,邓玉萍,等.热毒宁注射液联合更昔洛韦治疗儿童传染性单核细胞增多症疗效观察.中国医院药学杂志,2013,33(16):1349-1354

49 郭迪.喷昔洛韦防治巨细胞病毒性肺炎的疗效分析.中国医院药学杂志,2013,33(9):714-718

50 杨鹰,侯刚,王丽云.脾氨肽冻干粉对预防慢性阻塞性肺疾病急性期加重的疗效观察.实用医学杂志,2013,29(2):306-307

51 杜雅慧,王文,纪春岩.克拉屈滨的临床报告.中国处方药,2013,11(3):32-35

52 李幸苗.胞磷胆碱钠致严重哮喘发作2例.药物流行病学杂志,2013,1:024

53 罗方.拉米夫定联合恩替卡韦预防治疗免疫抑制剂致乙肝病毒再激活的临床效果.海峡药学,2013,25(6):194-195

54 林力,邓碧.5-氟尿嘧啶核苷前药脂质体对人鼻咽癌HNE-1细胞株增殖抑制与凋亡作用的影响.中国医药指南,2013,11(33):21-22

55 Cecchin E, D'Andrea M, Lonardi S, et al. A prospective validation pharmacogenomic study in the adjuvant setting of colorectal cancer patients treated with the 5-fluorouracil/leucovorin/oxaliplatin(FOL-FOX4) regimen. *Pharmacogenomics J*,2013,13(5):403-409

疫苗类药物研究进展

杨婷[1],李季[1],李谦[1],李敏[2]

([1]中国药科大学生命科学与技术学院,南京210009;[2]国家食品药品监督管理局药品审评中心,北京100038)

疫苗行业已成为公众瞩目的朝阳产业,近年来全球疫苗市场的复合增长率为13.1%,国内疫苗市场整体年均增长率将超过15%。全球疫苗产业2013年市场规模达到300亿美元以上。

中国是全球疫苗产品市场规模最大、生产企业最多的国家。2013年中国疫苗市场规模达200多亿人民币,年产疫苗逾10亿人份,其中用于预防乙肝、脊髓灰质炎、麻疹、百日咳、白喉、破伤风的儿科常见病的疫苗生产量达到5亿人份。

同时,中国疫苗市场也是全球增长最快的市场之一,I类与II类疫苗市场分别保持约15%与20%的增速。从品种来看,未来儿童疫苗的增量多来自于联合疫苗与其他疫苗的扩容,水痘、Hib、肝炎疫苗等将逐步被联合疫苗所替代。成人疫苗中流感疫苗占据约45%的市场份额,肺炎疫苗、宫颈癌疫苗等新产品将给市场带来增量。基因重组技术和免疫学理论的迅猛发展,为治疗性疫苗的研究开发提供了有力的技术保障。FDA的报告显示,开发中的疫苗增长非常迅速,年增加品种达到 44%，分别用于癌症、AIDS、乙型肝炎、类风湿关节炎、帕金森氏症等疾病的治疗。免疫学的发展促进了疫苗研制与开发，大量有希望的新型疫苗将不断应用于临床。

1 禽流感病毒（AIV）疫苗

越来越多的研究开始瞄准甲型流感病毒中高度保守的 NP 和 M1 蛋白。甲型流感病毒特异的 T 细胞反应具有广泛的跨亚型保护作用，日益引起研究的关注。而诱发此类特异 T 细胞反应的主要是病毒内部的 NP 和 M1 蛋白。热休克蛋白 HSPs（heat shock proteins），如 HSP60、HSP70 和 Gp96，可直接作用于抗原提呈细胞（antigen-presenting cell，APC），也可作为链接先天免疫和获得性免疫的纽带。选择基于 NP 和 M1 蛋白，以 HSP60 为分子内佐剂进行了通用型甲型流感疫苗研究[1]。

通过克隆、表达并纯化重组 NP-M1-HSP60 融合蛋白，疫 BALB/c 小鼠，评价其免疫原性及免疫保护性。实验发现，候选流感通用疫苗可以诱导产生较强的体液及细胞免疫应答，IgG 亚型分析及 ELISPOT 结果显示该候选疫苗可诱导相对均衡的 Th1 和 Th2 反应，并且能够产生黏膜局部免疫应答。随后用甲型流感病毒 A/Beijing/501（H1N1）株、A/PR/8/34（H1N1）株和 A/Ostrich/Suzhou/097/2003（H5N1）株进行致死性攻击后，疫苗免疫组的保护率分别为 100%、100% 和 67%，并能降低小鼠肺组织的病理损伤和小鼠组织病毒滴度。以上结果表明，基于 NP 和 M1 通用型甲型流感疫苗具有良好的免疫原性和交叉保护作用。

利用杆状病毒同时表达禽流感病毒（AIV）和血凝素（HA）蛋白可诱导有效的抗 HA 的体液免疫和细胞免疫应答，可以进一步提高禽流感疫苗的功效。首先构建了杆状病毒载体（Bac-HAW）与 HA 基因与土拨鼠肝炎病毒转录后调控元件（WPRE）融合在 CAG 启动子控制下的表达[2]。肌肉注射到 BALB/c 小鼠后，WPRE 融合提高了 HA 的表达和增强 Th1 细胞和体液免疫应答。同时构建的 Bac-HAMW 含有 HA 基因两侧的信号序列（MHCIss）和转运结构域（MITD），Bac-HAMW 改善 HA 肽表达和 HA 特异性体液免疫反应（总 IgG、IgG2a 和血凝抑制抗体滴度）并有利的促进 Th1 和 IFN-γ +/CD8 + T 细胞的免疫反应。结果证实，WPRE 和 MHCIss/MITD 的融合可以增强抗原的表达以增强疫苗的免疫原性，提示 Bac-HAMW 是一种有吸引力的禽流感疫苗。

另有开发的一种针对 H5N1 高致病性禽流感病毒血凝素（HA）的甲型流感病毒重组蛋白（rh5ha）[3]。结果显示，rh5ha 诱导的抗体反应能对 SPF 鸡 2 周内产生保护性免疫并提供充分的保护，血清抗体产生的 rh5ha 免疫保护持续 6 个月。rh5ha 免疫保护 BALB/c 小鼠具有抵抗致病性禽流感病毒的致死性攻击。以上结果表明，接种 rh5ha 可以在小鼠体内可以产生对禽流感防控的候选疫苗，有可能应用于包括人类在内的其他哺乳动物。

2 艾滋病疫苗

利用生物素标记 HIV Gp120 抗原，并用链酶亲和素标记的磁珠对细胞进行分选，结合单细胞 RT-PCR 技术，成功筛选出抗原特异性的单克隆抗体[4]。部分无中和活性或中和活性较弱的两种单抗联合应用可发挥协同作用，利用基因改造的方法与重叠 PCR 方法，可将抗体改造成一个异型二价的双效单克隆抗体。在相同浓度条件下，人工异型二价双效抗体比同型抗体的中和活性更强。

采用分子生物学方法，构建表达 I 型艾滋病病毒（human immunodeficiency virus-1type，HIV-1）CN54 膜蛋白 Gp145 去糖基化突变体的 DNA 疫苗和重组痘病毒疫苗，并对其进行抗原改造和免疫原性测试[5]。运用 DNA 初免-重组痘病毒疫苗加强的方式，接种雌性 BALB/c 小鼠，免疫结束后分别采用 IFN-酶联免疫斑点技术（enzyme-linked immunospot assay，ELISPOT）和酶联免疫吸附测定技术（enzyme-linked immunosorbent assay，ELISA），对 Gp145 特异性细胞免疫反应和抗体反应进行检测。结果 SV145 初免 rTTV145 加强所活化的特异性 T 细胞反应强度为（1 949 ± 13 07）斑点形成细胞数（spot forming cells，SFCs）/10^6 个脾淋巴细胞，对数抗体滴度为（4. 020 ± 0. 346）；SV145dG 初免 rTTV145dG 加强所活化的特异性 T 细胞反应强度为（1 192 ± 540）SPCs/10^6 个脾淋巴细胞，对数抗体滴度为（3. 300 ± 0. 298）。因此表达 HIV-1 CN54 膜蛋白 Gp145 的 DNA 疫苗和重组痘病毒疫苗具有良好的免疫原性，去除 V1/V2 区的糖基化位点将无助于提高其免疫原性。

cysteine-cysteine 型趋化因子受体 5（CCR5）是一个重要的免疫缺陷病毒（HIV）感染的共同受体。表达和纯化的包含不同抗原表位的各种 CCR5 疫苗分别命名为：rCCR5，RADRE-rCCR5，GST-C1，GST-C2[6]。结果显示，多表位疫苗（含 rCCR5 和 RADRE-rCCR5）比单抗原表位能诱导更强的免疫反应，产生的抗体能特异性结合 CCR5 + U937 细胞，表明 CCR5 的疫苗作为生物 CCR5 的中和剂的应用潜力进行体外临床前评价研究非常必要。

新型佐剂的研究以增强 DNA 疫苗的免疫原性成为迫切需要。牛分枝杆菌芽孢杆菌提取的多糖核酸组分卡介菌多糖核酸（BCG-PSN），是我国的临床实践中广泛应用的一种免疫调节产品。研究评估了卡介菌多糖核酸是否可以作为一种 DNA 疫苗的新型佐剂，引发更好的对 BALB/c 小鼠模型的 HIV-1 env 抗原的细胞和体液免疫应答[7]。卡介菌多糖核酸混合 10 μg 或 100 μg HIV-1 CN54 gp145 基因的 DNA 疫苗肌肉注射 2 次或 3 次进行免疫，发现卡介菌多糖核酸与 10 μg DNA 共免疫后能显著提高 DNA 疫苗的免疫原性，明显高于由 100 μg DNA 疫苗单独诱导的免疫反应。研究结果还发现，卡介菌多糖核酸可以激活 TLR 信号通路，诱导 Th1 型细胞因子的分泌，表明卡介菌多糖核酸可以作为一种新的有效的 DNA 疫苗佐剂。

3 肺炎球菌结合疫苗

利用"点击化学"，在肺炎球菌荚膜多糖与破伤风类毒素(TT)载体蛋白交联过程中引入长链 Linker 作为连接桥，从而使大分子间的距离增大，以减少空间屏蔽作用对肺炎多糖结合疫苗免疫学性质的影响。对耦联产物进行结构和免疫学性质的表征，圆二色光谱与核磁共振结果显示，耦联后 TT 蛋白与多糖结构均未发生明显改变；对包括两种疫苗及 TT 蛋白在内的 3 种样品进行酶解分子发现，长链连接桥可有效的降低空间位阻对多糖抗原的影响。免疫学性质检测显示，长链连接桥可提高有效小鼠抗肺炎多糖 IgM 与 IgG 的抗体滴度，对所产生的 IgG 抗体亚型进行分析发现，长链组中 IgG2a 在总 IgG 中所占比例高于短链组，分子认为长链组疫苗可有效的激起小鼠的 T 细胞免疫反应[8]。

肺炎球菌荚膜多糖(CPS)是肺炎链球菌及其免疫原性的毒力的关键决定因素，可以通过结合载体蛋白增强其免疫原性。目前，还原胺化是制造 CPS 结合疫苗(PCV)最常用的方法，但存在低接合效率和空间位阻的问题。利用铜催化叠氮炔环加成反应，生成带有长间隔臂的 PCV(l-pcv)[9]，破伤风类毒素(TT)作为载体蛋白，l-pcv 中的长间隔臂可以减少 CPS 和 TT 之间的空间位阻，从而提高小鼠的 CPS 特异性抗体滴度。l-pcv 也能诱导高亲和力的功能性抗体和引起针对天然 CPS 的免疫记忆。

采用改良胺化还原法[10]，白喉无毒突变体 CRM197 蛋白作为载体，制备 23F 型肺炎球菌多糖蛋白结合物。将获得的结合物免疫 NIH 小鼠，用 ELISA 方法检测多糖 IgG 水平。HPLC 图谱和免疫扩散检测结果证明了结合物的获得，动物免疫产生了较多糖高的抗 23F 肺炎多糖抗体，并有免疫记忆发生。

4 口蹄疫疫苗

口蹄疫(foot-and-mouth disease,FMD)合成肽疫苗不存在病毒基因与宿主基因重组或整合的风险，因而它比常规疫苗和基因重组疫苗更加安全。采用不同血清型 FMDV 毒株的抗原表位进行合成肽设计，可以解决 FMD 常规疫苗在不同血清型间缺乏交叉性免疫保护的问题。根据 FMDV 抗原表位免疫效果的研究报道，选出免疫效果显著的表位，并对这些表位进行生物信息学分析[11]。以 FMDV AF72 株 VP1[131～159aa]、VP4[20～35aa]、3A[21～35aa]、3B[29～42aa]4 个抗原表位设计并合成了合成肽 A 和合成肽 B；以 206 为佐剂将合成肽制备成疫苗，进行豚鼠免疫效力评估试验。体液免疫和细胞免疫检测结果表明，该研究设计的合成肽具有较好的免疫效果，合成肽 A 的免疫效果优于合成肽 B。合成肽 A 最佳免疫剂量为每只 2.5 μg/200 μL。研制的 A 型 FMDV AF72 株合成肽疫苗将为 FMD 的防控提供新的

策略。

构建 Asia Ⅰ 型 FMDV 多抗原表位 DNA 疫苗，选择 Asia Ⅰ 型 FMDV 的 B 细胞表位 VP1[131～159aa]、VP1[194～211aa]及 T 细胞表位 3A[21-45aa]、3D[789-805aa]，采用重复串联的策略，人工合成多抗原表位基因片段 F，克隆至真核表达质粒构建出重组质粒 pc-F；将 IL-4 基因片段 SIL4 克隆至真核表达载体 pcDNA3.1(+)，构建重组质粒 pc-SIL4。重组质粒 pc-F 单独或与重组质粒 pc-SIL4 联合以肌肉注射的方法免疫实验动物小鼠。结果显示，各疫苗免疫组小鼠血清特异性抗体 IgG 水平升高，淋巴细胞增殖能力增强，细胞因子 IL-4、IFN-γ 含量有不同程度升高。pc-F + pc-SIL4 联合免疫组小鼠的特异性抗体水平略高于 DNA 疫苗 pc-F 单独免疫组。同时 pc-F + pc-SIL4 联合免疫组小鼠外周血中 INF-γ 含量低于 DNA 疫苗 pc-F 单独免疫组，IL-4 含量要高于 DNA 疫苗 pc-F 单独免疫组[12]。

为研制广谱高效的新型 A 型口蹄疫病毒多表位疫苗，人工设计了复合表位肽[13]，并分别以乙型肝炎病毒核心抗原(HBcAg)和牛 IgG2a Fc 片段为载体，利用原核表达系统和毕赤酵母表达系统，制备三种复合表位免疫原 pET28a-HBc-EB、pET22b-EB-BIg 和 rGS115-pPICZA-HBc-EB，通过腹腔注射、口服和滴鼻三种途径分别对小鼠进行免疫，从体液免疫、细胞免疫和黏膜免疫水平对复合表位疫苗的免疫效果进行综合评价。原核表达系统制备的复合表位免疫原腹腔免疫实验表明 Asia1 型 FMDV 多表位免疫原具有良好的免疫效果，既可刺激机体产生高水平的体液免疫，又可以刺激机体发生细胞免疫，其中以 pET28a-HBc-EB 组免疫效果最佳。复合表位免疫原在毕赤酵母表达系统中的制备及口服免疫实验说明口服重组酵母菌不仅可刺激机体产生体液免疫和细胞免疫，而且还能显著地诱导机体黏膜免疫。证实了复合表位免疫原通过口服免疫激发黏膜免疫的可行性。利用原核系统制备的复合表位疫苗对小鼠进行滴鼻免疫结果说明 pET22b-EB-BIg 免疫后小鼠上支气管和肺部冲洗液、肠冲洗液和生殖道冲洗液中均有特异性 sIgA 的分泌，同时机体产生一定的体液免疫和细胞免疫，首次实践了靶向 FcRn 激发黏膜免疫的可行性，为 FMD 黏膜疫苗的制备提供一种新的思路。

5 甲肝疫苗

以细胞质复制的单股链 RNA 病毒甲型肝炎病毒(HAV)H2 毒株为研究对象[14]，分析其编码 miRNA 的可能性，对其编码的 miRNA 进行预测和鉴定，探索其编码 miRNA 的生物学途径和所编码 miRNA 的潜在生物学功能。经研究证实了一类新的由小 RNA 病毒编码的 miRNA 分子，并描述了一种 RNA 病毒来源的 miRNA 非经典的细胞质加工途径，同时也揭示了一种由 miRNA 介导的小 RNA 病毒在细胞中复制增殖调控的新机制。

为评价硫酸葡聚糖佐剂和酵母多糖-角鲨烯复合佐剂对甲肝和乙肝抗原诱导小鼠体液免疫应答的影响[15],将硫酸葡聚糖和酵母多糖-角鲨烯复合佐剂分别与 HBsAg 混合,经皮下免疫 ICR 小鼠,采用间接 ELISA 法检测小鼠血清中抗 HBsAg IgG 抗体水平。筛选出硫酸葡聚糖最佳免疫剂量和酵母多糖-角鲨烯复合佐剂的最佳免疫剂量,分别将最佳免疫剂量的两种佐剂与 HAV 抗原混合经皮下免疫 ICR 小鼠.并将两种佐剂分别与 HBsAg 和 HAV 抗原混合经鼻腔黏膜免疫小鼠,结果表明硫酸葡聚糖对 HBsAg 有较好的体液免疫增强效果;酵母多糖-角鲨烯复合佐剂对 HAV 抗原有显著的体液免疫增强作用,对 HBsAg 和 HAV 抗原的体液免疫应答也有增强作用,但鼻腔免疫途径的体液免疫效果不如皮下免疫途径。

用纯化的抗甲型肝炎病毒(hepatitis A virus,HAV)免疫健康产蛋母鸡[16],制备抗 HAV 的卵黄免疫球蛋白(immuno-globulin of yolk,IgY),以纯化的 IgY 作为包被抗体,HRP 标记的抗 HAV 单克隆抗体作为二抗,建立双抗体夹心 ELISA 法,对疫苗生产过程中的 HAV 抗原含量进行测定。制备的抗 HAV IgY 浓度、纯度、效价均较高,特异性较强,稳定性良好,建立的双抗体夹心 ELISA 法可用于检测甲肝疫苗生产过程中 HAV 的抗原含量。

6 乙肝疫苗

研究人 β-防御素 2(HBD2)促进树突状细胞(BMDCs)成熟的作用及其对乙肝疫苗免疫 BALB/c 小鼠免疫功能的影响[17],结果 HBD2 对小鼠 BMDCs 的成熟有一定的促进作用,与乙肝疫苗联合免疫能增强小鼠 HBsAg 特异性体液免疫和 Th1 型细胞免疫功能,对预防乙肝病毒感染及侵入细胞内的病毒清除具有重要作用,为后续增强免疫功能机制研究打下基础。

采用转录水平调控为主、转录后调控为辅的表达载体设计思想,将乙肝病毒 S 抗原基因和 preSl 抗原表位(21-47 位氨基酸)基因(S/preSl 基因)插入含有克服位置效应、细胞内源性强启动子及 mRNA 运输及稳定性调控元件的真核细胞表达载体,成功构建表达乙肝病毒 S 抗原和 preSl 抗原表位(21-47 位氨基酸)融合蛋白(S/preSl)的真核表达 HM-RCHEF53u/Neo-S/preSl[18]。通过脂质体介导表达载体转染 CHO-S 细胞,筛选获得了体外生长性状好、S/preSl 表达效率高的重组细胞系 10G6。Western blot 分析证实 10G6 细胞表达的 S/preSl 同时保留 S 和 preSl 的天然免疫原性。在 CHO 细胞中实现 S/preSl 的稳定高效表达,10G6 细胞无血清流加培养工艺的活细胞密度和 S/preSl 表达水平约分别提高 60% 和 360%。

研究了在丙型肝炎病毒感染时 T 细胞免疫球蛋白粘蛋白结构域(Tim-3)介导的乙肝疫苗应答过程中的免疫调节[19]。HCV 感染的乙肝疫苗无应答者与 HCV 感染的乙肝疫苗应答者或健康受试者(HS)相比,发现 Tim-3 作为 T 细胞耗竭的一个标志,在单核细胞上过表达,从而导致 IL-12/IL-23 不同的调节引起 Th17 细胞的积累。重要的是,Tim-3 信号的体外阻断修正了 IL-12/IL-23 的失衡,以及在 HCV 感染乙肝疫苗无应答者中观察的 IL-17 的偏倚。这些结果表明,tim-3-引起的直接的失调适应免疫反应在慢性丙型肝炎病毒感染的个体参与 HBV 疫苗失效,阻断该负信号通路可能提高改善慢性病毒感染的 HBV 免疫成功率的可能性。

7 丙肝疫苗

通过对丙型肝炎病毒感染者血清检出白介素-2(IL-2)、乙型肝炎病毒 DNA 和肝功能情况进行调查统计分析[20],探讨丙型肝炎患者 BL-2 与肝功能及乙型肝炎病毒 DNA 的相关性。结果丙型肝炎患者血清中的 IL-2 水平表达增高,HCV-T 促进 IL-2 的分泌,并与肝功能损伤有关。IL-2 介导的免疫反应可促使体内清除乙型肝炎病毒,但可能加重肝细胞的损伤。

开发了一种针对丙型肝炎病毒(HCV)疫苗,根据含有在自然感染诱导产生的 HLA-A2 抗原表位的非结构蛋白结构合成了一种多表位肽[21]。基因工程疫苗的候选药 val-44,包含多个表位的 HCV NS5A,NS4B 和核心蛋白。val-44 肽诱导免疫反应比那些较小的 vl-20 肽有更高的 CTL 应答免疫。val-44 诱导抗原特异性 IFN-γ 产生的 CD4 + T 细胞和 CD8 + T 细胞。val-44 比 vl-20 引起 Th1 型免疫应答伴随着大量的 IFN-γ 和 IL-2 的分泌。这些结果表明,val-44 可引起强烈的细胞免疫应答。val-44 肽刺激丙型肝炎病毒感染的患者的病毒特异性外周血单个核细胞(PBMC)产生 IFN-γ。这些结果表明,val-44 可能发展为一种潜在的 HCV 多表位肽疫苗。

8 戊肝疫苗

诺罗病毒(NOV)和戊型肝炎病毒(HEV)是人类分别引起胃肠炎,肝炎的肠道传播的病毒。通过一个新研发的多价复合平台研发了一种二价疫苗来抑制这两种病毒[22]。NOV 和 HEV 的二聚体 P 结构域融合在一起为 NOV P-HEV P,并通过二聚体谷胱甘肽-S-转移酶(GST)连接。在大肠杆菌中的表达和纯化的 GST-NOV P-HEV P 融合蛋白组合成多价复合物。小鼠免疫试验表明与那些 NOV P 和 HEV P 二聚体的混合物相比 GST -NOV P-HEV P 和 NOV P-HEV P 复合物分别诱导产生较高针对 NOV P-和 HEV P 的抗体滴度。此外,该复合物诱导的抗 HEV 感染 HepG2/3A 细胞抗血清明显表现出较高的中和活性和较高的对 NoV P 颗粒结合 HBGA 受体的阻断活性。因此 GST-NOV P-HEV P 和 NOV P-HEV P 复合物是一种对 NOV 和 HEV 很有前途的候选疫苗。

9 乙脑疫苗

通过对乙脑疫苗的纯化工艺进行了系统的研究[23],以期提高疫苗成品的纯度,减少接种副反应的发生在原有工艺中增加离子交换层析进行进一步精纯,使抗原纯度得到大幅度提升,不仅残余 DNA 可达 10 pg/剂以下,Vero 细胞蛋白质残留量、牛血清白蛋白残留量均低于 2010 版药典标准 10 倍以上、也显著低于国内所有同类产品,保持了疫苗良好的免疫原性并提高了疫苗的安全性。

采用原核表达系统融合表达 pET-32a-EIII 蛋白[24],免疫新西兰大白兔,制备兔抗 JEV E 蛋白多克隆抗体。间接 ELISA 结果表明,以原核表达的重组蛋白为抗原,检测该多克隆抗体血清的效价为 1:256 000;间接免疫荧光试验中,多克隆抗体与 BHK-21 细胞内的 JEV 反应,最后在细胞质内产生绿色免疫荧光;空斑减少中和试验中,多抗血清的中和抗体效价为 1:160。表明制备的多克隆抗体与重组蛋白和 JEV E 蛋白都能发生良好反应,并且该多抗有较高水平的中和效价。

10 流脑疫苗

用 1-氰基-4-二甲基氨基吡啶·四氟化硼(CDAP)活化 C 群脑膜炎球菌多糖(GCMP),以己二酰肼(ADH)作为连接子,与重组 B 群脑膜炎球菌外膜蛋白 64 KD(rP64K)在碳二亚胺的(EDAC)作用下结合,制备 GCMP-P64K 结合物[25]。纯化后免疫 NIH 小鼠,用间接 ELISA 法检测小鼠血清中抗 GCMP IgG 抗体水平,并 GCMP-TT 结合物比较载体诱导的免疫抑制。所制备多糖-蛋白结合物(GCMP-P64K)保持了 GCMP 抗原特异活性,结合物免疫小鼠后可诱生比多糖单独免疫更高水平的 GCMP 血清 IgG 抗体,并能形成免疫记忆,为研究理想载体蛋白提供了新的思路。

通过以重组 B 群脑膜炎奈瑟菌(Nesseria meningitidis, Nm)外膜蛋白 fHBP(recombinant factorH binding protein, rfH-BP)为载体与 C 群多糖(group C meningococcal polysaccha-ride,GCMP)共价结合制备结合疫苗并免疫小鼠,检测小鼠血清中针对 B 群和 C 群 Nm 的杀菌抗体,评价该重组蛋白作为结合疫苗载体的可行性及该结合疫苗对 B 群 Nm 的交叉保护性[26]。结合疫苗免疫小鼠后检测到的针对 C 群 Nm 的杀菌抗体高于单独 GCMP 组,证明该重组蛋白可作为结合疫苗的载体蛋白;且在结合过程中较好地保留了蛋白的免疫原性,对 B 群 Nm 有良好的交叉保护作用。

11 狂犬疫苗

观察国产无佐剂 Vero 细胞狂犬病疫苗全程接种后的不良反应和免疫持久性,为完善再次暴露后疫苗的免疫程序提供依据[27]。将医院犬伤门诊暴露后前来进行狂犬病疫苗接种者分为 A、B 两组:A 组为 II 级咬伤者,全程仅接种国产无佐剂 Vero 细胞狂犬病疫苗;B 组为 III 级咬伤者,接种国产无佐剂 Vero 细胞狂犬病疫苗加人狂犬病免疫球蛋白。观察接

种对象每剂无佐剂 Vero 细胞狂犬病疫苗及人狂犬病免疫球蛋白后 7 d 内的不良反应,随访期间严重不良反应情况。接种前、接种后 6 周、6 月、1 年、2 年、3 年分别采集血清,采用快速荧光灶抑制试验(rapid fluorescent focus inhibition test, RFFIT)检测狂犬病病毒中和抗体,分析中和抗体≥0.5 IU/mL 的有效保护水平以及抗体几何平均滴度(GMT)。国产无佐剂 Vero 细胞狂犬病疫苗的安全性和耐受性良好,接种后 2 年抗体水平降至与接种后 3 年相近的低水平,建议 2 年后再次暴露者全程接种 5 剂狂犬病疫苗。

通过研制狂犬病亚单位疫苗,构建狂犬病病毒糖蛋白基因重组杆状病毒,对重组杆状病毒表达的狂犬病病毒糖蛋白进行免疫原性试验[28]。获得两株能够分别表达狂犬病病毒 SRV9 株与 BD06 株糖蛋白的重组杆状病毒。重组杆状病毒所表达出的两种糖蛋白均具有免疫原性,能够作为狂犬病亚单位疫苗研制的候选抗原。BD06 株糖蛋白的免疫原性要显著高于 SRV9 株糖蛋白,这表明前者更适合用于亚单位疫苗的研制。

研究中选用三种物质:氢氧化锌(Zn(OH)$_2$)、硫酸乙酰肝素(heparan sulfate,HS)和甘露寡糖(Mannose oligosaccha-rides,MOS)作为新型疫苗佐剂[29]。为了研究 Zn(OH)$_2$ 与 HS 或 Zn(OH)$_2$ 与 MOS 复合佐剂的对狂犬病疫苗的体液免疫增强效果,分别制备 HS + Zn(OH)$_2$ 复合佐剂和 MOS + Zn (OH)$_2$ 复合佐剂,联合狂犬病疫苗免疫 ICR 小鼠。结果表明,Zn(OH)$_2$ + HS 或 Zn(OH)$_2$ + MOS 复合佐剂均具有显著提高狂犬病疫苗的体液免疫应答的免疫增强效应,且各个复合佐剂实验组心、肝、脾、肺、肾的病理切片结果未见异常。Zn(OH)$_2$ + HS 或 Zn(OH)$_2$ + MOS 复合佐剂有望开发为人用疫苗佐剂。

12 SARS 疫苗

构建 SARS 冠状病毒 S 蛋白特异性噬菌体抗原库,并用于鉴定抗 S 蛋白单克隆抗体的抗原表位[30]。首先采用 PCR 技术扩增出 SARS 冠状病毒 S 蛋白的全基因,以 DNaseI 将其随机酶切成 50-500bp 不同大小的 DNA 片段。然后将 DNA 片段平末端化并连接到经过改造的噬菌体表达载体,获得 S 蛋白的特异性噬菌体抗原库。利用两个抗 S 蛋白单克隆中和抗体(S-M1 和 S-M2)对 S 蛋白抗原库进行富集和筛选。通过对 S-M1 和 S-M2 的有效富集和筛选,分别得到 14 个和 15 个阳性克隆,序列分析初步揭示了抗体的抗原表位。因此,S 蛋白噬菌体抗原库的构建为鉴定 S 蛋白的抗原表位提供了重要的技术平台,对研发 SARS 疫苗和诊断试剂具有重要的科学意义和应用价值。

利用枯草杆菌芽孢呈递技术制备表达 SARS 冠状病毒 S 蛋白受体结合区(RBD)的重组芽孢[31]。重组芽孢免疫的小鼠血清 RBD 抗原特异性 IgG 抗体滴度在末次免疫后 2 周可达 1:10 880,重组芽孢初免后 18 周的小鼠脾细胞中 IFN-γ +

CD4 + IL-4 + CD4 + 和 IFN-γ + C8 + T 细胞比例上调,表明重组芽孢经口服免疫产生良好的体液免疫和细胞免疫应答。结论:针对 SARS 冠状病毒 S 蛋白 RBD 建立了枯草杆菌芽孢呈递技术方法,制备出在枯草杆菌芽孢表面稳定表达外源 RBD 蛋白的重组株,获得的重组芽孢具有良好的免疫原性,为开发芽孢呈递型 SARS 疫苗奠定了基础。

一个非常危险的细胞因子风暴出现在 SARS 涉及的免疫紊乱,但是自从 SARS 爆发后,他的许多致病机制仍然不清楚。为了更深入揭示宿主和 SARS-CoV 的关系,以病原体相关分子结构特征为基础,创建了一个新的生物信息学方法寻找潜在的病原体分子确定一组 SARS-CoV 特定富含 GU 的 ssRNA 片段高密度分布在基因组中[32]。体外试验结果显示 SARS-CoV ssRNAs 有非常强的免疫刺激活性产生大量的促炎症细胞因子 TNF-a,IL-6 和 IL-12,通过 TLR7 和 TLR8 释放,是先前从其他病毒发现的强刺激因子 ssRNA40 的两倍高的活性。另外 SARS-CoV ssRNA 也能够引起小鼠急性肺炎高死亡率的体内试验。试验表明 SARS-CoV 特定富含 GU 的 ssRNA 片段在细胞因子和先天性免疫失调中起着非常重要的作用。该试验不仅提供了新证据关于 SARS-CoV 注射过程中炎症感染引起的细胞病理性损伤,而且也提供了一条非常有用的治疗方案。

13 肿瘤疫苗

探讨 OK432-肿瘤疫苗对小鼠外周血 T 细胞亚群的影响[33],将 DBA/2 小鼠随机分为 OK432-肿瘤疫苗组、OK432 组及正常组,培养细胞,制作疫苗后,对三组小鼠分别腹腔注射 OK432-肿瘤疫苗、OK432 及磷酸盐缓冲液(PBS),然后分别在 1、3、7 d 时眼球采血,利用流式细胞术检测外周血中的 T 细胞亚群的含量。结果免疫后第 3 天 OK432-肿瘤疫苗组、正常组、OK432 组 CD3 +、CD4 + T 细胞差异均有统计学差异($P < 0.05$)。免疫后第 7 天,OK432-肿瘤疫苗组、正常组 CD3 + T 细胞平均值、CD4 + 细胞平均值、CD4 +/CD8 + 的平均值差异均有统计学差异($P < 0.05$);OK432-肿瘤疫苗组、OK432 组 CD8 + T 细胞的平均值两组间差异有统计学意义($P < 0.05$)。结论 OK432-肿瘤疫苗能够有效增强小鼠的细胞特异性免疫能力。

通过前期研究已得到了两种形式的 DNA 疫苗:CpDV-IL2-MS(一个质粒)和 CpVR-MS/VR-IL2 并证明这两种疫苗的免疫原性相近[34]。本论文将这两种形式的 DNA 疫苗用于结肠癌荷瘤鼠模型,进一步考察二者抗肿瘤效果强弱。研究结果显示,当二者单独使用时,无论在生存期还是抑瘤率的结果中均表现出相似的抗肿瘤效果,在与化疗药物联合使用时均表现出良好的协同效果,CpDV-IL2-MS 与化疗药物联合后抑瘤率由 29.63% 提高到 60.14%,生命延长率由 12.51% 提高到 43.42%;CpVR-MS/VR-IL2 在与化疗药物联用后抑瘤率由 31.11% 提高到 60.14%,生命延长率由

9.91% 提高到 29.81%。可以看出在与化疗联用后,CpDV-IL2-MS/Oxaliplatin 对荷瘤鼠的生命延长效果更好,这与黑色素瘤模型小鼠上得到的结果一致。因此,确定将 CpDV-IL2-MS 作为后续实验中 DNA 疫苗的形式。然而,在研究过程中发现,化疗药物奥沙利铂有一定的毒性,而当与疫苗联合使用时,这种毒副作用可以得到部分缓解,暗示疫苗可以减轻化疗药物对机体造成的副作用。研究结果显示,与前期在黑色素瘤模型小鼠上的结果一致,CpDV-IL2-MS 的生命延长作用较强。因此,确定了 CpDV-IL2-MS 作为 DNA 疫苗的形式;发现了基因疫苗与化疗药物联用时,在结肠癌小鼠模型上,可将化疗药物的剂量降低一半,从而大大降低了其毒副作用;对 DNA 疫苗和腺病毒疫苗联合使用时的免疫程序做了初步探究,结果显示 DNA 初免-腺病毒加强的免疫策略在延长荷瘤鼠生命期方面效果更显著。并且在实验中发现,无论是化疗药物还是基因疫苗,在不同肿瘤上的效果都有所差别,因此在以后的实验中,治疗不同肿瘤的疫苗会分别进行优化以达到更好的效果。

研究了一种新型的蛋白固定技术来固定肿瘤表面的细胞因子,将 GM-CSF 和 IL-2 固定到 MB49 膀胱癌细胞上然后在转移小鼠模型中检测它的抗肿瘤效应(独立培养或连续培养)[35]。实验结果显示 GM-CSF 疫苗产生了更成熟的小鼠脾脏树突状细胞,联合 IL-2 的疫苗显著增加了 CD4 +,CD8 +,和 IFN- CD8 + T 细胞的数量,另外接种联合疫苗组的脾细胞显示出高潜能的 MB49 细胞的细胞毒性。最终连续联合疫苗延长了小鼠的生存时间。有效的保护了小鼠对抗 MB49 二代细胞而不是 RM-1 代细胞。实验结论表明连续培养的 GM-CSF 和 IL-2 表面修饰的 MB49 细胞疫苗可以产生有效的特异性免疫反应。

热休克蛋白和 Toll 样受体激动剂多聚胞嘧啶核苷酸 poly(I:C)能够促进抗原特异性免疫反应。在目前的研究中,测试了 HPV16E749-57 疫苗联合 poly(I:C)和氧调蛋白 150(ORP150)作用于小鼠宫颈癌模型看它是否有抗肿瘤作用[36]。实验结果显示联合疫苗可以明显加强脾细胞的增殖产生强烈的 E749-57 特异性 CTL 反应。更重要的是 ORP150-E749-57 复合物加上 poly(I:C)疫苗在患有 TC-1 肿瘤小鼠中显示了更强的抗肿瘤作用效果比起单独的 ORP150-E749-57 复合物或是 E749-57 加上 poly(I:C)。实验结果证明 poly(I:C)和 ORP150 分子伴侣都可以协同加强以 HPV16 E749-57 为基础的疫苗体内外抗肿瘤作用效果。这个方法为设计治疗性肿瘤疫苗产生抗肿瘤免疫效应提供了一个平台。

光动力疗法(Photodynamic therapy,PDT)是一种治疗恶性肿瘤和某些良性增生性疾病的新方法[37]。PDT 在对肿瘤细胞产生直接的杀伤作用同时,还可以增强宿主的抗肿瘤免疫反应。本研究以鼠肺癌细胞 LA795 为研究模型,探讨利用 DTPP-PDT 制备肺癌疫苗的抗瘤效应,为肺癌的免疫治疗提

供一种新的途径。实验结果表明 DTPP 低毒高效，定位于线粒体，其介导的光动力可以有效杀伤鼠肺癌 LA795 细胞，其中 I 型反应的比例大于 II 型反应，可以破坏细胞膜和线粒体，其介导的光动力可诱导细胞通过线粒体途径凋亡。PDT 法制备的肺癌细胞疫苗可以有效增强抗肿瘤免疫反应，明显抑制荷瘤小鼠肿瘤的生长，具有预防保护作用。蛋白质组学研究表明，在 PDT 处理后，细胞差异蛋白大部分为结构蛋白、酶蛋白、凋亡蛋白，其中有 11 个蛋白功能未知，还有待于进一步研究，这些差异明显的蛋白点可能是 PDT 调节小鼠抗肿瘤免疫反应的相关蛋白质。

通过将经过表面处理的纳米铁颗粒与肿瘤裂解蛋白在催化剂碳二亚胺（EDAC）和琥珀酰亚胺（NHS）作用下，在质量比为 1∶1 的条件下进行共价连接形成纳米铁-蛋白复合物[38]；结果纳米铁可通过羧胺反应与 60% 的肿瘤裂解蛋白形成共价连接，并形成新型的纳米颗粒，MTS 杀伤结果显示，与单纯的肿瘤蛋白相比，纳米铁-肿瘤蛋白的复合物能够显著提升 PBMC 对 MCF-7 细胞的杀伤。结论顺磁性纳米颗粒与肿瘤蛋白共价耦联后，在体外能够显著增强 PBMC 对人乳腺癌细胞的杀伤作用，因而可能在抗乳腺癌的免疫治疗中具有潜在的应用价值。

14 埃博拉疫苗

埃博拉出血热（Ebola hemorrhagic fever, EHF）是由埃博拉病毒（Ebola virus, EBOV）引起的感染人类和非人类灵长类动物的一种急性出血性传染病，感染后死亡率高达 70% ~ 90%。EBOV 是目前人类所知最致命的传染性病毒之一，具有作为生化武器的潜力，美国疾病预防与控制中心将其列为 A 级生物恐怖制剂。EBOV 主要流行于非洲地区，已经造成了严重的人员和经济损失。我国目前尚未发现该病，但 EBOV 也有传入我国的潜在危险，对 EBOV 疫苗的储备性研究意义重大。

埃博拉病毒属于丝状病毒科（Filoviridae）丝状病毒属（Filovirus），为单股不分节段的负链 RNA 病毒。EBOV 包括 4 种亚型：扎伊尔埃博拉病毒（Zaire Ebola virus, ZEBOV），苏丹埃博拉病毒（Sudan Ebola virus, SEBOV），科特迪瓦埃博拉病毒（Coate d'Ivoire Ebola virus, CEBOV）和莱斯顿埃博拉病毒（Reston Ebola virus, REBOV），四种亚型毒力各不相同，其中 ZEBOV 毒力最强，人感染后病死率高达 90%。Glycoprotein（GP）蛋白是 EBOV 表面唯一的跨膜蛋白，是诱导产生保护性中和抗体的最关键蛋白。

水泡性口炎病毒（Vesicular stomatitis virus, VSV）作为重组活病毒载体有很明显的优势：以其实验室已经建立的 VSV Indiana 株反向遗传操作系统为平台[39]，成功构建并拯救得到表达 ZEBOV GP 的重组病毒 rVSV-ZEBOV-GP，将 rVSV-ZEBOV-GP 以大剂量接种小鼠，均未出现发病症状，说明重组病毒至少对一种哺乳动物是安全的。中和试验结果表明

该重组病毒能诱导小鼠产生针对 ZEBOVGP 的特异性中和抗体，证明了重组病毒作为 ZEBOV 疫苗的有效性。该研究表明 rVSV-ZEBOV-GP 作为防控 ZEBOV 的储备性疫苗具有潜在的应用价值。

选择抗原性较高的埃博拉 G 蛋白作为目标蛋白嵌入到 YF17D 的 E 和 NS1 之间[40]，形成重组的嵌合病毒颗粒，目前重组病毒已经在 BHK21 上出毒，并通过噬斑、wB、IFA（间接免疫荧光）。cLSM（激光共聚焦）、RT-PcR 等方法分别检测到埃博拉 Gp 蛋白的表达，重组病毒的毒力滴度小于母本 YF17D 的毒力滴度，证实埃博拉 Gp 蛋白分布在细胞内内质网，测定了重组病毒生长曲线和传代遗传稳定性。进行小鼠重组病毒免疫试验，用 ELlsA 测定特异性抗体反应和用 ELl-sPor 测定特异性的 T 细胞 c08 反应，检测到一定滴度的特异性抗体反应和针对埃博拉 Gp 的特异性下细胞 cos 的反应，初步评价了重组疫苗的安全性和有效性。

关于埃博拉病毒侵染细胞机制的科学研究对于开发病毒疫苗以及新型治疗药物有非常关键的作用。埃博拉病毒侵染细胞的感染过程与病毒基因编码的 I 型跨膜蛋白 GP 有着密切的关系。EBOV 可能会根据宿主细胞大小以及毒粒大小的不同通过多种方式穿入细胞，而且在宿主体内的多种组织和细胞内都能进行复制侵入细胞机制有 1 通过有被小凹和网格蛋白的内吞 2 巨细胞饮作用胞内融合机制，组织蛋白酶，NPC1。目前来说，还没有一种细胞表面受体或共受体能充分解释 EBOV 对宿主细胞的趋向性。虽然有数据显示，GP 上的粘蛋白样区（Mucin-like region, MLR）可能与黏附靶细胞有关，但是通过体外实验证明这个区域对于 GP 介导侵入细胞的基本功能并不是必须的[41]。

15 HPV 疫苗

通过在杆状病毒昆虫细胞中表达纯化了 HPV 16, 18, 58 L1 VLPs，对各型 VLPs 进行了纯度、形态学及免疫原性的研究[42]。利用杆状病毒昆虫细胞表达系统，层析法纯化获得了纯度高、形态结构与天然病毒类似、免疫原性强的 HPV16, 18, 58 L1 VLPs。低剂量 HPV 58 LI VLPs 在单价和三价疫苗中均可诱发持久高滴度的 HPV 58 特异性中和抗体。该研究结果为含 HPV 58 的多价 VLP 疫苗的研发奠定基础。有关 HPV 16 L1 不同表面区容纳 L2 保守中和抗体表位的能力及其诱发中和抗体活性的研究将有利于广谱 HPV cVLPs 的研究。

运用表达人乳头瘤病毒 16 型（HPV16）E7 蛋白的肿瘤细胞系 B16-HPV16E7，探讨 pcd-HPV16E7-HSP70 融合 DNA 疫苗抗肿瘤的可能机制[43]。实验结果显示，pcd-HPV16mE7-HSP70DNA 疫苗可以激活机体的免疫系统，上调细胞因子 IFN-γ 和 E7 特异性 Fasl 的表达。IFN-γ 可以激活 B16-HPV16E7 肿瘤细胞表面的 Fas 分子的表达。拮抗 Fasl 后，疫苗对 B16-HPV16E7 肿瘤细胞的杀伤作用明显减弱。由此可

见,Fas-Fasl 途径是 Pcd-HPV16E7-HSP70DNA 疫苗抗肿瘤作用的重要机制之一。

HPV 是宫颈癌的一个病原体能引起持续性病毒感染。HPV 基因是一个 w8 kb 双链环状 DNA 编码 8 种病毒蛋白,其中 E6 和 E7 开放阅读框被认为是 HPV 的主要致癌基因。E6 和 E7 在癌前病灶和宫颈癌中表达,因此这些蛋白被广泛研究作为 HPV 治疗和新疫苗的潜在靶点。研究了 E6 和 E7 在病毒生长周期和成癌过程中的表达和功能[44]。同时也探索了 HPV 其他蛋白的表达和功能,包括成癌特性和讨论这些分子作为可选择治疗靶点的潜能。

探索了联合免疫策略对人乳头瘤病毒 16 型(HPV16)治疗疫苗 L2E7E6 和 rAdE7E6 的免疫效果的影响[45]。运用 L2E7E6 融合蛋白和重组腺病毒 rAd5E7E6 以不同的联合免疫程序分别免疫 C57BL/6 小鼠,通过检测其诱发的体液免疫和细胞免疫反应,以及观察其在 HPV16 小鼠治疗模型中的抑瘤效果,比较分析联合免疫对小鼠免疫反应及治疗肿瘤效果的影响。实验显示,异源性联合免疫组均可检测到较高水平的体液免疫,该 2 组针对 E6、E7 特异性的 T 细胞免疫反应与同源性联合免疫 2 组相比明显提高,并在小鼠肿瘤治疗模型中能抑制肿瘤生长。最后得出结论,异源性联合免疫策略可明显提高 HPV16 L2E7E6 及 rAd5E7E6 疫苗的 T 细胞免疫反应,且有效治疗 HPV16 相关肿瘤,为 HPV16L2E7E6 及 rAd5E7E6 疫苗的应用提供了实验基础。

16　白血病疫苗

探索了白血病细胞来源的胞外体(leukemia cell-derived exosome,LEX)的生物学特性及其致敏 DC 的抗白血病免疫效应。实验发现,与其他细胞来源的胞外体相似,K562 细胞来源的胞外体 LEXK562 为直径 50~100 nm 的囊状结构,且表达 K562 细胞特异性的 BCR-ABL 和 HSP70 分子。体内实验证实,白血病 L1210 细胞来源的胞外体(LEXL1210)免疫后小鼠接种 L1210 细胞的成瘤率明显高于 LEXL1210 致敏 DC(DC/LEXL1210)免疫小鼠的成瘤率。该研究证明 LEX 表达白血病细胞相关抗原,LEX 体外可靶向结合 DC,其致敏的 DC 能诱导更强的抗白血病免疫效应[46]。

为加快 B 亚群禽白血病的净化,成功制备了 B 亚群禽白血病病毒 SDAU09C2 株的灭活疫苗,尝试从核心种鸡群疫苗免疫的途径来减少核心种鸡群的带毒率,提高其特异性抗体水平,从而保护其免受禽白血病病毒的感染,同时通过种蛋为下一代提供母源抗体,有效预防或减缓了雏鸡的早期感染,加快禽白血病的净化进程[47]。本研究成功制备了 ALV-BSDAU09C2 株的灭活疫苗,并成功引起免疫成年产蛋鸡产生抗体,且能保护其不受 B 亚群禽白血病病毒的感染。通过免疫成年鸡能为其雏鸡提供母源抗体,能明显延迟攻毒后病毒血症和棉拭子排毒阳性出现的时间,缩短病毒血症和棉拭子排毒阳性持续的时间,明显减低病毒血症和棉拭子排毒的

S/P 值,从而避免雏鸡对 B 亚群禽白血病病毒的早期感染,加快了禽白血病的净化进程

构建卡介苗热休克蛋白 70(BCGHSP70)的真核表达载体 pDisplay-HSP70[48],将 BCG HSP70 成功转到 HL-60 细胞膜表面,制备了膜表面表达 BCG HSP70 的 HL-60 细胞瘤苗并研究其抗瘤作用和机制。膜表面表达 BCG HSP70 的 HL-60 细胞能促进异体淋巴细胞增殖,且分泌高水平的 IFN-γ 分子,以及提高细胞毒性 T 细胞的杀瘤活性,提示 BCGH-SP70 基因转染后,能明显增强 HL-60 细胞的免疫原性。

随着分子生物学理论及技术的进步,疫苗研制的理论依据和技术水平不断完善和提高,包括要探索新的更加有效的表位筛选方法,开展表位组合免疫及更加安全有效的分子佐剂的研究,更加注重象表位研究及 CTL 表位的研究,用遗传重组、基因工程、蛋白质工程等现代生物技术生产的疫苗,针对不同传染病及非传染病的亚单位疫苗、重组疫苗、核酸疫苗、表位疫苗、联合疫苗等新型疫苗将不断问世,新型疫苗基础研究和临床应用也不断向纵深发展,其在病毒性疾病、细菌性疾病、寄生虫免疫和抗肿瘤免疫等多种疾病防治方面必将发挥巨大的作用。

参考文献

1　王文娟. 基于 NP 和 M1 蛋白的通用型甲型流感疫苗的研究. 安徽:安徽医科大学,2013

2　Chen CY,Lin SY,Cheng MC. Baculovirus vector as an avian influenza vaccine:Hemagglutinin expression and presentation augment the vaccine immunogenicity. J Biotech,2013,164:143-150

3　Liu GL,Zhang FF. A subunit vaccine candidate derived from a classic H5N1 avian influenza virus in China protects fowls and BALB/c mice from lethal challenge. Vaccine,2013,31:5398-5404

4　黄湘滢. HIV-1 Env 特异性单克隆抗体的筛选与异型二价单克隆抗体的初步研究. 北京:北京工业大学,2013

5　冯晏萌. HIV-1 CN54 膜抗原 Gp145 去糖基化修饰对其免疫效果的影响. 中华疾病控制杂志,2013,17(6):461-464

6　Wu KT,Xue XC. High level expression,purification and characterization of recombinant CCR5 as a vaccine candidate against HIV. Protein Expr Purif,2013,89:124-130

7　Sun J,et al. Enhancement of HIV-1 DNA vaccine immunogenicity by BCG-PSN,a novel adjuvant. Vaccine,2013,31:472-479

8　吴鼎龙. 新型肺炎多糖结合蛋白载体疫苗的制备及表征. 福建:福建农林大学,2013

9　Wu DL,Ji SY,Hu T. Development of pneumococcal polysaccharide conjugate vaccine with long spacerarm. Vaccine,2013,31:5623-5626

10　江　山,周觉非,尹丹丹. 23F 型肺炎球菌多糖与 CRM197 蛋白结合物制备及特性研究. 职业卫生与病伤,2013,28(2):81-83

11　唐　华. A 型口蹄疫病毒 AF72 株合成肽疫苗的研究及其免疫效力的评估. 北京:中国农业科学院,2013

12　张　攀. 亚洲型口蹄疫病毒多抗原表位 DNA 疫苗免疫原性研

究.北京：中国农业科学院,2013

13 曹永生.Asial 型 FMDV 复合表位免疫原的研制及免疫效果研究.哈尔滨：东北农业大学,2013

14 施建东.甲型肝炎病毒编码 microRNAs 分子的预测、鉴定及功能研究.北京：北京协和医学院研究生院,2013

15 王丽萍.硫酸葡聚糖佐剂和酵母多糖-角鲨烯复合佐剂对甲肝和乙肝抗原诱导小鼠体液免疫应答的增强作用.北京：北京协和医学院研究生院,2013

16 夏青娟,李树林,孟凡东.抗甲型肝炎病毒卵黄免疫球蛋白的制备及应用.中国生物制品学杂志,2013,26(12):1793-1796

17 曾文兴.人 β-防御素 2 联合乙肝疫苗免疫 BALB/c 小鼠的免疫效果评价.江西：南昌大学基础医学院,2013

18 杨振西.乙肝病毒 S 抗原和 preSl 抗原表位融合蛋白(S/preSl)在 CHO 细胞中的稳定高效表达.安徽：安徽大学,2013

19 Wang JM,et al.Tim-3 alters the balance of IL-12/IL-23 and drives TH17 cells:Role in hepatitis B vaccine failure during hepatitis C infection.Vaccine,2013,31:2238-2245

20 朱咏慧.丙型肝炎患者 IL-2 与肝功能及乙型肝炎病毒 DNA 的相关性研究.吉林：延边大学,2013

21 Huang XJ,et al.Cellular immunogenicity of a multi-epitope peptide vaccine candidate based on hepatitis C virus NS5A,NS4B and core proteins in HHD-2 mice.J Virol Methods,2013,189:47-52

22 Wang LY,et al.A dual vaccine candidate against norovirus and hepatitis E virus.Vaccine,32（2014）,445-452

23 沈名锋.来源于 Vero 细胞的乙型脑炎灭活疫苗纯化工艺研究 广州：华南理工大学,2013

24 沈 强.抗乙脑病毒 E 蛋白多克隆抗体的制备及宠物犬感染乙脑病毒血清中和抗体的动态变化研究.山东：山东农业大学,2013

25 王公孝,熊慧玲.c 群脑膜炎球菌多糖—rP64K 结合物的制备及免疫原性.生物技术世界,2013,46(3):46-48

26 高润光,贾天军.以重组 B 群脑膜炎奈瑟菌 fHBP 为载体的结合疫苗制备及免疫原性研究.生物医药前沿,2013,22(7):769-775

27 钱晓华,徐葛林,吴志芳,等.国产无佐剂 Vero 细胞狂犬病疫苗接种后的不良反应及免疫持久性观察.中国生物制品学杂志,2013,26(10):1467-1471

28 陈 奇.两株狂犬病病毒糖蛋白的杆状病毒表达及免疫原性研究.北京：中国人民解放军军事医学科学院,2013

29 蔡泓志.氢氧化锌与硫酸 z 酰肝素/甘露寡糖复合佐剂增强狂犬病疫苗体液免疫效果的研究.北京：北京协和医学院研究生院,2013

30 吴瑞平,何玉先.SARS 冠状病毒 S 蛋白噬菌体抗原库的构建及筛选.病毒学报,2013,29(3):280-285

31 苗 雨,周育森.一种展示 SARS 冠状病毒受体结合区的重组枯草杆菌芽孢的制备及免疫原性分析.生物技术通讯,2013,24(3):342-346

32 Li Y,et al.Extraordinary GU-rich single-strand RNA identified from SARS coronavirus contributes an excessive innate immune response.Microbes Infect,2013,15:88-95

33 温 璟,郑晓东,武 峰,等.OK432-肿瘤疫苗对 DBA/2 小鼠外周血中 T 细胞亚群的影响.中国医药导报,2013,10(11):16-18

34 刘晨露.以 Survivin 和 MUC1 为靶点的治疗性肿瘤基因疫苗研究.吉林：吉林大学,2013

35 Shi XJ,et al.Sequential administration of GM-CSF and IL-2 surface-modified MB49 cells vaccines against the metastatic bladder cancer.Urol Oncol,2013,31:883-893

36 Chen SS,et al.Enhanced anti-tumor effects of HPV16E749-57-based vaccine by combined immunization with poly(I:C) and oxygen-regulated protein 150.Cancer Epidemiol,2013,37:172-178

37 郑立卿.DTPP-光动力法制备小鼠肺癌疫苗及其成分的比较蛋白质组学研究.北京：北京协和医学院研究生院,2013

38 张 亮.微纳米材料在抗肿瘤免疫治疗中的应用研究 北京：北京协和医学院研究生院,2013

39 宋 坤.表达扎伊尔型埃博拉病毒囊膜糖蛋白重组水泡性口炎病毒的构建.北京：中国农业科学院,2013

40 张振清.微生物学会会员代表大会暨学术年会论文摘要集.年鉴出版社,2013

41 石 明,沈宇清.埃博拉病毒侵染细胞机制的研究进展.病毒学报,2013,29(1):71-74

42 谢喜秀.以人乳头瘤病毒（HPV）病毒样颗粒（VLP）为基础的预防性疫苗的研究.北京：北京协和医学院基础学院,2013

43 彭 敏,解庭波,俞 娟,等.HPV 16E7-HSP70 嵌合型 DNA 疫苗通过 Fas-Fasl 途径的抗肿瘤作用.肿瘤防治研究,2013,40(2):144-146

44 Pang CL,et al.Human papillomavirus proteins as prospective therapeutic targets.Microb Pathog,2013,58:55-65

45 任 皎,姜云水,高 孟,等.人乳头瘤病毒 16 型治疗性疫苗联合免疫效果研究.生物技术通讯,2013,24(2):200-204

46 姚 烨,王 椿,沈 畅,等.白血病细胞来源胞外体的生物学特性及其致敏 DC 的抗白血病效应.中国肿瘤生物治疗杂志,2013,20(1):13-19

47 李 薛.B 亚群禽白血病病毒灭活疫苗的制备和免疫保护试验.山东：山东农业大学,2013

48 李晓玲.卡介苗 HSP70 基因转染白血病细胞瘤苗制备及抗瘤机制的研究.山东：青岛大学,2013

药事管理研究进展

杨洁心,杨世民

(西安交通大学医学部药学院,西安 710061)

药事管理学科是研究药事管理活动的基本规律和一般方法的应用学科。是药学科学的分支学科。该学科以药品质量管理为重点、解决公众用药问题为导向,应用社会学、法学、经济学、管理学与行为科学等多学科的理论与方法,对药品研制、生产、经营、使用、药品监督管理等活动或过程进行研究,总结其基本规律,指导药学事业健康发展。该学科具有社会科学的性质。

1984 年《中华人民共和国药品管理法》颁布后,药品管理工作引起各级药品管理部门和学者的广泛关注,为了适应药品管理工作的要求,药事管理学科应运而生。1985 年华西医科大学在全国率先为药学系学生开设了"药事管理学"课程。1987 年国家教委修订高校本科专业目录时,将药事管理学列为药学专业的主要课程。1990 年国家教委发布的《全国普通高等学校药学专业(四年制)主要课程基本要求》,药事管理课程被列为其中之一。

经过 30 年的发展,中国药学会建立了药事管理专业委员会,高校成立了药事管理教研室;编写了药事管理学系列教材;为药学类本科生、研究生开设了药事管理学及其相关课程;设立了药事管理学本科专业;招收培养了一批药事管理学硕士、博士研究生;承担了药事管理领域课题研究;在全国范围内组织召开了多次药事管理学科研讨会。药事管理学科体系逐步形成。该学科的建立对我国药学教育的发展及药学专门人才的培养具有深远意义,丰富了药学生的知识结构,弥补了药学技术人员药事法规知识的欠缺,推动了执业药师资格制度的发展,加强了药品管理干部药事管理专业的知识和能力,促进了药品科学监管工作。

1 教学研究成果

1.1 规划教材建设

随着药学教育的发展以及社会对药学人才需求的变化,药事管理学教材建设取得了长足的发展,数量逐年增多,在评选中也次获奖。截至 2013 年,人卫版《药事管理学》规划教材共 5 版,36 次印刷,印数 55 万册。中国医药科技出版社《药事管理学》已出版 4 版。近年来规划教材的出版情况,见表 1。

表 1 近年药事管理规划教材出版情况

年度	教材名称	主编	出版社	教材信息
2010	药事管理与法规实务	邵 蓉	中国医药科技出版社	普通高等教育"十一五"国家级规划教材 全国高等医药院校药学类规划教材
2010	药事管理学(4 版)	杨世民	中国医药科技出版社	全国高等医药院校药学类规划教材
2011	药事管理与法规	杨世民	高等教育出版社	高等学校制药工程专业系列教材
2011	药事管理学(5 版)	杨世民	人民卫生出版社	"十二五"普通高等教育本科国家级规划教材 卫生部"十二五"规划教材 全国高等医药教材建设研究会"十二五"规划教材 全国高等药学专业第七轮规划教材
2012	药事管理学(3 版)	孟 锐	科学出版社	普通高等教育"十一五"国家级规划教材 中国科学院教材建设专家委员会规划教材

1.2 精品课程涌现

课程设置逐步完善,据对 201 所高校的调查显示,药学、制药工程、药物制剂、中药学、医药管理、医药营销等在内的 7 个专业均开设了药事管理学科课程。其中,药事管理学课程开设的频次最高(210 门次),其次是医药市场营销学课程(61 门次)、药事法规(26 门次)、药事管理与法规(19 门次),药物经济学、医院药事管理等课程的开设也呈上升趋势。

2007 年,西安交通大学《药事管理学》课程被评为陕西省省级精品课程;2008 年沈阳药科大学《药事管理与法规》课程被评为辽宁省省级精品课程。2008 年,中国药科大学《药事法规》课程被评为国家级精品课程。

1.3 药事管理实验室建设

2007 年,沈阳药科大学向国家教育部申请了中央和地方共建高校优势特色学科实验室,建成了药事管理综合模拟实验室。项目总投资 160 万元,其中财政部出资 100 万元,地方匹配资金 60 万元。该实验室使得药事管理学科的课程教学模式向现代模拟教学方向发展[1]。

2009 年,第二军医大学药学院建成了药学勤务模拟实验室,总后勤部卫生部为该项目出资 90 万元。该实验室可以模拟"军卫Ⅰ号工程"的药品流转过程、电子处方及审方、发药过程,以及对药物利用数据的分析评价;还可模拟各种环境条件下,如何实施药材供应保障。

1.4 教改课题

2008 年开始,高等教育学会医学教育专业委员会药学教育研究会开展药学教育改革研究课题立项工作,2008 年、2010 年、2012 年分别有 40、38、41 项课题获准立项[3]。与药

中国药学年鉴 CHINESE PHARMACEUTICAL YEARBOOK 2014

事管理研究相关的项目共计 18 项；研究人员来自中国药科大学、北京大学、四川大学、西安交通大学、沈阳药科大学、西南大学、成都中医药大学、第二军医大学、广东药学院、宁夏医科大学、吉林大学；研究主要是从不同角度为药学教育改革献计献策，如国外药学教育研究、药事管理教学研究、临床药师型人才培养、教材建设、学生培养教育模式、精品课程建设等方面，见表 2。

表 2　2008~2012 年药事管理研究相关的教改课题

年度	类型	课题名称	承担单位	负责人
2008	重点	国外药学专业认证政策研究	中国药科大学	徐晓媛
		药事管理专业教学内容改革及课程体系建设	中国药科大学	邵　蓉、陈永法
		药学专业长学制学科课程体系研究	北京大学药学院	刘俊义、张亮仁
		我国临床药师型人才培养体系建设研究	四川大学华西学院	蒋学华、胡　明
		药学教育与执业药师(临床药师)功能的衔接研究	西安交通大学医学院	杨世民
		药学人才培养模式创新实验区建设研究	沈阳药科大学	毕开顺
2010	重点	药学专业长学制教学团队建设研究	北京大学药学院	刘俊义
		我国药学类专业教材建设研究	西安交通大学医学院	杨世民
		以学生为主体的药学人才创新能力培养体系研究与实践	西南大学药学院	李逐波、胡昌华
	一般	中药学专业实习实训基地创新管理模式的探讨	成都中医药大学药学院	王世宇、付超美
		药学生毕业论文质量评价研究	西安交通大学医学院	康　军、方　宇
		药学类国家精品课程网络教学资源的研究	第二军医大学药学院	王　培
2012	重点	构建全方位、多层次的药学终身教育体系的研究与实践	中国药科大学	徐晓媛
		以人才培养目标为导向的临床药学专业核心课程构建	四川大学华西学院	蒋学华
		医药企业家创业案例整理研究	西安交通大学医学院	杨世民
	一般	我国药学类本科专业校企合作教育研究	广东药学院	蔡志奇
		药学创业型人才培养的创新体系研究	宁夏医科大学药学院	付雪艳
		药学专业本科生创新能力和科研能力培养体系的构建	吉林大学药学院	杨晓虹

2　理论研究

近年来，药事管理研究人员承担科研无论是数量，还是基金级别上都有了很大程度的提升。中国药科大学、沈阳药科大学、北京大学、复旦大学、西安交通大学等高校参与国家药物政策、基本药物制度的有关课题，承担百余项国家级、部委级、省级、校级研究课题。除了药事管理专业的研究人员进行的研究外，其他专业背景的研究者也在药事研究领域有所涉猎。

2.1　基金项目课题

2.1.1　国家自然科学基金　通过"丁香通"网站查询[4]，近年来药事管理领域获得国家自然科学基金共计 20 项，涉及内容包括药品循证评价、药品流通安全监管、罕见药品、制药产业、药学服务、耐药性、基本药物制度、医药供应链、药品价格、药品监管等领域，其中 14 项涉及基本药物的研究。药事管理研究领域获得国家自然科学基金的课题统计，见表 3。

表 3　近年药事管理研究领域获得国家自然科学基金资助项目情况

年度	项目名称	依托单位	负责人	金额/万元
2010	医院临床药学服务的影响因素分析与质量评价研究	南京医科大学	李　歆	17
2010	农村基本药物流通安全监管模式的研究—以江西为例	江西中医学院	王素珍	22
2010	我国农村地区基本药物可及性研究	复旦大学	罗　力	27
2010	农村地区抗生素合理及耐药性评价研究	山东大学	孙　强	27
2010	建立我国基本药物有效性评价方法学模式与循证决策辅助系统研究	四川大学	王　莉	27
2011	利益集团博弈视域下社区基本药物制度补偿路径及可持续发展策略研究	杭州师范大学	任建萍	19
2011	基于改进的数据包络分析的我国基本药物制度绩效评价研究	四川大学	胡　明	19
2011	社区卫生服务机构实施基本药物制度的绩效评估研究	卫生部	张丽芳	17
2011	西部城乡基本药物可获得性评估与改善策略研究—以陕西为例	西安交通大学	方　宇	21
2011	基于分形理论的医药供应链信息协同及优化仿真研究	中国药科大学	侯艳红	19
2011	基于高透明度导向的基层医疗卫生机构基本药物使用监管回归模型研究	华中科技大学	张新平	42
2011	我国基本药物制度实施影响评估与政策优化研究—以山东省为例	潍坊医学院	尹文强	42
2012	基于交易费用理论的基本药物供应保障模式政策优化研究—以山东省农村地区为例	山东大学	左根永	21
2012	基于新医改的药品价格形成机制:市场竞争与政府管制的作用	天津大学	吴　晶	18
2012	县级公立医院基本药物制度实施效果评估—基于干预前后对照设计的实证研究	西安交通大学	周忠良	18
2012	国家基本药物制度对医疗服务利用与药品合理使用的长期影响追踪研究	北京大学	杨　莉	55
2013	中国国家基本药物制度实施效果评价研究	北京大学	管晓东	19
2013	我国应急药品资源的区域空间分布与应急准备供应保障模式研究	华中科技大学	龚时薇	57
2013	基于透明行动循环模型的药品使用监管透明机制研究	华中科技大学	张新平	56
2013	基于复杂适应系统理论下的基本药物制度综合指数评价建模与实证研究	哈尔滨医科大学	高力军	56

中国药学年鉴

CHINESE PHARMACEUTICAL YEARBOOK 2014

2.1.2　国家社会科学基金　通过中国高校人文社会科学信息网站查询[5],近年来药事管理领域的学者获得国家社会科学基金共计12项,研究内容涉及药品知识产权、专利法、药品安全监管、药品安全立法、医药卫生体制改革、药物研发制度、基本药物制度、药品不良反应警戒制度等方面。药事管理研究领域获得国家自然社会基金的课题统计,见表4。

表4　近年药事管理研究领域获得国家社会科学基金资助项目情况

年度	项目名称	工作单位	负责人	项目类别
2010	食品药品安全质量监管问题研究	中国人民大学	唐晓纯	一般项目
2010	我国医药卫生体制改革法律问题研究	中国社会科学院	董文勇	一般项目
2010	创新药物研发科技投入与激励法律制度研究	中国药科大学	丁锦希	青年项目
2011	药品质量规制视角下的药品监管法实施效果研究	中国药科大学	邵蓉	一般项目
2011	基于药品可及性的专利法律机制创新研究	上海政法学院	姚颉婧	青年项目
2011	制药产业资本诉求与国家药物政策研究	山东经济学院	葛锐	青年项目
2011	供应链视角下食品药品安全监管制度创新研究	中国人民大学	王志刚	重大项目
2012	基于制度嵌入的村卫生室基本药物制度实施模式与绩效评估研究	华中科技大学	刘军安	一般项目
2012	西部地区农村居民医疗消费现状及政策研究	成都中医药大学	李家伟	一般项目
2013	《与贸易有关的知识产权协议》框架下中国药品试验数据保护制度研究	中国药科大学	丁锦希	一般项目
2013	我国药品监管模式优化研究	北京大学	江滨	一般项目
2013	药品安全体系中药品不良反应警戒制度构建研究	西安交通大学	冯变玲	一般项目

2.1.3　教育部人文社会科学项目　通过中国高校人文社会科学信息网站的"查询全国高校人文社科研究项目"平台[6],查询近年获得教育部人文社会科学项目的药事管理相关课题40余项,主要集中在药事法、药品知识产权、药品信息管理、药品使用监管、药品流通监管、药品定价、医药政策、医药卫生体制改革、基本药物制度、药品不良反应、合理用药、罕用药产业政策、药品召回等方面。

2.2　研究论文

检索国内药事管理研究人员以第一作者或通讯作者发表SCI/SSCI收录期刊的文章10篇,内容涉及国内药学教育介绍、国内药品政策介绍、药物经济学评价、药学服务调研、基本药物制度施行情况调研等,见表5。

表5　中国药事管理研究人员发表在SCI/SSCI收录期刊的论文统计

论文题目	作者单位	刊登杂志	年,卷:页码
Cost-utility analysis of two kinds of therapy for acute ischemic stroke.	沈阳药科大学	*Value Health*	2010,13(3):A152.
China's drug innovation and policy environment	中国药科大学	*Drug Discov Today*	2011,16(1):1-3.
Pharmacists' perception of pharmaceutical care in community pharmacy:a questionnaire survey in Northwest China.	西安交通大学	*Health Soc Care Community*	2011,19(2):189-197.
An analysis of China's national essential medicines policy	北京大学	*J Public Health Policy*	2011,32(3):305-319.
Satisfaction assessment of insurance system for urban residents (URMS) of university students in Shenyang	沈阳药科大学	*Value Health*	2012,15(4):A199-A200.
Evaluation of impact on health-related quality of life and cost effectiveness of Traditional Chinese Medicine:a systematic review of randomized clinical trials.	沈阳药科大学	*J Complement Altern Med*	2012,18(12):1108-1120.
What is important during the pharmacoeconomics research in Traditional Chinese Medicine	沈阳药科大学	*Value Health*	2013,16(2):141-146.
Community pharmacy practice in China:past,present and future.	西安交通大学	*Int J Clin Pharmacy*	2013,35(4):520-538.
Measuring access to medicines:a survey of prices, availability and affordability in Shaanxi Province of China	西安交通大学	*PLoS One*	2013,8(8):e70836.

2.3　研究报告

从2008年开始,上海市食品药品安全研究中心策划编撰《食品药品安全与监管政策研究报告》(食品药品蓝皮书)并由社会科学文献出版社出版,至2013年已有5卷问世。蓝皮书系列丛书立足于年度内食品药品的安全热点、监管重点和政策焦点问题,汇集全国范围内食品药品安全与监管政策各方面具有代表性的研究成果,全面体现各级政府部门、机构和社会各方面在食品药品安全和监管政策的研究和进展情况,并适当编入了上海食品药品监管系统和该研究中心的部分研究成果;在选题方面力求反映出政府部门、机构和社会各界的专业人士对食品药品安全和监管政策的理论思考的学术价值,在研究结论的论证方面尽可能是基于监管实证分析、国内外制度比较和数据量化分析等研究方法;把握政府的行政目标和大政方针,把握国家宏观经济政策走向,把握食品药品行业及其安全状况的发展趋向,对政府部门的监管政策、法律制度、工作机制和措施提出切实可行的意见和建议[7]。蓝皮书的出版了受到新浪网、腾讯网、搜狐网、东方卫视等媒体的关注与报道。

3 研究热点

3.1 基本药物制度研究

"基本药物"这一概念是世界卫生组织（WHO）于1975年提出，建议各国建立国家基本药物政策，以解决必需药品短缺等问题。中国政府积极参与，1979年就开始进行WHO基本药物行动计划，1982年1月正式下发了第一版《国家基本药物目录》[1]，至2013年，已发布8版《国家基本药物目录》。30余年来，从制度的建立、目录的遴选到药品的生产、配送、使用、监管等各方各面，各个领域出现的变动与问题，为药事管理提供了值得研究的课题，药事管理研究工作的必要性及重要性，在上述领域中得到了充分的体现与应用。

2008～2013年间关于基本药物的国家级、省部级研究课题近40项。其立项单位为高校的达到36项，课题内容包括基本药物的可及性、可获得性评价，生产、流通、使用、价格的监管，制度实施的评价等方面。

3.2 药品质量管理规范研究

药品监督管理部门颁布了一系列质量管理规范，如《药品生产质量管理规范》（GMP）、《药品经营质量管理规范》（GSP）、《药物非临床研究质量管理规范》（GLP）、《药物临床试验管理规范》（GCP）、《中药材生产质量管理规范》（GAP），被统称为"GXP"。通过中国知网数据库进行检索，在"药事组织"学科分类下按件分别进行检索，逐年统计不同检索条件下文献的数量，见表6。2012年文献数量剧增，为2011年的1.61倍，说明药事管理研究紧跟时事热点，紧随时事开展。

表6 "药事组织"学科下GXP相关文献的检索条件及检索数量结果

目标文献	检索条件	文献数量	分布年段
GMP	"GMP""药品生产质量管理规范"	4292	1980～2014
GSP	"GSP""药品经营质量管理规范"	2138	1982～2014
GLP、GCP	"GLP""药物非临床研究质量管理规范""GCP""药物临床试验质量管理规范"	1463	1981～2014
GAP	"GAP""中药材生产质量管理规范"	224	1989～2014

3.3 执业药师资格制度的研究

1995年开始实施执业药师资格考试和注册。1999年，人事部和国家药品监督管理局发布修订的《执业药师资格制度暂行规定》及《执业药师资格考试实施办法》。国家执业药师资格考试将"药事管理与法规"列为必考科目。国家主管部门组织专家编写了考试大纲及《药事管理》《药事法规汇编》应试指南，2003年改为《药事管理与法规》。

截至2013年底，全国取得执业药师资格的人员共计有277 940人。通过中国知网，检索中图分类号为"R95（药事组织）"并且关键词为"执业药师"的文献，共检索到1994～2013年间共计1075篇文献。报考、参考执业药师资格考试的人数与检索到的文献数量变化情况基本一致，从2000年起明显增长，到2003年开始回落，2008年起又开始增长。

3.4 医药卫生体制改革的研究

2009年3月17日中共中央、国务院发布了《关于深化医药卫生体制改革的意见》，3月18日国务院下发了《关于印发医药卫生体制改革近期重点实施方案（2009～2011年）的通知》，对这三年要抓好的五项改革提出具体意见。2013年7月18日，国务院办公厅印发了《深化医药卫生体制改革2013年主要工作安排》，提出了工作任务。

"医改"无疑是近年来医药领域的重点、热点问题，笔者尝试通过药学领域内关于"医改"研究的文献数量年度变化来量化探究"医改"给药事管理研究带来的影响。在中国知网数据库进行检索，共搜索到1998～2013年的1 634篇文献，"医改"成为药事管理研究的另一热点问题。

4 结语

药事管理学是药学与管理学、社会学、法学、经济学等社会科学交叉渗透而形成的边缘交叉学科。药事管理学是药学科学与药学实践的重要组成部分，运用社会科学的原理和方法研究现代药学事业各部门活动及其管理，探讨药学事业科学管理的规律，促进药学事业的发展。我国药事管理学科以国家对药品的监督管理为主要研究对象，以药品注册、生产、经营、使用等方面为分类框架，经过教学、科研实践，药事管理学科的构架和内容不断调整、充实、更新，形成了独特的风格，未来应继续加强学科建设，为保证公民用药安全、有效、经济、合理、方便、及时发挥应有的作用。

参 考 文 献

1 中国科学技术协会主编，中国药学会编著. 药学学科发展报告（2008～2009）. 北京：中国科学技术出版社，2009.

2 中国科学技术协会主编，中国药学会编著. 药学学科发展报告（2010～2011）. 北京：中国科学技术出版社，2011.

3 中国药科大学教务处. 信息中心. [2014-05-25]. http://jwc.cpu.edu.cn/Info48130AC1E9CB2860.shtml.

4 丁香通. 国家自然科学基金查询. [2014-02-25]. http://nsfc.biomart.cn/.

5 中国高校人文社会科学信息网. 中标公告. [2014-02-25]. http://www.sinoss.net/xiangmu/zbgg/.

6 中国高校人文社会科学信息网. 查询全国高校人文社科研究项目. [2014-02-25]. http://pub.sinoss.net/portal/webgate/CmdNormalList.

7 上海药品安全网. 食品药品安全与监管政策研究报告简介. [2014-04-15]. http://www.drugsafety.sh.cn/html/Intelligence.aspx?id=360&Top_FK_Dictionary=0&FK_Dictionary=3544.

药学研究

Pharmaceutical Research

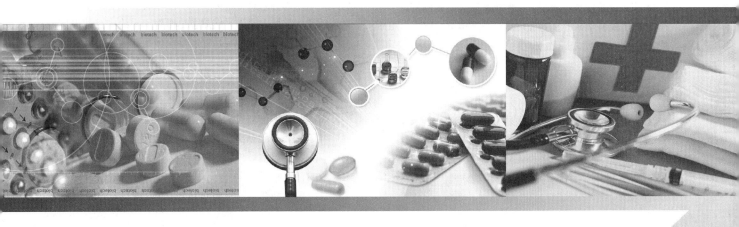

科研成果获奖项目

中药与天然药物

1. 若干重要中草药的化学与生物活性成分的研究

（国家自然科学奖二等奖 2013）

中国科学院上海药物研究所

岳建民 丁 健 杨升平 张 华 樊成奇

2. 中草药微量活性物质获取关键技术研究及其应用

（高等学校科学研究优秀成果奖科技进步奖二等奖 2013）

北京协和医学院 北京科莱博医药开发有限责任公司

庾石山 石建功 张东明 于德泉 陈晓光 张建军
王 珂 申竹芳 马双刚 林 生 徐 嵩 李 勇
屈 晶 吕海宁 李创军

3. 穿山龙等十五种中草药药效物质研究相关技术平台的构建与应用

（高等学校科学研究优秀成果奖科技进步奖二等奖 2013）

大连医科大学 辽宁省瓦房店市妇婴医院

彭金咏 孙长凯 刘克辛 韩国柱 汤新强 郑玲俐
许有威 董得时 齐 艳 尹连红 许丽娜 孙 颖

4. 水红花子质量标准规范化研究

（中华中医药学会科学技术奖二等奖 2013）

辽宁中医药大学

翟延君 康廷国 贾天柱 张 慧 初正云 王添敏
英锡项 孟宪生 王 冰 赵 敏

5. 卷柏属药用植物抗氧化作用及其物质基础研究

（中华中医药学会科学技术奖三等奖 2013）

湖北中医药大学（湖北中医学院） 中南民族大学

陈科力 万定荣 朱田密 黎 莉 雷 湘

6. 中草药活性物质快速识别与获取新型技术体系的建立及其在微量活性物质研究中的应用

（中华医学科技奖二等奖 2013）

中国医学科学院药物研究所 北京科莱博医药开发有限责任公司

庾石山 石建功 张东明 于德泉 陈晓光 张建军
王 珂 申竹芳 马双刚 林 生

7. 粗叶悬钩子抗肝损伤的作用及其机制研究

（中国中西医结合学会科学技术奖三等奖 2013）

福建中医药大学

洪振丰 赵锦燕 林久茂 周建衡 李天骄 郑海音
徐 伟 胡 娟 陈艳华 陈文列

8. 高原植物波棱瓜的化学成分及生物活性与应用

（解放军总后卫生部药学成果奖二等奖 2013）

解放军第 302 医院

袁海龙 韩 晋 肖小河 李仙义 张文瑾 赵艳玲
刘丽萍 吴 勤 丁晋彪

9. 基于生物生存策略的有毒动物中药功能成分定向挖掘技术体系

（国家技术发明奖二等奖 2013）

中国科学院昆明动物研究所

赖 仞 熊郁良 张 云 肖昌华 王婉瑜

10. 中药安全性关键技术研究与应用

（国家科学技术进步奖一等奖 2013）

中国人民解放军军事医学科学院放射与辐射医学研究所
浙江大学 中国人民解放军总医院 天津中医药大学
中国中医科学院中药研究所 深圳微芯生物科技有限责任公司 河南中医学院 中华中医药学会

高 月 杨明会 范骁辉 王宇光 程翼宇 高秀梅
梁爱华 宁志强 王书芳 苗明三 马增春 张 晗
肖成荣 陆倍倍 谭洪玲

11. 中药药性理论研究模式的构建及应用

（国家科学技术进步奖二等奖 2013）

黑龙江中医药大学

匡海学 杨炳友 王秋红 夏永刚 王艳宏 肖洪彬
孟永海 王艳艳 吕邵娃 程 伟

12. 中药有效成分群发现与质量评价研究

（高等学校科学研究优秀成果奖自然科学一等奖 2013）

中国药科大学

李 萍 齐炼文 李会军 陈 君 汪 豪 杨中林
闻晓东

13. 中药五谷虫对感染创面抗菌作用的机制和临床研究

（高等学校科学研究优秀成果奖科技进步奖二等奖 2013）

大连医科大学 首都医科大学

王寿宇 张 振 吕德成 王江宁 曲学玲 田曦亮
鲁 明 杨柠泽 韩 楠 白清华 李培楠

14. 基于病证结合中医药治疗非酒精性脂肪肝的转化医学研究

（高等学校科学研究优秀成果奖科技进步奖二等奖 2013）

上海中医药大学 华东理工大学

季 光 王峥涛 黄 诚 刘建文 王 森 吴 涛
杨丽丽 张 莉 宋海燕 柳 涛 孙姗姗 范圣洁
魏华凤 郑培永 邢练军 安红梅 王 磊 励冬斐
刘 洋 潘洁露 舒祥兵 徐汉辰

15. 三拗汤类方宣肺功效的基础与应用研究

（高等学校科学研究优秀成果奖科技进步奖二等奖 2013）

南京中医药大学 济川药业集团股份有限公司

范欣生 郭立玮 董自波 段金廒 唐于平 许惠琴
徐 立 俞晶华 王明艳 文红梅

16. 抗骨质疏松传统中药现代化研究及其应用

中国药学年鉴 CHINESE PHARMACEUTICAL YEARBOOK 2014

（高等学校科学研究优秀成果奖科技进步奖二等奖 2013）

香港中文大学 暨南大学 香港理工大学 沈阳药科大学 广州军区广州总医院 上海中医药大学 复旦大学 中国医学科学院药用植物研究所 贵州同济堂制药有限公司 中国科学院深圳先进技术研究院

秦 岭 姚新生 黄文秀 张 戈 王乃利 邓伟民
石印玉 朱汉民 郭宝林 周 宁 王新宏 戴 毅
张 岩 郑振耀

17. 中药复方指征药效物质基础的研究
（中华中医药学会科学技术奖一等奖 2013）
中国中医科学院西苑医院

刘建勋 林 力 张 颖 任钧国 林成仁 韩 笑
李 磊 侯金才 宋文婷 徐 立 付建华 张 鹏
孟红旭 李 澎 姚明江

18. 消渴丸的现代研究与应用
（中华中医药学会科学技术奖一等奖 2013）
广州白云山中一药业有限公司 北京大学人民医院

张春波 吴长海 纪立农 苏碧茹 刘菊妍 石 猛
周 杰 耿春贤 邓慧敏 任伟航 叶 彬 程艳阳
邹 琦 郑晓晴 杨龙飞

19. 基于三要素的中药药性构成及实质研究
（中华中医药学会科学技术奖一等奖 2013）
北京中医药大学

张 冰 黄建梅 刘小青 林志健 孙建宁 金 锐
马长华 薛春苗 卢建秋 钟赣生 王春梅 刘 欣
吴嘉瑞 闫永红 李 仝

20. 有效恢复中药材生产立地条件与土壤微生态环境修复技术研究
（中华中医药学会科学技术奖一等奖 2013）
中国中医科学院中药资源中心 云南农科院药用植物研究所 广东药学院 贵阳中医学院 山东省分析测试中心

郭兰萍 黄璐琦 刘大会 杨 全 周 涛 杨 光
张 燕 郝庆秀 周 洁 金 航 张小波 陈美兰
曾 燕 吴志刚 格小光

21. 方药物质基础组分结构、多维结构质控体系及在丹参制剂等的应用
（中华中医药学会科学技术奖一等奖 2013）
江苏省中医药研究院 安徽天洋药业有限公司 常州市盛辉药业有限公司

贾晓斌 陈 彦 王桂有 封 亮 朱春霞 朱粉霞
刘 丹 孙 娥 杨保欣 王恒斌 陆学山 谭晓斌
赵自育 韦英杰 陈 斌

22. 中医药治疗艾滋病关键技术及应用
（中华中医药学会科学技术奖二等奖 2013）
广西中医药大学附属瑞康医院

邓 鑫 梁 健 姜 枫 苏齐鉴 张亚萍 刘振威
李 璇 吴卫群 李益忠 艾 军

23. 扶正清热解毒辨证治疗单纯疱疹病毒性角膜炎
（中华中医药学会科学技术奖二等奖 2013）
中国中医科学院望京医院 中国中医科学院中医临床基础医学研究所 中国中医科学院中药研究所 首都医科大学附属同仁医院 中国中医科学院广安门医院

刘 静 蔡静怡 何丽云 崔晓兰 支 楠 李越虹
吴 烈 王 颖 胡爱华 马小丽

24. 中药药性理论研究模式的构建及应用
（中华中医药学会科学技术奖二等奖 2013）
黑龙江中医药大学

匡海学 杨炳友 王秋红 夏永刚 王艳宏 孟永海
王艳艳 李振宇 杨志欣 吕邵娃

25. 中药胎毒的研究——黄连和小檗碱对新生儿溶血性黄疸的影响和机制
（中华中医药学会科学技术奖二等奖 2013）
中国中医科学院中药研究所

林 娜 刘春芳 徐 颖 高晓山 杨守业 刘 源
王荣田 杨 滨

26. 散结乳癖膏新药研制及创新临床研究
（中华中医药学会科学技术奖二等奖 2013）
北京中医药大学第三附属医院 黑龙江鹤翔制药有限责任公司

裴晓华 周 金 樊英怡 夏仲元 刘 多 宋阿凤
张董晓 邓卫芳

27. "交通心肾胶囊"相关研发与应用
（中华中医药学会科学技术奖二等奖 2013）
吉林省中医药科学院

毋英杰 刘建璇 王黎君 陈 颖 回 春 李会影
谷伟玲 艾 英 孙丽红 于映霞

28. 补肾活血方对 POF 模型大小鼠卵巢相关差异基因表达影响的分子机制研究
（中华中医药学会科学技术奖二等奖 2013）
湖南中医药大学

刘丹卓 赵新广 尤昭玲 肖彭莹 李长艳

29. 中药治疗宫颈高危型 HPV 感染及其相关病变的作用机制与应用研究
（中华中医药学会科学技术奖二等奖 2013）
北京中医药大学

金 哲 于妍妍 楼姣英 黄文玲 徐 翠 佟 庆
曹 颖 刘艳霞 任 映

30. 复方五味子醇提液对糖尿病肾脏疾病纤维化的保护作用及机制研究
（中华中医药学会科学技术奖二等奖 2013）
天津市公安医院 天津市中医药研究院 南开大学

张勉之　张大宁　谭小月　刘　苗　张艳秋　袁沙沙
宋宇明　程向阳

31. 羌活地黄汤治疗类风湿关节炎的临床及实验研究

（中华中医药学会科学技术奖三等奖　2013）

上海市中医医院

沈丕安　陈永强　苏　晓　杨旭鸣　姚重华　陈朝蔚
饶　武　谢　芳

32. 缩泉丸"补肾缩尿"作用的系列研究

（中华中医药学会科学技术奖三等奖　2013）

广州中医药大学

黄　萍　吴清和　操红缨　谈　博　李淑雯　谭　莹
吴　君　鲁湘鄂

33. 郭维淮经验方"通经活利汤"的研究

（中华中医药学会科学技术奖三等奖　2013）

河南省洛阳正骨医院

杜志谦　杜天信　王战朝　郭艳幸　夏华玲　郭继锋
王庆丰　谢　文

34. 肝癌瘀毒理论及化瘀解毒法治疗肝癌的临床和实验研究

（中华中医药学会科学技术奖三等奖　2013）

北京伟达中医肿瘤医院　中国人民解放军第二军医大学
东方肝胆外科医院　中国医学科学院肿瘤医院

郑伟达　吴孟超　郑东海　吴健雄　郑伟鸿　郑东梁
郑东英　董文杰

35. 新型复方血竭灌肠液治疗溃疡性结肠炎的基础与临床研究

（中华中医药学会科学技术奖三等奖　2013）

中国人民解放军第309医院

李　楠　王雪明　翟俊山　雷　晋　吴　凯　石玉玲
李　娜　王　欣

36. 制萎扶胃浓缩丸防治慢性萎缩性胃炎的机制研究

（中华中医药学会科学技术奖三等奖　2013）

甘肃省中医院　甘肃中医学院　甘肃省中医药研究院

舒　劲　李喜香　吴国泰　李生财　任　远

37. 中药降乳散对大鼠催乳素瘤的疗效及其作用机制

（中华中医药学会科学技术奖三等奖　2013）

武警总医院

梁立武　徐　春　张韶峰　刘晓军　杨雪梅　邱文娟
付淑云

38. 舒心饮加祛风药治疗冠心病的作用及机制研究

（中华中医药学会科学技术奖三等奖　2013）

上海中医药大学附属龙华医院

何　燕　林钟香　汤　诺　孙丽华　沈　琳　张金福
许洁睿　刘　杰

39. 补阳还五汤诱导大鼠骨髓间充质干细胞向神经细胞分化的研究

（中华中医药学会科学技术奖三等奖　2013）

河南中医学院　河南省医药科学研究院

张运克　张振强　高　峰　杨友军　杨俊红　王　亮
张俊红　于月娟

40. 基于多种动物模型防治认知功能障碍的中药小复方的应用基础研究

（中华中医药学会科学技术奖三等奖　2013）

中国中医科学院西苑医院

李　浩　刘剑刚　刘龙涛　刘美霞　韩淑花　官　杰
蔡琳琳　姚明江

41. 基于整合还原与生物热力学表达的中药物质基础筛选模式与方法的构建

（中华中医药学会科学技术奖三等奖　2013）

北京中医药大学东直门医院

曹俊岭　李国辉　王伽伯　鄢　丹　马　莉　付　强
马永刚　薛春苗

42. 中药药性理论系统观及其应用

（李时珍医药创新奖　2013）

北京中医药大学

乔延江　王　耘　张燕玲　史新元　郑虎占　颜素容
艾　路　姚美村　卢建秋　顾　浩　王　星　周　密
张　培　肖　斌　颜　静

43. 龙加通络胶囊

（中国药学会科学技术奖三等奖　2013）

天津药物研究院

魏吉城　汤立达　孔伶俐　孙　卫　金燕燕　夏春英
廖茂梁　郑雅楠

44. 参芍口服液的研制及药效学研究

（中国药学会科学技术奖三等奖　2013）

唐山市工人医院（河北医科大学唐山临床医学院）

刘晓红　李　霞　张春来　何福海　阚艳红　侯林中
尚小明　纪　征　薛钟文　张熙洁

45. 肾纤维化的发病机制及黄芪干预的转化应用

（中国中西医结合学会科学技术奖一等奖　2013）

上海交通大学医学院附属仁济医院

牟　姗　倪兆慧　王　琴　顾乐怡　王　玲　戴慧莉
张敏芳　车霞静　曹励欧　严玉澄　钱家麒　吴青伟
邵兴华　施蓓莉

46. 补肾药淫羊藿组分延长健康寿命的基础研究

（中国中西医结合学会科学技术奖一等奖　2013）

复旦大学附属华山医院

沈自尹　张新民　黄建华　蔡外娇　张素琴　陈　洋
刘小雨　吴　斌　胡作为　宁　友　陈伟华

47. 加味五子衍宗方治疗阿尔茨海默病作用机制研究

（中国中西医结合学会科学技术奖二等奖　2013）

北京大学第一医院

王学美　黎巍威　曾克武　李　娌　褚松龄　富　宏

张　泰　刘庚信　杨金霞　王　斌　李敏芳

48. 雄附方治疗类风湿关节炎间质性肺病研究

（中国中西医结合学会科学技术奖二等奖　2013）

中国人民解放军第252医院　河北大学　河北省中医药研究院　保定市第一中医院　中国人民解放军第322医院

马玉琛　王　勇　杨永滨　张　哲　王志丹　曹海涛
张　媛　刘娟娟　刘久红　马广信

49. 妊娠期应用中药安全性评价的关键技术研究

（中国中西医结合学会科学技术奖三等奖　2013）

天津中医药大学第二附属医院

宋殿荣　王跃飞　张　崴　郭　洁　王雅楠　李沛霖
王玉华　马红梅　王建玲　杜文欣　黄宇虹

50. 升清胶囊防治胆固醇结石的基础研究

（中国中西医结合学会科学技术奖三等奖　2013）

上海中医药大学附属龙华医院

张静喆　章学林　顾宏刚　梁晓强　朱培庭　马恩伟
李　炯　孙　逊　林天碧　杨吉勇

51. 慢性肾衰的分子病理机制及益肾降浊中药的干预研究

（中国中西医结合学会科学技术奖三等奖　2013）

福建医科大学附属第一医院　福建中医药大学附属人民医院　福建中医药大学

许艳芳　丘余良　万建新　吴小南　郑　京　郑敏麟
张喜奎　林久茂　张政

52. 清肺培元法对HIV/AIDS肺部感染的作用研究

（中国中西医结合学会科学技术奖三等奖　2013）

河南中医学院

徐立然　杨小平　杨克勤　崔伟峰　王东旭　孟鹏飞
雷　颀

53. 益气解毒复方制剂在鼻咽疾病临床治疗中的应用与疗效机理研究

（中国中西医结合学会科学技术奖三等奖　2013）

湖南中医药大学

何迎春　田道法　卢芳国　曹建雄　唐发清　王大海
周小军　王贤文　刘红萍　戴　娜

54. 基于数据库信息挖掘的中药注射剂不良反应系统分析研究

（中国中西医结合学会科学技术奖三等奖　2013）

北京中医药大学　中国中医科学院中医基础理论研究所　中国中医科学院广安门医院　中国中医科学院中医药信息研究所

吴嘉瑞　张　冰　周超凡　马长华　王丽霞　颜正华
樊红雨

55. 复方浙贝颗粒辅助化疗提高难治性白血病疗效及其作用机制研究

（中国中西医结合学会科学技术奖三等奖　2013）

北京中医药大学　河北省廊坊市中医医院　天津中医药大学第一附属医院　浙江省中医院　广州中医药大学第一附属医院　中国中医科学院西苑医院
黑龙江中医药大学附属第一医院

陈信义　李冬云　侯　丽　杨淑莲　杨文华　周郁鸿
董　青　杨洪涌　刘　锋　孙伟正　许亚梅　白　桦
芦殿荣　郑　智　何丽云

56. 中医药知识密集型数据利用模式及应用

（中国中西医结合学会科学技术奖三等奖　2013）

中国中医科学院中医药信息研究所　浙江大学　上海中医药大学　福建中医药大学　河南省中医药研究院

崔　蒙　吴朝晖　李海燕　陈华钧　张华敏　雷　蕾
李园白　胡雪琴　刘　静　姜晓红　贾李蓉　尹爱宁
施　毅　林丹红　田文敬

57. 冠心苏合丸相关性肾损害不良反应调查

（解放军总后卫生部药学成果奖三等奖　2013）

北京军区北戴河疗养院

史文慧　郭　蓉　罗朝利　贾　妍　马　路　王玉慧
邢建华

58. 十味板蓝根颗粒解热镇痛及抗炎抗病毒作用的研究

（解放军总后卫生部药学成果奖三等奖　2013）

南京军区第454医院

司梁宏　张丽玲　朱元元　邱　彦　尚　宁　陆　瑜
马　静

合成药物

59. 寡糖的合成及某些基于糖类的药物发现

（国家自然科学奖二等奖　2013）

北京大学

叶新山　熊德彩　耿轶群　王冠男　张礼和

60. 多肽药物导向的手性非天然氨基酸的合成方法学研究

（高等学校科学研究优秀成果奖自然科学一等奖　2013）

兰州大学

王　锐　蒋先兴　洪　亮　赵德鹏　张　根　曹一明
王一青　刘卫霞　王林清　刘陆平　杨东旭　孙旺盛
沈方方　张耀虎　石晓梅

61. 光敏新药与试剂的研制及光动力疗法的基础与应用研究

（中国药学会科学技术奖三等奖　2013）

东华大学　第二军医大学　上海交通大学附属仁济医院

陈志龙　陈文晖　严懿嘉　叶　颖　施虹敏

新药产业化研究

62. 一类单体中药新药参一胶囊创制的关键技术及应用

（国家技术发明奖二等奖　2013）

大连经济技术开发区天富科技开发有限公司　大连医科大学附属第一医院上海长征医院　大连大学　大连医科

中国药学年鉴　CHINESE PHARMACEUTICAL YEARBOOK　2014

大学　大连经济技术开发区天富科技开发有限公司

富　力　弓晓杰　刘基巍　王杰军　燕　秋　鲁　岐

63. **参附注射液品质控制与产业化关键技术应用**

（国家科学技术进步奖二等奖　2013）

成都中医药大学　雅安三九药业有限公司　四川省中医药科学院　中国食品药品检定研究院　天津中医药大学四川大学华西医院　雅安三九中药材科技产业化有限公司

彭　成　赵军宁　林瑞超　潘红炬　商洪才　李廷谦
郭　力　岑小波　易进海　徐康雅

64. **抗肿瘤新药盐酸吉西他滨及制剂的研制和产业化**

（国家科学技术进步奖二等奖　2013）

江苏豪森药业股份有限公司　中国科学院上海有机化学研究所　中华全国工商业联合会

林国强　岑均达　吕爱锋　赵军军　吴羽岚　蒋昌盛
杨宝海　陈刚胜　胡春勇

65. **基于传统中药复方——大川芎方的系列产品研发及临床应用**

（中华中医药学会科学技术奖一等奖　2013）

江苏康缘药业股份有限公司　南京中医药大学

萧　伟　王振中　毕宇安　丁　岗　柳于介　章晨峰
钱大玮　郭建明　孙永成　秦建平　曹　亮　吴　云
王团结

66. **蓝芩口服液治疗急性咽炎作用机制、临床疗效及产业化应用研究**

（中华中医药学会科学技术奖三等奖　2013）

扬子江药业集团有限公司

郑　璐　沙　琦　石晶萍　刘克羊　李　银　胡　征
相　婷　吴　斌

67. **一步发酵法生产抗肿瘤药物阿霉素的产业化研究**

（中国药学会科学技术奖二等奖　2013）

浙江海正药业股份有限公司

陈　华　李志强　郑玲辉　陈正杰　王玲萍　白　骅

68. **抗疟新药复方磷酸萘酚喹片（ARCO）的研制及国际市场开拓**

（中国药学会科学技术奖三等奖　2013）

军事医学科学院微生物流行病研究所昆明制药集团股份有限公司

王京燕　黄青云　丁德本　曾　涛　李国福　赵鑫润
焦岫卿　李云瑞　时云林　张国丽　单成启　高小惠
邬伯安　丁建新　张　敏

69. **兰索拉唑及注射用兰索拉唑·兰索拉唑片的研究与开发**

（中国药学会科学技术奖三等奖　2013）

山东罗欣药业股份有限公司　山东裕欣药业有限公司
山东恒欣药业有限公司

李明华　李明杰　陈　雨　宋良伟　刘明霞　郭中明
曹　传　高菲菲

70. **道地药材刺五加 GAP 研究及系列产品开发研究**

（中国中西医结合学会科学技术奖三等奖　2013）

黑龙江中医药大学　哈尔滨仁皇药业股份有限公司

刘树民　李绍铭　卢　芳　王喜军　孟祥才　崔玉海
于栋华　闫广利　白　云　安丽凤　李煦照　柳长凤

生化药物及生物制品

71. **1.1 类原创新药——口服重组幽门螺杆菌疫苗**

（国家技术发明奖二等奖　2013）

中国人民解放军第三军医大学　芜湖康卫生物科技有限公司

邹全明　童文德　毛旭虎　郭　刚　鲁东水　吴　超

72. **多肽药物先导化合物的化学筛选和作用机制研究**

（中国药学会科学技术奖一等奖　2013）

兰州大学

王　锐　方　泉　蒋先兴　洪　亮　张　伟　赵德鹏
张　根　王凯荣　张邦治　牟凌云　王　媛　曹一明
阎文锦　林　利　刘　鑫

73. **大规模制备流感病毒表面抗原的方法及亚单位流感疫苗的工艺研究**

（中国药学会科学技术奖一等奖　2013）

天士力金纳生物技术（天津）有限公司　天津天士力集团有限公司研究院生物药品研究所

张　艳　田文莉　潘晓男　仇艳平　祁　骥　李　剑
曹小丹　李小强

74. **微生物创新药物筛选研究平台的建立和应用**

（中国药学会科学技术奖二等奖　2013）

华北制药集团新药研究开发有限责任公司

路新华　郑智慧　任　晓　可爱兵　丁彦博　林　洁
李业英　郑海洲　朱京童　石　英　徐　岩　崔晓兰
张雪莲　马　瑛　蔡超靖

75. **一类生物制品培菲康胃肠屏障损伤治疗及关键生产技术研究**

（中国药学会科学技术奖二等奖　2013）

上海信谊药厂有限公司

张军东　王树海　常　臻　文　彬　于鸿晶　刘　璐
蒋心妍　汪忠慧　王莎莎　沈康宁

76. **结核感染 Elispot 诊断试剂的研发及应用**

（中华预防医学会科学技术奖二等奖　2013）

深圳市第三人民医院

陈心春　周伯平　肖松生　杨倩婷　张明霞　廖明凤
张洁云　朱秀云　邓群益　陈　骑

药理、毒理

77. **药物分子毒理学研究及新药安全性评价关键技术的应用**

中国药学年鉴

CHINESE PHARMACEUTICAL YEARBOOK 2014

和国际认可

（国家科学技术进步奖二等奖　2013）

中国科学院上海药物研究所　中国科学技术协会

任　进　宫丽崑　戚新明　刘永珍　邢国振　金　毅
李　明　郑维君　栾　洋

78.	**药物成瘾的神经机制及干预策略研究**

（高等学校科学研究优秀成果奖自然科学奖一等奖　2013）

北京大学

时　杰　陆　林　贾忠伟　李素霞　赵励彦　鲍彦平
吴　萍　王贵彬　薛言学　朱维莉　丁增波

79.	**心源性猝死防治新靶点及其药物干预**

（高等学校科学研究优秀成果奖自然科学奖一等奖　2013）

哈尔滨医科大学

杨宝峰　艾　静　吕延杰　潘振伟　单宏丽　张　勇
许超千　王　宁　孙丽华　张　莹　白云龙　蔡本志
张　荣

80.	**甲胎蛋白信号分子样作用的发现**

（高等学校科学研究优秀成果奖自然科学奖二等奖　2013）

北京大学

李　刚　李孟森　王珊珊　李朝英　李　慧

81.	**中药体内过程的分子机制**

（高等学校科学研究优秀成果奖自然科学奖二等奖　2013）

北京大学　清华大学

杨秀伟　杨晓达　王　旗　杜力军　张友波　徐　嵬
张　悦　邢东明　丁　怡

82.	**加味五子衍宗方防治阿尔茨海默病作用机制研究**

（高等学校科学研究优秀成果奖自然科学奖二等奖　2013）

北京大学

王学美　黎巍威　曾克武　李　娌　褚松龄　富　宏
张　泰　刘庚信　杨金霞　王　斌

83.	**白血病细胞自噬与化疗耐药的分子调控机制研究**

（高等学校科学研究优秀成果奖自然科学奖二等奖　2013）

中南大学　南华大学

曹励之　俞　燕　杨明华　杨良春　谢　岷　唐道林
朱　珊　殷小成　赵明一

84.	**新药筛选核心技术规范化平台建设及其科学应用**

（高等学校科学研究优秀成果奖科技进步奖二等奖　2013）

中国药科大学

张陆勇　尚　靖　廖　红　袁胜涛　柳　军　江振洲
严　明　王　涛　张评浒

85.	**亮菌防治顺铂所致胃肠道反应的基础与转化研究**

（中华中医药学会科学技术奖三等奖　2013）

安徽省立医院　合肥诚志生物制药有限公司

李　平　张　梅　杜　静　王　清　沈业寿　季俊虬
邓晓娟　陈振东

86.	**三氧化二砷毒性反应发生机制及防治策略**

（中华医学科技奖一等奖　2013）

哈尔滨医科大学

周　晋　杜智敏　张亭栋　孟　然　单宏丽　张　卓
杨宝峰　李宝馨　孙宏丽　吕延杰　李丽敏　蔡本志
张　勇

87.	**心房颤动发生相关因素及抗凝治疗药物基因组学研究**

（中华医学科技奖三等奖　2013）

卫生部北京医院

杨杰孚　蔡剑平　陈　浩　王　华　佟佳宾　施海峰
邹　彤　汪　芳

88.	**针对自身免疫性疾病的创新药物研究**

（中国药学会科学技术奖二等奖　2013）

中国科学院上海药物研究所

左建平　唐　炜　李援朝　李　英　赵维民　何佩岚
周　宇　何世君　朱峰华　冯春兰　杨晓倩　王桂凤
童贤崑　杨　莉

89.	**男性生殖与泌尿疾病药物非临床评价体系的建立和应用**

（中国药学会科学技术奖三等奖　2013）

上海市计划生育科学研究所（中国生育调节药物毒理检测中心）

孙祖越　吴建辉　周　莉　刘向云　杨荣富　孟　祥
骆永伟　许　丽　王忠辉　陈　颖　桂　博　姜　娟
王　华　李　雷　徐斯翀

90.	**药品上市后安全有效性评价的理论、方法与实践研究**

（中国药学会科学技术奖三等奖　2013）

北京大学　北京市药品不良反应监测中心

詹思延　张黎明　李立明　颜江瑛　胡永华　孙　凤
吕　筠　吴　涛　任　涛　夏惜愔　吕晓珍　尚鹏辉
曹卫华　秦雪英　张　俊

91.	**鞘内注射甲氨蝶呤、阿糖胞苷患者发生群体性截瘫事件的病因学研究**

（中华预防医学会科学技术奖二等奖　2013）

中国疾病预防控制中心　中国食品药品检定研究院

曾　光　马会来　李　波　江　滨　王向波　闫慧芳
沈连忠　徐　昌　万新华　刘慧慧

92.	**他汀类药物防治动脉粥样硬化的作用机理及临床干预研究**

（中华预防医学会科学技术奖三等奖　2013）

北京大学人民医院

陈　红　任景怡　宋俊贤　乔正国　邢　燕　李帮清
武　蓓

93.	**邻苯二甲酸酯对敏感人群的生殖发育毒性及其健康风险评估**

（中华预防医学会科学技术奖三等奖　2013）

复旦大学

张蕴晖　陈秉衡　阚海东　林　玲　郑力行　邬春华

蒋颂辉　赵　岩

94. 耐药基因及病原体高通量检测技术研究

（中华预防医学会科学技术奖三等奖　2013）

南京军区军事医学研究所

李越希　潘　英　金慧英　黄培堂　李素芹　陈乐如
傅雅丽

药物制剂

95. 环境友好型微生态制剂（生态疫苗）的创制与应用

（高等学校科学研究优秀成果奖技术发明奖一等奖　2013）

吉林农业大学　山东宝来利来生物工程股份有限公司

王春凤　单宝龙　杨桂连　谷　巍　李巧贤

96. 新型高分子凝胶释药系统的研究与应用

（高等学校科学研究优秀成果奖科技进步奖一等奖　2013）

第二军医大学　桂林华诺威基因药业有限公司　扬子江
药业集团有限公司　上海雷允上药业有限公司　上海艾
可杰生物高分子材料有限公司

高　申　丁雪鹰　刘继勇　朱全刚　韦忠明　高　静
周庆氢　谢　松　陈立新　莫冬海

97. 中药复方释药系统优化关键技术与应用

（中华中医药学会科学技术奖二等奖　2013）

江西中医学院　上海中医药大学　成都中医药大学

杨　明　冯　怡　郑　琴　廖正根　唐　斌　岳鹏飞
谢兴亮　陈丽华　胡鹏翼　伍振峰

98. 高端制剂用新辅料开发关键技术平台

（中国药学会科学技术奖二等奖　2013）

石药集团中奇制药技术（石家庄）有限公司

李春雷　梁　敏　郑利刚　吴立红　刘　洋　吴文芳
杜艳玲　王　悦　赵　倩　樊俊红

99. 经皮给药系统研究与开发

（中国药学会科学技术奖二等奖　2013）

上海长海医院

高　申　丁雪鹰　朱全刚　刘继勇　高　静　王　卓

100. 新型蟾酥纳米制剂的制备及其抗肿瘤作用研究

（中国中西医结合学会科学技术奖二等奖　2013）

第二军医大学长海医院

苏永华　张慧卿　辛海量　杨延龙　殷子斐

101. 复方痤疮微乳膏的研制

（解放军总后卫生部药学成果奖三等奖　2013）

济南军区第401医院

王菊荣　李明春　李　晓　王冬冬　黄　霞

102. 基于微针阵列技术的双重皮肤靶向给药系统研究

（解放军总后卫生部药学成果奖三等奖　2013）

广州军区第425医院

范　伟　王旭东　周　迪　聂岁锋　周广怡

临床研究

103. 小儿反复呼吸道感染证候规律及中医药治疗方案规范
研究

（中华中医药学会科学技术奖二等奖　2013）

天津中医药大学第一附属医院

马　融　李新民　于　越　张喜莲　杨常泉　戎　萍
胡思源　杜春雁　魏小维　施畅人

104. 中医药诊疗小儿过敏性紫癜的临床研究

（中华中医药学会科学技术奖二等奖　2013）

长春中医药大学

冯晓纯　孙丽平　周秀玲　段晓征　张　凌　张　晔
李香玉　原晓风　马　琳　朱浩宇

105. 抗纤灵方治疗慢性肾脏病3期临床多中心疗效评价及
组方和有效组分体内外抑制肾纤维化的作用

（中华中医药学会科学技术奖二等奖　2013）

上海中医药大学附属曙光医院　上海中医药大学附属普陀
医院　上海市中医医院　上海中医药大学附属岳阳医院
上海中医药大学附属龙华医院　上海中医药大学

何立群　彭　文　张长明　黄　迪　周家俊　王　怡
邓跃毅　王云满　张　悦　王　东

106. 社区糖尿病前期（IGT）中医药干预及推广应用研究

（中华中医药学会科学技术奖三等奖　2013）

安徽中医学院第一附属医院

方朝晖　王学林　赵进东　石国斌　周　进　许成群
李家云　王建和

107. 加味补肝汤治疗糖尿病周围神经病变的临床及机理
研究

（中华中医药学会科学技术奖三等奖　2013）

中南大学湘雅医院

陈泽奇　叶仁群　邱新建　熊丽丽　黄　娟　谢　桂
程富香　李玉红

108. 中医药防治节制生育措施所致相关疾病的研究

（中华中医药学会科学技术奖三等奖　2013）

贵阳中医学院第一附属医院

丁丽仙　翟婷婷　孟昱琼　李　琼　胡　春　张　睿
刘　葵

109. 新药丹益片的研制与治疗慢性前列腺炎疗效评价

（中华中医药学会科学技术奖三等奖　2013）

重庆巨琪诺美制药有限公司　中日友好医院　上海交通
大学医学院附属仁济医院　北京中医药大学东直门医院

魏　锐　李兰群　戴继灿　李海松　李　倩

110. 肾外科疾病微创诊治技术的临床研究

（中华医学科技奖三等奖　2013）

北京大学第三医院

马潞林　卢　剑　黄　毅　赵　磊　张树栋　侯小飞
王国良　刘余庆

111. 以抗耐药菌药物为主的药物临床研究关键支撑技术构建与应用

（中国药学会科学技术奖二等奖　2013）

中国人民解放军总医院　吉林大学生命科学院

王　睿　蔡　芸　王　瑾　梁蓓蓓　刘又宁　陈良安
顾景凯　柴　栋　白　楠　王培兰　崔俊昌　赵铁梅
于旭红

112. 益气活血、化瘀降浊法防治冠心病的机制及临床研究

（中国中西医结合学会科学技术奖二等奖　2013）

上海中医药大学附属龙华医院

刘　萍　章怡祎　唐靖一　张　娜　邱少波　毛美娇
陈富荣　周　端　胡俊萍　王佑华　梁　燕　汤　诺

113. 脑卒中后炎症损伤机制研究及中西医结合治疗新策略的临床应用

（中国中西医结合学会科学技术奖二等奖　2013）

河北医科大学第二医院

张祥建　李俐涛　崔丽丽　王力娜　祝春华　苗江永
刘玲玲　刘　莹　季　辉　乔会敏　杨晨辉　范宏光
杜媛媛

114. 圣脑康丸防治急性高原病的实验研究与临床应用

（解放军总后卫生部药学成果奖三等奖　2013）

兰州军区第323医院

宋红儒　汤迎爽　李红梅　程晓峰

115. 骨关节炎治疗药物"健步关节胶囊"的研制及临床应用

（解放军总后卫生部药学成果奖三等奖　2013）

海军第411医院

鲍蕾蕾　钱海平　陈海飞　李念群　卞　俊　袁　兵

116. 以药代动力学为主线的抗感染药物临床评价体系的构建及应用

（解放军总后卫生部药学成果奖三等奖　2013）

解放军第302医院

毕京峰　魏振满　王　鋐　陈大为　李文淑　朱珍真
段　锋

其　他

117. 基于语义图的知识服务技术及中医药应用

（高等学校科学研究优秀成果奖技术发明奖一等奖）

浙江大学　中国中医科学院中医药信息研究所

吴朝晖　刘雪松　陈华钧　崔　蒙　姜晓红　姚　敏

118. 中药知识产权保护研究与应用

（中华中医药学会科学技术奖三等奖　2013）

北京中医药大学

肖诗鹰　刘铜华　吴　萍　王智民　杨　智　杨　静
赵　霞　樊红雨　贺　莹　杨旭杰

119. 《中医药科普创作大系》

（中华中医药学会科学技术奖二等奖　2013）

吉林省中医药管理局　中华中医药学会　吉林省中医药学会

邱德亮　李俊德　朱桂祯　王　奕　宋柏林　李春艳
胡志海　倪　达　李景华　刘铁军

120. 《新疆常用药用植物科普丛书》

（中华中医药学会科学技术奖三等奖　2013）

新疆维吾尔自治区中药民族药研究所

贾晓光　李晓瑾　杨卫星　倪　慧　凯撒·苏来曼
贾新岳　王国福　石明辉

121. 北京基层医疗机构药物利用评价及用药合理性监测研究

（中国药学会科学技术三等奖　2013）

首都医科大学附属北京天坛医院　北京市通州区潞河医院
北京市丰台区方庄社区卫生服务中心

赵志刚　张向东　陈世才　常利杰

（由张贵兴　万　猛　李劲松　刘俊立　孙文虹　施克明
巩志业　姚振华提供资料　司伊康　金听根　整理）

国家自然科学基金资助项目

⬈ 2013 年国家自然科学基金面上资助项目（药学相关项目选录）

项目编号	项目名称	负责人	依托单位
81371029/H1205	筛选治疗老年性黄斑变性的小分子化合物	Dean Yaw Li	电子科技大学
81372394/H1609	血清 miRNA 预测结直肠癌奥沙利铂耐药的价值及相关机制	巴 一	天津医科大学
31370847/C0508	利用高通量测序和荧光显微技术研究细菌耐药性产生机理	白 凡	北京大学
81373506/H2701	基于肾上腺素受体相关"肺主宣发"的现代生物学基础及"宣肺解表"药效物质基础研究	白 钢	南开大学
81370290/H0205	选择性心房钠通道阻滞剂的鉴选及其抗心房颤动作用的机制研究	白 融	首都医科大学
81370419/H0217	缺血再灌注损伤治疗策略的探索:线粒体靶向治疗药物对线粒体形态及功能的调控	毕伟河	北医科大学
51372260/E020403	用于高效跨越脑胶质瘤血脑屏障的新型多功能纳米诊疗剂的实验研究	步文博	中国科学院上海硅酸盐研究所
81372616/H1617	PMP22 蛋白通过促进肿瘤干细胞特性增强胃癌细胞耐药能力	蔡建春	厦门大学
81372670/H1617	Tristetraprolin 抑制细胞衰老相关分泌表型提高胃癌新辅助化疗敏感性的作用及机制研究	蔡清萍	中国人民解放军第二军医大学
81373540/H2705	基于 PI3K-Akt-mTOR 信号转导通路探讨青风藤配伍白芍治疗类风湿性关节炎"相使"为用的机理	蔡 雄	湖南中医药大学
31371380/C0704	E3 连接酶 Pirh2 在多发性骨髓瘤硼替佐米耐药中的作用及机制研究	蔡 真	浙江大学
81373362/H3008	多功能有机/无机杂化纳米粒眼用给药系统的研究	操 锋	中国药科大学
21371117/B0111	基于纳米二氧化硅的治疗诊断学药物研究	曹傲能	上海大学
81372824/H1622	PRMT2 对乳腺癌细胞增殖和耐药的影响及机制研究	曹 仁	贤南华大学
81372843/H1622	YM155 在逆转三阴性乳腺癌多药耐药中的作用及分子机制	曹旭晨	天津医科大学
81373716/H2718	从 PPARγ-LXRα-ABCA1 信号途径研究隔药饼灸促胆固醇逆转运抗动脉粥样硬化形成机制	常小荣	湖南中医药大学
81374050/H2816	基于活性整合指纹图谱技术的药效整合热毒宁注射液整体药代动力学研究	常艳旭	天津中医药大学
81371214/H0902	自噬在吸入麻醉药诱导的老龄大鼠认知功能障碍中的作用及机制	陈 钢	浙江大学
81371871/H2002	外排泵在替加环素耐药肠杆菌科细菌中的作用及调控机制研究	陈功祥	浙江大学
81373647/H2709	益气小复方对三阴性乳腺癌 MDR 的逆转及机制探讨	陈红风	上海中医药大学
81373838/H2902	应用整合医学调控肝药酶和 CD40/CD40L 信号网络防治冠脉血栓形成	陈 慧	福建省立医院
81373709/H2717	从"ERK/MAPK"通路探讨益气健脾药膳保护化疗大鼠胃肠黏膜屏障的机制	陈锦秀	福建中医药大学
81373204/H1008	普乐林依赖 PI3k/Akt/NF-κB 通路逆转 MDR1 介导的难治性类风湿关节炎多药耐药的机制探讨	陈进伟	中南大学
21376014/B060303	超声变频湍动"破壁-传质"中药提取机理及工艺优化的研究	陈 娟	北京化工大学
81371425/H0913	microRNA 调控 HIF-1α 介导颞叶癫痫耐药的机制研究	陈 蕾	四川大学
81371681/H1819	多功能磁-介孔二氧化硅纳米复合载体系统抗肝癌复发及机制研究	陈 立	吉林大学
3181373283H3002	基于罕见骨架结构的天然查尔酮类衍生物微管抑制剂 MIL-28 抗微管靶点及抗耐药机制研究	陈俐娟	四川大学
81374003/H2809	夏枯草白芍抗高血压有效组分配伍合理性及其机制研究	陈素红	温州医学院
81371249/H0903	HCN 离子通道涉及局部麻醉药物作用及机制	陈向东	华中科技大学
81373489/H3111	ADMA 关键代谢酶基因多态性与辛伐他汀心血管保护作用个体差异及机制研究	陈小平	中南大学
81373367/H3010	基于细胞代谢组学-血清药理学-分子生物学的京大戟、芫花致肝毒性机制、物质基础和炮制前后毒性变化的研究	陈晓辉	沈阳药科大学
81374023/H2810	中药雷丸蛋白 pPeOp 抑胃癌作用中 JAK/STAT3 信号通路负性调控的机制研究	陈宜涛	浙江中医药大学
21377043/B070202	典型 PPCPs 及其代谢、转化物的光降解基质效应与机理研究	陈 勇	华中科技大学
81373535/H2704	基于 miR-21 信号介导肿瘤微环境的行气化痰法增加食管癌化疗药物敏感性机制研究	陈玉龙	河南中医学院
21375101/B050903	基于雌激素受体及芳香化酶靶向识别分析新方法及其在抗乳腺癌药物分析中应用	陈子林	武汉大学
21375152/B050105	电化学修饰与去修饰控制芯片内细胞和酶的固定与解脱及在药物筛选中应用的研究	陈缵光	中山大学

（续表）

项目编号	项目名称	负责人	依托单位
21372157/B020601	IMPDH 为靶点的小分子抑制剂的设计、合成及活性研究	程卯生	沈阳药科大学
51373113/E031002	pH 和还原双重生物响应氨基酸聚氨酯纳米药物载体的设计合成	程 茹	苏州大学
81372789/H1621	TRP14/Beclin1/自噬通路在调控卵巢癌对紫杉醇敏感性中的作用	程晓东	浙江大学
21371024/B0101	几种药物分子的晶型设计构筑及其构动关系	迟瑛楠	北京理工大学
81373275/H3001	非 ATP 竞争的新型糖原合成酶激酶-3β 抑制剂的优化、分子作用机制及其抗糖尿病活性研究	楚 勇	复旦大学
81371855/H1908	替加环素联合用药抑制多重耐药鲍曼不动杆菌耐药的体内外 PK/PD 研究	崔俊昌	中国人民解放军总医院
81374060/H2817	中药对细胞色素 P450 酶作用及配伍减毒的计算预测	崔 蒙	中国中医科学院中医药信息研究所
81372493/H1614	高精度腹腔热灌注化疗上调 miR-218 逆转胃癌多药耐药的作用及分子机制	崔书中	广州医科大学
51373112/E031001	长效可控药物释放静电纺纤维支架构建及抗增生性瘢痕研究	崔文国	苏州大学
81374040/H2813	基于甲型流感病毒不同致病机制的高通量药物筛选模型的构建及药理机制研究	代剑平	汕头大学
31371280/C060404	中国人群 CYP2C9 新变异体的体外代谢功能及临床意义研究	戴大鹏	卫生部北京医院
81373827/H2902	基于主成分分析结合频数统计心血管病中医疗效评价的终点指标构建方法	戴国华	山东中医药大学
81373934/H2803	抗流感病毒中药复方双黄连大鼠体内药效成分的发现及其协同作用研究	戴 毅	暨南大学
81371627/H1808	基于生物相容性量子点可视化监测纳米胶束的肿瘤靶向及药物控释	邓大伟	中国药科大学
51378282/E0804	可再生的纳米碳基复合材料吸附降解水中 PPCPs 的研究	邓述波	清华大学
81373334/H3008	新型"免疫伪装"载体的构建及机理研究	邓意辉	沈阳药科大学
81373406/H3102	一种新型自噬抑制剂及其抗病理性心肌肥厚机制研究	董德利	哈尔滨医科大学
81373939/H2803	基于蛋白组学和代谢组学的皂苷类中药注射剂类过敏成分及监测方法研究	窦德强	辽宁中医药大学
81370310/H0206	阿托伐他汀合用白藜芦醇对药物洗脱支架置入后内皮化的影响及机制研究	窦克非	中国医学科学院阜外心血管病医院
81373302/H3002	高通量筛选和优化新型无义突变通读诱导剂用于治疗遗传病和肿瘤	杜柳涛	武汉科技大学
81373345/H3008	细胞内脉冲释药系统的肿瘤治疗基础研究	杜永忠	浙江大学
81373652/H2710	中药调节差异 microRNAs 表达调控细胞凋亡防治激素性股骨头缺血坏死机理研究	樊粤光	广州中医药大学
81373893/H2903	基于疾病网络的参麦方抗心肌缺血整合调节机制研究	范骁辉	浙江大学
21372132/B020901	基于植物系统获得抗病性的新型噻二唑和异噻唑衍生物的合成与生物活性研究	范志金	南开大学
81373281/H3001	设计、合成具有 HDAC 和 Bcl-2 双重抑制作用的新型抗肿瘤药物	方 浩	山东大学
81373354/H3008	治疗多药耐药肿瘤的基质金属蛋白酶触发释放胶束递药系统构建及作用机制研究	方晓玲	复旦大学
81372379/H1609	低剂量/预给药条件下化疗药物显现促肿瘤生长转移作用的机制研究	封卫毅	西安交通大学
81373897/H2903	中药多层次作用网络的扩展及有效成分预测计算技术构建	冯春来	江苏大学
81373332/H3008	基于肿瘤微环境调控的功能转换型杂化多肽聚电解质刷载 MDR1siRNA 逆转结肠癌多药耐药性的递送机制研究	冯 敏	中山大学
81374031/H2811	基于 GLP-1 受体相关信号通路的京尼平苷与绿原酸组合治疗非酒精性脂肪肝效应机制研究	冯 琴	上海中医药大学
81372588/H1617	HER2/XAF1/MTA1 信号通路调控失衡参与胃癌曲妥珠单抗原发耐药的机制研究	付海京	中国人民解放军南京军区南京总医院
31370164/C010603	环丙沙星诱导下大肠杆菌 sRNA 的表达变化及其在耐药中的作用	付英梅	哈尔滨医科大学
81372400/H1609	Trx1/FOXO1 信号通路调控肝癌耐药的机制研究	甘 璐	华中科技大学
81373356/H3008	基于上皮细胞 BL 侧转运蛋白底物前药的设计及载前药智能化纳米载体促口服吸收机制的研究	甘 勇	中国科学院上海药物研究所
21372141/B0207	基于靶点拓扑异构酶和 PARP1 的吖啶类化合物的合成与抗肿瘤活性研究	高春梅	清华大学
81370042/H1819	高性能磁性纳米药物的构建及其肿瘤诊疗一体化应用研究	高锦豪	厦门大学
71373062/G0308	基于复杂适应系统理论下的基本药物制度综合指数评价建模与实证研究	高力军	哈尔滨医科大学
81372856/H1622	乳腺癌耐药相关 miRNA 及其调节靶点的研究	高 鹏	山东大学
81374026/H2811	中药配伍组分调控非酶蛋白糖基化及细胞转导通路改善糖尿病血管病变的机理研究	高 普	中国中医科学院西苑医院
31371344/C060706	基于药品不良事件呈报系统的药靶蛋白预测方法研究	高青斌	中国人民解放军第二军医大学
81373904/H2801	基于系统生物学的重楼近缘五属药用植物亲缘关系的研究	高文远	天津大学

（续表）

项目编号	项目名称	负责人	依托单位
81373351/H3008	具有 Aβ 寡聚体触发释药特性的仿生纳米载药系统构建及其针对阿尔茨海默病的分子靶向递药研究	高小玲	上海交通大学
81373958/H2804	基于代谢物组终端表象的中药注射剂暴露/反应模型建立及其应用研究	高晓燕	北京中医药大学
81372696/H1618	内质网应激蛋白 ATF4 调控自噬在人胶质瘤细胞替奈唑胺耐药性中的作用及机制	高宇飞	吉林大学
71373089/G0308	我国应急药品资源的区域空间分布与应急准备供应保障模式研究	龚时薇	华中科技大学
31370090/C010201	大肠埃希氏菌 S-腺苷高半胱氨酸核苷酶的作用机制及其作为抗菌药物靶点的探究	谷劲松	济南大学
81371467/H0918	腹侧海马区 miR-134 在药物线索诱发的可卡因复吸行为中的作用及其机制研究	关晓伟	南京医科大学
81372508/H1615	长链非编码 RNA HOTTIP 参与小细胞肺癌耐药的分子机制研究	郭琳琅	南方医科大学
81372279/H1606	膀胱癌中 miR-145 下调促进 EMT 发生和肿瘤耐药性的机制	郭 鹏	西安交通大学
81373450/H3105	基于半乳糖凝集蛋白-3 的高表达 MUC1 乳腺癌转移机制研究及靶点药物的发现	郭秀丽	山东大学
81371097/H1305	利用模式动物探索 DFNX1 型耳聋发病机制及临床药干预策略	韩东一	中国人民解放军总医院
81373974/H2806	以穿心莲为代表的中药有效部位肿瘤靶向聚合物胶束研究	韩 光	河南大学
81373346/H3008	靶向线粒体的多功能聚合物胶束克服肿瘤耐药性的研究	韩 旻	浙江大学
81373467/H3108	抗趋化因子 CXCL4 单克隆抗体防治化疗相关性腹泻的药理机制研究	韩 伟	上海交通大学
81372384/H1609	非小细胞肺癌 EGFR-TKI 类靶向药物新的耐药相关基因的作用和分子机制研究	韩晓红	中国医学科学院肿瘤医院
81372802/H1621	CD44⁺CD117⁺卵巢癌细胞内 PIK3CA/NF-κB/STAT3 信号传导通路的异常激活对卵巢癌患者化疗反应的预测及机制探索	韩志强	华中科技大学
31371317/C060604	微小 RNA 表达的甲基化调控对瞬时受体电位通道 C5 介导的肿瘤多药耐药的影响机制研究	何冬旭	江南大学
81373337/H3008	基于"一头多ից"靶头高效跨越肿瘤递药屏障的脂质体给药系统的构建及评价	何 勤	四川大学
81372537/H1616	Numblike 对 β1 整合素的调节作用在非霍奇金淋巴瘤细胞黏附介导的耐药（CAM-DR）中的意义	何 松	南通大学
81373890/H2903	基于活性中间产物的中药肝毒性成分早期发现系列关键技术	何 新	天津中医药大学
81373898/H2903	基于中西药相互作用的谷红注射液多组分药物代谢与药效相关性研究	何 昱	浙江中医药大学
81373336/H3008	基于 P-gp 抑制的星形聚合物的研究及其在口服传递中的作用	何仲贵	沈阳药科大学
81373105/H2611	贝叶斯倾向性评分方法研究及其在药品不良反应信号检测中的应用	贺 佳	中国人民解放军第二军医大学
81371902/H2006	基于多通道纳米生物传感技术快速检测结核杆菌多药耐药基因的新方法研究	洪国舜	厦门大学
81373473/H3110	药物转运蛋白 OATP1B1 的功能关键区域和翻译后调控机制研究	洪 梅	华南农业大学
81373376/H3010	基于微流控芯片结合多维液质联用技术的抗真菌药物活性分析的方法学研究	洪战英	中国人民解放军第二军医大学
81373374/H3010	单克隆抗体药物的质谱分析方法发展及其应用研究	胡良海	吉林大学
81372258/H1604	补体膜调控蛋白参与肿瘤抗体治疗耐药的分子机制	胡维国	复旦大学
81372846/H1622	三阴性乳腺癌微生态系统中 GRP78 在抗血管生成药物耐药中的作用和机制	胡夕春	复旦大学
31370937/C080602	大肠杆菌体内唾液酸修饰人源化 N-糖基化单链抗体及其药代动力学研究	胡学军	大连大学
81370724/H0420	他汀类药物通过 miR-155 改善子痫前期小鼠血管内皮功能障碍的机制研究	胡娅莉	南京大学
881373063/H2609	耐多药结核病向广泛耐药演变趋势和机制及控制策略研究	胡 屹	复旦大学
81374052/H2816	毛蕊异黄酮苷体内代谢转化与抗柯萨奇病毒作用关系研究	黄成钢	中国科学院上海药物研究所
31370853/C0508	基于聚合-连接探针的 TPMT SNP 新型高通量检测技术的研究	黄 庆	中国人民解放军第三军医大学
21372238/B020704	酶催化合成多糖作为多功能药物载体的研究	黄 蔚	中国科学院上海药物研究所
81373668/H2710	基于玻璃化保存的周围神经保存研究及中药提取物的促进作用	黄英如	重庆医科大学
21372013/B020104	基于三氮烯导向惰性键官能团化的研究及其在杂环合成与药物分子末期修饰中的应用	黄 湧	北京大学
81373986/H2807	基于热生成网络节点探索中药寒热属性的分子基础和评测体系	霍海如	中国中医科学院中药研究所
81370662/H0812	骨髓基质细胞 DNA 损伤介导 AML 耐药的机制研究	纪春岩	山东大学
81373327/H3007	靶向酸性微环境和己糖激酶 II 的抗肿瘤药物候选物的合成与生物活性研究	贾 彩	中国科学院过程工程研究所
81373549/H2705	基于 TSLP 通路探讨黄芪-防风/麻黄-甘草"药对"防治过敏性疾病的调节机制	江国荣	苏州市中医医院
81373322/H3005	海洋寡糖为载体的淋巴肿瘤早期检测造影剂及淋巴靶向药物的合成和新诊疗方法的动物研究	江 涛	中国海洋大学
21372181/B020304	F-19 MRI 可视化 5-FU 传输载体的合成与应用研究	江中兴	武汉大学
81371673/H1818	细胞载体介导纳米药物复合物精准归巢肿瘤及其抗肿瘤作用的系统研究	姜嫣嫣	复旦大学
81372899/H1625	以 miRNA-768-3p 为靶点增强鼻咽癌细胞对顺铂诱导凋亡的敏感性	蒋琛琛	蚌埠医学院

（续表）

项目编号	项目名称	负责人	依托单位
81373474/H3110	OCT1/MATE1 转运体介导吡咯里西啶生物碱的肝脏摄取及转运研究	蒋惠娣	浙江大学
81371784/H1903	白念珠菌质膜蛋白 Rch1 对细胞质内钙离子稳态和耐药调控功能的机理研究	蒋伶活	江南大学
81372517/H1615	PIM-1 信号通路在非小细胞肺癌 EGFR-TKI 获得性耐药中的作用及其分子机制	蒋日成	天津医科大学
81373484/H3111	调脂药辛伐他汀有效性及安全性的药物遗传学研究	蒋善群	安徽大学
81371858/H1908	鲍曼不动杆菌种优势性：不动杆菌属不同菌种生存、毒力与耐药性比较研究	蒋 琰	浙江大学
81372947/H2601	生活饮用水消毒致细菌耐药基因水平转移和传播机制及其控制研究	金 敏	中国人民解放军军事医学科学院
81373693/H2713	基于 IL-17RC 甲基化的益气调血化痰方药干预年龄相关性黄斑变性的作用机制研究	金 明	中日友好医院
81373340/H3008	自组装药物传递系统的理性设计和实验验证	金义光	中国人民解放军军事医学科学院
81371859/H1908	肠球菌磷霉素耐药新基因及磷霉素耐药传播机制研究	瞿婷婷	浙江大学
21375140/B050106	基于亲合整体柱色谱的药物靶标鉴定新技术	康经武	中国科学院上海有机化学研究所
71371087/G0109	生物医药产业集群生态位分离网络生成及其演化研究	孔玉生	江苏大学
81372346/H1607	三阴性乳腺癌干细胞致病机理研究及其靶点发现	郎靖瑜	中国科学院上海生命科学研究院
81372579/H1617	MRP1/ABCC1 基因 3UTR 单核苷酸多态性介导 miRNA 对原发性肝癌多药耐药性的影响	雷小勇	南华大学
81371624/H1808	靶向调控血脑屏障通透性实现影像指导下脑肿瘤递药	李 聪	复旦大学
81373319/H3004	新型人源化单克隆抗体候选药物艾克舒的抗肿瘤血管形成机制研究	李大伟	上海交通大学
81373358/H3008	超分子给药系统解离动力学常数 koff 及其与药物吸收关系研究	李海燕	中国科学院上海药物研究所
11372290/A020601	基于超分子组装-解组装的 HMX 微结构形成与稳定性研究	李金山	中国工程物理研究院化工材料研究所
81373390/H3101	选择性咪唑啉 I₂ 受体配体的镇痛效应及滥用潜力研究	李俊旭	南通大学
81373899/H2903	基于脉冲超滤液-质联用技术的中药治疗类风湿关节炎药效物质基础研究	李 丽	长春师范学院
31370363/C020603	基于渗入系精细定位与克隆长药野生稻高产大穗基因 Gn2	李绍清	武汉大学
31370360/C020601	金银花与山银花抗流感病毒功效差异的关键药效组分筛选及其作用机制研究	李卫东	北京中医药大学
81373328/H3007	基于药代酶 P450 结构的代谢抑制预测研究	李卫华	华东理工大学
81373945/H2803	药用蜈蚣蛋白质肽类药效分子群的鉴别及其药理学作用机制	李文辉	中国科学院昆明动物研究所
81372386/H1609	PIK3CA 突变导致三阴性乳腺癌对化疗耐药的机理研究	李席如	中国人民解放军总医院
81372720/H1618	胶质瘤间质星形细胞介导肿瘤耐药性产生及其机制的研究	李新钢	山东大学
81373690/H2712	基于多药转运体及钠通道的中药复方干预难治性癫痫大鼠耐药机制的研究	李新民	天津中医药大学
81371559/H1805	肿瘤新生血管靶向微泡-双配体修饰的载药纳米粒复合物体系构建及其抗肿瘤性能评价	李颖嘉	南方医科大学
81372580/H1617	ZNF139-miR-185-MRP1 通路调控胃癌细胞多药耐药形成的机制	李 勇	河北医科大学
31371035/C090102	药物成瘾和行为成瘾形成过程中个体冲动性发展变化特征及其认知神经机制	李勇辉	中国科学院心理研究所
81373943/H2803	多组分多靶点动态网络调控驱动效应模型研究连翘"清热解毒"的药效物质基础和协同作用机理	李芸霞	成都中医药大学
21372023/B020703	金黄色葡萄球菌抗感染研究	李子刚	北京大学
81370619/H0811	补体致血小板溶解在药物免疫性血小板减少症中的作用及机制研究	梁 迅	辽宁医学院
81374054/H2816	肠道菌群介导的三七皂苷脑保护作用机理及其 PK-PD 结合研究	梁 艳	中国药科大学
81373373/H3010	微流控液滴包覆细胞新方法研究及其在药物筛选中的应用	林金明	清华大学
81374068/H2819	基于病-证-方关联的中药复方剂作用原理的网络药理学关键技术研究	林 娜	中国中医科学院中药研究所
81372755/H1619	Jagged1/Notch1 信号活化介导的肾癌干细胞样表型促进舒尼替尼耐药的分子机制及克服策略研究	林宗明	复旦大学
81373454/H3106	抗生素诱导鲍曼不动杆菌多重耐药 AdeABC 外排泵中核糖开关研究	凌保东	成都医学院
81371392/H0912	抑制 LRRK2 激酶活性保护帕金森氏病的实验研究	刘朝晖	苏州大学
81372503/H1615	Ion Torrent 多基因平行测序技术筛选及鉴定肺腺癌主要的 EGFR-TKI 耐药驱动变异基因	刘德若	中日友好医院
21377031/B070202	典型非甾体抗炎药类污染物在饮用水消毒剂作用下的反应机制、降解产物及毒性	刘国光	广东工业大学
81373913/H2801	中国南五味子属药用植物亲缘学研究	刘海涛	中国医学科学院药用植物研究所
81370315/H0206	单分子力谱检测吸烟中尼古丁对 TM 与凝血酶相互作用及他汀类药的干预	刘惠亮	中国人民武装警察部队总医院
81373896/H2903	基于微透析-多尺度数学建模新方法的中药经皮给药动力学研究	刘继勇	中国人民解放军第二军医大学
81373650/H2709	从 SCF/c-kit 系统研究调肝中药干预 VC 性不育的机理	刘建荣	山西医科大学
21375028/B050901	新型 AFM-光学复合成像系统的研制及其在心肌细胞力学性质和药物筛选的应用	刘建伟	复旦大学
81373586/H2708	基于 P-gp 表达信号通路研究解郁化痰方药逆转难治性癫痫多药耐药的分子机制	刘金民	北京中医药大学

（续表）

项目编号	项目名称	负责人	依托单位
81371182/H1409	钛种植体表面 pH 响应智能性释药体系的构建及其抗感染性能研究	刘劲松	温州医学院
81373261/H3001	利用片段组合的方法针对激酶 DDR1 二型抑制剂的开发及药效验证	刘 静	中国科学院合肥物质科学研究院
21376129/B060801	粉红粘帚霉固体发酵孢子生长动力学及新型固体发酵反应器研究	刘均洪	青岛科技大学
51376039/E060305	脉冲式神经元单细胞给药芯片的微纳流动与扩散传质特性	刘 坤	东北大学
81373267/H3001	喹诺酮-噁唑烷酮杂合体的设计、合成与抗革兰阳性耐药菌/抗结核作用研究	刘明亮	中国医学科学院医药生物技术研究所
81372853/H1622	Her2 阳性和 PIK3CA 突变共存型乳腺癌分子靶向治疗机制的研究	刘丕旭	大连医科大学
81373975/H2806	基于微透析及激光共聚焦显微镜技术研究中药穴位贴敷透皮给药的作用机理	刘 强	南方医科大学
81373813/H2902	基于 β-内酰胺酶和外膜蛋白探讨扶正透邪方对铜绿假单胞菌耐药性的作用机制	刘清泉	首都医科大学
81373977/H2806	基于载体促渗技术的中药眼用微乳-原位凝胶跨眼给药屏障的作用及机制	刘淑芝	中国中医科学院中药研究所
81373482/H3110	肝损伤与血脑屏障上 P-GP 和 MRP2 等 ABC 类转运体功能/表达改变及其对脑内药物处置的影响	刘晓东	中国药科大学
81373964/H2804	天南星基于药效和安全性的质量控制方法研究	刘 璇	中国科学院上海药物研究所
81371852/H1908	乙型肝炎病毒多重耐药的发生演变机制与优化治疗方法研究	刘 妍	中国人民解放军第三○二医院
81370594/H0801	上调白血病骨髓基质细胞与耐药白血病细胞间 GJIC 功能逆转白血病细胞耐药的作用及机制研究	刘 耀	中国人民解放军第三军医大学
21371172/B010902	环戊二烯基三羰基锰族放射性分子影像探针的设计与合成	刘 宇	中国科学院高能物理研究所
31371090/C090202	组胺及作用于 GABAA 受体的静脉麻醉药对腹外侧视前区神经元的调节作用研究	刘宇炜	江汉大学
81373567/H2708	冰片经鼻引药上行入脑与鼻黏膜黏液纤毛传输系统关系	刘煜德	广州中医药大学
81372546/H1617	Exosomes 介导的细胞间信息传递诱导肠癌细胞对抗 EGFR 单克隆抗体耐药的机制研究	刘云鹏	中国医科大学
81373490/H3111	基于 eIF3a 基因多态、microRNA 及其启动子 DNA 甲基化的铂类耐药分子机制研究	刘昭前	中南大学
81373780/H2901	冬虫夏草对中风后遗症"肾虚痰瘀"大鼠模型的干预及其对脑线粒体呼吸链电子漏的调控机制	刘振权	北京中医药大学
81373268/H3001	新型噻喃并吲哚衍生物的设计合成及其抗耐药菌和结核杆菌作用研究	刘宗英	中国医学科学院医药生物技术研究所
81372397/H1609	长链非编码 RNA MEG3 抑制 NSCLC 顺铂耐药机制研究	卢 凯	华南京医科大学
81371288/H0906	脑靶向 PI3Kgamma 抑制剂纳米缓释载体对缺血性脑卒中的保护作用研究	卢晓云	西安交通大学
31371421/C0709	GPR52 调控变异 HTT 蛋白水平的验证与机制研究	鲁伯埙	复旦大学
81373304/H3002	抗肿瘤新颖安莎 NA1 的作用靶蛋白、结构优化和成药性研究	鲁春华	山东大学
81372490/H1614	HCR 小鼠上肝细胞癌早期诊断和药物疗效评价新模式研究	鲁新成	温州医学院
81370592/H0323	甲硝唑耐药和逆转过程中幽门螺杆菌全基因组转录水平的调控作用	陆 红	上海交通大学
51374131/E0410	高能低感含氮基单质炸药的理论设计与合成研究	陆 明	南京理工大学
21373126/B0305	药物基两亲分子自组装囊泡的构筑、性质及缓释作用	栾玉霞	山东大学
81374009/H2809	从干扰 17-β 雌二醇的代谢探讨葛根素抑制心室重构的机制	罗承锋	广州医科大学
31371957/C140501	内生真菌拟盘多毛孢中新颖农药潜在先导结构的发现及活性筛选	罗都强	河北大学
51373104/E0310	肽类树状大分子的聚合物功能化及其环境响应性药物控释系统的研究	罗 奎	四川大学
81371899/H2006	基于量子点 LBL-SA 的荧光信号级联放大技术用于多重耐药 MTB 直接检测的实验研究	罗 阳	中国人民解放军第三军医大学
81373929/H2803	基于免疫抑制组分谱效关系的东北道地药材类叶升麻治疗类风湿性关节炎增效机制研究	吕邵娃	黑龙江中医药大学
81373343/H3008	抗乳腺癌异质性耐药靶向载药脂质体及其效应和机制研究	吕万良	北京大学
81374022/H2810	峨参石油醚提取物对结肠癌化疗减毒增效和逆转多细胞耐药作用及分子机制	马超英	西南交通大学
81374051/H2816	基于 OATPs/UGT1A1/MRPs 调控研究何首乌对胆红素代谢转运的影响及其肝毒性机理	马 国	复旦大学
31370225/C020201	马兜铃属对药马兜铃亚属的分类学与系统学研究	马金双	中国科学院上海生命科学研究院
51372241/E020403	多功能稀土上转换纳米晶/铂(Ⅳ)纳米药物载体的研制及生物医学应用	马平安	中国科学院长春应用化学研究所
81374019/H2810	苯丙素苷化合物通过 mTOR 信号通路逆转大肠癌多药耐药的分子机制	马 强	中国人民解放军兰州军区兰州总医院

（续表）

项目编号	项目名称	负责人	依托单位
81371857/H1908	DevR-DevS 双组分系统在 MDR-TB 发生中的作用和分子机制	马越云	中国人民解放军第四军医大学
81370620/H0811	整合素激活 c-Src 的机制及其在血栓中的应用研究	蒙国宇	上海交通大学
81373445/H3105	靶向 PI3K 抗肿瘤药物耐药机制的研究	蒙凌华	中国科学院上海药物研究所
81374061/H2818	民族药材小槐花抗阿尔茨海默病物质基础与构效关系研究	孟大利	沈阳药科大学
31370892/C080103	炎症小体识别耐药新生隐球菌生物膜的机理与功能研究	孟广勋	中国科学院上海巴斯德研究所
81373877/H2902	ACE2-Ang(1-7)-Mas 信号通路在非甾体抗炎药相关肠病中的作用及云母微化颗粒干预机制研究	孟立娜	浙江中医药大学
81372471/H1611	溶瘤新城疫病毒通过自噬效应杀伤耐药肺癌细胞的分子机制及应用	孟松树	大连医科大学
21372156/B020601	具有诱导肿瘤细胞凋亡和血管生成抑制双重作用的熊果酸类似物的设计、结构优化及类药性研究	孟艳秋	沈阳化工大学
81373446/H3105	RIP3 作为抗肿瘤分子靶点及其抑制剂的发现与机制研究	缪泽鸿	中国科学院上海药物研究所
81373331/H3007	基于 p53 和 NF kappa B 信号通路的组合抗肿瘤药物设计和作用机制研究	缪震元	中国人民解放军第二军医大学
21374066/B040101	基于生物相容和生物可降解聚合物的抗肿瘤前药的合成及性能研究	倪沛红	苏州大学
81371888/H2005	基于准种特点的乙型肝炎病毒基因型耐药和表型耐药的规律性研究	欧启水	福建医科大学
81373434/H3105	一种新结构化合物抑制 beta-catenin 通路杀伤白血病干细胞的药理学研究	潘景轩	暨南大学
81372388/H1609	TNFα 信号通路在化疗后残存胃癌细胞加速增殖中的作用	潘阳林	中国人民解放军第四军医大学
81374065/H2818	黎药"娜龙"的品种整理及用药规律研究	庞玉新	中国热带农业科学院
81373819/H2902	片仔癀调控 miRNA 逆转大肠癌多药耐药的作用机制研究	彭 军	福建中医药大学
81371873/H2002	转录因子 PDR1 调控 PUP1 调节光滑假丝酵母菌氧化应激介导其对唑类药物耐药机制研究	彭奕冰	上海交通大学
31371330/C060605	结合高通量测序技术研究 SPL 及其下游基因在拟南芥花药发育早期细胞分裂、分化过程中的作用及信号网络	戚 继	复旦大学
81373967/H2805	基于药代动力学和毒代动力学的黑豆汁制何首乌减毒增效机制研究	丘小惠	广州中医药大学
81370632/H0812	LATS2 低表达活化 Wnt/β-catenin 信号通路在慢性淋巴细胞白血病耐药中的机制研究	邱录贵	中国医学科学院
81373273/H3001	新型 NAAA 抑制剂的分子构建及非依赖性抗神经痛作用研究	邱 彦	厦门大学
81372485/H1612	RANKL 通过 Gab2/c-Src 和 miR-27b 抑制胃癌细胞对抗 EGFR 单克隆抗体敏感性的机制研究	曲秀娟	中国医科大学
51372210/E020403	多重载药纳米 CaP/聚多巴胺支架的仿生组装及程序化释药研究	屈树新	西南交通大学
81373326/H3007	新型组蛋白去甲基化酶 LSD1 抑制剂设计、合成与抗癌活性测试	全军民	北京大学
21375135/B0510	识别核仁素的 G-四链体探针的构建与识别机理研究	上官棣华	中国科学院化学研究所
81372138/H1601	核糖核苷酸还原酶在乙型肝炎相关肝癌发病中的作用和机制及其作为药物靶标的意义	邵吉民	浙江大学
21373258/B030204	蛋白质大规模构象变化的模拟方法发展及应用研究	邵 强	中国科学院上海药物研究所
81372848/H1622	基于外显子组测序技术的乳腺癌新辅助化疗前后 TEKT 家族基因变异检测及其功能论证	邵志敏	复旦大学
21373151/B030904	仿生荧光 DNA 纳米管及其作为药物传递纳米载体的应用	沈万秋	天津医科大学
81372391/H1609	Trip13 调控骨髓瘤细胞增殖和耐药的分子网络解析	施菊妹	同济大学
81372160/H1602	药靶候选基因 CHMP4A 参与缺氧诱导因子 1 调控的功能及机制研究	石太平	北京诺赛基因组研究中心有限公司
81373830/H2902	基于神经干细胞巢调控的中药促进脑损伤修复的机制研究	司银楚	北京中医药大学
81373952/H2803	应用药物代谢组学组合技术研究栀子治疗糖尿病及其并发症的药效物质基础及作用机制	宋凤瑞	中国科学院长春应用化学研究所
81371854/H1908	CRISPR 系统对志贺菌耐药与毒力的调控机制研究	宋宏彬	中国人民解放军军事医学科学院
81373922/H2802	基于 ITS2 互补碱基变化分析的中药基原物种鉴定研究	宋经元	中国医学科学院药用植物研究所
81374015/H2810	海洋中药毛蚶抗肿瘤活性物质基础及其作用机制研究	宋丽艳	暨南大学
81371850/H1908	金黄色葡萄球菌万古霉素中度耐药机制的研究	孙宝林	中国科学技术大学
81372613/H1617	长链非编码 RNA 在二氢青蒿素逆转胰腺癌化疗耐药中的作用及其机制研究	孙 备	哈尔滨医科大学
81373308/H3003	塔克拉玛干沙漠药用微生物资源勘探与抗耐药菌新分子的发现	孙承航	中国医学科学院医药生物技术研究所
81373303/H3002	五环三萜的"药物再定位"：其降脂作用的分子机制、结构优化及新药发现研究	孙宏斌	中国药科大学
81373983/H2806	壳聚糖衍生物-微量元素-大黄素三元配位超分子肾靶向递药系统的研究	孙敏捷	中国药科大学

（续表）

项目编号	项目名称	负责人	依托单位
81373276/H3001	四氟多烯紫杉醇新型抗肝癌靶向前药的设计合成及成药性研究	孙 逊	复旦大学
81374049/H2816	基于方证相应理论研究葛根芩连汤功效成分在 RV 感染小型猪选择性吸收的特性	谭晓梅	南方医科大学
21374098/B040303	逆转肿瘤多药耐药的"双联"药物输送体系	汤谷平	浙江大学
21372018/B0206	光敏感聚合物载体的设计、合成及其对脂溶性药物的包载和光控制的药物释放	汤新景	北京大学
81373990/H2807	黄芪、莪术配伍调控肝癌血管生成的体视学及分子机制研究	唐 德才	南京中医药大学
81373765/H2720	基于 LC/MS-IT-TOF 技术和代谢组学研究方法探讨长梗喉毛花抗肝损伤作用的 PK/PD 相关性	唐 丽	中央民族大学
81373066/H2609	Nrf2-ARE 信号通路遗传变异在抗结核药致肝损害发生中的作用及相关机制研究	唐少文	南京医科大学
81373329/H3007	基于系统生物学的药物安全性预测研究	唐 赟	华东理工大学
81373978/H2806	皂苷类提取物生物药剂学特征与其物理化学性质的相关性研究	唐志书	陕西中医学院
31372097/C150303	芍药花瓣黄色变异的分子调控机制研究	陶 俊	扬州大学
31370218/C020101	远志结构发育过程中主要药用成分积累及诱导研究	滕红梅	运城学院
31372083/C150203	白菜花药发育特异基因 msLTP 的表达调控及其调节发育的分子机制	田爱梅	西安文理学院
81373621/H2708	金复康干预肺癌细胞外泌体介导的外周细胞免疫逃逸分子机制研究	田建辉	上海中医药大学
81373766/H2720	藏药"郎庆阿塔"对原发性胆汁性肝硬化的分子机制研究	田耀洲	江苏省中医药研究院
81373742/H2718	隔药饼灸对免疫抑制兔免疫功能、细胞因子作用机制及效应强度、时效规律的研究	田岳凤	山西中医学院
81374039/H2813	生物膜介导中药耐药大肠杆菌的确证及其耐药质粒传递和调控的研究	童延清	长春中医药大学
81374053/H2816	基于药动学与药效学相关联的养阴通脑颗粒多组分配伍方对脑缺血再灌注损伤保护作用机制研究	万海同	浙江中医药大学
81373870/H2902	从天然免疫信号 TIR 接头蛋白多态性表达负反馈角度解析清热解毒中药的多靶点抗炎效应	万敬员	重庆医科大学
81373772/H2721	中医非药物疗法对抑郁症患者 HPA 轴功能调控机理研究	汪卫东	中国中医科学院广安门医院
81371086/H1303	靶向调控 p53-mdm2 通路对前庭鞘膜瘤生长特性的影响	汪照炎	上海交通大学
31372472/C1806	纳米化提高中药成分脂质体的免疫增强作用和机理的研究	王德云	南京农业大学
81373580/H2708	应激所致肥大细胞活化在 IBS-D 肠黏膜屏障中的作用及痛泻要方的干预机制	王凤云	中国中医科学院西苑医院
81373984/H2807	基于细胞微环境对《内经》"有故无殒"的现代生物学机制研究	王伽伯	中国人民解放军第三〇二医院
81372855/H1622	ERLIN2 促进乳腺癌细胞生长及调控 Herceptin 耐药性的分子机制研究	王国慧	郑州大学
81373395/H3101	基于 MT7 生物毒素的 M1 受体高选择性先导物的改造及其药理活性研究	王 昊	上海交通大学
21374026/B040501	环糊精-明胶超分子纳米颗粒的构筑及其在药物与蛋白质共传递中的应用研究	王 浩	国家纳米科学中心
81371856/H1908	金黄色葡萄球菌对达托霉素耐药发展的分子机制和适应性代价研究	王 辉	北京大学
81373973/H2806	脑微透析/激光散斑成像技术与 PK/PD 结合进行补阳还五汤"益气行血生新"机制的研究	王利胜	广州中医药大学
31370964/C1002	新型蛋白质水凝胶的制备及其应用	王 玲	南开大学
81374067/H2818	基于血药协同作用研究抗风湿民族药荨麻的质量评价指标	王梦月	上海交通大学
81372380/H1609	双氢青蒿素抗结直肠癌及逆转 5-FU 耐药的分子机制	王瓯晨	温州医学院
31370540/C031203	挺水植物对水体阿特拉津污染的生态响应及其修复作用机理	王庆海	北京市农林科学院
81374062/H2818	基于药物"单-混-谱"模式及 TNF-α/NF-κB 信号通路探讨土家药血筒抗 RA 药效物质基础研究	王 炜	湖南中医药大学
81373930/H2803	基于代谢标记物及代谢经路的生脉散防治老年性痴呆的药效物质基础及作用机制研究	王喜军	黑龙江中医药大学
81372377/H1609	基于 necroptosis 的肺癌化疗药物耐受和化疗增敏分子机理研究	王 霞	四川大学
81370971/H0726	微小 RNA214 调节破骨细胞分化的分子机制及在骨质疏松治疗中的作用研究	王晓刚	暨南大学
81373815/H2902	从肝素酶-硫酸肝素-FGF 探讨益气活血解毒中药干预乳腺癌生长、转移的机制	王笑民	首都医科大学
81373921/H2802	清肺热的枯芩和泻大肠热的子芩化学、药理、体内分布差异性探究及质量可控性研究	王 璇	北京大学
81371251/H0903	microRNAs 对吸入麻醉药物敏感性的影响及其机制的研究	王学仁	华中科技大学
81373886/H2903	利用单克隆抗体特异性敲除技术解析栀子苷与栀子药效关联性的研究	王雪茜	北京中医药大学
21373059/B030505	基于二氧化硅纳米线的低维复合材料组装及功能化应用	王亚军	复旦大学

（续表）

项目编号	项目名称	负责人	依托单位
81370537/H0316	胆汁酸受体 Gpbar1（TGR5）抑制炎症的分子机制研究	王艳东	北京化工大学
81371671/H1818	双重响应的基因/化疗药物共载时序释放纳米递送体系靶向抗肝癌研究	王银松	天津医科大学
81373892/H2903	系统药理学预测和干预理论及其在中医药研究中的应用	王永华	西北农林科技大学
81373077/H2610	NDM-1 泛耐药菌分子流行病学与传播机制研究	王 勇	中国人民解放军军事医学科学院
21375035/B0511	基于离子液体的复杂样品分离分析方法研究与应用	王玉枝	湖南大学
31370990/C100306	基于干细胞的组织工程化肝脏构建及其在药物安全性评价中应用的基础研究	王韫芳	中国人民解放军军事医学科学院
31372475/C1807	磺胺类药物受体蛋白 DHPS 的制备、分子识别机制研究及生物分析的建立	王战辉	中国农业大学
81373438/H3105	自噬及相关 AMPK/mTOR 和 ERK1/2 双重信号通路与洋地黄类药物抗肿瘤作用关系研究	王 真	中国医学科学院医药生物技术研究所
81373849/H2902	扶正解毒法干预 RORγt/Foxp3 失衡对肺炎感染后免疫稳态的调控机制研究	魏葆琳	天津中医药大学
81374063/H2818	藏药佐太中朱砂在肠壁跨膜转运中的价态、配位形式及分子行为机制研究	魏立新	中国科学院西北高原生物研究所
81373427/H3105	HIF-2α 通过 GRP78 介导的内质网应激调控乳腺癌干细胞药物敏感性的机制研究	魏敏杰	中国医科大学
81371156/H1405	法尼醇对白念珠菌生物膜耐药相关信号通路的调控机制	魏 昕	南京医科大学
81373982/H2806	基于肾小球-肾小管连环靶向/中药多成分程序释放的核壳型脂质纳米粒递药系统研究	魏颖慧	浙江中医药大学
81373927/H2803	从茵栀黄方提取物-含药血清-细胞摄入物中筛选退黄药效物质	魏玉辉	兰州大学
81373947/H2803	红花-乳香药对"相须""相使"药效物质及其调控 NO-cGMP、NF-kB 与 Nrf2 的协同作用机制研究	文爱东	中国人民解放军第四军医大学
81371451/H0914	具有 NMDA 受体 NR2B 选择性拮抗活性的依达拉奉衍生物的发现	吴 斌	南京医科大学
81372224/H1603	CLN3 基因在内质网应激引起肿瘤抗药中的功能研究	吴 丹	北京大学
51371006/E011002	具有细胞募集特性的钛种植体新型缓释诱涂层的构建及其内源性成骨功效的研究	吴 江	中国人民解放军第四军医大学
81372236/H1603	XRCC1 基因多态与晚期 NSCLC 铂类化疗疗效关联分析及其机制研究	吴俊杰	复旦大学
31372483/C180702	acrAB-tolC 基因在大肠埃希菌对消毒剂苯扎溴铵和四环素类抗菌药物交叉耐药机制中的作用研究	吴俊伟	西南大学
81372806/H1621	Ubiquitin B 在逆转卵巢癌化疗耐药中的作用及机制研究	吴 鹏	华中科技大学
81372374/H1609	肝癌相关成纤维细胞促进肝癌化疗耐药的分子机制研究	吴祥元	中山大学
81373931/H2803	桂枝茯苓丸治疗血瘀证子宫内膜异位症药效物质基础及作用机制研究	吴修红	黑龙江中医药大学
81374066/H2818	民族药苦石莲抗流感病毒活性组分的发现与作用机理研究	吴兆华	牡丹江医学院
81373494/H3112	基于细胞代谢-转运组学技术筛选异烟肼肝损伤的早期标志物	武新安	兰州大学
81373341/H3008	基于肿瘤细胞受体介导 pH 敏感的双功能抗肿瘤主动靶向给药系统的基础研究	夏桂民	中国医学科学院医药生物技术研究所
81371597/H180613	1I 偶联人端粒酶逆转录酶-siRNA 对肝细胞癌放射基因治疗的实验研究	夏 伟	上海市第七人民医院
81373279/H3001	基于 ERα/VEGFR 双靶点抗乳腺癌药物设计、生物活性评价及作用机制研究	向 华	中国药科大学
81370193/H0201	心肌特异性蛋白激酶 TNNI3K 和心血管疾病的新药研发	肖坤宏	北京大学
81371851/H1908	促旋酶突变上位相互作用影响结核分枝杆菌氟喹诺酮类药物抗性的分子机理	谢建平	西南大学
81373541/H2705	2 型糖尿病胰岛素抵抗大鼠模型的中医证候演变及其干预的方证相关性研究	谢 鸣	北京中医药大学
81373483/H3110	核受体及其靶基因 CYPs 的基因多态性对青蒿素类药物代谢调控的分子机制研究	邢 杰	山东大学
81373991/H2807	基于心肌保护蛋白及离子通道的参附药对"扶阳固脱"改善心衰的配伍机制研究	熊耀康	浙江中医药大学
81373495/H3112	Toll 样受体 4 在对乙酰氨基酚肝损伤不同阶段肝细胞程序性坏死和再生中的作用	徐德祥	安徽医科大学
21371135/B0112	铂类组蛋白去乙酰化酶抑制剂的设计合成、活性评价及其靶向作用研究	徐靖源	天津医科大学
81372756/H1619	以光敏剂 ALA 作为自支撑材料的具有壳核结构的磁性胶体纳米晶体簇的构建及在膀胱癌靶向化疗中的应用	徐 可	复旦大学
81373941/H2803	泰山白首乌二苯酮类新化合物（BCB）抗 HIV-1 转基因小鼠合并耐多药结核菌感染分子机制	徐凌川	山东中医药大学
81373907/H2801	以 NlA1 基因为靶点的药用植物次生代谢分子调控研究	徐茂军	杭州师范大学
81374058/H2817	炉甘石中的锌对拔毒生肌散中汞成分所致肾损伤的保护作用及其机制研究	徐启华	中国中医科学院中药研究所
81373850/H2902	从时序性差异调节角度研究药对川芎-当归干预缺血性脑损伤的分子机制	徐士欣	天津中医药大学
81372793/H1621	从影响内质网-线粒体交互作用的角度探讨抗凋亡蛋白 Bcl-2 在卵巢癌耐药机制中的作用	徐冶吉	林医药学院
81370169/H0111	CD14 与 LPS/LBP 复合物结合位点的定位及抗内毒素小分子药物的筛选	徐 智	中国人民解放军第三军医大学

（续表）

项目编号	项目名称	负责人	依托单位
81370529/H0315	内质网应激在利福平致胆汁淤积性肝损伤适应现象的作用和机制研究	许建明	安徽医科大学
81372749/H1619	STAT/AKT/NFκB 串话调控前列腺癌细胞化疗耐药通路的机制研究	许 青	同济大学
81373325/H3007	特异性 RORγ 拮抗剂的设计、合成和抗炎作用机制研究	许 永	中国科学院广州生物医药与健康研究院
81373700/H2714	复方聪耳胶囊及其拆方干预离体和在体 AmAn 中毒性耳蜗神经细胞凋亡形态学及相关因子影响机制研究	宣伟军	广西中医药大学
81372478/H1612	二甲双胍逆转乳腺癌 HER2/ER 信号交联所致耐药的作用及分子机制	薛 妍	中国人民解放军第四军医大学
81371563/H1805	基于 iRGD 靶向载药脂质体-微泡复合体的超声成像引导给药治疗肿瘤的研究	严 飞	中国科学院深圳先进技术研究院
21375007/B0512	计算机辅助极光激酶 A 及极光激酶 B 抑制剂的研究	阎爱侠	北京化工大学
51373080/E031002	具有血液滞留时间长和易进入癌细胞的纳米载体	阎虎生	南开大学
81370547/H0317	抗氧化蛋白 Prx1 对肝纤维化的作用及机制研究	阳惠湘	中南大学
51373040/E031002	通过二硫键共价载药可聚合单体的合成及纳米药物控释系统的构建研究	杨 东	复旦大学
31370170/C010603	一种与金葡菌天然耐药相关的新的调节性 RNA(RNA-V)生物学功能研究	杨 光	中国人民解放军军事医学科学院
81373368/H3010	基于 HPLC-ICP-MS 技术和 Tessier 法研究重金属元素在药用植物中的化学形态和迁移富集特征	杨广德	西安交通大学
81373380/H3011	树蛙皮肤中潜在药用多肽/蛋白的结构与功能研究	杨海龙	昆明医科大学
21377058/B070403	糖基转移酶参与水稻和小麦体内残留农药脱毒与降解及调控机制研究	杨 红	南京农业大学
21374005/B040303	聚肽参与的新型糖响应性纳米高分子药物递送体系的构建、组装及应用研究	杨 晶	北京化工大学
81373965/H2804	民间肝病治疗药物赶黄草的药效物质基础和质量控制研究	杨 敏	中国科学院上海药物研究所
81373976/H2806	基于组分药动学的地榆升白"组分药对"相恶配伍规律的研究	杨 明	江西中医学院
41372259/D0213	渭河河床沉积物对 PPCPs 的阻滞与释放作用研究	杨胜科	长安大学
81372399/H1609	Sorcin 与 Stathmin 相互作用及其在胃癌多药耐药机制中的研究	杨轶轩	重庆医科大学
81372605/H1617	Hedgehog 信号通路调控 BRG1 表达在胰腺癌细胞干细胞化及化疗耐药中的机制研究	杨尹默	北京大学
21372236/B020601	新结构类型 FXa 抑制剂的设计、合成及构效关系研究	杨玉社	中国科学院上海药物研究所
81371853/H1908	临床肺炎链球菌获得不同青霉素耐药性的分子遗传标记研究	姚开虎	首都医科大学
81373369/H3010	中药化学成分直接电离质谱分析的萃取机制和离子化机制研究	姚钟平	香港理工大学深圳研究院
81373330/H3007	作用于活性位点的新型非核苷类 NS5B 抑制剂的设计合成及抗丙型肝炎病毒活性研究	叶德泳	复旦大学
81373262/H3001	非 ATP 竞争性的 IKK-β 抑制剂的设计发现及其药理活性研究	叶发青	温州医学院
31370378/C020604	基于体内过程的藜芦抗妇科炎症有效成分及其结构修饰研究	叶晓川	湖北中医药大学
81373072/H2610	鲍曼不动杆菌医院感染的流行病学调查及耐药岛的比较基因组学研究	叶 英	安徽医科大学
81373572/H2708	从 Akt-mTOR 信号通路研究中西药合用治疗糖尿病肾病的机制	尹德海	中国医学科学院北京协和医院
81372782/H1621	阳离子纳米胶束介导化疗药物/siRNA 靶向治疗耐药宫颈癌的实验研究	尹东锋	中国人民解放军兰州军区乌鲁木齐总医院
81373379/H3011	中国蜈蚣目物种多样性调查及药用物种转录组学研究	尹世金	中南民族大学
81373338/H3008	基于物质结构设计的蛋白药物自乳化复乳给药系统的构建及形成机理研究	尹宗宁	四川大学
81372486/H1612	miRNA-141 靶向通过 NF-κB 信号通路参与的自噬在卵巢癌耐药中作用机制的研究	英焕春	中国医科大学
81372619/H1617	FoxO3 对 Nrf2 转录活性的调控及其在胆管癌耐药中的分子机制	尤 涵	厦门大学
81373926/H2803	基于血清谱效学和组合药代动力学的苓桂术甘汤药效物质基础及其配伍机理研究	于治国	沈阳药科大学
81373371/H3010	人源 iPSC 的肝细胞分化及其三维体系中代谢功能研究	余江南	江苏大学
81373375/H3010	基于 CYP450 酶 CYP3A4 和 CYP2C9 诱导与抑制的丹参与氯沙坦相互作用的研究方法	原永芳	上海交通大学
81373349/H3008	脂质纳米载体的肠上皮细胞内转运机理研究与给药系统分子设计	袁 弘	浙江大学
81371488/H0921	基于 5-羟色胺通路的抑郁症脑网络异常:药物影像遗传学研究	袁勇贵	东南大学
81373370/H3010	创新药物体内整体分析及原位表征的新方法研究	再帕尔·阿不力孜	中国医学科学院药物研究所
81373019/H2606	农村婴幼儿肠道菌群耐药性特征及抗生素使用与食物抗生素残留对耐药性形成的影响	曾令霞	西安交通大学
31370974/C1002	基于活性氧响应性细胞膜仿生纳米载体的蛋白质药物传输系统及其用于肺纤维化治疗	曾 戎	暨南大学

（续表）

项目编号	项目名称	负责人	依托单位
81373315/H3004	肽类药物肠道内可控表达与给药新技术及药理机制研究	曾位森	南方医科大学
31372480/C180702	马波沙星与头孢喹肟半体内和休内药动药效学同步模型研究	曾振灵	华南农业大学
81373887/H2903	基于肺内 AM、IM 迁移的归肺经中药升降浮沉药性辨识方法研究	翟华强	北京中医药大学
81373573/H2708	蒙药乳腺-Ⅰ号治疗实验动物乳腺增生症的作用靶点及分子机制研究	张 彬	内蒙古民族大学
81373881/H2902	从调节 let-7-Imp 轴与精原干细胞 niche 研究补肾方药延缓衰老大鼠睾丸生殖功能衰退的作用与机制	张长城	三峡大学
51375090/E0512	植入种子辅助磁性药物靶向的多相流输运和渗透微观理论和实验研究	张赤斌	东南大学
21372065/B020601	蒽醌并三（咪）唑核苷类似物的设计、合成及生物活性研究	张贵生	河南师范大学
21371026/B010902	新型神经型烟碱乙酰胆碱 α7 受体显像剂的设计与合成	张华北	北京师范大学
81371844/H1907	蚊媒在恶性疟原虫抗药性选择传播中的作用及机制研究	张 健	中国人民解放军第三军医大学
81373493/H3111	抑制广泛耐药鲍曼不动杆菌对多黏菌素产生耐药的联合给药策略的研究	张 菁	复旦大学
81372532/H1616	ALK 阳性的间变大细胞淋巴瘤对克唑替尼的耐药机理及逆转研究	张敬东	中国医科大学
81373950/H2803	中药多糖的免疫调节剂的树突状细胞筛选及其内吞机制的研究	张乐帅	上海中药标准化研究中心
81373796/H2902	活血化瘀中药通过调控细胞凋亡及神经营养因子表达信号传导通路干预糖尿病周围神经病变的基础研究	张 黎	中日友好医院
81372502/H1615	TAZ 调控 AXL 激活在肺癌 EGFR-TKI 非经典型获得性耐药中的作用及其机制研究	张 力	中山大学
81373272/H3001	新型 alpha-7 尼古丁乙酰胆碱受体激动剂的发现及其抗精神分裂症作用研究	张亮仁	北京大学
81373381/H3012	中国儿童合理用药评价指标体系的循证研究	张伶俐	四川大学
81372839/H1622	基质中成纤维细胞在乳腺癌内分泌耐药中的作用及机制	张清媛	哈尔滨医科大学
21372015/B020402	基于化学生态学的藏药轮叶棘豆活性次生代谢产物研究	张庆英	北京大学
81373526/H2704	基于神经血管单元稳态重建研究风药佐助补虚药抗脑缺血损伤的分子机制	张秋霞	首都医科大学
81373364/H3008	基于代谢机制靶向红细胞内疟原虫的青蒿素类药物纳米递药系统研究	张淑秋	山西医科大学
81373318/H3004	新发现 GRP75-Dbl 轴调节 Cdc42 激活依赖大分子药物内吞研究	张思河	南开大学
81373388/H3101	新型非甾体抗炎药基于 TIR/NF-kB 信号通路抗阿尔茨海默病神经炎症的机制研究	张天泰	中国医学科学院药物研究所
51373177/E031002	兼具高效分区包载、程序可控释放功能的药物输送系统改善肿瘤耐药性的研究	张 欣	中国科学院过程工程研究所
71373092/G0308	基于透明行动循环模型的药品使用监管透明机制研究	张新平	华中科技大学
81373659/H2710	片仔癀干预骨肉瘤干细胞 ABC 转运蛋白及 PI3K/AKt 信号通路逆转耐药的机制研究	张 燕	福建中医药大学
81370074/H1621	GloI 基因 DNA 羟甲基化调控介导二甲双胍逆转子宫内膜癌孕激素耐药的分子机制	张筱波	上海交通大学
81371525/H1801	DCE-MRI 药代动力学定量分析与乳腺导管内癌发生与转归机制的相关性研究	赵 斌	山东大学
81373317/H3004	利用随机化的结构域重排构建高活性、低耐药和广谱的多模块细菌裂解酶	赵洪亮	中国人民解放军军事医学科学院
81370091/H2708	从 Ghrelin-能量代谢途径研究熟大黄胰腺靶向成分促 AR42J 细胞再生的分子机制	赵健蕾	四川大学
31370729/C050102	人嘌呤能受体 P2Y 的三维结构与配体结合活性研究	赵 强	中国科学院上海药物研究所
81373531/H2704	基于"五味合化"理论研究酸甘化阴法生津止泻效应的生物分子网络调控机制	赵 琼	成都中医药大学
81373487/H3111	血药浓度监测与遗传多态性结合对 OATP 基因相关药物的个体化给药研究	赵 侠	北京大学
81373542/H2705	基于特异性敲除技术的芍药甘草汤配伍机制的研究	赵 琰	北京中医药大学
81373548/H2705	糖尿病认知损害大鼠不同认知阶段主要生物标志物变化谱及中药干预时间	窗赵瑛	哈尔滨商业大学
81373923/H2802	《本草纲目》岭南药物考	赵中振	中国医学科学院药用植物研究所
81373382/H3101	前额叶皮层锥体神经元顶树突震荡形式编码的性质、机制及其与药物成瘾的关系研究	镇学初	苏州大学
81372668/H1617	负载 PAK1 抑制剂的双靶向壳聚糖纳米药物靶向治疗肝癌的作用机制	郑启昌	华中科技大学
81373630/H2708	辛温通阳药治疗慢性心力衰竭作用机制及对其介导因子 CTGF 的干预研究	郑琼莉	华中科技大学
81372660/H1617	自噬抑制剂通过调控 PTEN-PI3K/AKT/mTOR 信号通路逆转胃肠道间质瘤伊马替尼耐药的实验研究	郑 松	南京医科大学
81373479/H3110	雷腾舒代谢产物合成及衍生物类药性质研究	钟大放	中国科学院上海药物研究所
81372285/H1606	肺腺癌分子靶向治疗不同继发耐药模式的肿瘤异质性机制	钟文昭	广东省人民医院
21374084/B040303	基于"无铜点击化学"的可注射水凝胶的制备及其在肝癌介入治疗中的性能研究	钟振林	武汉大学
81371809/H1904	HIV 耐药株 V018 的膜融合机制研究	种辉辉	中国医学科学院病原生物学研究所
81372392/H1609	LncRNAs 在非小细胞肺癌 EGFR-TKIs 耐药中的作用及分子机制	周彩存	同济大学
81373477/H3110	YRDC 蛋白对药物转运体的调控及其机制研究	周宏灏	中南大学
81372403/H1609	增强肝癌化学治疗候选药物 dT-QX 抗肿瘤活性的机制研究	周琦冰	华中科技大学

（续表）

项目编号	项目名称	负责人	依托单位
81373488/H3111	SLCO1B1 与 CYP2C9 之间的相互作用机理及在个体化用药中的应用	周 权	浙江大学
81373256/H3001	以四链核酸为靶标的抗肿瘤药物的设计,合成及生物活性研究	周 翔	武汉大学
31371824/C200205	红曲色素相关分泌基因的克隆与功能分析	周有祥	湖北省农业科学院
81373664/H2710	激素性股骨头坏死过程中血管形成与细胞凋亡的相关性及破瘀通络补肾法干预作用	周正新	安徽中医药大学
81372474/H1612	抑制 PREX2 逆转胃肠道间质瘤对酪氨酸激酶抑制剂耐药的研究	周志伟	中山大学
51373099/E031002	自噬抑制剂和化疗药物协同纳米给药体系诱导肿瘤细胞凋亡作用的研究	朱邦尚	上海交通大学
81373305/H3003	抗癌药物 FK228 的组合生物学改造	朱冬青	武汉大学
21377172/B0704	SPME 技术研究水体生态系统中 PPCPs 的环境行为	朱 芳	中山大学
21371145/B0112	双靶点铂类抗肿瘤配合物的设计合成及其分子机制研究	朱光宇	香港城市大学深圳研究院
81373862/H2902	miR-200c 通过 JNK 信号通路调控大肠癌多药耐药及左金丸对其作用的研究	朱惠蓉	上海中医药大学
21372001/B020601	第二代 Falcipain-2 和 PfDHFR 双重抑制剂的设计、合成及其生物学评价	朱 进	华东理工大学
81373960/H2804	硫磺熏蒸对菊花化学组成、吸收、代谢及药效的影响	朱晶晶	中国中医科学院中药研究所
21371130/B0104	新型阳离子卟啉化合物的设计、合成及在分子拥挤条件下与多倍体端粒 G-四链体的作用研究	朱莉娜	天津大学
81371730/H1103	补体及其介导的药物特异性 T 细胞在重症药疹肝肾损伤中的作用	朱启星	安徽医科大学
81373981/H2806	中药复方缓释制剂均衡释药机制的研究	朱盛山	广东药学院
21372134/B020901	新型抑制 PPO 型除草剂的设计、合成与构效关系的研究	朱有全	南开大学
81373928/H2803	南药"青天葵"抗肺纤维化药效物质及作用机制研究	祝晨蔯	广州中医药大学
81373073/H2610	糖皮质激素治疗 SLE 药物基因组学研究:HSP90 家族基因变异及其与 GR 基因交互效应对糖皮质激素疗效的预测作用	邹延峰	安徽医科大学

↗ 2013 年重点项目（药学相关项目选录）

项目编号	项目名称	负责人	依托单位
31330022/C050202	核糖开关调控抗生素抗药性基因的研究	Alastair Murchie	复旦大学
81330075/H30	以 FTO 为靶标的抗肥胖药物分子设计研究	常俊标	郑州大学
81330089/H28	清热解毒中药治疗呼吸系统病毒感染的药效物质与作用机制	陈道峰	复旦大学
81330056/H16	肺腺癌肿瘤异质性在 EGFR-TKI 耐药中的作用和机制研究	陈海泉	复旦大学
81330063/H16	食管鳞癌异质性及耐药机制的多组学贯穿分析研究	崔永萍	山西医科大学
21336009/B060804	多酶生物分子机器的可控组装与制备药物的生物化工基础	方柏山	厦门大学
81330082/H3106	流感病毒神经氨酸酶（NA）的结构、靶向药物设计与耐药机制研究	高 福	中国科学院微生物研究所
81330061/H16	淋巴瘤细胞异质性及靶向治疗耐药机制研究	郭亚军	中国人民解放军第二军医大学
81330083/H3106	新型抗耐药真菌化合物的作用靶点及分子机制研究	姜远英	中国人民解放军第二军医大学
21332005/B02	GAP 化学用于绿色化学合成与药物生产	李桂根	南京大学
51332008/E020403	多功能含钆稀土上转换纳米复合材料的控制合成及其在光控释药和医学影像方面的应用	林 君	中国科学院长春应用化学研究所
81330035/H19	曲霉中钙信号通路参与的唑类药物多药耐药的分子调控机制	陆 玲	南京师范大学
81330076/H30	基于分子片段发现和优化先导化合物确认若干组蛋白识别、修饰相关靶点	沈竞康	中国科学院上海药物研究所
31330003/C010202	链霉菌源四氢异喹啉生物碱的生物合成与抗癌新药合成生物学研究	唐功利	中国科学院上海有机化学研究所
81330052/H16	食管鳞癌重要分子畸变的异质性及靶向治疗的分子基础研究	王明荣	中国医学科学院肿瘤医院
81330081/H3104	新型活性单体芍药苷-6-氧-苯磺酸酯在类风湿关节炎免疫应答与炎症中的调控作用	魏 伟	安徽医科大学
81330079/H3104	以 IL-17 信号中 SHP-2/Act1 相互作用界面为靶标的新型免疫炎症调控	徐 强	南京大学
81330074/H30	尿素通道蛋白作为新型利尿药作用靶点的确认及其活性化合物的结构优化	杨宝学	北京大学
81330078/H3104	靶向 NLRP3 炎症小体的小分子抗炎药物筛选及分子药理机制研究	周荣斌	中国科学技术大学

↗ 2013 年重大项目（药学相关项目选录）

项目编号	项目名称	负责人	依托单位
51390482/E0310	智能响应性高分子纳米药物载体的多功能化研究	王 均	中国科学技术大学
51390481/E03	高分子纳米载体结构与体内药物输送特定过程的相关性	甘志华	北京化工大学
51390484/E0310	功能协同化高分子纳米载药系统的疗效及初步安全性评价	陈学思	中国科学院长春应用化学研究所
51390480/E0310	抗肿瘤药物高分子纳米载体的多功能性和协同作用	陈学思	中国科学院长春应用化学研究所

中国药学年鉴

CHINESE PHARMACEUTICAL YEARBOOK 2014

↗ 2013 年重大研究计划（药学相关项目选录）

项目编号	项目名称	负责人	依托单位
91339106/H0203	基于转录组的腹主动脉瘤治疗药物的筛选策略研究	崔庆华	北京大学
91330103/A0117	经脑间质途径药物分子扩散的数学建模与算法研究	袁 兰	北京大学
91332204/H0918	基底外侧核杏仁核多巴胺 D1 受体介导环境线索提取药物戒断记忆的神经环路	郑 平	复旦大学

↗ 2013 年国家杰出青年科学基金（药学相关项目选录）

项目编号	项目名称	负责人	依托单位
81325024/H2803	中药药效物质	陈万生	中国人民解放军第二军医大学
81325025/H2816	中药体内过程与机理	郝海平	中国药科大学
81325023/H28	中药资源	黄璐琦	中国中医科学院
81325020/H3001	药物化学	龙亚秋	中国科学院上海药物研究所
81325011/H1819	纳米医学	王雪梅	东南大学
21325207/B020104	不对称催化合成研究	谢建华	南开大学
21325209/B02	不对称合成与手性药物	徐明华	中国科学院上海药物研究所
81325021/H3007	药物设计方法与抗肿瘤靶向药物研究	杨胜勇	四川大学
81325022/H3101	神经药理学	招明高	中国人民解放军第四军医大学

↗ 2013 年创业研究群体（药学相关项目选录）

项目编号	项目名称	负责人	依托单位
81321004/H3003	微生物药物	蒋建东	中国医学科学院医药生物技术研究所

↗ 2013 年国际（地区）合作与交流项目（药学相关项目选录）

项目编号	项目名称	负责人	依托单位
81310308044/H30	第二届微管及以微管为靶点的药物的化学与生物学国际研讨会	方唯硕	中国医学科学院药物研究所
81310308037/H19	自身免疫性疾病国际研讨会	高光侠	中国科学院生物物理研究所
81361140343/H1819	用于肿瘤治疗的多功能肽类树状大分子药物/基因纳米载药系统的研究	顾忠伟	四川大学
81310108015/H1616	FAPα 阳性骨髓基质细胞在骨髓瘤细胞耐药过程中作用的研究	何静松	浙江大学
81320108027/H3111	基于药物基因组学及表观遗传调控的环孢素/他克莫司个体化用药研究	黄 民	中山大学
81361138020/H3003	以细菌胞壁（及其他细菌组分）为靶的新型天然化合物：基础理论、新型工具及药物候选物的发掘与发现	蒋建东	中国医学科学院医药生物技术研究所
81361168001/H3105	瞬时受体通道在乳腺癌多药耐药中的作用	金 坚	江南大学
21320102004/B0305	基于共价键层层组装的纳米药物载体构建及在肿瘤治疗方面的应用研究	李峻柏	中国科学院化学研究所
81310308004/H3005	国际多药耐药结核病学术研讨会	刘雪婷	中国科学院微生物研究所
81310308049/H2903	代谢组学与中医药现代研究学术论坛暨第二届中荷代谢组学国际合作培训班	秦雪梅	山西大学
81361128005/H02	中加健康研究合作计划项目：包覆活细胞的可注射水凝胶用于心肌梗死治疗的研究	田维明	哈尔滨工业大学
81361138019/H3003	耐多药及广泛耐药结核病全球流行规律、危险因素及传播机制研究	徐 飚	复旦大学
81361138018/H3003	抗生素耐药靶蛋白金属 β-内酰胺酶的抑制研究	杨科武	西北大学
81381330322/H3004	中瑞抗生素及耐药性医学研讨会	杨信怡	中国医学科学院医药生物技术研究所
31320103911/C0104	针对病原菌与宿主互作关系筛选获得克服耐药菌的新型抗生素	张立新	中国科学院微生物研究所
81320108029/H2817	中药源性胆汁淤积中肝细胞的极性研究	张陆勇	中国药科大学
31310303046/C0508	离子通道类疾病及天然药物研发研讨会	张 云	中国科学院昆明动物研究所
81361168002/H3001	基于三萜类化合物调控流感病毒与宿主细胞识别的新型抗病毒药物研究	周德敏	北京大学
81311130143/H1908	ST131 型大肠埃希菌全球流行病学和致病性中的质粒差异性	宗志勇	四川大学

中国药学年鉴 CHINESE PHARMACEUTICAL YEARBOOK 2014

↗ 2013 年专项基金项目（药学相关项目选录）

项目编号	项目名称	负责人	依托单位
181341015/H0315	基于氨基酸组学寻找与确认药物性肝损伤早期发现及疗效评价的生物标志物	安卓玲	首都医科大学
281341096/H2720	基于 TNF-α 信号转导通路蒙药给旺-9 对非酒精性脂肪性肝病作用机制的研究	布仁达来	内蒙古医科大学
381350005/H1609	从 DNA 甲基化视角探讨维拉帕米逆转肝细胞癌化疗耐药的机制	范平生	安徽医科大学
481341014/H0223	HDACs-GSK3β 信号通路在 2 型糖尿病削弱阿片类药物后处理心肌缺血再灌注损伤保护作用中的机制研究	顾尔伟	安徽医科大学
581341143/H2806	口服结肠定位给药技术致大黄蒽醌发挥泻下作用时增效减毒的机制研究	刘翠哲	承德医学院
621342014/B020601	候选药物 PN404 抗血小板聚集作用机制初步研究	刘秀杰	天津理工大学
781341114/H2720	蒙药达日布-8 对动脉粥样硬化血管内皮修复作用的研究	孟根杜希	内蒙古医科大学
881342002/H2606	儿科疾病及其药物遗传学特点的研究	倪 鑫	首都医科大学
981320005/H2801	天山雪莲药用植物资源保护及开发利用科普展览	宁慧霞	中国科学院新疆理化技术研究所
1081341050/H1819	基于超支化聚乙烯亚胺的多功能纳米平台的构建及其肿瘤诊断与治疗应用	沈明武	东华大学
11J1321017/J0201	2013 年全国中医药研究生暑期学校	田润平	北京中医药大学
1221342016/B0207	镇静、麻醉剂量异丙酚在大鼠不同脑区分布的研究	王 军	北京大学
1361340047/F030604	医用配药机器人配药流程规划及控制方法研究	王 南	河北工程大学
1481341144/H2818	三种复方蒙药不同用法对糖尿病肾病大鼠模型治疗作用机制解析及药物靶点研究	王秀兰	内蒙古民族大学
1681341076/H1621	NTRK3 及 ISG20L1 基因与卵巢上皮癌紫杉醇铂类化疗耐药机制的研究	吴令英	中国医学科学院肿瘤医院
1711326042/A011403	协同药物研发中的关键数学问题	闫桂英	中国科学院数学与系统科学研究院
1881341039/H0910	基于光解笼锁的靶向控释 olomoucine 治疗脊髓损伤的研究	曾宪林	华中科技大学
1921342017/B020601	新型抗幽门螺杆菌药物的骨架构建及其生物活性研究	张邦乐	中国人民解放军第四军医大学
2081350018/H1102	表皮松解性掌跖角化症个性化靶向治疗 siRNA 分子的系统性筛选及高效穿皮给药方式的探讨	张咸宁	浙江大学
2181341142/H2721	以冠心病心绞痛为例探讨中医药治疗慢病多维评价指标的结局净效应研究	赵 婷	中国中医科学院广安门医院
2221342404/B02	第八届全国有机化学学术会议	周成合	西南大学

↗ 2013 年联合基金项目（药学相关项目选录）

项目编号	项目名称	负责人	依托单位
U1330101/A06	外载荷作用下高聚物粘结炸药的损伤分析与建模研究	白树林	北京大学
U1330131/A06	新型室温固化剂体系设计与机理研究	柴 涛	中北大学
U1304822/H2709	附子-白术"药对"干预乳腺癌骨转移骨质流失的作用机制	程旭锋	河南中医学院
U1302265/L06	云南药用野生稻耿马居群广谱高抗白叶枯病基因及对应的无毒基因的鉴定和分离研究	程在全	云南省农业科学院
U1332124/A0803	重离子辐射对肿瘤细胞中药物转运蛋白的影响及机理研究	洪 梅	华南农业大学
U1301224/L02	以血凝素蛋白保守功能区为新靶点的小分子天然来源流感病毒进入抑制剂研究	刘叔文	南方医科大学
U1332210/A0805	核磁共振研究金属药物的细胞摄取与转运的分子机制	刘扬中	中国科学技术大学
U1303202/L10	新型分子印迹整体柱特异性分离提取新疆药材中植物多酚及活性单体的研究	刘照胜	中国科学院新疆理化技术研究所
U1302226/L02	基于 Hedgehog 信号通路和纤毛形成的抗肿瘤化合物的发现与机制研究	毛炳宇	中国科学院昆明动物研究所
U1303223/L02	基于分子克隆敲除和血清药物化学技术的新疆雪菊抗糖尿病物质基础和作用机理研究	毛新民	新疆医科大学
U1304824/H2902	基于 DDI 的抗艾滋病中药筛选平台的建立及中药 YAK 抗艾作用机制研究	孟祥乐	河南中医学院
U1304814/H1609	Rap1 在 TRF2 介导的胃癌多药耐药中的作用及机制研究	宁寒冰	郑州大学
U1301226/L02	Gas6/AXL 通路形成旁路和支持白血病干细胞介导 imatinib 耐药的机制研究	潘景轩	暨南大学
U1304826/H3009	促透膜靶向纳米晶给药体系的构建及其克服药物外排的研究	蒲晓辉	河南大学
U1303221/L02	细胞缝隙连接在宫颈癌发生发展中的作用及以其为靶点的药物研究	陶 亮	新疆医科大学
U1303122/L02	维药野胡萝卜子中 Daucusol 的定向分离及其抗肿瘤耐药作用机理的研究	田景奎	浙江大学
U1303184/L08	基于基因组序列研究牛源耐甲氧西林金黄色葡萄球菌多重耐药分子基础	王登峰	新疆维吾尔自治区畜牧科学院
U1304815/H1609	FoxO3a 在 PC9 细胞中对吉非替尼耐药性的调控机制研究	温 强	郑州大学
U1304205/B0207	基于阿尔茨海默病药物分子的多肽类靶向载体的设计与合成研究	夏 宁	安阳师范学院
U1304809/H0912	NMDA/Nur77 在帕金森病发病机制中的作用及他汀类药物的干预研究	闫俊强	河南科技大学
U1302222/L02	基于清热解毒重要傣药的新型活性物质的发现与研究	岳建民	中国科学院上海药物研究所

中国药学年鉴

CHINESE PHARMACEUTICAL YEARBOOK 2014

2013 年青年科学基金（药学相关项目选录）

项目编号	项目名称	负责人	依托单位
81301477/H1911	基于核糖开关的反义肽肽核酸广谱抗菌靶点发掘及抗多药耐药菌感染研究	白 卉	中国人民解放军军事医学科学院
81302198/H1618	MicroRNA 调控人视网膜母细胞瘤肿瘤干细胞多药耐药性的机制研究	白淑玮	西安交通大学
81302644/H3001	一种含噁唑烷酮结构片段的拟肽类 HIV-1 蛋白酶抑制剂的设计、合成及其活性研究	白晓光	中国医学科学院医药生物技术研究所
81301977/H1612	miR-4496 多靶向调控乳腺癌细胞 BCRP 表达逆转乳腺癌耐药性的机制	白雪峰	中国医科大学
81301910/H1609	miR-494 通过靶向作用于 SCGN 调控小细胞肺癌化疗抗药性的研究	白义凤	南方医科大学
81302687/H3004	基于基因编码非天然氨基酸技术构建分子内交联的稳定蛋白质药物	白 玉	中国科学院天津工业生物技术研究所
21304082/B040303	细菌富集的肿瘤人造微环境响应性的高分子纳米药物载体用于抗癌药物的选择性传输	鲍 燕	中国科学技术大学
21307068/B070202	环境水体中潜在风险药物的筛选方法研究	卜庆伟	清华大学
21305118/B0503	肝癌细胞 DNA 包封 Ag 纳米簇探针的构建及无色无荧光抗癌药物体外筛选	蔡昌群	湘潭大学
51303055/E0314	聚肽自组装构建仿病毒药物载体及其性能研究	蔡春华	华东理工大学
81301663/H1511	内源性腺苷及腺苷受体在芍药苷抗脓毒性心功能障碍中的作用研究	曹雯娟	暨南大学
81302842/H3110	基于溶酶体酶代谢途径的 CpG ODN 细胞内代谢研究	岑彦艳	中国人民解放军第三军医大学
81303309/H2818	藏药多刺绿绒蒿抗心肌缺血的药效物质基础和作用机理研究	柴兴云	北京中医药大学
81303261/H2809	基于益气解毒方对炎症网络的整体调节探讨其药效-药代不关联的科学本质	陈 畅	中国中医科学院中药研究所
61305037/F030402	基于高光谱成像技术的药用明胶空心硬胶囊关键品质指标检测研究	陈丰农	杭州电子科技大学
81302741/H3010	基于化学发光的 DNA 天然保护药物高通量筛选模型的研究	陈红君	上海市杨浦区中心医院
81303226/H2805	基于"火力火候-物质基础-药性表征"动态关联的麸炒白术炮制过程原理研究	陈鸿平	成都中医药大学
81302363/H1625	Cetuximab 介导、共载 siRNA-Ras 和顺铂的纳米药物制备及其对单抗耐药性鼻咽癌的治疗研究	陈怀文	中国人民解放军第二军医大学
81301892/H1609	HMGB1 介导的自噬调控非小细胞肺癌吉非替尼获得性耐药及分子机制	陈 建	浙江大学
51303068/E031002	基于 K5 多糖可逃避免疫清除的仿生靶向药物传递系统研究	陈荆晓	江南大学
21304098/B040303	近红外光敏多功能纳米载体的构建及药物靶向传递和成像研究	陈 俊	中国科学院高能物理研究所
81303193/H2803	基于体内动态效应的中药苦参抑制血管新生组分间相互作用研究	陈 磊	广东药学院
81302247/H1621	盆腔浆液性癌中核因子 Nrf2 的作用及机制研究	陈 宁	浙江大学
51303111/E031002	PCL/PEO 药物缓释体系在多级熔融拉伸口模中的形态调控及其对药物释放行为的影响	陈 蓉	四川大学
81302790/H3105	Hsp90 抑制剂与 mTOR 激酶抑制剂协同抑制乳腺癌及其机制研究	陈思萌	中国科学院上海药物研究所
81302843/H3110	肾移植术后基于泼尼松/泼尼松龙调节细胞因子表达机制的药动学-药效学模型研究	陈文倩	中日友好医院
21304066/B0405	聚合物复合物层层组装膜多药物可控程序释放研究	陈小玲	太原理工大学
81301896/H1609	瘦素参与降低 ERα 阳性乳腺癌对他莫西芬敏感性的机制研究	陈晓锋	南京医科大学
81302734/H3010	中空纤维/石墨烯/有机溶剂固-液协同单元阵列微萃取及其在中药活性成分分析中的应用	陈 璇	山西医科大学
81302894/H2704	基于 TRP 通道介导的钙信号调节研究温里药"温中止痛"的作用机制	陈艳芬	广东药学院
81302140/H1617	Bmi-1 通过 miR-27a 调控 RKIP 促进胃癌 EMT 和化疗耐药的机制研究	陈茵婷	中山大学
51302293/E020403	有机/无机杂化纳米药物输运系统的设计、制备及其在药物共输运中的应用探索	陈 雨	中国科学院上海硅酸盐研究所
81302840/H3110	COMT 和 CYP1A2/3A4 介导的儿茶酚黄酮代谢及抗肿瘤作用机制研究	陈忠坚	浙江省肿瘤医院
21302186/B020601	克服 vemurafenib 耐药的新型 B-Raf(V600E) 与 EGFR 双重抑制剂的设计与合成研究	程辉敏	中国科学院广州生物医药与健康研究院
81301246/H1806	用核医学分子影像技术研究乏氧相关的乳腺癌内分泌继发耐药	程竞仪	复旦大学
81303305/H2818	畲药食凉茶抗结直肠癌的物质基础研究	程科军	复旦大学
81303213/H2804	基于多维谱-效关系的温莪术抗肿瘤药效物质辨识及质量控制模式研究	程巧鸳	浙江中医药大学
81302801/H3105	依硫磷酸增强 G2/M 期细胞周期特异性化疗药物抗肿瘤作用的生物信息学预测及其分子机理	迟小华	中国人民解放军第二炮兵总医院
81302042/H1616	microRNA-222/221 通过抑制凋亡和活化肿瘤干细胞介导多发性骨髓瘤耐药	褚章波	华中科技大学
81302715/H3008	磷脂包裹的层状双羟基复合无机物载药/基因纳米粒的构建及评价	崔升淼	广东药学院
81301952/H1611	溶瘤腺病毒调控 MGMT 表达对葡萄膜黑色素瘤化疗敏感性影响的实验研究	寸碧芸	昆明医科大学
81302720/H3008	基于纳米晶体的肺部吸入缓释复合微粒的设计及其释放度和黏液穿透性的研究	寸冬梅	沈阳药科大学

(续表)

项目编号	项目名称	负责人	依托单位
21306175/B061102	臭氧催化氧化过程中磁性二氧化铈催化剂的界面性能与调控	戴启洲	浙江工业大学
81302989/H2710	去毒附子治疗骨性关节炎的体内药效物质基础及其调控软骨细胞 TGF-β 信号通路的分子机制研究	单乐天	浙江中医药大学
81302696/H3006	基于复合靶解析 SELEX 技术的新型核酸适配体蛇毒拮抗剂的研究	邓　昆	中国人民解放军第三军医大学
31302228/C190602	池塘养殖模式下 I 类整合子介导的气单胞菌耐药性及其传播机制	邓玉婷	中国水产科学研究院珠江水产研究所
81301505/H2005	EGFR-T790M 突变催控的 miRNA 在非小细胞型肺癌 TKIs 获得性耐药中的作用及其机制研究	邓　豫	华中科技大学
81303169/H2801	越南槐种子超低温保存及其脱水耐性与超低温耐性的生理机制研究	邓志军	湖北民族学院
81303180/H2803	基于体内化学物质信息研究中药杜仲雌激素样功效物质	丁丽琴	天津中医药大学
81301293/H1813	基于反馈系统控制模型,优化淋巴癌多药组合,并研究药物间的相互作用	丁显廷	上海交通大学
81303267/H2810	基于调节趋化运动的解毒中药治疗乳腺癌转移的机制研究董	林　毅	天津医科大学
81303146/H2903	"体内-体外-计算"手段研究滋补脾阴方药治疗糖尿病相关认知下降的药效成分和作用靶点	董佩佩	大连医科大学
81302022/H1615	Derlin-1 介导非小细胞肺癌 EGFR-TKI 耐药的分子机制研究	董千泽	中国医科大学
81303126/H2902	益气活血中药调节网膜素介导的 NF-κB 信号通路抑制 2 型糖尿病患者动脉粥样硬化斑块的机理研究	杜健鹏	中国中医科学院西苑医院
81302739/H3010	抗体药物及免疫复合物质谱定量分析方法与药代动力学研究	段小涛	中国人民解放军军事医学科学院
81303310/H2818	基于 DNA 条形码和 1H-NMR 代谢组学技术的多基源藏药小檗皮二维鉴定体系的构建	范　刚	成都中医药大学
81302731/H3010	"副作用-通路-候选药物"网络预测模型的建立及应用	范雪梅	清华大学
81302353/H1625	eIF5A2 基因在口腔鳞状细胞癌化疗耐药中的作用及机制研究	方　亮	浙江大学
81301913/H1609	E2F3b/miR-200b 负反馈通路参与调控人肺腺癌细胞化疗耐药的分子机制研究	封　冰	中国人民解放军南京军区南京总医院
41306143/D0609	石斑鱼体内氟苯尼考的药学及其微生物区系的动态响应及药效学评价新模式	冯敬宾	中国科学院南海海洋研究所
81301118/H0913	基于药物基因组学的丙戊酸钠治疗儿童癫痫的群体 PPK/PPD 模型研究	冯卫星	首都医科大学
81301459/H1908	鲍曼不动杆菌 OXA 型碳青霉烯酶基因传播机制研究	符一骐	浙江大学
81301895/H1609	EHD2 沉默介导多效应耐药逆转的肿瘤生物学研究	付　欣	天津医科大学
11302129/A020502	血流环境中白细胞介导纳米药物载体与肿瘤细胞的靶向结合研究	傅　怡	上海交通大学
21302074/B020506	口服给药、直肠肠靶向的新型手性铂-环糊精键接物前药研究	高传柱	昆明理工大学
81303291/H2814	基于 TCR/FcεRI/MAPK 通路网络调控的治咳川贝枇杷滴丸清热止咳作用机制研究	高　洁	南开大学
81302988/H2710	基于 miRNAs 对关节软骨代谢及疼痛的调节机制研究柔肝中药治疗骨关节炎的作用机理	高宁阳	上海中医药大学
31300652/C050201	用于新药筛选的新型 T4 噬菌体纳米颗粒展示平台开发	高　嵩	淮海工学院
81303150/H2903	冠心病中西药联用交互作用评价的方法学研究	高铸烨	中国中医科学院西苑医院
81303145/H2903	银杏内酯 B 药物洗脱支架促进冠脉早期内皮化及对内皮 p38MAPK 信号通路的作用	郜俊清	上海中医药大学
61305019/F030410	医药注射剂中可见异物在线视觉检测方法及关键技术研究	葛　继	江西理工大学
81301377/H1104	Hfq 介导淋球菌对头孢曲松耐药的作用机制研究	龚子鉴	中山大学
81303089/H2902	基于 CDKN2A/2B 基因的细胞周期调控与冠心病证候分类相关机制及中药干预	谷旭放	天津中医药大学
81300019/H0107	他汀类药物诱导哮喘气道平滑肌细胞自噬机制的研究	顾　问	上海交通大学
71303011/G0308	中国国家基本药物制度实施效果评价研究	管晓东	北京大学
51308399/E080402	紫外消毒对污水中耐药细菌与基因的去除机制及耐药特征影响	郭美婷	同济大学
81303311/H2819	构建基于 QRTR 模型的匹配性提取模式快速筛选中药毒性组分	韩疏影	南京中医药大学
81302839/H3110	天然药物非临床药代动力学的临床转化研究及构动关系研究	郝　琨	中国药科大学
81302264/H1621	Reptin 在逆转卵巢癌紫杉醇化疗耐药中的作用及相关机制	郝　星	华中科技大学
81303140/H2903	基于体内过程"层间递进"的中药注射剂药效物质筛选新方法	何　俊	天津中医药大学
81302729/H3008	肿瘤微环境响应的细胞内、细胞核双重定位共转运系统的研究	何黎黎	西南民族大学
81301107/H0913	中国南方汉族人群中抗癫痫药物导致的皮肤型不良反应与 HLA-A*2402 的相关性及机制研究	何　娜	广州医科大学

(续表)

项目编号	项目名称	负责人	依托单位
81303238/H2806	基于"组分-药效-靶点"作用网络研究四物汤制备工艺环节评价模式	何 瑶	成都中医药大学
81302870/H3113	中药(单体)-CYP450 酶相互作用的高通量 cocktail 模型构建和机制研究	和 凡	广州市妇女儿童医疗中心
31302138/C1806	基于 EPCR 脱落探讨大肠杆菌所致热毒血瘀证形成的分子机制及中药干预的研究	贺常亮	四川农业大学
81300431/H0812	shRNA 干扰新型肿瘤抗原 Eps8 对白血病 TKIs 耐药的逆转作用及其机制研究	贺艳杰	南方医科大学
81302673/H3003	一种罕见支链糖阿德加糖的生物合成机制研究及其应用	胡 丹	暨南大学
81302007/H1615	RET 融合基因在非小细胞肺癌中的获得性耐药模型与机制研究	胡海川	复旦大学
21302164/B020402	决明属两种傣药中新颖的酚类化合物的发现及其抗病毒活性研究	胡秋芬	云南民族大学
51303163/E031003	非常规层层自组装构建川芎嗪/葛根素配伍洗脱涂层促进血管再生	胡晓芬	浙江中医药大学
81302759/H3101	调节腺苷受体平衡在芍药苷改善 AD 模型动物学习记忆功能衰退中的作用及机制研究	胡增峣	中国人民解放军军事医学科学院
31301690/C140501	氯噻啉重链抗体亲和性和特异性关键氨基酸残基作用机理的研究	华修德	南京农业大学
81301303/H1818	新型多功能紫杉醇 pluronic/PEG-PHIS 混合胶束的构建及其逆转多药耐药的机制研究	宦梦蕾	中国人民解放军第四军医大学
81302861/H3112	核受体参与 UGT1 基因簇内转录共调控的机理研究	黄海燕	上海交通大学
81303308/H2818	基于体内外成分关联法运用 UPLC/MS-IT-TOF 技术探讨彝族"黄药"抗非小细胞肺癌活性成分群的研究	黄火强	中央民族大学
81302837/H3110	基于 NTCP/Ntcp 和 BSEP/Bsep 介导的胆汁酸转运受阻导致托伐普坦药物性肝损伤机理研究	黄建耿	华中科技大学
81302338/H1624	MicroRNA-30a 通过自噬相关信号通路调控骨肉瘤耐药的分子机制研究	黄 俊	中南大学
81301467/H1909	多重耐药鲍曼不动杆菌外膜蛋白成分的抗原性分析	黄惟巍	中国医学科学院医学生物学研究所
81303208/H2803	基于多靶标网络调控研究青黛治疗慢粒白血病的药效物质基础和作用机制	黄 维	成都中医药大学
81301964/H1611	基于 S 期激酶相关蛋白 2 的抗肿瘤多肽药物筛选与应用	黄 璇	南昌大学
21302037/B020601	P-糖蛋白抑制载体调控丹参素前药设计及脑靶向给药的研究	惠爱玲	合肥工业大学
31301469/C200701	北疆地区食源性大肠杆菌耐药性与毒力特征的研究	姬 华	石河子大学
81303162/H2801	基于 HPLC-DAD-Q-TOF/MS 技术的桃金娘科瑶药中新颖结构 C-甲基化黄酮的发现及其抗炎活性研究	贾贝西	郑州大学
21301046/B010701	基于温度/pH 双重响应的稀土上转换药物载体的设计合成及应用研究	贾 光	河北大学
81302265/H1621	BNIP3 介导的铂类所致 DNA 损伤后促凋亡作用与卵巢癌耐药机制的研究	贾静辉	华中科技大学
31300659/C050202	ermC 核糖开关调控大环内酯类抗生素耐药基因表达研究	贾 旭	成都医学院
81301462/H1908	转录因子 Upc2 调控 ERG11 基因转录介导热带假丝酵母菌对唑类药物耐药机制的研究	江 岑	上海交通大学
21301182/B010603	利用上转换纳米颗粒构筑近红外激发的钌(II)多吡啶类光活化化疗药物	姜国玉	中国科学院理化技术研究所
81301611/H1502I	CAM-1 单抗介导的肺血管内皮细胞靶向辛伐他汀纳米载体对急性肺损伤的保护作用与机制研究	姜赛平	浙江大学
21303144/B030504	非经典结晶路线制备新颖的纳米药物超结构	姜 源	厦门大学
81302288/H1622	氟维司群逆转雌激素受体阴性乳腺癌多药耐药及其机制研究	蒋东海	浙江大学
21303086/B030204	可极化力场的优化及其在药物-蛋白质相互作用研究中的应用	蒋 南	南京医科大学
81302634/H3001	新骨架 KDR 激酶抑制剂的设计合成和生物活性研究	焦 宇	中国药科大学
21305013/B0511	基于金属有机骨架材料的微固相萃取和微波辅助提取联用在可吸入大气颗粒物 PPCPs 分析中的应用研究	焦 哲	东莞理工学院
81303216/H2804	牛黄解毒片体内外砷毒性的系统评价研究	金鹏飞	卫生部北京医院
51303154/E031002	近红外光控纳米药物载体输送小干扰 RNA 和化疗药物用于肺癌治疗的研究	金 桥	浙江大学
81302877/H2702	从 mTOR/S6K1 信号通路探讨健脾化湿方改善 2 型糖尿病胰岛素抵抗的分子机制	柯 斌	中山大学
31300786/C1002	淋巴血液多靶点纳米药物复合体系的构建及其时序响应性递药的调控研究	孔 明	中国海洋大学
81301899/H1609	p55PIK 特异性抑制剂 N24 在胃肠道间质瘤耐药中的作用及机制研究	来森艳	华中科技大学
81302844/H3110	运用代谢组学技术系统研究乌头碱类镇痛药的体内活性/毒性代谢产物	兰 轲	四川大学
81302762/H3101	左旋四氢帕马丁干预大鼠海洛因自身给药和复吸行为的机制研究	乐 凯	江汉大学
21302097/B020601	新型口服蛋白酶抑制剂的设计、合成及构效关系研究	雷 萌	南京林业大学
31302145/C180702	截短侧耳类抗菌药物的新耐药机制解析及其传播机理研究	李蓓蓓	中国农业科学院上海兽医研究所

（续表）

项目编号	项目名称	负责人	依托单位
81303230/H2806	黄连解毒汤药效成分透血脑屏障机理和复方配伍促进成分透过规律实验研究和计算机仿真	李　博	南京中医药大学
81300169/H0208	以 ERK 信号通路为靶点治疗 nesprin 蛋白缺陷导致的扩张型心肌病的可行性研究	李　晨	四川大学
81302908/H2705	芪参颗粒调节花生四烯酸 PLA2-COX 通路防治心肌纤维化的机制研究	李　春	北京中医药大学
21303249/B0305	基于 Ag2S 近红外量子点的活体肿瘤新生血管可视化诊疗研究	李春炎	中国科学院苏州纳米技术与纳米仿生研究所
81302952/H2708	四磨汤对不同胃肠功能障碍小鼠肠道微生物的影响及其机理研究	李丹丹	湖南中医药大学
81302963/H2708	通络活血虫类中药通过 mTOR 信号通路对乏氧环境肺癌转移的干预作用研究	李道睿	中国中医科学院广安门医院
51303093/E031002	新型功能化生物降解农药载体材料的制备与药物控释的研究	李红春	青岛农业大学
81301883/H1609	UGT1 促进 P-gp 糖基化参与调节胃癌多药耐药	李　凯	中国人民解放军第四军医大学
31301198/C120108	基于 Irf8 的突变体建立斑马鱼白血病模型	李　礼	西南大学
81302831/H3110	卡博替尼与卡巴他赛序贯治疗去势抵抗性前列腺癌的药物动力学与药效动力学研究	李　良	北京大学
51302071/E020801	多控磁性核-壳微球 Fe3O4@ MOFs/GO 的构筑及载药性能的研究	李　玲	湖北大学
21301027/B0111	基于介孔磷酸钙的多功能响铃型结构纳米胶囊的通用制备方法及其在肝癌诊治中的应用研究	李　鹿	东北师范大学
81303279/H2811	基于 NEI 网络评价青娥丸治疗更年期综合征的药效学研究	李禄金	上海中医药大学
81303302/H2817	应用胚胎干细胞试验(EST)检测妊娠期常用中药的胚胎安全性	李　璐	香港中文大学深圳研究院
81302277/H1621	CFL1 基因 Ser3 位点磷酸化通路参与调控卵巢癌紫杉醇耐药的机制研究	李　旻	卫生部北京医院
81303131/H2902	基于 TLR-4/NF-κB 信号通路探讨益气活血法治疗内毒素性急性肺损伤的分子机制	李　敏	中国人民解放军总医院
81303243/H2807	基于热敏蛋白 TRPV1 调控的辛热药药性表达生物学机制研究	李　敏	陕西中医学院
21303004/B030106	基于金纳米花的表面增强拉曼生物成像新技术研究	李　琦	北京大学
81301912/H1609	NRG1/HER3 通路激活致乳腺癌曲妥单抗原发耐药的分子机制	李　琴	首都医科大学
81301886/H1609	盐霉素抑制胃癌血管生成与增强化疗敏感性的作用及机制研究	李　涛	宁夏医科大学
81302012/H1615	长链非编码 RNA MEG3 调控 C-MET 在非小细胞肺癌 EGFR-TKI 耐药中的作用机制研究	李　薇	南京医科大学
81303231/H2806	以白及多糖为骨架材料构建阴道给药新剂型:柔性脂质体后膨胀型水凝胶泡沫气雾剂	李伟泽	西安医学院
81302282/H1621	新 ERCC1 剪切变异体在卵巢癌化疗耐药和肿瘤发生过程中的作用及其机制研究	李炜玲	大连医科大学
81302743/H3010	基于微流控芯片纳米电化学的药物杂质检测研究	李新春	广西医科大学
51303136/E0310	糖皮质激素类药物小分子水凝胶的制备及其在眼后段缓释给药系统的研究	李星熠	温州医学院
81301306/H1818	具有三重载药空间的中空介孔二氧化硅/磷脂复合载体的构建及其诱导肿瘤免疫治疗的研究	李　旭	华中科技大学
21305096/B0512	基于系统生物学方法和定量构效关系的药物副作用研究	李益洲	四川大学
81302645/H3001	全新作用机制槐果酸衍生物的设计、合成及其抗丙型肝炎病毒(HCV)研究	李迎红	中国医学科学院医药生物技术研究所
81301881/H1609	基于 c-Met 的靶向抑制联合放、化疗在结直肠癌治疗中的药效学评价和机制研究	李颖博	北京大学
81302713/H3008	适配体修饰可触发释药的聚合物纳米靶向给药系统的构建及其机制研究	李　镇	大连医科大学
21302011/B020101	黄原酸酯自由基反应合成多取代 3-甲基苯并呋喃衍生物的方法学研究	李　智	北京交通大学
21304071/B040303	新型聚乙二醇修饰小分子抗癌药物的研究	李钟玉	温州大学
81303141/H2903	基于吸收仿生模型研究 P-gp 介导的银杏叶-他林洛尔相互作用及其体内外关联性	李自强	天津中医药大学
81303315/H2819	药学统计学在中药代谢组学中生物标记物识别的研究	李佐静	沈阳药科大学
81302700/H3007	靶向蛋白质精氨酸甲基转移酶 PRMT1 的药物发现与机理研究	梁中洁	苏州大学
81303078/H2901	基于铁代谢失调探讨脑缺血及缺血再灌注损伤新机制及益气活血法的干预作用	廖　君	湖南中医药大学
81301410/H1903	阿萨希毛孢子菌 HSP90 基因调控生物膜形及耐药的机制研究	廖　勇	中国人民解放军北京军区总医院
81302532/H1005	针对 FOXP3 翻译后修饰酶类活性调节的中药小分子筛选及机制研究	林　芳	中国科学院上海巴斯德研究所
81303137/H2902	促排卵后小鼠子宫内膜容受性形成过程中 HOXA10 调控机制及中药干预作用解析	林佳静	广西医科大学

（续表）

项目编号	项目名称	负责人	依托单位
81302841/H3110	药物动力学实物仿真用 SD 大鼠器官特征基础数据库的试验建立与分析研究	林建阳	中国医科大学
21303026/B030501	Gemini 表面活性剂的设计合成及其在植物叶表面超润湿铺展作用机理研究	林 璟	广州大学
51303003/E031002	基于透明质酸的智能纳米载体构建及其靶向抗肿瘤研究	林 英	安徽工程大学
81302078/H1617	miR-181a 在胃癌自噬及其顺铂耐药中的作用机制研究	林 泳	广州医科大学
21303207/B030202	细胞内吞金纳米棒和 Gd@ C82（OH）22 纳米颗粒的分子机制研究	刘 波	中国科学院高能物理研究所
81303154/H2903	中药强极性组分新型双水相高速逆流色谱分离及调控机理研究	刘 丹	中国科学院大连化学物理研究所
71301076/G010901	基于时空网络的季节性流感药品采购与供应交互式协调优化	刘 明	南京理工大学
11305099/A050407	抗癫痫类药物在表层水环境中的间接光解过程机理研究	刘 宁	上海大学
81303142/H2903	中药多组分眼部纳米凝胶传递系统的微透析-PK/PD-多尺度建模评价新方法研究	刘 睿	天津中医药大学
81303178/H2803	青礞石中金属离子对于中医痰证、癫痫的干预作用及药效物质基础研究	刘圣金	南京中医药大学
31301688/C140501	抗嘧霉胺的番茄灰霉病菌中 CGS 和 MS 基因的功能研究	刘圣明	河南科技大学
81303280/H2811	基于代谢组学研究方法的中药治疗高尿酸血症整体作用机制研究	刘 舒	中国科学院长春应用化学研究所
81303049/H2718	基于边缘系统-下丘脑-垂体-肾上腺轴途径探讨隔药饼灸对功能性消化不良胃肠动力的调节机制	刘未艾	湖南中医药大学
81302344/H1624	靶向沉默蛋白激酶 CDK11 治疗耐药骨肉瘤的机制研究	刘先哲	华中科技大学
51308066/E080402	微生态周期切换式厌氧系统对头孢曲松的生物协同控制机制	刘小雷	长春工程学院
21302024/B020601	无环核苷与氧化吲哚的不对称杂合衍生化及其抗肿瘤、抗 HIV、抗感染活性与构效关系研究	刘雄利	贵州大学
81301884/H1609	肺癌干细胞通过上调 Stat3 介导 mTOR 抑制剂耐药的机制研究	刘 艳	中国人民解放军第四军医大学
81303232/H2806	载冬凌草甲素快速穿越粘液层及上皮细胞靶向黏附新型脂质聚合物纳米粒的研究	刘 颖	上海中医药大学
81300950/H0903	脊髓水平 MOR-NR1/NR2B-MOR 信号通路在瑞芬太尼诱发的术后痛觉过敏中的作用及机制研究	刘 玥	南京大学
51303078/E030902	手性蜂窝状胶束材料及其对手性药物分离的研究	刘志雷	南昌航空大学
81302737/H3010	以肿瘤细胞特异性酶为靶点的自组装载药系统活体在线分析	卢 闻	西安交通大学
81302694/H3005	海葵毒素 APETx2 与离子通道相互作用的结构基础及多肽药物设计	卢 悟	广江苏省中医药研究院
81303136/H2902	从诱导调节性 T 细胞分化探讨补肾活血中药治疗免疫性卵巢早衰的机制	卢 燕	江苏省中医药研究院
81301982/H1612	新型明胶-泊洛沙姆纳米囊联合超声空化开放血脑屏障技术增强大分子药物脑胶质瘤靶向渗透性研究	鲁翠涛	温州医学院
81300666/H0713	基线血清代谢物与格列齐特缓释片药物反应的相关性研究	陆静毅	上海交通大学
21307023/B070704	有机磷农药暴露对大鼠海马神经细胞的毒性效应及对映体选择性	陆娟婷	杭州电子科技大学
81302695/H3006	新型复合功能手性辐射防护剂的设计、合成及构效关系研究	鹿成韬	中国人民解放军第四军医大学
81301395/H1901	金黄色葡萄球菌表面蛋白 Sdr 家族结构与功能研究	罗 森	重庆医科大学
31301033/C060502	耐药结核分枝杆菌补偿性进化新机制的研究	罗 涛	复旦大学
21302041/B0206	金属离子可调控的 PAT 识别及 DNA 嵌入双靶向"多胺-药物"缀合物的设计、合成及抗肿瘤活性	罗 稳	河南大学
81302018/H1615	肺癌干细胞的体内可视化观察及其基于 ABCG2 特异性多肽的化疗耐药逆转研究	罗 弋	重庆医科大学
21304012/B040613	两亲性高分子包裹/释放小分子药物的粗粒化模拟	罗钟琳	常州大学
81303306/H2818	蒙药尖叶假龙胆药效物质基础的晶型与活性相关性研究	吕丽娟	天津农学院
21302002/B020901	基于 RDV P2,P3 蛋白靶标抗水稻矮缩病毒先导化合物的设计合成与构效关系	吕献海	安徽农业大学
81302202/H1618	CHOP 调控糖酵解逆转脑胶质瘤替莫唑胺耐药的机制研究	马 健	泰山医学院
81302534/H1005	麻醉药物预处理、同时处理、后处理对急性肺损伤大鼠的免疫调节机制的研究	马 铃	中国医科大学
21306055/B060408	体外重构细菌肽聚糖单体合成途径的基础研究	马 毅	华南理工大学
81302016/H1615	miR-137 调控 AMPK/自噬通路在非小细胞肺癌顺铂耐药中的作用及机制研究	闵凌峰	扬州大学
51303144/E031002	血液相容的 Mg/PNIPAM-Au 微米发动机的制备、药物运载与光控释放	牟方志	武汉理工大学
81301791/H1604	乏氧微环境中 VEGFR 分子靶向药物对 DCs 功能的影响及机制	宁 豪	山东大学
81301509/H2005	COLD-PCR/HRM 技术用于早期快速诊断耐药结核病的研究	逄 宇	中国疾病预防控制中心
81303187/H2803	从药代-药效方面研究乳移平配伍桔梗方剂抗乳腺癌肺转移的药效物质基础	裴利霞	上海中医药大学

（续表）

项目编号	项目名称	负责人	依托单位
81302851/H3111	基于生理药动学模型研究厄贝沙坦对瑞格列奈药动/药效的定量影响	裴 奇	中南大学
81303287/H2812	基于 TREM-1 探讨芍药苷干预 TLR 信号通路在类风湿关节炎的抗炎作用	彭桉平	广州中医药大学
21303136/B030106	基于油酸可控氧化的单分散磁性纳米粒子水相转移研究	彭明丽	西北大学
81301466/H1908	质粒介导 qnrS 和 aac(6′)-Ib-cr 基因氟喹诺酮耐药分子机理及其播散机制研究	濮小英	杭州市疾病预防控制中心
81301490/H2002	质粒介导产 KPC 酶大肠埃希菌的克隆流行及传播机制研究	齐 艳	浙江中医药大学
81303294/H2816	台湾特有传统药樟芝的抗肿瘤三萜成分及其体内代谢研究	乔 雪	北京大学
21304023/B040303	新型功能性多肽聚合物的制备及其抗癌性能研究	乔增莹	国家纳米科学中心
81302680/H3004	TRAIL-FeSOD 与 Nutlin3 联合用药选择性抑制肿瘤细胞增殖	秦 勇	浙江大学
81302857/H3111	MicroRNA 表达水平及相关基因多态性对拉莫三嗪体内代谢影响的研究	邱 枫	中国医科大学
81303066/H2720	microRNA 调控肝细胞内源性免疫信号网络抗 HBV 的特征分析及白花香莲解毒方干预机制研究	邱 华	广西中医药大学
81302137/H1617	TTLL6 在缺氧/酸中毒微环境下对食管鳞癌耐药逆转的作用及机制研究	邱 阳	中国人民解放军第三军医大学
81300502/H0420	雌激素对妊娠肝内胆汁淤积症母体肝细胞胆汁酸转运蛋白的调控机制研究	饶周舟	中南大学
81303114/H2902	内质网应激介导刺芒柄花素逆转结肠癌耐药机制的研究	阮善明	浙江中医药大学
81303316/H2819	基于 Thbd-aPC 信号通路的阿魏酸抗辐射作用机制研究	邵 帅	中国疾病预防控制中心辐射防护与核安全医学所
51303098/E031002	Fe3O4@PPy 复合微球的制备及药物控释与靶向性能研究	沈腊珍	山西大同大学
81301460/H1908	产 KPC 酶肠杆菌科细菌磷霉素耐药及传播机制研究	沈 萍	浙江大学
81300936/H0902	丰富环境对新生小鼠七氟醚多次麻醉后认知功能障碍相关的细胞改变的逆转作用	沈 霞	复旦大学
81303174/H2802	MALDI-TOF/TOF-MS 解析动物药中标志蛋白质和多肽作为特征识别物的研究	沈玉萍	江苏大学
31300789/C1002	基于碳酸氢钠酸触发反应的 pH 响应聚合物纳米粒的构建及其克服肿瘤多药耐药性研究	盛 燕	烟台大学
81302643/H3001	Aurora-A/PLK1 双靶点抑制剂抗肿瘤活性及机制研究	师健友	电子科技大学
81303296/H2816	基于转运体的黄连与二甲双胍药学相互作用规律和机理研究	石 荣	上海中医药大学
51303014/E031003	炎症响应型聚氨酯的构建及其对颈椎间盘置换后异位骨化抑制作用及机理研究	石 锐	北京市创伤骨科研究所
81302642/H3001	H556 在转录后水平上降解 MGMT 的发现及 EGFR-DNA 双靶点药物设计	史登健	温州医学院
81303298/H2816	基于电化学传感技术的丹参注射液多成分整合药代动力学研究	史培颖	福建农林大学
81301914/H1609	MiR-200b 靶向 Atg12 调控自噬并参与人肺腺癌多药耐药表型形成的机制研究	宋海珠	中国人民解放军南京军区南京总医院
51302091/E021303	基于磁热双效药物控释的智能分子阀门介孔复合材料的设计、组装与研究	宋慧宇	华南理工大学
81302347/H1624	LPAATβ 在骨肉瘤顺铂耐药中的作用及机制研究	宋 磊	中国人民解放军第三军医大学
31301586/C200501	表面温度和水分特性对铁棍山药片远红外热泵干燥过程非酶褐变的影响机制	宋小勇	华北水利水电学院
81303195/H2803	无梗五加果抗血小板和抗血栓药效物质基础及作用机制研究	宋 洋	中国医科大学
81301114/H0913	基于药物基因组学和临床特征的癫痫个性化治疗研究	苏全平	山东大学
31301702/C140502	小麦纹枯病菌对噻呋酰胺抗性机制研究	孙海燕	江苏省农业科学院
81302814/H3106	2-金刚烷胺对唑类药物抗白色念珠菌的增效活性及其经由脂筏信号通路的作用机制	孙玲美	东南大学
81301897/H1609	远端调控元件 mbr 协同激活 BECN1 和 BCL2 基因转录在乳腺癌紫杉醇耐药形成中的作用	孙 鸾	南京医科大学
81302838/H3110	常态及病态条件下药物转运体介导依普罗沙坦的药物相互作用及其分子药代动力学机制	孙鹏远	大连医科大学
31300284/C020604	小叶莲抗肿瘤多药耐药药效物质基础及其机制研究	孙彦君	河南中医学院
81302722/H3008	PEPT1 和 VACVase 双靶向地西他滨口服前药的设计与评价	孙英华	沈阳药科大学
81301973/H1612	多重靶向酶响应型载 Au-Pt(IV) 纳米载体的构建及对卵巢癌的治疗研究	孙 颖	上海交通大学
81302869/H3113	基于致病机制筛选治疗家族性渗出性玻璃体视网膜病变的化学小分子	邰正福	电子科技大学
51303105/E0310	溶栓药物纳米凝胶制剂的制备及性能研究	谭 回	深圳大学
31300781/C100103	参与扰动血流促进血栓形成信号途径的靶分子的初步筛选	唐朝君	重庆大学
81303191/H2803	基于多靶点细胞膜微柱液相色谱技术的黄精相关复方药效物质及配伍机理研究	唐 铖	天津医科大学

（续表）

项目编号	项目名称	负责人	依托单位
21305051/B0510	基于囊泡内药物代谢途径发现的肿瘤多药耐药机制研究	唐春雷	江南大学
81301322/H1819	普鲁兰基纳米药物载体透过胎盘屏障的机制及其调控策略研究	唐红波	首都医科大学
81302705/H3008	多功能维生素 E 衍生物纳米乳：共传递线粒体靶点药物和克服肿瘤多药耐药	唐景玲	哈尔滨医科大学
81302315/H1622	基于化疗压力下乳腺癌细胞亚群生长规律的乳腺癌化疗耐药时机预测模型研究	唐 鹏	中国人民解放军第三军医大学
81302925/H2708	从活性骨钙素的代谢通路探讨"从肾论治糖尿病"的新机制	陶乐维	上海中医药大学
21302007/B0207	抗癌增敏剂及抗耐药剂——非 ATP 竞争性细胞周期检查点蛋白激酶 1（CHK1）选择性抑制剂的设计、合成及活性评估	田 超	北京大学
81301909/H1609	PTENP1 作为 ceRNA 调控 PTEN 表达及介导肝癌 EGFR 抑制剂耐药的机制研究	田 涛	西安交通大学
51303191/E0310	基于规整蛋白组装体的靶向抗肿瘤药物载体的研究	田 野	中国科学院理化技术研究所
81302341/H1624	间充质干细胞通过 IL-6/STAT3 和 Notch 通路协同作用促进骨肉瘤化疗耐药的机制研究	涂 兵	上海交通大学
51303038/E031002	明胶纳米粒子"模板浇铸法"组装及在生物医药领域的应用	王安河	国家纳米科学中心
81301365/H1103	研究芍药苷治疗特应性皮炎的分子机制及其对皮肤 miRNA 的调节	王傲雪	大连医科大学
81302845/H3110	芍药苷-6-O′-苯磺酸酯在大鼠体内代谢及其活性代谢物研究	王 春	安徽医科大学
21302228/B020602	新型多靶向抗阿尔茨海默病先导物的优化、合成与活性评价	王冬梅	中国医学科学院药物研究所
81302788/H3105	盐霉素通过 Wnt/β-catenin 信号通路增强 5-氟尿嘧啶对肝癌干细胞敏感性的机制研究	王 凡	同济大学
81302895/H2704	多胺对 SGLT1 通路介导的葡萄糖吸收的影响及益气健脾方药的干预作用	王桂香	广东药学院
81303220/H2804	基于化学-谱效-有效部位群多维评价马兰及其近缘种抗免疫性肝损伤的物质基础	王国凯	安徽中医药大学
51303126/E031002	基于上转换发光技术的光动力治疗纳米载体系统的构建	王汉杰	天津大学
81303217/H2804	基于"质量-药效-代谢"关联的中药质量评价方法研究	王晶娟	北京中医药大学
81303225/H2805	胆黄连"寒者益寒"药性变化的物质基础及炮制机理研究	王 静	辽宁中医药大学
81302188/H1618	CCNG2 参与调控胶质瘤细胞对替莫唑胺敏感性的分子机制	王君玉	中国人民解放军第二军医大学
81301918/H1609	金丝桃苷逆转长春新碱诱导的人结肠癌细胞多药耐药及其机制研究	王丽敏	佳木斯大学
31300272/C020601	基于功能基因时空表达研究赤芍和白芍功效成分差异的形成机制	王秋玲	中国医学科学院药用植物研究所
81303202/H2803	中药豨莶丸抗 RA 药效物质基础及作用机制研究	王 瑞	中国科学院兰州化学物理研究所
81300157/H0206	自噬在西罗莫司诱导的内皮祖细胞凋亡及阿托伐他汀内皮保护作用中的机制研究	王天杰	中国医学科学院阜外心血管病医院
81301309/H1818	用于癌症化疗的可注射酸敏感前药纳米体系及其温敏超分子水凝胶系统	王伟伟	中国医学科学院
21305157/B050902	新型高灵敏近红外 SERS 探针合成及其活体多元成像应用研究	王文海	中国科学院烟台海岸带研究所
81302630/H3001	具认知改善作用的多靶点抗精神分裂活性分子设计合成及活性研究	王文雅	上海医药工业研究院
51303133/E031002	高载药量环境双重敏感大分子前药自组装囊泡的制备及抗耐药性能研究	王晓娟	天津医科大学
81303182/H2803	钩藤"久煎则无力"的降压药效物质基础研究	王晓明	天津中医药大学
31300050/C010201	结核分枝杆菌对氨基水杨酸耐药性新机制研究	王绪德	中国科学院武汉病毒研究所
81302863/H3112	调节性 T 细胞在药物性急性肝脏免疫损伤中的效应机制及其特性研究	王学富	中国科学技术大学
81303273/H2810	瑞香狼毒抗肿瘤多药耐药的作用及机制研究	王娅杰	中国中医科学院中药研究所
81301882/H1609	MiR-34a/AXL 介导非小细胞肺癌 EGFR-TKI 获得性耐药的分子机制	王永生	南京大学
81302973/H2709	从 P38MAPK/cyclinD1-CDK4 信号转导通路探讨四君子合引经药川牛膝促进下肢创面愈合的机制	王云飞	上海中医药大学
81303113/H2902	肾移植患者口服保肝中药五酯胶囊对体内他克莫司量效特征影响的研究	位 华	中国人民解放军第二军医大学
31300637/C050103	TBK1 通过调控 ERα 信号传导途径参与乳腺癌内分泌耐药的分子机制研究	魏从文	中国人民解放军军事医学科学院
81302994/H2710	补肾药通过 TAZ 与经典 Wnt 通路 crosstalk 调控肾虚型骨髓基质干细胞成骨能力的机制	魏秋实	广州军区广州总医院
81302031/H1615	GnT-V 参与小细胞肺癌化疗诱导的耐药对放射抵抗性影响的机制研究	魏 婷	南方医科大学
81301071/H0911	线粒体保护在他汀类药物骨骼肌毒性中的作用	温 冰	山东大学
21306152/B060806	基于纳米氧化石墨烯构建可程序释药的双敏感联合给药系统	温惠云	西北大学
21301062/B010303	新型间苯二甲酸类纳米孔 MOFs 材料的合成：取代基效应及药物控释模拟	文桂林	淮南师范学院
81301609/H1501	miRNA-34a 调控 JNK 信号转导通路干预 WIN55,212-2 诱导的药物性低温对大鼠心脏骤停全脑缺血的抗炎作用与机制	翁胤仑	中山大学

（续表）

项目编号	项目名称	负责人	依托单位
81302707/H3008	生物可降解中空介孔淀粉泡沫的构建及提高口服难溶性药物生物利用度的研究	吴 超	辽宁医学院
21303017/B0309	和频振动光谱研究药物分子与细胞膜模型体系相互作用的分子基础	吴富根	东南大学
81301898/H1609	LINC00115 调控 miR-34c 在胃癌细胞耐药中的作用机制研究	吴 昊	南京医科大学
51302294/E020403	层状硅酸钙基纳米结构夹层给药系统的制备及功能化	吴 进	中国科学院上海硅酸盐研究所
81301985/H1612	pH 响应型细胞核靶向纳米载药系统的构建及其逆转肿瘤多药耐药的研究	吴 静	天津市第三中心医院
81303107/H2902	促血管再生的中药组方靶向骨修复模式材料的构建与应用基础研究	吴 涛	广州医科大学
81301290/H1812	基于纳米结构硼掺杂金刚石电极的微生物燃料电池生物传感器及其药敏试验研究	吴文果	华侨大学
81301465/H1908	甲型流感病毒 N2 亚型神经氨酸酶耐药机制研究	吴 燕	中国科学院微生物研究所
21303145/B030505	基于超分子自组装的可示踪纳米粒子共载基因与化疗药物用于癌症治疗的研究	吴云龙	厦门大学
81303218/H2804	多源信息融合的中药近红外模型适用性评价方法研究	吴志生	北京中医药大学
61304178/F030204	旧药新用的系统生物学研究	吴自凯	上海理工大学
31300604/C050102	基于蛋白质科学（上海）设施 5 线 6 站高通量线站 BL17B 的自动化药物筛选系统的开发	武丽杰	中国科学院上海生命科学研究院
81302626/H3001	高效抑制肿瘤突变 BRAF 蛋白的新型 siRNA 的结构修饰策略研究及 siRNA 联合小分子药物的抗黑色素瘤应用研究	武 芸	北京大学
21305057/B0512	导致胆汁淤积型肝损伤的胆盐输出泵抑制剂分子的筛选及验证	席莉莉	兰州大学
81301927/H1610	放射治疗减少或延缓 T790M 介导的 EGFR-TKI 获得性耐药的分子机制研究	夏 冰	南京医科大学
81301620/H1502	MRP4 介导脓毒症时血管内皮屏障功能障碍的分子机制研究	夏文芳	武汉大学
81303303/H2818	藏药川西獐牙菜环烯醚萜合成酶的克隆和功能验证	向蓓蓓	天津中医药大学
81302326/H1622	AT1R 拮抗剂 ARB 逆转 HER2 + 乳腺癌细胞曲妥珠单抗耐药及分子机制研究	谢国柱	南方医科大学
81302306/H1622	miR-760 影响乳腺癌化疗耐药性转变的机制研究	谢 晖	南京医科大学
31302140/C180701	固体脂质纳米抗菌药物抗胞内沙门氏菌感染及机理研究	谢书宇	华中农业大学
81302639/H3001	基于 2 型糖尿病新靶点 Smad3 设计的新型化合物的合成及活性研究	谢永美	四川大学
81302710/H3008	基于肿瘤归巢肽介导的脑胶质瘤多靶点靶向纳米递送系统构建与评价	辛洪亮	南京医科大学
31300642/C050201	雌激素受体 α 与 SMYD3 间的反馈调节及其对乳腺细胞雌激素代谢的影响	辛中帅	中国食品药品检定研究院
21301191/B010303	非金属-有机配位键用于 pH 响应和肿瘤靶向药物传递的研究	邢 磊	中国药科大学
81302855/H3111	LPS 或 IL-6 调控代谢性核受体 PXR 及羧酸酯酶与糖尿病药物代谢异常相关性研究	熊 晶	南京医科大学
81303209/H2803	基于生物碱及肽类成分研究益母草缩宫止血的药效物质基础	熊 亮	成都中医药大学
81302829/H3109	基于磷酸化蛋白质组学在雷公藤甲素保护足细胞损伤机制的研究	徐长亮	中国人民解放军南京军区南京总医院
31301094/C060703	药源性长 QT 综合征:hERG 抑制剂诱导的转录后调控网络	徐建凯	哈尔滨医科大学
81303221/H2804	超高压处理对人参药材成分和药效影响规律的研究	徐金娣	江苏省中医药研究院
81302280/H1621	CRT/ERp57 复合体膜转位在子宫内膜癌细胞耐药机制中的作用及临床意义	徐 沁	福建省肿瘤医院
81301314/H1819	新型多级载药系统介导 siRNA 沉默 ATM 基因对三阴性乳腺癌化疗抵抗和肿瘤转移的影响	徐 戎	华中科技大学
81302699/H3007	基于虚拟活性谱的药物重定位研究	徐志建	中国科学院上海药物研究所
31300635/C050103	Prohibitin 通过与 Retinoblastoma 蛋白相互作用参与 E2F 细胞周期调控途径的分子机制	宣劲松	北京科技大学
81303250/H2808	基于人参皂苷 Rg1 在痴呆模型动物脑内 PK/PD 相关性研究探讨其抗痴呆作用的脑内机制	薛 薇	卫生部北京医院
31300930/C090303	神经元周围基质网络在药物奖赏记忆中的作用	薛言学	北京大学
81302313/H1622	Cbl-b 调控蟾毒灵与化疗药物协同诱导乳腺癌细胞凋亡的机制研究	闫顺朝	中国医科大学
81300399/H0812	非经典 Wnt 信号在骨髓微环境诱导耐药中的作用及机制研究	闫志凌	徐州医学院
21304099/B0403	两性离子类脂质药物载体改善肿瘤耐药性的研究	阳 俊	中国科学院过程工程研究所
51303213/E031002	肿瘤靶向多肽纳米纤维作为疏水性抗肿瘤药物载体的研究	杨翠红	中国医学科学院
81303313/H2819	共价固定化酶循环利用于高效催化产生中药活性成分的研究	杨 欢	江苏大学
81302640/H3001	经分子内环化激活的快速释放型丙泊酚前药的研究	杨 俊	四川大学
31301471/C200701	基于卟啉-酶复合微阵列的光学微流控生物传感芯片构建及其分子识别机制	杨丽敏	中国石油大学(华东)
81301988/H16141	p/19q 染色体杂合性缺失的胶质瘤细胞系-合成致死药物筛选模型的创建	杨 利	中南大学

（续表）

项目编号	项目名称	负责人	依托单位
81302316/H1622	JAK2/STAT5A 通过上调 IBP 表达促进乳腺癌化学治疗耐药的分子机制研究	杨明珍	中国人民解放军第三军医大学
81303177/H2802	基于微性状技术的 70 种易混伪中药材的快速真伪鉴别方法研究	杨青山	安徽中医药大学
31300058/C010202	结核杆菌 N-乙酰谷氨酸合成酶 argA 的结构与功能研究	杨秀娜	中国科学院上海生命科学研究院
81303239/H2806	中药汤剂微粒体系对有效成分吸收的影响及机制研究	杨 晔	安徽中医药大学
81302703/H3007	基于天然产物的新型蛋白酶体抑制剂的先导发现与优化	杨 颖	中国医学科学院药物研究所
81302836/H3110	功能性肝细胞模型用于新药肝脏代谢分布研究	姚 丹	中国科学院上海药物研究所
31300321/C030301	紫外线-B 介导采后药用菊花花序中有效成分累积及其机制	姚晓芹	河北大学
21302223/B0206	新型脂代谢调节分子胆汁酸-脂肪酸偶合物的设计、合成及作用机制研究	姚宜山	中国人民解放军军事医学科学院
31300264/C020501	EMS1 的磷酸化以及其所介导的磷酸化在花药细胞发育中的调控研究	叶娟英	复旦大学
81302283/H1621	抑癌基因 SPARCL1 的表达调控机制及其与互作基因在卵巢癌铂类耐药细胞中的功能研究	尹富强	广西医科大学
81302712/H3008	基于 pH-还原双响应性聚（β-氨基酯）共聚物的多功能纳米粒改善多药耐药肿瘤治疗效果研究	尹 琦	中国科学院上海药物研究所
21302143/B0201	亚胺的绿色合成及其在有机药物中间体合成中的应用研究	余小春	温州大学
81302709/H3008	IF7 多肽介导隐形纳米粒节拍式化疗逆转肿瘤多药耐药	於得红	上海交通大学
81301473/H1911	新型广谱核酸适体类 MBLs 抑制剂的筛选及其功能研究	喻云梅	广东医学院
81300610/H0511	CBS 蛋白在肾间质纤维化中的作用及氟非尼酮治疗机制研究	袁琼婧	中南大学
81302825/H3108	重组人白细胞介素 1 受体拮抗剂治疗重症肝炎的药效学研究	袁运生	上海交通大学
81302947/H2708	基于黏膜免疫系统相关性的中药预防流感作用机制研究	岳冬辉	长春中医药大学
81303253/H2809	以神经血管单元为靶点的苏木药效分子群抗缺血性脑中风的机制研究	曾克武	北京大学
81301888/H1609	新型舒林酸衍生物的设计，合成及与核受体 tRXRα 相关的抗癌活性研究	曾志平	厦门大学
81302800/H3105	基于 ERα 和 HER2 的双靶点抑制剂 TPDs 逆转乳腺癌耐药作用及机制研究	展颖转	西安交通大学
81302905/H2705	基于药物代谢组学的开心散防治老年痴呆症的物质基础及机制研究	张爱华	黑龙江中医药大学
31300683/C050401	TRAP-1 调控线粒体功能并参与乳腺癌发生发展的机制研究	张 波	中国科学院生物物理研究所
81303139/H2903	基于 NF-κB 信号网络调控的清络饮抗血管新生药效物质研究	张 博	天津市国际生物医药联合研究院
81302806/H3105	基于 PI3K 通路探讨阿司匹林实现结肠癌个性化治疗和作为抗癌药增敏剂的可行性研究	张 翀	浙江大学城市学院
51302062/E020403	具有缺陷发光特性的多功能羟基磷灰石基纳米材料的构建及在骨修复中的应用研究	张翠妙	河北大学
81303128/H2902	活血中药结合缺血后适应干预肾功能不全大鼠心肌缺血/再灌注损伤线粒体 mPTP 及动力学研究	张大武	中国中医科学院西苑医院
81301305/H1818	载 miR-122 的石墨烯-金纳米新型材料对耐药肝癌细胞的靶向治疗研究	张 根	南京医科大学
31300794/C1002	壳聚糖微囊化分泌表达血管内皮抑制素的肿瘤靶向共生菌口服治疗结肠癌的研究	张海玲	中国医学科学院
81303288/H2812	NLRP3 炎性体在 MPP 不同病变阶段的表达及清热止咳方药的干预作用	张 涵	黑龙江省中医药科学院
81303197/H2803	基于代谢组学的冠心舒通胶囊防治冠心病的药效物质基础和作用机制研究	张晖芬	沈阳药科大学
51303009/E031002	多功能聚乳酸基纳米药物的分子设计、超重力法制备及抗肿瘤疗效研究	张建军	北京化工大学
81300435/H0812	hnRNPK 调控细胞自噬相关分子参与髓系白血病耐药机制研究	张进芳	广东省人民医院
81303096/H2902	从肿瘤炎症微环境角度探讨清胰化积方抑制胰腺癌细胞上皮间质转化的分子机制	张 娟	河南中医学院
81301919/H1609	DVL 在热休克蛋白介导的肿瘤化疗耐药中的关键作用及其干预策略	张 坤	成都医学院
81302927/H2708	FXR 介导的胆汁酸代谢在非酒精性脂肪肝中的作用及降脂颗粒干预的分子机制研究	张 莉	上海中医药大学
81301304/H1818	三轴电喷粒中粒药物载体的基础问题研究与即时成像治疗探索	张明晖	浙江大学
81301990/H1615	SGO-1——NSCLC 通过 CIN 介导紫杉醇耐药的新靶点	张 宁	中国人民解放军第四军医大学
81303183/H2803	基于 GPCR 垂钓技术研究瓜蒌薤白药对抑制血小板聚集药效物质基础	张 鹏	天津中医药大学
81302830/H3109	1.1 类新药硝克柳胺通过干扰 AGE-RAGE 信号通路对慢性肾功能不全的治疗作用机制研究	张 森	中国医学科学院药物研究所
81302651/H3002	倍半萜内酯类化合物 Britanin 抗自身免疫性心肌炎的作用机制研究	张寿德	华东理工大学
81302356H1625	TGF-β-Smad3-Jagged1 信号通路调控 EMT 介导舌鳞癌化疗耐药机制的研究	张同韩	中山市人民医院
81301915/H1609	新型 HER3 中和抗体逆转胃癌细胞曲妥珠单抗耐药的机制研究	张小田	北京市肿瘤防治研究所
21305011/B0505	粉状药物品质鉴定的表面解吸化学电离质谱研究	张兴磊	东华理工大学

中国药学年鉴 CHINESE PHARMACEUTICAL YEARBOOK 2014

项目编号	项目名称	负责人	依托单位
81303153/H2903	基于动态转录组学和网络药理学整合的中药复方治疗肝癌腹水作用机制的研究	张彦琼	中国中医科学院中药研究所
81303144/H2903	基于药性量化的活血化瘀中药抗血小板聚集网络药理作用机制研究	张 砚	天津中医药大学
81303099/H2902	理虚解郁方及各方药组分对 CFS 生物节律基因及 HPA 轴效应激素调控靶点的研究	张 烨	上海中医药大学
51302177/E020403	双功能磁性介孔生物活性玻璃微球的研究	张 英	苏州大学
81302243/H1621	Ref-1 介导的 MAPK 信号通路参与卵巢癌铂类耐药的机制研究	张 颖	中国人民解放军第四军医大学
21302111/B0206	以 HDACs 为靶标的抗肿瘤先导化合物 ZYJ-34c 的成药性研究	张颖杰	山东大学
81303234/H2806	丁桂散脐部给药散寒止痛作用机制评价研究	张永太	上海中医药大学
21303120/B030404	新型靶向输送-光控释放抗癌前药模型的设计合成及荧光成像研究	张有来	天津理工大学
81303241/H2807	基于"中药药性细胞色素 P450 酶学"假说探讨"热者寒之、寒者热之"的科学内涵	张园园	北京中医药大学
81302291/H1622S	RGN 在乳腺癌化疗耐药中的作用及机制研究	张志杰	广州医科大学
81301885/H1609	miR-23b 调控胃癌多药耐药的功能与机制研究	张志勇	中国人民解放军第四军医大学
21301081/B0104	智能型"酶-抗癌前药"联合传输多功能介孔纳米载药系统的构建及评价	赵光辉	兰州大学
81303125/H2902	小柴胡汤调控 miR-122 逆转肝癌多药耐药的作用机制	赵锦燕	福建中医药大学
81302985/H2709	从调节 Th17 迁移的 CCL20/CCR6 轴研究凉血活血解毒方治疗银屑病血热证的作用机制	赵京霞	北京市中医研究所
21305109/B0502	基于微流控芯片活细胞水平抗肿瘤药效评价新方法研究	赵灵芝	西安医学院
81303179/H2803	传统中药抗帕金森病活性成分筛选及物质基础的质谱研究	赵先恩	曲阜师范大学
81302009/H1615	PA-MSHA 诱导干扰肺腺癌细胞 Wnt/β-catenin 和 EGFR 交叉通路与逆转 EGFR-TKI 耐药的相关性研究	赵欣旻	复旦大学
81301991/H1615	miR181b 靶向调控 ABCC3 介导非小细胞肺癌耐药机制研究	赵艳滨	哈尔滨医科大学
21301181/B0112	光活性多靶点铂基抗癌药物的设计合成和构效关系研究	赵 耀	中国科学院化学研究所
81301461/H1908	肺炎克雷伯菌耐替加环素的分子机制研究	郑焙文	浙江大学
31300660/C050203	胞外分泌型人巯基氧化酶 1（Es-hQSOX1b）剪接体功能及其生物药学意义探索	郑文云	华东理工大学
81303119/H2902	基于 miR-19-p53-mdm2 网络调控作用探讨化瘀散结方药干预难治性急性白血病的机制研究	郑 智	江西省肿瘤医院
31300274/C020601	基于《岭南采药录》的岭南传统草药研究及数据库构建	周劲松	广州中医药大学
81302873/H2701	基于 OCT-MATE 转运系统探讨健脾益气利水汤缓解顺铂肾毒性的作用机制研究	周 丽	福建中医药大学
31300067/C010202	基于内生真菌开发新型 β-内酰胺酶抑制剂的研究	周生亮	江苏师范大学
81301994/H1615	分化抑制因子 ID1 在非小细胞肺癌 EGFR-TKIs 耐药中的作用和机制研究	周崧雯	同济大学
51303120/E031002	可去 PEG 屏蔽的还原敏感型化疗药物与 siRNA 的共运输纳米载体的构建及评价	朱彩虹	苏州大学
81302047/H1616	活化 B 细胞（ABC）型弥漫大 B 细胞淋巴瘤中 NF-κB/YY1/miR-181a/b 反馈通路研究	朱丹霞	苏州大学
81302164/H1617	ATF5 活化转录 STAT3 的分子机制及其在介导胃癌多药耐药中的作用	朱鸿武	广州军区广州总医院
81302849/H3111	外周血单个核细胞 mir-155 及 mir-142-3p/5p 水平对肾移植患者他克莫司药效的影响及分子机制研究	朱怀军	南京大学
51303135/E031002	人工肺表面活性物质作为全氟碳化合物肺部给氧载体的研究	朱 君	同济大学
81302697/H3007	基于结构生物学的噻唑类 hsDHODH 抑制剂的作用模式及优化研究	朱丽丽	华东理工大学
51302170/E020403	三维打印介孔生物活性玻璃/PLGA 同心圆柱复合支架用于抗骨结核药物的节律性缓释	朱 敏	上海理工大学
81301950/H1611	CIT 基因作为西妥昔协同作用靶标对结直肠癌发生发展的作用机制研究	朱向莹	上海交通大学
81302812/H3106	一种靶向丙型肝炎病毒入侵的天然药物单体的抗病毒机制研究	朱勇喆	中国人民解放军第二军医大学
81300379/H0804	TIGAR 基因调控 Bcr-Abl 阳性白血病细胞耐药的机制研究	朱 雨	南京医科大学
81301317/H1819	瓶刷形纳米药物传输系统的构建和研究	朱振舒	中国药科大学
81302950/H2708	中药复方改善 IR 大鼠骨骼肌线粒体损伤的作用机制研究	朱智耀	首都医科大学
81301907/H1609	同时包裹阿霉素和硫利达嗪的新型纳米药物治疗乳腺癌的作用和机理研究	邹炳文	四川大学
81302951/H2708	基于 miR-192 糖肾宁调控糖尿病肾病细胞外基质增生的研究	邹大威	首都医科大学

↗ **2013 年地区科学基金项目（药学相关项目选录）**

项目编号	项目名称	负责人	依托单位
81360641/H2804	基于谱效关系的黑骨藤药效物质辨识和质量控制模式研究	陈华国	贵州师范大学
81360531/H2708	从 CD14/TLR-4-NF-κB 通路过度活化参与幽门螺杆菌感染相关胃癌探讨清热化湿类方药防治研究	陈远能	广西中医药大学
81360627/H2803	基于 NF-κB 研究赣南中草药乌苏烷型三萜类抗肿瘤活性成分	程齐来	赣南医学院
61363042/F020513	融合随机森林的偏最小二乘法在中医药数据分析中的应用研究	杜建强	江西中医学院
81360501/H3105	调控 HO-1 表达对肿瘤耐药的逆转作用及机理研究	方 琴	贵阳医学院
81360620/H2802	基于"性状表征-物质基础-药效"关联的江西道地药材栀子质量评价研究	付小梅	江西中医学院
81360666/H2818	回药治疗脑卒中核心药对（胡椒＋荜拨）物质基础及突触神经元保护作用机制研究	付雪艳	宁夏医科大学
81360648/H2807	基于祛风湿功效的平性中药秦艽寒热不同配伍药对对 RA 大鼠作用性-效关系研究	高慧琴	甘肃中医学院
81360056/H0215	COX-2 抑制剂上调白三烯在动脉粥样硬化中的作用及机制研究	何 萍	广西医科大学
81360635/H2803	太子参抗心肌缺血的药效物质基础及作用机制研究	何 迅	贵阳医学院
581360259/H1908	阿片类物质对抗 HIV-1 一线药物耐药性选择作用的队列研究	黄颉刚	广西医科大学
81360571/H2720	壮医药线点灸对佐剂关节炎大鼠 NF-κB/IκB 信号通路的影响	蒋耀平	广西中医药大学
81360522/H2704	藏药湿生扁蕾结肠靶向给药通过 CTGF/Smads 信号通路抗溃疡性结肠炎肠纤维化的作用机制研究	景 明	甘肃中医学院
81360511/H3111	灯盏花素对细胞色素 P450 酶和蛋白转运体活性的影响及机制探讨	赖 泳	大理学院
81360680/H2818	民族药羊耳菊活性部位的体内过程及药动学-药效学相关性研究	兰燕宇	贵阳医学院
81360132/H0713	基于实验性糖尿病大鼠视网膜蛋白质组学的中-维医结合特色方药作用机制研究	李 林	新疆医科大学
81360182/H090	苦参碱对化疗药物诱导的神经病理性疼痛的保护作用及其分子机制研究	李玉香	宁夏医科大学
21365015/B0509	DNA 甲基转移酶活性分析方法研究及抗癌药物的筛选	李志美	南昌大学
81360403/H1625	癌细胞外环境对进展期口腔癌的分子靶向药物敏感性的影响研究	梁飞新	广西医科大学
81360416/H2402	应用蛋白芯片结合 SELDI-TOF-MS 检测新疆维药 VAWI 治疗矽肺纤维化患者血清差异蛋白表达的研究	刘桂桃	新疆医科大学
31360020/C010202	以多重耐药铜绿假单胞菌为模型的群体感应抑制剂的筛选及其个体化治疗探索研究	刘海波	广西大学
81360483/H3008	抗肿瘤多药耐药的胞内 pH 触发式多级靶向聚合物胶束的研究	刘艳华	宁夏医科大学
81360474/H3002	特色蒙药可吸收入血的防治代谢综合征靶向成分研究	马超美	内蒙古大学
81360351/H1615	miR-125 调控非小细胞肺癌细胞 RAB-25-PI3K/AKT 通路在 NSCLC-TKIs 耐药中的作用研究	马 虎	遵义医学院
21362021/B020601	β-内酯类 20S 蛋白酶体抑制剂的设计、合成与活性研究	马宇衡	内蒙古医科大学
81360469/H3001	以 HDACs 为靶点的抗肿瘤先导物的设计、合成及定量构效关系研究	麦 曦	南昌大学
81360404/H1625	青蒿琥酯对化疗耐受性涎腺腺样囊性癌作用的生物学效应及生物信息学研究	农晓琳	广西医科大学
81360222/H1806	P-gp 的分子影像探针制备及其在难治性癫痫耐药机制中作用的研究	潘卫民	海南医学院
81360054/H0215	芳香性维药香青兰降血脂及抗动脉粥样硬化的作用及机理研究	祁 荣	石河子大学
81360646/H2807	高良姜等 5 味山姜属中药不同提取部位的性效研究秦	华 珍	广西中医药大学
81360275/H0607	自体髂骨表面复合抗痨药 HRZ/PLGA 缓释材料的研制及基础研究	施建党	宁夏医科大学
81360593/H2902	基于高通量测序的中药经肠道干预慢性肾功能衰竭大鼠模型的肠道菌群研究	舒占钧	新疆医科大学
11364037/A040302	射频辅助的激光诱导击穿光谱技术及其对中药材元素的高灵敏检测研究	苏茂根	西北师范大学
81360258/H1908	广西常用的 2 个治疗艾滋病中药对 HIV 耐药性和抗病毒药疗效的影响	苏齐鉴	广西中医药大学
81360638/H2803	基于二维"组效关系"的柴胡疏肝散抗抑郁药效成分群及配伍规律研究	苏志恒	广西医科大学
81360340/H1609	自噬与乳腺癌对表阿霉素耐药及其分子机制的实验研究	孙蔚亮	广西医科大学
81360485/H3008	基于 PEPT1 和 PSA 双靶向原理的帕拉米韦拟肽类前药的研究	孙勇兵	江西中医学院
81360665/H2817	基于 PXR/CAR 信号通路调控 UGTs 和 MRP3 探讨甘草的配伍减毒机制	谭亲友	桂林医学院
81360367/H1617	microRNA-101 靶向调控 EZH2 在肝癌化疗耐药中的作用及机制研究	唐 博	桂林医学院
81360579/H2720	针刺联合壮医药线点灸法治疗失眠的机制研究	唐汉庆	右江民族医学院
81360589/H2901	苦寒中药对大鼠胃肠道菌群结构的影响及其与粪便上清/血清代谢产物的相关性研究	田维毅	贵阳中医学院
81360490/H3102	RhoA/ROCK 信号通路调控尾加压素 II 致炎作用的分子机制及抗氧化藏药干预作用的研究	汪晨净	西北民族大学
31360082/C020604	民间药用微籽龙胆抗阿尔茨海默病的活性成分研究	王福生	大理学院

（续表）

项目编号	项目名称	负责人	依托单位
31360626/C180702	宁夏地区牛源金黄色葡萄球菌毒力基因的检测及多重耐药机理研究	王桂琴	宁夏大学
81360510/H3111	维吾尔族 SLC22A1，SLC22A2 和 SLC22A3 遗传多态性对二甲双胍药代动力学和药效学及药物相互作用的影响	王 宁	新疆医科大学
81360341/H1609	新的潜在卵巢癌耐药信号转导途径上游分子 A2M 和 CRABP2 调控铂类耐药机制研究	王 琪	广西医科大学
21364012/B040401	角蛋白基高分子载体材料的制备与功能	王荣民	西北师范大学
81360644/H2806	基于凝胶模板技术研究"药物-载体-溶剂"相互作用对载药微粒的调释机制	王文苹	宁夏医科大学
81360636/H2803	白及止血作用的药效物质基础与作用机制研究	王永林	贵阳医学院
81360678/H2818	在蒙药方剂中入药动物心脏的科学依据及质量标准研究	王玉华	内蒙古医科大学
81360690/H2819	HIV-1 病毒被有效抑制后不同药物选择压力下 HIV-1 病毒 env 基因准种的变化规律研究	温 敏	云南省中医中药研究院
81360578/H2720	蒙药草乌叶的抗炎作用物质基础及分子药理学研究	乌力吉特古斯	内蒙古自治区国际蒙医医院
21365019/B050206	新型电化学传感器应用于 G-四链体核酸识别、药物筛选和基因表达调控的研究	武国凡	西北师范大学
81360524/H2705	基于五种功效的大黄药对配伍机制及其共性关系研究	谢 臻	广西中医药大学
81360330/H1607	基于甲硫氨酸依赖探讨人源 anti-CD44-scFv 介导的 rMETase/5-Fu 双药纳米粒靶向杀伤胃癌干细胞研究	辛 林	南昌大学
31360251/C110102	联合阻断 hREV3 与 hMMS2 表达对药物抑癌及细胞耐药逆转影响的研究	徐 方	宁夏医科大学
81360663/H2816	基于疾病过程对证治疗的中药复方药物代谢动力学研究	徐国良	江西中医学院
31360215/C050203	RecQ 解旋酶在前列腺癌细胞中的表达及作为抗癌药物靶标的研究	许厚强	贵州大学
81360567/H2720	基于 p38MAPK 信号通路研究回医烙灸治疗腰椎间盘退变的作用机制	许建峰	宁夏医科大学
21364015/B040303	多功能生物可降解聚膦腈药物载体的合成及其肿瘤靶向性研究	许景哲	延边大学
81360647/H2807	基于经皮转运过程的制川乌-白芍药对配伍机理研究	杨华生	江西中医学院
21365008/B0512	面向药品质量监督的近红外光谱高性能建模方法研究	杨辉华	桂林电子科技大学
21366002/B060303	基于脱氢枞酸基大环化合物的药物对映体手性萃取拆分	杨克迪	广西大学
81360687/H2818	藏药智托洁白丸对高原低氧应激性溃疡的作用及机制研究	杨 梅	青海大学
81360642/H2804	基于药效关联的五脉绿绒蒿质量评价模式的研究	杨仕兵	青海大学
81360461/H1008	类风湿关节炎患者甲氨蝶呤耐药的相关耐药基因研究	姚血明	贵阳中医学院
81360484/H3008	PSMA 介导前列腺癌靶向与细胞内触发释药的核交联胶束递药系统的构建及其评价	余敬谋	九江学院
21364011/B040303	靶点智能释放多重靶向 HPMA 共聚物抗癌药物的研究	袁建超	西北师范大学
81360683/H2818	壮药金樱根新颖五环三萜抗炎活性成分及效应关系的研究	袁经权	广西壮族自治区药用植物园
81360672/H2818	基于 miRNA-146a 和 TLR/NF-κB 信号通路探讨土家族药三百棒抑制 RA 滑膜增殖的作用机制	袁 林	湖北民族学院
81360619/H2801	基于抑制硫氧还蛋白还原酶活性的甘肃道地药材抗癌成分筛选	袁毅君	天水师范学院
81360471/H3001	光诱导诊疗联用肿瘤诊治前药的构建与应用研究	袁泽利	遵义医学院
31360224/C080502	基于新疆药用植物一枝蒿筛选新型的免疫佐剂及其作用机制研究	张爱莲	新疆大学
81360077/H0317	肝星状细胞自噬的"选靶"差异对实验性肝纤维化治疗的影响及钙调机制研究	张 国	广西壮族自治区人民医院
81360384/H1621	自噬抑制剂羟氯喹对铂耐药卵巢癌化疗敏感性的影响及作用机制研究	张 洁	云南省第一人民医院
51363016/E0310	聚多巴胺多功能纳米药物输运体系的构筑及药效评价	张小勇	南昌大学
81360637/H2803	黔产民族药中新颖结构单萜吲哚生物碱的发现及抗肿瘤活性研究	张援虎	贵州省中国科学院天然产物化学重点实验室
81360632/H2803	基于 H/MAD 模型探讨栀子治疗阿尔茨海默病药效物质作用于 MAPK/ERK 和 RAGE 信号通路的分子机制	张忠立	江西中医学院
81360336/H1609	基于生物信息学的宫颈癌治疗药物筛选及实验验证	赵洪波	昆明医科大学
81360583/H2721	中医药对接受 HAART 疗法艾滋病患者免疫重建胸腺近期输出功能的影响	赵景云	云南省中医中药研究院
81360639/H2804	宁夏枸杞药材质量形成对温度的响应机制研究	郑国琦	宁夏大学
81360664/H2816	基于吸收机制和 PK-PD 模型的黔产荭草花药代动力学研究	郑 林	贵阳医学院
31360361/C130410	LbMYB1 基因在宁夏枸杞花药发育中的调控机理研究	郑 蕊	宁夏大学
81360681/H2818	基于 CF-PK-PD 模式的苗药飞龙掌血止血活性组分及药理作用机制研究	周 威	贵阳医学院

2013 年海外及港澳学者合作研究基金（药学相关项目选录）

项目编号	项目名称	负责人	依托单位
51328301/E0310	基于三维高分子生物材料构建的工程化仿生人体组织模型用于体外新药测试	王东安	浙江大学
81328019/H1609	以 Bak1 为靶点增强紫杉醇介导的乳腺癌化疗疗效的实验研究	Ming Tan	中南大学

2013 年国家基础科学人才培养基金（药学相关项目选录）

项目编号	项目名称	负责人	依托单位
J1310034/J0108	成都中医药大学中药基础基地科研训练及科研能力提高项目	彭 成	成都中医药大学
J1310050/J01082013	年全国药学类院校实践教学骨干教师培训项目	徐晓媛	中国药科大学
J1310032/J0108	中国药科大学药学基地科研训练及科研能力提高项目	姚文兵	中国药科大学

2013 年国家重大科研仪器设备研制专项（药学相关项目选录）

项目编号	项目名称	负责人	依托单位
81327801/H1803	基于高场磁共振的三维动态温度测量与调控系统	刘 新	中国科学院深圳先进技术研究院

2013 年优秀青年科学基金项目（药学相关项目选录）

项目编号	项目名称	负责人	依托单位
81322030/H1602	肿瘤发生机理研究	陈勇彬	中国科学院昆明动物研究所
81322010/H0711	糖尿病遗传机制与个体化治疗	胡 承	上海交通大学
81322051/H2804	中药质量评价	李会军	中国药科大学
81322047/H31	分子药理学	刘合力	北京大学
81322050/H3106	抗病毒药物分子药理学	彭宗根	中国医学科学院医药生物技术研究所
41322037/D0609	海洋药用生物资源学	邵长伦	中国海洋大学
81322049/H3104	抗炎与免疫药物药理	唐 炜	中国科学院上海药物研究所
81322019/H0928	脑血管病	王伊龙	首都医科大学
81322052/H2804	中药质量评价	鄢 丹	中国人民解放军第三○二医院
81322048/H3101	成瘾性药物滥用与神经炎性反应	姚红红	东南大学
81322045/H3002	天然药物化学	张 华	中国科学院上海药物研究所
81322046/H3007	药物设计	张 健	上海交通大学
81322035/H1609	肿瘤分子靶向治疗	赵瀛兰	四川大学

（吴 进）

中国药学年鉴

CHINESE PHARMACEUTICAL YEARBOOK 2014

药品专利

2013 年公开的中国药品发明专利申请概况 据国家知识产权局中国专利数据库统计，2013 年公开的中国药品发明专利申请数为 33 375 件，比 2012 年公开的 27 633 件增加了 20.8%。下面按不同分类作进一步的分析。

1 根据专利申请人的类别分类统计

国内申请人与国外申请人的发明专利申请的比较 按申请人的国别分类，国内申请人的发明专利申请数为 27 526 件，比 2012 年的 21 500 件增加了 28.0%，外国人申请的发明专利数为 5 657 件，比 2012 年的 6 133 件下降了 7.8%，见表 1。

国内发明专利申请职务发明与非职务发明的比较 在 27 526 件中国药品发明专利申请中，国内职务发明专利申请数为 15 867 件，比 2012 年的 13 076 件增加了 21.3%，国内非职务发明专利申请数为 11 659 件，比 2012 年的 8 424 件增加了 38.4%，国内非职务发明专利申请仍然主要集中在天然药物领域，见表 2。在国内职务发明专利申请中，申请较多的依次是企业、大学、研究所、医院等，联合申请比去年有所增加，见表 3。

外国人申请的中国发明专利的分类比较 外国人的发明专利申请总数为 5 657 件，申请总量最多的仍然是美国 2 053 件，申请数占外国人申请总数的 36%，其次是日本、瑞士、德国、法国、韩国、荷兰、英国、意大利、加拿大等，与去年相比，荷兰超过英国位列第六，意大利和加拿大超过了瑞典，位列第九和第十。除了在天然药物方面日本专利申请数量第一外，在其他方面的专利申请数量美国都是第一，见表 4。

表 1 2013 年公开的国内发明专利申请与国外发明专利申请的比较

	含有机成分的药品发明专利申请（件）	含无机成分的药品发明专利申请（件）	天然药物发明专利申请（件）	含肽或抗原或抗体的药品发明专利申请（件）	纯药品制剂和药用辅料发明专利申请（件）	化妆品等其他发明专利申请（件）
国内申请	6 398	267	16 902	2 313	648	998
国外申请	2 700	65	155	1 544	417	776

表2　2013 年公开的国内发明专利申请中职务发明与非职务发明的比较

	含有机成分的药品发明专利申请(件)	含无机成分的药品发明专利申请(件)	天然药物发明专利申请(件)	含肽或抗原或抗体的药品发明专利申请(件)	纯药品制剂和药用辅料发明专利申请(件)	化妆品等其他发明专利申请(件)
国内职务发明	5 200	184	7 086	2 080	596	721
国内非职务发明	1 198	83	9 816	233	52	277

表3　2013 年公开的国内职务发明专利申请单位类型的比较

	含有机成分的药品发明专利申请(件)	含无机成分的药品发明专利申请(件)	天然药物发明专利申请(件)	含肽或抗原或抗体的药品发明专利申请(件)	药品制剂和药用辅料发明专利申请(件)	化妆品等其他发明专利申请(件)
企业	2 650	124	4 655	703	143	421
大学	1 464	29	1 045	694	324	195
研究所	478	10	486	340	80	51
医院	131	13	450	126	13	20
两个以上联合申请	472	7	398	191	35	34
其他	5	1	52	26	1	0

表4　2013 年公开的中国药品发明专利申请数量排在前 10 位的国家分类比较

国别	含有机成分的药品发明专利申请(件)	含无机成分的药品发明专利申请(件)	天然药物发明专利申请(件)	含肽或抗原或抗体的药品发明专利申请(件)	药品制剂和药用辅料发明专利申请(件)	其他发明专利申请(件)	总计(件)
美国	979	29	34	634	139	238	2 053
日本	368	14	27	148	71	157	785
瑞士	269	2	5	116	26	40	458
德国	225	4	4	89	35	65	422
法国	99	2	8	72	30	83	294
韩国	94	1	49	49	17	40	250
荷兰	59	1	7	30	16	83	196
英国	98	1	0	49	16	26	190
意大利	62	0	8	21	9	9	109
加拿大	41	1	1	39	10	3	95

注:表4中对含多种不同类成分的药品发明进行了重复计算。

2　根据专利申请的专业技术类别分类统计

按治疗疾病的类别分类,2013 年公开的药品发明专利申请中排前十位的依次是治疗消化道疾病药 5 213 件;抗感染药 4 922 件;抗肿瘤药 4 288 件;治疗皮肤疾病药 3 415 件;治疗心血管系统疾病药 3 176 件;止痛药、退热药、抗炎药 3 052 件;治疗神经系统疾病药 2 928 件;治疗呼吸系统疾病药 2 517 件;治疗代谢疾病药 2 497 件;治疗骨骼疾病药 1 990 件。

含有机成分的药品发明专利申请　按治疗疾病的类别分类,含有机成分的药品发明专利申请中排前 10 位的依次是抗肿瘤药 2 506 件;抗感染药 1 880 件;治疗心血管系统疾病药 1 319 件;治疗神经系统疾病药 1 302 件;治疗消化道疾病药 1 264 件;止痛药、退热药、抗炎药 1 095 件;治疗代谢疾病药 1 088 件;治疗皮肤疾病药 948 件;治疗呼吸系统疾病药 731 件;治疗骨骼疾病药 610 件。

含无机成分的药品发明专利申请　按治疗疾病的类别分类,含无机成分的药品发明专利申请中排前 10 位的依次是治疗皮肤疾病药 414 件;治疗消化道疾病药 387 件;抗感染药药 344 件;治疗呼吸系统疾病药 220 件;止痛药、退热药、抗炎药 167 件;治疗心血管系统疾病药 165 件;治疗神经系统疾病药 141 件;治疗骨骼疾病药 135 件;治疗生殖或性

疾病药 128 件;抗肿瘤药 122 件。

含天然药物发明专利申请　按治疗疾病的类别分类,含天然药物发明专利申请中排前 10 位的依次是:治疗消化道疾病药 3 352 件;治疗皮肤疾病药 1 884 件;抗感染药 1 869 件;止痛药、退热药、抗炎药 1 604 件;治疗心血管系统疾病药 1 501 件;治疗呼吸系统疾病药 1 500 件;治疗神经系统疾病药 1 319 件;治疗生殖或性疾病药 1 280 件;治疗骨骼疾病药 1 119 件;治疗代谢疾病药 1 086 件。

含肽或抗原或抗体的生物药品发明专利申请　按治疗疾病的类别分类,含肽或抗原或抗体的生物药品发明专利申请中排前 10 位的依次是:抗感染药药 829 件;抗肿瘤药 642 件;治疗免疫或过敏性疾病药 293 件;治疗消化道疾病药 210 件;治疗代谢疾病药 202 件;治疗心血管系统疾病药 191 件;止痛药、退热药、抗炎药 186 件;治疗皮肤疾病药 169 件;治疗神经系统疾病药 166 件;治疗血液或细胞外液疾病药 158 件。

药品制剂发明专利申请　涉及药品制剂发明专利申请共 6 879 件,比 2012 年增加 15.2% 。其中含有机成分的制剂有 2 659 件,含中药成分的制剂有 2 691 件,含无机成分的制剂有 118 件,含肽或抗原或抗体的生物制剂有 390 件,纯药品制剂或药用辅料有 1 021 件。按剂型类别分类,依次是颗

粒剂 1 552 件,其中冻干粉 337 件;丸剂或片剂 1 370 件,其中持续释放或间断释放的丸剂或片剂 132 件;胶囊 731 件,其中微型胶囊 130 件、持续释放或间断释放的胶囊 86 件;分散液或乳剂 323 件,其中乳剂 199 件,气雾剂 114 件,脂质体 208 件;溶液剂 323 件,软膏剂 472 件;网状、片状或丝状 390 件,栓剂 37 件。

3 2013 年药品发明专利申请的特点

(1)从药品专利申请数量整体来看,与 2012 年相比,国内的申请在含有机成分药品、含无机成分药品、天然药物、生物药品、药用辅料和纯药物制剂方面的专利申请数量都超过了国外申请。

(2)在药品领域方面,2013 年国内职务发明专利申请总量仍然超过非职务发明专利申请总量,国内职务发明专利申请与非职务发明专利申请比例由 2012 年 1.55:1 下降到 2013 年的 1.36:1。其中,在含有机成分药品发明专利申请方面,国内职务发明与非职务发明的比例为 4.34:1,与 2012 年的比例 3.78:1 相比呈增长趋势。在含无机成分药品发明专利申请方面,国内职务发明与非职务发明的比例为 2.21:1,与 2012 年的比例 2.13:1 相比国内非职务发明呈增长趋势。在天然药物发明的专利申请方面,国内职务发明与非职务发明的比例为 1:1.39 与 2012 年 1:0.75 的比例相比国内非职务发明呈下降趋势。在含肽或抗原或抗体的生物药方面,国内职务发明与非职务发明的比例为 8.93:1,与 2012 年 8.21:1 的比例相比国内职务发明呈增加趋势。

(3)在职务发明中,来自企业的专利申请占 54.8%,比 2012 年的 53.7% 增加了 1.1%。其次企业与研究所高校的专利申请比例为 1.67:1,与 2012 年 1.47:1 的比例相比,企业专利申请仍呈增长趋势。在含肽或抗原或抗体的生物药和纯药品制剂和药用辅料方面,仍以企业申请超过大学申请,这表明这类发明的产业化步伐再加快,研究依然强劲。

(4)值得注意的是 2013 年生物药品和药用辅料和纯药品制剂领域发明专利申请数量依然都超过国外的专利申请,这表明在这个领域,国内持续加大研发力度。在国外药物的开发方面,美国保持第一位置,值得注意的是,在天然药物申请方面,韩国超过日本,位列第一。需要国内同行加以关注。

(5)在药品治疗疾病的开发方面,在抗感染药、治疗心血管系统疾病药、治疗神经系统疾病药和治疗代谢疾病药四方面天然药物与含有机成分药物所占比例相当,在抗肿瘤药中含有机成分药物是天然药物的两倍,并且生物药只略低于天然药物。在治疗皮肤疾病药、治疗消化道疾病药、止痛药、退热药、抗炎药、治疗呼吸系统疾病药和治疗骨骼疾病药中天然药物是含有机成分药物的两倍。

(6)在药品剂型的开发方面,主要集中在颗粒剂、丸剂或片剂、胶囊、软膏剂和网状、片状或丝状剂型。与去年相比,软膏剂和网状、片状或丝状剂型上升到第四和第五位。溶液剂比 2012 年下降 58.6%。气雾剂、脂质体和控释片剂都比 2012 年有所下降。

(张伟波)

↗ **2013 年授权公告的中国药品发明专利概况** 据国家知识产权局中国专利文献数据库统计,2013 年公告的授予专利权的中国药品发明专利数为 14 395 件,比 2012 年公告的中国药品发明专利数量 13 323 件增加了 8.0%。下面按不同分类作进一步的分析。

获得药品发明专利的国内专利权人与国外专利权人的比较 按专利权人的国别分类,国内专利权人的发明专利数为 10 690 件,比 2012 年的 10 178 件增加了 5.0%,外国人获得的发明专利数为 3 578 件,比 2012 年的 3145 件增加了 13.8%,见表 5。

获得药品发明专利的国内职务发明与国内非职务发明的比较 在 10 690 件国内发明专利中,国内职务发明专利数为 7 098 件,比 2012 年的 7 199 件下降了 1.4%;非职务发明专利数 3 592 件,比 2012 年的 2 999 件增加了 19.8%,非职务发明专利主要集中在天然药物领域,见表 6。

在职务发明专利中,含有机成分的药品、含无机成分的药品、天然药物中获权较多的依次是企业、大学、研究所、医院;在生物药、药物制剂和化妆品等发明专利中,大学第一,其次为企业、研究所和医院。见表 7。

中国药品发明专利中国外专利权人的分类比较 在 2013 年中国药品发明专利中专利权人为国外的总数为 3 578 件,获权最多的仍然是美国 1 107 件,占外国人获权总数的 31%,比 2012 年的 28.4% 增长 2.6%。其次为日本、瑞士、德国、法国、韩国、荷兰、英国、意大利、和比利时,韩国超越荷兰和英国位居第六,意大利位居第九,比利时超越了瑞典位居第十。除日本在天然药物发明的领域超过美国外,其他含有机成分药品、含无机成分的药品、生物药品和化妆品等其他方面仍然是美国第一,值得关注的是韩国在天然药物领域获得的发明专利首次超过美国位居第二。见表 8。

其他 2013 年公告的中国药品发明专利中涉及的剂型分布见表 9,2013 年公告的中国药品发明专利中涉及的前十位的疾病见表 10。

表 5 2013 年公告的国内发明专利与国外发明专利的比较

专利权人	含有机成分的药品发明专利(件)	含无机成分的药品发明专利(件)	天然药物发明专利(件)	含肽或抗原或抗体的药品发明专利(件)	药品制剂和药用辅料发明专利(件)	化妆品等其他发明专利(件)
专利人为国内的	2 732	101	5 378	1 259	467	753
专利人为国外的	1 712	46	141	787	320	572

表6　2013 年公告的药品发明专利中国内职务发明与国内非职务发明的比较

	含有机成分的药品发明专利(件)	含无机成分的药品发明专利(件)	天然药物发明专利(件)	含肽或抗原或抗体的药品发明专利(件)	药品制剂和药用辅料发明专利(件)	化妆品等其他发明专利(件)
国内职务发明	2 421	78	2 429	1 157	387	626
国内非职务发明	311	23	2 949	102	80	127

表7　2013 年公告的国内职务发明专利单位类型的比较

单位类型	含有机成分的药品发明专利(件)	含无机成分的药品发明专利(件)	天然药物发明专利(件)	含肽或抗原或抗体的药品发明专利(件)	药品制剂和药用辅料发明专利(件)	化妆品等其他发明专利(件)
企业	1 058	51	1 371	369	115	385
大学	778	16	504	368	198	132
研究所	287	4	171	255	47	45
医院	51	2	192	44	12	12
两个以上联合的	242	5	160	104	15	52
其他	5	0	31	17	0	0

表8　2013 年公告的中国药品发明专利中排在前十位的国家比较

国家	含有机成分的药品发明专利(件)	含无机成分的药品发明专利(件)	天然药物发明专利(件)	含肽或抗原或抗体的药品发明专利(件)	药品制剂和药用辅料发明专利(件)	化妆品等其他发明专利(件)	药品专利总计(件)
美国	543	12	23	280	85	163	1 107
日本	272	12	33	103	54	143	618
瑞士	191	2	3	60	21	20	297
德国	116	1	3	42	44	56	262
法国	100	0	11	51	18	60	240
韩国	28	0	25	24	12	39	130
荷兰	41	1	5	20	16	47	130
英国	60	4	2	27	15	14	122
意大利	51	4	7	28	8	10	104
比利时	56	0	0	16	0	0	72

表9　2013 年公告的中国药品发明专利中涉及的剂型分布

对应剂型	总数量(件)
塞剂;栓剂	36
软膏剂;其基质	197
溶液	379
分散液	339
乳剂	95
气雾剂;泡沫剂	48
脂质体	140
细粒状,例如粉末	724
冻干粉末	169
丸剂、锭剂或片剂	642
持续释放或间断释放型丸剂或片剂	81
包衣的丸剂或片剂	122
糖衣药丸	68
胶囊制剂	313
微型胶囊	64
毫微胶囊	10
持续释放型或间断释放型胶囊	30
口香糖类型的制剂	4
网状、片状或丝状基料	271
供吸烟或吸入用的制剂	22

表10　2013 年公告的中国药品发明专利中涉及的前十位的疾病治疗药物

对应疾病	总计
抗感染药	2 740
治疗消化道疾病药	2 526
抗肿瘤药	2 332
治疗皮肤疾病药	1 845
治疗心血管系统疾病药	1 828
止痛药、退热药、抗炎药	1 702
治疗神经系统疾病药	1 578
治疗代谢疾病药	1 510
治疗骨骼疾病药	1 345
治疗呼吸系统疾病药	1 291

（张伟波）

中国药学年鉴　CHINESE PHARMACEUTICAL YEARBOOK　2014

2013 年授权公告的中国药品发明专利（国内职务发明）

专利号	发明专利名称	专利权人

一、含有机成分的药品发明专利

1 专利权人为国内企业

专利号	发明专利名称	专利权人
201110115830	一种经嗅觉通路脑靶向防治脑萎缩、活化脑细胞功效的芳香精油类复合物及单体药物组合物	安徽丰乐香料有限责任公司
200810166889	苯氧乙酸吡嗪酯类衍生物及其制法和用途	安徽省新星药物开发有限责任公司
201210296971	一种复方磺胺甲噁唑干混悬剂及其制备方法	安徽新和成皖南药业有限公司
201110130629	一种复方阿伐斯汀缓释片及其制备方法	安徽永生堂药业有限责任公司
201210176362	海带多糖片剂赋形剂、药物片剂及药物片剂的制备方法	安吉东来药用辅料有限责任公司
201210176361	塔格糖片剂赋形剂、药物片剂及药物片剂的制备方法	安吉东来药用辅料有限责任公司
201210176310	阿洛糖片剂赋形剂、药物片剂及药物片剂的制备方法	安吉东来药用辅料有限责任公司
201110210299	救必应皂苷化合物用于制备抗炎镇痛药物	安士制药（中山）有限公司
201110260409	一种尼群地平软胶囊	澳诺（青岛）制药有限公司
201210033704	一种含 17 种氨基酸的药物组合物	八峰药化宜昌有限责任公司
201220686341	感光变色抗痘修护膜片	百岳特生物科技（上海）有限公司
200910223283	复方盐酸阿替卡因注射液及其制备方法	蚌埠丰原涂山制药有限公司
201210291131	一种阿司匹林栓剂及其制备方法	蚌埠丰原涂山制药有限公司
201010610080	一种硫酸庆大霉素胶囊及其制备方法	蚌埠丰原涂山制药有限公司
201010275318	一种制备精氨酸酮洛芬的方法	蚌埠丰原涂山制药有限公司
200910090263	改进的赖氨匹林的制备方法	蚌埠丰原医药科技发展有限公司
201110414517	康普瑞丁磷酸二钠的冻干制剂制备方法	北大国际医院集团西南合成制药股份有限公司
200910085111	一种具有降血压作用的盐酸贝那普利组合物及其制备方法	北京北大维信生物科技有限公司
201110037065	固体的磷酸奥司他韦药物组合物	北京博康宁生物医药科技有限公司
200810116328	一种含左旋多巴和盐酸苄丝肼的药物组合物	北京德众万全药物技术开发有限公司
200910082253	一种含有坎地沙坦酯的药物组合物	北京德众万全药物技术开发有限公司
200910082252	一种含非布索坦的药物组合物	北京德众万全药物技术开发有限公司
200810224002	一种盐酸二甲双胍瑞格列奈的口服固体药物组合物	北京德众万全药物技术开发有限公司
200910087793	一种含有氨氯地平和缬沙坦的分散片	北京德众万全药物技术开发有限公司
200910079131	一种含有伊潘立酮的固体药物组合物	北京德众万全药物技术开发有限公司
200710179832	一种含有拉呋替丁的口服固体药物组合物	北京德众万全药物技术开发有限公司
200710179833	一种含有氯沙坦和氢氯噻嗪的药物组合物	北京德众万全药物技术开发有限公司
200810224001	一种美托洛尔口服药物组合物及其制备方法	北京德众万全药物技术开发有限公司
200910079137	一种用高效液相色谱法测定奥替溴铵有关物质的方法	北京德众万全药物技术开发有限公司
200810116329	一种左乙拉西坦药物组合物及其制备方法	北京德众万全药物技术开发有限公司
201110223201	西洛多辛缓释片剂及其制备方法	北京海步国际医药科技发展有限公司
201120566101	复方坦索罗辛非那雄胺胶囊	北京韩美药品有限公司
201010281856	作为 Hedgehog 通路抑制剂的化合物以及包含该化合物的药物组合物及其应用	北京韩美药品有限公司
201010121404	酒石酸美托洛尔和非洛地平缓释双层片及其制备方法	北京红太阳药业有限公司
201010121010	一种包含烟酸和辛伐他汀的双层片及其制备方法	北京红太阳药业有限公司
201110112943	一种克拉霉素肠溶片及其制备	北京华睿鼎信科技有限公司
200910136123	二氢埃托啡或其盐的缓释微球及其注射型长效制剂	北京华素制药股份有限公司
200810183126	槲皮素及其衍生物的铂类配合物、制备方法及其应用	北京嘉事联博医药科技有限公司
200810104162	用于静脉和脑内注射的两元溶液型制剂	北京京卫燕康药物研究所有限公司
200910081691	盐酸噻加宾晶型及其制备方法	北京京卫燕康药物研究所有限公司
200910081689	一种酮康唑泡沫剂及其制备方法	北京京卫燕康药物研究所有限公司
201210169963	一种单硝酸异山梨酯缓释片及其制备方法	北京均大高科技孵化器有限公司
201210081987	二甲基亚砜冲洗液的制备工艺	北京卡威生物医药科技有限公司
201010200709	吡咯尼酮类化合物、其制备方法和应用	北京凯得尔森生物技术有限公司
200980110310	合成 2′,3′-双脱氢-2′,3′-双脱氧核苷的改进方法和工艺	北京康钰垚生物科技有限公司
201110243504	一种车前子提取物及其制备方法与用途	北京科莱博医药开发有限责任公司
200810246733	复方盐酸伪麻黄碱缓释制剂及其制备方法	北京科信必成医药科技发展有限公司
200810239716	一种布洛氯雷伪麻缓释制剂及其制备方法	北京科信必成医药科技发展有限公司

专利号	发明专利名称	专利权人
200810224404	一种贝诺酯、伪麻黄碱和氯苯那敏的复方缓释制剂	北京科信必成医药科技发展有限公司
200810240504	一种吲达帕胺缓释片及其制备方法	北京科信必成医药科技发展有限公司
200810239717	一种吲达帕胺控释片及其制备方法	北京科信必成医药科技发展有限公司
200910243182	一种硝苯地平双层缓释片及其制备方法	北京科信必成医药科技发展有限公司
200810239714	具有润滑层结构的双层渗透泵控释片及其制备方法	北京科信必成医药科技发展有限公司
200910242324	一种别嘌醇双释放制剂及其制备方法	北京科信必成医药科技发展有限公司
201210185555	一种替莫唑胺冻干制剂	北京莱瑞森医药科技有限公司
201110236025	一种阿奇霉素凝胶型滴眼液及其制备工艺	北京乐维生物技术有限公司
201010128829	一种新型稳定的普卢利沙星盐酸盐在制备抗感染药物中的应用	北京联木医药技术发展有限公司
201010128827	一种新型稳定的尤利沙星盐酸盐在制备抗感染药物中的应用	北京联木医药技术发展有限公司
200710164336	四种雷公藤甲素衍生物及其制剂的制备方法	北京美迪克斯生物技术有限公司
200810211657	噻唑鎓盐类化合物及其治疗蛋白老化相关疾病的用途	北京摩力克科技有限公司
201010519165	花青素提取物抑制 PKC-α 和 NF-κB 活化中应用	北京诺赛基因组研究中心有限公司
201110160496	咪唑衍生物、制备方法及用途	北京欧博方医药科技有限公司
201210001732	替莫唑胺的脑靶向药物组合物及其应用	北京人福军威医药技术开发有限公司
201210001787	罗格列酮的液体组合物	北京人福军威医药技术开发有限公司
201210001734	氢溴酸高乌甲素的药物组合物	北京人福军威医药技术开发有限公司
200810102464	γ-氨基丁酸衍生物及其制备方法	北京润德康医药技术有限公司
200910081872	一种异丙肌苷的制备方法及其口服制剂	北京赛而生物药业有限公司
201010201039	四羟基丙烯酮类化合物的用途	北京盛诺基医药科技有限公司
201010201015	四羟基苯并吡喃酮类化合物的用途	北京盛诺基医药科技有限公司
201110004417	一种环木菠萝烯醇阿魏酸酯的药物组合物	北京世纪博康医药科技有限公司
200810240133	一种药用组合物及其制备方法	北京世纪博康医药科技有限公司
200910243915	注射用雷贝拉唑钠冻干粉针剂及制备方法和检测方法	北京四环科宝制药有限公司
201010000902	一种甲磺酸帕珠沙星片及其制备方法和检测方法	北京四环科宝制药有限公司
201210026020	一种双氯芬酸钠缓释片及其制备方法	北京四环科宝制药有限公司
201110385155	一种释放度高的盐酸丁咯地尔缓释片及其制备方法	北京四环科宝制药有限公司
201010000648	甲磺酸帕珠沙星注射制剂及其检测方法	北京四环科宝制药有限公司
200910170305	一种药物组合物	北京四环新盛医药科技有限公司
201110268906	甲磺酸桂哌齐特晶型Ⅱ及其制备方法	北京四环制药有限公司
201110268384	甲磺酸桂哌齐特晶型Ⅲ及其制备方法	北京四环制药有限公司
201010553046	一种含有利多卡因或其药用盐的皮肤外用制剂	北京泰德制药股份有限公司
201110298683	一种用于脊椎椎管注射的利马前列素纳米乳制剂	北京泰德制药股份有限公司
201110265023	一种贝前列素酸纳米脂微球剂	北京泰德制药股份有限公司
201110342541	一种含有水杨酸羟乙酯的亲水性巴布剂	北京泰德制药股份有限公司
201110344228	一种穿越人体粘液屏障的靶向给药脂质体	北京泰德制药股份有限公司
201010528784	一种巴戟天提取物及其制备方法和用途	北京佗林医药科技有限公司
201010588764	一种文拉法辛缓释制剂及其制备方法	北京万生药业有限责任公司
201110167488	一种莫匹罗星软膏及其制备方法	北京协和药厂
201220724891	一种阿司匹林双嘧达莫缓释结构	北京亚宝生物药业有限公司
201220724911	一种阿司匹林双嘧达莫缓释结构	北京亚宝生物药业有限公司
200910088256	灯盏花素滴丸	北京亚东生物制药有限公司
200910081762	一种清热凉血,活血止痛中药组合物的检测方法	北京亚东生物制药有限公司
200910241389	左乙拉西坦口腔崩解片及其制备方法	北京以岭生物工程技术有限公司
200810055466	厄贝沙坦分散片及其制备方法	北京以岭生物工程技术有限公司
200810173259	硝基吡啶乙烯亚胺化合物、其药物组合物及其制备方法和用途	北京以岭生物工程技术有限公司
200910241388	一种替勃龙口腔崩解片及其制备方法	北京以岭生物工程技术有限公司
201110454189	一种石杉碱甲渗透泵控释片	北京振东光明药物研究院有限公司
201220588298	氨基酸注射液的生产系统	必康制药江苏有限公司
201010561710	一种 2,6-二氯-5-氟烟酰氟苯水杨酰胺类化合物及制备和应用	常山县鸿运化学有限公司
201110392081	一种苯溴马隆片的制备方法	常州康普药业有限公司
201210244910	用于骨关节腔的透明质酸钠凝胶针剂及其制备方法	常州药物研究所有限公司
200980112366	嘧啶、三嗪类化合物以及它们作为药剂的用途	常州英诺升康生物医药科技有限公司

（续表）

专利号	发明专利名称	专利权人
200910014260	一种双氯芬酸钠盐酸利多卡因注射液及其制备方法	辰欣药业股份有限公司
200810249853	一种奥沙利铂药物组合物及其制备方法	辰欣药业股份有限公司
201010622109	一种地红霉素药物组合物及其制备方法	辰欣药业股份有限公司
201010622100	一种紫杉醇注射液及其制备方法	辰欣药业股份有限公司
201110261555	三白草根茎总有效部位及其制备方法和用途	成都地奥制药集团有限公司
201110242626	具有胰岛素增敏活性的化合物及其制备方法和用途	成都地奥制药集团有限公司
200910258861	一类 β-氨基酮(醇)衍生物及其用途	成都地奥制药集团有限公司
201110228722	一种用于创面的磺胺类药物组合物	成都第一药物研究所有限公司
201110173846	一种抗疟疾的药物组合物及制备方法和用途	成都恩威投资(集团)有限公司
201110448573	一种阿折地平快速释放药物制剂及制备方法	成都恒瑞制药有限公司
201110449428	盐酸马尼地平固体分散体及制剂及其制备方法	成都恒瑞制药有限公司
201010273504	一种三七三醇皂苷肠溶微丸及其胶囊剂和制备方法	成都华神集团股份有限公司制药厂
201010581885	一种治疗动脉粥样硬化的药物或保健食品组合物	成都华西天然药物有限公司
201010158069	一种含右佐匹克隆的药物组合物及其制备方法	成都康弘药业集团股份有限公司
201110031013	莽草酸在制备治疗高血压药物中的应用	成都康弘制药有限公司
201110322282	一种预防或治疗心脑血管疾病的药物组合物	成都康弘制药有限公司
201010168934	刺囊酸在制备预防和治疗心血管疾病的药物中的应用	成都康弘制药有限公司
201110387563	一种预防或(和)治疗骨髓抑制的联合用药物	成都科尔医药技术有限公司
201110439270	一种无定型哌库溴铵及其制备方法和用途	成都科瑞德医药投资有限责任公司
201110371599	哌库溴铵的晶型及其制备方法和用途	成都科瑞德医药投资有限责任公司
201210094264	一种注射用盐酸戊乙奎醚粉针剂的制备方法	成都力思特制药股份有限公司
201210094262	一种注射用盐酸戊乙奎醚粉针剂的制备工艺	成都力思特制药股份有限公司
201210283784	一种注射用氯解磷定粉针剂的制备工艺	成都力思特制药股份有限公司
201110055717	一种克林霉素磷酸酯注射液及其制备方法	成都普什制药有限公司
201010610511	扎托布洛芬缓控释制剂及其制备方法	成都师创生物医药科技有限公司
201320109098	替米沙坦氨氯地平片	成都自豪药业有限公司
201110038686	一种阿魏酸降糖复盐及其制备方法和用途	成都自豪药业有限公司
201110189141	一种天然有机沙棘果酸及其加工方法	承德宇航人高山植物应用技术有限责任公司
200610113106	伏立康唑及其药用盐、中间体的一种新定向合成制备方法	大道隆达(北京)医药科技发展有限公司
201110445378	海星中提取的三种化合物在促进骨折愈合方面用途和制备方法	大连美罗中药厂有限公司
201220727790	硝苯地平缓释片(Ⅱ)	德州博诚制药有限公司
201110271650	一种医用胶体敷料及其应用	德州海利安生物科技股份有限公司
201210167498	一种地克珠利制剂及其制备方法	鼎正动物药业(天津)有限公司
201110205066	琥珀酸美托洛尔的缓释胶囊及制备方法	佛山市隆信医药科技有限公司
201110205054	一种盐酸氨溴索缓释干混悬剂及其制备方法	佛山市隆信医药科技有限公司
201010299047	一种土霉素子宫注入剂及其制备方法	佛山市南海东方澳龙制药有限公司
201210035762	一种阿戈美拉汀的制剂组合物及其制备方法	福建广生堂药业股份有限公司
201010254731	拉米夫定晶型及其制备方法	福建广生堂药业股份有限公司
201010000443	一种恩替卡韦的盐化合物,其制备方法和药物应用	福建广生堂药业股份有限公司
201210091912	生产红霉素的工程菌及其应用	福建省麦丹生物集团有限公司
201110422477	太子参多糖在制备预防、治疗糖尿病药物和保健食品中的应用	福建省闽东力捷迅药业有限公司
201210156002	一种主治鱼鳞病和皮肤干燥症的外用药配方和工艺	福建太平洋制药有限公司
201010224565	一种奥美沙坦酯片及制备方法	福建天泉药业股份有限公司
200810071875	一种抗病毒穿心莲内酯衍生物的制备方法	福州璐珈医药科技有限公司
201210155997	吲哚三甲醇或其二聚体在制备治疗骨髓抑制药物中的应用	福州市台江区泽越医药技术有限公司
201010179463	自微乳型辅酶 Q_{10} 粉状干乳及其应用	富阳科兴生物化工有限公司
201210380088	一种头孢克洛颗粒组合物的制备方法	广东彼迪药业有限公司
201010190037	酚类化合物及其用途	广东德鑫制药有限公司
200910261206	一种二氢嘧啶类化合物的固体分散体及其药用制剂	广东东阳光药业有限公司
200980108847	结晶型 1-(3-氟苯基)-5-甲基-2-(1H)吡啶酮、其制备方法、及其组合物和应用	广东东阳光药业有限公司
200880020841	一种溴苯基-取代的噻唑二氢嘧啶	广东东阳光药业有限公司
201010564252	一种眼用凝胶	广东宏盈科技有限公司

(续表)

专利号	发明专利名称	专利权人
201210111449	一种高稳定性的维生素 C 片及其制备工艺	广东南国药业有限公司
201110361540	一种舒他西林组合物及其制备方法	广东奇灵制药有限公司
201110085256	葡萄糖酸锌化合物的组合物咀嚼片剂及其制备方法	广东如来医药进出口有限公司
201210543661	红霉素肠溶片及其制备方法	广东台城制药股份有限公司
201110408649	一种黄体酮过饱和自微乳组合物及其制备方法	广东众生药业股份有限公司
200910114536	一种组合补充锌、钙药物及其制备方法	广西强寿药业集团有限公司
201110337669	精制纯化的丹皮酚剂的制备方法	广西亿康药业股份有限公司
201110365349	羟基喜树碱柔性脂质体及其制备方法	广西壮都生物科技有限公司
200810107445	一种抗菌凝胶及其制备方法	广西壮族自治区花红药业股份有限公司
201210152595	可口服使用的维生素 K1 脂肪乳剂	广州安健实业发展有限公司
201210203095	包含维生素 K1 和油的药物组合物	广州安健实业发展有限公司
201210203101	维生素 K1 的油剂药物组合物	广州安健实业发展有限公司
201110286002	一种盐酸曲美他嗪缓释片及其制备方法	广州白云山光华制药股份有限公司
201110206179	一种亚胺培南西司他丁舒巴坦的药物组合物	广州定慧医药科技有限公司
201110168700	法罗培南钠舒巴坦钠的联合用药物	广州定慧医药科技有限公司
201210076104	一种罗红霉素控释制剂及其制备方法	广州共禾药物科技有限公司
200810211286	新的具有抗凝血作用的化合物	广州赫尔氏药物开发有限公司
200810167773	一类具有抗肿瘤活性的半合成三萜皂苷及其药物组合物	广州赫尔氏药物开发有限公司
201010562307	一种水溶性药物的脂质体冻干组合物及其制备方法	广州朗圣药业有限公司
201210154752	一种化合物在制备治疗白血病药物中的应用	广州融新生物科技有限公司
200810097661	新型的注射用多西他赛脂质体给药系统及其制备方法	广州瑞济生物技术有限公司
201110061235	3β,5α,6β-三羟基甾体化合物及其合成方法和应用	广州市赛普特医药科技有限公司
200910016450	椒苯酮胺衍生物	广州市众为生物技术有限公司
201210087607	美托洛尔缓释微球、缓释药用组合物及其制备方法	广州万泽医药科技有限公司
201110339205	一种伊曲康唑异构体口服溶液	广州维美投资有限公司
201210165920	地氯雷他定口服液体制剂及其制备方法	广州新济药业科技有限公司
201110259709	一种治疗心脑血管疾病的药物组合物及其制备方法和应用	贵州拜特制药有限公司
201210470632	一种双氢青蒿斑蝥组合物、肠溶制剂及其应用和制法	贵州金桥药业有限公司
201110090817	盐酸丙哌维林药物的制备方法和产品及其检测方法	贵州神奇制药有限公司
201110451562	含复方氨基酸成分的脂质体制剂的应用方法	贵州扬生医用器材有限公司
201110442862	含复方氨基酸的脂质体制剂配方及其制备方法	贵州扬生医用器材有限公司
201110061798	治疗小细胞肺癌用试剂盒及包装件	贵州益佰制药股份有限公司
201010548477	一种双控释格列齐特缓释胶囊及其制备方法	桂林华信制药有限公司
201110273180	五味子总木脂素的提取方法	哈尔滨仁皇药业股份有限公司
201110443219	伊曲康唑分散片及其制备方法	哈尔滨三联药业有限公司
201210049755	一种刺五加组合物,含其制剂及其检测方法	哈尔滨珍宝制药有限公司
201210413445	一种盐酸伊立替康注射液及其制备方法	哈药集团生物工程有限公司
201210203079	一种含有盐酸吉西他滨冻干药物组合物	哈药集团生物工程有限公司
201110154843	比阿培南新晶型及其合成方法	哈药集团制药总厂
200910162870	Ⅰ晶型、Ⅱ晶型的乳酸卡德沙星及其制备方法	哈药集团制药总厂
201210225921	一种含有头孢唑肟钠的药物组合物	哈药集团制药总厂
201210225472	一种含有头孢美唑钠的药物组合物	哈药集团制药总厂
201210225474	一种含有头孢替安的药物组合物	哈药集团制药总厂
201010531961	一种抗菌素组合物、其制备方法和用途	海口市制药厂有限公司
201010531963	一种抗菌素组合物、其制备方法和用途	海口市制药厂有限公司
201110065240	阿司匹林钠普伐他汀钠药物组合物固体制剂	海南本创医药科技有限公司
201110065253	阿齐沙坦酯脂质体固体制剂	海南本创医药科技有限公司
201210241694	一种含有莪术烯的药物组合物	海南碧凯药业有限公司
201210347690	一种治疗宫颈疾病的药物组合物	海南碧凯药业有限公司
201210241693	一种含有莪术烯和冰片的药物组合物	海南碧凯药业有限公司
201210120705	一种治疗心肌梗死、血管循环障碍、血栓病的药物组合物	海南碧凯药业有限公司
200880115720	一种新的芒果苷钙盐及其制备方法与用途	海南德泽药物研究有限公司
201010259287	注射用氨曲南配方及其制备工艺	海南海灵化学制药有限公司

（续表）

专利号	发明专利名称	专利权人
201210232017	注射用盐酸头孢唑兰的制备工艺	海南海灵化学制药有限公司
201220167325	一种复方枸橼酸铋钾胶囊	海南海灵化学制药有限公司
201110299546	一种注射用头孢拉宗钠药物组合物及其制备方法	海南合瑞制药股份有限公司
201210245315	对乙酰氨基酚泡腾颗粒及其鉴别方法	海南葫芦娃制药有限公司
201210148063	一种奥美拉唑肠溶微丸及其制备方法	海南葫芦娃制药有限公司
201010122790	尼美舒利缓释微丸及其制备方法	海南葫芦娃制药有限公司
201110223292	依折麦布和辛伐他汀组合物及其制备方法	海南锦瑞制药股份有限公司
201110238579	一种含有左旋氨氯地平和坎地沙坦酯的药物组合物及其制备方法	海南锦瑞制药股份有限公司
201110239172	一种口服固体药用组合物及其制备方法	海南锦瑞制药股份有限公司
201110204204	一种氨氯地平与替米沙坦药用组合物及制备方法	海南锦瑞制药股份有限公司
201110204711	一种氨氯地平奥美沙坦酯药用组合物及其制备方法	海南锦瑞制药股份有限公司
201110204527	一种氨氯地平与坎地沙坦酯的药用组合物及其制备方法	海南锦瑞制药股份有限公司
201110239130	一种含有左旋氨氯地平和缬沙坦的药物组合物及其制备方法	海南锦瑞制药股份有限公司
201110214411	一种二甲双胍晶体及其与吡格列酮的药用组合物与制备方法	海南锦瑞制药股份有限公司
201110429043	一种以奥美拉唑钠为活性成分的冻干粉针剂及其制备方法	海南锦瑞制药股份有限公司
201110197305	一种口服固体药用组合物及其制备方法	海南锦瑞制药股份有限公司
201110197280	一种口服固体药用组合物及其制备方法	海南锦瑞制药股份有限公司
201110198168	一种口服固体药用组合物及其制备方法	海南锦瑞制药股份有限公司
201110198835	一种口服固体药用组合物及其制备方法	海南锦瑞制药股份有限公司
201110030889	一种羟苯磺酸钙胶囊及其制备方法	海南锦瑞制药股份有限公司
201110258378	一种注射用丹曲林钠冻干粉针剂及其制备方法	海南锦瑞制药股份有限公司
201110188700	一种瑞格列奈晶体、其制备方法及含有该晶体的固体口服制剂	海南锦瑞制药股份有限公司
201210066513	一种盐酸伊立替康化合物及其药物组合物	海南锦瑞制药股份有限公司
201110197303	氢氯噻嗪晶体及其坎地沙坦酯氢氯噻嗪药用组合物	海南锦瑞制药股份有限公司
201110204522	一种氨氯地平晶体、其与贝那普利药用组合物及制备方法	海南锦瑞制药股份有限公司
201110360390	一种唑来膦酸晶体及其冻干粉针剂	海南锦瑞制药股份有限公司
201110086103	一种盐酸吉西他滨冻干粉针剂及其制备方法	海南锦瑞制药股份有限公司
201110362805	一种单磷酸阿糖腺苷冻干粉针剂及其制备方法	海南锦瑞制药股份有限公司
201110149045	一种萘普生水合物晶体、其制备方法及含有该晶体和舒马普坦的药用组合物	海南锦瑞制药股份有限公司
201110238802	一种苯磺酸左旋氨氯地平晶体、其制备方法及含有该晶体的药物组合物	海南锦瑞制药股份有限公司
201210323131	一种含左旋米那普仑的缓释组合物及其制备方法	海南康虹医药科技开发有限公司
200910212269	一种卡络磺钠冻干粉针及其制备方法	海南利能康泰制药有限公司
201110237262	一种苯酰甲硝唑组合物及其制备方法	海南良方医药有限公司
201110299598	一种注射用西咪替丁组合物及其制备方法	海南良方医药有限公司
201110166530	一种硫酸氢氯吡格雷组合物及其制备方法	海南良方医药有限公司
201110237281	一种拉米夫定片剂组合物及其制备方法	海南良方医药有限公司
201210010878	一种注射用脂溶性维生素组合物及其制备方法	海南良方医药有限公司
201210223955	盐酸雷尼替丁枸橼酸铋钾药物组合物固体脂质纳米粒制剂	海南灵康制药有限公司
201110267409	一种丙氨酰谷氨酰胺和复方氨基酸的药物组合物	海南灵康制药有限公司
201210222356	一种多西紫杉醇囊泡型磷脂凝胶注射液	海南灵康制药有限公司
201210118270	一种奥硝唑脂质体注射剂	海南灵康制药有限公司
201110272009	一种尼扎替丁脂质体固体制剂	海南灵康制药有限公司
201110196523	一种埃索美拉唑镁脂质体固体制剂	海南灵康制药有限公司
201110196429	一种埃索美拉唑钠脂质体注射剂	海南灵康制药有限公司
201110196763	一种盐酸托烷司琼脂质体注射剂	海南灵康制药有限公司
201210222195	一种盐酸托泊替康脂质体注射剂	海南灵康制药有限公司
201110282746	一种维库溴铵脂质体注射剂	海南灵康制药有限公司
201210118098	一种拉氧头孢钠囊泡型磷脂凝胶注射剂	海南灵康制药有限公司
201110271328	单唾液酸四己糖神经节苷脂钠脂质体注射剂	海南灵康制药有限公司
201210118529	一种天麻素多相脂质体注射液	海南灵康制药有限公司
201210052483	一种注射用肝素钙脂质体制剂	海南灵康制药有限公司
201210223992	一种奥沙利铂囊泡型磷脂凝胶注射剂	海南灵康制药有限公司

(续表)

专利号	发明专利名称	专利权人
201210223954	一种紫杉醇囊泡型磷脂凝胶注射剂	海南灵康制药有限公司
201210052587	一种硫辛酸脂质体注射剂	海南灵康制药有限公司
201110387733	一种脂溶性维生素注射液（Ⅱ）和注射用水溶性维生素的药物组合物及其制法	海南灵康制药有限公司
201210222109	一种盐酸吉西他滨脂质体注射剂	海南灵康制药有限公司
201210053024	右旋布洛芬脂质体固体制剂	海南灵康制药有限公司
201110272025	硫酸氢氯吡格雷脂质体固体制剂	海南灵康制药有限公司
201110271319	盐酸克林霉素棕榈酸酯脂质体固体制剂	海南灵康制药有限公司
201110388637	一种盐酸氨溴索脂质体注射剂	海南灵康制药有限公司
201210052522	一种复方氨酚肾素药物组合物脂质体固体制剂	海南美大制药有限公司
201110387660	一种注射用脂溶性维生素和注射用水溶性维生素的药物组合物及其制法	海南美大制药有限公司
201110031805	消旋卡多曲化合物及其制法	海南美大制药有限公司
201110271307	氟伐他汀钠脂质体固体制剂	海南美大制药有限公司
201210053011	一种托拉塞米脂质体注射剂	海南美大制药有限公司
201110196664	一种头孢羟氨苄脂质体固体制剂	海南美大制药有限公司
201110196354	一种盐酸头孢他美酯脂质体固体制剂	海南美大制药有限公司
201210223991	一种替加环素脂质体注射剂	海南美大制药有限公司
201110387203	富马酸喹硫平脂质体固体制剂	海南美大制药有限公司
201210222192	盐酸氟西汀脂质体固体制剂	海南美大制药有限公司
201210118648	一种兰索拉唑囊泡型磷脂凝胶缓释固体制剂	海南美大制药有限公司
201110196521	一种头孢地尼脂质体固体制剂	海南美大制药有限公司
201110196717	一种亚胺培南西司他丁钠药物组合物脂质体注射剂	海南美兰史克制药有限公司
201010136444	烟酸辛伐他汀药物组合物缓释片	海南美兰史克制药有限公司
201210052446	比索洛尔/氢氯噻嗪药物组合物脂质体固体制剂	海南美兰史克制药有限公司
201210052636	氨氯地平/贝那普利药物组合物脂质体固体制剂	海南美兰史克制药有限公司
201110388629	一种脂溶性维生素注射液（Ⅰ）和注射用水溶性维生素的药物组合物及其制法	海南美兰史克制药有限公司
201110198551	一种奥硝唑化合物及其新制法	海南美兰史克制药有限公司
201210118650	一种阿利克仑氢氯噻嗪药物组合物脂质体固体制剂	海南美兰史克制药有限公司
201210052470	厄贝沙坦脂质体固体制剂	海南美兰史克制药有限公司
201210052500	贝那普利/氢氯噻嗪药物组合物脂质体固体制剂	海南美兰史克制药有限公司
201010256000	头孢呋辛酯口服剂及其制备方法	海南日中天制药有限公司
201210029023	小儿维生素 K_1 组合物冻干口腔崩解片及其制备方法	海南卫康制药（潜山）有限公司
201210029057	一种盐酸氨溴索组合物	海南卫康制药（潜山）有限公司
201210029072	一种小儿对乙酰氨基酚组合物	海南卫康制药（潜山）有限公司
201210029056	小儿复方氢溴酸山莨菪碱与马来酸氯苯那敏冻干口崩片及其制备方法	海南卫康制药（潜山）有限公司
201210029046	小儿利巴韦林组合物冻干口腔崩解片及其制备方法	海南卫康制药（潜山）有限公司
201210029059	一种小儿布洛芬组合物	海南卫康制药（潜山）有限公司
201210029025	小儿阿莫西林克拉维酸钾组合物	海南卫康制药（潜山）有限公司
201210029075	一种小儿盐酸西替利嗪组合物	海南卫康制药（潜山）有限公司
201210029034	小儿头孢地尼组合物冻干口腔崩解片及其制备方法	海南卫康制药（潜山）有限公司
201110108970	双分伪麻胶囊及其制备方法	海南新中正制药有限公司
200610093612	一种从人参叶中提取分离人参皂苷混合物的方法	海南亚洲制药有限公司
200610093607	一种从人参叶中提取分离人参皂苷混合物的方法	海南亚洲制药有限公司
200910017961	一种头孢哌酮钠他唑巴坦钠药物组合物混悬粉针剂及其新应用	海南永田药物研究院有限公司
201110387592	一种布洛芬钠脂质体固体制剂及其制法	海南永田药物研究院有限公司
201210118240	盐酸奥扎格雷脂质体固体制剂	海南永田药物研究院有限公司
201210118237	米诺膦酸脂质体固体制剂	海南永田药物研究院有限公司
201210118097	多西环素氨溴索药物组合物固体制剂	海南永田药物研究院有限公司
200510097964	恩替卡韦分散片及其制备方法	海南中和药业有限公司
201210357769	一种雷贝拉唑肠溶口崩片及其制备方法	海南中化联合制药工业股份有限公司
201110451375	一种无味速释盐酸黄连素微丸	杭州高成生物营养技术有限公司
201210020953	一种含有奥利司他的药物组合物及其制备方法	杭州华东医药集团生物工程研究所有限公司

（续表）

专利号	发明专利名称	专利权人
201110126427	建立斑马鱼血栓模型的方法	杭州环特生物科技有限公司
201210016072	斑马鱼多发性硬化症模型的建立方法及其应用	杭州环特生物科技有限公司
201110293404	一种盐酸氨溴索口腔崩解片及其制备方法	杭州康恩贝制药有限公司
200910155645	一种盐酸坦洛新制剂及其制备方法	杭州康恩贝制药有限公司
200910101005	含蓬莪术环二烯的药物组合物、其制剂制备工艺及其医药用途	杭州民生药业有限公司
200910096266	长春西汀透皮贴剂及其制备方法	杭州民生药业有限公司
200910095789	硫辛酰胺系列衍生物、制备方法及所述衍生物的制药用途	杭州民生药业有限公司
200910095788	硫辛酰胺系列衍生物、制备方法及所述衍生物的制药用途	杭州民生药业有限公司
201210259183	用于动物抓咬伤后皮肤清洁抗菌且配合使用的组合型制剂	杭州普瑞美克生物科技有限公司
200710070216	维生素口腔崩解片及其制备方法	杭州赛诺菲民生健康药业有限公司
201110398991	一种灰树花多糖 ZZK 组分及其制备方法	杭州众芝康菇生物技术有限公司
201210420599	包含莫匹罗星的软膏药物组合物	杭州朱养心药业有限公司
201210133770	稳定的非布索坦片及其制备方法	杭州朱养心药业有限公司
201210134038	制备非布索坦片的方法和非布索坦片	杭州朱养心药业有限公司
201210185355	硫酸氢氯吡格雷片剂及其制备方法	杭州朱养心药业有限公司
201210417053	包含左乙拉西坦的片剂药物组合物	杭州朱养心药业有限公司
201210029865	视黄酸及其衍生物在制备治疗肝纤维化药物中的应用	合肥博太医药生物技术发展有限公司
201110341886	吲哚-3-甲醇、二吲哚甲烷及其衍生物在制备防治肾纤维化药物中的应用	合肥博太医药生物技术发展有限公司
201110444090	一种吲哒帕胺渗透泵制剂及其制备方法	合肥立方制药股份有限公司
201210008256	一种辛伐他汀渗透泵制剂及其制备方法	合肥立方制药股份有限公司
201210425949	盐酸他喷他多晶型 C 及其制备方法和应用	合肥市新星医药化工有限公司
200910199259	一种化合物及其晶体	和记黄埔医药（上海）有限公司
200810042214	嘧啶衍生物及其医药用途	和记黄埔医药（上海）有限公司
200810039831	喹唑啉衍生物及其医药用途	和记黄埔医药（上海）有限公司
200910143933	一种布洛芬微乳制剂及制备方法	河北奥星集团药业有限公司
200910211083	一种格拉司琼膜制剂及其制备方法	河北奥星集团药业有限公司
200910177578	一种特拉唑嗪膜剂及其制备方法	河北奥星集团药业有限公司
200910211088	一种含有扎托布洛芬的肠溶缓释制剂及其制备方法	河北奥星集团药业有限公司
201110457982	一种达肝素钠制备工艺	河北常山生化药业股份有限公司
200910074724	一种右泛醇输液制剂及其制备方法	河北凯盛医药科技有限公司
200810210582	人参皂苷及其制备方法和用途	河北以岭医药研究院有限公司
201110294992	氢溴酸东莨菪碱注射液及其生产工艺	河南辅仁怀庆堂制药有限公司
201110359826	长春西汀组合物及其制备方法	河南润弘制药股份有限公司
201110296594	左旋氟喹诺酮 C₃ 双唑甲硫醚、制备方法及其应用	河南省健康伟业生物医药研究股份有限公司
201010530273	一种柚皮素片制备方法	河南天方药业股份有限公司
201210090024	盐酸胍法辛缓释制剂及其制备方法	河南中帅医药科技发展有限公司
201210072362	盐酸多西环素双释放制剂及其制备方法	河南中帅医药科技发展有限公司
201010235445	一种新型加兰他敏缓释制剂及其制备方法	河南中帅医药科技发展有限公司
201010624615	一种用于预防或治疗中风病的组合物及其应用	黑龙江珍宝岛药业股份有限公司
201220522508	一种阳离子有机硅抗菌止痒医用硅凝胶疤痕贴膜	湖北贝生医疗器械有限公司
201210115887	一种供注射用的兰索拉唑药物组合物及其制备方法	湖北济生医药有限公司
201210012312	泮托拉唑钠药物组合物及其制备方法	湖北济生医药有限公司
201210042788	奥美拉唑钠药物组合物及其制备方法	湖北济生医药有限公司
201210042805	卡络磺钠药物组合物及其制备方法	湖北济生医药有限公司
201210009904	双氯芬酸二乙胺乳胶剂及其制备方法	湖北科益药业股份有限公司
201110256396	一种甲磺酸阿比朵尔口服固体制剂的药物组合物	湖北丽益医药科技有限公司
201210042786	长春西汀药物组合物及其制备方法	湖北美林药业有限公司
201210192053	一种果糖药物组合物注射液及其制备方法	湖北美林药业有限公司
201210092693	丁酸钠肠溶缓释制剂及其制备方法	湖北诺鑫生物科技有限公司
201110171406	一种右旋布洛芬缓释微丸及其制备方法	湖北舒邦药业有限公司
201210118494	注射用盐酸吉西他滨冻干制剂的制备方法	湖北一半天制药有限公司
201210232209	盐酸左西替利嗪咀嚼片及其制备方法	湖南千金湘江药业股份有限公司
201110457641	一种长效纳曲酮植入剂及其制备方法	湖南赛沃药业股份有限公司

（续表）

专利号	发明专利名称	专利权人
201310069257	一种药物组合物及其应用	湖南希尔天然药业有限公司
201110270878	取代的芳香脲类化合物及其作为抗癌药物的应用	湖南有色凯铂生物药业有限公司
201110270880	N-吲哚-1-酰胺类化合物及作为抗癌药物的应用	湖南有色凯铂生物药业有限公司
201110360897	一种制备盐酸青藤碱注射剂的方法	湖南正清制药集团股份有限公司
201110361842	一种制备盐酸青藤碱缓释注射剂的方法	湖南正清制药集团股份有限公司
201110360679	一种制备盐酸青藤碱片剂的方法	湖南正清制药集团股份有限公司
201110361813	一种制备盐酸青藤碱膜控型肠溶控释片剂的方法	湖南正清制药集团股份有限公司
201110360745	一种制备盐酸青藤碱缓释片剂的方法	湖南正清制药集团股份有限公司
201010552781	一种盐酸林可霉素注射液的制备方法	华北制药股份有限公司
201010546637	一种胞磷胆碱钠注射液及其制备方法	华北制药股份有限公司
201110185098	（－）多沙唑嗪甲磺酸盐Ⅲ型结晶、其制备方法及用途	华北制药集团新药研究开发有限责任公司
201110185136	（－）多沙唑嗪甲磺酸盐Ⅵ型结晶、其制备方法及用途	华北制药集团新药研究开发有限责任公司
201110185158	（－）多沙唑嗪甲磺酸盐Ⅳ型结晶、其制备方法及用途	华北制药集团新药研究开发有限责任公司
201110185177	（－）多沙唑嗪甲磺酸盐Ⅴ型结晶、其制备方法及用途	华北制药集团新药研究开发有限责任公司
201110185120	（－）多沙唑嗪甲磺酸盐Ⅱ型结晶、其制备方法及用途	华北制药集团新药研究开发有限责任公司
201210143332	一种甘油果糖氯化钠注射液及制备方法	华仁药业（日照）有限公司
201210142973	一种盐酸罗哌卡因氯化钠注射液及其制备方法	华仁药业（日照）有限公司
201110196860	一种复方氨基酸注射液的制备方法	华仁药业股份有限公司
201110423017	一种电切手术用冲洗液及其应用	华仁药业股份有限公司
201110074571	一种左乙拉西坦的药物组合物及其制备方法	华润赛科药业有限责任公司
201110074564	一种盐酸莫西沙星药物组合物及其制备方法	华润赛科药业有限责任公司
201110100792	一种 1-（2,6-二氟苄基）-1H-1,2,3-三唑-4-甲酰胺的晶型 D	华润赛科药业有限责任公司
201110204036	一种盐酸莫西沙星一水合物晶型及其制备方法	华润赛科药业有限责任公司
201110320385	一种盐酸贝尼地平晶型及其应用	华夏药业集团有限公司
201210326255	葡聚糖硫酸钠诱导肠炎的小鼠模型的建立方法	辉源生物科技（上海）有限公司
201110337678	一种盐酸司他斯汀晶型 F 及其制备方法	回音必集团抚州制药有限公司
201110361601	一种穿山薯蓣皂苷的提取方法	吉林省宏久生物科技股份有限公司
201110091774	磷酸肌酸钠用于制备抗休克药物中的应用	吉林英联生物制药股份有限公司
201110268272	一种含氘代乙酰基的激酶抑制剂	济南德爱医药技术有限公司
201110417151	一种含氘代甲基的激酶抑制剂	济南德爱医药技术有限公司
201110111449	四氢嘧啶及其衍生物在制备预防和治疗化疗药物引发的口腔黏膜炎药物中的应用	济南环肽医药科技有限公司
201110350867	左旋棉酚及其醋酸盐的注射用冻干乳制剂	济南环肽医药科技有限公司
201110345019	一种 T-2 毒素的注射制剂	济南环肽医药科技有限公司
201110248405	联苯苄唑阴道泡腾片其制备方法	济南龙华医药技术有限公司
201110235689	一种高含量维生素 C 片及其制备方法	江门市新会区光华生物科技有限公司
201110075085	一种供注射用的硫辛酸组合物及其制备方法	江苏奥赛康药业股份有限公司
201110073007	一种供注射用的亚叶酸钙组合物及其制备方法	江苏奥赛康药业股份有限公司
201110202892	一种注射用左卡尼汀组合物及其制备方法	江苏奥赛康药业股份有限公司
201010505392	一种供注射用的埃索美拉唑钠组合物及其制备方法	江苏奥赛康药业股份有限公司
201110202536	一种注射用更昔洛韦组合物及其制备方法	江苏奥赛康药业股份有限公司
201110403187	治疗感染的碘聚合物和莫匹罗星复方药物组合物	江苏德达医药科技有限公司
201110386554	一种聚维酮碘眼用缓释滴眼液	江苏德达医药科技有限公司
201210192172	奥氮平口腔速溶膜	江苏豪森药业股份有限公司
201110183366	一种盐酸吉西他滨注射制剂及其制备方法	江苏豪森药业股份有限公司
201210088549	吉西他滨或其盐纳米乳剂注射液及其制备方法	江苏豪森药业股份有限公司
201210041887	盐酸吉西他滨冻干粉针剂	江苏豪森药业股份有限公司
201010292073	用作加压素受体拮抗剂的苯并氮杂卓类化合物	江苏豪森医药集团有限公司
201080044971	阿齐沙坦有机胺盐及其制备方法和用途	江苏豪森医药集团有限公司
201220703993	一种泰妙菌素长效颗粒药丸	江苏恒丰强生物技术有限公司
201220703920	一种沃尼妙林长效颗粒药丸	江苏恒丰强生物技术有限公司
201180002558	包含决奈达隆的药物组合物	江苏恒瑞医药股份有限公司
201180003765	含维生素 C 或其衍生物的替莫唑胺药物组合物及其制备方法	江苏恒瑞医药股份有限公司

（续表）

专利号	发明专利名称	专利权人
201210028034	治疗肿瘤疾病的药物组合物	江苏恒瑞医药股份有限公司
201010237884	硫酸卡维地洛的结晶、其制备方法及其在医药上的应用	江苏恒瑞医药股份有限公司
200910003044	盐酸卡屈沙星 I 型结晶及其制备方法	江苏恒瑞医药股份有限公司
201180003298	托伐普坦固体分散体及其制备方法	江苏恒瑞医药股份有限公司
200710195690	钠离子通道阻断剂用于治疗抗生素对生物耐药性的新用途	江苏宏锦天药业有限公司
200810088914	一种室温稳定的注射用替曲朵辛组合物制剂	江苏宏锦天药业有限公司
200910144473	取代的有机硫化合物及其用途	江苏华泰晨光药业有限公司
201010152661	一种雷贝拉唑钠粉针剂及其制备方法	江苏济川制药有限公司
201110338249	一种维生素 A 微胶囊的制备方法	江苏江山制药有限公司
201010528887	银杏内酯 K 及其复合物及其制备方法与用途	江苏康缘药业股份有限公司
201210193270	一种拉呋替丁包衣片剂及其制备方法	江苏润邦药业有限公司
201210193277	一种氟罗沙星甘露醇注射液及其制备方法	江苏润邦药业有限公司
201110412475	复方丙酸氯倍他索脂质体及其制剂	江苏圣宝罗药业有限公司
201210151379	复方丙酸氯倍他索与维 A 酸软膏剂	江苏圣宝罗药业有限公司
201210151469	一种复方丙酸氯倍他索混合胶束溶液及其制备方法	江苏圣宝罗药业有限公司
201210038323	一种用于治疗寻常痤疮的外用药物组合物	江苏圣宝罗药业有限公司
201110071606	一种盐酸雷尼替丁胶囊及其生产方法	江苏苏南药业实业有限公司
201210088031	一种硫辛酸胶囊及其制备工艺和用途	江苏万禾制药有限公司
201210343190	光学活性 2-羟基四氢噻吩并吡啶衍生物及其制备方法与在制药中的用途	江苏威凯尔医药科技有限公司
201010624329	光学活性 2-羟基四氢噻吩并吡啶衍生物及其制备方法与在制药中的用途	江苏威凯尔医药科技有限公司
201210019237	一种兰索拉唑冻干粉针制剂及其制备方法	江苏吴中医药集团有限公司
201110340013	一种含有决奈达隆的组合物	江苏先声药物研究有限公司
200710132056	一种可注射用多烯紫杉醇药用组合物及其制备方法	江苏先声药物研究有限公司
201110027560	吡咯衍生物的制备方法及应用	江苏先声药物研究有限公司
201010515599	一种新的天然对映贝壳杉烷衍生物及其制备方法和用途	江苏先声药物研究有限公司
201110322177	以氢氟烷烃为抛射剂的沙美特罗替卡松气雾剂制剂	江苏长风药业有限公司
201010500440	果糖注射液的制备方法	江苏正大丰海制药有限公司
200710024860	一种稳定的药物组合物	江苏正大天晴药业股份有限公司
201010222223	恩替卡韦药物组合物及其制备方法	江苏正大天晴药业股份有限公司
201010518015	甘草酸或其盐的口服药物组合物及其制备方法	江苏正大天晴药业股份有限公司
201110036597	比阿培南 B 型结晶	江苏正大天晴药业股份有限公司
201010219995	恩替卡韦分散片及其制备方法	江苏正大天晴药业股份有限公司
201010245649	普拉格雷氢溴酸盐醋酸合物的药物组合物	江苏正大天晴药业股份有限公司
201210168352	一种吡罗昔康凝胶制剂及其制备方法	江苏中丹制药有限公司
200710135158	具有抗炎消肿镇痛作用的外用药物组合物制剂与用途	江苏中康药物科技有限公司
201010124718	水飞蓟宾葡甲胺片的生产方法	江苏中兴药业有限公司
201110142210	一种齐墩果酸皂苷类成分的制备方法及其用途	江西本草天工科技有限责任公司
201210030179	表阿霉素脂质体及其制备和储存方法	江西本草天工科技有限责任公司
201110086017	一种常春藤皂苷类衍生物、其盐的制备方法及其抗肿瘤的用途	江西本草天工科技有限责任公司
201110142245	一种齐墩果酸皂苷类衍生物、其盐的制备方法及其用途	江西本草天工科技有限责任公司
200910143644	一种 Cs-4 发酵菌丝体多糖及其制备方法与用途	江西济民可信集团有限公司
201010508474	一种裸花紫珠提取物及其制备方法和用途	江西普正制药有限公司
201210254951	一种活性克林霉素磷酸酯化合物及其药物组合物	江西省康华医药科技有限公司
201210321552	一种硫酸头孢匹罗化合物及其组合物	江西省康华医药科技有限公司
201210257576	一种新活性三磷酸胞苷二钠化合物及其药物组合物	江西省康华医药科技有限公司
201110414194	一种复方尿维氨滴眼液及其制备方法	江西珍视明药业有限公司
201210002045	一种酒石酸美托洛尔缓释微丸及其制备方法	金陵药业股份有限公司
200510048694	含稀有人参皂甙的组合物及其制备方法以及用途	昆明维泰尔健康科技有限责任公司
201110372163	一种灯盏细辛提取物及其制备方法和应用	昆明振华制药厂有限公司
200910095014	一种硫酸庆大霉素片及制备方法	昆明振华制药厂有限公司
201010572580	一种复方青蒿素类哌喹微丸及其制备方法	昆明制药集团股份有限公司
201010280272	一种治疗心脑血管疾病的人参皂苷组合物	昆明制药集团股份有限公司
201010189034	无定形态人参皂苷 Rb1 及其制备方法	昆明制药集团股份有限公司

（续表）

专利号	发明专利名称	专利权人
201110063461	一种灯盏花乙素前药及其制备方法	昆明制药集团股份有限公司
200810097680	4′,5,6-三甲氧基灯盏花乙素、其制备方法及其药物组合物	昆明制药集团股份有限公司
201110175929	一种天麻素时辰给药制剂	昆明制药集团股份有限公司
201110166486	一种曲札芪苷晶体及其制备方法与应用	昆明制药集团股份有限公司
201010116358	曲札芪苷在制备防治心脑缺血疾病制剂中的应用及其制备方法	昆明制药集团股份有限公司
200710065619	一种三七总皂苷冻干粉针剂及其制备方法	昆明制药集团股份有限公司
200910164855	一种灯盏花乙素结晶 I 及其制备方法	昆明制药集团股份有限公司
201110379091	一种氯法齐明用于治疗结核病的药物新用途	立业制药股份有限公司
201010579305	一种硫酸氢氯吡格雷片剂及其制备方法	丽珠医药集团股份有限公司
201010001215	一种艾普拉唑化学结构的药物及其用途	丽珠医药集团股份有限公司
201010104923	艾普拉唑盐的水合物及其制备方法和用途	丽珠医药集团股份有限公司
201110045377	核苷衍生物与其立体异构体及药学上可接受的盐与用途	连云港笃翔化工有限公司
200810084145	一种氨溴索衍生物及其制备方法	连云港恒邦医药科技有限公司
200910129272	O-去甲基-文拉法辛的谷氨酸盐及其制备方法	连云港恒邦医药科技有限公司
201110416492	葛根素氯化钠注射液及其制备方法	辽宁海神联盛制药有限公司
201110352003	一种盐酸尼卡地平葡萄糖注射液	辽宁海神联盛制药有限公司
200910166738	藤黄酸环合类似物及其制备方法和应用	辽宁利锋科技开发有限公司
200910177792	芳杂环并嘧啶衍生物和类似物及其制备方法和用途	辽宁利锋科技开发有限公司
201010166718	一种葡甘露聚糖酸水解产物的制备方法	辽宁诺康医药有限公司
201210442823	一种泮托拉唑钠冻干粉针剂及其制备方法	辽宁诺维诺制药股份有限公司
201310058405	一种叶黄素咀嚼片	辽宁千里明药业（集团）有限公司
201110195802	前列地尔脂质毫微球冻干注射剂及其制备方法	辽宁万嘉医药科技有限公司
201210307427	一种头孢氨苄分层溶出片的制备方法	辽宁王牌速效药有限公司
201110255936	一种丁酸氯维地平结构脂肪乳及其制备方法	辽宁中海康生物药业有限公司
200910211355	一种治疗皮肤真菌感染的外用药物组合物	鲁南制药集团股份有限公司
201010005284	一种含有己酮可可碱和卡络磺钠的药物组合物及其制药用途	鲁南制药集团股份有限公司
201010003886	一种含有孟鲁司特钠的咀嚼片	鲁南制药集团股份有限公司
201210286879	一组具有抑制 HIV-1 病毒复制活性的替诺福韦双酯化合物、制备方法及其药物用途	洛阳聚慧投资股份有限公司
200910181034	富马酸伊布利特注射液及其制备方法	马鞍山丰原制药有限公司
201210335575	一种维生素 B_6 的冻干粉针剂及其制备方法	马鞍山丰原制药有限公司
201110072140	咖啡酸苯乙酯类衍生物在制备抗肿瘤血管形成的药物中的用途	南京埃匹卡生物科技有限公司
201110410726	一种治疗感冒的复方锌布颗粒剂及其制备方法	南京臣功制药股份有限公司
201210059026	注射用康普瑞汀二磷酸四钠组合物及其制备方法	南京臣功制药股份有限公司
201210142677	奥沙利铂冻干粉针剂及其制备方法	南京臣功制药股份有限公司
201210073509	一种溴甲纳曲酮注射液及其制备方法	南京臣功制药股份有限公司
201210134031	盐酸吉西他滨冻干粉针剂及其制备方法	南京臣功制药股份有限公司
201110195751	一种包裹药理活性物质的核酸纳米粒的制备方法	南京从一医药咨询有限公司
201010164264	盐酸兰地洛尔药物组合物及其制备方法	南京海辰药业有限公司
201010245349	西洛多辛的晶型 δ、它的制备方法和包含它的药物组合物	南京海纳医药科技有限公司
201010245337	西洛多辛的半水合物晶体、制备方法和包含它的药物组合物	南京海纳医药科技有限公司
201210357813	盐酸地巴唑滴眼液及其制备方法	南京京华生物工程有限公司
201010277525	2-对辛基苯乙基-2-氨基丙二醇衍生物及其应用	南京明生医药技术有限公司
201110241715	一种双唑泰阴道泡腾片的制备方法	南京瑞尔医药有限公司
201220378948	物理抗微生物膜	南京神奇科技开发有限公司
201010126980	二苯乙烯类肿瘤靶向药物 CombRetastatin A4 类似物	南京圣和药业有限公司
200910137313	含表没食子儿茶素没食子酸酯的肠溶药物组合物	南京苏中药物研究有限公司
201010264768	依达拉奉注射液及其制备工艺	南京先声东元制药有限公司
201110176199	一种头孢丙烯片及其制法	南京亿华药业有限公司
201010216022	一种稳定安全的依达拉奉注射液	南京长澳医药科技有限公司
200910184486	二苯乙烯苷药物组合物及其制备方法	南京正大天晴制药有限公司
201210298967	一种丙泊酚脂肪乳注射液及其制备方法	南京正大天晴制药有限公司
201210241253	一种含奥美沙坦酯的片剂及其制备方法	南京正大天晴制药有限公司

（续表）

专利号	发明专利名称	专利权人
201210235951	一种吉美嘧啶晶型及其制备方法	南京正大天晴制药有限公司
201210135474	一种注射用泮托拉唑钠冻干制剂及其制备方法	南京正大天晴制药有限公司
201210240529	一种含有米力农的注射液及其制备方法	南京正大天晴制药有限公司
201210119388	一种含有雷替曲塞的药物组合物及其制备方法	南京正大天晴制药有限公司
201210194561	一种注射用盐酸吉西他滨冻干粉及其制备方法	南京正大天晴制药有限公司
201110291311	羟乙基淀粉130/0.4氯化钠注射液的制备方法	南京正大天晴制药有限公司
201210087209	一种富马酸喹硫平与鲁拉西酮的复方制剂	南京正科制药有限公司
201110088945	一种乙酰半胱氨酸颗粒及其制备工艺	南京正科制药有限公司
201210047842	一种孟鲁司特钠组合物	南京正科制药有限公司
201110266473	一种普卢利沙星毫微球及其制备方法	南京正科制药有限公司
201110288929	一种甲磺酸瑞波西汀微囊片及其制备方法	南京正科制药有限公司
201110288947	一种盐酸洛美利嗪渗透泵片及其制备方法	南京正科制药有限公司
201110266291	一种预防或治疗高血压肥胖患者的药物组合物及用途	南京正宽医药科技有限公司
201110274389	一种含奥利司他的药物组合物及用途	南京正宽医药科技有限公司
201110243295	一种含他汀类药物的组合物及其用途	南京正宽医药科技有限公司
201110268962	一种预防或治疗心肌缺血型慢性心力衰竭西药复方及用途	南京正宽医药科技有限公司
201210397726	番茄红素微胶囊的制备方法	南京中科药业有限公司
201010168202	一种治疗类风湿关节炎和湿疹的芍药苷和甘草次酸组合物及其制备方法与应用	宁波立华制药有限公司
201210093474	一种羟苯磺酸钙胶囊组合物	宁夏康亚药业有限公司
201310072195	一种吲达帕胺缓释药物组合物及其制备方法	宁夏康亚药业有限公司
201210159065	盐酸洛美沙星滴眼液及其制备方法与应用	宁夏康亚药业有限公司
201310004181	吡贝地尔缓释片及其制备方法	宁夏康亚药业有限公司
201210414080	非布司他片剂	宁夏康亚药业有限公司
201110419209	非布司他片剂及其制备方法	宁夏康亚药业有限公司
201210159081	滴眼液及其制备方法与应用	宁夏康亚药业有限公司
201210235342	一种盐酸金霉素预混剂颗粒的配方和制粒工艺	浦城正大生化有限公司
201010030232	一种制备水溶性乙氧酰胺苯甲酯的制备方法及其应用	普莱柯生物工程股份有限公司
201210178848	高光学纯度反式-右旋奥沙利铂冻干粉针剂及其制备方法	齐鲁制药（海南）有限公司
201210179583	一种稳定的帕洛诺司琼注射液及其制备方法	齐鲁制药（海南）有限公司
201110232179	一种地西他滨冻干制剂及其制备方法	齐鲁制药（海南）有限公司
200810158355	具有抗癌活性的合铂化合物及其合成方法	齐鲁制药有限公司
200910230758	一种多西他赛长循环脂质体的制备方法	齐鲁制药有限公司
201110056765	一种盐酸曲美他嗪缓释片及其制备方法	齐鲁制药有限公司
201010572102	一种伏立康唑静脉注射亚微乳剂及其制备方法	齐鲁制药有限公司
201010287499	作为酪氨酸激酶抑制剂的4-(取代苯胺基)喹唑啉衍生物	齐鲁制药有限公司
201210077026	防潮包衣胞磷胆碱钠胶囊及其制备方法	齐鲁制药有限公司
201210138734	一种治疗小儿感冒的对乙酰氨基酚干混悬剂	青岛国海生物制药有限公司
201110390234	一种阿折地平晶型及其制备方法和药用组合物	青岛黄海制药有限责任公司
201010581413	一种匹伐他汀钙肠溶缓释微丸制剂及其制备方法	青岛黄海制药有限责任公司
201110050699	一种抗癌的黄绿蜜环菌多糖及提取工艺	青海红鼎生物工程有限公司
201210030079	一种丙泊酚中/长链注射液及其制备方法	清远嘉博制药有限公司
201110091996	复方甲氧那明的缓释制剂	赛乐医药科技（上海）有限公司
201110135047	复方甲氧那明的速释-缓释制剂	赛乐医药科技（上海）有限公司
201110211128	复方甲氧那明的速释-缓释渗透泵制剂	赛乐医药科技（上海）有限公司
200910112587	一种高产胞外多糖菌株及其多糖的发酵生产方法和应用	厦门百拓生物工程有限公司
201210294911	一种麦冬皂苷D滴丸及其制备方法	山东阿如拉药物研究开发有限公司
201010143596	一种化合物丹酚酸F甲酯及其制备方法	山东靶点药物研究有限公司
201210149024	一种甲氨蝶呤/层状双金属氢氧化物纳米复合材料的制备方法	山东炳坤腾泰陶瓷科技有限公司
201210149062	一种采用共沉淀法制备甲氨蝶呤/类水滑石纳米复合材料的方法	山东炳坤腾泰陶瓷科技有限公司
201110436107	瑞替加滨的晶型D及其制备方法	山东创新药物研发有限公司
201010177940	一种含盐酸氨溴索的口服溶液及其制备方法	山东达因海洋生物制药股份有限公司
201010520940	替硝唑阴道泡腾片及其制备方法	山东方明药业集团股份有限公司

（续表）

专利号	发明专利名称	专利权人
200810238545	DC 级木糖醇熔融结晶制备工艺	山东福田药业有限公司
201110111310	四氢嘧啶及其衍生物在制备治疗消化道疾病药物中的应用	山东弘立医学动物实验研究有限公司
201110102371	含有四氢嘧啶及其衍生物的治疗皮肤创伤的药物	山东弘立医学动物实验研究有限公司
201210068311	一种含有盐酸贝尼地平和阿托伐他汀钙的胶囊制剂	山东华洋制药有限公司
201110453099	一种可直接压片的木糖醇及其制备方法	山东力诺科峰制药有限公司
201210007202	一种氟苯尼考掩味制剂及其制备方法	山东鲁抗舍里乐药业有限公司
201010606202	一种无糖型头孢丙烯干混悬剂及其制备方法	山东鲁抗医药股份有限公司
200910305832	一种雷贝拉唑钠组合物及其制备方法	山东罗欣药业股份有限公司
201210014047	头孢哌酮钠和他唑巴坦钠组合物注射用粉针剂	山东罗欣药业股份有限公司
201110315142	一种阿魏酸钠组合物冻干粉针及其制备方法	山东罗欣药业股份有限公司
201210014086	一种奥拉西坦组合物注射液及其制备方法	山东罗欣药业股份有限公司
201210014120	美罗培南组合物注射用粉针剂	山东罗欣药业股份有限公司
201110362611	一种比阿培南结晶化合物及其组合物粉针	山东罗欣药业股份有限公司
201210345261	一种他唑巴坦钠结晶化合物及其药物组合物	山东罗欣药业股份有限公司
201110307637	盐酸非那吡啶的晶体化合物及其药物组合物片剂	山东罗欣药业股份有限公司
201210011135	一种雷贝拉唑钠组合物冻干粉针及其制备方法	山东罗欣药业股份有限公司
201210011133	一种雷贝拉唑钠药物组合物冻干粉针剂及其制备方法	山东罗欣药业股份有限公司
201210338305	一种奥美拉唑钠晶体化合物及含有该晶体化合物的药物组合物	山东罗欣药业股份有限公司
201210345264	盐酸伊立替康化合物及其药物组合物	山东罗欣药业股份有限公司
201110258125	一种拉米夫定片剂组合物及其制备方法	山东罗欣药业股份有限公司
201110247904	更昔洛韦片剂组合物及其制备方法	山东罗欣药业股份有限公司
201210014134	一种头孢克洛组合物颗粒及其制备方法	山东罗欣药业股份有限公司
201210013519	一种盐酸法舒地尔组合物注射液及其制备方法	山东罗欣药业股份有限公司
201210014132	磷酸肌酸钠组合物注射用粉针剂	山东罗欣药业股份有限公司
201210014090	一种克林霉素磷酸酯组合物冻干粉针及其制备方法	山东罗欣药业股份有限公司
201210415123	一种盐酸氨溴索组合物及其制剂	山东罗欣药业股份有限公司
201110261377	一种头孢丙烯化合物晶体及其药物组合物	山东罗欣药业股份有限公司
201210338911	一种头孢妥仑匹酯组合物片剂及其制备方法	山东罗欣药业股份有限公司
201110283865	头孢克肟晶体、其制备方法及含有该晶体的片剂组合物	山东罗欣药业股份有限公司
201110253844	头孢匹胺钠粉针组合物及其制备方法	山东罗欣药业股份有限公司
201110258681	一种头孢米诺钠结晶化合物及其组合物粉针	山东罗欣药业股份有限公司
201110262840	头孢特仑新戊酯晶体、其制备方法及含有该晶体的组合物片剂	山东罗欣药业股份有限公司
201110258682	一种头孢西丁钠结晶化合物及其组合物粉针	山东罗欣药业股份有限公司
201110332016	一种罗红霉素氨溴索片剂组合物及其制备方法	山东罗欣药业股份有限公司
201110262939	罗红霉素一水合物结晶、其制备方法及含该结晶和盐酸氨溴索组合的组合物干混悬剂	山东罗欣药业股份有限公司
200910016543	连翘酯苷 B 的用途	山东绿叶天然药物研究开发有限公司
201210239917	含有去甲基文拉法辛苯甲酸酯类化合物的缓释药物组合物	山东绿叶制药有限公司
201310081158	一种甘氨双唑钠组合物及其制备方法	山东绿叶制药有限公司
200910167125	利培酮缓释微球、其制备方法和用途	山东绿叶制药有限公司
201110421327	一种硫酸氢氯吡格雷药物组合物及制备方法	山东齐都药业有限公司
201110328696	一种富马酸美托洛尔缓释片及其制备方法	山东齐都药业有限公司
201210516298	一种莫能菌素预混剂的制备方法	山东齐发药业有限公司
201210067260	一种丙戊酸钠及其制备工艺	山东仁和堂药业有限公司
201210067198	一种泮托拉唑钠药物组合物及其制备工艺	山东仁和堂药业有限公司
201210067256	一种盐酸氟桂利嗪及其制备工艺	山东仁和堂药业有限公司
201110332869	一种含有盐酸贝尼地平和缬沙坦的复方制剂及其应用	山东司邦得制药有限公司
201110118831	一种非洛地平缓释片及其制备方法	山东威高药业有限公司
201010145983	一种阿司匹林和双嘧达莫多层片的制备方法	山东新华制药股份有限公司
201010544054	一种用于治疗 2 型糖尿病的药物组合物的制备方法	山东新华制药股份有限公司
201210137206	阿司匹林肠溶缓释制剂的制备方法	山东新华制药股份有限公司
201220199167	阿司匹林肠溶缓释制剂	山东新华制药股份有限公司
201110065155	一种格列吡嗪渗透泵控释片的制备方法	山东新华制药股份有限公司

（续表）

专利号	发明专利名称	专利权人
201010253769	一种药物组合物及其用途	山东新时代药业有限公司
201110194373	一种含替加氟、吉美嘧啶和奥替拉西钾的胶囊制剂	山东新时代药业有限公司
201010232504	一种抗癌药物组合物	山东新时代药业有限公司
200710193227	连翘酯苷注射制剂及其制备方法	山东新时代药业有限公司
201010576352	扎那米韦胶囊型吸入粉雾剂及其制备方法	山东新时代药业有限公司
201010235824	一种抗肿瘤药物组合物及其用途	山东新时代药业有限公司
201010285368	一种抗癌药物组合物	山东新时代药业有限公司
201110070365	一种法罗培南钠粉针剂	山东新时代药业有限公司
201110070330	一种法罗培南钠冻干粉针剂	山东新时代药业有限公司
201010148957	一种治疗胃肠疾病的化合物	山东新时代药业有限公司
201010604883	一种甲磺酸罗哌卡因冻干粉针剂	山东新时代药业有限公司
201110370659	一种含奥利司他的制剂及其制备方法	山东新时代药业有限公司
201010109148	一种奥美拉唑的肠溶片剂及制备方法	山东新时代药业有限公司
200880102549	磺酰基取代的碳青霉烯类化合物	山东轩竹医药科技有限公司
201010158916	嘧啶并环衍生物	山东轩竹医药科技有限公司
200810176884	环己烯酮取代的苯甲酸衍生物	山东轩竹医药科技有限公司
201110035228	含有胺基甲酰基杂环的碳青霉烯化合物	山东轩竹医药科技有限公司
200910151841	含有甲酰胺杂环基巯基吡咯烷的培南衍生物	山东轩竹医药科技有限公司
201110245010	咪唑并二氮杂萘类 PI3K 和 mTOR 双重抑制剂	山东轩竹医药科技有限公司
201110112475	吡啶并杂环衍生物	山东轩竹医药科技有限公司
201110036979	苯并环衍生物	山东轩竹医药科技有限公司
201010517912	7-苯基喹诺酮类化合物	山东轩竹医药科技有限公司
200910117920	酰化哌嗪类二肽酰肽酶Ⅳ抑制剂	山东轩竹医药科技有限公司
201210062537	一种咪唑磺酰胺类药物组合物及其制备方法	山西普德药业股份有限公司
201210569736	氨甲环酸注射液及其制备方法	山西普德药业股份有限公司
201110305166	一种蛇床子素微乳、一种蛇床子素微乳缓释贴及其制备方法	山西仁源堂药业有限公司
201110152791	一种复方瑞他莫林药物膜剂及其制备方法	山西新源华康化工股份有限公司
201110124887	一种复方盐霉素制剂	山西新源华康化工股份有限公司
201110041127	一种布洛芬静脉给药制剂及其制备方法	陕西合成药业有限公司
200910210334	含有西罗多辛的透皮吸收制剂及其制备方法与药物应用	陕西麦科奥特生物科技有限公司
200710094131	一种结晶型的咪唑-5-羧酸衍生物	上海艾力斯生物医药有限公司
200880001668	药用组合物	上海艾力斯医药科技有限公司
200980118315	包含喹唑啉衍生物的组合物及其制备方法和应用	上海艾力斯医药科技有限公司
201010106188	硫酸氢氯吡格雷固体制剂的制备工艺	上海安必生制药技术有限公司
201110265337	一种含有利拉萘酯和糠酸莫米松的局部应用复方药物组合物	上海百安制药有限公司
200810084462	恩替卡韦分散片及其制备方法	上海国创医药有限公司
200710171993	瑞香樱草糖-芫花黄素和瑞香属植物的用途	上海国源生物技术有限公司
201210000770	盐酸去氧肾上腺素注射液及其制剂工艺	上海禾丰制药有限公司
201210000783	重酒石酸去甲肾上腺素注射液及其制剂工艺	上海禾丰制药有限公司
200610066400	双环辛烷类衍生物、其制备方法及其在医药上的用途	上海恒瑞医药有限公司
200810127622	喹唑啉类衍生物的制备方法及其在医药上的应用	上海恒瑞医药有限公司
200980000247	亚乙基肼酰胺类衍生物、其制备方法及其在医药上的应用	上海恒瑞医药有限公司
201010211536	更昔洛韦葡萄糖注射液的一种生产方法	上海华中药业有限公司
201110388432	一种提高大黄酚转移率的方法	上海景峰制药有限公司
201110232605	含有 β-1,3-D-葡聚糖的提取物及其用途	上海科爱生物技术有限公司
201110100822	厚朴酚在制备治疗马拉色菌引起皮肤病的外用制剂和日化品中应用	上海莱博生物科技有限公司
200880020610	用于治疗细菌感染的抗菌邻-氟苯基噁唑烷酮	上海盟科药业有限公司
201110056540	含 6-羟基犬尿喹啉酸的银杏叶提取物	上海诺德生物实业有限公司
201080024528	具有抗肝炎病毒活性的化合物及其用途	上海唐润医药科技有限公司
201010147742	丹酚酸 B 和昔布类药物联合用药的抗肿瘤效果	上海天甲生物医药有限公司
201210039849	一种水飞蓟宾注射液的组合物及其制备方法	上海天氏利医药科技有限公司
201110221936	一种尼莫地平注射液的组合物及其制备方法与应用	上海天氏利医药科技有限公司
200910196289	一种前列腺素类化合物的用途	上海天伟生物制药有限公司

（续表）

专利号	发明专利名称	专利权人
201010247326	一种比马前列素晶体及其制备方法和用途	上海天伟生物制药有限公司
200910198082	一种胺基糖及其制备方法和用途	上海天伟生物制药有限公司
200910196049	一种高纯度的鲁比前列酮及其制备方法和用途	上海天伟生物制药有限公司
200910051798	一种化合物及其制备方法和用途	上海天伟生物制药有限公司
200910047531	一种克拉霉素去苦味颗粒的制备方法	上海微丸医药开发有限公司
200910195597	治疗口腔牙周疾病的口腔黏膜药物缓释制剂及其制备	上海微丸医药开发有限公司
200810203249	泽泻醇 A 和泽泻醇 A 24-乙酸酯组成的组合物及应用	上海现代药物制剂工程研究中心有限公司
201010136041	蟾毒它灵在制备治疗颅内肿瘤药物中的应用	上海现代药物制剂工程研究中心有限公司
201010220818	多西他赛静脉注射组合物及其制备方法	上海现代药物制剂工程研究中心有限公司
201110032130	酮咯酸氨丁三醇鼻腔喷雾剂及其制备方法	上海现代药物制剂工程研究中心有限公司
201010120574	含有多奈哌齐化合物的透皮给药系统及制剂和制备方法	上海现代药物制剂工程研究中心有限公司
201110113130	马来酸噻吗洛尔眼用凝胶剂及其制备方法	上海现代药物制剂工程研究中心有限公司
201220279045	制备二硫杂环戊烯并吡咯酮化合物纳米粒的装置	上海现代药物制剂工程研究中心有限公司
200810207881	一种开环核苷膦化物类化合物或其药用盐、其制备方法、应用、中间体及含其的药物组合物	上海信旗医药科技有限公司
200910052730	一种胶囊型布地奈德吸入粉雾剂及其制备工艺	上海信谊百路达药业有限公司
200910056112	门冬氨酸鸟氨酸注射液及其制备方法	上海秀新臣邦医药科技有限公司
201210025185	一种复方治疗脚气药液及其制备方法	上海遥健生物科技有限公司
201010567525	用于预防和治疗糖尿病及其并发症的药物组合物	上海羿康生物科技有限公司
201210147904	阿戈美拉汀苯磺酸类复合物及其制备方法	上海右手医药科技开发有限公司
201110002771	高稳定非离子 N-乙烯基丁内酰胺碘溶液及相关配制方法	上海宇昂水性新材料科技股份有限公司
201180002069	吡啶酮酰胺类衍生物、其制备方法及其在医药上的应用	上海源力生物技术有限公司
201210300932	稳定的维 A 酸片及其制备方法	上海长城药业有限公司
201010575135	高溶出度来曲唑片及其制备方法	深圳海王药业有限公司
201010521069	来曲唑 I 型结晶及其制备方法	深圳海王药业有限公司
201110396061	盐酸普拉克索缓释片剂及其制备方法	深圳海王药业有限公司
201110239356	头孢呋辛-L-精氨酸水合物及其应用	深圳立健药业有限公司
201110457284	舒马普坦在制备预防和治疗麻醉品成瘾药物中的应用	深圳市创达科技有限公司
201220500371	盐酸西替利嗪片	深圳市国源药业有限公司
201110285809	一种盐酸左旋沙丁胺醇口服控释片剂胶囊及其制备方法	深圳市嘉轩医药科技发展有限公司
200810216461	水溶性葛根素衍生物及其制备方法与用途	深圳市健元医药科技有限公司
201110444364	一种鱼油软胶囊及其制备方法	深圳市麦金利实业有限公司
201010010039	3-(2-吡咯亚甲基)氮杂吲哚啉-2-酮衍生物及其制法与应用	深圳市天和医药科技开发有限公司
201110168698	一种治疗鲍曼不动杆菌引起感染性疾病的药物组合物	深圳市新泰医药有限公司
201010002661	一种头孢孟多酯钠和舒巴坦钠的组合物及其配比	深圳市新泰医药有限公司
200980120798	含有咪唑-5-羧酸类衍生物的药用组合物,其制备方法及用途	深圳市信立泰资产管理有限公司
200610119184	咪唑-5-羧酸衍生物的盐、制备方法及其药物组合物	深圳市信立泰资产管理有限公司
200880018830	一种咪唑-5-羧酸衍生物的治疗用途	深圳市信立泰资产管理有限公司
200810216285	稳定的地西他滨冻干制剂的制备方法	深圳万乐药业有限公司
200910176473	具有蛋白激酶抑制活性和组蛋白去乙酰化酶抑制活性的 2-吲哚满酮衍生物、其制备方法及应用	深圳微芯生物科技有限责任公司
200910176472	具有组蛋白去乙酰化酶抑制活性的 6-氨基烟酰胺衍生物、其制备方法及应用	深圳微芯生物科技有限责任公司
201210229671	一种头孢西丁钠药物组合物、其粉针剂及其制备方法	深圳信立泰药业股份有限公司
201210233706	一种头孢呋辛钠药物组合物、其粉针剂及其制备方法	深圳信立泰药业股份有限公司
201210233863	一种盐酸头孢吡肟药物组合物、其粉针剂及其制备方法	深圳信立泰药业股份有限公司
201110241832	一种左乙拉西坦缓释药物组合物及其制备方法	深圳信立泰药业股份有限公司
200910171984	盐酸乐卡地平晶型及其制备方法和含有该晶型的药物组合物	深圳信立泰药业股份有限公司
200810168799	核黄素-5′-月桂酸单酯晶型及其制备方法和含有该晶型的药物组合物	深圳信立泰药业股份有限公司
201110172359	头孢米诺钠六水合物及其制备方法和含有该水合物的药物组合物	深圳信立泰药业股份有限公司
201110193014	一种 β-内酰胺类复方抗生素组合物	深圳致君制药有限公司
201110446706	一种头孢呋辛酯颗粒及其制备方法	深圳致君制药有限公司
201110228244	双氯芬酸钠缓释片及其制备工艺	深圳致君制药有限公司

（续表）

专利号	发明专利名称	专利权人
201110280578	一种叶酸片及其制备方法	沈阳格林制药有限公司
201110086780	克林霉素磷酸酯注射液的制备方法	沈阳格林制药有限公司
200710012637	一种鞣花酸超分子组合物及制备方法	沈阳皓天万嘉医药科技有限公司
200810010689	花色苷磷脂复合物及其制备方法	沈阳皓天万嘉医药科技有限公司
201110351107	一种菊苣酸的用途	沈阳双鼎科技有限公司
201010119761	异戊酰螺旋霉素Ⅲ的分离制备	沈阳同联集团有限公司
201110136519	左旋异戊酰螺旋霉素Ⅱ、其制剂、制备方法及应用	沈阳同联集团有限公司
201010101968	前列地尔脂质毫微球凝胶及其制备方法	沈阳万嘉生物技术研究所有限公司
200710161601	用于延缓白内障进展的含有左旋肌肽的药物组合物	沈阳兴齐眼药股份有限公司
200910249783	左氧氟沙星和醋酸泼尼松龙的眼用制剂及其制备方法	沈阳兴齐眼药股份有限公司
200910250198	一种人工麝香的眼用凝胶剂及其制备方法	沈阳兴齐眼药股份有限公司
200910178399	一种含加替沙星的眼用凝胶剂及其制备方法	沈阳兴齐眼药股份有限公司
200910249780	一种眼用凝胶剂及其制备方法	沈阳兴齐眼药股份有限公司
201110165408	一种治疗高血压、高血脂的药物组合物及其应用	施慧达药业集团（吉林）有限公司
201110246847	一种盐酸溴己新注射液及其制备方法和用途	石家庄东方药业有限公司
201210021254	一种奥硝唑注射液	石家庄开发区博欣医药科技开发有限公司
201210161494	一种苯磺酸左旋氨氯地平片	石家庄开发区博欣医药科技开发有限公司
201210105854	阴道用杀菌泡沫剂及其制备方法	石家庄诺利达医疗器械有限公司
201110376114	一种治疗带状疱疹的药物组合物	石家庄中硕药业集团有限公司
201010289987	丁基苯酞及其衍生物在制备预防和治疗 ALS 的药物中的应用	石药集团恩必普药业有限公司
200710139470	丁基苯酞在制备治疗线粒体病药物中的应用	石药集团恩必普药业有限公司
201110200731	一种奥拉西坦冻干粉针制剂及其制备方法	石药集团欧意药业有限公司
201110200730	一种奥拉西坦化合物、制备方法及其药物组合物	石药集团欧意药业有限公司
201110188534	一种非布索坦化合物、制备方法及其药物组合物	石药集团欧意药业有限公司
201110281777	一种埃索美拉唑冻干制剂及其制备方法	石药集团欧意药业有限公司
201110249228	一种达比加群酯化合物、制备方法及其药物组合物	石药集团欧意药业有限公司
201110188531	一种伊伐布雷定化合物、制备方法及其药物组合物	石药集团欧意药业有限公司
201010621317	比阿培南冻干制剂及其制备方法	石药集团中诺药业（石家庄）有限公司
201110035286	盐酸头孢卡品酯组合物及其制备方法	石药集团中奇制药技术（石家庄）有限公司
201110035278	盐酸头孢卡品酯组合物及其制备方法	石药集团中奇制药技术（石家庄）有限公司
201010118979	一种二甲氨基阿格拉宾盐酸盐晶型	石药集团中奇制药技术（石家庄）有限公司
201010120842	一种长春氟宁的冻干药用组合物	石药集团中奇制药技术（石家庄）有限公司
201110246860	一种甲磺酸伊马替尼组合物及其制备方法	石药集团中奇制药技术（石家庄）有限公司
201210066784	一种盐酸吉西他滨冻干组合物及其制备方法	石药集团中奇制药技术（石家庄）有限公司
200910075782	一种含有胆固醇的 PEG 修饰物的脂质体药物及其制备方法	石药集团中奇制药技术（石家庄）有限公司
200910075846	一种芳烷哌嗪衍生物光学异构体的制备方法	石药集团中奇制药技术（石家庄）有限公司
200910075784	一种外层经亲水聚合物修饰的脂质体药物的制备方法	石药集团中奇制药技术（石家庄）有限公司
201110041177	一种盐酸二甲双胍缓释片及其制备方法	寿光富康制药有限公司
201110007463	一种兰索拉唑肠溶微丸的制备方法	寿光富康制药有限公司
201110007462	一种埃索美拉唑镁肠溶微丸的制备方法	寿光富康制药有限公司
201110379467	含齐留通的膜控型缓释微丸及其制备方法	舒泰神（北京）生物制药股份有限公司
201210044384	一种紫杉醇醇质体凝胶剂及其制备方法	舒泰神（北京）生物制药股份有限公司
201210030259	一种布拉他辛醇质体凝胶剂及其制备方法	舒泰神（北京）生物制药股份有限公司
201110416808	一种硝酸奥昔康唑的微乳凝胶制剂	舒泰神（北京）生物制药股份有限公司
201110320848	一种马来酸氟吡汀缓释片剂	四川百利药业有限责任公司
201110320849	一种坎地沙坦酯氨氯地平复方片的制备方法	四川百利药业有限责任公司
201110320846	一种托伐普坦片剂的制备方法	四川百利药业有限责任公司
201010164698	一种抗高血压药物复方制剂	四川宝盛康药业有限公司
201080003681	结晶水合物、药物组合物及其用途	四川贝力克生物技术有限责任公司
201010569641	一种治疗肠胃疾病的药物组合物及其制备方法和用途	四川国康药业有限公司
201210004946	一种恩替卡韦胶囊组合物及其制备方法	四川海思科制药有限公司
201110059091	稳定的西替利嗪口服溶液	四川健能制药有限公司
200910059784	洛伐他汀、辛伐他汀和辛伐他汀-6-氧化物的硝基氧基衍生物及其制备方法	四川抗菌素工业研究所有限公司

（续表）

专利号	发明专利名称	专利权人
201010566978	一种黄豆苷元浓缩液及其专用稀释剂	四川科伦药物研究有限公司
200910217548	治疗心脑血管疾病的药物组合物及其制备方法和用途	四川科伦药物研究有限公司
200910090387	一种甘油果糖注射液及其制备方法	四川科伦药物研究有限公司
200910252556	一种药物组合物及其制备方法	四川科伦药物研究有限公司
201010611335	一种盐酸氨溴索葡萄糖注射液及其制备方法	四川科伦药物研究有限公司
201010106623	胞磷胆碱钠葡萄糖注射液及其制备工艺	四川科伦药物研究有限公司
201010257800	一种布洛芬注射制剂及其制备方法	四川科伦药物研究有限公司
200610080535	一种丙泊酚的药物注射乳剂及其制备方法	四川科伦药业股份有限公司
200910077028	一种治疗失眠的联合用药物	四川科瑞德制药有限公司
201110038689	丙戊酸钠的新晶型及其制备方法和用途	四川科瑞德制药有限公司
201110132567	一种甲磺酸帕珠沙星木糖醇注射液及其制备方法	四川美大康佳乐药业有限公司
201310114434	一种阿莫西林钠与舒巴坦钠的药物组合物	四川省惠达药业有限公司
201210403559	注射用美洛西林钠的制备方法	四川制药制剂有限公司
201210403591	注射用头孢西丁钠的制备方法	四川制药制剂有限公司
201110389370	一种消炎抗过敏治疗口腔溃疡药及其制备方法	四川梓橦宫药业有限公司
201210049935	胞磷胆碱钠脑靶向温敏凝胶及其制备方法	四川梓橦宫药业有限公司
201010600362	胞磷胆碱钠片及其制备方法	四川梓橦宫药业有限公司
201110127310	含有普卢利沙星的药物组合物及其制备方法	苏州东瑞制药有限公司
201110433102	双重缓释枸橼酸钾缓释制剂的制备方法	苏州东瑞制药有限公司
201010181308	一种含有卟啉或二氢卟吩的树状化合物及其应用	苏州和健医药科技有限公司
200910115507	萘乙胺衍生物及其制备方法和在制备减肥药物方面的应用	苏州凯达生物医药技术有限公司
201210214173	复方乳酸左氧氟沙星口服液及制备工艺	苏州科牧动物药品有限公司
201210143661	咪唑双膦酸类化合物及其可药用盐及药物用途	苏州普瑞诺药物技术有限公司
201010551747	一种伏立康唑缓释栓剂及其制备方法	苏州特瑞药业有限公司
201010506061	一种地西他滨缓释微球及其制备方法	苏州特瑞药业有限公司
201010232434	三乙酰葡萄烯糖在制备药物中的应用	苏州天人合生物技术有限公司
200810032429	2,3,4,6-四-O-乙酰基-D-吡喃葡萄糖基-[N,N'-双(2-氯乙基)]-磷酸二酰胺的制备方法	苏州天人合生物技术有限公司
201210097693	氨基葡萄糖的凝胶剂及其制备方法	苏州豫源生物医药有限公司
201110116533	抗衰老的药物或保健食品组合物及用途	天津艾赛博生物技术有限公司
200910303629	2-脱氧-D-葡萄糖在制备防治禽病毒性疾病的药物中的应用	天津艾森生物工程有限公司
201110358863	一种阿托伐他汀氨基酸盐及其制备方法	天津滨江药物研发有限公司
201210180784	一种阴道 pH 值缓冲抗菌凝胶及其制备方法	天津枫盛阳医疗器械技术股份有限公司
201110083161	含哌拉西林的抗生素复方	天津和美生物技术有限公司
200610015438	含 β-内酰胺类抗生素和缓冲组分的抗生素复方	天津和美生物技术有限公司
201010194233	阿伐他汀半锶盐多晶型物、其制备和作为 HMG-CoA 酶抑制剂的应用	天津和美生物技术有限公司
200610138377	不可逆蛋白质酪氨酸磷酰化酶抑制剂及其制备和应用	天津和美生物技术有限公司
200980122964	法舒地尔化合物的用途、方法及其药物组合物	天津红日药业股份有限公司
201110078003	一种含有法舒地尔与西地那非的药物组合物及其制备方法和用途	天津红日药业股份有限公司
201210173589	一种盐酸氯吡格雷片	天津红日药业股份有限公司
201110033048	一种盐酸氯吡格雷晶型 II 及其制备方法和用途	天津红日药业股份有限公司
201110033035	一种盐酸氯吡格雷的晶型 I 及其制备方法和用途	天津红日药业股份有限公司
201110079259	一种含盐酸法舒地尔的滴眼剂及其制备	天津红日药业股份有限公司
201010622364	一种法舒地尔的晶型 III 及其制备方法和用途	天津红日药业股份有限公司
201010258730	盐酸法舒地尔的 V 晶型及其制备方法和用途	天津红日药业股份有限公司
201210501837	一种含有罗库溴铵的注射剂	天津红日药业股份有限公司
201210366714	一种含环酯红霉素的肠溶片剂	天津红日药业股份有限公司
201110078013	一种苯磺酸氯吡格雷晶型 I 及其制备方法和用途	天津红日药业股份有限公司
201110078021	雷洛昔芬的环糊精包合物及其制剂的制备方法	天津红日药业股份有限公司
201010256318	依普利酮在制备治疗肺部纤维化药物中的应用	天津金耀集团有限公司
201210132523	注射用盐酸地尔硫卓冻干粉针剂	天津金耀集团有限公司
200810152872	一种化合物及其在制备治疗血管新生的药物中的应用	天津金耀集团有限公司
200810054276	一种甲泼尼龙衍生物	天津金耀集团有限公司

专利号	发明专利名称	专利权人
201210250421	一种激素乳膏	天津金耀集团有限公司
201110244018	甲泼尼龙琥珀酸钠冻干粉针剂及其制备方法	天津金耀集团有限公司
200810152876	醋丙甲泼尼龙一水合物及其晶型与制备方法	天津金耀集团有限公司
200810053763	一种抑制血管新生的硝酸酯药物	天津金耀集团有限公司
200910070840	环索奈德硝酸酯衍生物	天津金耀集团有限公司
200710059952	一种抑制血管新生的硝酸酯药	天津金耀集团有限公司
201310078260	多索茶碱化合物的治疗用途	天津梅花医药有限公司
201210231905	一种供注射用的盐酸氨溴索药物组合物	天津梅花医药有限公司
201210302032	一种供注射用的多索茶碱药物组合物	天津梅花医药有限公司
201210231927	稳定的无定型盐酸氨溴索化合物	天津梅花医药有限公司
200810154399	一种可溶且稳定的大环内酯类药物苦味消除组合物	天津瑞普生物技术股份有限公司
201110238135	高生物利用度的罗氟司特药物组合物及其制备方法	天津市汉康医药生物技术有限公司
201110332196	供注射用左卡尼汀药物组合物	天津市汉康医药生物技术有限公司
201110230847	高生物利用度的阿托伐他汀钙化合物	天津市汉康医药生物技术有限公司
201110229701	一种高纯度缬沙坦化合物	天津市汉康医药生物技术有限公司
201010150885	含氟的噻氯匹啶类似物及其制备方法和用途	天津市汉康医药生物技术有限公司
201110437050	供注射用埃索美拉唑钠药物组合物	天津市汉康医药生物技术有限公司
201110224730	埃索美拉唑钠半水化合物	天津市汉康医药生物技术有限公司
201110224746	兰索拉唑化合物	天津市汉康医药生物技术有限公司
201110228091	一种稳定的雷贝拉唑钠化合物	天津市汉康医药生物技术有限公司
201110242323	盐酸托烷司琼化合物	天津市汉康医药生物技术有限公司
201210042549	一种稳定的盐酸莫西沙星化合物	天津市汉康医药生物技术有限公司
201110114656	盐酸维拉佐酮及其组合物	天津市汉康医药生物技术有限公司
201110166917	喹唑啉类化合物、其制备方法和用途	天津市汉康医药生物技术有限公司
201110121404	六氢-1-（5-异喹啉磺酰基）-1（H）-1,4-二氮杂草盐酸盐无定形化合物	天津市汉康医药生物技术有限公司
201110048193	注射级盐酸氨溴索的精制方法和产品及其注射液	天津市铭泰医药科技有限公司
201110441614	盐酸度洛西汀药物组合物	天津市嵩锐医药科技有限公司
201110218300	一种供注射用美罗培南药物组合物及其制备方法	天津市嵩锐医药科技有限公司
201110218569	一种含美罗培南的药物组合物	天津市嵩锐医药科技有限公司
201110220131	一种供注射用依达拉奉药物组合物及其制备方法	天津市嵩锐医药科技有限公司
201110444526	非索非那定盐酸盐口腔崩解药物组合物	天津市嵩锐医药科技有限公司
201110441626	格列美脲口腔崩解药物组合物	天津市嵩锐医药科技有限公司
201110444525	奥氮平口腔崩解药物组合物	天津市嵩锐医药科技有限公司
201110441618	扎西他滨药物组合物	天津市嵩锐医药科技有限公司
201110154283	一种布南色林滴丸剂及其制备方法	天津市医药集团技术发展有限公司
201010169119	结晶型硫酸氢氯吡格雷片剂的制备方法	天津泰普药品科技发展有限公司
200810152400	丹参总酚酸制备方法	天津天士力之骄药业有限公司
201110418037	使用流化床制备雷奈酸锶口腔崩解片的方法	天津药物研究院药业有限责任公司
201110417955	雷奈酸锶口腔崩解片及其制备方法	天津药物研究院药业有限责任公司
201210170362	环吡酮胺乳膏及其制备方法	天津药业集团新郑股份有限公司
200710059250	以丙酸氟替卡松为活性成分的口腔粘贴片	天津药业研究院有限公司
200710059791	具有抗炎活性的一种新型含氮药物	天津药业研究院有限公司
201210462921	一种双氯芬酸钠缓释片及其制备方法	天津中新药业集团股份有限公司新新制药厂
201110250424	一种治疗感冒的复方胶囊剂的制备方法	天圣制药集团股份有限公司
201110184262	一种复方丹参片及其制备工艺	天圣制药集团股份有限公司
200910244837	一种含有丹参素和三七皂苷R1的中药组合物及其应用	天士力制药集团股份有限公司
200610129975	一种止痛的药物滴丸及其制备方法	天士力制药集团股份有限公司
200810151482	驱蛔素在制备抗幽门螺杆菌及其引起的疾病的药物中的应用	天士力制药集团股份有限公司
200910068050	一种驱蛔素胃滞留制剂及其制备方法	天士力制药集团股份有限公司
200910228458	人参次苷提取物及制备方法	天士力制药集团股份有限公司
200710304297	一种富马酸比索洛尔分散片及其制备方法	万特制药（海南）有限公司
200710304301	一种含有来曲唑的分散片	万特制药（海南）有限公司
201110174656	一种新的避孕药物组合及制备方法	潍坊中狮制药有限公司

（续表）

专利号	发明专利名称	专利权人
201110236842	一种含碘的抗菌洗涤剂	瓮福(集团)有限责任公司
200910052231	异硫氰酸酯类化合物在促进毛发生长中的应用	无锡杰西医药科技有限公司
201110256947	一种阿奇霉素眼用制剂药物组合物及其制备方法	无锡康福特药物科技有限公司
201220390378	一种包含有酮洛芬的凝胶膏剂	武汉兵兵药业有限公司
201110113480	一种氟比洛芬酯脂微球制剂	武汉大安制药有限公司
201210027259	一种硫酸奈替米星冻干粉针及其制备方法	武汉普生制药有限公司
201010190260	一种壳聚糖衍生物快速止血颗粒及其制备方法	武汉人福医疗用品有限公司
201110437147	一种复方a-酮酸片及其制备工艺	武汉同源药业有限公司
201110039785	注射用哌拉西林钠他唑巴坦钠的医药用途	武汉同源药业有限公司
201110181379	一种含有长春西汀的小容量注射液组合物及其制备方法	武汉同源药业有限公司
201210089970	盐酸替罗非班注射液及其制备方法	武汉同源药业有限公司
201110395606	一种盐酸纳美芬药物组合物及其制备方法	武汉同源药业有限公司
201210215458	一种布洛芬注射液组合物及其制备方法	武汉武药科技有限公司
201210215456	一种贝美前列素滴眼剂及其制备方法	武汉武药科技有限公司
201210212834	一种制备酒石酸美托洛尔颗粒的方法	武汉武药科技有限公司
200910272846	2-环己基-5-(1,1-二甲基)苯酚及其合成方法	武汉信嘉和诚药物化学有限公司
200710053355	一种能有效平衡血压、血脂,促进心脑动脉血管软化的制剂及其制备方法	武汉御农生物医药科技有限公司
201210023257	一种右旋布洛芬缓释胶囊及其生产方法	武汉长联来福制药股份有限公司
201210023256	一种炎琥宁冻干粉针剂的制备方法	武汉长联来福制药股份有限公司
201110331769	用于治疗肝病的冻干粉针剂	西安安健药业有限公司
201210081925	一种克拉霉素冻干脂质体及其制备方法	西安德天药业股份有限公司
201210083247	一种尼莫地平冻干固体脂质纳米粒及其制备方法	西安德天药业股份有限公司
201210441988	一种高浓度维生素C注射液及其制备方法	西安德天药业股份有限公司
201080007809	氨氯地平微球制剂、其制备方法及应用	西安力邦医药科技有限责任公司
201010596182	拉米夫定固体分散体、其制备方法、药物组合物和用途	西安力邦医药科技有限责任公司
201010291064	复方脑保护制剂及其制备方法	西安力邦制药有限公司
201210025611	2,2′,6,6′-四异丙基-4,4′-二联苯酚脂微球制剂及其制备方法	西安力邦制药有限公司
201010576199	无痛和低注射刺激的新型丙泊酚脂肪乳制剂配方和制备方法	西安力邦制药有限公司
201210224673	2,2′,6,6′-四异丙基-4,4′-二联苯酚软胶囊制剂及其制备方法	西安力邦制药有限公司
201110428908	一种波生坦骨架缓释片及其制备方法	西安力邦制药有限公司
201110124914	一种卵磷脂络合碘肠溶胶囊制剂及其制备方法	西安力邦制药有限公司
200910021608	一种复方烟酸缓释片	西安万隆制药股份有限公司
201210331090	一种奥硝唑氯化钠注射液组合物	西安万隆制药股份有限公司
201110145230	替米沙坦和氨氯地平复方制剂的制备方法及其高稳定性制剂	西安新通药物研究有限公司
200880118555	提高辅酶Q_{10}生物利用度的辅酶Q_{10}和大蒜油的组合物	西比西(天津)精细化工有限公司
201010581883	一种治疗脂肪肝的药物或保健食品组合物	西藏金哈达药业有限公司
201110173405	藏边大黄提取物在制备抗肝纤维化药物中的应用	西藏金哈达药业有限公司
201210022928	一种治疗糖尿病的药物组合物	西藏易明西雅生物医药科技有限公司
201110061621	注射用多索茶碱冻干制剂及其制备方法	西南药业股份有限公司
200810035353	一种抗氧化物质及其组合物和用途	湘北威尔曼制药股份有限公司
200810041513	胺碘酮及其衍生物的新用途	湘北威尔曼制药股份有限公司
200810035933	三萜类物质的用途	湘北威尔曼制药股份有限公司
200810030085	一种注射用阿莫西林钠克拉维酸钾复方粉针剂制剂及其制备技术	湘北威尔曼制药股份有限公司
200710180027	去氢骆驼蓬碱衍生物及其应用	新疆华世丹药物研究有限责任公司
201010108531	β-咔啉碱衍生物类化合物及其应用	新疆华世丹药业股份有限公司
201110103651	一种复方银翘氨敏胶囊的制备方法	新疆全安药业有限公司
200610030513	含有雷贝拉唑和碳酸氢钠的制剂及其制备方法	信谊药厂
200910168119	以羊毛甾烷及茯苓萃取物治疗糖尿病的用途	杏辉天力(杭州)药业有限公司
200880127785	促进营养素被吸收的医药组合物及茯苓萃取物	杏辉天力(杭州)药业有限公司
200910140562	以羊毛固醇及茯苓萃取物治疗恶病质的用途	杏辉天力(杭州)药业有限公司
200810089320	高脂血症预防治疗剂	杏辉天力(杭州)药业有限公司
201110096867	一种双黄酮胶囊、片剂配制方法	徐州银杏源生物工程有限公司
200910014963	一种掩味替米考星胃溶颗粒制剂	烟台绿叶动物保健品有限公司

（续表）

专利号	发明专利名称	专利权人
201110407064	一种氨氯地平和贝那普利的药物组合物	扬子江药业集团广州海瑞药业有限公司
200910200156	一种可溶性环氧化物水解酶抑制剂	扬子江药业集团上海海尼药业有限公司
201210153794	一种加替沙星滴耳液的生产工艺	扬子江药业集团四川海蓉药业有限公司
201010186837	甲钴胺缓释片剂及其制备方法	扬子江药业集团有限公司
200910250194	一种新的前体药物制剂	宜昌人福药业有限责任公司
201010615912	含有阿片类镇痛剂和阿片受体拮抗剂的药用组合物	宜昌人福药业有限责任公司
201010106845	苯并噻吩类衍生物及其制备方法和应用	银杏树药业（苏州）有限公司
201110124320	盐酸丁卡因多囊脂质体冻干粉及其制备方法	悦康药业集团有限公司
201110123854	炎琥宁多囊脂质体冻干粉及其制备方法	悦康药业集团有限公司
201110399277	注射用兰索拉唑的制备方法	悦康药业集团有限公司
201110160269	注射用头孢替唑钠粉针及其制备方法	悦康药业集团有限公司
201110221512	奥美拉唑肠溶胶囊及其制备方法	悦康药业集团有限公司
201110243526	一种具有药用活性的新化合物灯盏细辛酯	云南生物谷药业股份有限公司
201010612302	复方二氢杨梅素口腔喷雾剂及制备方法	张家界茅岩莓有限公司
201010612328	一种二氢杨梅素软胶囊及制备方法	张家界茅岩莓有限公司
200910084473	含有坦索罗辛的直肠给药组合物	张立英、广州市辰欣医药科技有限公司
201110146859	2-(4-吗啉苯胺)-6-环己基氨基嘌呤及其药学上可接受的盐在制药中的用途	漳州片仔癀药业股份有限公司
201110191392	一种注射用左卡尼汀及其制备方法	长春海悦药业有限公司
201210147140	一种药物组合物及其制剂	长春海悦药业有限公司
201210276621	一种含布洛芬的药物组合物	长春海悦药业有限公司
200610140854	寡核苷酸增强的肿瘤细胞裂解物及其在制备治疗肿瘤的药物中的应用	长春华普生物技术有限公司
201110308217	一种罗替戈汀盐酸盐或自由碱成膜凝胶制剂及其制备方法	长春健欣生物医药科技开发有限公司
201110021131	桑叶中1-脱氧野尻霉素的制备方法	长沙华康生物技术开发有限公司
201110111920	一种复方伊维菌素注射液及其制备方法	长沙施比龙动物药业有限公司
201210258175	一种乐卡地平和阿托伐他汀复方制剂	兆科药业（广州）有限公司
201110226019	一种含硫酸氢氯吡格雷的片剂及其制备方法	浙江昂利康制药有限公司
200980100666	埃克替尼盐酸盐及其制备方法、晶型、药物组合物和用途	浙江贝达药业有限公司
201110023784	一种用于治疗阳痿的快速长效的化合物	浙江大德药业集团有限公司
200910052621	一种合成顺式二苯乙烯衍生物及其磷酸二钠盐前药的方法	浙江大德药业集团有限公司
201110050233	一种莫西克汀浇泼剂及其制备方法	浙江海正药业股份有限公司
200810147310	过氧化物酶增殖物激活受体亚型δ类激动剂化合物及其制备方法	浙江海正药业股份有限公司
201080031113	含有多巴胺受体激动剂的药物组合物	浙江华海药业股份有限公司
201010198134	含有硫酸氢氯吡格雷晶体颗粒的组合物	浙江华海药业股份有限公司
201110347369	一种含奥美拉唑的肠溶片剂	浙江华立南湖制药有限公司
201210195332	玻璃酸钠滴眼液及其制备方法	浙江尖峰药业有限公司
201110197866	骨架型双氯芬酸钾缓释微丸胶囊及其生产工艺	浙江金华康恩贝生物制药有限公司
200910099953	一种具有降血糖作用的药物组合物、其制备方法及应用	浙江京新药业股份有限公司
201210110296	三磷酸胞苷二钠混悬粉针剂及制备方法	浙江磐谷药源有限公司
201210078722	注射用美洛西林钠脂质体及制备方法	浙江磐谷药源有限公司
200810117363	一种含有溴芬酸钠水合物的眼用凝胶剂及其制备方法	浙江三叶药业有限公司
201110419656	一种硝苯地平缓释片及其制备工艺	浙江泰利森药业有限公司
200910174864	石杉碱甲口崩片及其制造方法	浙江万邦药业股份有限公司
201110374207	一种叶绿素铜钠片及其制备方法	浙江万马药业有限公司
201110374217	一种盐酸阿扎司琼注射液及其制备方法	浙江万马药业有限公司
201110374670	一种盐酸二甲双胍缓释片及其制备方法	浙江万马药业有限公司
201210077343	一种人参皂苷Rg1化合物及含有该化合物的药物组合物	浙江维康药业有限公司
201210189580	一种罗红霉素软胶囊的制备方法	浙江维康药业有限公司
201110449730	黄豆苷元固体分散微丸胶囊及其制备方法	浙江现代中药与天然药物研究院有限公司
201210179361	一种头孢地嗪钠化合物实体、制备方法及其药物制剂	浙江亚太药业股份有限公司
201210349500	一种环磷腺苷冻干制剂及其制备方法	浙江亚太药业股份有限公司
201010264502	新橙皮苷的新用途	浙江养生堂天然药物研究所有限公司
201110201548	盐酸纳洛酮冻干粉针剂及其制备方法	浙江浙北药业有限公司
201110153718	阿昔洛韦原位成形的喷雾剂及其制备方法	浙江浙北药业有限公司

（续表）

专利号	发明专利名称	专利权人
201110276126	格列齐特片（Ⅱ）及其制备方法	浙江众益制药股份有限公司
201010579612	二苯乙烯苷衍生物	正大天晴药业集团股份有限公司
201010507087	一种绞股蓝多糖的硫酸化修饰方法	郑州后羿制药有限公司
201110002814	氘代非手性克里唑蒂尼及其衍生物、制备方法和应用	郑州泰基鸿诺药物科技有限公司
201010286270	一种4-芳基香豆素类化合物的制备方法	中科院广州化学有限公司
201210322359	用作抗肿瘤药物的高选择性的c-Met激酶抑制剂	中美冠科生物技术（太仓）有限公司
200810033449	儿茶酚胺转运蛋白选择性抑制剂的用途及其药物制剂	中美国联（上海）生物技术研究有限公司
201320072872	崩解构造的DHA软胶囊	中美御康生物科技（北京）有限公司
201110249685	2-取代-6,7-二甲氧基四氢异喹啉衍生物,其制备方法,药物组合物及其用途	中山博闻医药科技有限公司
200810029097	单羟基共轭亚油酸及它的制备方法与用途	中山市尤利卡天然药物有限公司、中山大学
201210160959	一种缬沙坦与氢氯噻嗪药物组合物胶囊剂及其制备方法	重庆康刻尔制药有限公司
201210107187	一种缬沙坦与氢氯噻嗪药物组合物片剂及其制备方法	重庆康刻尔制药有限公司
201210160578	一种盐酸吡格列酮药物组合片剂	重庆康刻尔制药有限公司
201110427730	一种格列美脲片及其制备方法	重庆康刻尔制药有限公司
201210201000	一种伊拉地平控释片、制备方法及其应用	重庆康刻尔制药有限公司
201110070904	地西他滨冻干制剂及其制备方法	重庆莱美药业股份有限公司
201110140792	一种制备盐酸吉西他滨冻干粉针的方法	重庆莱美药业股份有限公司
200910301662	一种微乳载药系统及制备方法	重庆莱美药业股份有限公司
201010189969	果胶-阿霉素轭合物的冻干制剂及制备方法	重庆莱美药业股份有限公司
201010501120	(S)-4-羟基-2-氧代-1-吡咯烷乙酰胺晶型Ⅰ及其制备方法和用途	重庆润泽医药有限公司
200910058222	非布司他分散片药物及其制备方法	重庆圣华曦药业股份有限公司
201110178380	托伐普坦口服固体药物组合物及其制备方法	重庆市庆余堂制药有限公司
200810069850	一种稳定的控释释放的雷沙吉兰透皮贴片及其制备方法	重庆医药工业研究院有限责任公司
200910103095	一种高纯度的非布司他及其制备方法	重庆医药工业研究院有限责任公司
200810233327	非布司他新晶型及其制备方法	重庆医药工业研究院有限责任公司
200810070345	培美曲塞二酸的新晶型及其制备方法	重庆医药工业研究院有限责任公司
200910221201	高纯度的雷奈酸锶及其制备方法	重庆医药工业研究院有限责任公司
201010168580	蜕皮甾酮合成衍生物及其制备方法和用途	重庆植恩药业有限公司
201110415534	一种阿奇霉素肠溶胶囊	珠海润都制药股份有限公司
200810183161	人参多糖注射剂及其制备方法	珠海市星远科技有限公司

2　专利权人为国内大学

201010131715	贝壳杉烷型二帖类化合物及其制备方法和医疗用途	北华大学
200910243341	开环异落叶松脂素在制备治疗抑郁症、焦虑症的药物中的应用	北京大学
201210180442	一种布洛芬缓释固体组合物及其制备方法	北京大学
201110294300	天然化合物P48在抑制肿瘤细胞生殖生长中的应用	北京大学
201110301656	天然化合物P47在抑制肿瘤细胞生殖生长中的应用	北京大学
201110197692	黄酮类化合物的抗乳腺癌用途	北京大学
201010245550	无花果根和叶在制备肝炎的辅助治疗药物和保健食品中的用途	北京大学
201110301712	天然化合物P25在抑制肿瘤细胞生殖生长中的应用	北京大学
201110298168	天然化合物P44在抑制肿瘤细胞生殖生长中的应用	北京大学
200910242525	包含人参总皂苷与丹参总酚酸的药物组合物及其制备方法	北京大学
200910119059	聚乙二醇-二肽-抗肿瘤药物复合物及其用途	北京大学
201110185656	杂环并萘酰亚胺衍生物及其制备方法和用途	北京大学
200910242526	黄芪皂苷的制备方法及其用途	北京大学
201010541063	一种具有高效抗癌活性的黄姜盾叶新苷的制备方法及其用途	北京大学
201210128392	稳定的聚乙二醇化药物型胶束组合物及其制备方法	北京大学
200910143757	氨基二硫代甲酸酯类化合物、其制备方法和应用	北京大学
200910078182	丹参酮ⅡA口服聚合物胶束组合物	北京大学
201010153431	一种具有氮杂环丙烷结构的四氢叶酸开环类似物的制备及其用途	北京大学
200810103389	新的肿瘤相关基因或蛋白及其应用	北京大学
201110136284	离子交换纤维提取纯化皂苷的方法	北京服装学院
201110072422	对羧基苯基铁卟啉在制备预防或治疗动脉粥样硬化药物中的应用	北京工业大学

（续表）

专利号	发明专利名称	专利权人
201010225106	一种厄贝沙坦纳微复合粉体与片剂及其制备方法	北京化工大学
201110320062	一种制备碳酸钙-抗癌药物阿霉素纳米粒子的方法	北京科技大学
201010606356	一种透明质酸金的用途及其制备方法	北京理工大学
201110292385	没食子酸在制备磷酸二酯酶抑制剂抗炎药物中的应用	北京农学院
201010131045	去氢厄弗酚在制备具有抗焦虑作用药物中的应用	北京中医药大学
201110349033	抗肿瘤多药耐药靶向脂质体	北京中医药大学
201110119590	L-丝氨酸的柱状结晶体结晶工艺及用途	常州工程职业技术学院
201110312282	一种快速制备芦丁包合物的方法	成都大学
201210280753	一种丙硫氧嘧啶缓释微丸	成都医学院
200910303169	用利血平构建血清褪黑素水平持续低下动物模型的方法	成都中医药大学
201210001627	一种治疗脑血管与心血管疾病的药物组合物及其制备方法和用途	成都中医药大学
201010181499	B/E 双甲氧基水飞蓟宾用于制备治疗病毒性乙肝药物的用途	大理学院
201010181644	含苄氧基黄酮木脂素用于制备治疗病毒性乙肝药物的用途	大理学院
201010181892	A 环偶合黄酮木脂素用于制备治疗病毒性乙肝药物的用途	大理学院
201010521498	对溴肉桂酰基水飞蓟宾用于制备糖苷酶抑制剂的药物用途	大理学院
201010181451	含溴二氢黄酮醇木脂素的制备及治疗病毒性乙肝医药用途	大理学院
200910099404	异戊烯基氧取代的脱氢水飞蓟宾醚及其制备方法和用途	大理学院
200610200682	一种提取纯化丹酚酸 B 的方法	大连理工大学
201110191883	一类苊并杂环类化合物及其应用	大连理工大学
201110191880	一类氨基取代苊并杂环类化合物及其应用	大连理工大学
201110085350	含有苯并咪唑的萘酰亚胺衍生物的合成及其在抗肿瘤上的应用	大连理工大学
200910140275	细胞周期素依赖蛋白激酶抑制剂黄芩黄酮有机胺衍生物及其制法和用途	大连理工大学
201010185324	薯蓣皂苷在制备肝保护药物制剂中的应用	大连医科大学
201010110523	一种蒽醌类化合物及其赖氨酸盐的制备方法及医药用途	东北师范大学
201110053351	楤皮新酸及其衍生物和它们的制备方法及医学用途	东北师范大学
201110112411	一种纳米镇痛剂及其制备方法	东华大学
201110128956	一种药物释放可控的电纺纤维的制备方法	东华大学
201110199601	碳硼烷衍生物的应用、纳米复合物制剂及其应用	东南大学
201110112903	双核铂（Ⅱ）配合物或铂（Ⅱ）配合物及其应用	东南大学
201110313846	利用紫外线增强紫杉醇抗癌药效的载药微球制备方法及其应用	东南大学
201210401434	用于改善雷帕霉素生物利用度的纳米载药颗粒及其制备方法	东南大学
201010194593	吡唑-苯并咪唑类衍生物及其应用	东南大学
201110005480	抗肿瘤铂（Ⅱ）配合物及其在制备抗肿瘤药物中的应用	东南大学
201010194580	4-芳香胺基喹唑啉类衍生物及其用途	东南大学
200810242955	异甜菊醇衍生物及其应用	东南大学
201210182240	丹参酮脂质体及其制备方法	东南大学
201110206899	一种钩藤总碱水解产物的制备方法	福建农林大学
201110354133	司帕沙星半硫酸盐及其制备方法和应用	福建农林大学
201110163760	一种螺旋藻活性多糖及其制备方法	福建农林大学
201010206369	一种姜黄素衍生物在制备抗糖尿病及其并发症药物中的应用	福建医科大学
201110130826	钩吻素甲、钩吻素子、1-甲氧基钩吻碱在制备治疗焦虑症药物中的应用	福建医科大学
201110207896	一种新的钩吻生物碱类化合物及其制备方法和应用	福建医科大学
201110200649	一种从灵芝中分离出的新化合物及其制备方法和医药用途	福建医科大学
201210041169	雷公藤内酯醇脂肪乳注射剂及其制备方法	福建医科大学
201010183509	苯丁酰基姜黄素衍生物及其在制备抗肿瘤药物中的应用	福建医科大学
201010184047	愈创木烷型倍半萜的制备方法及应用	福建医科大学
201010299621	3,5-(E)-二亚苄基-N-环丙基哌啶-4-酮及其在制备治疗抗肿瘤药物中的应用	福建医科大学
201010115923	具抗癌活性的熊果酸修饰物多元醇单酯	福州大学
201210155098	叶酸修饰的酞菁硅及其制备方法和应用	福州大学
201010295815	具有抗癌活性的羟基全保护的双癸基季铵盐及其制备方法	福州大学
201010295813	具有抗癌活性的 β-羟基保护的双癸基季铵盐及其制备方法	福州大学
201110360944	干巴菌素在制备抗肿瘤药物中的应用	复旦大学

中国药学年鉴 CHINESE PHARMACEUTICAL YEARBOOK 2014

专利号	发明专利名称	专利权人
201010217825	炔丙基半胱氨酸在制备治疗消化系统肿瘤药物中的用途	复旦大学
201010587238	由表没食子儿茶素没食子酸酯与卡铂制成的抑制肿瘤细胞增殖的组合物	复旦大学
201010602484	含有表没食子儿茶素没食子酸酯与紫杉醇的抑制肿瘤细胞增殖的组合物	复旦大学
201010587252	由表没食子儿茶素没食子酸酯与丝裂霉素 C 制成的抑制肿瘤细胞增殖的组合物	复旦大学
201010587253	含有表没食子儿茶素没食子酸酯与索拉非尼的抗肿瘤药物组合物及其应用	复旦大学
201010602501	含有表没食子儿茶素没食子酸酯与甲氨蝶呤的组合物	复旦大学
201110362134	12-去羟基-21-羟基原人参二醇的药物用途	复旦大学
201110362152	2α-羟基原人参二醇的药物用途	复旦大学
201010155942	表儿茶素没食子酸酯与柔红霉素的组合物及其应用	复旦大学
200910054418	β,β-二甲基丙烯酰阿卡宁及在制备抑制耐药细菌药物中的用途	复旦大学
200810034474	6-甲氧基-4′,7-二羟基异黄酮 4-位羧基含氮衍生物及其药用用途	复旦大学
200810208011	二芳基苯并嘧啶类衍生物及其药物组合物和用途	复旦大学
200810039164	丹参素衍生物及其合成方法和应用	复旦大学
201010110665	一种乙酰胆碱受体介导跨越血脑屏障的主动靶向递药系统	复旦大学
201110261501	疏水药物-白蛋白-葡聚糖纳米乳液及其制备方法和应用	复旦大学
201010144779	3,4-二氢苯并[f][1,4]噻氮杂＊类化合物或其盐及其药物用途	复旦大学
200910197920	联苯环辛烯型木脂素类化合物及其药物用途	复旦大学
201010286479	一种肿瘤靶向双载药递释系统及其制备方法	复旦大学
201010141218	一种乙酰胆碱受体介导脑靶向多肽及其应用	复旦大学
201110320537	一种有机酸化合物及其提取方法与应用	广东食品药品职业学院
201110007864	一种防治糖脂代谢紊乱的中药石油醚提取物及其制备方法	广东药学院
201110264207	狗肝菜多糖的应用	广东药学院
201110247678	壳聚糖载辣椒素微球制备方法及微球和减肥降脂以及降糖应用	广东药学院
201010562477	一种抑制血小板聚集、抗血栓形成的阿魏酸川芎嗪晶体及其制备方法	广东药学院
201110196655	一种吉非替尼分散片及其制备方法和应用	广东药学院
201010169235	一种以柔性碳链联接的钌（Ⅱ）卟啉配合物及其制备方法和应用	广东药学院
201110378300	一种黄体酮醇质体及其制备方法与应用	广东药学院
201110217868	了哥王提取物及其制备方法和应用	广东药学院
201110020408	高级脂肪酸衍生物微乳及其制备方法和应用	广西大学
201110056018	塞克硝唑衍生物及其制备方法和应用	广西大学
200810073911	左旋二苯甲基哌嗪衍生物及其制备方法	广西大学
201110345008	水杨酸甲酯类衍生物及其制备方法和应用	广西大学
201110113879	氧化海罂粟碱稀土螯合物及其合成方法和应用	广西师范大学
201110113850	以氧化海罂粟碱为配体的过渡金属配合物及其合成方法和应用	广西师范大学
201110179146	B-降-3,6-二取代胆甾烷化合物及其制备方法和在制备抗肿瘤药物中的应用	广西师范学院
200910113824	高级脂肪酸衍生物类化合物抗肿瘤制药用途	广西医科大学
201210009898	一种具有抗疱疹病毒作用的芒果苷乳膏	广西中医学院
201110301505	一种治疗缺血性脑血管病的药物组合物及其制备方法	广州中医药大学
201110009663	一种三环倍半萜内酯及其制备方法和应用	广州中医药大学
201110029142	具胰岛素增敏活性的原小檗碱衍生物及用途	贵阳医学院
201110110935	含戊二烯酮的 4-取代喹唑啉类衍生物，其制备方法及用途	贵州大学
201210543590	靶向复合纳米粒子的制备方法	哈尔滨工业大学
201210092697	卟啉类光敏剂与抗癌药二联体的制备方法	哈尔滨工业大学
201010610451	一种粉末番茄红素的制备方法	哈尔滨商业大学
201110216412	一种抗癌化合物 $Na_4Bi_2Mn_2W_{20}C_6H_{84}N_4O_{105}$ 的合成方法	哈尔滨师范大学
201110215291	一种具有戒酒作用的中药活性提取物、其制备方法和应用	哈尔滨医科大学
201210280851	MAPK-ERK1/2 信号通路抑制剂在制备去除或抑制肿瘤细胞中双微体药物中的应用	哈尔滨医科大学
201010565415	具有强心作用的内酰亚胺类新化合物及其制备方法和用途	哈尔滨医科大学
201010112431	原苏木素 A 衍生物及其制备方法和应用	哈尔滨医科大学
201010624459	小型化 Endoglin 抗体与阿霉素的偶联物及其制备方法	海南医学院

（续表）

专利号	发明专利名称	专利权人
201010112735	一类具有治疗胃肠炎疾病的新型补身烷类化合物	海南医学院
201110234982	一种具有长循环性能的微粒给药系统及其制备方法	杭州师范大学
201210193280	一种五味子丙素冻干粉针剂的制备方法	合肥工业大学
201110091695	一种羧酸类非甾体抗炎药衍生物及其制备方法和用途	合肥工业大学
201110184104	一种粒毛盘菌及其胞外多糖和在降脂利肝药物中的用途	合肥工业大学
201210107703	一种白藜芦醇苯丙烯酰胺类衍生物、其制备方法及其用途	合肥工业大学
201210050618	一种茯苓多糖硫酸酯的制备方法	合肥学院
201010203002	抗肿瘤药物铂配合物	河北大学
201210158554	一种蛋白质络氨酸磷酸酶抑制剂、其制备方法及其用途	河北大学
201110157868	具有抗肿瘤活性的酰胺类 Au(Ⅲ)配合物	河北大学
201010576196	抗肿瘤药物铂配合物	河北大学
201010202987	一种抗肿瘤药物钯配合物	河北大学
201010202988	抗肿瘤药物钯配合物	河北大学
201010522404	一种猪苓多糖分散片及其制备方法	河北大学
201210087733	一种外用水凝胶剂及其制备方法与它的用途	河北科技大学
201210159992	3,5-二羟基-4-异丙基二苯乙烯壳聚糖凝胶剂及其制备方法	河北科技大学
201110452457	一种 Austocystin D 冻干粉末及其制备方法	河北科技大学
201110185332	一种山酮类抗肿瘤药物冻干制剂及其制备方法	河北科技大学
201019110001	N-[4-(2,4-二甲氧基苯基)-5-氧基-4,5-二氢-[1,2]二硫基-[4,3-b]-6-吡咯基]-3,5-双-三氟甲基苯甲酰胺的纳米乳及其制备方法	河北科技大学
201210055107	沃尼妙林/沃尼妙林盐的缓控释微球及其制备方法	河北科技大学
201110211116	一种治疗口腔溃疡的复合贴膜及其制备方法	河北联合大学
201210035838	一种色钉菇多糖的提取方法及其应用	河北师范大学
201010136170	一种哒嗪酮类衍生物及其合成方法	河北医科大学
201210209322	吖啶衍生物及其制备方法和应用	河南大学
201110195236	紫檀芪在制备抑制血管内皮细胞凋亡药物中的应用	河南工业大学
201010271827	猕猴桃多酚微胶囊的制备方法	河南工业大学
201210000981	化合物 6-苄氨基嘌呤用于制备抑制肝组织氧化损伤组合物的应用	河南科技大学
201210000982	化合物 6-苄氨基嘌呤用于制备抑制脑组织氧化损伤组合物的应用	河南科技大学
201110389472	一种糙苏根总苷类组合物及提取方法和应用	河南科技大学
201110394738	一种四楞麻总苯乙醇苷组合物、制备方法及应用	河南科技大学
201210011293	一种能同时溶解地克珠利和球虫酯的溶解剂和一种抗球虫药物组合物	河南科技大学
201010569632	具有抗癌活性的蝴蝶霉素类似物及合成方法	河南师范大学
201210079821	一种鹿衔草多糖在制备增强免疫力药物和保健食品中的应用	河南中医学院
201210125590	一种维生素 E 自乳化软膏	河南中医学院
201110250620	首乌藤多糖螯合锌的制备方法及应用	河南中医学院
201010598390	双邻香兰素缩乙二胺西佛碱过渡金属配合物及制备方法	河南中医学院
201210124255	一种提高油性药物抗氧化能力的方法	黑龙江大学
201010156798	4'-去甲基表鬼臼毒素衍生物及其合成方法和应用	湖北工业大学
201210219485	可转形穴位注射川芎嗪药及其制备方法	湖北中医药大学
201210106644	布洛芬 2-(2-芳基吗啉-4-基)乙酯作为制备抗抑郁药物的应用	湖南大学
201210107680	5-芳基-9-烷基-4,6-二氧-1-氮杂-二环[3.3.1]壬烷及其盐的应用	湖南大学
201210080212	4-烷基-6-芳基-1,3-噻嗪作为制备抗抑郁药物的应用	湖南大学
201110077574	4-烷基-6-芳基-5-乙酰基-1,3-噻嗪作为制备神经氨酸酶抑制剂的应用	湖南大学
201110226848	鱼藤环丙酰胺及其制备方法与应用	湖南大学
201010273516	N-酰基吡唑鱼藤酚及其制备方法与应用	湖南大学
201210193144	一种用于靶向治疗的核酸载药系统及其制备方法	湖南大学
201010596071	一种二苯基丙烷类木脂素化合物及其制备方法	湖南大学
201010610300	5-苄基-4-烷基-2-芳氨基噻唑及其制备与应用	湖南大学
201010246917	桑叶多糖在预防和治疗糖尿病中的应用	湖南农业大学
201010547831	一种碎米制备注射用葡萄糖原料及制剂的方法	湖南中医药大学
201210080163	二咖啡酰基奎尼酸类化合物的用途	华东理工大学
200910045487	人工培养蛹虫草废液中有效成分的絮凝提取方法	华东理工大学

（续表）

专利号	发明专利名称	专利权人
201010268907	一种纳米多烯紫杉醇脂质体的控制合成方法	华东理工大学
201010137554	山楂酸及其衍生物在制备抑制破骨细胞分化和功能的治疗或预防药物中的应用	华东师范大学
201110200449	还原降解释药可控的巯嘌呤纳米胶束前药及其应用	华东师范大学
201210135654	一种还原降解释药的喜树碱超分子胶束前药及制备方法和应用	华东师范大学
201110059600	用于制备抗骨质疏松药的桦木酮酸衍生物及其制备和应用	华东师范大学
201110182870	杂环烯酮腙化合物和制备方法及抗结核菌的应用	华东师范大学
201110357937	一种光学活性色胺衍生物及其合成方法和应用	华东师范大学
201110158183	一种抗癌化合物的制备方法与应用	华南理工大学
201010515859	一种金刚烷氨基茶皂草精醇及其制备方法与应用	华南理工大学
201010515941	具有抗炎镇痛功效的茶皂苷元衍生物及其制备方法与应用	华南理工大学
201110008653	用于癌症诊断与治疗的靶向纳米粒传输系统的构建方法	华南理工大学
201110143225	一种不含防腐剂的眼用原位胶凝剂及其制备方法	华南理工大学
201110127016	萜类化合物及其制备方法和应用	华南农业大学
201110126998	苯酚类化合物及其制备方法和应用	华南农业大学
201110127018	苯酚类化合物及其制备方法和应用	华南农业大学
201210019193	一种 2-糖基喹啉化合物在制备抗乙酰胆碱酯酶药物中的应用	华南师范大学
201110213391	高粱原花青素混合物的制备方法及其抗龋齿应用	华中农业大学
201110203852	胆汁酸浙贝乙素酯及其衍生物在制备抗肿瘤药物中的应用	华中农业大学
201110158539	一种用于治疗前列腺增生的药物	淮阴工学院
201010196758	一种具有与氟康唑协同抗真菌作用的增效剂	吉林大学
201010196759	一种提高氟康唑抗真菌作用的增效剂	吉林大学
201010196773	三氯生作为抗真菌药物氟康唑增效剂的新用途	吉林大学
201010188042	一种提高乙胺丁醇抗分枝杆菌作用的增效剂	吉林大学
201110071876	用于抑制肿瘤的药物组合物	吉林大学
201110144619	叶黄素眼用纳米囊原位凝胶制剂及其制备方法	吉林大学
200910066909	一种榛子素及其提取方法和药物用途	吉林大学
201110295204	达玛-20S,25R-环氧-3β,12β,26-三醇及其提取方法和其药物用途	吉林大学
201210179204	两种姜黄素有机药物共晶及其制备方法	吉林大学
201210454524	一种蒽环类药物脂质体注射液的制备工艺	吉林大学
201210071854	制霉菌素柔性脂质体及其凝胶剂和制备方法	吉林大学
201210120810	一种桑黄多糖口服脂质体药物及制备工艺	吉林大学珠海学院
201010555974	林下参皂苷 B 及其提取方法和其药物用途	吉林化工学院
201010146934	水杨酸脂质体和其系列外用制剂的制备方法及在痤疮治疗中应用	吉林化工学院
200910217947	人参皂苷次级苷 Rh1 的脂肪酸单酯类化合物及制备方法	吉林农业大学
201010552581	3-芳基-4-(2-糖苷基/氨基乙氧基)-2(5H)-呋喃酮型化合物及其制法和用途	吉首大学
201010232110	山竹总氧杂蒽酮类提取物及其在制备 TR3 受体诱导剂中的用途	暨南大学
201010259488	钌-硒配合物及其在制备荧光探针和抗肿瘤药物中的用途	暨南大学
201110101650	地胆草提取物及其制备方法和在制备抗病毒药物中的用途	暨南大学
200910193499	一种钌配合物及其制备方法和应用	暨南大学
201110087094	1,4-双(4-氨基-5-巯基-1,2,4-三唑)苯及其制备方法和用途	嘉应学院
201110346364	一种载药角蛋白膜的制备方法及其应用	江南大学
201010222645	一种在有机相中酶催化合成海藻糖不饱和脂肪酸二酯的方法	江南大学
201010116619	一种乳化胶凝型功能性脂肪酸载体的制备方法	江南大学
201110400320	左旋硫酸沙丁胺醇脉冲胶囊及其制备方法	江苏大学
201110383928	一种可控光响应型疏水药物载体水凝胶及其制备方法	江苏大学
200910035278	苹果酸铬配合物及其制备方法和用途	江苏大学
201210095447	诺卡胺在制备抗老年痴呆药物中的应用	江西农业大学
201010624822	白头翁皂苷 A 的制备方法	江西中医学院
201010624797	白头翁提取物在制备抗血吸虫药物中的应用与白头翁提取物的制备方法及其制剂的制备方法	江西中医学院
200910115004	一种用于治疗心脑血管疾病的药物组合物	江西中医学院
201110177780	黄酮苷类化合物在制备治疗和预防肝炎药物中的应用	江西中医学院

（续表）

专利号	发明专利名称	专利权人
201210071686	异戊烯基黄酮化合物的应用	昆明理工大学
200810058441	樟叶越橘苷的提取及其在健康产品中的应用	昆明理工大学
201210223066	青蒿素系列物与碱性环糊精的包合物及其制备方法	昆明理工大学
200910165485	用于治疗膀胱肿瘤的药物	兰州大学
201110211022	一种大蒜素阴道栓剂及其制备方法	兰州大学
201110175324	自旋标记鱼藤酮肟酯及其制备方法和用途	兰州大学
201210029927	一种党参硒多糖微丸的制备方法	兰州大学
201110203348	红芪多糖中的硫酸酯葡聚糖及其制备方法和应用	兰州大学
201110255867	紫杉醇-聚合物载药胶束制备工艺	兰州大学
201110117880	一种考布他汀类化合物及其制备方法和用途	兰州大学
201010552078	松香硫脲催化剂手性合成咪唑啉化合物及在抗炎解热方面的应用	兰州大学
200910141219	4-(2-乙酰氧基苯甲酰)氨基丁酸及其酯类衍生物的用途及制备方法	兰州大学
201110074795	止泻木总生物碱提取物的有效单体制备方法及其用途	兰州理工大学
201110193137	抗肿瘤药物四氢化萘酰胺类化合物及其药学上可接受的盐及制备方法和应用	辽宁大学
201210317197	刺参缓释型复方免疫增强剂的制备方法	辽宁医学院
200910220573	具有抗癌作用的刺人参叶总皂苷提取物的制备方法	辽宁中医药大学
201010587196	酰腙类 Schiff 碱化合物及其制备方法与应用	聊城大学
201010513900	二茂铁双甲酸三烃基氯化锡配位化合物及其制备方法与应用	聊城大学
201110402089	含稀土元素的壳聚糖或其衍生物生物薄膜	聊城大学
201210344836	一种双糖化合物在制备抗病毒药物中的用途	泸州医学院
201210345109	一种双糖化合物在制备抗肿瘤药物中的用途	泸州医学院
201110306878	一种双糖化合物的新用途	泸州医学院
201110069917	一种含溴的苯并吡喃类化合物及其制备和应用	鲁东大学
201010291464	葛根素在制备治疗 P2X3 受体介导急性痛的药物中的应用	南昌大学
201110279910	甲基莲心碱在制备 CCL5 及 CCR5 介导糖尿病并发交感神经/心血管疾病药物中的应用	南昌大学
201010205202	一种四氢吡啶并吲哚类化合物及其制备方法和应用	南方医科大学
201110303974	一种阿霉素缓释纳米颗粒及其制备方法	南方医科大学
200910184185	芒果苷元在制备治疗肥胖症的药物中的应用	南京大学
201010258545	3,3'-二吲哚甲烷及衍生物在制备治疗肝脏疾病药物中的应用	南京大学
201210418503	Gypensapogenin A 在制备预防或治疗胰腺纤维化的药物中的应用	南京大学
201210415417	Gypensapogenin B 在制备促进小肠蠕动药物中的应用	南京大学
201210417400	Gypensapogenin B 在升高白细胞的药物中的应用	南京大学
201210417786	Gypensapogenin B 在治疗急性痛风药物中的应用	南京大学
201210417920	Gypensapogenin B 在抗呼吸道合胞病毒的药物中的应用	南京大学
201210415418	Gypensapogenin B 在制备抗细菌药物中的应用	南京大学
201210417992	Gypensapogenin A 在治疗类风湿关节炎药物中的应用	南京大学
201110292206	雷公藤甲素的抗骨质疏松用途	南京大学
201210418102	Houttuynoid C 在制备治疗胃癌药物中的应用	南京大学
201210418103	Houttuynoid D 在治疗白血病药物中的应用	南京大学
201210418104	Houttuynoid D 在制备抑制肝脏成纤维细胞增殖药物中的应用	南京大学
201210418199	Houttuynoid D 在制备治疗皮肤癌药物中的应用	南京大学
201210418557	Houttuynoid B 在治疗喉癌药物中的应用	南京大学
201210418558	Houttuynoid E 在治疗舌癌药物中的应用	南京大学
201210419338	Houttuynoid D 在制备治疗乳腺癌药物中的应用	南京大学
201210419741	Houttuynoid B 在抗幽门螺杆菌药物中的应用	南京大学
201210417043	Houttuynoid C 在治疗肝癌药物中的应用	南京大学
201210418197	Houttuynoid E 在制备治疗白血病药物中的应用	南京大学
201210419147	Houttuynoid C 在抗细菌药物中的应用	南京大学
201210419354	Houttuynoid A 在制备治疗膀胱癌药物中的应用	南京大学
201210419436	Houttuynoid C 在治疗喉癌药物中的应用	南京大学
201210419450	Houttuynoid A 在预防或治疗胰腺纤维化的药物中的应用	南京大学

(续表)

专利号	发明专利名称	专利权人
201210419655	Houttuynoid C 在预防、治疗肾功能不全药物中的应用	南京大学
201210418407	Houttuynoid D 在制备防治肝脏损伤药物中的应用	南京大学
201210418559	Houttuynoid A 在治疗胃癌药物中的应用	南京大学
201110266508	一种白藜芦醇四聚体化合物及其制备方法和应用	南京大学
201010258551	雷洛昔芬在间充质干细胞体外成骨分化中的应用	南京大学
201110131818	一种喜树碱衍生物、其合成方法及应用	南京大学
201110133580	喜树碱衍生物、其合成方法和应用	南京大学
200910233389	一种肟类化合物及其制备方法与用途	南京大学
201110172560	一种星形高分子纳米微球及其制法和用途	南京大学
201110114658	STAT3 的小分子选择性抑制剂及其制备方法和应用	南京大学
201010180422	一类交链孢菌生物碱及其制备方法和用途	南京大学
201110105504	一种弯孢霉菌及吲哚里西啶生物碱的制备方法和应用	南京大学
201010517805	一类芳香聚酮及其提取方法和应用	南京大学
201010213156	载有盐酸阿霉素的天然高分子-聚(3-丙烯酰胺基苯硼酸)复合纳米微球及其制法和用途	南京大学
201110179133	3-杂环席夫碱-5-氟-吲哚-2-酮类化合物及其制备方法和应用	南京工业大学
201110020298	吲唑脲类化合物及其制法和药物用途	南京工业大学
201110169461	腺苷受体 A1 拮抗剂在制备药物中的应用	南京理工大学
200910027287	一类具有抗肿瘤活性的娃儿藤碱类似物及其制备方法、用途	南京理工大学
201210007402	青钱柳降血糖冲剂的制备方法	南京林业大学
201010274385	具有抗肿瘤作用的药物组合物	南京师范大学
200810242663	磷胺两亲性酞菁衍生物、其制备方法和其在制备光疗药物中的应用	南京师范大学
201110321613	一种 mbR-FPGS 高效表达载体及其构建方法和应用	南京医科大学
200910025698	氨基水杨酸类衍生物及其作为神经保护剂的应用	南京医科大学
201110132215	一种具有镇痛活性的三棱总酚的制备方法	南京中医药大学
201110172615	一种治疗感冒的药物组合物及软胶囊制剂	南京中医药大学
201110417242	小半夏汤的有效部位及其制备方法和应用	南京中医药大学
201110407799	一种治疗呕吐的药物组合物	南京中医药大学
201110110987	黑三棱内酯 B 作为 TLR2 和 TLR4 拮抗剂在制药中的应用	南京中医药大学
201210033666	治疗乳腺癌和肺癌的中药活性成分复方制剂及其制备方法	南京中医药大学
201010572131	假多包叶提取物及其制备方法和用途	南京中医药大学
200910264515	一种新查耳酮化合物及其制备方法与其应用	南京中医药大学
201010214044	带有一氧化氮供体的芳香酸前体药物及其制备方法和其应用	南京中医药大学
201110424552	乙酰乳酸合成酶抑制剂化合物作为制备抗真菌药物的应用	南开大学
200910070792	莲藕中儿茶素类小分子的提取方法及其应用	南开大学
201110430343	一种酶调控的纳米超分子囊泡的制备方法及应用	南开大学
201110157931	一类吲哚满二酮衍生物及其制备方法和用途	南开大学
200910204728	氰基丙烯酸酯类化合物及在农药和医药上的应用	南开大学
201310028119	Ras 和 HDAC 双重抑制剂及其制备方法和用途	南通大学
201210201694	含有二胺类的新型法尼基硫代水杨酸衍生物、其制备方法及其医药用途	南通大学
201010201887	一种荜茇碱的提取方法和包含荜茇碱的药物组合物	内蒙古医学院
200910152926	一种用蟾皮微波萃取脂溶性蟾酥的方法	宁波大学
200910097552	用尼龙-66 解聚生产己二酸、己二胺盐酸盐和聚六亚甲基单(双)胍盐酸盐的方法	宁波大学
201110158871	LDH 超分子组装型阿司匹林缓释片及其制备方法	宁夏医科大学
201010218143	一种昆布氨酸及其可药用盐的制备方法	青岛科技大学
200910215745	内源性干扰素诱导物的注射液和纳米微囊化溶液的制备方法	青岛农业大学
201210151403	改善大鼠血液流变障碍用的含有麻黄碱注射液的制备方法	清华大学
200910086132	N-苯基二氯乙酰胺及衍生物及其制备方法和应用	清华大学
200810200713	紫草素衍生物的应用	厦门大学
201210020829	环氧二烯作为破骨细胞分化抑制剂的应用	厦门大学
201210091974	一种可提高肿瘤对紫杉醇敏感性的联合用药	厦门大学
201010505538	抗肿瘤化合物去乙酰真菌环氧乙酯注射剂及其制备方法	厦门大学

（续表）

专利号	发明专利名称	专利权人
201010590982	一种白藜芦醇衍生物及其制备方法和应用	厦门大学
201010589445	一种查耳酮衍生物及其制备方法和应用	厦门大学
201010589444	一种姜黄素类似物及其制备方法和应用	厦门大学
201110008315	一种脲化合物及其制备方法和用途	厦门大学
201110113979	脂肪酸类化合物及其制备方法与应用	厦门大学
200810072234	单羟基-2-酰基苯乙酸酯及其制备方法与应用	厦门大学
201210178921	一种治疗脉管炎的白花丹参提取物、制备方法及用途	山东大学
201010258681	T-2 毒素在制备治疗胰腺癌的药物中的应用	山东大学
201110169859	（E）-N-呋喃亚甲基-1-苄基-3-（4-氯苯基）-1H-吡唑-5-碳酰肼的药物用途	山东大学
201110111435	四氢嘧啶及其衍生物在制备治疗白内障药物中的应用	山东大学
201210067156	牛蒡子苷在制备药物或保健食品中的应用	山东大学
201210105395	一种具有抗癌活性拟康氏木霉胞外多糖的应用	山东大学
201110420935	一种抑癌抗病口含片	山东大学
201110231519	一种姜黄素纳米胶束制剂及其制备方法	山东大学
201110371677	布洛芬与类水滑石的纳米杂化物及其制备方法	山东大学
201210081939	一种阿霉酮衍生物纳米结晶制剂及其制备方法	山东大学
201110001930	一种双联苄 Mannich 碱衍生物及其制备方法与应用	山东大学
201110139712	一种紫杉醇混合胶束制剂及其制备方法	山东大学
201210372072	一种载多烯紫杉醇混合胶束制剂及其制备方法	山东大学
201210370034	多烯紫杉醇转铁蛋白受体靶向脂质体制剂	山东大学
201110115651	一种载紫杉醇纳米脂质载体及其制备方法	山东大学
201210082143	一种负载紫杉醇的囊泡的制备方法	山东大学
201210125258	一种嵌段共聚物-多西他赛结合物、其制剂及其制备方法	山东大学
201210140535	含异山梨醇结构单元的 HIV-1 蛋白酶抑制剂及其制备方法与应用	山东大学
201210009328	3-硝基-8-乙氧基-2H-苯并吡喃类化合物及其制备方法与应用	山东大学
201110385009	羟基苯甲醛吲哚席夫碱及其制备方法和应用	山东大学
201110385075	卤代苯甲醛吲哚席夫碱及其制备方法和应用	山东大学
201110385931	硝基苯甲醛吲哚席夫碱及其制备方法和应用	山东大学
201110299850	1-（2-羟基-3-（苯氨基）丙基）-3-二茂铁基-1H-吡唑-5-甲酸乙酯化合物及其应用	山东大学
201110162606	14 元大环内酯类埃博霉素化合物及其应用	山东大学
201110394885	六元芳杂环并咪唑巯乙酰胺类衍生物及其制备方法与应用	山东大学
201110177402	N-1-取代哌啶-4-芳胺类衍生物及其制备方法与应用	山东大学
201110202340	N_2,N_4-双取代-2H,4H-吡咯[1,2-b][1,2,4,6]噻三嗪-1,1,3-三酮衍生物及其制备与应用	山东大学
201010286853	澳洲茄胺-3-O-α-L-鼠李糖苷及其制备方法与应用	山东大学
201210149414	鼻腔给药姜黄素微乳离子敏感原位凝胶制剂及其制备方法	山东大学
201210058386	含有多西他赛的长循环脂质纳米混悬剂及其制备方法	山东大学
201110021052	噻唑烷类神经氨酸酶抑制剂及其应用	山东大学
201110393143	N3-邻甲苯甲酰基尿嘧啶纳米混悬液及其冻干制剂	山东大学
201010011838	4″-芳烷基氨基甲酸酯克拉霉素衍生物及其制备方法和应用	山东大学
201010224599	阿奇霉素衍生物、制备方法及中间体	山东大学
201110150999	海藻糖酰胺衍生物及其制备方法与应用	山东大学
201110054901	一种能提高机体免疫力的南极适冷微生物胞外多糖	山东大学
201110100874	一种喹唑啉类 α1-肾上腺素能受体的小分子荧光探针及其应用	山东大学
200910018582	一种分离生姜精油中烯类有效成分的方法	山东大学
201110006156	对三联苯衍生物及其在制备抗肿瘤药物中的应用	山东大学
201110100965	一类茈醌类化合物及其提取分离方法与应用	山东大学
201010531100	1,4-二硫-7-氮杂䓬[4,4]壬烷-8-羧酸衍生物类组蛋白去乙酰化酶抑制剂及其应用	山东大学
201010146905	脲基类肽氨肽酶 N 抑制剂及其应用	山东大学
200910013895	碱性氨基酸类金属蛋白酶抑制剂及其应用	山东大学
200910019817	2-氨基-1-（4-硝基苯基）-1-乙醇类金属蛋白酶抑制剂及其制备方法和用途	山东大学

(续表)

专利号	发明专利名称	专利权人
201110050756	牛磺鹅去氧胆酸在制备防治骨质疏松的药物中的应用	山东农业大学
201110150979	吲哚环取代的吡唑酰肼类衍生物及其制备方法和应用	山东轻工业学院
201110293472	含噁唑环的甲酰羟胺类肽脱甲酰基酶抑制剂及其制备方法和用途	山东轻工业学院
201210184060	荧光纳米钻石-阿霉素复合物的制备方法和应用	山西大学
201210125187	硒化微生物胞外多糖及其制备方法和应用	山西大学
201210011957	猫棒束孢粗多糖及其制备方法和应用	山西大学
201110292997	两种溴酚类化合物及其可药用盐在制备保护心肌缺血再灌注损伤药物中的应用	山西医科大学
201110303137	杜鹃素与其衍生物及其可药用盐在制备由血管收缩引起的心脑血管疾病药物中的应用	山西医科大学
201210089708	一种吲达帕胺微球缓释胶囊制备方法	山西医科大学
200910074950	卤代羟基芳香甲烷类化合物及其制备方法和用途	山西医科大学
201010186621	二芳基吡唑并[3,4-b]吡啶杂环化合物及其制备方法和药物应用	陕西师范大学
201110382887	一种协同降血脂的双层缓释片	陕西师范大学
201110293739	一种紫阳富硒绿茶含硒多糖及其制备方法和用途	陕西师范大学
200810127297	包含聚羟基脂肪酸酯的防粘连凝胶	汕头大学
200710101969	3-羟基脂肪酸及其衍生物在制备钙离子通道调节剂中的用途	汕头大学
201110455890	1-芥子酰基-4-(3′-Cl-)苄基哌嗪在制药中的应用	汕头大学医学院
201210185071	木香药物组合物及其医药用途	上海交通大学
201110203608	5-碘代杀菌核素在制备抗肿瘤药物中的应用	上海交通大学
201010159988	左旋多巴甲酯缓释微球组合物及其制备方法	上海交通大学
201110071895	灵芝酸T酰胺衍生物TLTO-A及其合成及应用	上海交通大学
201110214182	一种用于治疗瘢痕的微/纳米纤维缓释制剂及其制备方法	上海交通大学
201110263258	穗花杉双黄酮的应用	上海交通大学
201010188642	一类苯并[d]噁唑化合物及其制备方法	上海交通大学
201010209926	水溶性紫草素萘茜母核氧烷基化衍生物及其制备和应用方法	上海交通大学
200810201036	β羟基异戊酰紫草素在制药中的应用	上海交通大学医学院
201110004216	芒柄花黄素在制备抑制血管生成药物中的应用	上海交通大学医学院
201010136665	哈巴俄苷在制药中的应用	上海交通大学医学院
201110369547	一种药物组合物、其制备方法及用途	上海理工大学
201110261509	四氢吡啶并吡喃衍生物、其制备方法及应用	上海师范大学
201110261538	硫代四氢吡啶并二氢嘧啶酮衍生物、其制备及应用	上海师范大学
201110224878	N-取代四氢吡啶连吲哚类化合物及其制备方法及应用	上海师范大学
201010264048	N-取代-3,5-双苄叉基哌啶-4-酮的制备及应用	上海师范大学
201210138084	氧化石墨烯/PAMAM/DTPA-Gd/PSCA抗体多功能材料及其制备方法和应用	上海师范大学
201010145772	哌啶酮连氮化合物抗白血病K562细胞增殖活性及制备	上海师范大学
201210282959	一种玄参红酸的用途	上海中医药大学
201110194819	一种穿心莲内酯、脱水穿心莲内酯、新穿心莲内酯、脱氧穿心莲内酯的应用	上海中医药大学
201110172511	一种车前子提取物及其应用	上海中医药大学
201110172515	一种车前子有效部位及其制备方法和应用	上海中医药大学
200910201771	胍类衍生物及其制备、药物组合物及制备治疗代谢综合征药物的用途	上海中医药大学
201110212516	川芎嗪微乳以及川芎嗪透皮贴剂及其制备方法	上海中医药大学
201210169254	一种蒲公英均一多糖及其制备方法和用途	上海中医药大学
201110113859	五味子甲素防治老年痴呆的新用途	沈阳药科大学
201010010012	硝酸异山梨酯的鼻黏膜给药制剂及其制备方法	沈阳药科大学
200910248591	穗花杉双黄酮作为唯一活性成分在制备治疗乙肝病毒药物中的应用	沈阳药科大学
201210353793	黄酮类化合物WX-03用于舒张血管平滑肌的用途	沈阳药科大学
201110456688	从甘草药渣中制备抗炎、抗肿瘤有效成分组的方法及其应用	沈阳药科大学
200910220374	天然产物穗花杉双黄酮在制备治疗癌症的药物中的用途	沈阳药科大学
200910011512	色满类化合物HEF-19用于制备肠管平滑肌解痉剂及止泻剂的用途	沈阳药科大学
201110397036	一种骨架型洛伐他汀缓释微丸及其制备方法	沈阳药科大学
201110287545	一种复方降压药物组合物及其制备方法	沈阳药科大学

（续表）

专利号	发明专利名称	专利权人
200810011900	一种从钩藤叶、带钩茎枝或全草中提取生物碱有效部位的方法及用途	沈阳药科大学
200810190113	葫芦素的医药用途	沈阳药科大学
200910219746	一种替硝唑/硝酸咪康唑/新霉素复方阴道栓及其制备方法	沈阳药科大学
200810012420	具有抗炎免疫作用的轮叶党参总皂苷及其制备方法	沈阳药科大学
201010550340	一种五味子总木脂素和总皂苷的快速制备方法	沈阳药科大学
200910219749	一种阴道用替硝唑/硝酸咪康唑/新霉自微乳软胶囊及其制备方法	沈阳药科大学
201010601931	叶黄素水溶性粉末及其制备工艺	沈阳药科大学
200910010465	一种酮洛芬生物黏附凝胶微球及其制备方法	沈阳药科大学
201010550333	氟比洛芬盐透皮贴剂及其制备方法	沈阳药科大学
200810230087	非诺贝特渗透泵型控释制剂及其制备方法	沈阳药科大学
200910011910	多烯紫杉醇磷脂复合物静脉注射用亚微乳剂及其制备方法	沈阳药科大学
201110267038	一种多西他赛脂质微球注射液及其制备方法	沈阳药科大学
201110267058	去甲基斑蝥酸钠磷脂复合物的脂质微球注射液及制备方法	沈阳药科大学
201010186779	杨梅素微乳类制剂及其制备方法	沈阳药科大学
200910012391	一种黄豆苷元自微乳化半固体骨架胶囊及其制备方法	沈阳药科大学
200910010318	8-乙酰基色满酮类化合物及其类似物和医药用途	沈阳药科大学
200910012091	一种穗花杉双黄酮的制备方法	沈阳药科大学
200810010911	7、4′-二（琥珀酸单酯）氧乙氧基-葛根黄豆苷元及其医药新用途	沈阳药科大学
200910010320	呋喃并[2,3-h]色烯类化合物及其抗血小板聚集的用途	沈阳药科大学
201110101597	一种缓解视疲劳眼贴及其制备方法	沈阳药科大学
201010503558	[（10S）-9,10-二氢青蒿素-10-氧基]苯甲醛缩氨基（硫）脲系列物及其制备方法和用途	沈阳药科大学
200810012251	一种稳定的培哚普利叔丁胺盐片剂及其制备方法	沈阳药科大学
201110453580	吲哚美辛盐透皮贴剂及其制备方法	沈阳药科大学
201010570854	依托度酸定时释药微丸制剂及其制备方法	沈阳药科大学
200810011126	依托度酸渗透泵型控释制剂	沈阳药科大学
200910248727	一种来曲唑靶向定位缓释透皮贴剂及其制备方法	沈阳药科大学
201010565364	小檗碱脂质体及其制备方法	沈阳药科大学
200710178785	新型苯并咪唑类化合物	沈阳药科大学
201110454185	一种适合工业化生产的脂质体制备方法	沈阳药科大学
201210111919	一种注射用7-乙基-10-羟基喜树碱脂质体及其制备方法	沈阳药科大学
201010233463	二酮哌嗪类衍生物及其应用	沈阳药科大学
201010130057	阿昔莫司双层渗透泵控释片及其制备方法	沈阳药科大学
201010186776	盐酸瑞伐拉赞纳米混悬剂及其制备方法	沈阳药科大学
200910011417	双芳基脲类衍生物及其用于制备抗肿瘤药物的用途	沈阳药科大学
200810010387	芳环并三嗪类衍生物及其应用	沈阳药科大学
200910010552	噻唑并[3,2-b]-1,2,4-三嗪衍生物及其应用	沈阳药科大学
200910010322	哒嗪类化合物及其抗血小板聚集的用途	沈阳药科大学
200910010321	新哒嗪类化合物及其抗血小板聚集的用途	沈阳药科大学
201010214754	何伯烷型三萜及其制备方法和应用	沈阳药科大学
200910011324	人参二醇制备具有抗肿瘤活性化合物的方法	沈阳药科大学
200810012419	山茶种子中的三萜皂苷及其制备方法和医药用途	沈阳药科大学
200910012313	萸类化合物及其应用	沈阳药科大学
200710159344	盐酸氨溴索干粉吸入剂及其制备方法	沈阳药科大学
201110176074	一种三萜化合物及其制备方法	沈阳药科大学
201110176075	一种C3,4位裂环的新三萜化合物及其制备方法	沈阳药科大学
200910012580	醋氯芬酸双层渗透泵控释片及其制备方法	沈阳药科大学
200810229472	一种冬凌草甲素聚合物胶束给药制剂及制备方法	沈阳药科大学
200910248889	葛根黄豆苷元-7,4′-二氧代醋酸化合物输液及其制备方法	沈阳药科大学
200910010323	色满酮类化合物及其类似物和医药用途	沈阳药科大学
200810212421	4,5-二取代苯基-3H-1,2-二硫杂环戊烯-3-硫酮、-酮、-酮肟类衍生物及其用途	沈阳药科大学
200810011348	桂利嗪的磺丁基醚-β-环糊精包合物及其制剂和制备方法	沈阳药科大学
200810011472	一种直接产生妥布霉素的工程菌及其应用	沈阳药科大学

（续表）

专利号	发明专利名称	专利权人
200910010324	一种柳穿鱼黄酮及其总黄酮的制备方法和用途	沈阳药科大学
200810010040	N,N′-取代苯丙氨基酸苯丙氨基醇酯类衍生物及其制备方法	沈阳药科大学
200910138222	一类单萜类化合物及其制备方法	沈阳药科大学
201110053556	缬沙坦自乳化药物传递系统及其制备方法	沈阳药科大学
200910248725	1,4-取代酞嗪类化合物及其制备方法和用途	沈阳药科大学
201010272986	阿魏侧耳多糖及其组合物的医药用途和制备方法	石河子大学
201110138554	异甘草素在制备具有血管舒张功能的药物中的应用	首都医科大学
201010200579	远志皂苷在制备预防或治疗帕金森病药物中的应用	首都医科大学
201010218084	褐藻多糖硫酸酯在制备预防和治疗糖尿病血管疾病药物中的应用	首都医科大学
201210054361	一种紫杉醇静脉注射脂肪乳的制备及应用	首都医科大学
201210053990	一种格尔德霉素脂质体的制备及应用	首都医科大学
201010573789	氨基酸修饰的1-甲基-β-咔啉-3-羧酸及其合成方法和应用	首都医科大学
201010168258	N,N′-二-(1-甲基-β-咔啉-3-甲酰基)-赖氨酰氨基酸苄酯及其合成方法和应用	首都医科大学
200910076219	一种脂肪酸合成酶抑制剂及其应用	首都医科大学
201010168225	4-(4,5-二甲氧羰基-1,3-二硫戊环-2-基)苯甲酰-L-氨基酸苄酯及其合成方法和应用	首都医科大学
201010159935	N-(六氢嘧啶-1,3-二基)-二-L-氨基酸甲酯及其制备方法和应用	首都医科大学
201010176526	(1R,3S)-1-(4-羟基-3-甲氧羰基)-1,2,3,4-四氢-β-咔啉-3-甲酰氨基酸衍生物及其制备和应用	首都医科大学
201010177051	两个氨基酸修饰的四氢咔啉衍生物及其制备方法和应用	首都医科大学
201010033975	N-[(3S)-N-氨基酰-1,2,3,4-四氢异喹啉-3-甲酰基]氨基酸及其合成方法和应用	首都医科大学
201110316942	四氢-β-咔啉衍生物、其制备方法及其用途	首都医科大学
201010171559	氨基酸修饰的姜黄素及其合成方法和应用	首都医科大学
201110275082	一种提高桑色素口服生物利用度的药物组合物	四川大学
201010138739	PCL-PEG-PCL三嵌段共聚物在制备医用防粘连材料中的用途	四川大学
200810046188	2-甲酰胺基噻吩并吡啶衍生物制备方法及医药用途	四川大学
201110139830	4-(4-苯甲酰氨基苯氧基)-2-(甲基氨甲酰基)吡啶衍生物或其盐的固体分散体及其制备方法	四川大学
200810304729	4-(4-氨基苯胺基)-2-(甲基氨甲酰基)吡啶及其衍生物和它们的制备方法、用途	四川大学
201210035050	一种9-硝基喜树碱混合胶束冻干粉针剂及其制备方法	四川大学
201210298687	一种镇静催眠的化合物及其制备方法和用途	四川大学
201210235671	1-N-乙基-4-N-2′-取代酰基肼-1H-吡唑[3,4-d]嘧啶类衍生物及其制备方法和用途	四川大学
201210234882	1-N-苄基别嘌醇衍生物及其制备方法和用途	四川大学
200910058726	取代苯酚的甲缩醛磷酸盐麻醉镇静药用化合物及制备方法	四川大学
201010605293	2-(6-氨基苯并噻唑-2-巯基)-乙酰胺衍生物及其制备方法和用途	四川大学
201110176666	4-[(2-氨基-5-巯基-1,3,4-噻二唑)-甲基]-苯甲酰胺衍生物及其制备方法和用途	四川大学
200710048615	一类具有镇静活性的含1,5-苯并硫氮杂䓬环的豆腐果苷新药及其制备方法	四川大学
201010229527	一类具有镇静活性的含4,5-二氢吡唑环的豆腐果苷衍生物及其制备方法	四川大学
201010273806	9-(4-β-D-吡喃阿洛糖苷-苯基)-十氢吖啶-1,8-二酮及其制备方法与应用	四川大学
201210100784	N-甲基-4-(4-(3-三氟甲基)苯甲酰氨基)苯氧基)吡啶甲酰胺及其盐的包合物及其制法和应用	四川大学
201110086813	4-(4-(3-三氟甲基)苯甲酰胺基苯氧基)-2-(甲基氨甲酰基)吡啶盐及其制备方法和用途	四川大学
201010179569	(硫代)巴比妥酸类化合物及其用途	四川大学
201110437117	甲磺酸去铁胺在制备治疗绝经后骨质疏松疾病药物中的用途	苏州大学
201110263589	一种小分子化合物在制备抗肺癌药物中的应用	苏州大学
201210015822	甘草次酸衍生物制备抗炎药物中的应用	苏州大学
201110263951	3-[4-(磺酰)苯]脲类化合物在制备抗肿瘤药物中的应用	苏州大学
201110208632	含有黄芪皂苷类活性成分的组合物及其制备方法和应用	苏州大学

（续表）

专利号	发明专利名称	专利权人
201210070300	美洲凌霄花多糖在制备抗凝血药物中的应用	苏州大学
201110335068	一种具有细胞靶向作用的水溶性紫杉醇衍生物及其制备	苏州大学
200910027427	联苯环辛烯类木脂素、其制备方法及其用途	苏州大学
201210123709	一种含有富马酸喹硫平的缓释片剂	苏州大学
201110314104	一种富马酸喹硫平缓释片及其制备方法	苏州大学
201110139249	甘草次酸衍生物及其作为抗肿瘤药物的应用	苏州大学
201110121156	一种环索奈德纳米粒水溶液及其制备方法	台州职业技术学院
201210073797	米托蒽醌纳米磷酸氢钙制剂及其制备方法	天津大学
201210073689	盐酸米诺环素纳米碳酸钙制剂及其制备方法	天津大学
201110024700	4-(取代-1,3-二炔基)-4-(三氟甲基)苯并-1,4-二氢噁嗪-2-酮类化合物及其制备方法和应用	天津大学
201110290620	芳香化酶抑制剂	天津科技大学
200910070842	N-[(1-芳基-3-取代苯基-吡唑-4-基)次甲基]-2-羟基苯甲酰肼类化合物或其可药用盐及制备	天津理工大学
200910070843	2-[5-(2-羟基)-4H-1,2,4-三唑-3-硫醚]-1-苯乙酮类化合物或其可药用盐及制备和应用	天津理工大学
200910228525	一种2-[5-(2-羟苯基)-1,3,4-噁二唑-2-硫醚]-1-苯乙酮类化合物	天津理工大学
200910228526	一种2-[5-(2-羟苯基)-1,3,4-噻二唑-2-硫醚]-1-苯乙酮类化合物	天津理工大学
201110434108	信筒子醌在制备治疗自身免疫疾病药物方面的应用	天津医科大学
200710151019	精氨酸布洛芬口腔崩解片及其制备方法	天津医科大学
200710151020	精氨酸布洛芬凝胶剂及其制备方法	天津医科大学
201110171091	粉防己碱在制备预防或治疗抑郁症药物中的应用	天津中医药大学
201110139447	一种 $CaCO_3$ 纳米管/鬼臼复合材料的制备方法	同济大学
201210137225	N,N′-双(3,4-二羟基苯亚甲基)-邻苯二胺在制备治疗黑色素肿瘤药物中的应用	武汉大学
201110445166	盐酸阿比朵尔在制备抗肠道病毒药物中的应用	武汉大学
201110426464	磷酸西他列汀在制备防治热性惊厥药物中的应用	武汉大学
201110436439	灵芝酸7,9(11),24-三烯-3-酮15,26-二羟基-甾烷三萜在制备预防或治疗EV71感染药物中的应用	武汉大学
201110449584	具有抗炎症活性的香菇β-葡聚糖及其制备方法和应用	武汉大学
201210282163	一种靶向人高转移肝癌细胞的单链DNA适配子及其应用	武汉大学
201010154467	阻断人免疫缺陷病毒入侵的棉酚氨基酸衍生物及制备方法和应用	武汉大学
201110021878	具有偕双磷酸酯基团的非天然手性氨基酸衍生物及其合成方法	武汉大学
201110000604	一种苯丁酸氮芥多重靶向载药系统及其制备方法和应用	武汉理工大学
201210171178	一种声动力脂质体材料、制备方法及其在制备表阿霉素复合脂质体中的应用	西安交通大学
201110162519	聚乙二醇-聚乙烯醇共聚物-美他沙酮前药及其合成方法	西北大学
200910023010	取代的苯甲酸衍生物及其合成方法和用途	西北大学
201110132965	单甲氧基聚乙二醇-聚L-色氨酸两亲性嵌段共聚物及其制备方法以及其载药胶束溶液的制备方法	西北工业大学
201110432648	布洛芬苯海拉明口腔崩解片及其制备方法	西南大学
201110148367	核黄素四丁酸酯在制备抗焦虑药物中的应用	西南大学
201110458709	蝎子草多糖的制备方法及其产品和应用	西南大学
201110432644	枸橼酸苯海拉明口腔崩解片及其制备方法	西南大学
201110432645	枸橼酸钾钠咀嚼片及其制备方法	西南大学
201110444261	染料木素水凝胶的复合物及其制备方法	西南大学
201010242169	7-烷氧基甲基橙皮素的合成及其制药用途	西南大学
200710092715	具抗微生物活性的三唑鎓类化合物及制备方法和医药用途	西南大学
201010154799	具有抗微生物活性的双三唑酮、双三唑醇类化合物及其盐、合成方法及用途	西南大学
200710092717	具抗微生物活性的氟三唑醚类衍生物及盐、制备方法及用途	西南大学
201110355875	黄连素唑类化合物及其制备方法和应用	西南大学
201210365326	增效氧氟沙星冻干粉针剂及其制备方法	西南大学
200910104466	3-烷氧基-6-羧基大黄酸或其可药用盐及其制备方法和应用	西南大学
201010525087	咖啡酸对硝基苯乙酯及其制备方法和应用	西南大学

（续表）

专利号	发明专利名称	专利权人
201210089609	N-乙酰-喹啉-2(1H)酮类化合物及其制备方法和应用	西南大学
201010589543	9-O-糖苷-小檗碱盐及其制备方法和应用	西南大学
201110363726	5-氨基喹啉-2(1H)酮类化合物及其合成方法和用途	西南大学
200810237001	具有抗糖尿病活性的 β-氨基酮类化合物	西南大学
201010604761	具生物活性的双芳基叔胺唑类化合物及制备方法和医药用途	西南大学
201110104050	对氨基苯甲酸衍生物及其应用	西南大学
201010115794	一种发酵生产阿魏菇多糖及其口服液的方法	新疆大学
201210095886	螺旋藻多糖在制备防治有机磷农药所致雄性生殖毒性的药物中的应用	新乡医学院
201210097152	螺旋藻多糖在制备防治有机磷农药所致胚胎毒性的药物中的应用	新乡医学院
201110100568	一种对映-贝壳杉型二萜类化合物及其制备方法和应用	新乡医学院
201110279077	11-(2,4-二氯苯基)12H-苯并[f]呋喃并[3,4-b]色烯-10(11H)-酮及其合成方法	新乡医学院
201110141407	抗肿瘤活性的大黄素和5-氟尿嘧啶拼合物及其制备方法	徐州师范大学
201110232905	一种治疗肿瘤的化合物及制备方法与应用	烟台大学
201110391983	一种地锦草的黄酮和皂甙提取物及其用途	燕山大学
201210081020	一种可控制定时释放磁性药物微胶囊的制备方法	扬州大学
201010220901	脂溶性双核钴(III)抗癌配合物及制备方法	云南大学
201110228770	一种苯并呋喃丙素类化合物及其制备方法和应用	云南民族大学
200810233600	一种木脂素类化合物及其制备方法、鉴定方法和应用	云南民族大学
201210334742	装载有抗癌药物的透明质酸纳米微凝胶及其制备方法	长春理工大学
201010542914	2,2'-(1,4-亚苯基)二(苯并咪唑-5-羧酸)及其制备方法	长沙理工大学
201010615924	维生素 K 在制备丙酮酸激酶抑制剂中的应用	浙江大学
201110056801	苯基甘氨酸衍生物制备对金黄色葡萄球菌有抑菌和杀菌活性的抗菌剂的用途	浙江大学
201210009365	4 位-1H-1,2,3-三唑-β-内酰胺衍生物的用途	浙江大学
201110057638	一种赤芍有效组分的制备方法与用途	浙江大学
201110390347	一种倍半萜化合物及其制备方法和应用	浙江大学
201110059066	桑叶中多酚类次生代谢产物及制备方法与用途	浙江大学
201010521141	一种抗菌化合物及其应用	浙江大学
201010141026	拉米夫定硬脂酸酯及合成方法与应用	浙江大学
200710194190	一类双烯齐墩果酸五环三萜类衍生物及用途	浙江大学
201110360206	一种具有抗肿瘤活性的化合物及其制备方法和应用	浙江大学
201110027977	一类高异黄酮化合物及制备方法和用途	浙江大学
201210014825	一种基于超临界流体技术的表面封闭载药多孔聚合物微球制备方法	浙江大学
201110433146	一种糖酯化合物及其制备方法和应用	浙江大学
200910152938	紫草素乙酰糖及其制备方法和用途	浙江大学
201110432753	一种糖苷酯化合物及其制备方法和应用	浙江大学
201110138834	取代喹喔啉胺类化合物及其制备方法和用途	浙江大学
200910157125	吲哚-3-苄胺衍生物及制备方法和用途	浙江大学
201110059065	具酪氨酸酶抑制活性的化合物及制备方法与用途	浙江大学
201110111071	大团囊虫草菌中的倍半萜类化合物及用途	浙江大学
201010233771	N-乙酰化苯丙氨酸衍生物在抑制脲酶活性中的用途	浙江大学宁波理工学院
201210055275	(4-取代苯甲酰)氟苯水杨酰胺类化合物在制备抗白血病药物中的应用	浙江工业大学
201210055504	苯乙酰氟苯水杨酰胺类化合物在制备抗肺癌药物中的应用	浙江工业大学
201210055341	(4-取代苯甲酰)氟苯水杨酰胺类化合物在制备抗宫颈癌药物中的应用	浙江工业大学
201210055538	苯乙酰氟苯水杨酰胺类化合物在制备抗白血病药物中的应用	浙江工业大学
201210055070	苯乙酰氟苯水杨酰胺类化合物在制备抗乳腺癌药物中的应用	浙江工业大学
201210055345	(4-取代苯甲酰)氟苯水杨酰胺类化合物在制备抗乳腺癌药物中的应用	浙江工业大学
201210055273	苯乙酰氟苯水杨酰胺类化合物在制备抗宫颈癌药物中的应用	浙江工业大学
201210277958	一种复方庆大霉素普鲁卡因胃漂浮缓释微丸	浙江工业大学
201110149874	2-苯硒基甲基-2,3-二氢苯并呋喃及其制备与应用	浙江工业大学
201110454689	一种含或不含 β-羟基-γ-氨基酸修饰的发夹聚酰胺、制备方法及应用	浙江工业大学
200910101607	一种含 TPGS 的脂质体组合物及其应用	浙江工业大学

专利号	发明专利名称	专利权人
201010299575	一种苯甲酰氟苯水杨酰胺类化合物及应用	浙江工业大学
201110149969	一种 2,3-二氢苯并呋喃类衍生物及其制备与应用	浙江工业大学
201010607819	一种喹啉生物碱的二聚物盐及其制备和应用	浙江工业大学
201110295863	含硒姜黄素聚合物及其制备方法和应用	浙江工业大学
201110149860	一种硒树脂负载物、其中间体以及制备方法与应用	浙江工业大学
201110070497	SR140333 的抗血癌作用	浙江理工大学
201110129709	黄秋葵果实中两个活性黄酮苷的制备方法及其用途	浙江农林大学
201210415825	葛根素口服黏附微球及制备方法	浙江中医药大学
201210029633	15-苄亚基-14-脱氧-11,12-脱氢穿心莲内酯衍生物在制备保肝药物中的用途	郑州大学
201110184294	穿心莲内酯 C15 位取代系列衍生物在制备抗乙型肝炎药物中的应用	郑州大学
201110279508	D 环为二氢吡喃环的甾体氮苷类似物及其制备、应用	郑州大学
201210025085	载 5-氟尿嘧啶的 pH 敏感载药微球的制备方法	中北大学
201110408962	一种寡聚甘露糖醛酸在制备抗甲型 H1N1 流感病毒药物中的应用	中国海洋大学
201210201876	聚甘露糖醛酸丙酯硫酸盐在制备抗甲型 H1N1 流感病毒药物中的应用	中国海洋大学
201110253845	低分子量藻酸双酯钠及其制备方法和应用	中国海洋大学
201110153202	一种倍半萜生物碱类化合物及其制备方法和用途	中国海洋大学
201110153232	来源于色氨酸与脯氨酸的吲哚二酮哌嗪生物碱类化合物及其制备方法和用途	中国海洋大学
201010516714	一种新型鱿鱼墨黑色素螯合铁的制备方法及应用	中国海洋大学
201010119062	倍半萜混对苯二酚类化合物及其制备方法和用途	中国海洋大学
200910255783	一种由海洋青霉菌分离提取的化合物及其应用	中国海洋大学
201210116408	生物利用度增强型儿茶素口服液的制备方法	中国计量学院
201010565397	一种受体蛋白及其编码基因与应用	中国科学技术大学
201110106408	一种白藜芦醇注射溶液及其静脉注射剂	中国人民解放军第二军医大学
201110186436	苯代萘型木脂素类化合物在制备抗辐射药物中的应用	中国人民解放军第二军医大学
201210208172	线叶旋覆花内酯 A 在制备治疗心肌炎药物中的应用	中国人民解放军第二军医大学
200810039033	毛裂蜂斗菜提取物在制备防治心脑血管疾病药物中的应用	中国人民解放军第二军医大学
201010227073	乌苏烷类化合物在制备抗肿瘤药物中的应用	中国人民解放军第二军医大学
201110133694	降碳醌甲基三萜在制备防治糖尿病药物中的应用	中国人民解放军第二军医大学
201210013268	安五酸在制备防治肝炎病毒药物中的应用	中国人民解放军第二军医大学
201210013269	甘五酸在制备防治肝炎病毒药物中的应用	中国人民解放军第二军医大学
201210030267	青葙皂苷类化合物在制备抗肿瘤或抗炎药物中的应用	中国人民解放军第二军医大学
201110271050	对萼猕猴桃苷 E、F 在制备抗心肌缺血药物中的应用	中国人民解放军第二军医大学
201210087404	射干异黄酮类化合物在制备预防和治疗紫外线致皮肤损伤药物中的应用	中国人民解放军第二军医大学
201210056065	具有抗肿瘤活性的 γ-丁内酯聚酮类化合物	中国人民解放军第二军医大学
201110105065	一种环戊烷聚酮类化合物 simplextone A 及其用途	中国人民解放军第二军医大学
201110120742	具有抗肿瘤和抗菌活性的 BRiaRane 型二萜类化合物及其应用	中国人民解放军第二军医大学
201010176290	1-氮杂咕吨酮-3-甲酰胺类化合物及制备方法和抗肿瘤用途	中国人民解放军第二军医大学
200910200074	哌啶-4-酮-O-取代肟三唑酮类抗真菌化合物及其制备方法	中国人民解放军第二军医大学
200910196147	一种基于"NiMS"系统的氢溴酸东莨菪碱口腔速崩微囊片	中国人民解放军第二军医大学
201210030331	喜树碱 E 环类似物及其作为药物的用途	中国人民解放军第二军医大学
200810202725	取代酚氧烷基胺三唑醇类抗真菌化合物及其制备方法	中国人民解放军第二军医大学
200910194825	具有抗真菌活性的哌嗪并[2,1-a]异喹啉类化合物或其盐类	中国人民解放军第二军医大学
201110188588	吴茱萸碱类化合物及其制备方法与应用	中国人民解放军第二军医大学
200910052480	藜芦胺降解产物藜芦芴醛及其衍生物与制备和应用	中国人民解放军第二军医大学
201110105074	一种链状聚酮类化合物及其用途	中国人民解放军第二军医大学
201010530513	具有抗肿瘤和抗菌活性的十元环内酯类化合物	中国人民解放军第二军医大学
201110119322	一类多羟基甾体化合物及其用途	中国人民解放军第二军医大学
200710171790	核苷酸类似物及其应用,以及含该核苷酸类似物的药物组合物	中国人民解放军第二军医大学
201010138085	黄酮苷类化合物及其制备方法和用途	中国人民解放军第二军医大学
201010508668	可显影碘化油-5-氟尿嘧啶聚乳酸微球制剂及其制备方法	中国人民解放军第二军医大学
201010562317	杉松三萜类化合物及其提取分离与应用	中国人民解放军第二军医大学

（续表）

专利号	发明专利名称	专利权人
201110207590	黄连素-苯乙酸类衍生物或其盐在制备治疗抗微生物药物中的应用	中国人民解放军第三军医大学
201210285962	一种利多卡因醇质体及其制备方法	中国人民解放军第三军医大学
201110432649	自乳化舒马曲坦及其盐制剂的制备方法	中国人民解放军第三军医大学
201110201611	儿茶素类物质联合后与抗菌药物的联合的应用	中国人民解放军第三军医大学
201210186617	齐墩果酸和维甲酸药物组合在治疗胰岛素抵抗和糖尿病药物中的应用	中国人民解放军第四军医大学
201110027050	氮氧自由基抗肿瘤药物	中国人民解放军第四军医大学
201110000628	双功能辐射损伤防护药物	中国人民解放军第四军医大学
201110212210	双效麻醉药物	中国人民解放军第四军医大学
201110182083	从太白银莲花提取的三萜皂苷类化合物的用途	中国人民解放军第四军医大学
201110196199	一种二苯乙烯苷注射剂及其制备工艺	中国人民解放军第四军医大学
200810017395	色胺酮系列制剂的制备工艺及其应用	中国人民解放军第四军医大学
201110345945	野蔷薇苷在制备抗缺氧药物中的应用	中国人民武装警察部队后勤学院
201110398561	一种黄酮化合物预防或治疗炎症性疾病的用途	中国药科大学
201110184749	鸡骨草总黄酮治疗和预防胃溃疡的应用	中国药科大学
201110403173	氟西汀治疗色素脱色疾病的用途	中国药科大学
201010599967	一种含藤黄酸类药物的药物组合物及其制备方法	中国药科大学
201110315273	芫花总黄酮苷元有效部位的制备及其在抗免疫性炎症药物中的应用	中国药科大学
201110121865	玫瑰石斛总生物碱制备治疗急慢性炎症、急慢性关节炎或类风湿性关节炎疾病药物的应用	中国药科大学
201010136423	一种含硫酸氢氯吡格雷的口服固体制剂	中国药科大学
201110129531	复方瑞格列奈-盐酸二甲双胍的控释制剂	中国药科大学
201010597431	一种稳定的含氯沙坦钾和氢氯噻嗪的口服固体制剂	中国药科大学
201210322542	一种氯氮平环糊精包合物及其制备方法	中国药科大学
201210151295	1,2,3,4,6-O-五没食子酰葡萄糖及其组合物在制备镇痛药物中的医药用途	中国药科大学
201210190637	金合欢苷在制备抗心肌缺血药物中的应用	中国药科大学
201110397980	芍药苷在制备防治肺纤维化药物中的应用	中国药科大学
201110428638	利用喷雾干燥法制备琥珀酸美托洛尔缓释微囊的方法	中国药科大学
200910024457	α1-肾上腺素受体拮抗剂及其制备方法和医药用途	中国药科大学
201010139385	藤黄属衍生物、其制备方法和医药用途	中国药科大学
201010597335	2,3-二羟基樟属内酯衍生物及其应用	中国药科大学
201010610553	取代的异穿心莲内酯衍生物、制备方法及其医药用途	中国药科大学
201010275585	吡啶并[2,3-d]嘧啶酮类化合物及其在制药中的应用	中国药科大学
200910028175	Raf和HDAC小分子双重抑制剂及其制备方法和应用	中国药科大学
201010509348	具有抗肿瘤活性的ent-6,7-开环贝壳杉烯型冬凌草甲素衍生物、其制备方法及用途	中国药科大学
200910234990	一种具有抗血小板聚集活性的化合物及其制备方法	中国药科大学
201010105386	甘草次酸衍生物、其制备方法及其医药用途	中国药科大学
201010520291	9-O-β-D-葡萄糖基化四氢小檗红碱、其制法及其用途	中国药科大学
201010603324	四氢异喹啉衍生物、其制备方法及用途	中国药科大学
201110058664	一种丹参酮ⅡA固体分散体微丸的制备方法及其应用	中国药科大学
201010195029	4-取代-苯联芳基-羧酸酯类衍生物的制备方法及其医药用途	中国药科大学
201110093383	靶向和荧光双功能的难溶性抗肿瘤药物纳米结构脂质载体	中国药科大学
201110167003	一类TRPV1拮抗剂,其制备方法及其医疗用途	中国药科大学
201110377663	一种利用驱替物提高碳纳米管药物递送系统中药物释放的方法	中国药科大学
201110044523	N,N′-双取代脲类Raf激酶抑制剂及其制备方法和用途	中国药科大学
201110178082	五元杂环双羰基衍生物及其抗多药耐药细菌上的用途	中国药科大学
201110170726	苯氧烷基哌嗪类化合物、其制备方法及其医药用途	中国药科大学
200910043251	治疗慢性间质性肾炎药物	中南大学
201110333381	一种天然化合物的化学活性及其用途	中南大学
201080002577	1-(取代苄基)-5-三氟甲基-2-(1H)吡啶酮化合物及其盐,其制备方法及其用途	中南大学
201010253221	甲氨蝶呤和ABC抑制剂在制备治疗银屑病药物中的用途	中南大学
201010118460	调控ERα/ERβ-TNFα通路20(S)-人参皂苷Rh2衍生物、制备和抗肿瘤应用	中南大学
201110281330	含CdTe量子点的纳米青蒿琥酯胶囊及其制备方法	中南民族大学

中国药学年鉴

CHINESE PHARMACEUTICAL YEARBOOK 2014

（续表）

专利号	发明专利名称	专利权人
201110150622	田基黄总黄酮用于制备治疗肝纤维化的药物的用途	中山大学
201110413556	冬凌草甲素在制备 FBW7 抑癌蛋白激活剂中的应用	中山大学
201010579313	含邻醌结构的化合物在制备抗肿瘤药物中的应用	中山大学
201210209219	含邻醌结构的化合物在制备抗肿瘤药物中的应用	中山大学
200910041359	γ-倒捻子素在制备抗炎镇痛药物中的应用	中山大学
201110148628	化合物及其在制备抗肿瘤药物中的应用	中山大学
201110031954	一种具有抗菌活性的 3-硝基-2H-色烯类化合物及制备方法和用途	中山大学
201010594029	一类降倍半萜过氧化合物及其制备方法	中山大学
201010297293	一种喹唑啉衍生物及其制备方法和制备抗癌药物中的应用	中山大学
201110112881	吡唑并[3,4-d]嘧啶酮类化合物及其在制备磷酸二酯酶IX抑制剂中的应用	中山大学
201110168341	C-2 位取代 Aldisin 衍生物及其药用盐,它们的药物组合物,及其在制备抗肿瘤药物中的应用	中山大学
201110127370	有机杂化四核铂配合物及其制备方法和在制备抗肿瘤药物中的应用	中山大学
200810220580	具有抗肿瘤作用的多芳乙烯取代 beta-二酮类化合物	中山大学
201010518404	一种三联苯类化合物及其制备方法和作为乙酰胆碱酯酶抑制剂的应用	中山大学
201110306056	阿戈美拉汀-异烟碱共晶及其组合物和制备方法	中山大学
201010173100	β-咔啉钌配合物及其制备方法和应用	中山大学
201110156977	一种两亲性壳聚糖衍生物及其制备方法和应用	中山大学
201210259694	一种靶向复合型纳米粒子的制备方法	中山大学
201110109718	一种姜黄素类似物及其制备方法和在制备抗阿尔茨海默病药物中的应用	中山大学
200710031001	β-醛酮类抗菌化合物及其应用	中山大学
201110217094	芳基取代查尔酮类化合物及其制备方法和应用	中山大学
200910194228	1,5-双芳基取代 2,4-二烯酮衍生物及其制备方法与应用	中山大学
201210011478	四种绞股蓝皂苷类化合物制备治疗肿瘤药物的用途	中央民族大学
201110363919	一种治疗小儿多动症的药物组合物	重庆工商大学
201010221703	溴吡斯的明掩味分散片及其制备方法	重庆医科大学
201010221690	溴吡斯的明掩味口腔崩解片及其制备方法	重庆医科大学
201010179920	氢溴酸右美沙芬咀嚼胶片剂及其制备方法	重庆医科大学
200910103662	噻唑烷二酮类药物的二甲双胍盐及其制备方法和用途	重庆医科大学
201110098264	眼用载药羊膜及其制备方法	重庆医科大学

3　专利权为国内研究所

201010515652	一种治疗冠心病、心绞痛的药物组合物	北京本草天源药物研究院
201010515660	一种治疗老年性痴呆的药物组合物	北京本草天源药物研究院
200910079862	一种他米巴罗汀固体制剂及其制备方法	北京本草天源药物研究院
200910080529	一种盐酸苯达莫司汀冻干粉针剂的制备方法	北京本草天源药物研究院
200910079332	一种盐酸非索非那定口腔崩解片及其制备方法	北京本草天源药物研究院
200910089591	一种醋丙甲泼尼龙乳膏制剂	北京本草天源药物研究院
200810246723	药物化合物及其药用用途	北京本草天源药物研究院
200810241781	用作流感病毒神经氨酸酶抑制剂的多取代五元环小分子化合物	北京大学深圳研究生院
201110035307	硝苯地平渗透泵型控释片	北京天衡药物研究院
200910037440	百秋李醇在制备药物中的用途	东莞广州中医药大学中医药数理工程研究院
201110249038	广藿香醇在制备抗幽门螺杆菌的药物中的应用	东莞广州中医药大学中医药数理工程研究院
201110404278	5′-羟基交链孢酚在制备抗氧化活性的药物或化妆品中的应用	广东省微生物研究所
201010594719	一种制备 diapoRthein B 的方法及 diapoRthein B 在制备抗肿瘤药物中的应用	广东省微生物研究所
201210228658	制备 isochRomophilone Ⅷ 的方法及其在制备抗肿瘤药物中的应用	广东省微生物研究所
201110276796	抗生素 lobophoRin A 和 lobophoRin B 的制备方法及其应用	广东省微生物研究所
201110391303	一种特微分子右旋糖酐铁注射液的制备方法	广西壮族自治区化工研究院
201110096567	甘露醇在制备抗肿瘤药物中的应用	广西壮族自治区肿瘤防治研究所
201110047843	夏枯草酸的制备方法和应用	贵州省中国科学院天然产物化学重点实验室
200710188059	应用超临界流体结晶技术制备水飞蓟宾微细颗粒的工艺	国家纳米技术与工程研究院
201010299602	氮杂环化合物在制备抑制淀粉样多肽毒性的药物中的用途	国家纳米科学中心
201010591754	药物组合物及其制备方法和应用	国家纳米科学中心

（续表）

专利号	发明专利名称	专利权人
201010226576	一种药物组合物及其制备方法	国家纳米科学中心
201010591760	一种药物组合物及其制备方法和应用	国家纳米科学中心
201110191913	治疗真菌性角膜炎的药物组合物	河南省眼科研究所
201010215707	一种硝酸益康唑/聚丙烯酸树脂阳离子纳米粒的制备方法	河南省眼科研究所
201210076228	桔梗总皂苷在制备治疗和预防解脲脲原体感染性疾病药物中的应用	黑龙江省中医研究院
201110069206	4-(2'-正丁基-4,5-二取代-2,4'-双咪唑-3'-甲基)苯甲酸衍生物	吉林省药物研究院
201210058815	一种药物组合物在制备 α-葡萄糖苷酶抑制剂的药物中的应用	吉林省中医药科学院
201210132494	穿膜肽修饰的雷公藤红素纳米结构脂质载体及在制备治疗前列腺癌、肺癌、乳腺癌药的应用	江苏省中医药研究院
201110147758	一种脂蟾毒配基干粉吸入剂及其制备方法、应用	江苏省中医药研究院
201110147760	一种蟾毒灵干粉吸入剂及其制备方法、应用	江苏省中医药研究院
201110163678	一种雷公藤红素纳米结构脂质载体及其制备方法和用途	江苏省中医药研究院
201110449358	放射性同位素标记的日照蒽酮类化合物用于制备抗肿瘤药物用途	江苏省中医药研究院
201110449334	治疗性同位素标记的依文思蓝及其衍生物在制备肿瘤靶向放射治疗药物中应用	江苏省中医药研究院
201010110870	N-苄基-吖啶酮及其衍生物以及它们的制备方法与应用	清华大学深圳研究生院
201110094836	2-芳基取代苯并咪唑类衍生物及其制备方法与应用	清华大学深圳研究生院
201110381896	一种异甘草素滴眼液及其制备方法	山东省眼科研究所
201210389107	一种治疗阴道炎的多孔凝胶颗粒剂	山东省医疗器械研究所
201210136966	缬沙坦缓释片及其制备方法	山东省医药工业研究所
201210026750	一种稳定的联苯乙酸凝胶剂及其制备方法	山东省医药工业研究所
201110217029	一种总香豆素的提取方法及所提取的总香豆素的应用	山东省中医药研究院
200710042230	棉酚或其类似物的液体制剂及其制备方法和用途	上海市计划生育科学研究所
201210464985	一种肝癌细胞的抑制剂及其在抑制肿瘤生长方面的应用	上海市肿瘤研究所
200910050766	一种药物组合物及其应用	上海医药工业研究院
201010544845	包含 GC-20 的药物组合物	上海医药工业研究院
200910053098	一种连翘酯苷 A 药物组合物	上海医药工业研究院
200710170635	卤代吡咯取代的吲哚满酮及其中间体以及制备方法和应用	上海医药工业研究院
200910197329	紫芝菌丝体抗肿瘤多糖组分 GS-C、其制备方法和用途	上海医药工业研究院
200910199486	一类嘧啶类化合物及其中间体、制备方法和应用	上海医药工业研究院
200910046545	黄酮类化合物及其合成方法和应用	上海医药工业研究院
200910197330	紫芝菌丝体多糖精制物、其制备方法和用途	上海医药工业研究院
200910198983	克林霉素磷酸酯的杂质分析制备方法	上海医药工业研究院
201010107770	洋川芎内酯 H 在制备防治脑卒中药物中的应用	上海张江中药现代制剂技术工程研究中心
201010107759	洋川芎内酯 J 在制备抗脑卒中药物中的应用	上海张江中药现代制剂技术工程研究中心
201010254144	含氮杂环取代的酰肼类化合物及其制备方法和用途	深圳市湘雅生物医药研究院
201110151289	抗辐射螺旋藻多糖有机生物碘及其应用	深圳市兆博有机生物碘盐技术开发中心
201210041136	鸢尾苷元磺酸钠注射液	四川省中医药科学院
201010500015	一种蛇床子素在制备防治肺纤维化药物中的应用	苏州中药研究所
201110007423	一种抗流行性感冒病毒 EGS 核酸药物的制备方法	泰州市病毒研究所
201010201124	美索巴莫盐的制备方法	天津市若围药物研究所
201010570623	一种含有伊布利特的舌下用药物组合物及其制备方法	天津药物研究院
200710058370	一种美愈伪麻缓释制剂及其制备方法	天津药物研究院
200910068535	左亚叶酸钠稳定的口服制剂及其制备方法	天津药物研究院
201010106232	藏茵陈提取物及其制备方法、药物组合物和用途	天津药物研究院
200910229073	索法酮的晶型 VI 及其制备方法和用途	天津药物研究院
200910229076	索法酮的晶型 IX 及其制备方法和用途	天津药物研究院
200910229077	索法酮的晶型 X 及其制备方法和用途	天津药物研究院
200910229068	索法酮的晶型 I 及其制备方法和用途	天津药物研究院
201010517703	一种吡唑类化合物及其制备方法和用途	天津药物研究院
201110242765	噻二唑衍生物	天津药物研究院
201110243772	含有异噁唑的化合物	天津药物研究院
201110319834	咪唑衍生物、其制备方法和用途	天津药物研究院

中国药学年鉴 CHINESE PHARMACEUTICAL YEARBOOK 2014

（续表）

专利号	发明专利名称	专利权人
201010613730	希夫碱类化合物、制备方法和用途	天津药物研究院
201110320291	吡啶衍生物、其制备方法和用途	天津药物研究院
200910070723	伊潘立酮晶体、其制备方法及药物组合物	天津药物研究院
200910070724	伊潘立酮晶体、其制备方法及药物组合物	天津药物研究院
200910069131	治疗心脑血管疾病的化合物、组合物、制备方法及用途	天津药物研究院
200910244879	盐酸阿齐利特的晶型 V 及其制备方法和用途	天津药物研究院
201010169349	一类甾体皂苷元衍生物、其制备方法和用途	天津药物研究院
201010177994	一种依托泊苷长循环乳剂及其制备方法	天津药物研究院
200710059590	一种含活性成分索法酮的固体分散物及其制备方法	天津药物研究院
200910229070	索法酮的晶型 Ⅲ 及其制备方法和用途	天津药物研究院
200910229071	索法酮的晶型 Ⅳ 及其制备方法和用途	天津药物研究院
200910229072	索法酮的晶型 V 及其制备方法和用途	天津药物研究院
200910229075	索法酮的晶型 Ⅷ 及其制备方法和用途	天津药物研究院
200910229069	索法酮的晶型 Ⅱ 及其制备方法和用途	天津药物研究院
200910229074	索法酮的晶型 Ⅶ 及其制备方法和用途	天津药物研究院
201010522337	一类苯基 C-葡萄糖苷衍生物、其制备方法和用途	天津药物研究院
201010165905	α-氨基-3-芳基丙酰胺基噻唑衍生物、其制备方法和用途	天津药物研究院
201010579040	2-甲基吲唑衍生物的制备及用途	天津药物研究院
201010577697	芳香胺取代的嘧啶衍生物的制备及用途	天津药物研究院
200810004380	环黄芪醇的单葡萄糖苷、其制备方法、药物组合物和应用	天津药物研究院
200810053271	2,4-二羟基查尔酮类衍生物、其制备方法和用途	天津药物研究院
201010579039	一类嘧啶衍生物的制备及用途	天津药物研究院
201010297193	用于治疗血栓性疾病的 PAR-1 拮抗剂及其制备方法和用途	天津药物研究院
200910229065	吲哚环取代的吡唑羧酸类内皮素受体拮抗剂及其制备方法和用途	天津药物研究院
200910229066	丙烯酸类内皮素受体拮抗剂及其制备方法和用途	天津药物研究院
201110185242	多靶点型他米巴罗汀衍生物、其制备方法和用途	潍坊博创国际生物医药研究院
201110006647	三萜皂苷化合物在制备抗病原微生物药物中的应用	武汉道一堂医药研究院
201110006661	三萜皂苷化合物在制备治疗自身免疫学疾病的药物中的应用	武汉道一堂医药研究院
201110006657	三萜皂苷化合物、其合成方法及其应用	武汉道一堂医药研究院
200810044220	藏波罗花苯丙素苷组合物及其制备方法和用途	西藏自治区高原生物研究所
200810142156	他克林短链二聚体类化合物在制备治疗神经退行性疾病药物中的应用	香港理工大学深圳研究院
200910113204	从骆驼刺植物中提取的异黄酮木脂素类化合物及其用途和提取方法	新疆维吾尔自治区中药民族药研究所
201010526782	一种白藜芦醇和生物类黄酮组合物及其制备和应用	中国科学院大连化学物理研究所
201010566247	一种丹参总酮复合制剂	中国科学院大连化学物理研究所
200910248482	一种沙蟾毒精空间异构体化合物及其制备和应用	中国科学院大连化学物理研究所
200910248445	一种嚏根草配基空间异构体化合物及其制备和应用	中国科学院大连化学物理研究所
201110335175	哌嗪酰胺类化合物在制药中的应用	中国科学院广州生物医药与健康研究院
201010600967	5 位修饰的 2′脱氧胞苷衍生物或其磷酸盐在制药中的新应用	中国科学院广州生物医药与健康研究院
200810029101	环烯酮类化合物及其在制备抗肿瘤药中的应用	中国科学院广州生物医药与健康研究院
201010288406	番荔枝内酯化合物及其合成方法和应用	中国科学院广州生物医药与健康研究院
200910039442	羟基化茚地那韦的制备方法	中国科学院广州生物医药与健康研究院
200810029586	用作雌激素相关受体调节剂的化合物及其应用	中国科学院广州生物医药与健康研究院
200810029716	抑制血管内皮生长因子受体基因表达的 siRNA 及其应用	中国科学院广州生物医药与健康研究院
201110132676	吲哚内酰胺生物碱及其在制备抗疟疾药物中的应用	中国科学院广州生物医药与健康研究院
200810198798	一种具有抗肿瘤活性的氨基喹唑啉衍生物及其盐类	中国科学院广州生物医药与健康研究院
201010216603	杂环炔苯类化合物及其药用组合物和应用	中国科学院广州生物医药与健康研究院
200910040009	作为 M2 抑制剂的环烷胺类化合物及其应用	中国科学院广州生物医药与健康研究院
201210029673	一种高活性玛咖提取物制备方法	中国科学院过程工程研究所
200910242397	一种喜树碱类药物的纳米粒及其制备方法	中国科学院过程工程研究所
200910090839	一种包含植物甾醇和谷维素的粉状混合物及其制备方法	中国科学院过程工程研究所
201110319566	一种 10-羟基喜树碱的纳微给药体系及其制备方法	中国科学院过程工程研究所
201010147850	一类治疗血栓性心脑血管疾病的药物及其应用	中国科学院海洋研究所
201110022009	一种四降二萜双内酯类衍生物在制备抗肿瘤药物中的应用	中国科学院海洋研究所

（续表）

专利号	发明专利名称	专利权人
201010515606	一种 Azaphilone 类衍生物及其制备和应用	中国科学院海洋研究所
201010157935	一种岩藻半乳聚糖硫酸酯及其提取分离纯化方法与应用	中国科学院海洋研究所
200810016802	溴代 PTP1B 抑制剂及合成和在制备糖尿病药物中应用	中国科学院海洋研究所
201010147875	PTP1B 抑制剂及其制备和在制备治疗 2 型糖尿病药物中的应用	中国科学院海洋研究所
200910016965	细胞松弛素类化合物及其制备方法和用途	中国科学院海洋研究所
201110125179	烷基异脲类化合物的新用途	中国科学院化学研究所
200810225318	邻菲罗啉衍生物在制备药物中的用途	中国科学院化学研究所
201010230137	聚乙二醇表面自组装金基纳米抗氧化剂及其制备方法与应用	中国科学院化学研究所
201110160346	一种寡聚噻吩及其制备方法与应用	中国科学院化学研究所
201110303366	用于抗辐射的药物及制备方法和应用	中国科学院近代物理研究所
201110271425	伊维菌素缓释微球的制备方法	中国科学院近代物理研究所
201210044306	化合物(20R,24R)-24,25-16,23-23,27-三环氧-12-乙酰氧基-9,19-环羊毛甾烷-3-O-β-D-吡喃木糖甙在制药中的应用	中国科学院昆明植物研究所
201110297845	3,4-裂-4-羟基-3-升麻酸甲酯,含其的药物组合物及其制备方法和应用	中国科学院昆明植物研究所
200810058702	联苯环辛二烯类木脂素的制备方法和其应用	中国科学院昆明植物研究所
201010587969	獐牙菜内酯 H-K,其药物组合物及其用途	中国科学院昆明植物研究所
201210109715	米团花醌,其制备方法与应用	中国科学院昆明植物研究所
201110235562	甾体生物碱化合物,其药物组合物及其制备方法和应用	中国科学院昆明植物研究所
201110431725	具有抗肿瘤活性的化合物甘西鼠尾草酮 A,其制备方法和其应用	中国科学院昆明植物研究所
201010149042	漆酚化合物,其药物组合物及其制备方法和应用	中国科学院昆明植物研究所
201210081918	一类含硫色酮类化合物及其制备方法和在制备抗肿瘤药物中的应用	中国科学院南海海洋研究所
201110231993	抗生素 PseudonocaRdian A 和 B 及其制备方法和在制备抗菌、抗肿瘤药物中的应用	中国科学院南海海洋研究所
201110104051	六种台勾霉素类化合物及其制备方法和在制备抗菌药物中的应用	中国科学院南海海洋研究所
201110404515	霉酚酸衍生物 A、B、C 及其在制备免疫抑制药物中的应用	中国科学院南海海洋研究所
201210087537	链霉菌、抗肿瘤化合物 SpiRo-Indimycin A-D 及其制备方法和应用	中国科学院南海海洋研究所
201110421665	一类角环素类化合物及其在制备抗肿瘤药物中的应用	中国科学院南海海洋研究所
201110149558	抗生素 LobophoRin E 和 F 及其制备方法和在制备抗菌、抗肿瘤药物中的应用	中国科学院南海海洋研究所
201010526416	四种台勾霉素类化合物及其制备方法和在制备抗菌药物中的应用	中国科学院南海海洋研究所
201010248982	一种保护心脏的物质	中国科学院上海生命科学研究院
200680049242	预防和治疗阿尔兹海默症的 G 蛋白偶联受体拮抗剂及其应用	中国科学院上海生命科学研究院
200910141426	基于分析 NPC1L1 蛋白亚细胞定位变化筛选降胆固醇新药的方法	中国科学院上海生命科学研究院
201210138379	鞣花酸用于制备抗病毒药物的应用	中国科学院上海生命科学研究院湖州营养与健康产业创新中心
200910200179	呋喃香豆素类化合物在制备药物中的新用途	中国科学院上海药物研究所
200910200581	2′,2-联噻唑非核苷类化合物作为丙型肝炎病毒抑制剂的医药用途	中国科学院上海药物研究所
201010101769	一类以 N 为桥键的哒嗪酮类化合物在制备抗肿瘤的药物中的用途	中国科学院上海药物研究所
201010540890	3,8,12,14,17,20 位氧取代孕甾烯糖苷类化合物在制备抑制食欲的药物中的用途	中国科学院上海药物研究所
200910045077	扎那米韦鼻用纳米混悬剂及其制备方法	中国科学院上海药物研究所
201010272157	棕榈菌素 BG5 及其制备方法和用途	中国科学院上海药物研究所
200910201463	一种具有胰脂肪酶抑制活性的苯并大环内酯类化合物及其合成方法和用途	中国科学院上海药物研究所
200910200178	一类呋喃香豆素类化合物及其用途	中国科学院上海药物研究所
201010238260	一类咪唑类化合物及其用途	中国科学院上海药物研究所
201010253349	石杉碱甲眼用微乳制剂及其制备方法	中国科学院上海药物研究所
200910046030	N-取代的氨基噻唑并吗啡喃类化合物及其制备方法和用途	中国科学院上海药物研究所
201010507618	N-取代含甲氧基苯基-14β-氨甲基表雷公藤内酯醇衍生物及其制备方法和用途	中国科学院上海药物研究所
201010507641	N-取代-14β-氨甲基表雷公藤内酯醇衍生物及其制备方法和用途	中国科学院上海药物研究所
201010507652	N-取代含酯基苯基-14β-氨甲基表雷公藤内酯醇衍生物及其制备方法和用途	中国科学院上海药物研究所
200810037551	替尼泊甙脂质体及其制备方法	中国科学院上海药物研究所
200810040588	月桂烷型倍半萜类化合物或其衍生物、及其制备方法和用途	中国科学院上海药物研究所

(续表)

专利号	发明专利名称	专利权人
201010022468	(E)-1-(3,5-二甲氧基苯基)-2-(3,5-二羟基-4-甲氧基苯基)乙烯及其制备方法和用途	中国科学院上海药物研究所
201010550598	一类免疫调节剂及其制备方法和用途	中国科学院上海药物研究所
200710037373	曲古抑菌素 A 衍生物及其制备方法和用途	中国科学院上海药物研究所
201010184999	黄豆苷元固体脂质纳米粒及其制备方法	中国科学院上海药物研究所
200910052508	雌酚酮类化合物及其制备方法和用途	中国科学院上海药物研究所
201010507569	N-取代氨基苯基-14β-氨甲基表雷公藤内酯醇衍生物及其制备方法和用途	中国科学院上海药物研究所
201010507590	N-取代含甲基苯基-14β-氨甲基表雷公藤内酯醇衍生物及其制备方法和用途	中国科学院上海药物研究所
201010548119	一种天麻多糖及其降解产物,其制备方法和应用	中国科学院上海药物研究所
200710172079	α-氨基-N-取代酰胺化合物、包含该化合物的药物组合物及其用途	中国科学院上海药物研究所
201010149848	芳基甲酰胺类化合物及其制备方法、药物组合物和用途	中国科学院上海药物研究所
200910194653	喹啉类化合物、其制备方法、包含该化合物的药物组合物及该化合物的用途	中国科学院上海药物研究所
200910200713	一类多环苯并吡喃酮类化合物及其制备方法和用途	中国科学院上海药物研究所
200910199827	一类莽草酸类化合物及其制备方法和用途	中国科学院上海药物研究所
201010513234	一类治疗痛风和高尿酸血症的氘代芳腈基噻唑衍生物	中国科学院上海有机化学研究所
200710043520	具有构象限制结构的手性番荔枝内酯化合物、合成方法及其用途	中国科学院上海有机化学研究所
200910049511	具有生物活性的联芳香类化合物	中国科学院上海有机化学研究所
200810104272	肌醇磷脂 4 位激酶二型 α 亚型 PI4KIIα 的应用	中国科学院生物物理研究所
201010277747	肾上腺素受体激动剂诱导胚胎型珠蛋白表达及其用途	中国科学院水生生物研究所
201210038641	氧化石墨烯-血根碱复合物及其制备方法	中国科学院苏州纳米技术与纳米仿生研究所
201110185704	抗肿瘤化合物及其制备方法与应用	中国科学院微生物研究所
200910077302	胶枝霉素 C 的制备方法及其应用	中国科学院微生物研究所
201110169121	一种吉马酮在制备治疗或预防流感病毒药物中的应用	中国科学院武汉病毒研究所
201010586889	一种辣椒红素和番茄红素双红色素软胶囊的制备方法	中国科学院新疆理化技术研究所
201010154086	氨基酸酯基二硫代甲酸酯类化合物及其制备方法和用途	中国科学院新疆理化技术研究所
201110213499	一枝蒿酮酸异噁唑酰胺类衍生物及其制备方法和用途	中国科学院新疆理化技术研究所
200910113508	芳基四唑糖基衍生物及其制备方法和用途	中国科学院新疆理化技术研究所
201010227465	含哌嗪环的一枝蒿酮酸酯类衍生物及其制备方法	中国科学院新疆理化技术研究所
201010131171	一种天然海藻内生真菌二萜生物碱类化合物及其制备和应用	中国科学院烟台海岸带研究所
201110260629	一种海肠废弃内脏中粗多糖的提取方法	中国科学院烟台海岸带研究所
201010570421	一种 6-氨基-6-脱氧菊糖及其制备和应用	中国科学院烟台海岸带研究所
201110205562	一种化合物的应用	中国科学院长春应用化学研究所
201110227286	一种化合物的应用	中国科学院长春应用化学研究所
201110042948	生物降解的高分子键合 Pt(IV)类抗癌药物纳米胶束及其制备方法	中国科学院长春应用化学研究所
201110416179	生物降解高分子键合光活性 Pt(IV)抗癌药胶束及制备方法	中国科学院长春应用化学研究所
201210034414	阿霉素纳米粒及其制备方法	中国科学院长春应用化学研究所
201010221886	中压柱快速分离聚戊烯醇及其抗 H3N2 病毒注射剂的制备方法	中国林业科学研究院林产化学工业研究所
200910253892	新型阿扎霉素 F(Azalomycin F)类大环内酯化合物及其制备方法与应用	中国热带农业科学院热带生物技术研究所
201010271962	番木瓜种子活性成分的提取方法	中国热带农业科学院热带生物技术研究所
201110042114	一种海洋星虫多糖及其制备方法和在抗疲劳功能中的应用	中国人民解放军海军医学研究所
201110246893	一种黄烷衍生物的用途	中国人民解放军军事医学科学院毒物药物研究所
201110247850	一种黄烷衍生物的制药用途	中国人民解放军军事医学科学院毒物药物研究所
201110247863	一种黄烷衍生物的制药用途	中国人民解放军军事医学科学院毒物药物研究所
201110248477	一种黄烷衍生物的用途	中国人民解放军军事医学科学院毒物药物研究所
200410071031	盐酸纳洛酮鼻腔给药系统或组合物及其制备方法	中国人民解放军军事医学科学院毒物药物研究所
200710188099	黑骨藤的多糖提取物及其制备方法	中国人民解放军军事医学科学院毒物药物研究所
200910224291	包含长春西汀的控释组合物	中国人民解放军军事医学科学院毒物药物研究所
201010290350	1-[(4-羟基哌啶-4 基)甲基]吡啶-2(1H)-酮衍生物及其制备方法和用途	中国人民解放军军事医学科学院毒物药物研究所
201110196301	包含咪达唑仑与神经保护剂的复方药物组合物	中国人民解放军军事医学科学院毒物药物研究所
200810000648	苯并环庚烯类衍生物、其制备方法及医药用途	中国人民解放军军事医学科学院毒物药物研究所

(续表)

专利号	发明专利名称	专利权人
200810180300	N-[(3aR,4R,4aR,5aS,6S,6aS)-1,3-二氧代-3,3a,4,4a,5,5a,6,6a-八氢-4,6-亚乙烯基环丙烷[f]异氮杂茚-2(1H)-基]-4-(三氟甲基)苯甲酰胺一水合物及其医药用途	中国人民解放军军事医学科学院毒物药物研究所
200910252138	包含喜树碱类抗肿瘤药物的热敏脂质体制剂	中国人民解放军军事医学科学院毒物药物研究所
201110174736	一种咪达唑仑药物组合物及其用途	中国人民解放军军事医学科学院毒物药物研究所
200810144967	不对称联苯类化合物、含有它的药物组合物及其用途	中国人民解放军军事医学科学院毒物药物研究所
200510135594	三取代1H-咪唑类化合物、其制备方法、药物组合物及其制药用途	中国人民解放军军事医学科学院毒物药物研究所
200910000666	N-取代苯基-3-甲烯杂环芳烃-2,5-二甲基吡咯类化合物及其抗HIV/AIDS的应用	中国人民解放军军事医学科学院毒物药物研究所
201110061224	一种催眠药的多晶型α的乙酸溶剂化物	中国人民解放军军事医学科学院放射与辐射医学研究所
201010200248	对叔丁基杯[6]芳烃衍生物及其制备方法与应用	中国人民解放军军事医学科学院放射与辐射医学研究所
201110156891	索拉菲尼在制备逆转肿瘤多药耐药性的药物中的应用	中国人民解放军军事医学科学院基础医学研究所
201110391195	一种替韦立马干混悬剂及其制备方法	中国人民解放军军事医学科学院生物工程研究所
201210007247	一种妥洛特罗贴剂及其制备方法	中国人民解放军军事医学科学院微生物流行病研究所
201010204964	一种氯诺昔康水凝胶贴剂及其制备方法	中国人民解放军军事医学科学院微生物流行病研究所
201110273200	一种左氧氟沙星缓释微球和长效缓释创伤敷料及制备方法	中国人民解放军军事医学科学院卫生装备研究所
201110321906	一种饱和胺类化合物在制备治疗缺血性疾病的药物中的应用	中国人民解放军军事医学科学院野战输血研究所
201110460772	一种紫杉醇复方制剂及其制备方法	中国人民解放军军事医学科学院野战输血研究所
201010609583	海藻酸钠组合物及其应用	中国人民解放军军事医学科学院野战输血研究所
201010171074	大黄酸类化合物或其盐在制备预防和治疗胰岛β细胞功能衰退药物中的应用	中国人民解放军肾脏病研究所
201110051733	白藜芦醇在制备防治辐射诱导骨髓抑制药物中的应用	中国医学科学院放射医学研究所
201110266432	17aα-D-高炔雌二醇-3-乙酯在制备治疗辐射诱导再生障碍贫血药物中的应用	中国医学科学院放射医学研究所
201110374480	二乙撑三胺五乙酸或乙二胺四乙酸或胺三乙酸修饰卟啉的用途	中国医学科学院生物医学工程研究所
200810102538	作为肝X受体调节剂的化合物	中国医学科学院药物研究所
201110388261	异烟肼在制备预防或治疗肺癌、结肠癌的药物的应用	中国医学科学院药物研究所
200710177085	槲皮素两种晶型物质、其制法和其药物组合物与用途	中国医学科学院药物研究所
200710177084	木犀草素两种晶型物质、其制法和其药物组合物与用途	中国医学科学院药物研究所
200810113149	7-羟基异黄酮晶A型、其制法和其药物组合物与用途	中国医学科学院药物研究所
200810113150	5-甲基-7-甲氧基异黄酮的三种晶型、其制法和其药物组合物与用途	中国医学科学院药物研究所
200710177330	黄芩素两种晶型物质、其制法和其药物组合物与用途	中国医学科学院药物研究所
200610098615	四环双吡喃香豆素化合物	中国医学科学院药物研究所
200980101340	硝克柳胺化合物晶V型、其制法和其药物组合物与用途	中国医学科学院药物研究所
201080000786	13a-(S)去氧娃儿藤宁衍生物、其制法和药物组合物与用途	中国医学科学院药物研究所
200710303793	三七中人参皂苷Rg1、Rb1及其总皂苷的制备方法	中国医学科学院药物研究所
200710122239	香豆素苷类化合物、其制法和其药物组合物与用途	中国医学科学院药物研究所
200710175803	千年健中具有β-分泌酶抑制作用的有效成分	中国医学科学院药物研究所
200710176471	胺基嘧啶衍生物、及其制法和药物组合物与用途	中国医学科学院药物研究所
200810008196	嘧啶噻唑胺衍生物、及其制法和药物组合物与用途	中国医学科学院药物研究所
200910148284	斑蝥素及斑蝥提取物的缓释制剂	中国医学科学院药用植物研究所
201210086721	老鹳草素在制备治疗人肠道病毒71型感染引发疾病药物中的应用	中国医学科学院医学实验动物研究所
200910136168	红景天苷防治骨质疏松的新用途	中国医学科学院医药生物技术研究所
201010196922	IspD抑制剂筛选模型及IspD抑制剂杜米芬的新用途	中国医学科学院医药生物技术研究所
200910204409	一种α,β-醛酮衍生物、其制备方法及其抗耐药菌病原体及幽门螺杆菌活性	中国医学科学院医药生物技术研究所
200810168824	一组胺基苯酰衍生物及其制备方法和应用	中国医学科学院医药生物技术研究所
200910246709	苯并五元不饱和杂环类化合物及其制备方法	中国医学科学院医药生物技术研究所
200910082318	甲基莲心碱的新用途	中国中医科学院中药研究所
200810070133	多酚丙烯酸衍生物及其在药物中的应用	重庆市科学技术研究院

中国药学年鉴 CHINESE PHARMACEUTICAL YEARBOOK 2014

（续表）

专利号	发明专利名称	专利权人
200910176271	含 10-羟基喜树碱的水溶性衍生物及制备方法	重庆医科大学医药研究所

4　专利权人为国内医院

专利号	发明专利名称	专利权人
201010547920	黄芪皂苷Ⅳ在制备抗肝癌药物中的应用	安徽医科大学第一附属医院
201210045950	复方丁卡因组合物及其制备方法和应用	北京市肛肠医院
201110094394	治疗耐药菌感染的药物及其活性成分在制药中的应用	成都军区昆明总医院
201210166764	一种吴茱萸碱分散片及其制备方法	成都中医药大学附属医院
201010181873	大黄素作为急性白血病化疗药物的增敏剂和多药耐药逆转剂的应用	福建医科大学附属协和医院
201110327191	一种超声生物效应介导下的肿瘤血管栓塞化疗制剂	福建医科大学附属协和医院
201210399268	一种具有物理、生物双重靶向作用的肝癌治疗新制剂	福建医科大学附属协和医院
201010155956	一种防治呼吸道过敏性疾病的药物组合物	复旦大学附属华山医院
200910200574	淫羊藿苷在制备拮抗髓系衍生抑制性细胞药物中的应用	复旦大学附属华山医院
200910135096	一种用于肿瘤化疗的纳米微球制剂及其制备方法	复旦大学附属华山医院
201010022882	P-糖蛋白单克隆抗体修饰的苯妥英靶向纳米制剂及其制备方法	复旦大学附属华山医院
201210155470	N-甲基胡椒乙胺或其盐在制备预防或治疗脑病药物中的应用	广州军区广州总医院
201210110299	一种大豆异黄酮缓释微球的制备方法	河南科技大学第一附属医院
201210143954	他莫昔芬联合雷帕霉素、人参皂苷 Rg3 复合物在制备治疗肝癌药物中的应用	江苏省人民医院
201210000527	确定人 APRIL 基因启动子、转录因子结合位点的方法及用途	南通大学附属医院
201110442135	十二烷基苯磺酸钠软膏在制备治疗手足癣外用药物中的应用	青岛大学医学院附属医院
201210189969	原苏木素 B 作为制备抗膀胱癌灌注液的应用	山西省肿瘤医院
201110257860	槐果碱在制备治疗柯萨奇 B 病毒引发的病毒性扩张型心肌病的药物中的应用	上海交通大学医学院附属仁济医院
201110258943	槐果碱在制备治疗柯萨奇 B 病毒引发呼吸系统疾病的药物中的应用	上海交通大学医学院附属仁济医院
201010619293	治疗蛋白尿的组合物及其制备方法	上海交通大学医学院附属仁济医院
201110402338	一种具有协同作用的治疗 t(11;17) 急性早幼粒细胞白血病的组合药物及其应用	上海交通大学医学院附属瑞金医院
201110132949	毛蕊乙素在制备治疗自身免疫性疾病药物中的应用	上海交通大学医学院附属瑞金医院
201010201577	一种防治蒽环类抗生素心脏毒性的药物及其应用	上海市第六人民医院
201110093530	一种双重靶向肿瘤的紫杉醇纳米脂质体及其制备方法	上海市肺科医院
201210030243	5-氟尿嘧啶在制备局限性慢性湿疹治疗药物上的应用	上海市嘉定区南翔医院
200910201808	治疗老年性痴呆的组合物及其制备方法和用途	上海市浦东新区浦南医院
201110050746	一种芒果苷元衍生物及其制备方法和用途	上海长征医院
201110072137	囊性纤维化跨膜转导调节因子抑制剂在制备治疗糖尿病药物中的应用	首都医科大学附属北京同仁医院
201110263942	丙泊酚羟基酸酯的磷酸酯二钠盐水合物及其制备方法和应用	四川大学华西医院
201010206936	取代苯酚的羟基酸酯化合物、制备方法及在药物中的应用	四川大学华西医院
201110263939	带有酯结构末端的丙泊酚羟基酸酯类化合物及其制备方法和应用	四川大学华西医院
201110230199	大黄素衍生物及其用途	四川大学华西医院
200910049210	硼替佐米在制备治疗 POEMS 综合征的药物中的应用	苏州大学附属第一医院
201110175245	索拉非尼在制备治疗动脉瘤性自发性蛛网膜下腔出血后发生的早期脑损伤的药物中的应用	苏州大学附属第一医院
201110175252	索拉非尼在治疗动脉瘤性自发性蛛网膜下腔出血后脑血管痉挛的药物中的应用	苏州大学附属第一医院
201010263760	一种肺靶向性的免疫纳米脂质体及其制备方法	同济大学附属上海市肺科医院
201010262521	复合麻醉剂及其制备方法和在心肌梗死动物模型中的应用	新疆医科大学第一附属医院
201110209763	一种壳聚糖包衣磁性纳米粒及制备方法	浙江大学医学院附属妇产科医院
201110167579	可注射利福霉素类抗生素凝胶微球及其制备方法	中国人民解放军第三〇九医院
201210190820	胡芦巴碱作为制备防治糖尿病及其并发症药物的应用	中国人民解放军第三军医大学第二附属医院
201110112642	氢溴酸高乌甲素口腔崩解片及其制备方法	中国人民解放军第三军医大学第二附属医院
201110328040	Toll 样受体 7 和 8 激动剂及用途	中国人民解放军第三军医大学第一附属医院
201210272734	鬼子红在制备治疗胃溃疡药物中的应用	中国人民解放军第三〇二医院
201210352899	恩替卡韦分散片及其制备方法	中国人民解放军第三〇二医院
201110072191	一种制备 HerpetRione 的方法及其应用、其胶囊剂及胶囊剂的制备方法和应用	中国人民解放军第三〇二医院
201110146463	烟酸类衍生物在制备促卵泡发育和维护卵巢功能的药物中的应用	中国人民解放军总医院

（续表）

专利号	发明专利名称	专利权人
201010139139	DGPP 在制备治疗缺血性心脏病药物上的应用	中国医学科学院阜外心血管病医院
201110228845	吡非尼酮在制备防治白内障术后后囊膜混浊的药物中的应用	中山大学中山眼科中心
201110150866	一种作为喷雾剂的双氢睾酮组合物	重庆医科大学附属儿童医院
201110330808	载紫杉醇纳米微泡及其制备方法	重庆医科大学附属儿童医院
201010159145	江西烯酮酯及其应用	遵义医学院附属医院

5 专利权人为国内其他

201110069678	四氢蒽醌类化合物 Prisconnatacin 及其制备方法和在制备抗肿瘤药物中的应用	深圳市仙湖植物园管理处
201010242645	普瑞巴林衍生物及其应用	中国广州分析测试中心
201110200394	包含针对 miR-214 的反义多核苷酸的药物组合物	中国航天员科研训练中心
201110074200	苯并咪唑类药物油混悬剂	中国疾病预防控制中心寄生虫预防控制所
200910243199	一种两性霉素 B 降解产物、其制备方法及其应用	中国药品生物制品检定所

6 专利权为国内共有的

201010552691	N-(4-胍基丁基)丁香酰胺衍生物及其医药用途	安徽中医学院、何广卫
201010554395	曲昔派特分散片及其制备方法	北大方正集团有限公司、北大国际医院集团西南合成制药股份有限公司、北大国际医院集团有限公司
200910147901	取代的咪唑衍生物	北大方正集团有限公司、方正医药研究院有限公司、北大国际医院集团有限公司
201010595102	一种阿戈美拉汀片剂及制备方法、其包衣片剂及制备方法	北大方正集团有限公司、方正医药研究院有限公司、北大国际医院集团有限公司
200910152097	喹啉衍生物及其药物组合物和用途	北大方正集团有限公司、方正医药研究院有限公司、北大国际医院集团有限公司
200910085442	含有氨氯地平和己烯雌酚的药物组合物	北京奥萨医药研究中心有限公司、深圳奥萨医药有限公司
201210065230	一种用于溶解胆固醇型结石的含有单月桂基磷酸酯的溶石剂	北京大学、辽宁中医药大学、中国科学院过程工程研究所、北京大学第三医院
201210065192	一种用于溶解胆固醇型结石的混合溶石剂	北京大学、中国科学院过程工程研究所、北京大学第三医院、辽宁中医药大学
200910133447	用作七次穿膜蛋白抑制剂的基于 SAG 结构的化合物	北京大学深圳研究院、深圳博盛科生物技术有限公司
200910088431	2″-O-鼠李糖基当药素及其类似物的制备和其用途	北京理工亘元医药技术开发中心有限公司、北京理工大学
201210055307	一种乳酸米力农注射液及其制备方法	北京六盛合医药科技有限公司、朗天药业（湖北）有限公司
200880109296	作为 CRTH2 受体拮抗剂的杂环化合物	北京赛林泰医药技术有限公司、石药集团中奇制药技术（石家庄）有限公司
201080020982	丙烯酰胺类衍生物及其制备药物的用途	北京世桥生物制药有限公司、北京嘉事联博医药科技有限公司
200810182857	一种长效复方避孕微球及其制备	北京紫竹药业有限公司、北京大学
201110142927	泰诺福韦组合物	博瑞生物医药技术（苏州）有限公司、江苏正大天晴药业股份有限公司
201110142946	泰诺福韦衍生物及用途	博瑞生物医药技术（苏州）有限公司、江苏正大天晴药业股份有限公司
201110142948	泰诺福韦的固体	博瑞生物医药技术（苏州）有限公司、江苏正大天晴药业股份有限公司
201110142950	泰诺福韦的晶体	博瑞生物医药技术（苏州）有限公司、江苏正大天晴药业股份有限公司
200910258767	L-核苷的前体药物	博瑞生物医药技术（苏州）有限公司、江苏正大天晴药业股份有限公司
201110302196	一种喜树碱及其衍生物的多价 PEG 修饰物及其用途	成都一平医药科技发展有限公司、中国人民解放军军事医学科学院毒物药物研究所
200810228371	一种格拉司琼或其盐酸盐贴剂	大连理工大学、辽宁康博安医药进出口有限公司

中国药学年鉴

CHINESE PHARMACEUTICAL YEARBOOK 2014

（续表）

专利号	发明专利名称	专利权人
201210031917	一种治疗糖尿病的组合物及制备方法	迪沙药业集团有限公司、迪沙药业集团山东迪沙药业有限公司、威海迪素制药有限公司
200810016954	一种口服药物组合物	迪沙药业集团有限公司、迪沙药业集团山东迪沙药业有限公司、威海迪素制药有限公司、威海威太医药技术开发有限公司
201010179540	一种氯桂丁胺Ⅱ型晶体	迪沙药业集团有限公司、威海迪素制药有限公司、迪沙药业集团山东迪沙药业有限公司
201110328360	一种左卡尼汀薄膜衣片及其制备方法	东北制药（沈阳）科技发展有限公司、东北制药集团沈阳第一制药有限公司
201010002291	一种泮托拉唑钠肠溶胶囊及其制备方法	福州璐珈医药科技有限公司、天津药物研究院
201110099562	一种5-羟基喹诺酮类衍生物及其制备方法和用途	复旦大学、中国科学院昆明动物研究所
201110001869	黄酮类化合物在制备抗代谢性疾病药物中的用途	复旦大学、中国科学院上海药物研究所
201010257451	一种抑制细菌信号转导系统 YycG 组氨酸激酶活性的制剂	复旦大学、中国科学院上海药物研究所
201010589909	作为蛋白激酶抑制剂的芳杂环化合物	广东东阳光药业有限公司、习宁
201210056087	灵芝多糖 F31 的制备方法及其降血糖功能	广东省微生物研究所、广东粤微食用菌技术有限公司
201010188834	一种柑橘皮活性提取物及其提取工艺和应用	广东药学院、广东汤臣倍健生物科技股份有限公司
201110269822	一组由阿司匹林与雌激素组成的防治骨质疏松症的药物组合物	广东医学院、湛江广医医药科技开发有限公司
200710031350	一种含氮杂环取代的抗生素及其制备方法与用途	广州市医药工业研究所、广州白云山制药股份有限公司广州白云山制药总厂
201280000857	一种基于毛细管电泳的依诺肝素钠精细结构测定方法	杭州九源基因工程有限公司、中国科学院上海有机化学研究所
200910153417	一种地氯雷他定颗粒及其制备方法	杭州赛利药物研究所有限公司、海南普利制药有限公司、浙江瑞达药业有限公司
201110053620	一种鼻腔给药制剂及其应用	杭州天龙药业有限公司、中国人民解放军军事医学科学院放射与辐射医学研究所
201110071978	一种治疗肝癌的反义寡核苷酸注射剂及其制备方法	杭州天龙药业有限公司、中国人民解放军军事医学科学院放射与辐射医学研究所
201110341109	一种治疗瘢痕疙瘩的中药组合物及其制备方法	合肥工业大学、安徽医科大学
201110177426	环维黄杨星 D 衍生物、其制备方法及其用途	合肥合源医药科技股份有限公司、南京合祁医药科技有限公司
200910074653	吡唑并[1,5-a]嘧啶酮衍生物及其药物组合物以及其用途	河北医科大学、北京大学
201110389551	一种广谱高效复合抗菌药物及其制备方法	河南工业大学、赵永亮
201210126343	一种双氯芬酸钠自乳化软膏	河南中医学院、河南风湿病医院
201210088219	一种非有机溶剂制备盐酸青藤碱缓释注射剂的方法	湖南正清制药集团股份有限公司、长沙原道医药科技开发有限公司
201210088836	一种非有机溶剂制备盐酸青藤碱巴布剂的方法	湖南正清制药集团股份有限公司、长沙原道医药科技开发有限公司
201210088388	一种非有机溶剂制备盐酸青藤碱注射剂的方法	湖南正清制药集团股份有限公司、长沙原道医药科技开发有限公司
201210089002	一种制备盐酸青藤碱滴眼剂的方法	湖南正清制药集团股份有限公司、长沙原道医药科技开发有限公司
201210088411	一种制备盐酸青藤碱滴眼剂的方法	湖南正清制药集团股份有限公司、长沙原道医药科技开发有限公司
201210088195	一种非有机溶剂制备盐酸青藤碱片剂的方法	湖南正清制药集团股份有限公司、长沙原道医药科技开发有限公司
201210088991	一种制备盐酸青藤碱胶囊剂的方法	湖南正清制药集团股份有限公司、长沙原道医药科技开发有限公司
201210088210	一种非有机溶剂制备盐酸青藤碱缓释片剂的方法	湖南正清制药集团股份有限公司、长沙原道医药科技开发有限公司
201210088378	一种非有机溶剂制备盐酸青藤碱膜控型肠溶片的方法	湖南正清制药集团股份有限公司、长沙原道医药科技开发有限公司

中国药学年鉴 CHINESE PHARMACEUTICAL YEARBOOK 2014

（续表）

专利号	发明专利名称	专利权人
201210088665	一种制备盐酸青藤碱大输液及冻干粉针剂的方法	湖南正清制药集团股份有限公司、长沙原道医药科技开发有限公司
201210089005	一种制备盐酸青藤碱大输液及冻干粉针剂的方法	湖南正清制药集团股份有限公司、长沙原道医药科技开发有限公司
200810037655	一类活性化合物在制备杀灭日本血吸虫药物中的应用	华东理工大学、中国疾病预防控制中心寄生虫病预防控制所、上海生物信息技术研究中心
201210023070	含有异羟肟酸结构的表鬼臼毒化合物及制备方法和用途	华东师范大学、中国科学院上海药物研究所
201210145318	5-氨基酮戊酸纳米粒及其制备方法和装置	华东医院、上海现代药物制剂工程研究中心有限公司
201010141256	二氢吡咯酮衍生物作为 Caspase-3 抑制剂	华南理工大学、中国科学院上海药物研究所
201110217998	取代的苯并吡喃酮类衍生物及其应用	华中科技大学、江苏恩华药业股份有限公司
201110220962	脂环并[c]苯并吡喃酮衍生物及其应用	华中科技大学、江苏恩华药业股份有限公司
200910060650	具有抗肿瘤活性的 2,3,4,7,8-多取代吡啶并[4,3-d]嘧啶衍生物	华中师范大学、中山大学肿瘤防治中心
201110098377	一种美托洛尔口服脉冲片及其制备方法和应用	暨南大学、珠海润都制药股份有限公司
200910208657	治疗关节炎的药物及其制备方法	贾世哲、美国太平洋生物公司
201010147534	O-去甲基-文拉法辛的谷氨酸盐的晶型、其制备方法及其在医药上的应用	江苏豪森医药集团有限公司、江苏豪森医药研究院有限公司
201010257447	奥美沙坦有机胺盐及其制备方法和用途	江苏豪森医药集团有限公司、江苏豪森医药研究院有限公司
200980154026	伊立替康或盐酸伊立替康脂质体及其制备方法	江苏恒瑞医药股份有限公司、上海恒瑞医药有限公司
201080002681	四氢咪唑并[1,5-a]吡嗪衍生物的盐,其制备方法及其在医药上的应用	江苏恒瑞医药股份有限公司、上海恒瑞医药有限公司
201080002682	C-芳基葡糖苷衍生物、其制备方法及其在医药上的应用	江苏恒瑞医药股份有限公司、上海恒瑞医药有限公司
201080021343	二氢喋啶酮类衍生物、其制备方法及其在医药上的应用	江苏恒瑞医药股份有限公司、上海恒瑞医药有限公司
200810043820	苯并含氮杂环衍生物及其在治疗神经精神疾病药物的应用	江苏恒谊药业有限公司、上海医药工业研究院
201110287980	肉桂多酚等组成的降血糖中药组合物及其制备方法	江苏九寿堂生物制品有限公司、中国药科大学
200910032158	注射用羟甲烟胺冻干粉针制剂及其制备方法	江苏开元医药化工有限公司、南京赛诺科技有限公司、安徽赛诺医药化工有限公司
201110373722	维 A 酸衍生物、其制备方法、其药物组合物及其在制备抗肿瘤药物中的应用	江苏省原子医学研究所、无锡市江原实业技贸总公司
201210239357	梓醇在制备抗卵巢衰老药物中的应用	江苏省中国科学院植物研究所、南京美福天然药物科技有限公司
200910025145	来氟米特片制剂及其制备方法	江苏亚邦爱普森药业有限公司、常州市亚邦医药研究所有限公司
200910035415	氨酚氯雷伪麻缓释片及其制备方法	江苏亚邦爱普森药业有限公司、江苏亚邦强生药业有限公司、常州市亚邦医药研究所有限公司
200910212688	一种双唑泰乳膏剂的制备方法	江苏亚邦强生药业有限公司、江苏亚邦爱普森药业有限公司、常州市亚邦医药研究所有限公司
200910232719	依卡倍特钠颗粒剂及其制备方法	江苏亚邦强生药业有限公司、江苏亚邦爱普森药业有限公司、常州市亚邦医药研究所有限公司
200910212687	一种头孢克肟片及胶囊的制备方法	江苏亚邦强生药业有限公司、江苏亚邦生缘药业有限公司、江苏亚邦爱普森药业有限公司
200910212686	莫西沙星口服制剂及其制备方法	江苏亚邦强生药业有限公司、江苏亚邦生缘药业有限公司、江苏亚邦爱普森药业有限公司
200910031291	一种吡咯烷碳青霉烯抗菌素的纯化方法	江苏正大天晴药业股份有限公司、上海医药工业研究院
201010253784	野漆树苷的提取方法及其制备药物用途	江西山香药业有限公司、江西青峰药物研究有限公司
200810208119	人参皂苷-Rd 丙二醇水溶液制备及其在制备抗炎、免疫抑制与抗器官移植排斥药物的新用途	兰州大学、广东泰禾医药科技有限公司
201110057829	一种吲哚美辛沙丁胺醇栓剂、其制备方法、检测方法和应用	丽珠集团丽珠制药厂、丽珠医药集团股份有限公司

（续表）

专利号	发明专利名称	专利权人
201010591868	一种伏立康唑栓剂及其制备方法和用途	丽珠集团丽珠制药厂、丽珠医药集团股份有限公司
200880007358	作为血管生成抑制剂的螺取代化合物	南京爱德程医药科技有限公司、正大天晴药业集团股份有限公司、美国爱德程实验室有限公司
201110253459	一种具有对外源致癌剂有解毒作用的生姜提取物的制备方法及其产品	南京财经大学、南京农业大学
201010114289	以氨基酸为稳定剂的聚合物胶束载药系统	南京泛太化工医药研究所、太极集团有限公司、太极集团四川太极制药有限公司
201010003433	3-(取代二氢异吲哚-2-基)-2,6-哌啶二酮晶体Ⅳ及其药用组合物	南京卡文迪许生物工程技术有限公司、许永翔
201110338041	醋酸阿比特龙多晶型物和药用组合物	南京卡文迪许生物工程技术有限公司、许永翔
201110006972	3-(取代二氢异吲哚-2-基)-2,6-哌啶二酮多晶型物和药用组合物	南京卡文迪许生物工程技术有限公司、严荣
201110032923	甲磺酸伊马替尼多晶型物和药用组合物	南京卡文迪许生物工程技术有限公司、严荣
201110031644	达沙替尼多晶型物及其制备方法和药用组合物	南京卡文迪许生物工程技术有限公司、严荣
201110033754	地西他滨冻干制剂及其制备方法	南京卡文迪许生物工程技术有限公司、严荣
201110006335	3-(取代二氢异吲哚-2-基)-2,6-哌啶二酮多晶型物和药用组合物	南京卡文迪许生物工程技术有限公司、严荣
201110065559	聚(4-苯乙烯磺酸-共聚-马来酸)钠盐的用途及其药物组合物	南京欧睿医药科技有限公司、南京大学
201110324561	一种脑苷脂 B 化合物的应用	南京医科大学、浙江大学、厦门大学
201210168716	左旋奥拉西坦的冻干粉针剂及其制备工艺	南京优科生物医药研究有限公司、南京优科生物医药有限公司、南京优科制药有限公司
201210105923	一种莫西沙星片剂及其制备方法	南京优科生物医药有限公司、南京优科生物医药研究有限公司、南京优科制药有限公司
201110337537	一种埃索美拉唑钠的冻干粉针剂及其制备方法	南京优科制药有限公司、南京优科生物医药研究有限公司、南京优科生物医药有限公司
201010603181	雷贝拉唑钠肠溶微丸及其制备方法	南京长澳医药科技有限公司、南京长澳制药有限公司
200610106502	大黄酸或大黄酸类化合物的复合物在制备治疗骨关节炎药物中的应用	南京中敬医药科技研究所、丛晓东
200610106516	大黄酸或大黄酸类化合物的复合物、其制备方法及其在制备治疗糖尿病肾病药物中的应用	南京中敬医药科技研究所、丛晓东
201110148433	延缓 α-糖苷酶抑制剂吸收及增强降糖药效的口服制剂	南开大学、天津中新药业集团股份有限公司隆顺榕制药厂
201010534629	吲哚满二酮衍生物及其在制备抗超级耐药菌药物中的用途	南开大学、中国科学院微生物研究所
201110187762	复方降压药物组合物及复方降压片剂	宁夏康亚药业有限公司、沈阳药大制剂新技术有限公司
201210055279	一种替吉奥的口服制剂	齐鲁制药(海南)有限公司、齐鲁制药有限公司
201210300353	一种含泊那珠利的溶液剂及其制备方法	青岛康地恩药业股份有限公司、菏泽普恩药业有限公司
201110004582	抑制肿瘤生长及血管生成的寡聚核酸组合物及其应用	清华大学深圳研究生院、上海吉玛制药技术有限公司
200810110686	可用于乙型肝炎病毒感染治疗的 RNA 干扰靶点	厦门大学、养生堂有限公司
200810110007	可用于艾滋病治疗的 RNA 干扰靶点	厦门大学、养生堂有限公司
201010225722	柯里拉京在制备抗肿瘤药物中的应用	厦门华侨亚热带植物引种园、复旦大学附属妇产科医院
201010120251	苯胺喹唑啉衍生物及其制备方法	陕西师范大学、正大天晴药业集团股份有限公司
201210281717	一种制备甲磺酸酚妥拉明冻干粉针剂的方法	上海复旦复华药业有限公司、上海复旦复华科技股份有限公司
200910145237	(R)-7-[3-氨基-4-(2,4,5-三氟-苯基)-丁酰]-3-三氟甲基-5,6,7,8-四氢-咪唑并[1,5-a]吡嗪-1-羧酸甲酯的盐	上海恒瑞医药有限公司、江苏恒瑞医药股份有限公司
201110324268	氟碳化合物与环糊精包合物及其制备方法	上海纳米技术及应用国家工程研究中心有限公司、上海长征医院
200710047915	喹唑啉酮衍生物及其制备方法和用途	上海特化医药科技有限公司、中国科学院上海药物研究所
201210122530	具有微孔的海绵状的氢溴酸右美沙芬膜剂及其制备方法	上海现代药物制剂工程研究中心有限公司、海南康芝药业股份有限公司
201210110883	含奥昔布宁的立方水质液晶凝胶经皮吸收制剂及其制法	上海现代药物制剂工程研究中心有限公司、上海现代制药股份有限公司

中国药学年鉴 CHINESE PHARMACEUTICAL YEARBOOK 2014

（续表）

专利号	发明专利名称	专利权人
201210138173	具有微孔的海绵状的盐酸昂丹司琼膜剂及其制备方法	上海现代药物制剂工程研究中心有限公司、上海现代制药股份有限公司
201210111164	基于多层液晶骨架的、含有活性物质的凝胶组合物及制法	上海现代药物制剂工程研究中心有限公司、上海现代制药股份有限公司
201210135274	具有微孔的海绵状的阿塞那平舌下膜剂及其制备方法	上海现代药物制剂工程研究中心有限公司、四川科伦药业股份有限公司
200910201002	毛萼乙素纳米混悬剂及其制备方法	上海现代药物制剂工程研究中心有限公司、中国科学院昆明植物研究所、云南省药物研究所
200910194671	一种从积雪草中制备积雪草总酸、积雪草酸、羟基积雪草酸的方法及所得制备物的用途	上海新康制药厂、上海师大科技开发总公司
200910195435	一种稳定的青蒿琥酯盐酸阿莫地喹复方片及其制备方法	上海星泰医药科技有限公司、桂林南药股份有限公司、上海复星医药（集团）股份有限公司
200910206250	一种含樱黄素的药物组合物及其在制药中的应用	上海医药工业研究院、上海先导药业有限公司
200910206251	一种含红车轴草素的药物组合物及其在医药上的应用	上海医药工业研究院、上海先导药业有限公司
200910198841	一种阿奇霉素缓释微球、干混悬剂，制备方法及用途	上海医药工业研究院、上海现代药物制剂工程研究中心有限公司
200880123972	利凡斯的明的制备方法、其中间体以及中间体的制备方法	上海医药工业研究院、浙江海正药业股份有限公司
200910247347	一种右旋佐匹克隆固体制剂及其制备方法	上海中西制药有限公司、上海中西三维药业有限公司
200910247346	赛米司酮固体制剂及其制备方法	上海中西制药有限公司、上海中西三维药业有限公司
200910247361	一种固体制剂及其制备方法	上海中西制药有限公司、上海中西三维药业有限公司
200910247350	一种阿立哌唑固体制剂及其制备方法	上海中西制药有限公司、上海中西三维药业有限公司
200910247348	一种佐匹克隆固体制剂及其制备方法	上海中西制药有限公司、上海中西三维药业有限公司
201110210126	一种马钱子碱免疫纳米微粒的制备方法	上海中医药大学附属普陀医院、上海医药工业研究院、上海师范大学
201010263205	治疗慢性肝病的药物组合物及其应用	上海中医药大学附属曙光医院、上海中医药大学
200910187867	氯唑那多-普罗雌烯阴道用自乳化微乳软胶囊及其制备方法	沈阳沃森药物研究所、沈阳红旗制药有限公司
200710157940	具有α-葡萄糖苷酶抑制活性的2H-1-苯并吡喃-2-酮类化合物及其组合物与制备方法	沈阳药科大学、成都地奥制药集团有限公司
200710011464	具有醛糖还原酶抑制活性的4-氧代-1（4H）-喹啉羧酸类化合物、组合物及其制备方法	沈阳药科大学、宁夏康亚药业有限公司
200910242910	一种抗真菌剂1-(4-氯-2H-苯并[b]噻喃-3-甲醛)缩氨基(硫)脲衍生物	沈阳药科大学、四川科伦药业股份有限公司
200910242030	抗菌剂-2,3,4,5-四氢-4H-苯并[b]噻喃并[4,3-c]吡唑-2-甲酰胺衍生物	沈阳药科大学、四川科伦药业股份有限公司
201110152919	沙奎那韦琥珀酸半酯盐及其制剂	沈阳亿灵医药科技有限公司、关屹
201010590132	桂哌齐特酸加成盐及其制备方法	沈阳亿灵医药科技有限公司、关屹
200810040105	苯并噻吩烷醇哌嗪衍生物及其作为抗抑郁症药物的应用	石药集团中奇制药技术（石家庄）有限公司、上海医药工业研究院
201210196307	一种曲司氯铵控释胶囊及其制备方法	寿光富康制药有限公司、潍坊和康生物技术有限公司
200910058067	螺环二烯酮衍生物及其制备方法和用途	四川大学、泸州医学院附属医院
201010608850	一种慢性全身性猴帕金森病模型的制备方法	四川大学华西医院、成都华西海圻医药科技有限公司、国家成都中药安全性评价中心
201010274015	一种急性全身性猴帕金森病模型及其药物筛选方法	四川大学华西医院、成都华西海圻医药科技有限公司、国家成都中药安全性评价中心
200810147545	2-甲基哌嗪氟喹诺酮化合物及其制备方法和应用	四川科伦药物研究有限公司、四川科伦药业股份有限公司
201110041003	一种使盐酸法舒地尔对光稳定的方法以及由此方法得到的组合物	天津南开允公医药科技有限公司、南开允公药业有限公司
201010292275	一种含有伊班膦酸的药物组合物及制备工艺	天津南开允公医药科技有限公司、南开允公药业有限公司

（续表）

专利号	发明专利名称	专利权人
201210552335	一种左乙拉西坦药物组合物及其制备方法	天津南开允公医药科技有限公司、南开允公药业有限公司、西藏林芝百盛药业有限公司
201010153685	含笑内酯的制备方法	天津尚德药缘科技有限公司、南开大学
201010153701	含笑内酯衍生物,其药物组合物及其制备方法和用途	天津尚德药缘科技有限公司、南开大学
201210082216	吲哚满二酮缩氨基硫脲类化合物在制备抑制 NDM-1 活性的药物中的应用	天津市国际生物医药联合研究院、南开大学
201210116133	一种碳酸司维拉姆的可以在水中分散的片剂	天津太平洋制药有限公司、北京悦康科创医药科技有限公司
201010536653	6-(4-氯苯基)-2,2-二甲基-7-苯基-2,3-二氢基-吡咯哩嗪-5-乙酸硝酸丁酯晶体及其制备方法和应用	天津药物研究院、天津红日药业股份有限公司
201010173983	一种普萘洛尔及其盐类口服择时控释微丸制剂	天津药物研究院、天津泰普药品科技发展有限公司
201110098724	一种用于增强人体免疫力、促进生长发育的制剂	威海康博尔生物药业有限公司、中国人民解放军第二炮兵总医院
201110265851	含环己酮的姜黄素单羰基结构类似物及其用途	温州医学院生物与天然药物开发中心有限公司、温州医学院
201110431896	一种治疗胃及十二指肠溃疡药物新的制剂及制备方法	无锡济民可信山禾药业股份有限公司、江西济民可信集团有限公司
201110431897	一种复方环丙沙星滴眼液的配方及制备方法	无锡济民可信山禾药业股份有限公司、江西济民可信集团有限公司
201110049348	法舒地尔衍生物及其制备方法	武汉启瑞药业有限公司、上海美悦生物科技发展有限公司
201010103723	具有降低绝经期妇女骨相关疾病发病风险的接骨木活性部位及其应用	香港理工大学深圳研究院、暨南大学
201110200381	高生物利用度改性果胶制备工艺及抗肿瘤应用	新乡医学院、浙江果源康品生物科技有限公司
200910051538	表面修饰的沙丁胺醇混悬型非氟利昂吸入气雾剂及制法	扬州市三药制药有限公司、上海医药工业研究院
200910164211	帕洛诺司琼、盐酸帕洛诺司琼的制备方法及注射剂	扬子江药业集团四川海蓉药业有限公司、扬子江药业集团有限公司
200910308345	兰索拉唑固体制剂的制备方法	扬子江药业集团四川海蓉药业有限公司、扬子江药业集团有限公司
201110163552	2-[(取代苯氨基)羰基甲硫基]-6-环己甲基-3H-嘧啶-4-酮类化合物、其合成方法及用途	云南大学、中国人民解放军军事医学科学院微生物流行病研究所
201010277579	1,2,3,4,5,6,7,8-八氢-9-苯乙酰胺基吖啶及制备方法和药用用途	长春华洋高科技有限公司、江苏神尔洋高科技有限公司
201210337208	使用羟丙基纤维素制备的高稳定性的缓释片	浙江诚意药业有限公司、中国药科大学
201210179804	甘露糖修饰的固体脂质纳米粒复合凝胶及其制备方法	浙江大学、常州市南方卫生器材厂有限公司
201110363959	4-羟基水杨酰苯胺在制备抗肿瘤药物中的应用	浙江大学、中国科学院上海药物研究所
200910099574	一种管道化合成酮洛芬的方法	浙江工业大学、浙江九洲药业股份有限公司
200580044838	嘧啶酮类化合物及其制备和用途	浙江海正药业股份有限公司、姚辉
200880111720	组蛋白去乙酰化酶抑制剂及其制备和用途	浙江海正药业股份有限公司、中南大学
200910200557	一种二氢异香豆素葡萄糖苷化合物及其制备方法与应用	浙江京新药业股份有限公司、内蒙古京新药业有限公司
201110329347	提高维生素 A 或维生素 D₃ 微胶囊流散性和堆密度的方法	浙江新维普添加剂有限公司、浙江大学、浙江新和成股份有限公司
200810084391	咖啡酰奎宁酸含氮衍生物及其制备方法和其药物组合物及用途	浙江医药股份有限公司新昌制药厂、吴章桂
200910060122	一种三萜皂甙衍生物及其制备方法和用途	中国科学院成都生物研究所、成都地奥制药集团有限公司
200910024698	DPP-IV 抑制剂	中国科学院广州生物医药与健康研究院、江苏正大天晴药业股份有限公司
201110188691	吡咯并嘧啶酮类 DPP-IV 抑制剂	中国科学院广州生物医药与健康研究院、正大天晴药业集团股份有限公司
201010229405	杂环并嘧啶酮类 DPP-IV 抑制剂	中国科学院广州生物医药与健康研究院、正大天晴药业集团股份有限公司
201110112717	咖啡酰奎宁酸类化合物的新用途	中国科学院化学研究所、中国科学院生物物理研究所

（续表）

专利号	发明专利名称	专利权人
201110055201	抗 EV71 的黄酮类化合物，及其在制药中的应用	中国科学院昆明植物研究所、中国科学院广州生物医药与健康研究院
201110435559	低分子量岩藻糖化糖胺聚糖的羧基还原衍生物及其制备方法与用途	中国科学院昆明植物研究所、中国科学院昆明动物研究所
200880023868	5-甲基-1,3 苯二酚或其衍生物用于制备治疗或预防抑郁症的药物或功能食品中的用途	中国科学院昆明植物研究所、中国科学院昆明动物研究所、昆明晶镖生物科技有限公司
201010219311	棉酚衍生物在制备抗肿瘤药物中的应用	中国科学院上海生命科学研究院、中国科学院上海高等研究院
200710039615	非甾体类孕激素受体调节剂及其制备方法、药物组合物和用途	中国科学院上海药物研究所、国家新药筛选中心
201010272470	芳甲胺类衍生物及其药物组合物、制备方法和用途	中国科学院上海药物研究所、华东理工大学、上海中医药大学
201010109734	含有二氯乙酰氧基的铂（Ⅱ）类抗癌配合物	中国科学院上海药物研究所、昆明贵金属研究所
201010624875	新型苯并噁嗪噁唑烷酮类化合物及其制备方法和用途	中国科学院上海药物研究所、南京长澳医药科技有限公司
201010176477	新型截短侧耳素类化合物、其药物组合物及其制备方法和用途	中国科学院上海药物研究所、南京长澳医药科技有限公司
200810200896	一种酰胺类化合物、其药物组合物及其制备方法和用途	中国科学院上海药物研究所、上海靶点药物有限公司
201110034154	含氮原子的青蒿素二聚体、其制备方法及用途	中国科学院上海药物研究所、上海市计划生育科学研究所
200780101081	一类嘧啶取代苯丙酸衍生物及其作为 PPAR 激动剂的用途	中国科学院上海药物研究所、上海长征医院
200910199731	人 miR-129* 反义核酸及其应用	中国科学院上海药物研究所、苏州吉玛基因药物科技有限公司
200910199734	人 miR-125a-5p 反义核酸及其应用	中国科学院上海药物研究所、苏州吉玛基因药物科技有限公司
200910199735	人 miR-193b 反义核酸及其应用	中国科学院上海药物研究所、苏州吉玛基因药物科技有限公司
200910199733	人 miR-149 反义核酸及其应用	中国科学院上海药物研究所、苏州吉玛基因药物科技有限公司
201010149856	苯并杂环类化合物及其制备方法和用途	中国科学院上海药物研究所、天津红日药业股份有限公司
201110193121	异黄酮类化合物的用途	中国科学院上海药物研究所、中国科学院昆明动物研究所
200910241691	一种低聚原花青素及其提取方法	中国科学院生物物理研究所、丹东晨星越橘科技发展有限公司
201010170409	从中药中筛选 SARS 冠状病毒主蛋白酶抑制剂的方法以及筛选得到的 SARS 冠状病毒主蛋白酶抑制剂	中国科学院生物物理研究所、清华大学、南开大学
200910235347	从中药中筛选 SARS 冠状病毒主蛋白酶抑制剂的方法	中国科学院生物物理研究所、清华大学、南开大学
201010148247	喹唑啉酮衍生物及制备方法和应用	中国人民解放军第二军医大学、黑龙江成功药业有限公司
201010229355	2-丙烯酰 X 基-3-取代苯基丙酸类化合物及其用途	中国人民解放军第二军医大学、华东理工大学
201110267032	皂苷化合物及其制备方法与在制备免疫佐剂中的应用	中国人民解放军第二军医大学、中国科学院上海有机化学研究所
200810180203	芳酰胺基噻唑类衍生物及其制备方法和用途	中国人民解放军军事医学科学院毒物药物研究所、北京大学
200810180204	三取代的手性内酰胺类衍生物及其制备方法和用途	中国人民解放军军事医学科学院毒物药物研究所、北京大学
201010191009	一种磁性复合物及其制备方法和用途	中国人民解放军军事医学科学院毒物药物研究所、成都一平医药科技发展有限公司
201010167908	联苯双酯的药物组合物	中国人民解放军军事医学科学院毒物药物研究所、御盛隆堂药业有限责任公司
200910119525	戊乙奎醚光学异构体的有机酸盐	中国人民解放军军事医学科学院毒物药物研究所、云南绿野生物医药有限公司
200810178611	戊乙奎醚的光学异构体及其药物组合物和用途	中国人民解放军军事医学科学院毒物药物研究所、云南绿野生物医药有限公司

中国药学年鉴 CHINESE PHARMACEUTICAL YEARBOOK 2014

（续表）

专利号	发明专利名称	专利权人
201110125279	一类非肽类抗凝血酶抑制剂、其制法以及医药用途	中国药科大学、合肥医工医药有限公司
201110093276	CA-4 衍生物、其制法及其医药用途	中国药科大学、合肥医工医药有限公司
201210112830	关附甲素、关附庚素的新用途	中国药科大学、吉林敖东洮南药业股份有限公司
201210101703	苯并杂环类化合物、其制备方法及其医药用途	中国药科大学、江苏联环药业股份有限公司
200910085984	2,4-二甲氧基反式芪的新用途	中国医学科学院基础医学研究所、中国医学科学院药用植物研究所
200610080890	三尖杉宁碱衍生物、及其制法和其药物组合物与用途	中国医学科学院药物研究所、北京科莱博医药开发有限责任公司
200810103059	双环醇的两种晶型物质、其制法和其药物组合物与用途	中国医学科学院药物研究所、北京协和药厂
200810102728	尼群地平的一种优势晶型、其制法和其药物组合物与用途	中国医学科学院药物研究所、山东益康药业有限公司
200710146391	3-氨基-7-二烷基胺基取代吩噻嗪类化合物及其制法和用途	中国医学科学院药物研究所、中国医学科学院输血研究所
201010133858	双活性成分抗肿瘤药物及其应用	中国医学科学院医药生物技术研究所、浙江普洛康裕制药有限公司
201010133844	具有抗肿瘤作用的药物组合物及其应用	中国医学科学院医药生物技术研究所、浙江普洛康裕制药有限公司
201010151873	一种具有抗菌和抗肿瘤活性的化合物、制备方法与用途	中国医药集团总公司四川抗菌素工业研究所、大正制药株式会社
201110226536	一种注射用头孢雷特 C 型结晶组合物及其制备方法	中国医药集团总公司四川抗菌素工业研究所、江苏省赛诺雅生物医药科技有限公司
200810167101	一种治疗心脑血管系统疾病新化合物及其制备方法、用途	中国中医科学院中药研究所、朝晖生物科技有限公司
201110069233	兰索拉唑晶型及其制备方法和应用	中山大学、峨眉山通惠制药有限公司
200810028618	醌类化合物 BostRycin 及其制备方法与抗肿瘤应用	中山大学、广东肇庆星湖生物科技股份有限公司
201110093613	一种双脂肪氨基取代吲哚喹啉衍生物及其制备方法和制备抗肿瘤药物中的应用	中山大学、湘北威尔曼制药股份有限公司、广州威尔曼新药研发有限公司
201010596204	一种替卡西林钠克拉维酸钾冻干粉及其制剂和制备方法	重庆福安药业(集团)股份有限公司、重庆市庆余堂制药有限公司

二、含有无机成分的药品发明专利

1 专利权人为国内企业

201110144682	一种富勒烯封端的聚天门冬氨酸苄酯及其制备方法	安徽丰原淮海制药有限公司
201210417847	一种儿童用复合碳酸钙/维生素 D3 颗粒剂及其制备方法	北京康远制药有限公司
201210001922	包含高乌甲素和碘的药物组合物	北京人福军威医药技术开发有限公司
201010237569	一种用于杀灭病毒的皮肤黏膜消毒剂	北京施耐克生物制药有限公司
201010249335	朱砂粉中药饮片的炮制方法	北京同仁堂(亳州)饮片有限责任公司
201210283203	碳酸钠在制备热凝固法治疗子宫肌瘤药物中的用途	滨海金桥医药科技(北京)有限公司
201010622105	一种十八复方氨基酸注射液及其制备方法	辰欣药业股份有限公司
200910167850	一种纳米尺寸亚砷酸的壳聚糖包载体及其制造方法	广汉恒宇新材料有限公司
201110449580	氟苯尼考锌螯合物注射液及其制备方法	广州市和生堂动物药业有限公司
201210516808	一种脂肪乳注射液和复方氨基酸注射液的药物组合物	海南百思特医药科技有限公司
201210140985	一种抗实验比格犬运输应激的营养组合物	海南海药物安全性评价研究有限责任公司
201210496855	一种克林霉素磷酸酯的药物组合物	海南锦瑞制药股份有限公司
201210052450	一种氯化钾脂质体注射剂	海南灵康制药有限公司
201110228024	一种多维矿物片剂	杭州海王生物工程有限公司
201110233844	一种醋酸钠林格注射液及其制备方法	湖北博瑞佳医药科技有限公司
201010291008	一种蒙脱石制剂的制备方法	济南康众医药科技开发有限公司
201010273312	一种蒙脱石制剂的含量测定方法	济南康众医药科技开发有限公司
201110235692	一种含多种维生素和矿物质的薄膜包衣片及其制备工艺	江门市新会区光华生物科技有限公司
201210193267	一种复方奥美拉唑胶囊及其制备方法	江苏润邦药业有限公司
201210264635	一种混合糖电解质注射液及其制备方法	江苏正大丰海制药有限公司
201010182576	一种治疗肺癌的药物组合物	昆明制药集团股份有限公司

中国药学年鉴

CHINESE PHARMACEUTICAL YEARBOOK 2014

(续表)

专利号	发明专利名称	专利权人
201110174861	一种羟乙基淀粉注射液及其制备方法	辽宁海神联盛制药有限公司
201210193970	庆大霉素碳酸铋胶囊内容物肠道释放微丸的制备方法	辽宁王牌速效制药有限公司
201110266427	一种炉甘石粉的生产方法	马应龙药业集团股份有限公司
201210211490	一种硫酸锌糖浆口服液体制剂	马应龙药业集团股份有限公司
201110462596	一种碘甘油乳头浸剂及其制备方法	内蒙古瑞普大地生物药业有限责任公司
200910260102	一种碳酸钙泡腾剂及其制备方法	山东达因海洋生物制药股份有限公司
200910046700	一种成膜型碘消毒剂及其制备方法	上海利康消毒高科技有限公司
201010600515	一种生活消毒液的制备方法	韶关蓝威消毒药业有限公司
201210134450	一种聚维酮碘口服液及其制备方法	深圳市安多福动物药业有限公司
201110006521	一种杀菌止血粉及其制备方法和应用	深圳市源兴纳米医药科技有限公司
200810011597	金属镧药学上可接受的盐或其氧化物的用途	沈阳华泰药物研究有限公司
201110404909	用于杀灭病毒的皮肤黏膜消毒剂	施耐克江苏生物制药有限公司
201110115702	磷酸钠盐液体制剂	四川健能制药有限公司
201010529418	一种高能量营养输液及其制备方法	四川科伦药物研究有限公司
201010529682	一种高能量营养输液及其制备方法	四川科伦药物研究有限公司
201210157703	一种含二甲基硅油的医药芒硝口服液制造工艺	四川省川眉芒硝有限责任公司
201210158847	含调味剂药用芒硝的制造工艺	四川省川眉芒硝有限责任公司
201210157682	高纯度医药芒硝口服液的制造工艺	四川省川眉芒硝有限责任公司
201010208559	一种复合磷酸氢钾注射液的生产方法	苏州天马医药集团天吉生物制药有限公司
201220716917	阴道炎症治疗栓	天津海明医疗用品有限公司
201210131413	一种甘油果糖氯化钠注射液	天津金耀集团有限公司
201210289656	一种鼻腔保健清洁液及其制备方法	天津市星河系科技有限公司
201010104908	明目上清片的检测方法	天津中新药业集团股份有限公司隆顺榕制药厂
201110458968	镁加铝咀嚼片及其制备方法	浙江丽水众益药业有限公司
201010168711	一种制备雄黄粉的方法及装置	郑州瑞龙制药股份有限公司
201110147491	一种克咳制剂的制备方法	中山市中智药业集团有限公司
201210001044	一种铝碳酸镁片	重庆华森制药有限公司

2 专利权人为国内大学

201110332673	一种聚合物包裹杂多酸纳米杂化材料的制备及其抗肿瘤活性	北京化工大学
201110338589	具有抗氧化活性的氧化铁纳米粒水凝胶剂	东南大学
201010184976	一种 NaHS 微囊包裹药物制剂及其制备方法	复旦大学
201210052746	一种顺铂超分子胶束前药的制备方法	华东师范大学
200810156064	一种含锶和氟复合纳米羟基磷灰石及其制备方法	江苏大学
200710200034	一种含有朱砂浸出液的药物组合物及其应用	兰州大学
201210224142	一种靶向传递金刚烷顺铂抗癌前药的超分子组装体及制备	南开大学
201110436402	一种防治尿结石的药物及其制备方法和应用	上海海洋大学
201010501375	基于氢为治疗物质的药物制剂及其制备方法	泰山医学院
201210072654	利多卡因纳米磷酸钙制剂及其制备方法	天津大学
201110084034	一种硫酸软骨素纳米硒及其制备方法	西安交通大学
201210106574	硫酸铝铵十二水在制备抗肿瘤基质金属蛋白酶抑制剂中的应用	西北大学
201210180631	一种水溶性富勒烯及其制备应用方法	郑州大学
201210114601	一种含有海洋深层水的保健饮用液在制备预防或治疗代谢综合征的药物或保健品中的应用	中国海洋大学

3 专利权人为国内研究所

201110347864	一种大分子-顺铂复合物及其制备方法与应用	南京泛太化工医药研究所
201210053947	一种多肽锌铁补剂的制备方法	浙江省海洋开发研究院
201210034430	顺铂配合物及其制备方法	中国科学院长春应用化学研究所

4 专利权人为国内医院

201320095303	一种自适形防渗出芒硝贴	湖州市中医院
200910051409	中药复方制剂砷蓥参及其制备方法和在制备抗肿瘤药物中的应用	上海交通大学医学院附属瑞金医院

（续表）

专利号	发明专利名称	专利权人
	5 专利权人为国内其他（无）	
	6 专利权人为国内共有	
201110287007	用于治疗高磷血症的碳酸镧纳米颗粒、其制备方法及用途	北京大学、河南大学、北京中惠药业有限公司、河北师范大学
201010111846	中性补钙制剂	北京新世纪达康生物科技开发有限责任公司、杨昭
200910050261	防治宫颈糜烂的宫颈帽及其制备方法	上海市计划生育科学研究所、嘉兴市舒福特生物科技有限公司
201110262839	含质子泵抑制剂、NSAID 和抗酸剂的药物制剂	沈阳亿灵医药科技有限公司、关屹
201010575729	一种多种微量元素注射液药物组合物及其制备方法	西藏海思科药业集团股份有限公司、辽宁海思科制药有限公司、四川海思科制药有限公司

三、含天然成分的药品发明

1 专利权人为国内企业

专利号	发明专利名称	专利权人
201010046508	活血止痛膏的质量检测方法	安徽安科余良卿药业有限公司
201110144685	一种治疗腱鞘炎的药物组合物及其制备方法	安徽丰原淮海制药有限公司
201110268473	一种治疗贫血的中药组合物及其制备方法	安徽丰原淮海制药有限公司
201110363635	一种治疗肝炎的中药组合物及其制备方法	安徽丰原药业股份有限公司
201110347084	一种治疗糖尿病、高血糖、高血压、高血脂的中药组合物	安徽黄山云乐灵芝有限公司
201010245444	一种治疗心血管疾病的植物药泽兰总黄酮及其制备方法	安徽科创中药天然药物研究所有限责任公司
201110314683	一种治疗风湿骨痛的蛇药酒擦剂	安徽来福高科股份有限公司
201010148970	一种从银杏叶中提取总黄酮甙的方法	安徽省瑞森生物科技有限责任公司
201210066880	一种治疗乳癣的中药组合物及其制备方法	安康正大制药有限公司
201110308411	一种利尿的中药组合物及其制备方法和应用	蚌埠丰原涂山制药有限公司
201110304420	一种治疗消渴症的中药组合物及其制备方法	蚌埠丰原涂山制药有限公司
201110304449	一种用于治疗乳腺增生症的中药组合物及制备方法	蚌埠丰原涂山制药有限公司
201110258945	一种乳增宁颗粒剂及其制备方法	蚌埠丰原涂山制药有限公司
201110304440	一种治疗带下症的中药组合物及其制备方法	蚌埠丰原涂山制药有限公司
201110452511	一种治疗过敏性鼻炎的中药组合物及其制备方法	蚌埠丰原涂山制药有限公司
201110387158	保护胃黏膜、养胃、护胃的组合物及其制备方法	宝健（中国）日用品有限公司
201010548530	一种药物组合物在制备治疗病毒性感冒药物中的应用	保定步长天浩制药有限公司
201210025507	用甘草水提物制作的口服矿物药	保定冀中药业有限公司
201110294921	一种珍珠母内层粉喷雾剂的制备方法	北海阳光药业有限公司
201110317065	中草药银杏叶提取物在制备减肥降脂药物或制备具有脂肪酶活性抑制作用的药物中的应用	北京北大维信生物科技有限公司
201110317478	中草药凌霄花提取物在制备减肥降脂药物或制备具有脂肪酶活性抑制作用的药物中的应用	北京北大维信生物科技有限公司
201110317366	中草药茉莉花提取物在制备减肥降脂药物或制备具有脂肪酶活性抑制作用的药物中的应用	北京北大维信生物科技有限公司
201110317641	中草药诃子提取物在制备减肥降脂药物或制备具有脂肪酶活性抑制作用的药物中的应用	北京北大维信生物科技有限公司
201110317513	中草药木蝴蝶提取物在制备减肥降脂药物或制备具有脂肪酶活性抑制作用的药物中的应用	北京北大维信生物科技有限公司
200910089655	一种治疗抑郁症的药物及其制备方法	北京北大维信生物科技有限公司
201110317639	中草药川芎提取物在制备减肥降脂药物或制备具有脂肪酶活性抑制作用的药物中的应用	北京北大维信生物科技有限公司
201110317487	中草药菊花提取物在制备具有脂肪酶活性抑制作用的药物中的应用	北京北大维信生物科技有限公司
201110317402	中草药绞股蓝的醇提取物在制备具有脂肪酶活性抑制作用的药物中的应用	北京北大维信生物科技有限公司
201110317651	中草药葛根提取物在制备具有脂肪酶活性抑制作用的药物中的应用	北京北大维信生物科技有限公司
201110317637	中草药番泻叶提取物在制备减肥降脂药物或制备具有脂肪酶活性抑制作用的药物中的应用	北京北大维信生物科技有限公司
201110317500	中草药苦参提取物在制备减肥降脂药物或制备具有脂肪酶活性抑制作用的药物中的应用	北京北大维信生物科技有限公司

（续表）

专利号	发明专利名称	专利权人
201110317371	中草药丹参提取物在制备减肥降脂药物或制备具有脂肪酶活性抑制作用的药物中的应用	北京北大维信生物科技有限公司
201110317415	中草药黄芩提取物在制备具有脂肪酶活性抑制作用的药物中的应用	北京北大维信生物科技有限公司
201110317662	中草药首乌藤提取物在制备减肥降脂药物或制备具有脂肪酶活性抑制作用的药物中的应用	北京北大维信生物科技有限公司
201110317507	中草药枳实提取物在制备减肥降脂药物或制备具有脂肪酶活性抑制作用的药物中的应用	北京北大维信生物科技有限公司
201110317410	中草药枳壳提取物在制备减肥降脂药物或制备具有脂肪酶活性抑制作用的药物中的应用	北京北大维信生物科技有限公司
201110317414	中草药枸杞子的水提取物在制备具有脂肪酶活性抑制作用的药物中的应用	北京北大维信生物科技有限公司
201110317373	中草药芦荟提取物在制备减肥降脂药物或制备具有脂肪酶活性抑制作用的药物中的应用	北京北大维信生物科技有限公司
201110317663	中草药姜黄的醇提取物在制备具有脂肪酶活性抑制作用的药物中的应用	北京北大维信生物科技有限公司
201210120553	一种抗疲劳的中药组合物及其制备方法和应用	北京北陆药业股份有限公司
201010545146	一种有降糖兼具抗氧化疗效的中药组合物及其制备方法	北京博远欣绿科技有限公司
201110271100	一种外用治疗瘰证的中药物组合物及其制备方法和检测方法	北京创立科创医药技术开发有限公司
201010558361	一种治疗小儿感冒或感冒后咳嗽的药物组合物及其制备方法	北京东方运嘉科技发展有限公司
200810084964	紫檀水提取物用作直接血管舒张剂的制备方法及其应用	北京富华安德生物医药科技开发有限公司
200810084961	紫檀乙醇提取物用作内皮依赖血管舒张剂的制备方法及应用	北京富华安德生物医药科技开发有限公司
201110154235	一种具有延缓衰老功效的银杏叶提取物及其制备方法与应用	北京华夏众芳生物科技有限公司
201110158013	一种具有驱蚊止痒功效的中药组合物、制剂及其制备方法	北京华夏众芳生物科技有限公司
201210209947	一种具有防脱控油功效的中药提取物及其制备方法与应用	北京华夏众芳生物科技有限公司
200710166154	丹参素钠纯品的制备方法	北京环京弘方生物科技有限公司
201110274477	一种治疗脑中风的中药组合物及其制备方法	北京建生药业有限公司
201010209310	一种水飞蓟综合利用的优化方案	北京京卫燕康药物研究所有限公司
201210203631	一种用于治疗痛风的中药组合物及其制备方法和应用	北京九和药业有限公司
200810184560	一种地黄配方颗粒及其制备方法和质量控制方法	北京康仁堂药业有限公司
200810184559	一种炒苦杏仁配方颗粒及其制备方法和检测方法	北京康仁堂药业有限公司
200710084533	治疗糖尿病的白背三七药物制剂	北京旷世伟业科技发展有限责任公司
200810239974	用于降低血糖与血脂和治疗糖尿病的药物组合物	北京利千秋科技发展有限公司
200810239975	用于降低血糖与血脂和治疗糖尿病的药物组合物	北京利千秋科技发展有限公司
200810239991	用于降低血糖的药物组合物	北京利千秋科技发展有限公司
200810240000	用于降低血糖与血脂的药物组合物	北京利千秋科技发展有限公司
200810239992	用于降低血糖的药物组合物	北京利千秋科技发展有限公司
201110116571	一株发酵乳杆菌及其应用	北京龙科方舟生物工程技术有限公司
200980107443	含岩藻黄素提取物的组合物	北京绿色金可生物技术股份有限公司
200910237539	功能高分子膜在去除中药中重金属的应用	北京欧凯纳斯科技有限公司
201110242845	一种抗肿瘤药物组合物及其制备方法	北京普瑞博思投资有限公司
201210057426	具有降血糖功效的外用中药组合物、制剂及其制备方法	北京千基恒饮料销售有限公司
201010609821	一种增强免疫力的药物组合物及其制备方法和应用	北京润康普瑞生物技术有限公司
201010536580	一种降血脂中药组合物及其制备方法和应用	北京润康普瑞生物技术有限公司
200810119496	一种含有褐藻多糖硫酸酯和蜂胶的组合物和其应用	北京世纪博康医药科技有限公司
201110178870	一种治疗肠易激综合征的药物组合物	北京天地外医药科技有限公司
201110095095	一种防治甲型流感的中药组合物及其制备方法和用途	北京天福莱生物科技有限公司
201110105064	一种清脑止痛制剂	北京天力正元医药技术开发有限公司
201010249353	珍珠粉中药饮片的炮制方法	北京同仁堂（亳州）饮片有限责任公司
201110350076	中药材无硫化处理方法	北京同仁堂健康药业（福州）有限公司
201110324154	一种具有益肾填精、补气养血功效的中药组合物	北京同仁堂天然药物有限公司
201110355501	一种治疗糖尿病的药物复方制剂及其制备方法	北京万辉双鹤药业有限责任公司
200610087480	黄芩天然活性成分的磷脂复合物及其制备方法和制剂	北京五和博澳医药科技发展有限公司
201110449412	中药蟾酥提取物及其制备方法	北京协和制药二厂
201210133805	一种治疗失眠的天麻药物	北京协医振兴科技开发中心
200910080433	一种翠云草提取物及其制备方法和用途	北京星昊医药股份有限公司

（续表）

专利号	发明专利名称	专利权人
200910084875	一种预防或治疗神经衰弱的药物组合物	北京星昊医药股份有限公司
200910083020	一种用于妇科调经的中药组合物	北京星昊医药股份有限公司
200910083018	一种治疗肺结核的药物	北京星昊医药股份有限公司
201210020106	一种治疗肝病的中药组合物、其制备方法和检测方法及应用	北京亚东生物制药有限公司
200810057967	治疗头痛的中药组合物及其制备方法和质量控制方法	北京亚东生物制药有限公司
201010034303	一种治疗小儿感冒的中药组合物的制备方法	北京亚东生物制药有限公司
200710064800	具有活血破瘀、通经消癥的组合物及制法和检测方法	北京亚东生物制药有限公司
201110152145	一种治疗乳腺癌的药剂盒及新用途	北京亚东生物制药有限公司
201010576804	一种治疗前列腺增生、尿闭的药物组合物及检测方法	北京亚东生物制药有限公司
200810056149	治疗失眠的中药组合物及其制备方法	北京亚东生物制药有限公司
201110149883	治疗咳喘病的中药组合物及其制备方法	北京亚东生物制药有限公司
200710176625	治疗小儿咽喉炎的中药组合物及其制备方法和质量检测方法	北京亚东生物制药有限公司
201010143943	一种治疗小儿咽喉炎的中药组合物制备方法	北京亚东生物制药有限公司
200810056151	补肾益脑的中药制剂及其制备方法和新用途	北京亚东生物制药有限公司
201110157335	一种治疗糖尿病的中药组合物及其制备方法	北京亚东生物制药有限公司
200910076333	补气养血，调经止带的中药组合物	北京亚东生物制药有限公司
200910076156	一种舒肝解郁的中药组合物制剂检测方法	北京亚东生物制药有限公司
201110174842	治疗风湿性关节炎的药物组合物的检测方法	北京亚东生物制药有限公司
201010109612	一清颗粒的制备方法	北京亚东生物制药有限公司
201010222321	一种中药组合物分散片	北京亚东生物制药有限公司
201110084707	一种治疗泌尿系统疾病的药物组合物的检测方法	北京亚东生物制药有限公司
201110033498	一种治疗病毒性肝炎药物组合物的检测方法	北京亚东生物制药有限公司
200910243516	一种具有益气养血作用的中药组合物制备方法	北京亚东生物制药有限公司
201110412994	用于糖尿病治疗的药用组合物和制备方法	北京阳光一佰生物技术开发有限公司
200810223014	一种中药组合物在制备治疗急性咽炎药物中的应用	北京以岭药业有限公司
200810223018	一种中药组合物在制备治疗扁桃体炎药物中的应用	北京以岭药业有限公司
200810117304	一种中药组合物在制备治疗急性肾炎药物中的应用	北京以岭药业有限公司
200810223015	一种中药组合物在制备治疗小儿反复呼吸道感染药物中的应用	北京以岭药业有限公司
200810225994	一种中药组合物在制备治疗化脓性胸膜炎药物中的应用	北京以岭药业有限公司
200810117302	一种中药组合物在制备治疗手足口病药物中的应用	北京以岭药业有限公司
200810117303	一种中药组合物在制备治疗荨麻疹药物中的应用	北京以岭药业有限公司
200810117306	一种中药组合物在制备治疗病毒性心肌炎药物中的应用	北京以岭药业有限公司
200810225996	一种中药组合物在制备治疗失音症药物中的应用	北京以岭药业有限公司
200910077955	一种含有连翘的中药组合物水提液的精制方法	北京以岭药业有限公司
200810116114	一种中药组合物在制备治疗肾炎的药物中的应用	北京以岭药业有限公司
200810113155	一种中药组合物在制备治疗更年期综合征药物中的应用	北京以岭药业有限公司
201010141258	一种中药组合物在制备治疗冠心病心绞痛药物中的应用	北京以岭药业有限公司
200810106184	蟾酥醇质体及其制备方法	北京因科瑞斯医药科技有限公司
200810113221	一种用于治疗白血病的中药组合物及其制备方法	北京因科瑞斯医药科技有限公司
200910077208	一种治疗心脑血管疾病的药物及其制备方法	北京因科瑞斯医药科技有限公司
200910081283	一种具有改善睡眠功能的药物组合物及其制备方法	北京因科瑞斯医药科技有限公司
200910077209	一种具有降血压功能的中药组合物及其制备方法	北京因科瑞斯医药科技有限公司
200910081282	一种具有抗辐射、增强免疫力功能的药物组合物及其制备方法	北京因科瑞斯医药科技有限公司
200910081673	一种具有缓解视疲劳功能的药物组合物及其制备方法	北京因科瑞斯医药科技有限公司
200910081265	一种具有促进消化功能的中药组合物及其制备方法	北京因科瑞斯医药科技有限公司
200910084993	一种中药泡腾片剂及其制备方法	北京因科瑞斯医药科技有限公司
200810119909	一种具有改善妇女贫血功能的中药八宝茶及其制备方法	北京因科瑞斯医药科技有限公司
200910092366	一种枫蓼肠胃康分散片及其制备方法	北京因科瑞斯医药科技有限公司
201210094029	一种治疗脂溢性脱发的药物组合物及其制备方法	北京章光101科技股份有限公司
201210044913	男性型头皮舒缓育发露及其制备方法	北京章光101科技股份有限公司
201110226352	一种三七提取物的药物组合物及其制备方法	北京中海康医药科技发展有限公司
200910011373	藏獒胆粉胶囊及其制备方法	北票市雪域藏獒制品开发有限公司
201220587926	血塞通注射液生产系统	必康制药江苏有限公司

（续表）

专利号	发明专利名称	专利权人
201220587927	香丹注射液的生产系统	必康制药江苏有限公司
201210270762	一种姜半夏的炮制工艺	亳州市国一堂中药饮片有限公司
201210212608	一种熟地黄的加工工艺	亳州市长生中药饮片有限公司
201210213442	党参干品的加工方法	亳州市长生中药饮片有限公司
201010165866	一种用于更年期综合征的中药组合物及其制备方法	博安兄弟制药（中国）有限公司
200910307065	一种植物提取物、其提取方法和用途及含有这种提取物的组合物	博仲盛景医药技术（北京）有限公司
201010187977	一种治疗银屑病的中药及制备方法	渤海船舶重工有限责任公司
201210063466	一种增强抵抗力的中药组合物及其制作方法	常熟华港制药有限公司
201210063468	一种具有减肥功效的中药组合物及其制作方法	常熟华港制药有限公司
201210063471	用于预防和治疗复发性口疮的中药及制备方法	常熟华港制药有限公司
201210072020	一种排毒清透养颜中药制剂	常熟华港制药有限公司
201210063469	治疗高血脂症的中药组合物及其制备方法	常熟华港制药有限公司
201210072036	一种有效治疗蜂蝎蚊毒的中药组合物	常熟华港制药有限公司
201110398779	一种具有治疗失眠作用的药物组合物及其制备方法和应用	常熟雷允上制药有限公司
201110199841	一种具有治疗肠易激综合征作用的药物组合物及其制备方法和应用	常熟雷允上制药有限公司
201110072932	一种中药苦黄注射剂的质量检测方法	常熟雷允上制药有限公司
201210049974	一种治疗过敏性皮炎的中药	常熟市方园纺织器材厂
201210079609	治疗儿童肥胖症的中药及制备方法	常熟市虞山绿茶有限公司
201210078104	一种专治妇科炎症的中药冲洗液	常熟市虞山绿茶有限公司
201210078074	一种治疗前列腺疾患的中药组合物	常熟市虞山绿茶有限公司
201210077934	一种治疗胰腺癌症的中药制剂	常熟市虞山绿茶有限公司
201210077121	一种有效调理女性更年期综合征的组合物	常熟市虞山绿茶有限公司
201210077003	一种治疗口腔溃疡的中草药含片	常熟市虞山绿茶有限公司
201210079594	减肥中药及制备方法	常熟市虞山绿茶有限公司
201220317812	麝香关节止痛膏	常州市盛辉药业有限公司
201220314201	麝香壮骨膏	常州市盛辉药业有限公司
201220315597	麝香止痛膏	常州市盛辉药业有限公司
201220315599	麝香关节壮骨膏	常州市盛辉药业有限公司
201110123759	一种穗花牡荆提取物的制备方法及其用途	潮州市泽润制药有限公司
201110260203	一种茶皂素护阴洗液	郴州邦尔泰苏仙油脂有限公司
201110212149	从棉籽壳中提取精制棉籽黄酮的方法	晨光生物科技集团股份有限公司
201210123969	一种水飞蓟素复合物纳米粒及制备方法	晨光生物科技集团天津有限公司
201110448378	一种治疗咳嗽的中药组合物及其制备方法	成都拜特尔药业有限公司
201210172327	一种具有抗癌作用的中药组合物及其制备方法和检测方法	成都地奥集团天府药业股份有限公司
201210172696	一种抗癌的中药组合物口服液及其制备方法和检测方法	成都地奥集团天府药业股份有限公司
201110031175	黄芪总苷提取物新用途及其制备方法	成都地奥九泓制药厂
200910082470	地榆总皂苷及地榆皂苷Ⅰ的制备方法	成都地奥制药集团有限公司
201110327283	一种治疗癌症的中药组合物及其制备方法和用途	成都恩威投资（集团）有限公司
201110414409	一种治疗甲癣和手足癣的组合物	成都默森医药开发有限公司
201110414422	一种清洁护肤组合物及制备方法	成都默森医药开发有限公司
201210061725	一种生发养发精华液及其制备方法	成都太古世家科技有限公司
201210427849	一种治疗消化不良的药物组合物	成都医路康医学技术服务有限公司
201110374815	一种防治痤疮皮肤病的外用中药擦剂及其制备方法	成都益合邦森科技有限公司
200810046390	具有抗菌止痒作用的中药软膏剂及其制备方法	成都永康制药有限公司
201210124573	地不容总生物碱提取纯化工艺	成都煜泉绿健科技有限公司
201110036377	一种具有抗氧化功效的浓缩杏仁水提取液的制备方法	承德京天食品科技有限公司
201010000261	一种用于活血化瘀、益气通脉的药物组合物	大道隆达（北京）医药科技发展有限公司
201110271923	一种具有降血糖功效的真菌药性菌质及其制备方法	大连百祥聚生物科技有限公司
201110300960	一种复方海参茶多酚胶囊及其制备方法	大连海晏堂生物有限公司
201110282335	一种复方海参胶囊及其制备方法	大连海晏堂生物有限公司
201110340779	雪莲培养物提取物及其新用途	大连普瑞康生物技术有限公司
201010531709	治疗乳腺增生的外用中药包	大连双迪生物科技有限公司
201110240305	一种构树叶总酚酸提取物及其在制备抗癌药物中的应用	大连中植环境生物科技有限公司

（续表）

专利号	发明专利名称	专利权人
200910216885	一种富集纯化苍术中苍术挥发油的方法	大兴安岭林格贝有机食品有限责任公司
201010246880	羊肚菌在作为预防、治疗胃溃疡组合物中的应用	德阳仙鹤生物技术有限公司
201110280324	花青素提取物和玉米须提取物的混合液在制备抑菌药物上的用途	东莞宏力生物科技有限公司
201010200652	有机硒牛磺酸复方制剂及其制备方法和在抗辐射中的应用	东莞万成制药有限公司
201210545502	一种治疗腰椎间盘突出的中草药粉剂及使用方法	都匀市基佑生物科技有限公司
201110291397	五加生化中药复方提取物的植物雌激素样作用及应用	多多药业有限公司
201210022489	治疗糖尿病并发症及降糖的中药组合物及其制备方法	峨眉山天棠星制药有限公司
201010607519	一种熊胆提取物、制备方法及其在制备治疗烫伤药物中的应用	福建归真堂药业股份有限公司
201010617773	一种人工加工熊胆粉及其制备方法	福建归真堂药业股份有限公司
201110307620	采用超临界 CO_2 萃取的复方制品及其制备方法	福建华尔康生物科技有限公司
201110234213	一种用于制备治疗抑郁症药物的太子参多糖组合物	福建省闽东力捷迅药业有限公司
201010560888	一种治疗胃炎的药物及其制备方法	福建省泉州亚泰制药有限公司
201320234482	金银花有效成分提取装置	福建省榕华食品有限公司
201110365362	四逆散制备工艺	福州海王金象中药制药有限公司
201210151350	红茂草或其提取物的新用途	福州市台江区泽越医药技术有限公司
200910225156	独一味提取物、含有该提取物的药物组合物的质量检测方法	甘肃独一味生物制药股份有限公司
201010244991	独一味提取物、含有该提取物的药物组合物的检测方法	甘肃独一味生物制药股份有限公司
201210141844	一种七味温阳软胶囊制剂及其制备工艺	甘肃陇神戎发药业股份有限公司
201110265817	一种治疗乳房疾病的药物组合物及其制备方法	甘肃奇正藏药有限公司
201110221345	一种治疗急慢性扭挫伤、风湿、类风湿疾病的藏药气雾剂	甘肃奇正藏药有限公司
201110103068	一种药物组合物制剂的检测方法	甘肃奇正藏药有限公司
201110103067	六味能消制剂的检测方法	甘肃奇正藏药有限公司
201210015093	一种红景天组合物及其制备和应用	甘肃奇正实业集团有限公司
201110135630	从紫花苜蓿中同时提取总皂苷和总黄酮的方法及其制剂	甘肃长征药业科技有限公司
201110382110	湛江蛇添在制备治疗痔疮药物中的应用	广东恒诚制药有限公司
200810198043	一种治疗冠心病、心绞痛、心律失常、高血脂的中药组合物及其制备方法	广东宏兴集团股份有限公司宏兴制药厂
201010181696	一种具有滋肾宁神作用的药物组合物及其制备方法	广东宏兴集团股份有限公司宏兴制药厂
201210004522	一种治疗肾虚的中药组合物及其制备方法	广东华南药业集团有限公司
201210026268	一种消炎利胆制剂的用途	广东罗浮山国药股份有限公司
201210328112	余甘子在制备抗 H1N1 流感的药物中的应用	广东松山湖臻德生物医药科技有限公司
201210546284	一种清热祛湿中药组合物颗粒及其制备方法	广东台城制药股份有限公司
201110288117	一种金银花含片及其制备方法	广东太阳神集团有限公司
201210111485	一种天然肠溶软胶囊及其制备方法	广东仙乐制药有限公司
201210451192	一种治疗痛风的中药制剂及其制备方法	广东新大枫化工科技有限公司
201110313301	一种治疗慢性单纯性鼻炎的自热式中药贴膏剂	广东养美医药投资有限公司
201110313337	一种预防感冒的自热式中药贴膏剂	广东养美医药投资有限公司
201110313260	一种改善盆腔炎症的自热式中药贴膏剂	广东养美医药投资有限公司
201110313258	一种改善胸痹的自热式中药贴膏剂	广东养美医药投资有限公司
201110313303	一种治疗骨关节炎的自热式中药贴膏剂	广东养美医药投资有限公司
201110313324	一种治疗前列腺炎的自热式中药贴膏剂	广东养美医药投资有限公司
201110313339	一种改善中风后遗症的自热式中药贴膏剂	广东养美医药投资有限公司
201110313321	一种改善便秘的自热式中药贴膏剂	广东养美医药投资有限公司
201110313336	一种治疗慢性胃炎的自热式中药贴膏剂	广东养美医药投资有限公司
201110313304	一种祛除腋臭的自热式贴膏剂	广东养美医药投资有限公司
201110313323	一种治疗哮喘的自热式中药贴膏剂	广东养美医药投资有限公司
201110313192	一种改善亚健康的自热式中药贴膏剂	广东养美医药投资有限公司
201110313322	一种治疗原发性痛经的自热式中药贴膏剂	广东养美医药投资有限公司
201110313338	一种温补肾虚的自热式中药贴膏剂	广东养美医药投资有限公司
201110313250	一种防治高血压病的自热式中药贴膏剂	广东养美医药投资有限公司
201110313272	一种降脂减肥的自热式中药贴膏剂	广东养美医药投资有限公司
201110313259	一种改善睡眠的自热式中药贴膏剂	广东养美医药投资有限公司
201110313274	一种治疗乳腺增生的自热式中药贴膏剂	广东养美医药投资有限公司
201210018572	一种用超微粉代替部分辅料的茯苓配方颗粒的制备方法	广东一方制药有限公司

（续表）

专利号	发明专利名称	专利权人
201110209106	一种无糖型风热感冒颗粒剂及其制备方法	广东一方制药有限公司
201110209100	一种无糖型风寒感冒颗粒剂制备方法	广东一方制药有限公司
201110417377	一种银杏叶提取物的制备方法及其制剂	广东长兴生物科技股份有限公司
200810198940	一种治疗消化性溃疡的药物及其制备方法与应用	广东中大南海海洋生物技术工程中心有限公司
201110397879	一种柴胡口服液的制备方法及其质量检测方法	广东众生药业股份有限公司
201110413279	一种治疗心脑血管疾病的中药颗粒剂的制备方法	广东众生药业股份有限公司
201110252645	复方肿节风及其颗粒制剂和口服液的制备方法	广西北斗星动物保健品有限公司
201110239368	一种健体生发、白发转黑的药物	广西和桂集团有限公司
201110239360	一种具有止脱生发作用的中草药制备方法	广西和桂集团有限公司
201110239367	一种白发转黑发的中草药组合物	广西和桂集团有限公司
201110042464	川贝罗汉止咳片的制备方法	广西健丰药业有限公司
200910143934	一种药物组合物的检测方法	广西灵峰药业有限公司
201210061770	一种治疗偏头痛的中成药息风止痛颗粒及其制备方法	广西强寿药业集团有限公司
201010103301	一种治疗肝炎的中药复方制剂	广西梧州制药(集团)股份有限公司
201210375526	一种降血脂、提高缺氧耐受力的组合物	广西梧州制药(集团)股份有限公司
201010103359	一种补肝肾强筋骨的中药复方制剂	广西梧州制药(集团)股份有限公司
201110444789	一种三七总皂苷冻干粉针及其制备方法	广西梧州制药(集团)股份有限公司
200810107449	一种治疗跌打损伤、风湿骨痛的中药制剂及其制备方法	广西壮族自治区花红药业股份有限公司
200810107446	一种治疗跌打损伤、风湿骨痛的中药制剂及其制备方法	广西壮族自治区花红药业股份有限公司
200810073954	一种中药抗菌洗液及其制备方法	广西壮族自治区花红药业股份有限公司
200710194358	一种辅助降血脂的保健食品口服液及其制备工艺	广西壮族自治区花红药业股份有限公司
201110161188	口炎清新用途	广州白云山和记黄埔中药有限公司
201110124379	一种益气健脾补肾的中药方剂及其制品	广州白云山和记黄埔中药有限公司
201210114966	中药组合物在制备预防和改善肺部 PM2.5 沉积的药物中的应用	广州白云山潘高寿药业股份有限公司
201210114893	中药组合物在制备预防和改善肺部 PM2.5 沉积的药物中的应用	广州白云山潘高寿药业股份有限公司
201010264436	一种糖尿病治疗药物的制备方法	广州白云山中一药业有限公司
201210435600	一种去除灵芝孢子粉原料中塑化剂残留及污染的方法	广州宝兴生物科技有限公司
201210265770	一种改善胃肠功能的中药组合物及制备方法	广州国宇医药科技有限公司
201110118202	一种治疗筋骨伤病的外用制剂	广州和华中药研究开发有限公司
201110245533	一种治疗溃疡性结肠炎的制剂及其制备方法	广州花海药业股份有限公司
201210044044	一种防治骨质疏松症的中药组合物及其制备方法	广州加原医药科技有限公司
201010257818	一种防治骨质疏松症的中药组合物及其制备方法	广州加原医药科技有限公司
201010257844	一种抗乳腺癌转移的中药组合物	广州加原医药科技有限公司
201010257831	一种增强记忆的中药制剂及其制备方法	广州加原医药科技有限公司
201010257860	一种促进泌乳的中药组合物及其制备方法	广州加原医药科技有限公司
201210055606	一种护肝竹笋制品及其制备方法	广州蓝韵医药研究有限公司
201110029217	一种具有降糖活性的化橘红提取物及其制备方法	广州绿色生命药业有限公司
200910037524	一种适合危重病人和代谢性肠道功能障碍病人的要素膳及其制备方法	广州纽健生物科技有限公司
200710030994	一种龙凤宝胶囊的质量检测方法	广州奇星药业有限公司
201210072079	人胎盘干细胞提取物冻干粉及其制备方法与应用	广州赛莱拉生物科技有限公司
201110319591	一种用于治疗小儿感冒的中药有效部位组合物及其制备方法	广州一品红制药有限公司
201110071512	一种治疗婴儿湿疹和老年皮肤瘙痒的外用药及其制法	贵阳舒美达制药厂有限公司
200910303202	治疗心脑系统疾病、中风后遗症的药物在制备治疗脂肪肝的药物中的用途	贵州百灵企业集团制药股份有限公司
201210059101	用于舒筋活络、缓解运动疲劳的保健用品及其制备方法	贵州宏宇药业有限公司
201110214645	一种改善肾阳不足的复方精油及其制备方法	贵州宏宇药业有限公司
201110214686	一种具有舒筋活络功能的复方精油及其制备方法	贵州宏宇药业有限公司
200910307435	一种治疗感冒的感冒滴丸及其制备方法	贵州健兴药业有限公司
201210183503	一种角类药材的炮制方法	贵州景峰注射剂有限公司
201210300983	苗族消肿止痛药及制备工艺	贵州苗都科技发展有限公司
201110311131	一种润肠通便的药物及其制备方法	贵州明湖药业股份有限公司
201010574174	妇肤康凝胶剂及其制备方法	贵州荣发制药有限责任公司
201110189836	一种治疗胃病的中药制剂及其制备方法和检测方法	贵州三仁堂药业有限公司
201010167461	小儿氨酚烷胺颗粒的检测方法	贵州神奇药业股份有限公司

（续表）

专利号	发明专利名称	专利权人
201010166685	用于治疗前列腺疾病的片剂制备方法及其用途	贵州太和制药有限公司
201110317887	一种润燥止痒复方的提取物及其制剂	贵州同济堂制药有限公司
201110317157	一种仙灵骨葆提取物,含其制剂及其制备方法	贵州同济堂制药有限公司
201210000894	热淋清颗粒提取物及其制备方法和用途	贵州威门药业股份有限公司
201210044712	川芎茶调颗粒提取物及其制剂制备方法	贵州威门药业股份有限公司
201010279388	一种疏风散热的药物组合物及其制备方法	贵州益佰制药股份有限公司
201110265016	一种千斤肾安宁药物组合物及其制备方法和制剂	贵州益佰制药股份有限公司
201010562944	一种治疗冠心病心绞痛的药物组合物与其制备方法及制剂	贵州益佰制药股份有限公司
201110028317	一种三金制剂的检测方法	桂林三金药业股份有限公司
201210078066	一种治疗腰椎间盘突出的药物及其制备方法	桂林天和药业股份有限公司
200910113531	雪莲纳米粒及其制备方法和应用	国药集团新疆制药有限公司
201110030793	一种人凝血酶原复合物的生产方法	哈尔滨派斯菲科生物制药股份有限公司
200910237565	一种药物组合物制剂及其制备方法	哈尔滨蒲公英药业有限公司
200910237564	一种药物组合物及其制剂的检测方法	哈尔滨蒲公英药业有限公司
200810188358	刺五加总苷总黄酮软胶囊及其制备方法	哈尔滨仁皇药业股份有限公司
201110302145	炎宁液体制剂及其制备方法	哈尔滨市康隆药业有限责任公司
201010576579	一种治疗气滞血瘀所致乳癖制剂的 HPLC 指纹图谱的构建方法	哈尔滨泰华药业股份有限公司
201110187913	炎宁胶囊及其制备方法	哈药集团三精千鹤制药有限公司
201110291259	一种加味逐瘀通脉药物组合物及其制备方法	哈药集团三精千鹤制药有限公司
201110291232	一种治疗上呼吸道感染的中药组合物及其制备方法	哈药集团三精千鹤制药有限公司
201110121569	一种柴连口服制剂的制备方法	哈药集团三精制药股份有限公司
201110366604	一种滋阴补肾、生精填髓的中药及其制备方法	哈药集团三精制药四厂有限公司
201110325953	山楂叶提取物的制备方法	哈药集团中药二厂
201110418220	一种玉液汤冻干口服制剂的制备方法	哈药集团中药二厂
201210438237	一种具有改善记忆功能的组合物	哈药集团中药二厂
201110387896	一种熊胆救心分散片的制备方法	哈药集团中药二厂
201110325976	一种能够保留苦碟子提取物有效成分的制备方法	哈药集团中药二厂
201110418185	一种酸枣仁汤冻干口服制剂的制备方法	哈药集团中药二厂
201210056332	一种中药固体制剂(剂型)	海南灵康制药有限公司
201210056785	一种中药液体制剂(剂型)	海南灵康制药有限公司
201220693927	一种抗癌中药片剂	海南龙圣堂制药有限公司
201220700043	一种蔬菜彩色抗癌浓缩微丸	海南龙圣堂制药有限公司
201220693928	一种抗消化道肿瘤的丸剂中成药	海南龙圣堂制药有限公司
201220686574	一种可用于治疗肺癌的蔬菜彩色丸剂中成药	海南龙圣堂制药有限公司
201220693951	一种治疗肺癌的丸剂中成药	海南龙圣堂制药有限公司
201220688395	一种可分为三等份的抗癌中药片剂	海南龙圣堂制药有限公司
201210056849	一种中药固体制剂及其制法(处方)	海南美大制药有限公司
201210056424	一种中药固体制剂及其适应证	海南美兰史克制药有限公司
201110159849	射麻口服液	海南中盛合美生物制药有限公司
200810056503	膝症丸及其制剂的质量标准及检测方法	邯郸摩罗丹药业股份有限公司
200910152679	一种改善睡眠的含片的制作方法	杭州六易科技有限公司
201110135051	一种桑叶综合利用的工艺	杭州清正生物科技有限公司
201110231719	一种中药余甘子的加工工艺	杭州求本植物科技有限公司
201110205591	紫珠叶真空冷冻干燥工艺、紫珠叶粉的制备工艺	杭州求本植物科技有限公司
201210003310	一种中草药祛痘组合物	杭州万承志堂国药馆有限公司
201220496749	一种治疗尖锐湿疣的软膏	合肥诚者成医药科技有限公司
201220496746	一种尖锐湿疣和寻常疣的药物治疗装置	合肥诚者成医药科技有限公司
200810022373	白果内酯提取工艺	合肥创新医药技术有限公司
201110279106	一种复方中药的新用途	合肥今越制药有限公司
201110207399	一种复方中药的用途	合肥今越制药有限公司
201210201054	复方益智补肾口服液	河北恒祥医药集团扁鹊制药有限公司
201010518456	一种用于中药微乳膏贴剂的制备方法	河北康灵医药科技有限公司
201010607246	酶促合成甘油三酯型鱼油软胶囊及其制备方法	河北康睿达脂质有限公司

(续表)

专利号	发明专利名称	专利权人
201110058959	从金银花叶中提取活性成分的方法	河北科星药业有限公司
200910074134	蜈蚣有效部位及其应用	河北以岭医药研究院有限公司
200810055258	一种中药组合物在制备降低硝酸酯耐药性的药物中的应用	河北以岭医药研究院有限公司
200810055436	一种中药组合物在制备保护血脑屏障的药物中的应用	河北以岭医药研究院有限公司
200810079245	一种中药组合物在制备治疗糖尿病的药物中的应用	河北以岭医药研究院有限公司
200810079433	一种中药组合物在制备治疗和预防脑卒中药物中的应用	河北以岭医药研究院有限公司
200810079852	一种中药组合物在制备治疗面神经麻痹药物中的应用	河北以岭医药研究院有限公司
200810079851	一种中药组合物在制备治疗肺心病药物中的应用	河北以岭医药研究院有限公司
200810055172	一种中药组合物在制备改善心肌梗死预后的药物中的应用	河北以岭医药研究院有限公司
200710079645	一种中药组合物在制备抑制血管紧张素Ⅱ受体的药物中的应用	河北以岭医药研究院有限公司
200810079242	一种中药组合物在制备治疗急性脑梗死药物中的应用	河北以岭医药研究院有限公司
200810079244	一种中药组合物在制备抗心肌顿抑药物中的应用	河北以岭医药研究院有限公司
200810079622	一种中药组合物在制备抑制颈动脉内-中膜增厚药物中的应用	河北以岭医药研究院有限公司
200810079854	一种中药组合物在制备改善高血压神经症状药物中的应用	河北以岭医药研究院有限公司
200710188055	薤白在制备治疗血管内皮功能障碍药物中的应用	河北以岭医药研究院有限公司
200810055440	一种中药组合物在制备治疗肺源性心脏病药物中的应用	河北以岭医药研究院有限公司
200810079435	一种中药组合物在制备治疗睡眠障碍药物中的应用	河北以岭医药研究院有限公司
200810079621	一种中药组合物在制备治疗矽肺药物中的应用	河北以岭医药研究院有限公司
201110274582	一种中药组合物在制备治疗病态窦房结综合征药物中的应用	河北以岭医药研究院有限公司
200810079431	一种中药组合物在制备抑制氧化损伤药物中的应用	河北以岭医药研究院有限公司
200910073668	一种含有人参的中药组合物水提液的精制方法	河北以岭医药研究院有限公司
200810055469	一种调节血脂、改善睡眠的中药组合物及其制备方法	河北以岭医药研究院有限公司
200910074239	一种中药组合物中齐墩果酸和熊果酸的含量测定方法	河北以岭医药研究院有限公司
200810055470	一种调节血糖的中药组合物及其制备方法	河北以岭医药研究院有限公司
201110382917	超微粉松针散常温制备方法	河南省康星药业股份有限公司
201110382937	超微粉石榴皮散常温制备方法	河南省康星药业股份有限公司
201110382935	超微粉马齿苋散常温制备方法	河南省康星药业股份有限公司
201110382930	超微粉当归常温制备方法	河南省康星药业股份有限公司
201110382941	超微粉青蒿散常温制备方法	河南省康星药业股份有限公司
201110382964	超微粉淫羊藿常温制备方法	河南省康星药业股份有限公司
201110382959	超微粉板蓝根散常温制备方法	河南省康星药业股份有限公司
201110382956	超微粉党参常温制备方法	河南省康星药业股份有限公司
201110382928	超微粉黄芪散常温制备方法	河南省康星药业股份有限公司
201110382944	超微粉苦参散常温制备方法	河南省康星药业股份有限公司
201110382945	超微粉止痢散常温制备方法	河南省康星药业股份有限公司
201110382940	超微粉黄芩常温制备方法	河南省康星药业股份有限公司
201110382950	超微粉连翘散常温制备方法	河南省康星药业股份有限公司
201110382963	超微粉喉炎净散常温制备方法	河南省康星药业股份有限公司
201110382939	超微粉山大黄散常温制备方法	河南省康星药业股份有限公司
201110382952	超微粉大黄散常温制备方法	河南省康星药业股份有限公司
201110382938	超微粉麻杏石甘散常温制备方法	河南省康星药业股份有限公司
201110382942	超微粉茵陈蒿散常温制备方法	河南省康星药业股份有限公司
201110382916	超微粉荆防败毒散常温制备方法	河南省康星药业股份有限公司
201110382958	超微粉陈皮常温制备方法	河南省康星药业股份有限公司
201110382949	超微粉黄连解毒散常温制备方法	河南省康星药业股份有限公司
201110382954	超微粉鱼腥草常温制备方法	河南省康星药业股份有限公司
201110382962	超微粉金花平喘散常温制备方法	河南省康星药业股份有限公司
201110382927	超微粉八正散常温制备方法	河南省康星药业股份有限公司
201110382965	超微粉藿香正气散常温制备方法	河南省康星药业股份有限公司
201110382913	超微粉小柴胡散常温制备方法	河南省康星药业股份有限公司
201110382912	超微粉止咳散常温制备方法	河南省康星药业股份有限公司
201110382934	超微粉清暑散常温制备方法	河南省康星药业股份有限公司
201110382943	超微粉理肺止咳散常温制备方法	河南省康星药业股份有限公司

（续表）

专利号	发明专利名称	专利权人
201110382948	超微粉蛋鸡宝常温制备方法	河南省康星药业股份有限公司
201110382926	超微粉强壮散常温制备方法	河南省康星药业股份有限公司
201110382925	超微粉五皮散常温制备方法	河南省康星药业股份有限公司
201110382902	超微粉驱虫散常温制备方法	河南省康星药业股份有限公司
201110382951	超微粉白头翁散常温制备方法	河南省康星药业股份有限公司
201110382920	超微粉白龙散常温制备方法	河南省康星药业股份有限公司
201110382931	超微粉鸡球虫散常温制备方法	河南省康星药业股份有限公司
201110382955	超微粉山楂常温制备方法	河南省康星药业股份有限公司
201110377096	一种枸杞山药酒及其制备方法	河南省宛西制药股份有限公司
201210290033	一种用于治疗脚气的中药组合物	河南曙光健士医疗器械集团股份有限公司
201110115030	复方半边莲注射液的制备工艺	河南同源制药有限公司
201010164957	一种治疗心脑血管疾病的中药组合物及其制法和检测方法	菏泽步长制药有限公司
201110131707	一种治疗缺血性心脏病及心律失常的中药提取物及其制备方法	黑龙江哈尔滨医大药业有限公司
201110041933	治疗癫痫病的中药制剂	黑龙江康元神经专科医院有限责任公司
201110009002	治疗焦虑症的中药制剂	黑龙江康元神经专科医院有限责任公司
201110320891	一种三七总皂苷冻干粉及其制备方法	黑龙江珍宝岛药业股份有限公司
201010165850	一种治疗脂肪肝的中药组合物及其制备方法	弘美制药（中国）有限公司
201220680840	一种活性小分子羊胎素冻干粉生产设备	呼和浩特市海日瀚生物技术有限公司
201220680836	一种羊胎素精华液提取设备	呼和浩特市海日瀚生物技术有限公司
201110077930	一种无糖型消栓口服液的制备方法	呼伦贝尔松鹿制药有限公司
201110249828	一种降血糖的中药组合物及其制备方法	湖北康进药业有限责任公司
201110249810	一种降血脂的中药组合物及其制备方法	湖北康进药业有限责任公司
201110249809	一种调节女性内分泌的中药组合物及其制备方法	湖北康进药业有限责任公司
201210149199	玄参上清咽喉片	湖北梦阳药业股份有限公司
201110410741	一种益母草的炮制方法	湖北诺克特药业有限公司
201110299601	红茂草醇提取物在制备抗黑色素瘤转移药物中的应用	湖北诺克特药业有限公司
201110260961	一种用于治疗便秘的中药组合物及制备方法和应用	湖北诺克特药业有限公司
201210380488	一种具有减肥功能组合物及其制备方法	湖北省宏源药业有限公司
201010190711	防治糖尿病并发症及衰老的保健品或药物及生产方法	湖北万博特生物科技有限公司
201210430143	一种益气固精补气养血强壮腰膝的组合物	湖北威士生物药业有限公司
201110245844	一种雪梨止咳糖浆及其制备方法	湖北武当金鼎制药有限公司
201210007152	用于治疗慢性胆囊炎的药物组合物及其制备方法	湖南达嘉维康医药有限公司
201210338237	中药复方制剂当归羊肉药物的配制方法	湖南德海制药有限公司
201110187020	一种以博落回为原料制备的脚气水	湖南汉清生物技术有限公司
201110187083	一种制备博落回总生物碱的方法	湖南汉清生物技术有限公司
201110004879	四磨汤浓缩丸及其制备方法	湖南汉森医药研究有限公司
201010579458	四磨汤蜜丸剂及其制备方法	湖南汉森医药研究有限公司
201110211185	四磨汤干混悬剂及其制备方法	湖南汉森制药股份有限公司
201110074548	四磨汤制剂的多指标成分同时测定及其指纹图谱构建方法	湖南汉森制药股份有限公司
201110125049	一种四磨汤制剂的检测方法	湖南汉森制药股份有限公司
201210304687	一种活血散瘀开窍止痛中药组合物的制备方法	湖南恒伟药业股份有限公司
201110301694	一种珍珠养颜产品及其制备方法	湖南今珠生物科技有限公司
201110301364	一种三七洋参软胶囊	湖南金六谷药业有限公司
201110331097	一种加入发热体的温灸膏药及其应用	湖南金六谷药业有限公司
201110114094	一种铁皮石斛真空冷冻干燥加工方法	湖南龙石山铁皮石斛基地有限公司
201110238230	一种提取银杏叶有效成分的生产方法	湖南麓山天然植物制药有限公司
201210103309	一种绞股蓝总苷颗粒中绞股蓝总苷的制备方法	湖南麓山天然植物制药有限公司
201110237922	一种干姜提取物的制备方法	湖南麓山天然植物制药有限公司
201010293039	博落回提取物在经济动物兽药中的应用	湖南美可达生物资源有限公司
200910044204	双水相萃取分离竹叶黄酮工艺	湖南省洪江华光生物有限责任公司
201210210914	一种利用柑橘废弃物提取生物类黄酮的方法	湖南省天金科技有限公司
201010296290	一种乌发、防脱发的内服药方及其制作方法	湖南省永佳阿胶制药有限公司
201110370717	一种治疗扁桃体炎、咽炎的中药组合物	湖南时代阳光药业股份有限公司

（续表）

专利号	发明专利名称	专利权人
201110201859	用于治疗冠心病的中药组合物及其制备方法	湖南时代阳光药业股份有限公司
201210124493	抗中风药物组合物及片剂及其制备方法	湖南天济草堂制药有限公司
201110445790	中药组合物、中药合剂的制备方法以及中药合剂及其应用	湖南协力药业有限公司
201110416747	一种呼吸道疾病用药及其制备方法	湖南新汇制药股份有限公司
201110361258	一种鱼腥草滴眼液及其制备方法	湖南正清制药集团股份有限公司
201110361894	一种鱼腥草制成的注射液及其制备方法	湖南正清制药集团股份有限公司
201110193938	一种羊胚胎及羊胎盘素的精制羊胎素及其制备方法	湖州康海斯生物科技有限公司
201110193930	一种羊胚胎及羊胎盘素原液及其制备方法	湖州康海斯生物科技有限公司
201110193933	一种羊胚胎及羊胎盘精制粉及其制备方法	湖州康海斯生物科技有限公司
201110285534	一种桑叶总碱提取物及其制备方法和其用途	华润三九医药股份有限公司
201110053683	一种药物组合物的检测方法	华润三九医药股份有限公司
201110151795	一种具有增强免疫力、抗衰老和改善亚健康作用的中药养生制剂	华夏先葆（北京）中药研究院有限公司
201110151794	一种具有增加骨密度、改善骨质疏松和关节疼痛的中药制剂	华夏先葆（北京）中药研究院有限公司
200910145095	筋骨草制剂的检测方法	黄山市天目药业有限公司
201310028510	一种治疗流产的孕康口服液及其制备方法	回音必集团浙江亚东制药有限公司
201220448670	一种中草药贴膜	惠州八毫米科技有限公司
200910066942	抑亢散的含量测定和鉴别方法	吉林敖东集团力源制药股份有限公司
201110308283	一种保肝护肝药物的制备方法	吉林敖东延边药业股份有限公司
201110308288	金芪降糖胶囊的制备方法	吉林敖东延边药业股份有限公司
200710056354	一种药物组合物在制备抗前列腺炎的药物中的应用	吉林华康药业股份有限公司
200910067087	导热油加热在中药有效成分提取、浓缩、干燥工艺中的应用	吉林吉春制药股份有限公司
200910217770	一种益血生片及其制备方法	吉林吉尔吉药业有限公司
201210094382	一种鹿血安神颗粒及其制备方法	吉林济邦洪德堂制药有限公司
201210310521	一种温肾助阳的药物组合物及其制备方法	吉林金麦通制药有限公司
200810051341	一种治疗胃病的中药及其制备方法和应用	吉林省宏久生物科技股份有限公司
200910217936	人参精油的提取分离技术	吉林省宏久生物科技股份有限公司
201010209668	一种治疗心律失常的中药组合物及其制备方法	吉林省集安益盛药业股份有限公司
201010290297	骨愈灵片剂药物组合物及制备方法	吉林省利华制药有限公司
201210476405	一种治疗腰椎间盘突出膏剂的制备方法	吉林鑫水科技开发有限公司
201210476112	一种改善泌尿生殖道皮肤瘙痒膏剂的制备方法	吉林鑫水科技开发有限公司
201010177347	虎眼万年青总黄酮的制备方法及在抗肿瘤和抗炎止痛药物中的应用	吉林修正药业新药开发有限公司
201210410582	一种治疗小儿感冒的中药组合物及其制备方法	吉林一正药业集团有限公司
201110179466	一种中药组合物在制备治疗胰腺炎或胆囊炎药物中的应用	吉林一正药业集团有限公司
201110329536	治疗子宫复旧不全的药物组合物及其制备方法和用途	吉泰安（四川）药业有限公司
201110289053	一种具有止血功能的中药组合物	济川药业集团股份有限公司
201110245336	一种生产天然品质牛黄的方法	济南阿科普生物技术开发有限公司
201210488307	治疗输卵管不通的药物	济南宏坤大药房
201210488323	一种治疗子宫肌瘤和卵巢囊肿的药物	济南宏坤大药房
201110070169	鲨鱼软骨制备的补钙和促进软骨代谢发育的产品及其制法	济南康麦国际贸易有限公司
201110399307	一种治疗肝癌的中药	济南伟传信息技术有限公司
201110370097	一种治疗类风湿性关节炎的中药	济南伟传信息技术有限公司
201210052494	治疗胃溃疡的中药组合物	济南伟传信息技术有限公司
201210295050	治疗细菌性痢疾的中药	济南伟传信息技术有限公司
201210270820	一种治疗骨折的中药组合物	济南伟传信息技术有限公司
201110280190	一种治疗胃炎的中药	济南伟传信息技术有限公司
201210167336	一种治疗肝癌的中药	济南伟传信息技术有限公司
201110412172	治疗膀胱肿瘤的药物	济南伟传信息技术有限公司
201110370106	一种治疗慢性肾炎的中药	济南伟传信息技术有限公司
201210053971	一种治疗骨肿瘤的中药制剂	济南伟传信息技术有限公司
201210167396	治疗膀胱肿瘤的药物	济南伟传信息技术有限公司
201110372301	一种用于手术后刀口快速愈合的中药	济南伟传信息技术有限公司
201210080152	一种治疗呕吐的中药制剂	济南伟传信息技术有限公司
201110141861	一种治疗佝偻病的中药	济南伟传信息技术有限公司

（续表）

专利号	发明专利名称	专利权人
201210024522	一种治疗久咳肺虚的中药	济南伟传信息技术有限公司
201210226180	治疗疥疮的药物	济南伟传信息技术有限公司
201110372320	一种治疗风湿、类风湿疾病的中药	济南伟传信息技术有限公司
201110396640	治疗小儿疳积的中药	济南伟传信息技术有限公司
201110412166	用于手术后刀口快速愈合的中药	济南伟传信息技术有限公司
201110280200	一种治疗慢性肠炎的中药	济南伟传信息技术有限公司
201110358376	一种治疗鼻炎的中药	济南伟传信息技术有限公司
201210052492	治疗急性肠炎的中药组合物	济南伟传信息技术有限公司
201210242828	一种治疗慢性鼻炎的中药	济南伟传信息技术有限公司
201310137722	一种退热凝胶	江苏迪沃生物制品有限公司
201110372288	一种复方白背三七降血糖制剂及其制备方法	江苏华生安颐生物科技有限公司
201110326526	一种消肿抗炎的中药组合物及其制备方法	江苏济川制药有限公司
201110114842	一种治疗慢性盆腔炎的中药组合物及其制备方法	江苏济川制药有限公司
200910183119	一种治疗急、慢性支气管炎的中药组合物	江苏济川制药有限公司
200910203555	一种元胡止痛软胶囊的制备方法与质量检测方法	江苏康缘药业股份有限公司
200610097689	一种胆木提取物及其制剂与用途	江苏康缘药业股份有限公司
200910006122	一种龙血竭药材的检测方法	江苏康缘药业股份有限公司
200910140343	一种六味地黄软胶囊制剂及其制备方法	江苏康缘药业股份有限公司
200910025327	治疗关节炎及痛风的药物组合物和制备方法及制剂与用途	江苏康缘药业股份有限公司
200910027588	祛风除湿、活络止痛的药物组合物及制法、制剂与用途	江苏康缘药业股份有限公司
201010173578	一种由青蒿、金银花、栀子制成的中成药的含量测定方法	江苏康缘药业股份有限公司
201010166366	一种治疗脑中风的药物组合物及其制备方法	江苏康缘药业股份有限公司
201110410271	使复方南星止痛膏膏料层柔软化的工艺方法	江苏南星药业有限责任公司
201110068721	一种低酸高品质银杏叶提取物的制备方法	江苏神龙药业有限公司
201110252814	一种复方白蚁巢及其制备方法	江苏苏南药业实业有限公司
201110232470	一种治疗月经失调的中药组合物及其制备方法	江苏苏南药业实业有限公司
201110232755	一种治疗耳鸣的药物及其制备方法	江苏苏南药业实业有限公司
201110232494	一种治疗颈椎病的药物及其制备方法	江苏苏南药业实业有限公司
201210082553	黄蜀葵花总黄酮提取物及其制备方法	江苏苏中药业集团股份有限公司
200810107352	蛇胆陈皮口服液制备及其质量控制方法	江西百神昌诺药业有限公司
201210444912	一种中药组合物及其制备方法	江西创导动物保健品有限公司
200810000664	一种中药丸剂的制造方法	江西汇仁药业有限公司
200810211241	一种中药提取方法	江西汇仁药业有限公司
200810172176	一种治疗妇科病、皮肤病的外用制剂及其制法	江西汇仁药业有限公司
201110287977	一种中药制剂小儿热咳颗粒及其制备方法	江西济民可信药业有限公司
201110287889	一种妇炎平阴道泡腾片的制备方法	江西济民可信药业有限公司
201110116510	一种用于痔疮的中药复方栓剂的成分检测方法	江西九华药业有限公司
201110381835	一种用于治疗肾阳虚亏的药物组合及其制备方法	江西欧氏药业有限责任公司
201110382132	一种用于治疗儿童缺钙的药物组合及其制备方法	江西欧氏药业有限责任公司
201110107044	一种紫灯片及其制备方法	江西普正制药有限公司
201110285742	一种肾康宁胶囊的制备方法	江西普正制药有限公司
201110189584	一种治疗小儿感冒的中药口服液体制剂的制备方法	江西普正制药有限公司
201010596946	一种红花逍遥片的制备方法	江西普正制药有限公司
201110285752	一种治疗崩漏的药物的制备方法	江西普正制药有限公司
201110189583	一种治疗小儿食积的中药组合物的质量检测方法	江西普正制药有限公司
201010289134	裸花紫珠制剂中毛蕊花糖苷含量的测定方法	江西普正制药有限公司
201010289136	裸花紫珠制剂中木犀草素的含量测定方法	江西普正制药有限公司
201110446230	一种适用于醋制乳香和没药的炮制方法	江西青春康源制药有限公司
201110292558	清热解毒口服液及其制备方法	江西三九药业有限公司
200910186385	一种用土栖白蚁菌圃为主要原料制成的治疗痔疮出血的药	江西三琦药业有限公司
201110290522	山香圆叶乙醇渗漉提取物及其制备方法和用途	江西山香药业有限公司
201110146112	一种治疗急、慢性肠炎的药物组合物	江西天施康中药股份有限公司
201210236227	肠炎宁组合物治疗慢性前列腺炎的新用途	江西天施康中药股份有限公司

（续表）

专利号	发明专利名称	专利权人
201210235659	一种牛黄上清胶囊的制备方法及其质量检测方法	江西天施康中药股份有限公司
201010538575	一种钻山风糖浆的制备方法	江西天施康中药股份有限公司
201210074483	一种桂灵制剂的制备方法	江西天施康中药股份有限公司
201110093090	一种樟树根及含有樟树根的制剂的检测方法	江西天施康中药股份有限公司
201210096411	右归胶囊及其制备方法	江西银涛药业有限公司
201210082326	一种夏天无滴眼液及制备方法	江西珍视明药业有限公司
201210082380	一种夏天无滴眼液的制备方法及产品	江西珍视明药业有限公司
201110232961	板青败毒口服液及其制备方法	江西中成药业集团有限公司
201110279391	葛根芩连汤掩味混悬颗粒的制备方法	江阴天江药业有限公司
201210017784	一种脉络宁组合物	金陵药业股份有限公司
200910069066	一种中药组合物及其制备方法	金士力佳友（天津）有限公司
200910069065	一种益生菌组合物及其制剂	金士力佳友（天津）有限公司
200910090337	洋地黄提取物及其制备方法与应用	锦州奥鸿药业有限责任公司
201010555455	一种同时测定驴血补血制剂中六种氨基酸含量的 HPLC 测定方法	九芝堂股份有限公司
201110235654	一种山药的硫磺熏蒸方法	康美药业股份有限公司
201010608891	一种用于治疗慢性盆腔炎的药物组合物及其制备方法	葵花药业集团（伊春）有限公司
201110218257	一种鼻炎药贴	昆明创邦医疗器械有限公司
201010188517	用于治疗消化道出血的中药组合物	昆明段洪光消化道疾病专科医院有限公司
201010189072	一种治疗胃、十二指肠溃疡，慢性胃炎的中药组合物	昆明段洪光消化道疾病专科医院有限公司
201010193279	治疗湿热泻痢的中药组合物及其制备方法	昆明段洪光消化道疾病专科医院有限公司
201110407780	一种用于调理亚健康状态的中药组合物	兰州古驰生物科技有限公司
201210068269	一种用于调节人体免疫力的中药组合物	兰州古驰生物科技有限公司
201110407778	用于治疗颈椎综合征的中药组合物	兰州古驰生物科技有限公司
201110457934	一种用于壮元健肾的中药组合物及其制备方法	兰州太宝制药有限公司
200710121939	一种治疗湿疹的外用组合物及其制备方法	丽珠集团利民制药厂
201220496925	一种新型的抗肿瘤药丸	连云港杰瑞药业有限公司
201110266234	一种治疗头痛的中药复方制剂及其制备方法	辽宁华源天利药业有限公司
201110047274	一种提高免疫力的泡腾片及其制备方法	辽宁盛生医药集团有限公司
201210108456	氨咖黄敏胶囊内容物功能微丸的制备方法	辽宁王牌速效制药有限公司
201110022400	一种掩盖动物药材腥臭味的方法	鲁南厚普制药有限公司
201010116308	一种治疗小儿食积咳嗽的口服液体制剂及其制备方法	鲁南厚普制药有限公司
201310126920	连翘防霉变的炮制工艺	洛阳本草生物制药股份有限公司
200910144809	一种复方乌鸡蜜丸及其制备方法	马鞍山神鹿科瑞药业有限公司
201210077928	治疗静脉曲张黑泥膏产品及其生产方法	南风化工集团股份有限公司
200710020327	含蒺藜果呋甾皂苷的药物组合物及其应用	南京艾德凯腾生物医药有限责任公司
201110405141	一种治疗抑郁症的药物和制备方法及其应用	南京海昌中药集团有限公司
200910029490	一种中药煅制药物松（酥）脆度的检验方法	南京海昌中药集团有限公司
201210057700	一种治疗风湿性关节炎的中药滴丸的制备方法	南京同仁堂药业有限责任公司
201210005633	一种用于增强免疫的中药组合物及其制备方法	南京威泰珐玛兽药研究所有限公司
201110381360	一种乙肝扶正胶囊的制备方法	南京泽朗医药科技有限公司
201110200743	一种用于治疗痛经的中药组合物及制备方法和应用	南京正宽医药科技有限公司
201110238416	一种用于治疗小儿厌食的中药组合物及制备方法和应用	南京正宽医药科技有限公司
201110221118	一种用于治疗干燥综合征的中药组合物及制备方法和应用	南京正宽医药科技有限公司
201210345561	莲芝消炎滴丸在制备抑制 HT1080 细胞增殖药物中的应用	南京正亮医药科技有限公司
201110221245	一种可充分保持鹿茸活性的加工方法	南京中科药业有限公司
201110168970	一种冬虫夏草的高效加工方法	南京中科药业有限公司
201110168812	一种具有高效抗癌作用的含灵芝孢子油中药组合物	南京中科药业有限公司
201010596344	一种兽用抗病毒纯中药制剂	南宁市百济生物工程有限公司
201110078229	一种祛斑的药物	南宁市品迪生物工程有限公司
201210073807	一种治疗烂脚丫的配方	南宁市品迪生物工程有限公司
201210073902	前列腺炎综合疗法	南宁市品迪生物工程有限公司
201110249765	壮医药治疗子宫肌瘤秘方	南宁市品迪生物工程有限公司
201210073880	三合一综合治疗子宫肌瘤	南宁市品迪生物工程有限公司

（续表）

专利号	发明专利名称	专利权人
201110231895	一种从长双歧杆菌 NQ-1501 中提取完整肽聚糖的方法	内蒙古双奇药业股份有限公司
201110186339	苦豆子洁阴抑菌洗液及其制备方法	内蒙古永业生物技术有限责任公司
201110260547	一种治疗痹症的中药丸剂	内蒙古中安类风湿骨关节病专科医院有限责任公司
201110364682	一种增强免疫力、缓解体力疲劳、抗肿瘤功能的保健药物	宁波海逸生物科技有限公司
201110346588	一种增强免疫力、缓解体力疲劳、抗肿瘤功能的保健药物配方	宁波海逸生物科技有限公司
201110346597	一种增强免疫力、降血糖功能的保健药物配方	宁波海逸生物科技有限公司
201110354371	一种增强免疫力、降血糖功能的保健药物	宁波海逸生物科技有限公司
201110072539	一种白芍制剂的质量检测方法	宁波立华制药有限公司
201110301114	一种贝母饮片的加工方法	宁波洛祥药业有限公司
201110185794	银杏叶提取物的制备方法	宁波绿之健药业有限公司
201110184914	一种从越橘上提取含有花青甙的提取物的方法	宁波绿之健药业有限公司
201110270016	具有抗疲劳和抗氧化功能的复方中药制剂及其制备方法	宁波御坊堂生物科技有限公司
201110287078	一种外用安眠贴	宁波浙成科技咨询有限公司
201110292065	一种治疗伤寒病的中药制剂	宁波浙成科技咨询有限公司
201210054419	一种用于补气血、调月经的中药组合物及其制备方法	宁夏紫荆花制药有限公司
201210054418	一种骨刺消痛中药组合物的制备方法	宁夏紫荆花制药有限公司
201010178094	一种比水重的挥发油提取包裹制备方法	培力（南宁）药业有限公司
201110246098	一种灵芝加工方法	黔西南吉仁堂中药饮片厂
201320414013	一种苦草醇提液的集成膜浓缩回收设备	沁浩膜技术（厦门）有限公司
201210048448	柴胡饮片的产地加工方法	青川德康源药业有限公司
201210338217	一种治疗马跌打损伤的中药组合物及其制备方法	青岛德瑞骏发生物科技有限公司
200910087825	一种治疗胃炎、胃溃疡及十二指肠溃疡的中药组合物及其鉴别方法	青岛国风药业股份有限公司
201210416981	用于治疗脾肺气虚型过敏性鼻炎的中药及其制备方法	青岛华仁技术孵化器有限公司
201210080554	具有降眼压、保护视神经功能的中药组合物、制备方法	青岛华仁技术孵化器有限公司
201210004680	用于治疗牙周炎的中药组合物、制备方法和牙膏	青岛华仁技术孵化器有限公司
201210004695	用于治疗牙周炎的中药、制备方法、牙膏和给药方式	青岛华仁技术孵化器有限公司
201210210548	配合血液透析治疗尿毒症的中药组合物、制备方法及应用	青岛华仁技术孵化器有限公司
201210116869	用于治疗慢性化脓性中耳炎的中药、应用及制备方法	青岛华仁技术孵化器有限公司
201210251321	促进骨折术后愈合的中药组合物、制备方法及应用	青岛华仁技术孵化器有限公司
201210209243	治疗急性上消化道出血的中药组合物、其制备方法及应用	青岛华仁技术孵化器有限公司
201210156947	用于慢性胆囊炎的中药、制备方法及应用	青岛华仁技术孵化器有限公司
201210469558	用于治疗慢性单纯性鼻炎的内用中药及其制备方法	青岛华仁技术孵化器有限公司
201210027654	治疗慢性心力衰竭的中药、制备方法及给药方式	青岛华仁技术孵化器有限公司
201010220643	一种化瘀散结灌肠液的制备方法	青海瑞成药业（集团）有限公司
201110162520	一种复方丹参片的制备方法	青阳县杰灵生物工程有限责任公司
201110317791	一种调节血脂的药物组合物及其制备工艺	清华德人西安幸福制药有限公司
201110317821	一种延缓衰老的中药组合物及其制备工艺	清华德人西安幸福制药有限公司
201110317780	一种改善胃肠道功能的中药组合物及其制备工艺	清华德人西安幸福制药有限公司
201110317795	一种抗疲劳的中药制剂	清华德人西安幸福制药有限公司
201110420929	一种健胃消食中药组合物	曲靖开发区格力康生物科技发展有限公司
201110424585	一种治疗咽喉肿痛的中药组合物及其制剂	曲靖开发区格力康生物科技发展有限公司
201010502288	一种消炎利喉中药组合物	曲靖开发区格力康生物科技发展有限公司
201010502286	一种感冒止咳中药组合物	曲靖开发区格力康生物科技发展有限公司
201010502296	一种用于治疗乳腺疾病的中药组合物	曲靖开发区格力康生物科技发展有限公司
201210000773	一种治疗乳房疾病的中药组合物及其制备方法和应用	曲靖开发区格力康生物科技发展有限公司
201110423325	一种祛斑养颜的中药组合物及其制备方法	曲靖开发区格力康生物科技发展有限公司
201110358260	一种鲜活灵芝孢子的破壁方法	全国供销合作总社济南果蔬华德公司
201010119519	葛根汤颗粒的制备方法	瑞阳制药有限公司
201210207227	一种金线莲含片及其制备方法	厦门加晟生物科技有限公司
201110442673	一种用于治疗骨质疏松症的中药组合物	厦门中药厂有限公司
201210148287	一种红龙镇痛药物组合物及其制备方法和应用	山东阿如拉药物研究开发有限公司
201210066830	一种药物组合物安儿宁含片及其制备方法和应用	山东阿如拉药物研究开发有限公司

(续表)

专利号	发明专利名称	专利权人
201110009298	一种安儿宁提取物组合物及其制备方法和应用	山东阿如拉药物研究开发有限公司
201210242052	一种前列宁药物组合物及其制剂的制备方法	山东阿如拉药物研究开发有限公司
201110348314	一种复方藤果痔疮栓制剂的检测方法	山东阿如拉药物研究开发有限公司
201210175705	一种中药组合物在制备治疗酒精性肝炎药物中的应用	山东阿如拉药物研究开发有限公司
201210126435	一种六味明目药物组合物的制备方法	山东阿如拉药物研究开发有限公司
201210046795	一种治疗肝病的藏药组合物的制备方法	山东阿如拉药物研究开发有限公司
201210103258	一种用于治疗白带病的药物组合物的制备方法	山东阿如拉药物研究开发有限公司
201110411980	一种藏药如意珍宝组合物制剂及其制备方法	山东阿如拉药物研究开发有限公司
201110196520	一种治疗口蹄疫的药剂及生产治疗口蹄疫的药剂的方法	山东百德生物科技有限公司
201010524390	一种药物组合物在制备治疗病毒性感冒药物中的应用	山东步长制药股份有限公司
201010213673	一种药物组合物在制备防治糖尿病并发症药物中的应用	山东步长制药股份有限公司
201010275189	一种药物组合物在制备防治妇科疾病药物中的应用	山东步长制药股份有限公司
201010275244	一种中药组合物在制备防治糖尿病并发症药物中的应用	山东步长制药股份有限公司
201210349139	一种用于痰湿体质的组合物及其制备方法和用途	山东东阿阿胶股份有限公司
201210387095	一种用于湿热体质的组合物及其制备方法和用途	山东东阿阿胶股份有限公司
201110311642	治疗骨折的药物及制备使用方法	山东方健制药有限公司
201110386334	阿胶滴丸的制备方法	山东福胶集团有限公司
201110383291	一种来源于牛蒡叶的绿原酸生态制剂的制备工艺	山东富国生物科技有限公司
201110383284	一种来源于牛蒡叶的绿原酸生态制剂	山东富国生物科技有限公司
201110255601	一种地锦草提取物、制备工艺及其应用	山东华尔康兽药有限公司
201210042318	一种具有降压、降血脂作用的中药制剂或中药保健品	山东金硕生物科技股份有限公司
201210042846	一种具有降血脂作用的中药制剂或中药保健品	山东金硕生物科技股份有限公司
201210067244	一种复方单硝酸异山梨酯及其制备工艺	山东仁和堂药业有限公司
201210178375	一种用于外伤愈合的组合物及其制备方法	山东卫康生物医药科技有限公司
201110033053	一种治疗咽炎的中药组合物及其制备方法	山东沃华医药科技股份有限公司
201110267902	一种治疗慢性肾功能衰竭的中药组合物及其制备方法	山东仙河药业有限公司
201210077150	一种脑灵素片及其制备方法	山东翔宇健康制药有限公司
201210248787	一种治疗颈椎病的药物及其制备方法	山东益宝生物制品有限公司
201210178017	一种高银杏萜类内酯含量的银杏达莫注射液的制备方法	山西普德药业股份有限公司
201210317681	银杏达莫的药物组合物及其制备方法	山西普德药业股份有限公司
201110161215	治疗手足癣的浸泡药液及医疗保健用品	山西瑞康温医用材料有限公司
201110111451	一种治疗便秘的中药组合物	陕西白鹿制药股份有限公司
201210520846	治疗便秘的口服药物	陕西博森生物制药股份集团有限公司
201210071061	一种治疗阴道炎的中药制剂及其制备方法	陕西步长高新制药有限公司
201210071276	一种治疗阴道炎的中药制剂及其制备方法	陕西步长高新制药有限公司
201210070797	一种治疗阴道炎的中药制剂及其制备方法	陕西步长高新制药有限公司
201210070908	一种治疗阴道炎的中药制剂及其制备方法	陕西步长高新制药有限公司
201210263865	一种治疗肝炎的中药制剂及其制备方法	陕西步长高新制药有限公司
201110327912	一种治疗咳嗽的中药组合物及其制备方法	陕西步长高新制药有限公司
201110327914	一种治疗咳嗽的中药制剂及其制备方法	陕西步长高新制药有限公司
201110327915	一种治疗咳嗽的中药制剂及其制备方法	陕西步长高新制药有限公司
201110284980	一种中药组合物在制备治疗子宫肌瘤药物中的应用	陕西步长高新制药有限公司
201110285687	一种治疗乳腺增生的中药制剂及其制备方法	陕西步长高新制药有限公司
201110285686	一种治疗乳腺增生的中药组合物及其制备方法	陕西步长高新制药有限公司
201110285688	一种治疗乳腺增生的中药制剂及其制备方法	陕西步长高新制药有限公司
201210123918	一种治疗冠心病心绞痛的中药制剂及其制备方法	陕西步长高新制药有限公司
201210124018	一种治疗冠心病心绞痛的中药制剂及其制备方法	陕西步长高新制药有限公司
201210124063	一种治疗冠心病心绞痛的中药制剂及其制备方法	陕西步长高新制药有限公司
201110152948	一种治疗头痛的中药软胶囊剂及其制备方法	陕西步长高新制药有限公司
201210438373	一种治疗胆结石、胆囊炎的中药制剂及其制备方法	陕西步长高新制药有限公司
201210438395	一种治疗胆结石、胆囊炎的中药制剂及其制备方法	陕西步长高新制药有限公司
201110218360	一种治疗子宫肌瘤的中药软胶囊剂及其制备方法	陕西步长高新制药有限公司
201110218928	一种药物组合物在制备治疗产后病药物中的应用	陕西步长高新制药有限公司

中国药学年鉴

CHINESE PHARMACEUTICAL YEARBOOK 2014

专利号	发明专利名称	专利权人
201110218926	一种治疗子宫肌瘤的中药滴丸剂及其制备方法	陕西步长高新制药有限公司
201010213671	一种药物组合物在制备防治糖尿病并发症药物中的应用	陕西步长制药有限公司
201010500159	药物组合物在制备治疗糖尿病及糖耐量减低药物中的应用	陕西步长制药有限公司
201110306947	一种用于治疗宫颈糜烂的中药组合物及其制备方法	陕西东泰制药有限公司
201210161039	一种治疗中晚期肿瘤、慢性乙肝的中药肠溶胶囊及其制备方法	陕西东泰制药有限公司
201310017354	一种升血小板胶囊中药组合物及其制备方法	陕西郝其军制药股份有限公司
201310017355	一种升血小板中药组合物及其制备方法	陕西郝其军制药股份有限公司
201310049709	一种用于治疗血液病的药物及其制备方法	陕西郝其军制药股份有限公司
201110385936	骨愈灵中药组合物及其制备方法和检测方法	陕西宏府怡悦制药有限公司
201110384545	一种治疗病毒性肺炎的中药组合物	陕西康惠制药股份有限公司
201310175185	一种用于急性结膜炎的中药滴眼剂及其制备方法	陕西立众制药有限公司
201010297572	一种治疗咳嗽气喘的中药组合物及其制备方法	陕西省中医药研究院汉唐制药有限公司
200910020873	一种用碳酸钙提取银杏黄酮的制备工艺	陕西太白山制药有限责任公司
201210034490	有助于心脑血管疾病、促进睡眠的中草药茶及其制备方法	陕西天铭岭南春茶业有限公司
201110445817	一种用于调经养血、理气化瘀的中药组合物及其制备方法	陕西兴邦药业有限公司
201110057992	一种用于补气敛肺、止咳平喘、温化痰饮的中药组合物及其制备方法	陕西兴邦药业有限公司
201110121752	一种治疗神经衰弱的中药组合物的制备方法	陕西兴邦药业有限公司
201210080923	一种参芪胶囊及其制备方法	上海荻戴实业发展有限公司
201210062125	一种细脚拟青霉菌株及其应用	上海泛亚生命科技有限公司
201010566245	一种复方罗汉果浸出液及其制备方法和应用	上海福贝宠物用品有限公司
200810033620	苦参中提取的生物碱在治疗支原体、衣原体和真菌引起的疾病中的药物用途	上海海天医药科技开发有限公司
200910143241	一种熊胆粉总胆酸提取物及其注射剂的制备方法和用途	上海凯宝药业股份有限公司
201110297100	一种用于扩增 CIK 的方法及一种 CIK 细胞制剂	上海柯莱逊生物技术有限公司
201010256411	用于预防或抗过敏的中药复方及其制备方法和应用	上海科鑫生物工程有限公司
201210015237	一种降低血脂的制剂	上海蓝怡科技有限公司
200910046699	一种中药成分的免洗止痒抗菌凝胶及其制备方法	上海利康消毒高科技有限公司
201210118431	蜂胶总黄酮的医药用途	上海绿谷制药有限公司
201010146020	具有去粉刺作用的中药提取物的组合物及制法和用途	上海赛福化工发展有限公司
201110270264	用于肾阴虚痰瘀互结型多囊卵巢综合征的中药组合物	上海泰坤堂中医医院有限公司
201110270141	用于多囊卵巢综合征的药物组合物	上海泰坤堂中医医院有限公司
201210028782	治疗泄泻的中药足浴组合物	上海韬鸿化工科技有限公司
201210028784	治疗失眠的中药足浴组合物	上海韬鸿化工科技有限公司
201210029015	治疗糜烂型脚气的中药足浴组合物	上海韬鸿化工科技有限公司
201210029026	治疗鳞屑角化型脚气的中药足浴组合物	上海韬鸿化工科技有限公司
201210028806	治疗咳嗽的中药足浴组合物	上海韬鸿化工科技有限公司
201210028807	治疗风寒感冒的中药足浴组合物	上海韬鸿化工科技有限公司
200910201472	扶正化瘀药物组合物指纹图谱质量检测方法	上海现代中医药股份有限公司
200810203322	知母、黄芪、苦瓜复方提取物的制备及其用途	上海新康制药厂
201110306111	超低酸水溶性银杏叶提取物的制备方法及产品	上海友信生物科技有限公司
200910048132	一种具有止咳祛痰作用的中药组合物及其制备方法	上海玉芝华医药科技有限公司
200910057608	治疗冠心病心衰的中药组合物及其制备方法	上海中药制药技术有限公司
201010600512	一种妇阴抗菌冲洗液的制备方法	韶关蓝威消毒药业有限公司
200810241263	苍术总萜醇固体分散体、药用组合物及其制备方法	深圳海创医药科技发展有限公司
201110122329	一种治疗咽喉炎的提取物及其制备方法	深圳海王药业有限公司
200810218023	含有黄芩苷和白术内酯的组合物及其制备方法	深圳海王药业有限公司
201010523056	油橄榄叶提取物的制备方法	深圳劲创生物技术有限公司
200810065869	一种具有解热、抗炎和镇痛作用的药物组合物及其制备方法	深圳力瑞医药科技有限公司
200810065870	一种具有催眠、抗抑郁、抗焦虑作用的药物组合物及其制备方法	深圳力瑞医药科技有限公司
201110444859	一种治疗艾滋病的药物及其制备方法	深圳市安美信生物医药科技有限公司
201110129457	一种牙基质海绵剂及其制备方法	深圳市光明创博生物制品发展有限公司
201110369018	一种滇桂艾纳香片及其制备工艺	深圳市国源药业有限公司
201010107389	一种具有增强免疫功能的真菌组合物及其制备方法	深圳市汇康生物科技有限公司

（续表）

专利号	发明专利名称	专利权人
201110198411	防脱生发药物及其制备方法	深圳市佳泰药业股份有限公司
201010528447	一种治疗经痛的中药及其制备方法	深圳市佳泰药业股份有限公司
201110346519	一种抗菌消炎、化痰止咳的中药制剂及其制备方法	深圳市嘉轩医药科技发展有限公司
201110285808	一种用于治疗功能性消化不良的中药组合物	深圳市嘉轩医药科技发展有限公司
201110271419	一种用于治疗子宫内膜异位症的中药组合物	深圳市嘉轩医药科技发展有限公司
201110254317	一种鳄鱼鸸鹋油烫烧伤药膏及其制备方法	深圳市美鳄缘投资有限公司
201110434349	藿香正气软胶囊在制备治疗心脑血管疾病药物制剂中的应用	神威药业集团有限公司
201110202166	一种苦碟子注射液的制备方法	沈阳双鼎制药有限公司
201110001528	一种抱茎苦荬菜总酚酸及其制备方法	沈阳双鼎制药有限公司
201110284379	猪血去蛋白提取物凝胶剂及其制备方法	沈阳斯佳科技发展有限公司
201110284378	猪血去蛋白提取物口腔膏及其制备工艺	沈阳斯佳科技发展有限公司
201110284377	猪血去蛋白提取物肠溶胶囊及其制备工艺	沈阳斯佳科技发展有限公司
201110062615	降低蛋白质含量的鸦胆子油及其药物组合物以及它们的制备方法	沈阳药大药业有限责任公司
201210171524	一种治疗特发性血小板减少性紫癜的药物组合物及其制备方法	石家庄平安医院有限公司
201210169217	一种治疗慢性再生障碍性贫血的药物组合物及其制备方法	石家庄平安医院有限公司
201210168824	一种治疗骨髓纤维化和肝纤维化的药物组合物及其制备方法	石家庄平安医院有限公司
201210169242	一种治疗糖尿病肾病的药物组合物及其制备方法	石家庄平安医院有限公司
201110075450	清热解毒软胶囊在制备用于治疗病毒性肺炎药物中的应用	石药集团欧意药业有限公司
201110303584	通络按摩中药制剂及其制备方法	世纪良基投资集团有限公司
201110303572	清眼按摩中药制剂及其制备方法	世纪良基投资集团有限公司
200910113079	一种用于缓解疲劳的口服制剂及其制备方法	斯必利药业（厦门）有限公司
201010108473	一种具有免疫增强功能的口服制剂及其制备方法	斯必利药业（厦门）有限公司
201210137208	复方银翘氨敏胶囊及其制备工艺	四川彩虹制药有限公司
201320277813	中药生脉注射液精制配液系统	四川川大华西药业股份有限公司
201110146142	一种黄芩提取物及其制备方法和用途	四川大千药业有限公司
201110146163	一种黄芩提取物磷脂复合物及其制备方法和用途	四川大千药业有限公司
201210144291	柴胡解热镇痛制剂及其制备工艺	四川德培源中药科技开发有限公司
200910216390	一种洁尔阴洗液成品质量的鉴别方法	四川恩威制药有限公司
201110359141	一种美白皮肤抗衰老的组合物	四川逢春制药有限公司
201010227793	肝苏糖浆的检测方法	四川逢春制药有限公司
201010227782	散痰宁糖浆的检测方法	四川逢春制药有限公司
201110370167	一种治疗胃病的中药组合物及制备方法	四川豪运药业股份有限公司
201010142961	薄荷素油在制备治疗胆汁淤积性肝病的药物中的应用	四川济生堂药业有限公司
201110386854	一种保肝药物或保健品组合物及其制备方法和用途	四川九章生物化工科技发展有限公司
201010612386	一种山楂叶药材、山楂叶提取物或其制成品的质量检测方法	四川科伦药物研究有限公司
201110132714	一种冠心七味滴丸中挥发性成分的指纹图谱检测方法	四川科伦药物研究有限公司
201010221306	一种含聚乙二醇十二羟基硬脂酸酯的丹参药物注射制剂的制备方法	四川升和药业股份有限公司
201010221274	一种含聚乙二醇十二羟基硬脂酸酯的银黄药物制剂的制备方法	四川升和药业股份有限公司
200810044373	一种中药口服制剂的制备方法	四川升和药业股份有限公司
200610020223	一种三金分散片及其制备方法	四川升和药业股份有限公司
201110449526	一种健儿乐冲剂的制备方法	四川省旺林堂药业有限公司
201210076424	一种药物组合物及其制备方法和用途	四川万安石斛产业开发有限公司
201110270842	一种保护胃黏膜的药物组合物或保健食品组合物及制备方法	四川万安石斛产业开发有限公司
201110365911	复方药物组合物的新用途	四川旭华制药有限公司
201210037634	一种缓释型珍珠明目滴眼液及其制备方法	苏州工业园区天龙制药有限公司
201210289882	一种具有减肥降脂作用的药物	苏州谷力生物科技有限公司
201210325526	一种具有提神醒脑功能的植物精油	苏州谷力生物科技有限公司
201110381354	一种心宁片的制备方法	苏州派腾生物医药科技有限公司
201110381352	一种利胆片的制备方法	苏州派腾生物医药科技有限公司
201110381355	一种康尔心胶囊的制备方法	苏州派腾生物医药科技有限公司
201110381356	一种咽炎片的制备方法	苏州派腾生物医药科技有限公司
201110381351	一种清脑降压片的制备方法	苏州派腾生物医药科技有限公司
201110381357	一种鼻炎灵片的制备方法	苏州派腾生物医药科技有限公司

(续表)

专利号	发明专利名称	专利权人
201110381416	一种妇康宁片的制备方法	苏州派腾生物医药科技有限公司
201110186244	用于治疗灰指甲、甲沟炎的外用中药材合剂	太仓宝甲堂健康咨询有限公司
201210140773	一种防治耳鸣的中药洗耳剂	太仓市伟基生物科技有限公司
201110248336	桔梗流浸膏的制备方法	太极集团重庆涪陵制药厂有限公司
201110247787	石淋通颗粒的制备方法	太极集团重庆涪陵制药厂有限公司
201110247747	益母草膏的制备方法	太极集团重庆涪陵制药厂有限公司
201110247783	益母草流浸膏及益母草片的制备方法	太极集团重庆涪陵制药厂有限公司
201110247792	复方丹参片的制备方法	太极集团重庆涪陵制药厂有限公司
201110247760	保心片的制备方法	太极集团重庆涪陵制药厂有限公司
201110247790	小儿清热止咳口服液的制备方法	太极集团重庆涪陵制药厂有限公司
201110247791	橙皮酊的制备方法	太极集团重庆涪陵制药厂有限公司
201110247746	急支糖浆的制备方法	太极集团重庆涪陵制药厂有限公司
201110247785	牛黄上清软胶囊的制备方法	太极集团重庆涪陵制药厂有限公司
201110247757	八正合剂的制备方法	太极集团重庆涪陵制药厂有限公司
201110247777	止泻药物组合物的制备方法	太极集团重庆涪陵制药厂有限公司
201110248338	藿香正气口服液的制备方法	太极集团重庆涪陵制药厂有限公司
201110247789	穿龙骨刺片的制备方法	太极集团重庆涪陵制药厂有限公司
201110247758	补肾防喘片的制备方法	太极集团重庆涪陵制药厂有限公司
201110247764	六味地黄丸的制备方法	太极集团重庆涪陵制药厂有限公司
201110247761	川贝母流浸膏及川贝枇杷颗粒的制备方法	太极集团重庆涪陵制药厂有限公司
201110247781	降脂灵片的制备方法	太极集团重庆涪陵制药厂有限公司
201110247788	补肾益寿胶囊的制备方法	太极集团重庆涪陵制药厂有限公司
201110247748	治疗儿科疾病药物的制备方法	太极集团重庆涪陵制药厂有限公司
201110247779	止咳片的制备方法	太极集团重庆涪陵制药厂有限公司
201110247776	逍遥丸的制备方法	太极集团重庆涪陵制药厂有限公司
201110247784	补中益气丸的制备方法	太极集团重庆涪陵制药厂有限公司
201210031869	一种抗癌药及其制备方法和应用	天津安尼诺乐节能科技有限公司
201210243763	间充质干细胞及其在抗 HIV-1 中的应用	天津和泽干细胞科技有限公司
201210410047	一种诱导间充质干细胞向软骨细胞分化的方法及其在骨关节炎中的应用	天津和泽干细胞科技有限公司
201110228046	一种用于治疗脑梗死的药物组合物	天津宏仁堂药业有限公司
200910229148	一种中药制剂血府逐瘀胶囊的检测方法	天津宏仁堂药业有限公司
201110249020	疤痕修复液及其制备方法	天津嘉氏堂科技有限公司
201110249101	一种治疗婴儿渗出型湿疹的外用中药制剂及制备方法	天津尖峰弗兰德医药科技发展有限公司
201110249276	治疗褥疮的外用中药制剂及制备方法	天津尖峰弗兰德医药科技发展有限公司
201110048731	一种中药组合物在治疗胃部慢性炎症伴肠上皮化生、上皮内瘤变的应用	天津康晨瑞信医药集团有限公司
200910228185	一种葛根提取物速溶颗粒的制备工艺	天津市百奥生物技术有限公司
200910070681	一种治疗冠心病的药物及其提取	天津天士力现代中药资源有限公司
200910070682	一种治疗冠心病的药物及其提取方法	天津天士力现代中药资源有限公司
200910070677	一种治疗冠心病的药物	天津天士力现代中药资源有限公司
200910070678	一种治疗冠心病的药物及其制备	天津天士力现代中药资源有限公司
200910070684	一种治疗冠心病的药物及制备方法	天津天士力现代中药资源有限公司
200910070685	一种治疗冠心病的药物及制备工艺	天津天士力现代中药资源有限公司
200910071158	一种人参提取物的检测方法	天津天士力现代中药资源有限公司
200910071162	一种红景天提取物的检测方法	天津天士力现代中药资源有限公司
200810054002	一种对丹酚酸 B 生产在线含量检测方法	天津天士力现代中药资源有限公司
200810153792	一种丹参水溶性提取物的脱色方法	天津天士力之骄药业有限公司
200810152401	一种丹参总酚酸制备方法	天津天士力之骄药业有限公司
200810153767	人参、麦冬、五味子的单独提取方法及其制剂	天津天士力之骄药业有限公司
200810153778	一种人参、麦冬、五味子的提取方法及其制剂	天津天士力之骄药业有限公司
200810153780	人参,麦冬,五味子的提取方法及其制剂	天津天士力之骄药业有限公司
200810153771	一种人参,麦冬,五味子的单独提取方法及其制剂	天津天士力之骄药业有限公司
200810153775	人参,麦冬,五味子的提取方法及其制剂	天津天士力之骄药业有限公司
200810153776	一种人参麦冬五味子的提取方法及其制剂	天津天士力之骄药业有限公司

（续表）

专利号	发明专利名称	专利权人
200810153777	一种人参，麦冬，五味子的提取方法及其制剂	天津天士力之骄药业有限公司
200810153779	一种人参，麦冬，五味子的提取方法及其制剂	天津天士力之骄药业有限公司
200810153786	一种"麦冬，人参和五味子"的提取方法及其制剂	天津天士力之骄药业有限公司
200810153769	一种人参麦冬和五味子的提取方法及其制剂	天津天士力之骄药业有限公司
200810153774	人参、麦冬、五味子的提取方法及其制剂	天津天士力之骄药业有限公司
200810153789	一种人参，麦冬，五味子的提取方法及其制剂	天津天士力之骄药业有限公司
200810153791	一种人参，麦冬、五味子的提取方法及其制剂	天津天士力之骄药业有限公司
200810153768	一种人参，麦冬与五味子的单独提取方法及其制剂	天津天士力之骄药业有限公司
200810153787	一种"麦冬、人参和五味子"的提取方法及其制剂	天津天士力之骄药业有限公司
200810153794	一种人参，麦冬和五味子的提取方法及其制剂	天津天士力之骄药业有限公司
200810153798	人参、麦冬和五味子的提取方法及其制剂	天津天士力之骄药业有限公司
200810153772	一种人参，麦冬、五味子的单独提取方法及其制剂	天津天士力之骄药业有限公司
200810153773	人参，麦冬，五味子的提取方法及其制剂	天津天士力之骄药业有限公司
200810153788	一种"麦冬/人参和五味子"的提取方法及其制剂	天津天士力之骄药业有限公司
200810153799	一种人参；麦冬和五味子的提取方法及其制剂	天津天士力之骄药业有限公司
200810153800	一种'人参，麦冬和五味子'的提取方法及其制剂	天津天士力之骄药业有限公司
200810153810	一种人参，麦冬以及五味子的提取方法及其制剂	天津天士力之骄药业有限公司
200810152399	一种丹参总酚酸注射剂血小板聚集抑制率的检测方法	天津天士力之骄药业有限公司
200710060105	一种治疗肠炎腹泻红白痢疾的中药制剂	天津同仁堂集团股份有限公司
200610130604	一种番泻叶提取物及其制备方法	天津中新药业集团股份有限公司
201010107310	一种散风解热的中药组合物及其制备方法	天津中新药业集团股份有限公司达仁堂制药厂
201010235848	一种祛风燥湿活血止痛的中药组合物及其制备方法	天津中新药业集团股份有限公司达仁堂制药厂
200710060525	一种藿香正气软胶囊及其制备方法	天津中新药业集团股份有限公司达仁堂制药厂
201010576899	一种治疗小儿久咳的药物组合物及制备方法	天津中新药业集团股份有限公司达仁堂制药厂
201010235830	一种舒气开胃化郁止痛的中药组合物及其制备方法	天津中新药业集团股份有限公司达仁堂制药厂
201010235839	一种舒气开胃化郁止痛的中药组合物及制备方法	天津中新药业集团股份有限公司达仁堂制药厂
201010235867	一种舒肝化郁开胃消食的中药组合物及制备方法	天津中新药业集团股份有限公司达仁堂制药厂
200910071121	中药制剂小儿清肺丸的检测方法	天津中新药业集团股份有限公司达仁堂制药厂
200910071118	中药制剂保婴镇惊丸的检测方法	天津中新药业集团股份有限公司达仁堂制药厂
201010235872	一种滋阴清热润肺止嗽的中药组合物及其制备方法	天津中新药业集团股份有限公司达仁堂制药厂
201010235858	一种舒肝化郁开胃消食的中药组合物及其制备方法	天津中新药业集团股份有限公司达仁堂制药厂
201010578613	一种疏风清热解毒利咽的中药组合物及制备方法	天津中新药业集团股份有限公司第六中药厂
201010578540	一种疏风清热解毒利咽的中药组合物及其制备方法	天津中新药业集团股份有限公司第六中药厂
201010578539	一种宣肺降气清热化痰的中药组合物及制备方法	天津中新药业集团股份有限公司第六中药厂
201010578603	一种宣肺降气清热化痰的中药组合物及其制备方法	天津中新药业集团股份有限公司第六中药厂
201110403278	治疗胃肠疾病中药组合物及其制备方法	天津中新药业集团股份有限公司乐仁堂制药厂
201110403280	治疗胃肠疾病中药组合物及其制备方法	天津中新药业集团股份有限公司乐仁堂制药厂
201110403304	治疗胃肠疾病中药组合物及其制备方法	天津中新药业集团股份有限公司乐仁堂制药厂
201110403302	治疗胃肠疾病中药组合物及其制备方法	天津中新药业集团股份有限公司乐仁堂制药厂
201110403305	治疗胃肠疾病中药组合物及其制备方法	天津中新药业集团股份有限公司乐仁堂制药厂
201110403358	治疗胃肠疾病中药组合物及其制备方法	天津中新药业集团股份有限公司乐仁堂制药厂
201110403356	治疗胃肠疾病中药组合物及其制备方法	天津中新药业集团股份有限公司乐仁堂制药厂
201010145270	舒肝调气丸的检测方法	天津中新药业集团股份有限公司乐仁堂制药厂
200910228357	治疗痰火郁结大便燥结的涤痰丸的检测方法	天津中新药业集团股份有限公司乐仁堂制药厂
201010578538	一种清热解毒凉血通淋的中药组合物及其制备方法	天津中新药业集团股份有限公司隆顺榕制药厂
201010104877	益肾糖浆的检测方法	天津中新药业集团股份有限公司隆顺榕制药厂
201010104879	泻白糖浆的检测方法	天津中新药业集团股份有限公司隆顺榕制药厂
201010104909	六经头痛片的检测方法	天津中新药业集团股份有限公司隆顺榕制药厂
201010104891	小儿导赤片的检测方法	天津中新药业集团股份有限公司隆顺榕制药厂
201010104902	清胃黄连片的检测方法	天津中新药业集团股份有限公司隆顺榕制药厂
200910244827	精制银翘解毒片的检测方法	天津中新药业集团股份有限公司隆顺榕制药厂
200910244826	降压避风片的检测方法	天津中新药业集团股份有限公司隆顺榕制药厂
200910104339	一种提高免疫力缓解疲劳的中药组合物及其制备方法	天圣制药集团股份有限公司

（续表）

专利号	发明专利名称	专利权人
201110129436	一种治疗小儿咳嗽疾病的复方口服液及其制备方法	天圣制药集团股份有限公司
201110184261	一种治疗心血管疾病的软胶囊剂及其制备方法	天圣制药集团股份有限公司
200710150307	一种含三七提取物的中药颗粒及其制备方法	天士力制药集团股份有限公司
200910228459	人参次苷 H 提取物及制备方法	天士力制药集团股份有限公司
200910228460	人参次苷 H 提取物及其制备方法	天士力制药集团股份有限公司
200910228461	一种人参次苷 H 提取物及其制备方法	天士力制药集团股份有限公司
200910228462	人参皂苷 Rh2 提取物及制备方法	天士力制药集团股份有限公司
200810052428	丹酚总酸和三七总皂苷及其配伍治疗败血症的应用	天士力制药集团股份有限公司
200910228130	一种具有催乳作用的中药组合物及其制备工艺	天士力制药集团股份有限公司
200710123272	一种威灵仙的有效组分及其制备方法与用途	天士力制药集团股份有限公司
200710123260	一种茜草的有效组分及其制备方法与用途	天士力制药集团股份有限公司
200810052992	一种药物组合物在制备保护胰岛功能药物中的应用	天士力制药集团股份有限公司
200610129948	一种治疗头痛的煎膏剂的制备方法	天士力制药集团股份有限公司
200910069420	益气复脉制剂在制备防治内毒素引起的休克和肠管损伤的药物中的用途	天士力制药集团股份有限公司
200910070443	一种具有催乳作用的组合物及其制备方法和应用	天士力制药集团股份有限公司
200710150326	一种含水飞蓟素的中药颗粒及其制备方法	天士力制药集团股份有限公司
201010031312	一种复方丹参滴丸的检测方法	天士力制药集团股份有限公司
200610129957	一种治疗头痛的片剂及其制备方法	天士力制药集团股份有限公司
200610129976	一种治疗胃脘痛的药物及其制备方法	天士力制药集团股份有限公司
200610129951	一种治疗头痛的气雾剂及其制备方法	天士力制药集团股份有限公司
200610129953	一种治疗头痛的药物的制备方法	天士力制药集团股份有限公司
200610129955	一种治疗头痛的咀嚼片及其制备方法	天士力制药集团股份有限公司
200610129952	一种治疗头痛的丸剂及其制备方法	天士力制药集团股份有限公司
200610129954	一种治疗头痛的包衣片剂及其制备方法	天士力制药集团股份有限公司
200610129949	一种治疗头痛的胶囊及其制备方法	天士力制药集团股份有限公司
201210085484	一种银杏达莫组合物及其制剂的制备方法	通化谷红制药有限公司
201010124970	一种复方麝香注射液的制备方法	通化谷红制药有限公司
201210454923	蜂胶滴丸及制备方法	通化金恺威药业有限公司
201110418478	一种治疗神经根型颈椎病的壮骨伸筋药物及制备方法	通化金马药业集团股份有限公司
201210201788	杀菌洗剂	通化正和药业有限公司
200810300021	骨增消痛贴	通化正和药业有限公司
200910067295	一种治疗气虚血虚的中药制剂的制备方法	通药制药集团股份有限公司
200880002423	用于预防类固醇性骨坏死的得自淫羊藿的类黄酮馏分的新型组合	同济堂药业
201110380044	一种祛臭防褥疮医用护理湿巾及其制备方法	铜陵洁雅生物科技股份有限公司
201110034084	一种具有改善睡眠功能的中药组合物及其制备方法	完美（中国）有限公司
201210332779	一种治疗中老年骨质疏松的中药	威海人太生物科技有限公司
200910230843	一种无花果外用药膏	威海新异生物科技有限公司
201110081366	一种生发养发的维吾尔族草药制剂	乌鲁木齐彩乃姆日用化妆品有限公司
201110457126	治疗痛风中药外用足浴药物及其制备方法	乌鲁木齐罗布西坦生物科技有限公司
201110384905	一种醒脑静固体药物组合物的制备方法	无锡济民可信山禾药业股份有限公司
200910186701	一种新的黄氏响声丸及其制备方法	无锡济民可信山禾药业股份有限公司
201110306417	黄芩解毒散喷雾干燥粉的生产工艺	无锡正大畜禽有限公司
201110429734	一种治疗皮肤病的外用软膏	五寨县金达实业有限责任公司
201110421555	一种具有减肥降糖降脂作用的组合物	五寨县金达实业有限责任公司
201110423223	一种治疗 GERD、FGID 的中药组合物	五寨县金达实业有限责任公司
201110137271	一种茯苓总三萜提取物的制备方法	武汉回盛生物科技有限公司
201110222188	一种空心莲子草有效部位群提取物的制备方法	武汉回盛生物科技有限公司
201110430985	一种利用牛胆汁制备复合胆红素钙的方法	武汉健民大鹏药业有限公司
201110065008	一种治疗流产后阴道出血的中药	武汉健民中药工程有限责任公司
201110031716	一种免冲洗产妇会阴医疗护理凝胶及其制备方法	武汉耦合医学科技有限责任公司
201210305117	一种小牛血去蛋白提取物及其制备方法和应用	武汉人福药业有限责任公司
201210141134	一种具有提高和改善记忆力的药物组合物及其制备方法和用途	武汉市健恒生物科技有限责任公司
201210022654	一种治疗血管神经性头痛、偏头痛的中药制剂	武汉药谷科技开发有限公司

专利号	发明专利名称	专利权人
200810017289	一种用于防治假性近视的组合物及其制备方法	西安阿房宫药业有限公司
201110288709	一种治疗冠心病、脑动脉硬化的中药组合物及其制备方法	西安碑林药业股份有限公司
201110288916	一种用于益气活血、健脾通络的中药组合物	西安碑林药业股份有限公司
201110330343	一种用于清热解毒、活血化瘀、利湿化痰的中药组合物及其制备方法	西安碑林药业股份有限公司
201110330345	一种金嗓散结中药组合物及其制备方法	西安碑林药业股份有限公司
201110330411	一种用于疏肝理气、化痰利咽的中药组合物及其制备方法	西安碑林药业股份有限公司
201110330344	一种金嗓利咽中药组合物及其制备方法	西安碑林药业股份有限公司
201110236233	一种中药复明制剂的质量检测方法	西安碑林药业股份有限公司
201110232665	治疗消化性溃疡的中药散剂的制备工艺	西安必康制药集团有限公司
201110317811	一种肝苏软胶囊的制备工艺	西安大唐制药集团有限公司
200910024370	治疗崩漏、呕血、便血、创伤性出血的药物及制备方法	西安千禾药业有限责任公司
201110379886	一种用于制备抗流感病毒药物的中药组合物	西安仁仁药业有限公司
201110326052	一种治疗慢性肾衰的肾康口服液体复方制剂及其制备方法	西安世纪盛康药业有限公司
201110326041	一种治疗慢性肾衰的肾康口服固体复方制剂及其制备方法	西安世纪盛康药业有限公司
201110102852	中药软心硬胶囊及其制备方法	西安兆兴制药有限公司
201210096193	一种温胃养肝的中藏药组合物及其制备方法	西藏藏真堂藏药产业有限公司
201010526550	一种治疗肝病的藏药制剂	西藏金哈达药业有限公司
201110243805	一种藏药组合物在制备预防和治疗骨质疏松药物中的应用	西藏奇正藏药股份有限公司
201110351102	一种藏药组合物在制备治疗支气管哮喘药物中的应用	西藏奇正藏药股份有限公司
201010593699	一种藏药组合物在制备治疗支气管哮喘药物中的应用	西藏奇正藏药股份有限公司
201110412604	白脉软膏在制备治疗骨伤药物中的用途	西藏奇正藏药股份有限公司
201010610985	一种用于止痛消肿的青鹏凝胶剂及其制备方法	西藏奇正藏药股份有限公司
201010610973	一种用于止痛消肿的青鹏贴膏剂及其制备方法	西藏奇正藏药股份有限公司
201110100048	一种抗高原反应口服液及其制备方法	西藏屋脊之宝食品有限公司
201010539913	肠动力药物组合物	仙桃市魏氏生物工程有限责任公司
201010198421	一种小儿柴桂退热颗粒的配方及制法	襄樊隆中药业有限责任公司
201010198441	川贝雪梨胶囊及其制备方法	襄樊隆中药业有限责任公司
201110093882	以酒精为夹带剂的芳香新塔花油二氧化碳超临界萃取方法	新疆科宇科技有限公司
200910067296	一种用于治疗流行性感冒的中药制剂的制备方法	修正药业集团股份有限公司
200910067297	一种治疗感冒的中药颗粒剂的制备方法	修正药业集团股份有限公司
201210146738	一种婴儿益肤膏	扬州中汇生物技术有限公司
201110422599	一种具养生功效中药保健酒及其制备方法	扬子江药业集团四川海蓉药业有限公司
201210034481	一种调理脾胃功能、润肠通便的保健茶及其制备方法	杨凌贝多罗生物科技开发有限公司
201010564198	一种心脑康胶囊的制备方法	杨凌无为制药集团有限公司
201110135195	从甘草中提取有效成分的方法	药都制药集团股份有限公司
201010102678	消渴灵浓缩丸的制备方法	药都制药集团股份有限公司
200910117234	二氧化碳萃取酒花残渣中黄腐酚的富集方法	玉门拓璞科技开发有限责任公司
201220652963	一种易等分的冬虫夏草片剂	玉树藏族自治州三江源药业有限公司、中国食品发酵工业研究院
201110394487	一种竹红菌浸膏的制备方法	云南白药集团大理药业有限责任公司
201110413410	一种养颜活血药	云南楚雄天利药业有限公司
201110294588	一种具有免疫增强作用的组合物及其应用	云南道衍生物科技有限公司
201110365325	一种铁皮石斛超细粉的加工方法	云南金九地生物科技有限公司
201110189777	铁皮石斛金条的加工方法	云南金九地生物科技有限公司
201110230075	一种治疗慢性充血性心力衰竭征的注射剂的制备方法	云南省腾冲制药厂
201110230106	一种蜇蠊提取物的制备方法	云南省腾冲制药厂
201110431990	一种民间验方足浴组合物	云南省药物研究所
201010274281	具有黄金色的虫草酒及其制备方法	云南省药物研究所制药厂
201110448467	灯盏细辛提取物在制备具有抗氧化作用的药物中的应用	云南施普瑞生物工程有限公司
200910069872	普洱茶的提取物及其制备方法	云南天士力帝泊洱生物茶集团有限公司
201110249260	一种中药组合物在制备抗病毒药物中的应用	云南云河药业有限公司
201110333343	一种治疗顽癣的外用药酒	张家港天乙传统医药研究院有限公司
201110397038	一种用于补元气、通脉理血的组合物及其制备方法	张家港天乙传统医药研究院有限公司

中国药学年鉴 CHINESE PHARMACEUTICAL YEARBOOK 2014

（续表）

专利号	发明专利名称	专利权人
201110417868	一种纯天然口腔消毒液及其制备方法	张家界奥威科技有限公司
201110417866	一种五倍子倍蚜油组合物、制备方法及其用途	张家界奥威科技有限公司
201210350745	片仔癀及其制剂在保护记忆功能和抗脑缺血方面的新用途	漳州片仔癀药业股份有限公司
201010272952	片仔癀及其制剂在保护记忆功能和抗脑缺血方面的新用途	漳州片仔癀药业股份有限公司
201210195965	一种治疗脂肪肝的药物组合物及其制剂	漳州片仔癀药业股份有限公司
201210196012	一种治疗脂肪肝的药物组合物及其制备方法	漳州片仔癀药业股份有限公司
200910092394	片仔癀胶囊的检测方法	漳州片仔癀药业股份有限公司
200910092393	片仔癀的检测方法	漳州片仔癀药业股份有限公司
201210017037	金线莲复方解酒保肝口服液及其制备方法	漳州瑞祥堂生物科技有限公司
201210017031	金线莲复方解酒保肝胶囊及其制备方法	漳州瑞祥堂生物科技有限公司
201110258467	越橘发酵法制备的紫红参及其在医药中的用途	长白山皇封参业有限公司
200910117940	九里香叶总黄酮在制备治疗糖尿病药物中的应用	长春瑞德医药科技有限公司
201110309442	一种抗森林脑炎病毒马血清的生产方法	长春生物制品研究所有限责任公司
201210461164	双向性固体发酵白耙齿菌菌质提取物及制备方法及其用途	长春益肾康生物制药有限公司
201210072607	一种治疗滑膜炎的中药组合物及其制备方法	长春英平药业有限公司
201210080041	一种药物组合物及其应用	长沙高新开发区鹍巢生物科技有限公司
201210569114	一种浙贝母超微粉制备工艺	浙江百草中药饮片有限公司
201010004934	一种鲜益母草制剂的制备方法	浙江大德药业集团有限公司
201110140133	一种续断总皂苷的提取方法	浙江迪耳药业有限公司
201110122468	一种蝉拟青霉人工培养的方法及其培养物的应用	浙江泛亚生物医药股份有限公司
201110122002	一种生产蝉拟青霉孢子的培养基、培养方法和培养产物及其应用	浙江泛亚生物医药股份有限公司
201210191773	愈风宁心包衣滴丸及其制备方法	浙江尖峰药业有限公司
201110407822	美洲大蠊凝胶外用药组合物、其制备方法及其在制备治疗烫伤外用药方面的应用	浙江京新药业股份有限公司
201010578718	地衣芽孢杆菌菌粉及微生态制剂的制备方法	浙江京新药业股份有限公司
201110450252	一种复方鱼腥草合剂及其制备方法	浙江康恩贝中药有限公司
201110450624	一种复方鱼腥草合剂的制备方法	浙江康恩贝中药有限公司
200910101748	用于制备治疗软组织损伤的外用制剂的组合物及其制备方法	浙江普洛康裕天然药物有限公司
201110028356	一种鲜元胡加工和炮制的方法	浙江省中药研究所有限公司
201110246242	一种改善睡眠的灵菊胶囊及其制备方法	浙江省中药研究所有限公司
201010256196	一种用于戒毒治疗的中药制剂及其制备方法	浙江省中药研究所有限公司
201110281921	铁皮石斛在制备治疗肠化生的药物中的应用	浙江天皇药业有限公司
201210026446	铁皮石斛在制备治疗免疫性慢性胃炎的药物中的应用	浙江天皇药业有限公司
201010200598	一种制备西黄丸用乳香和没药的新的炮制方法	浙江天一堂创业投资有限公司
201110161182	一种石斛夜光丸及其制备方法	浙江天一堂创业投资有限公司
200810129659	千层塔口崩片及其制造方法	浙江万邦药业股份有限公司
201210074032	一种异秦皮啶结晶化合物及含有该化合物的肿节风分散片和滴丸	浙江维康药业有限公司
201210189617	一种盐酸水苏碱化合物及含有该化合物的药物组合物	浙江维康药业有限公司
201210074041	一种治疗急慢性肠胃炎的药物组合物	浙江维康药业有限公司
201110275646	一种水溶性银杏叶提取物的制备工艺	浙江现代中药与天然药物研究院有限公司
201010000250	通过胃蛋白酶和胰蛋白酶联合酶解的土鳖虫冻干粉1和2及其用途	浙江医药股份有限公司新昌制药厂
201010252011	中药材水蒸汽提取法生产五加皮酒的方法	浙江致中和实业有限公司
201010252012	中药材流浸膏法生产五加皮酒的方法	浙江致中和实业有限公司
201110303217	积雪草流动性饮片及其制备方法	浙江中医药大学中药饮片厂
201110267318	薄荷流动性饮片及其制备方法	浙江中医药大学中药饮片有限公司
201110303226	马鞭草流动性饮片及其制备方法	浙江中医药大学中药饮片有限公司
201110437505	蛹虫草活性组分的半仿生提取方法	正源堂（天津）生物科技有限公司
200910309523	一种中药挥发油包合物及其制备方法	郑州后羿制药有限公司
201210084020	治疗人体疤痕的中药膏剂及其制备方法	郑州密丽药业有限公司
201210084021	治疗前列腺疾病的中药及其制备方法	郑州密丽药业有限公司
201110453013	一种治疗肌肉筋骨病的膏药及其制备方法	郑州歧黄中医药研究所
201010516495	一种胆汁槟榔维B1胶囊的制备方法	郑州瑞龙制药股份有限公司
201110450874	一种复方丹参片用包衣材料及其制备方法	郑州瑞龙制药股份有限公司

（续表）

专利号	发明专利名称	专利权人
201210239843	治疗脂溢性脱发、防治头发干枯发叉的药物及其制备方法	郑州章光101生发科技有限公司
201110278416	一种治疗痛风的中药组合物及其用途	中科博方（厦门）生物科技有限公司
201010547779	一种石歧外感中药口含片	中山市中智药业集团有限公司
201110390886	一种中药菊花口含片	中山市中智药业集团有限公司
201110390621	一种补气扶正的中药制剂参芪口服液	中山市中智药业集团有限公司
201010298277	一种抗牙齿敏感的中药组合物及其牙膏和制备方法	重庆登康口腔护理用品股份有限公司
201110157585	一种治疗脱发的中药制剂及其制备方法	重庆顶尚生物制品有限责任公司
201210266596	一种治疗妇科疾病的洗液及其制备方法	重庆东田药业有限公司
201110113412	一种治疗糖尿病周围神经病变药物组合、制备方法及应用	重庆康刻尔制药有限公司
201110172892	一种治疗慢性非特异性溃疡性结肠炎中药制剂及其制备方法	重庆赛诺生物药业股份有限公司
201220335187	黄连烘干脱须装置	重庆石柱黄连有限公司
200910001006	一种治疗风湿病的药物组合物及其制备方法	重庆希尔安药业有限公司
201210256457	一种治疗中风偏瘫的药物组合物及其制备方法	重庆希尔安药业有限公司
200910250987	掌叶半夏蛋白治疗宫颈癌的用途及其制剂	重庆医药工业研究院有限责任公司
200810233374	一种消肿止痛凝胶及其制备方法	重庆医药工业研究院有限责任公司
200810148035	一种制备治疗烧烫伤的药剂及其制备方法	朱小放、重庆科瑞制药（集团）有限公司
200910172872	一种抗皮肤炎症的外用药物	珠海恩诏尔生物科技有限公司
201010623733	一种防治皮肤病的药水	珠海尚尔生物科技有限公司
201010580098	一种用于治疗妇科炎症的中药组合物	株洲千金药业股份有限公司
200910252151	一种治疗宫颈疾病的中药组合物及其制备方法和检测方法	株洲千金药业股份有限公司
201010580119	一种制备治疗功能性子宫出血药物组合物的方法	株洲千金药业股份有限公司
201010580151	一种治疗功能性子宫出血的药物组合物	株洲千金药业股份有限公司
201010580154	一种治疗功能性子宫出血的药物组合物及其制备方法	株洲千金药业股份有限公司
200910258151	一种治疗痛经的中药组合物胶囊及其制备方法	株洲千金药业股份有限公司

2　专利权人为国内大学

201110088183	一种白桦树皮取物及其制备方法和医疗用途	北华大学
201210198977	一种具有抗疲劳作用的复方制剂	北华大学
200910080017	一种非治疗用提高微血管自律运动振幅中药成分筛选方法	北京农学院
201110338714	一种治疗尘肺病的中药组合物	北京师范大学
201110053576	一种茯苓提取物及其制备方法	北京中医药大学
201110053682	一种具有抗痴呆作用的中药提取物及其制备方法	北京中医药大学
201010100520	肉桂油在制备5α-还原酶抑制剂药物中的用途	成都医学院
201210061160	翼首草总环烯醚萜苷提取物及其制备方法和用途	成都中医药大学
201210061157	翼首草总苷提取物及其制备方法和用途	成都中医药大学
201110428612	一种钟花报春花提取物及其制备方法和用途	成都中医药大学
201210061154	翼首草总皂苷提取物及其制备方法和用途	成都中医药大学
200910059378	甘松及其提取物在制备治疗胃溃疡的药物中的用途	成都中医药大学
201110152247	一种青黛炮制方法	成都中医药大学
201110137027	一种白芷饮片的产地加工方法	成都中医药大学
200710202833	川木香提取物、含有该提取物的组合物及其用途	成都中医药大学
201110296460	一种小檗皮提取物及该提取物和小檗皮的用途	成都中医药大学
201110137434	一种预防或（和）治疗糖尿病的药物组合物及其制备方法	成都中医药大学
201210148090	皮寒药或其提取物的新用途	成都中医药大学
201110400867	一种治疗肠易激综合征的药物组合物及其制备方法和用途	成都中医药大学
201110147028	一种半夏及其加工方法	成都中医药大学
201210154009	一种治疗便秘的药物组合物及其制备方法和用途	成都中医药大学
201210001495	一种治疗缺血性脑血管疾病的药物组合物及其制备方法和用途	成都中医药大学
201110346271	一种治疗脑血管与心血管疾病的药物组合物及其制备方法和用途	成都中医药大学
201210324387	一种治疗不明原因发热的药物组合物及其制备方法和用途	成都中医药大学
201110276069	一种治疗支气管炎的药物组合物及其制备方法和用途	成都中医药大学
201210038307	一种镇咳的药物组合物及其制备方法和用途	成都中医药大学
201210194421	一种治疗阿尔茨海默病的药物组合物及其制备方法和用途	成都中医药大学

（续表）

专利号	发明专利名称	专利权人
200910310586	一种治疗大肠癌的药物组合物及其制备方法	成都中医药大学
201210249202	一种治疗头痛、偏头痛的药物组合物及其制备方法和用途	成都中医药大学
201210258140	一种多效穴位敷贴药膏及其制备方法	成都中医药大学
201210199755	一种用于预防或缓解肿瘤患者阳虚证候的药物组合物	成都中医药大学
201110140093	一种产地直接干燥白芷的方法	成都中医药大学
201210034025	一种改善便秘的组合物及其制备方法和用途	成都中医药大学
201210151423	一种川芎地上部分袋泡茶及其制备工艺和用途	成都中医药大学
201010520030	α-葡萄糖苷酶抑制剂的筛选方法和应用	大连工业大学
200910010499	一株兼性厌氧海洋施氏假单胞菌的活性提取物及其制法和用途	大连交通大学
201210158501	一种降糖药物组合物及其应用	大连理工大学
201210159072	一种预防糖尿病药物组合物及其应用	大连理工大学
201210203491	用于补脾止泻的中药制剂	大连民族学院
200910249035	从紫海胆壳中提取血管紧张素 I 转换酶抑制剂的方法	大连水产学院
200910249049	从大叶补血草中提取 α-葡萄糖苷酶活性抑制剂的方法	大连水产学院
201110112834	一种治疗抑郁症的中药	德州学院
201110206896	一种单味中药消炎止咳祛痰气雾剂及其制备方法	福建农林大学
201310035518	莲心总生物碱在制备治疗病毒性心肌炎的药物中的用途	福建中医药大学
201110226278	一种芙蓉李总多酚的提取纯化工艺	福建中医药大学
201210008449	玳玳果总黄酮自微乳化微丸及其制备方法	福建中医药大学
201110347820	治疗类风湿性关节炎的药物组合物及其制备方法和用途	福建中医药大学
201110302854	改善帕金森病脑神经递质代谢的中药复方制剂	福建中医药大学
201210197892	一种治疗慢性心力衰竭的中药组合物	福建中医药大学
200910201558	一种同时提取中药丹参中水溶性和脂溶性有效成分的方法	复旦大学
201010544139	一种含雷公藤多苷的微乳凝胶透皮制剂及其制备方法	复旦大学
200910021504	当归、红芪超滤膜提取物在制备用于抗辐射药物中的应用	甘肃中医学院
200910223444	一种治疗糖尿病的中药提取物、其药物组合物及其制备方法	甘肃中医学院
200910223445	一种治疗溃疡性结肠炎的中药提取物、其药物组合物及其制备方法	甘肃中医学院
201010221353	一种治疗便秘的中药制剂及其制备方法	甘肃中医学院
201110285508	一种防治哮喘的喷雾剂及其制备方法	甘肃中医学院
201110366409	一种抗氧化功能的全缘马尾藻提取物及制备方法	广东海洋大学
201110039330	一种鸦胆子油栓剂	广东药学院
201110264198	一种鸭脚木皮提取物的制备方法及应用	广东药学院
201110148904	一种治疗冠心病的中药组合物及其制备方法	广东药学院
201110177959	一种核桃楸树皮提取物及其在制备抗癌药物方面的应用	广东药学院
201110167355	一种促进神经再生的中药组合物及其制备方法和应用	广东药学院
201110387873	一种东风桔提取物的制备方法及应用	广东药学院
201110189648	一种平喘滴丸的制备方法	广东药学院
201110282656	一种皂角刺提取物水凝胶贴及其制备方法	广东药学院
201010607143	一种治疗胆石症的药物组合	广西中医学院
201110026844	一种防治脂代谢紊乱的植物提取物组合物及其制备方法	广州中医药大学
201110321418	一种治疗老年痴呆的药物及其制备方法	贵阳医学院
200810304783	一种治疗软组织损伤的中药配方及其制剂的制备方法	贵阳医学院
201010606325	吴茱萸及其提取物的高压液相指纹图谱的建立方法	贵阳中医学院
201210105725	黑骨藤提取物的制备方法及其产品和用途	贵州师范大学
201210036753	一种药用组合物及其用途	贵州师范大学
201010511675	马兰草提取物的制备方法及其产品、药物组合物和用途	贵州师范大学
201110053917	一种由蟾肽抗生素制成的、用于治疗肺结核的药品	哈尔滨工业大学
201210121529	复合型改善睡眠胶囊及其制备方法	哈尔滨工业大学
201210127838	以刺五加和西洋参为基础的抗疲劳组合物及其制备方法	哈尔滨工业大学
201210121537	野生浆果与中药复合的明目药剂及其制备方法	哈尔滨工业大学
201110384829	一种具有促进骨折愈合作用的中药提取物的制备方法	海南医学院
200910154597	聚多糖/无机纳米粒子杂化微纳米载药胶囊	杭州师范大学
201110081794	一种自银杏叶中提取高黄酮含量活性物质的方法	合肥工业大学

专利号	发明专利名称	专利权人
201110402086	防治糖尿病的复方蔷薇果黄酮制剂及其制备方法	河北联合大学
201110308544	治疗食管癌的活血行气中药制剂及其制备方法	河北联合大学
201110229080	一种可以提高免疫力的复方中药微乳制剂	河北农业大学
201010546459	一种从色钉菇中提取抗氧化活性物质的方法及其应用	河北师范大学
201110253810	追风伞有效部位及其提取方法和应用	河南大学
201110281698	珍珠菜提取物及其提取方法和应用	河南大学
201110297267	南湖菱壳提取物在制备保肝护肝药物方面的应用	河南大学
201110322954	追风伞有效部位在制备保肝护肝药物方面的应用	河南大学
201110322947	帽蕊木有效部位及其提取方法和在制备保肝护肝药物方面的应用	河南大学
201110351669	一种治疗小儿疝气的中药及其制备方法	河南大学
201010288191	一种穿心莲抗菌霜剂的制备方法	河南科技大学
200910064792	一种杜仲总生物碱的应用	河南科技大学
200910064817	一种杜仲提取物的应用	河南科技大学
201110368312	牡丹籽提取抗耐甲氧西林金黄色葡萄球菌药物成分的方法	河南科技大学
201010288201	一种鱼腥草抗菌霜剂的制备方法	河南科技大学
201210019754	一种用于防治肉瘤的外用中药组合物	河南科技大学
201110389691	一种用于治疗外伤止血或顽固性溃疡的中药	河南科技大学
201110433015	一种用于治疗体表溃疡或溃烂的中药组合物	河南科技大学
201210001000	一种用于预防和治疗仔猪黄白痢的中药复方粉剂及其制备方法	河南科技大学
201210004659	一种治疗肝炎的中药组合物及其制备方法	河南科技大学
201210018409	一种治疗子宫肌瘤和卵巢囊肿的中药制剂及制备方法	河南科技大学
201210393954	一种用于治疗肝癌的中药组合物	河南科技大学
201210018355	一种用于治疗恶性软组织肿瘤的中药组合物	河南科技大学
201010246546	加压和超声辐照下用溶剂萃取法获得萃取物的方法	河南科技大学
201110299072	一种治疗口腔溃疡的野菊花总黄酮生物黏附双层贴片	河南中医学院
201110134569	从半边莲中提取的半边莲多糖及其应用	河南中医学院
201110318687	大孔吸附树脂提取纯化山楂总黄酮的方法	河南中医学院
201110147794	何首乌或制何首乌的混悬液、提取物在制备治疗抑郁症药物中的应用	河南中医学院
201210198167	一种治疗急性胰腺炎的药膏	河南中医学院
201210131821	一种治疗食管癌的中药	河南中医学院
201210221916	一种植物提取物滴丸	河南中医学院
201210064685	复方山楂叶总黄酮滴丸及其制备方法	河南中医学院
201210198169	一种亲水性中药贴及其制备方法	河南中医学院
201110211181	一种生地黄水提物在制备雌激素药物中的应用	河南中医学院
201210391960	治疗风湿性关节炎的外用凝胶剂	河南中医学院
201210145321	治疗关节痛的中药乳膏剂	河南中医学院
201110135062	一种治疗小儿哮喘症的8字形自粘性敷贴片	河南中医学院
201110265626	治疗胆胃肠病症的清泄舒胶囊	河南中医学院
201210434876	一种治疗脾肾两虚型缺血性卒中后抑郁症的中药	河南中医学院
201110185738	一种防治食管癌放疗后复发和抵抗放疗副反应的中药	河南中医学院
201210376224	治疗快速型心律失常的中药丸	河南中医学院
201110239323	一种治疗系统性红斑狼疮的中药组合物	河南中医学院
201210065552	一种防治高血压、高血脂的滴丸及其制备方法	河南中医学院
201210413997	辅助肿瘤化疗的中药组合物	河南中医学院
201110362407	一种治疗急、慢性胆囊炎导致的右胁胀满、疼痛的药膏	河南中医学院
201210277150	治疗慢性阻塞性肺疾病肺肾气阴两虚证的中药颗粒	河南中医学院
201210351200	一种治疗病毒性心肌炎的中药	河南中医学院
201210351235	一种治疗扩张性心肌病的中药	河南中医学院
201210576717	一种降血脂的中药组合物	河南中医学院
201210024008	一种治疗慢性肠胃疾病的中药	河南中医学院
201110269435	一种适用于解决中药丸剂溶出问题的试验计算方法	河南中医学院
201010212909	一种防治糖尿病的富铬麦麸及其制备方法	河南中医学院
201210224387	一种治疗糖尿病和高血脂的中药提取物滴丸	河南中医学院

（续表）

专利号	发明专利名称	专利权人
201110189400	榛叶黄酮提取物及其药物组合物	黑龙江大学
201110089485	具有抗氧化活性的榛属植物提取物及其制备方法	黑龙江大学
201110125395	一种治疗脑缺血的中药组合物及其应用	黑龙江中医药大学
201110211605	抗衰老中药组合物及其制备方法和应用	黑龙江中医药大学
201110200487	治疗糖尿病周围神经病变的中药及其制备方法	黑龙江中医药大学
201110346174	一种治疗 2 型糖尿病胰岛素抵抗的中药	黑龙江中医药大学
201110145442	一种治疗恶性肿瘤的中药组合物及应用	黑龙江中医药大学
201010230374	紫外光照射提高冬虫夏草钙强化剂中维生素 D 含量的方法	湖北工业大学
201110061899	一种治疗老年痴呆的药物及其制备方法	湖北中医药大学
201210161354	一种从薤头中提取总皂苷的方法	湖南师范大学
201010565578	一种抗肿瘤靶向工程菌和菌剂及其制备方法	湖南师范大学
201110051121	一种具有抗肿瘤活性的蜈蚣提取物及其制备方法	湖南中医药大学
201110178357	一种治疗烧烫伤的中药及其制备方法	湖南中医药大学
201110211783	一种治疗幽门螺杆菌相关性胃病的中药制剂及制备方法	湖南中医药大学
201110434391	马钱子粉制剂的制备方法	华东理工大学
201110093463	从草本植物中利用表面活性剂协同酶解-微波提取黄酮的方法	华东理工大学
201110235878	一种治疗心脑血管疾病的中药有效部位及其制备方法	华南理工大学
201110296496	一种抗大肠癌的复方三根提取物口服靶向制剂及制备方法	华南理工大学
201010270772	一种蛭弧菌制剂及其发酵方法和应用	华南理工大学
201110327988	一种茶皂苷纳米囊及其制备方法和应用	华南理工大学
201010122485	一种独行千里提取物及其制备方法和应用	华南农业大学
201110227472	一种广藿香油微胶囊及其制备方法与应用	华南农业大学
200910272660	一种人工培植蛹虫草子实体提取物及其制备工艺	华中科技大学
201110072211	一种治疗尿路感染的药物	淮阴工学院
201210172018	蝉蜕复方消炎止痛浸膏及制备工艺	吉林大学
201210111403	抗肿瘤复方茯苓素制剂及其制备方法	吉林大学
201110258755	五倍子制剂在制备鼠疫耶尔森菌外膜蛋白 H 抑制剂方面的应用	吉林大学
201110255235	一种鸦葱总提取物在制备治疗肝炎药物中的用途	吉林大学
201110393185	一种有助于通便的药物组合物及其制备方法	吉林大学
201110393182	一种治疗盆腔炎的药物组合物及其制备方法	吉林大学
201210171730	一种鹿脾提取物制剂及其制备方法	吉林大学
201010198601	一种综合利用五味子的方法	吉林大学
201210121018	具有镇痛消炎、治疗骨质疏松活性的中药制剂	吉林大学珠海学院
201210125116	一种抗肿瘤复方中药制剂	吉林大学珠海学院
201110346682	一种治疗胃溃疡中成药	吉林农业大学
201110054142	一种抗肿瘤的鬼臼类中药提取物及其制备方法与应用	暨南大学
201110100466	具有降血糖作用的番石榴叶提取物及其制备方法与应用	暨南大学
201110376546	一种防辐射的中药组合物及其制备方法和应用	暨南大学
201110303673	一种促进排铅的中药组合物及其制备方法	暨南大学
201110223422	一种抗肿瘤转移的中药组合物及其制备方法	暨南大学
201110223423	一种防治骨质疏松的中药组合物及其制备方法	暨南大学
201110245530	一种用于治疗热毒型流感的中药及其制备方法	暨南大学
201110245241	一种用于治疗湿毒型流感的中药及其制备方法	暨南大学
201110174049	一种治疗脾肾阳虚型小儿流涎的中药及其制备方法	暨南大学
201110361029	金针菇中具有抗肿瘤作用的可皂化提取物及其制法和用途	江苏大学
201110364099	金针菇抗肿瘤有效组分提取物及其制法和用途	江苏大学
201110178678	一种治疗糖尿病或糖尿病并发症的药物组合物及其制备方法	江苏大学
201110368022	一种超声辅助制备大蒜降血压功能因子的方法	江苏大学
201210047300	一种垂盆草薄荷油驱蚊凝胶剂及其制备方法	江苏大学
201210106931	一种补肾壮阳、治疗阳痿的中药组合物及其制备方法	江苏建康职业学院
201210106937	一种具有治疗前列腺炎作用的中药复方及其制备方法	江苏建康职业学院
200910186158	一种治疗神经病理性疼痛的中药提取物及其制剂	江西省药物研究所
201010547909	药食两用植物突托蜡梅精油及其制备方法和用途	江西师范大学

（续表）

专利号	发明专利名称	专利权人
201110024323	一种治疗呼吸系统疾病的药物	江西中医学院
201110089819	三氧化二砷与南天竹子配伍的药物组合物及其制备和用途	江西中医学院
201010624796	白头翁活性组分的含量测定方法及其制备方法	江西中医学院
201110259403	治疗小儿慢性腹泻的敷脐中药	胶南市妇幼保健院
201210497924	一种治疗胃病的中药制剂	井冈山大学
201110203819	一种治疗口腔溃疡的中药制剂	丽水职业技术学院
201210084854	蛹虫草中有效成分的闪式提取方法	辽宁大学
201110265420	一种具有促进排铅作用的中药组合物	辽宁大学
201110293594	赤芍总苷自微乳化软胶囊及其制备方法	辽宁大学
201210459212	一种排铅中药组合物	辽宁大学
201110360843	一种具有缓解视力疲劳作用的中药组合物及其制备方法	辽宁大学
201110273244	天然生物矿化粉及其制备方法和应用	辽宁大学
201210282687	防控刺参腐皮综合征的植物源缓释型复方抗菌剂制备方法	辽宁医学院
201110131173	一种治疗动脉粥样硬化引起的痰浊血瘀冠心病的药物	辽宁中医药大学
201110213133	一种治疗小儿肺炎的中药巴布贴制剂及其制备方法	辽宁中医药大学
201210072485	一种治疗免疫性血小板减少性紫癜的中药	辽宁中医药大学
201210145926	具有改善心肌缺血功能的茶膏及其制备方法	聊城大学
201110227364	一种含有姜黄素与白及胶的凝胶贴剂及其制备方法	临沂大学
201310015461	一种治疗慢性肾功能衰竭的药物组合物	南方医科大学
201110039725	一种牛初乳提取物及其提取方法和应用	南京大学
201210191189	金银花水提物和 let-7a micRoRNA 在制备预防及治疗登革病毒和登革热药物与保健品中的应用	南京大学
201110046281	促进骨折愈合的中药提取物及其制备方法和应用	南京农业大学
201110375207	一种具有抗血栓作用的地龙提取物	南京中医药大学
201110283687	一种用于治疗骨折的中药组合物及其制备方法和应用	南京中医药大学
201210154313	一种具有治疗糖尿病作用的组合物及其制备方法和应用	南京中医药大学
201210137229	酸枣的活性部位及其制备方法与应用	南京中医药大学
201210248284	一种治疗心力衰竭的中药组合物及其制备方法和应用	南京中医药大学
201110143426	一种治疗小儿肺炎的中药巴布膏剂和制备方法及其应用	南京中医药大学
201110252622	防治呼吸系统疾病的中药复方及其提取部位的制法和用途	南京中医药大学
201110304275	一种用于治疗老年阴道炎的中药组合物及其制备方法和应用	南京中医药大学
201110304296	一种治疗痔疮的中药组合物及其制备方法和应用	南京中医药大学
201110304256	一种用于治疗黄褐斑的中药组合物及其制备方法和应用	南京中医药大学
201210136715	一种用于治疗肝纤维化的中草药散剂及其制备方法	南京中医药大学
201210452855	一种治疗失眠症的中药制剂和制备方法及其应用	南京中医药大学
201110067600	一种具有抗晕动作用的中药复方及其制备方法和应用	南京中医药大学
201210248282	一种治疗偏头痛的中药组合物及其制备方法和应用	南京中医药大学
201210022289	小半夏汤的有效部位及其制备方法和应用	南京中医药大学
201110202149	海带多糖胶囊及其制备方法和用途	南通大学
201110385812	治疗腰腿疼的药酒	南阳理工学院
201210060664	一种用于治疗特发性血小板减少性紫癜病的中药组合物	南阳理工学院
201210114390	治疗慢性鼻窦炎的中药制剂	南阳医学高等专科学校
201210114391	治疗耳鸣耳聋的中药制剂	南阳医学高等专科学校
201110265152	一种治疗皮肤炎症及妇科炎症的蒙药	内蒙古民族大学
201110244715	一种调节女性阴道微生态的提取液	宁夏医科大学
201210014643	用于减少癌症化疗引起的呕吐并对化疗增效的生姜与葛根组合物及其制备方法	青岛大学
200910173806	一种抑制乙酰胆碱酯酶的中华真地鳖提取物及其制备方法	青岛农业大学
201110398742	珍珠活性物质的纯天然提取方法	清华大学
201010546298	一种山茶油微胶囊粉末及其制备方法	清华大学
201210247325	一种增强儿童抗病毒能力的口服液	山东大学
201310045350	一种活血化瘀、通经活络的中药	山东大学
201110420966	一种降糖口含片	山东大学

中国药学年鉴

CHINESE PHARMACEUTICAL YEARBOOK 2014

(续表)

专利号	发明专利名称	专利权人
201210008492	一种治疗复发性口腔溃疡的中药及制备方法	山东大学
201010164046	复合细菌混悬液	山东大学
201210009953	一种复方丹参制剂的制备方法及其制备抗氧化制剂的用途	山东大学威海分校
201210009951	一种复方五味子制剂的制备方法及其抗氧化活性	山东大学威海分校
201210009920	一种能提高超氧化物歧化酶活力的复方桑葚制剂	山东大学威海分校
201210042726	大叶蟹甲草叶挥发油成分的分离鉴定和用途	山东大学威海分校
200910231052	一种链霉菌抗菌产物的提取方法	山东农业大学
201110328805	一种消炎、止痛、抗病毒的中药组合物酊剂及其制备方法	山东轻工业学院
201210007226	一种治疗肿瘤的组合物	山东医学高等专科学校
201110270413	一种治疗子宫肌瘤的隔药灸脐中药组合物	山东中医药大学
200710099905	一种用离子交换树脂分离石蒜总生物碱的方法	山东中医药大学
201210063196	一种治疗男性勃起功能障碍的隔药灸脐中药组合物	山东中医药大学
201210084911	一种治疗排卵障碍性不孕症的隔药灸脐中药组合物	山东中医药大学
201210083867	一种抗衰老的隔药灸脐中药组合物	山东中医药大学
201210084906	一种治疗小儿腹泻的敷脐中药组合物	山东中医药大学
201210083664	一种治疗前列腺炎的隔药灸脐中药组合物	山东中医药大学
201210146971	沙棘籽油在制备预防或治疗抑郁症药物中的应用	山西大学
201110411777	一种治疗多囊卵巢综合征的中药贴剂及其制备方法	山西医科大学
201210049607	一种治疗口腔溃疡的漱口液	山西医科大学
201210021135	华中五味子藤茎中木脂素的提取方法	陕西师范大学
201110143641	甜杏仁油在制备治疗心肌缺血再灌注损伤药物中应用	陕西师范大学
201010264180	一种水霉拮抗菌及其应用	上海海洋大学
201110053244	一种超声辅助提取豌豆中总黄酮的方法	上海海洋大学
201110285928	用于慢性肾炎的肾茶正丁醇部位药及其制备方法	上海交通大学
201110421373	一株长双歧杆菌 SQS7-31 及其制备方法和应用	上海交通大学
201110223833	可自微乳化的葛根黄酮口服微丸组合物及其制备方法	上海交通大学
201210132519	一种富含三萜类皂苷元的海参提取物的制备方法	上海中医药大学
201110245058	一种防治肝纤维化的中药组合物	上海中医药大学
200910199158	黄连黄芪黄芩组合物在制备防治糖尿病并发症药物中的应用	上海中医药大学
201210117541	一种抗肝纤维化的中药组合物及制备方法和应用	上海中医药大学
201110301357	治疗痛经的中药组合物及复方超临界流体萃取物	上海中医药大学
201110379598	一种抗肝纤维化的中药组合物及其制备方法和应用	上海中医药大学
201010297210	一种制备白术倍半萜复合物的方法	深圳大学
201110177790	一种抗神经退行性疾病活性物质的制备方法	深圳大学
201010593869	一种降脂护肝组合物、制剂及其制备方法	深圳技师学院
201010217878	鸦胆子油乳注射液在抗癌方面的新用途	沈阳药科大学
200810010680	一株甘蔗镰孢转化人参属植物总皂苷制备抗癌有效部位的方法	沈阳药科大学
201110258007	一种从怀菊花中提取总黄酮有效部位的方法及用途	沈阳药科大学
200910010217	朝鲜槐提取物及其提取方法和用途	沈阳药科大学
200710158497	五味子化学成分群提取物及其制备工艺	沈阳药科大学
200810228809	丹参总酚酸片及其制备方法	沈阳药科大学
200910258515	知母中菝葜皂苷元及其衍生物的制备方法及其医药新用途	沈阳药科大学
200910010388	芫花中的瑞香烷型二萜类化合物及其制备方法和用途	沈阳药科大学
201010145063	白花蛇舌草有效部位及其制备方法	首都师范大学
201010257743	乌骨鸡黑色素提取物在制备防治帕金森病的药物中的用途	首都医科大学
200910009264	胖大海提取物的新用途	首都医科大学
201110240449	一种甘松挥发油 β-环糊精包合物的制备方法	首都医科大学
200710163923	柔毛水杨梅提取物用于制备治疗肥胖的药物的用途	首都医科大学
201210001793	一种治疗糖尿病周围神经病变的中药提取物及其制备方法	首都医科大学
201110154432	一种治疗糖尿病肾病的中药提取物及其制备方法	首都医科大学
201210405842	一种从松针中制备酪氨酸酶抑制剂的方法	四川大学
201110065634	眼镜蛇毒物理改性方法和在制备镇痛或免疫抑制药物中的应用	苏州大学
201110207224	含有刺五加苷类活性成分的组合物及其制备方法和用途	苏州大学

（续表）

专利号	发明专利名称	专利权人
201110112117	刺五加总苷的制备方法	苏州大学
201210065010	用于治疗原发性骨质疏松症的中药组合物散剂、片剂、制备方法和保健品	泰山医学院
201210192213	一种治疗痤疮的药物组合物制备方法	唐山职业技术学院
201210245895	一种治疗不稳定性心绞痛的药物组合物	唐山职业技术学院
201210064332	从桦褐孔菌中综合提取甾体类化合物、多糖和多酚的方法	天津大学
201110373864	超临界 CO_2 萃取毛泡桐(原变种)桐皮总苯丙素的工艺	天津科技大学
201010297478	一种从杜仲果中提取桃叶珊瑚苷的工艺方法	天津理工大学
201110336994	广藿香挥发油及制备方法及在制备抗肿瘤药物中的应用	天津医科大学
200910309588	治疗糖尿病药物的制备方法	天津医科大学
201110133931	杜仲化学成分作为肾脏保护剂的新用途	天津中医药大学
200910070365	杜仲提取物在制备用于治疗雌激素分泌不足相关疾病药物中的用途	天津中医药大学
201110452241	一种治疗胃食管反流病的中药制剂	天津中医药大学
201210352362	紫景天在制备治疗肿瘤药物中的应用	通化师范学院
201210024801	五倍子用于制备抗真菌药物及抗真菌药物增效剂的用途	同济大学
201210024802	诃子用于制备抗真菌药物及抗真菌药物增效剂的用途	同济大学
201210141320	一种妇科泡腾片及其制备方法	皖南医学院
201110280671	一种双水相萃取葛根中总黄酮的方法	武汉工程大学
201110143270	用于治疗痛风的黄嘌呤氧化酶抑制剂及其制备方法	武汉工程大学
200910300548	一种可降糖的苦瓜冻干粉的制备方法	武汉科技大学
201110157250	治疗口腔溃疡的药物以及制备的方法	武汉理工大学
201110327722	一种消除肿胀的外用中药及其制备方法	西安交通大学
201210126341	山茱萸总苷的提取方法及其在制备耐缺氧药物中的应用	西北大学
201110031049	具有降血糖活性的木香提取物及其应用	西南大学
201110246292	补骨脂提取物和淫羊藿提取物的组合物及其复方制剂	西南大学
201110458715	用于治疗腹泻的中药组合物、制剂及其制备方法	西南大学
201110444253	用于治疗糖尿病的中药组合物及其制剂	西南大学
201210235228	治疗上呼吸道感染的组合物、制剂及其制备方法和应用	西南大学
201210116343	预防和治疗 A 型魏氏梭菌病的中药组合物、提取物、制剂及其制备方法和应用	西南大学
201110458717	葛根黄酮提取物的制备方法及其产品	西南大学
201210005716	治疗乳腺肿瘤的药艾卷及其制备方法	西南交通大学
201210005755	治疗骨质疏松的药艾卷及其制备方法	西南交通大学
201210007652	治疗膝关节炎的药艾卷	西南交通大学
201210033154	一种治疗上消化道出血的药物制剂及其制备方法	西南交通大学
201110025724	秦皮药材或其提取物中秦皮甲素、秦皮乙素、秦皮苷和秦皮素的检测方法	西南民族大学
201010568027	没食子提取物在制备抑制结肠癌细胞增殖的药物中的用途	新疆医科大学
200910113348	黑木耳提取剂对机体内源性毒素的吸附及应用	新疆医科大学
201210157824	石榴花多酚在制备治疗非酒精性脂肪肝的药物中的用途	新疆医科大学
201110411556	一种治疗咽喉口腔疾病的中药制剂及其制备方法	新乡医学院
201210079553	一种治疗肾虚型哮喘的中药丸	新乡医学院
201110250010	一种治疗风湿病的滴丸的制备方法	宿州学院
201110052646	口腔溃疡复方制剂	徐州工业职业技术学院
201110271033	一种治疗神经性头痛的中药制剂	徐州医学院
201110342240	一种温莪术油提取物及其制备方法和用途	烟台大学
201110371693	一种用于增加心脏冠脉流量的药物组合物	盐城卫生职业技术学院
201110323644	一种治疗眼科疾病的药物组合物及其制备方法	长春中医药大学
201010106834	天麻生化指纹图谱分类与品质鉴定技术	长沙理工大学
201210013631	加速皮肤修复与再生的药物及其制备方法和应用	浙江大学
201110184589	一种墨旱莲提取物的制备方法及用途	浙江大学
201110059031	含羟基红花黄色素 A 的红花有效组分制备方法和用途	浙江大学
201110395445	一种防治蜂螨的药及用途	浙江大学
201110058971	具有心肌保护作用的降香有效组分制备方法与用途	浙江大学
201110057636	具有心肌保护作用的赤芍有效组分及其制备方法	浙江大学

专利号	发明专利名称	专利权人
201110255408	一种治疗宫颈糜烂的凝胶制剂及其制备方法	浙江大学
201110342835	一种茄科酸浆属植物有效部位的制备方法及应用	浙江大学
200810207353	一种油茶蒲提取物及其制备方法和用途	浙江大学
201110074335	油茶蒲提取物制备药物的用途	浙江大学
201210267594	一种用于治疗霉菌性阴道炎的中药组合物及应用	浙江大学
201110334112	一种治疗前列腺增生的中药制剂	浙江大学
201210038797	一种链霉菌菌株及其应用	浙江大学
201110073973	一种参麦注射液质谱指纹图谱检测方法	浙江大学
201110191584	杭白菊中抗胃癌活性物质的半仿生提取方法	浙江工业大学
201110146626	一种从茯砖茶中提取 α-淀粉酶抑制剂的方法	浙江工业大学
201210308285	一株海洋真菌分枝孢子菌属真菌球孢枝孢及其应用	浙江工业大学
201110066770	肛瘘塞剂	浙江科技学院
201110129754	一种中草药外用制剂及制备方法和用途	浙江农林大学
201110058336	一种天然植物提取物的制备方法及用途	浙江农林大学
201010188285	山茶花红色素的制备方法	浙江师范大学
201110121320	一种治疗小儿高热的中药组合物及其制备方法	浙江医药高等专科学校
201110102599	一种治疗风湿病的中药组合物及其制备方法	浙江医药高等专科学校
201110102590	一种治疗小儿哮喘病的中药组合物及其制备方法	浙江医药高等专科学校
201110078876	一种用于制备改善高尿酸血症的产品的组合物	中国海洋大学
201110411280	海参胶，其制备方法，包含其的药品，保健品及应用	中国海洋大学
201110021120	海参皂苷及其制备方法、在食品药品中的应用	中国海洋大学
201110105690	含有海参皂苷的组合物及其在食品药品中的应用	中国海洋大学
201110108156	一种提高 CIK 细胞增殖速率的中药提取物及其制备方法	中国计量学院
201110433601	一种西洋参的快速干燥加工方法	中国农业大学
201010243200	马齿苋提取物在制备抗肝损伤药物及保健食品中的应用	中国人民解放军第二军医大学
201110339530	预防与治疗静脉炎的中药凝胶剂	中国人民解放军第二军医大学
201110186425	黄荆子提取物及其用途	中国人民解放军第二军医大学
201110001009	掌叶蜂斗菜提取物及其制备方法和用途	中国人民解放军第二军医大学
201010545566	青葙皂苷类化合物及其用途	中国人民解放军第二军医大学
201110418182	具有美白功效的复方中药提取物、洗手液及制备方法	中国人民解放军第二军医大学
201010200561	一种用于皮肤外伤的喷膜制剂及制备方法	中国人民解放军第三军医大学
201010173770	一种用于治疗应激性睡眠障碍的中药组合物	中国人民解放军第四军医大学
201210054713	一种治疗尿路结石和小便不利口服药物的组方及制备工艺	中国人民解放军第四军医大学
201110142743	蟾皮提取物凝胶骨架缓释片及制备方法	中国人民武装警察部队后勤学院
201110314778	固公果根中治疗腹泻的有效部位及制备方法	中国人民武装警察部队后勤学院
201110166570	胡颓子提取物及其制备方法和应用	中国药科大学
201210154465	一种黄芪提取物及其制备和应用方法	中南大学
201210154482	一种赤芍提取物及其制备和应用方法	中南大学
201210320436	大麻药苷 A 和大麻药总皂苷的提取方法及其应用	中南民族大学
201210011482	一种绞股蓝叶提取物及其制备治疗肿瘤药物的用途	中央民族大学
201110438853	一种制备羊胎盘素和羊胎盘水解胶原浓缩液的方法	重庆大学
201110314482	一种用于治疗心血管疾病的响铃草提取物、制备方法及应用	重庆化工职业学院
200810232946	口服液中龙胆苦味的掩盖方法	重庆医科大学
200810069688	一种从唐松草中提取唐松草总生物碱和总皂苷的方法	重庆邮电大学

3 专利权人为国内研究所

201110179879	降血糖桑树乳汁冻干粉胶囊及其制备方法	安徽省农业科学院蚕桑研究所
200910023425	一种葛根黄酮的制取方法	安康市志朗生物资源应用研究所
200810057780	用于优生优育预防出生缺陷并改善记忆的药物组合物	北京冠五洲生物科学研究院
201110099938	用于阴虚体质人缓解精血亏虚中药制剂及其制备方法和应用	北京身心康国际中医研究院
201110099940	用于阳虚体质的人缓解胃脘冷痛症状的中药制剂及其制备方法和应用	北京身心康国际中医研究院
200610001727	一种麝香祛痛凝胶及其制备方法	北京因科瑞斯生物制品研究所
201110214688	治疗过敏性紫癜、血小板减少性紫癜的中药组合物	北京中科血康血液病医学研究院

（续表）

专利号	发明专利名称	专利权人
201110214545	一种治疗真性红细胞增多症、血小板增高症及再生障碍性贫血的药物	北京中科血康血液病医学研究院
201110214069	治疗白血病、多发性骨髓瘤、骨髓增生异常综合征的组合物	北京中科血康血液病医学研究院
201110165923	一种治疗癌症的中药组合物及其制备方法	东莞广州中医药大学中医药数理工程研究院
201210024393	一种中药组合物及其用途和制剂制备方法	东莞广州中医药大学中医药数理工程研究院
201110385382	一种具有促进黑色素生成功能的中药提取物组合物及其应用	广东轻工职业技术学院
201110327421	一种从虎杖中提取总蒽醌苷元的方法	广东省食品工业研究所
201110410918	一种海洋真菌汤姆青霉及其提取物和应用	广东省微生物研究所
201110149202	一种抗肿瘤壮药及其制备方法	广西壮族自治区民族医药研究院
201110170845	五倍子提取物在防治水产养殖品链球菌病害中的应用	广西壮族自治区中国科学院广西植物研究所
201110162320	亮叶杨桐叶提取物在制备抗炎镇痛药物中的应用	广西壮族自治区中医药研究院
201110080992	刺梨果活性提取物及其制备方法、检测方法和应用	贵州省中国科学院天然产物化学重点实验室
201210254994	一种防三高、肥胖、上火功能性饮料及其生产方法	合肥市保和堂中医药临床医学研究所
201210117605	艾叶挥发油及其在制备抗乙肝病毒药物中的应用	河南省医药科学研究院
201210117611	艾叶提取物及其在制备抗乙肝病毒药物中的应用	河南省医药科学研究院
201210058201	治疗筋伤的外用贴剂	河南省医药科学研究院
201110274741	治疗缺血性中风的益气活血风静胶囊	河南省中医药研究院
201110168850	益心血脂康胶囊	河南省中医药研究院
201110225782	桔梗总皂苷在治疗和预防肺炎支原体感染性疾病药物中的应用	黑龙江省中医研究院
201110455104	一种促进人参、西洋参皂苷转化的加工方法	吉林人参研究院
201210200767	一种白子菜蛋白提取物及其制备方法与应用	江苏省中国科学院植物研究所
201210141751	抗肺癌的灯台叶中药组合物、其制备方法及其在制备抗癌药物中的应用	江苏省中医药研究院
201110336380	一种治疗肠易激综合征的中药组合物	江苏省中医药研究院
201210194855	一种用于治疗褥疮的中药组合物及其制备方法和应用	江苏省中医药研究院
201110428490	一种治疗口腔溃疡的中药组合物	江苏省中医药研究院
201210148684	抗肺癌中药组合物、其制备方法及其在制备抗肺癌药物中的应用	江苏省中医药研究院
201110262095	一种治疗胃癌的中药组合物	江苏省中医药研究院
201010184872	一种治疗癌症化疗后消化道副作用的药物	辽宁省中医药研究院
200910163143	一种治疗痛风的中药组合物及其制备方法	青岛海川创新生物天然药物研究中心
200910077042	薤白提取物及其制备方法与应用	清华大学深圳研究生院
201110162578	人 CD3 + CD8 + γδT 淋巴细胞及其制备方法与应用	清华大学深圳研究生院
201110406144	一种治疗崩漏的中药组合物	荣成市科学技术情报研究所
201110390241	一种治疗痤疮的中药组合物	荣成市科学技术情报研究所
201110400895	一种治疗失眠的中药组合物	荣成市科学技术情报研究所
201110414139	一种治疗骨痹的中药组合物	荣成市科学技术情报研究所
201110406145	一种治疗盗汗的中药组合物	荣成市科学技术情报研究所
201110406143	一种治疗消渴病的中药组合物	荣成市科学技术情报研究所
201110414141	一种治疗慢性支气管炎的中药组合物	荣成市科学技术情报研究所
201110390242	一种治疗瘙痒症的中药组合物	荣成市科学技术情报研究所
201010278766	一种治疗慢性肠炎的中药	荣成市科学技术情报研究所
201010538092	一种治疗股骨头坏死的外洗中药药剂	荣成市新技术应用研究所
201110229136	一种治疗青少年近视、斜视、散光的中药组合物及制备工艺	三原永信中医眼病防治研究所
201110342580	一种治疗慢性结肠炎的中药组合物及其制备方法	山东省中医药研究院
201210001445	一种具有降血脂功效的中药制剂及其制备方法	山东省中医药研究院
201210153903	一种治疗放化疗引起的白细胞减少症、免疫功能低下药物组合物、制备方法与质量检测方法	山东省中医药研究院
201210109991	一种用于治疗缺血性脑血管病中药复方制剂及其制备方法	山东省中医药研究院
201210039492	一种治疗神经根型颈椎病的中药贴膏及其制备方法	山东省中医药研究院
201210243423	一种治疗湿热瘀阻型慢性前列腺炎的中药制剂	山东省中医药研究院
201210215601	一种治疗非酒精性脂肪肝的中药及其制备方法	山东省中医药研究院
201210205171	一种治疗颈椎病的中药及其制备方法	山东省中医药研究院
201110289561	一种抗辐射药物	山西省中医药研究院
201210147963	一种治疗外阴营养不良的外用药物	山西省中医药研究院
201110269394	治疗慢性肾脏病湿热壅盛型的药物	山西省中医药研究院

（续表）

专利号	发明专利名称	专利权人
201210186195	一种用于治疗乳腺增生的药物	山西省中医药研究院
201110269167	治疗慢性肾脏病肾虚瘀阻型的药物	山西省中医药研究院
201110410359	一种用于中医灸疗的中药组合物及其制备方法和应用	上海市针灸经络研究所
201110391803	治疗阿尔茨海默型痴呆的中药组合物及其制备方法	上海市中医老年医学研究所
200910201156	从刺山柑中获得精制提取物的方法及该提取物的应用	上海医药工业研究院
200710044039	丹参药材脂溶性成分含量测定方法	上海医药工业研究院
200710045368	一种紫芝菌丝体胞内多糖及其制备方法和应用	上海医药工业研究院
201010272292	一种用于治疗尖锐湿疣和扁平疣的药物组合物及其制备工艺	四川省医学科学院（四川省人民医院）
201010198000	具有活血化瘀和抗氧化功效的菌质混合物、制备方法及应用	四川省中医药科学院
201110101704	川楝子提取物作为唯一有效成分在制备用于免疫性过敏性疾病的口服药物中的应用	四川省中医药科学院
200910058586	治疗肾脏疾病的药物组合物	四川省中医药科学院
201210147754	一种用于治疗红斑狼疮的抗血小板活化中药组合物	四川省中医药科学院
201110263941	附子提取物及其应用	四川省中医药科学院
201010250631	防治糖尿病神经病变的药物组合物	四川省中医药科学院
201210251214	一种扶阳解毒的药物组合物及其制备方法和用途	四川省中医药科学院
200910216131	具有抗疲劳和提高免疫功能的组合物及其制备方法和应用	四川省中医药科学院
201010598974	清热止咳中药组合物	四川省中医药科学院中医研究所
201010168545	毛茛提取物在制备抗肿瘤及抗肿瘤血管生成药物中的应用	苏州中药研究所
200910228907	一种药物组合物及其用途和制剂	天津药物研究院
201010616578	一种复方消渴口服制剂及其制备方法	天津药物研究院
200910069364	一种治疗心脑血管病的药物组合物及其制剂	天津药物研究院
201210322126	一种治疗跌打损伤接骨胶囊	天祝藏族自治县藏医药开发研究所
201210318334	一种补肾固精藏药胶囊	天祝藏族自治县藏医药开发研究所
201210046576	一种健脾和胃藏药丸	天祝藏族自治县藏医药开发研究所
201210160909	血栓通络药物	通化中西医结合血栓病研究所
201220523280	用于靶向导入肾区的中药组合物药液的配置系统	潍坊复能肾病研究院
201220523353	用于靶向导入肾区的中药组合物膏剂的配置系统	潍坊复能肾病研究院
201220523352	通过靶向导入肾区复能而治疗肾病的中药组合物制药系统	潍坊复能肾病研究院
201220521600	用于靶向导入肾区的中药组合物的配置系统	潍坊复能肾病研究院
201220521479	通过中药成分靶向导入肾区复能治疗肾病的透药治疗系统	潍坊复能肾病研究院
201210220365	一种天然生发液及其制备方法	乌鲁木齐哈孜巴义生发技术研究所（有限公司）
201010214332	一种用于预防和治疗痛风性关节炎及高尿酸血症的药物组合物	西安市善源痛风病中医药研究所
201110239059	芫根总皂苷制备降血糖药物的用途	西藏自治区高原生物研究所
201110239034	芫根总黄酮制备降血糖药物的用途	西藏自治区高原生物研究所
201110239056	芫根有机酸制备降血糖药物的用途	西藏自治区高原生物研究所
201210045334	驱虫斑鸠菊黄酮组分及其制备方法和用途	新疆维吾尔自治区维吾尔医药研究所
201110139617	金鸡菊提取物保肝和抗氧化作用的应用	新疆维吾尔自治区药物研究所
201110080504	药西瓜提取物及其生产方法和应用	新疆维吾尔自治区药物研究所
201210089023	一种治疗慢性非细菌性前列腺炎的中药复方制剂	新疆维吾尔自治区药物研究所
201110129142	从甘草废渣中提取黄酮类物质的方法	新疆维吾尔自治区中药民族药研究所
201210391873	一种治疗转氨酶增高的中药方剂	义乌市民间中草药肝病防治研究所
201110417676	一种辅助改善记忆的胶囊或片剂及其制备方法	浙江省医学科学院
201110222956	抗抑郁作用的中药组合物及其制剂和制备方法	浙江省中医药研究院
201210301936	一种降血脂抗高尿酸的中药组合物	浙江省中医药研究院
200810148028	一种防治抑郁症的药物、其制备方法及用途	中国科学院成都生物研究所
201010545352	一种表面键合黄芩苷磁性纳米粒子及其制备方法和用途	中国科学院成都生物研究所
200810010309	一种白花蛇舌草提取物及其分离制备方法	中国科学院大连化学物理研究所
200810226454	一种中药提取物多联产的集成方法	中国科学院过程工程研究所
201010280351	藏药独一味中苯丙素苷类物质的测定方法	中国科学院兰州化学物理研究所
201210029204	一种短小芽孢杆菌、益生菌制剂及其制备方法和应用	中国科学院南海海洋研究所
201210094430	一种用于糖尿病患者的海洋生物型肠内营养制剂及其制备方法和用途	中国科学院南海海洋研究所
201010545659	诱导细胞凋亡的药物及其应用	中国科学院上海生命科学研究院

（续表）

专利号	发明专利名称	专利权人
201110042382	肉桂提取物的制备方法、肉桂提取物、其组合物以及用途	中国科学院上海生命科学研究院
201010107882	含有苍术提取物的药物组合物	中国科学院上海药物研究所
201010550591	治疗颈性眩晕的中药组合物及其制备方法	中国科学院上海药物研究所
201010022822	预防和治疗糖尿病的药物组合物	中国科学院上海药物研究所
201210066770	藏茵陈有效部位提取物的制备方法	中国科学院西北高原生物研究所
201210081864	一种沙棘营养粉及其制备方法	中国科学院新疆理化技术研究所
201210004382	对叶大戟果实油脂及衍生物的制备方法和用途	中国科学院新疆理化技术研究所
200910066875	一种中药龙胆的检测方法	中国科学院长春应用化学研究所
201110253106	苦楝皮在制备抑制甲型 H1N1 流感病毒药物中的应用	中国科学院长春应用化学研究所
201110246094	松针提取物在制备促进排汞作用的药品或保健品中的应用	中国林业科学研究院林产化学工业研究所
201320104066	一种板蓝根泡腾片	中国农业科学院兰州畜牧与兽药研究所
201210108726	一种中药组合物及其制备方法和应用	中国热带农业科学院热带生物技术研究所
201110316747	一株抗病毒放线菌 HA10206 及其应用	中国热带农业科学院热带生物技术研究所
201110315399	一株抗病毒放线菌 HA10211 及其应用	中国热带农业科学院热带生物技术研究所
200910045921	一种具有抗疲劳、抗缺氧作用的组合物的制备方法	中国人民解放军海军医学研究所
201010296474	青阳参贰（苷）元和包含它的提取物的医药用途	中国人民解放军军事医学科学院毒物药物研究所
200510093358	可用于治疗糖尿病和肥胖症的双肾藤,其提取物	中国人民解放军军事医学科学院毒物药物研究所
201110185170	一种微重力环境下提高免疫力的药物及其筛选方法	中国人民解放军军事医学科学院基础医学研究所
201110252746	分枝杆菌噬菌体 D29 颗粒及其制备方法和应用	中国人民解放军军事医学科学院生物工程研究所
201110108720	具有改善贫血功能的竹笋提取物及其制备方法以及竹笋提取物复合制剂	中国人民解放军军事医学科学院野战输血研究所
200810057541	一种治疗肝衰竭的药物及其制备方法	中国人民解放军军事医学科学院野战输血研究所
200910174521	一种复方中成药的超高压液相检测方法	中国食品药品检定研究院
200910166478	含白芍、人参、丹参、青蒿、甘草、川芎和当归的中成药的检测方法	中国食品药品检定研究院
200780100399	一种用于人成体原始间充质干细胞体外规模化培养的培养基、方法及获得的原始间充质干细胞及其应用	中国医学科学院基础医学研究所
200710064489	金丝桃属提取物、其制法及其药物组合物与治疗糖尿病的用途	中国医学科学院药物研究所
200810103060	儿茶提取物在制备升高白细胞药物中的应用	中国医学科学院药物研究所
200710121740	细皱香薷中主要化学成分及有效组分的抗流感用途	中国医学科学院药物研究所
200610111644	桑枝生物碱有效部位在制备降血糖药物中的应用	中国医学科学院药物研究所
201110026543	中药猫爪草的原位凝胶缓释制剂及其制备方法	中国医学科学院药用植物研究所
200910150669	瑞香狼毒提取物及其抗肿瘤作用	中国中医科学院中药研究所
201110154257	用于促进骨髓干细胞归巢的含引经药牛膝的中药组合物	中国中医科学院中药研究所
201210111613	一种治疗骨性关节炎的中药组合物及其制备方法	中国中医科学院中医基础理论研究所
201010213317	一种分离、纯化中药整体效应分子组的生物模拟集成技术	中国中医科学院中医基础理论研究所
201110075779	一种治疗糖尿病的中药制剂及其制备方法	中国中医科学院中医临床基础医学研究所
201110075778	一种治疗类风湿关节炎的中药复方制剂及其制备方法	中国中医科学院中医临床基础医学研究所
201210132556	治疗痛风的药物组合物及其制备方法和用途	重庆市中药研究院
201210033944	一种治疗骨性关节炎的中药及其口服制剂	重庆市中医研究院
201210103987	活血止痛壮骨膏	珠海市吉莲神农医学药物研究所

4 专利权人为国内医院

201110323904	用于治疗急性软组织损伤的药物及其制备方法	安徽中医学院附属针灸医院
200910089632	一种简化的脐带间充质干细胞分离培养方法及其在类风湿关节炎治疗中的应用	北京大学人民医院
201210045442	一种治疗痔疮的中药组合物	北京市肛肠医院
201210045447	一种治疗痔疮的药物组合物及其制备方法和应用	北京市肛肠医院
201110189466	甘石青黛膏及其制备方法	北京中医药大学东方医院
201110275000	一种治疗老年肺炎的中药组合物、免煎颗粒剂及其制备方法	北京中医药大学东直门医院
201210424544	一种治疗崩漏的中药制剂	滨州医学院附属医院
201210378291	一种复方胆通片的制备方法及应用	滨州医学院附属医院
201210003421	用于人体穴位敷贴的治疗哮喘的中药磁疗外贴膏	常州市第一人民医院
201110233879	双香草制剂及其制备方法	成都市传染病医院
201210054864	一种治疗甲状腺相关眼病的中药组合物及其制备方法	成都中医药大学附属医院

中国药学年鉴

CHINESE PHARMACEUTICAL YEARBOOK 2014

（续表）

专利号	发明专利名称	专利权人
201210203100	一种治疗干眼症的药物组合物及其制备方法和用途	成都中医药大学附属医院
201010124121	吴茱萸及其提取物、化合物的新用途	成都中医药大学附属医院
201210135030	一种抗病毒流感药物及其制备方法	东莞市沙田医院
201010239167	一种防治炎症相关性疾病的中药药物组合物	复旦大学附属华山医院
200710040195	肉苁蓉提取物在制备治疗帕金森病药剂中的应用	复旦大学附属中山医院
201210069242	一种治疗风寒型感染后咳嗽的中药组合物及其制法	广东省中医院
201110416472	一种用于治疗热痹的中药组合物及其应用	广州军区广州总医院
201210018680	一种用于治疗风寒湿痹的中药组合物	广州军区广州总医院
201210153485	一种治疗阴道干涩的药物组合物	广州军区广州总医院
201210012522	一种荔枝核有效部位群提取物的制备方法	广州市中医医院
201210451277	一种用于治疗肝癌的中药复方组合物及其制备方法	广州市中医医院
201210262451	一种防治呼吸道感染诱发的扁桃腺、咽喉部炎症的中药敷贴剂及其制备方法	杭州市萧山区中医院
201110205374	一种降低血尿酸的药物及其制备方法和用途	杭州市中医院
201110422452	一种治疗不孕不育症的中成药及其制备方法	淮安市楚州医院
201210317025	一种清咽丸	霍山县中医院
201210316606	一种治疗腰腿痛的中药	霍山县中医院
201210316561	利用水牛角治疗银屑病的中药	霍山县中医院
201210317240	一种治疗冠心病的中药	霍山县中医院
201210316883	一种治疗扩张型心肌病疾病的中药	霍山县中医院
201210316545	一种治疗食道炎的中药	霍山县中医院
201210326783	一种治疗过敏性鼻炎-哮喘综合征的复方药物及其制备方法和应用	江苏省中医院
201210325331	一种治疗支气管哮喘的复方中药组合物及其制备方法和应用	江苏省中医院
201110075781	一种具有抗卵巢功能早衰的黄狗肾提取物及其制备方法和应用	江苏省中医院
201210365678	治疗肺间质纤维化的药物组合物及其制备方法和应用	江西中医学院附属医院
201010201802	旋覆花注射液及其制备方法	昆明医科大学第一附属医院
201110288089	一种治疗乳腺增生、乳痛症的药物及其制备方法	兰州大学第一医院
201110038727	固本平喘颗粒及其制备工艺	辽宁中医药大学附属第二医院
201210117580	一种防治动脉粥样硬化的药物和颗粒制剂制备方法	辽宁中医药大学附属医院
201210099317	一种治疗风寒湿邪的中药丸剂及其制备方法	临泉县中医风湿医院
201210322847	治疗高血压早期肾损害的中药及其制备方法	柳州市中医院
201210061129	骨髓间质干细胞在制备治疗自身免疫性疾病药物中的应用	南京大学医学院附属鼓楼医院
201210327545	一种治疗阴道炎的中药凝胶剂及其制备方法和应用	南京市妇幼保健院
201210098288	一种促进术后胃肠功能恢复的药物及其应用	南通市肿瘤医院
201110324246	一种治疗风湿类风湿性关节炎的中草药酒及其制备方法	南阳医学高等专科学校第一附属医院
201110369082	一种治疗风湿病的中草药散剂及其服用方法	南阳医学高等专科学校第一附属医院
201110137587	一种治疗风热感冒的药物及其制备方法	平阴县孔村卫生院
201220639609	一种用于治疗乳腺增生症的恒温加热药物乳罩	青岛大学医学院附属医院
201210152392	一种治疗慢性卡他性中耳炎的中药及制备方法	青岛市市立医院
201210198609	一种治疗腹痛型慢性子宫颈炎的中药冲洗剂制备方法	青岛市市立医院
201210339585	褪黑亮白的中西药复方乳膏及其制备方法	青岛市市立医院
201210016394	一种治疗乳腺囊性增生病的外敷中药组合物	青岛市中心医院
201110270138	治疗糖尿病视网膜病变的中药汤剂及制备方法	汝州市济仁糖尿病医院
201210122650	一种治疗肝癌的中药组合物	山东大学齐鲁医院
201210121961	一种治疗乳腺癌的中药	山东大学齐鲁医院
201110292367	治疗慢性胆囊炎的药物	山东大学齐鲁医院
201110297168	治疗肾炎的口服中药制剂	山东大学齐鲁医院
201110324172	一种治疗风湿病的中药	山东大学齐鲁医院
201210166272	一种治疗泌尿系结石的中药	山东大学齐鲁医院
201210114952	用于预防和治疗顽固性口腔黏膜溃疡的中药及制备方法	山东大学齐鲁医院
201110232059	一种治疗神经衰弱的中药	山东大学齐鲁医院
201110327335	用于试管婴儿助孕保胎的中药	山东大学齐鲁医院
201110191624	一种治疗疝气的中药	山东大学齐鲁医院
201110300987	一种治疗 II 型糖尿病的口服胶囊剂	山东大学齐鲁医院

专利号	发明专利名称	专利权人
201010516197	一种治疗鼻炎的中药制剂	山东大学齐鲁医院
201210182596	一种治疗脑血栓的中药组合物	山东省立医院
201210131955	一种治疗热伤风的药物	山东省立医院
201210243548	一种治疗婴幼儿心肌炎的口服液	山东省立医院
201210076479	一种治疗癌性疼痛药物及其制备方法	山东省千佛山医院
201210076049	一种治疗癌性发热的药物及其制备方法	山东省千佛山医院
201010295987	一种治疗骨伤的黑膏药	山东省千佛山医院
201210076402	一种治疗化疗后白细胞减少症的药物及其制备方法	山东省千佛山医院
201210003748	一种治疗肩周炎的中药组合物	山东省千佛山医院
201210040097	一种治疗网球肘的中药组合物	山东省千佛山医院
201010296442	一种治疗过敏性紫癜的中药制剂	山东省千佛山医院
201210225774	一种预防糖尿病足的中药足浴液及其制备方法	山东省千佛山医院
201210216071	一种治疗痔疮的中药制剂	山东省千佛山医院
201110381108	一种外用热洗活血止痛中药组合物及其应用	山东中医药大学附属医院
201210005586	一种消脂通脉颗粒及其制作方法	山东中医药大学附属医院
201110424742	治疗鞘膜积液的中药组合物及其软膏剂的制备方法	山东中医药大学附属医院
201110381112	一种外用冷洗活血止痛中药组合物及其应用	山东中医药大学附属医院
201110382351	护肠清毒微丸及其制备方法与应用	山东中医药大学附属医院
201110382533	一种具有护肠清毒功效的中药制剂及其制备方法	山东中医药大学附属医院
201110200992	防治化疗性静脉炎的药液	山西省肿瘤医院
201110373341	一种米非司酮诱导的 caspase-1-ES 细胞系	上海交通大学医学院附属瑞金医院
201210062459	一种中药组合物在制备预防帕金森病药物中应用	上海交通大学医学院附属新华医院
201110273415	一种治疗软组织损伤的伤痛疗瘅散	上海交通大学医学院附属新华医院
201110273420	一种用于软组织损伤和颈椎病的消瘀散	上海交通大学医学院附属新华医院
201110272652	一种呼吸系统疾病药及其应用	上海交通大学医学院附属新华医院
201110004126	一种治疗婴幼儿肝炎综合征的药物及其检测方法	上海市儿童医院
201110004391	一种治疗儿童性早熟的中药组合物及其制备和检测方法	上海市儿童医院
201110004130	一种治疗儿童性早熟的中药组合物及其制备和质检方法	上海市儿童医院
201110004117	一种治疗小儿呼吸道反复感染的药物及其制备和检测方法	上海市儿童医院
201110258135	一种用于治疗慢性肾炎蛋白尿的中药组合物及其制备方法	上海市浦东新区人民医院
201210262492	一种治疗红斑狼疮的中药组合物及其应用	上海市中医医院
201110171966	一种芪榔合剂	上海市中医医院
201110202206	一种三黄止痒搽剂及其制备方法	上海市中医医院
201110407067	一种治疗儿童支气管哮喘的药物及其应用	上海市中医医院
201110202208	一种复方南瓜藤软膏及其制作方法	上海市中医医院
201110407550	一种治疗过敏性鼻炎的中药组合物及其应用	上海市中医医院
201110407097	一种治疗冠心病心肌缺血的药物及其应用	上海市中医医院
201110226138	用于高雄激素型多囊卵巢综合征的药物组合物	上海泰坤堂中医医院
201110226280	用于肾阳虚痰阻型多囊卵巢综合征的中药组合物	上海泰坤堂中医医院
201210004469	治疗子宫内膜异位症及其盆腔痛的中药复方制剂及其用途	上海中医药大学附属龙华医院
201210215069	一种外用治疗癌痛的中药复方凝胶及其制备方法	上海中医药大学附属龙华医院
201110098128	一种治疗脊髓型颈椎病的复方制剂及其制备方法	上海中医药大学附属龙华医院
201010174328	一种治疗急慢性支气管炎和支气管哮喘的中药制剂及制备方法	上海中医药大学附属曙光医院
201010212703	一种治疗原发性肝癌的药物组合物及其制备方法	上海中医药大学附属曙光医院
201010186284	一种治疗糖尿病足的外用中药软膏制剂	上海中医药大学附属曙光医院
201010188361	一种治疗浆细胞性乳腺炎的药物制剂及其制备方法	上海中医药大学附属曙光医院
201010192657	栀子提取物和冰片组成的有效成分在干预皮肤瘙痒的中药制剂中的应用	上海中医药大学附属曙光医院
200810040871	一种治疗慢性前列腺炎的复方制剂及其制备方法	上海中医药大学附属曙光医院
200910196871	一种生地低聚糖经肺给药中药制剂及其制备方法和应用	上海中医药大学附属曙光医院
201110385705	一种治疗垂体瘤的中药组合物及其应用	上海中医药大学附属岳阳中西医结合医院
201010126854	一种用于治疗特应性皮炎的中药组合物及其应用	上海中医药大学附属岳阳中西医结合医院
201010206378	治疗血热阳浮证相关皮肤病的中药颗粒剂及其制备	上海中医药大学附属岳阳中西医结合医院
201110287443	一种疏肝和胃的中药组合物	上海中医药大学附属岳阳中西医结合医院

（续表）

专利号	发明专利名称	专利权人
201110101843	用于治疗膝骨关节炎的中药组合物及其制备方法	上海中医药大学附属岳阳中西医结合医院
201210001094	一种血瘀-阳亢-痰浊高血压动物模型的制备方法	上海中医药大学附属岳阳中西医结合医院
201110284795	一种治疗慢性乙型肝炎及慢性乙肝病毒携带者的补肾健脾中药配方	深圳市中医院
201110284806	一种治疗慢性乙型肝炎及慢性乙肝病毒携带者的补肾清透中药组合物	深圳市中医院
200910113221	一种抗炎镇痛槌果藤巴布剂及其制备方法	石河子大学医学院第一附属医院
201110278693	拮抗精神病药所致副作用的中药组合物及其制备方法	首都医科大学附属北京安定医院
201110260384	治疗寒热错杂证功能性消化不良的药物组合物及制法	首都医科大学附属北京中医医院
201110224846	一种治疗功能性消化不良的中药组合物	首都医科大学附属北京中医医院
201110259190	治疗脾虚气滞证功能性消化不良的药物组合物及制法	首都医科大学附属北京中医医院
201110224834	一种治疗功能性消化不良的口腔崩解片	首都医科大学附属北京中医医院
201110424599	中药组合物、制备方法及中药制剂	苏州大学附属第一医院
201210353385	一种降脂解酒的中药复方制剂及其制备方法与应用	天津河北丹青门诊部
201110267135	提高大黄饮片中结合型蒽醌的原药材制备方法	天津市南开医院
201210124247	一种用于治疗颈椎病的中药组合物及其制备方法	通山康复医院
201210137986	一种治疗跟痛症的药灸条	威海市妇女儿童医院
201210224095	一种预防化疗所致口腔黏膜炎的口腔护理液	威海市妇女儿童医院
201110374810	治疗寒凝气滞胃痛的外用中药制剂	威海市经济技术开发区医院
201210079523	治疗老年人慢性便秘的外用药袋及其制备方法	温州医学院附属第一医院
201110043725	一种玉夏稳压胶囊	芜湖市中医医院
201110167838	一种治疗类风湿关节炎的药物及制备方法	武汉市中医医院
201110397612	一种用于治疗慢性肺源性心脏病的中药	香河县气管炎哮喘医院
201110397323	一种用于治疗支气管扩张的中药	香河县气管炎哮喘医院
201110173122	虚燥更平超微散剂及其生产方法和在防治更年期高血压药物的应用	新疆医科大学附属中医院
201210269882	预防术后肺栓塞的中药	叙永县中医医院
201210269154	预防产后肺栓塞的中药	叙永县中医医院
201110358906	一种治疗单纯性甲状腺肿的中药组合物	沂南县界湖镇卫生院
201110206281	金腰带在制备治疗急性脊髓损伤的药中的应用	玉溪市中医医院
201110221744	一种治疗湿疹的中药制剂	长春市南关区中医院
201210118093	一种葡萄柚皮黄酮类提取物及制备与应用	浙江省中医院
200910154438	一种治疗重症肌无力的马钱子胶囊剂及其制备工艺	浙江省中医院
201210368028	治疗强直性脊柱炎的筋骨痛药酒	郑州中医骨伤病医院
201210366834	治疗股骨头坏死的骨坏死康复丸	郑州中医骨伤病医院
201210367281	治疗强直性脊柱炎的滋阴补肾丸	郑州中医骨伤病医院
201210366500	治疗骨折的续筋接骨丸	郑州中医骨伤病医院
201210366811	治疗强直性脊柱炎的益肾消痹丸	郑州中医骨伤病医院
201210366550	治疗骨性关节炎的骨刺软化丸	郑州中医骨伤病医院
201110112902	一种预防新发呼吸道传染病的中药组合物及喷雾剂	中国人民解放军第三〇二医院
201210033959	一种治疗肺部真菌感染的中药组合物及其制备方法	中国人民解放军第三军医大学第二附属医院
201110373487	抗辐射中药制剂及其制备方法	中国人民解放军第三军医大学第二附属医院
201110373488	抗辐射中药组合物	中国人民解放军第三军医大学第二附属医院
201110308889	一种防治慢性高原病的药物及其制备方法	中国人民解放军第三军医大学第二附属医院
201110303641	一种治疗黄疸的药物组合物及其制备方法	中国人民解放军第三军医大学第一附属医院
201110450510	茅莓总皂苷的制备方法	中国人民解放军第三军医大学第一附属医院
201210139820	茅莓总皂苷在制备抗疲劳药物中的应用	中国人民解放军第三军医大学第一附属医院
201110303634	一种治疗急性肝炎的药物组合物及制备方法	中国人民解放军第三军医大学第一附属医院
201010180152	抗肝炎天然药物复方制剂及其制备方法和应用	中国人民解放军第三军医大学第一附属医院
201110348578	一种化瘀散寒的中药组合物及其制备方法	中国人民解放军第三〇二医院
201110418463	一种治疗肝纤维化及早期肝硬化的中药组合物、片剂及制备方法	中国人民解放军第三〇二医院
201110158438	一种红薯叶提取物、其制备方法及应用	中国人民解放军第三〇二医院
201010594650	一种用于强心急救的蟾酥粉末注射剂及其制备方法	中国人民解放军第三〇二医院
201210222334	一种治疗耳鸣、耳聋的中药制剂	中国人民解放军第三七一医院
201110268374	一种治疗眩晕的中药制剂	中国人民解放军第三七一医院
201110268592	一种治疗消化不良的中药制剂	中国人民解放军第三七一医院

（续表）

专利号	发明专利名称	专利权人
201110462034	一种治疗冠心病、脑血栓的中药制剂	中国人民解放军第三七一医院
201210113893	一种治疗脑外伤后综合征的口服中药制剂	中国人民解放军第三医院
201110251349	一种祖师麻叶有效部位群、其制备方法、药物组合物和应用	中国人民解放军第四五一医院
201210299257	一种用于预防中暑的中药复方	中国人民解放军第四一一医院
200910170248	脐带华通胶源间充质干细胞在制备心力衰竭细胞移植材料中的应用	中国人民解放军海军总医院
201210115407	具有治疗胃幽门螺杆菌功效的中药组合物、制剂及其制备方法	中国人民解放军总医院
200810183414	一种对唇炎有预防/治疗作用的中药组合物制剂--桃丁唇膏	中国人民解放军总医院
201210125437	一种治疗糖尿病周围神经病变的中药外用洗剂及制备方法	中国中医科学院广安门医院
201210125418	一种用于治疗慢性前列腺炎的中药组合物及其制备方法	中国中医科学院广安门医院
201010155536	一种用于治疗抑郁症的中药组合物及其制备方法	中国中医科学院广安门医院
201110289325	一种用于治疗慢性或难治性免疫性血小板减少症的中药药物及中药制剂制备方法	中国中医科学院西苑医院
201110051943	一种防治急性心肌梗死及心力衰竭并保护心功能的药物及制备方法	中国中医科学院西苑医院
201110289344	一种治疗白血病人化疗后气血不足的虚损症的中药药物及中药制剂制备方法	中国中医科学院西苑医院
201110289328	一种以青黛、雄黄为主治疗骨髓增生异常综合征的中药药物及中药制剂制备方法	中国中医科学院西苑医院
201110276477	一种白英提取物以及包括其的抗癌药物	中国中医科学院西苑医院
200810025858	一种治疗外感的中药制剂	中山市中医院
201110138546	一种治疗跌打损伤的中药制剂及其制备方法	株洲市人民医院

5　专利权人为国内其他

专利号	发明专利名称	专利权人
201010122691	测定银杏叶或其相关制剂中槲皮素对香豆酰基葡萄糖鼠李糖苷含量的方法	北京市药品检验所
201210248971	桑叶乌发颗粒及其制备方法	赤壁本草药材农民专业合作社
201210247637	一种治疗早期白内障的中药及其制备方法	黄平县润发药业农民专业合作社
201210327882	一种治疗夜盲的中药散剂	黄平县润发药业农民专业合作社
201210302165	一种治疗失眠的中药配方	黄平县润发药业农民专业合作社
201210259796	一种治疗小便不通的中药	黄平县润发药业农民专业合作社
201210244776	一种治疗无名肿毒的中药外敷药物	黄平县润发药业农民专业合作社
201210251426	一种治疗狐臭的外敷中药	黄平县润发药业农民专业合作社
201210327913	一种治疗不孕的中药	黄平县润发药业农民专业合作社
201110453942	DC-CIK 细胞在制备抗 HIV 感染的药物中的应用	江苏省疾病预防控制中心
201110275085	一种紫皮石斛叶枫斗	龙陵县富民石斛专业合作社
201110131395	鹿茸切口止血中草药	马龙县光华科技园艺养殖场
201110153870	蒙药诃子制草乌的炮制方法	内蒙古自治区食品药品检验所
201210298375	一种中药戒毒药物及其制备方法	山西省女子劳动教养管理所
201210067031	含有穿山龙提取物与哈尔满碱及哈尔满碱类衍生物的药物组合物及其应用	深圳市药品检验所
201210086763	治疗湿热蕴结型慢性盆腔炎的中药组合物及制备方法	太仓市临江农场专业合作社
201210087364	一种治疗头晕的中药	太仓市临江农场专业合作社
201210088487	一种含羊胎素复合胶囊及其制备方法	太仓市临江农场专业合作社
201010188154	止血消炎药及其应用	新平彝族傣族自治县民族医药研究学会
201210244381	一种用于治疗骨质增生症的中药湿热敷袋	张家港市维康盲人推拿按摩保健中心
201110164992	一种从紫草中分离出萘醌类有效成分的方法	中国科学院武汉植物园
201110087638	枳椇子总黄酮提取物及其在制备抗疲劳、抗缺氧或抗高原缺氧药物或食品中的应用	中国人民解放军总后勤部卫生部药品仪器检验所

6　专利权为国内共有

专利号	发明专利名称	专利权人
201110394016	中药胡枝子抗肿瘤有效部位及其制备方法和用途	安徽省药物研究所、阚红卫
201110379343	一种杜仲鲜叶中综合提取杜仲胶和绿原酸的工艺	安康市昊泰生物资源开发有限公司、安康学院
201110145288	一种降血糖药物及其制备方法	北大方正集团有限公司、方正医药研究院有限公司、北大国际医院集团有限公司
200810113927	含有血管紧张素Ⅱ受体拮抗剂、B 族维生素和银杏叶提取物的药物组合物	北京奥萨医药研究中心有限公司、深圳奥萨医药有限公司
201110135071	一种治疗失眠、健忘、脑供血不足等症状的中药胶囊	北京京蒙五鑫科技开发有限公司、黄志刚、李润今

（续表）

专利号	发明专利名称	专利权人
201010220343	一种治疗冻伤皲裂的软膏及其制备方法	北京协和药厂、中国人民解放军第三○二医院
200910238513	白花蛇舌草注射液的制备方法	北京振国天仙生物技术有限公司、吉林省通化振国药业有限公司
201110291113	一种治疗胃痛的外用药物	常州市盛辉药业有限公司、江苏省中医药研究院
201110413544	一种药物组合物在制备治疗糜烂性胃炎的药物中的用途	成都酷妃儿商贸有限公司、许婧
201110413645	一种药物组合物在制备治疗十二指肠溃疡的药物中的用途	成都酷妃儿商贸有限公司、许婧
201110413686	一种治疗消化性溃疡的药物组合物	成都酷妃儿商贸有限公司、许婧
201110413621	一种药物组合物在制备治疗胃溃疡的药物中的用途	成都酷妃儿商贸有限公司、许婧
201110426173	一种壮骨中药组合物	东乌珠穆沁旗悦艺生物科技有限责任公司、杨万政
201110426138	一种用于治疗气血亏损的中药组合物	东乌珠穆沁旗悦艺生物科技有限责任公司、杨万政
201110265139	一种治疗烧烫伤的中草药组合物及其制备和应用	福州职业技术学院、余少英
201110185774	一种治疗脑缺血的芪草胶囊	辅仁药业集团有限公司、河南中医学院
201110142167	灵芝子实体中的有效部位、提取方法及其用途和制剂	复旦大学、上海中医药大学附属岳阳中西医结合医院
200910118747	神经酰胺产生促进剂	复旦大学附属中山医院、花王株式会社
200910118746	神经酰胺产生促进剂	复旦大学附属中山医院、花王株式会社
201110277983	血桐提取物的制备方法及其应用	广东瀚森生物药业有限公司、广东工业大学
200910040419	一种复方丹参膜缓释片及其制备方法	广东药学院、广东一力集团制药有限公司
201110266668	一种治疗高血压的中药制剂	广西正堂药业有限责任公司、刘静明
201110266670	一种治疗糖尿病的中药制剂	广西正堂药业有限责任公司、刘静明
201210232151	一种小儿用消食健脾的中药制剂	广西正堂药业有限责任公司、刘静明
200910249782	预防或治疗感冒或流行性感冒的中药组合物及其制备方法和用途	广州青蒿医药科技有限公司、朱宇同、张美义
201110275364	可用于预防慢性重金属中毒的重组食品级乳酸菌、其制备方法与应用	广州市暨源生物科技有限公司、暨南大学
201210000892	制备头花蓼提取物的方法和头花蓼提取物	贵州威门药业股份有限公司、中山大学
200910100953	一种石榴缓释微丸及其制备方法	杭州赛利药物研究所有限公司、海南普利制药有限公司、浙江普利药业有限公司
201210125991	一种消肿定痛自乳化软膏	河南中医学院、河南风湿病医院
201110205127	一种鱼腥草注射液的制备方法	湖南正清制药集团股份有限公司、长沙原道医药科技开发有限公司
201010501560	一种中药组合物及其应用	华东理工大学、上海中医药大学
200810205110	一种黄腐植酸的改性方法，及所得产品、及其在制备提高免疫力或防治HIV药物中的应用	华东理工大学、石屏县科学技术局
200710129830	一种中药组合物的质量检测方法	华润片仔癀药业有限公司、漳州片仔癀药业股份有限公司
200910092392	片仔癀外用制剂的检测方法	华润片仔癀药业有限公司、漳州片仔癀药业股份有限公司
201210054305	一种针灸用药油及其制备方法	黄荣、广西今传古草生物科技有限公司
201210087743	一种治疗强直性脊柱炎的中药及其制备方法	黄荣、广西今传古草生物科技有限公司
201210087742	一种治疗溃疡病的中药及其制备方法	黄荣、广西柳州今传古草生物科技有限公司
201110447591	一种人工牛黄包合物，其制备方法及其应用	吉林省吴太感康药业有限公司、天津吴太感康药业有限公司
201210390319	一种抗卵巢功能衰退中药黄酮提取物、制备方法及用途	江苏省中国科学院植物研究所、南京美福天然药物科技有限公司
201110067867	一种中药川红活血胶囊提取过程质量控制方法	江西汇仁药业有限公司、上海中创医药科技有限公司
201110287975	一种中药制剂金水宝丸及其制备方法	江西济民可信集团有限公司、江西济民可信金水宝制药有限公司
201010605407	一种清热解毒口服液的制备方法	江西济民可信集团有限公司、江西济民可信药业有限公司
201110431368	一种小儿热咳口服液制备方法	江西济民可信药业有限公司、江西济民可信集团有限公司

专利号	发明专利名称	专利权人
201110431749	一种孕康胶囊的制备的方法	江西济民可信药业有限公司、江西济民可信集团有限公司
201010608298	乙醇回流提取的枳实或枳壳总黄酮提取物及其用途	江西青峰药业有限公司、江西青峰药物研究有限公司
201110372182	水煎煮提取的枳实或枳壳总黄酮提取物及其用途	江西青峰药业有限公司、江西青峰药物研究有限公司
201110372188	水煎煮提取的枳实或枳壳总黄酮提取物及其用途	江西青峰药业有限公司、江西青峰药物研究有限公司
201110109579	蒲黄炒制方法、炒蒲黄及其用途	康美药业股份有限公司、康美（北京）药业有限公司
201210170853	一种治疗脑中风的药物及其制备方法	昆明肾脏病研究所、张翔华、吕汶洋、郭枫、段卫星、关云、何军、何彪
201010117378	高山离子芥或其提取物在制备防治心脑血管疾病药物中的应用	兰州大学、中国科学院寒区旱区环境与工程研究所
200710202067	一种藏药榜嘎提取物及其在制备抗病毒药物中的应用	李红玉、兰州大学
200710201364	一种党参发酵液及其应用	李红玉、兰州大学
200710201363	一种黄芪发酵液及其应用	李红玉、兰州大学
201110057687	一种制备抗病毒糖浆的方法	丽珠医药集团股份有限公司、四川光大制药有限公司
201110257644	清热毒胶囊	刘巧、海南省皮肤病医院
201110257565	枇杷清痤胶囊	刘巧、海南省皮肤病医院
201110257590	首乌养真胶囊	刘巧、海南省皮肤病医院
201110257640	清湿毒胶囊	刘巧、海南省皮肤病医院
200610103361	亚麻根总黄酮在制备预防或治疗肝炎药物中的应用	龙井民康生物制品厂、中国医学科学院药物研究所
201010174389	治疗胃肠功能紊乱的中药提取物的组合物及其制备方法	南京中科药业有限公司、南京中科集团股份有限公司
201010174370	一种治疗胃肠功能紊乱的中药组合物及其制备方法	南京中科药业有限公司、南京中科集团股份有限公司
201210142196	一种治疗乙肝的中药组合物及其制备方法和应用	南京中医药大学、泰州中国医药城中医药研究院
201210142183	一种治疗糖尿病心脏病的中药组合物及其制备方法和应用	南京中医药大学、泰州中国医药城中医药研究院
201220486952	肉苁蓉饮片	内蒙古王爷地苁蓉生物有限公司、内蒙古王爷地生物制品有限公司
201220486953	一种肉苁蓉饮片产品	内蒙古王爷地苁蓉生物有限公司、内蒙古王爷地生物制品有限公司
201220486999	一种中药饮片	内蒙古王爷地苁蓉生物有限公司、内蒙古王爷地生物制品有限公司
201010201370	煎膏制瑞香狼毒的炮制方法	内蒙古医学院、内蒙古食品药品检验所
201110058654	一种中药配方颗粒安慰剂的制作工艺	培力（南宁）药业有限公司、广州中医药大学第二附属医院
201110172579	铜锤白花片	普洱市民族传统医药研究所、周兵
200710196732	酪酸梭菌在制备治疗新生儿喂养不耐受组合物中的应用	青岛东海药业有限公司、北京普尔康医药高科技有限公司
200910014449	增强人体抗病能力的超微粉中药外用制剂	青岛市市立医院、杨文婷
201110116351	茶树菇提取液及其制备方法与应用	厦门大学、厦门上新日用化学制品有限公司
201010192702	鳄胆素及其制备方法与应用	厦门大学、泰国是拉差龙虎园有限公司
201110384721	利用海参体腔液制备海参皂苷的工艺方法	山东好当家海洋发展股份有限公司、山东省科学院生物研究所
201010279371	一种复方降压中药制剂及其制备方法	山东好当家海洋发展股份有限公司、山东省科学院生物研究所
201110147605	苍术油滴丸及其制备方法	山东省中医药研究院、济南亿兆临科技有限公司

（续表）

专利号	发明专利名称	专利权人
201110033967	一种具有缓解体力疲劳及改善记忆功能的组合物及其制备方法和用途	上海东锦食品集团有限公司、日加满饮品（上海）有限公司
201010221687	当归补血胶囊的制备方法	上海复旦复华药业有限公司、上海复旦复华科技股份有限公司
201010261582	桑叶或桑枝提取物的制备方法及所得产品和应用	上海辉文生物技术有限公司、骆峰
201110298456	预防与治疗脚气的外用精油	上海交通大学、陈在兴
200910048788	一种中药组合物及其应用	上海汝莱苨生物科技有限公司、上海莱博生物科技有限公司、上海莱格生物科技有限公司、上海莱浦森生物科技有限公司、上海蔻漫生物科技有限公司
201010265630	促进创伤愈合的制剂及其制备方法	上海士腾生物技术有限公司、杨子江
201010265685	用于治疗缺血性心血管疾病的制剂及其制备方法	上海士腾生物技术有限公司、杨子江
201010265637	用于保护血管内皮细胞氧化损伤的抗氧化制剂及其制备方法	上海士腾生物技术有限公司、杨子江
201010265681	治疗外周动脉粥样硬化引起的缺血性疾病的制剂及其制备方法	上海士腾生物技术有限公司、杨子江
200810203383	骆驼蓬属种子总生物碱提取物和它们的制备	上海中医药大学、上海中药标准化研究中心
200810043341	醋柳黄酮自乳化制剂及其制备方法	上海中医药大学、上海中医大源创科技有限公司
201110043276	嘎木朱尔药乳胶剂及其制备方法	深圳市嘉轩医药科技发展有限公司、上海医药工业研究院
201110110951	灯芯草有效组分在制备抗肿瘤或抑制血管生成药物、保健食品或化妆品中的应用	苏州中药研究所、周泉生
200910068867	基于治未病和药食同源理论的防治高脂血症的食疗制剂	天津太平洋制药有限公司、石学敏
201210485539	用于缓解疲劳的组合物及其制备方法与应用	天津铸源健康科技集团有限公司、鲁延达
201010209594	栽培菊苣提取物及其应用	王爱平、秦海林、北京贵千金医药科技有限公司
201010209606	一种从栽培菊苣中提取抗氧化活性物的方法	王爱平、秦海林、北京协和建昊医药技术开发有限责任公司
201110098728	一种用于治疗糖尿病和防治心脑血管疾病的制剂	威海博力生物工程有限公司、中国人民解放军第二炮兵总医院
200910260975	一种用于治疗胃炎和胃溃疡、保护胃黏膜的制剂	威海博力生物工程有限公司、中国人民解放军空军航空医学研究所
201110098756	一种用于缓解视疲劳的药物组合物	威海康博尔生物药业有限公司、中国人民解放军第二炮兵总医院
201110387731	一种太阳能干燥三七的方法	文山三七研究院、云南文山七丹药业股份有限公司
201110431425	一种具有响声作用的滴心丸制剂及其制备方法	无锡济民可信山禾药业股份有限公司、江西济民可信集团有限公司
201110117634	一种治疗感冒的中药及其制备方法	武汉健民集团随州药业有限公司、武汉健民药业集团股份有限公司
201110453113	一种治疗阴道炎的药物及其制备方法	武汉市中医医院、徐升阳
201110410245	一种马鹿鹿茸多肽及其治疗骨病的用途	新疆华世丹药业股份有限公司、新疆华世丹药物研究有限责任公司
201010561854	具有祛痘抗炎功效的外用中药组合物、制剂及其制备方法	新时代健康产业（集团）有限公司、烟台新时代健康产业有限公司、烟台新时代健康产业日化有限公司
201110121527	一种具有戒毒作用的药物及制备方法	亚宝药业集团股份有限公司、中国人民解放军军事医学科学院基础医学研究所
201010510158	一种可缓解视疲劳的药品或者保健食品	烟台大洋制药有限公司、况代武
201110178200	来自松花粉与姜黄的组合物及其制备方法和在制备治疗炎症性肠病的药物中的应用	烟台新时代健康产业有限公司、新时代健康产业（集团）有限公司
200910166558	用于制备薄芝糖肽注射液的灵芝属薄树芝菌的培养基	扬州制药有限公司、江苏联环药业股份有限公司
201110125913	龙胆提取物活性组分的制备及应用	浙江大学、南京医科大学
201010515830	一种中药大孔树脂分离纯化过程关键点的判别方法	浙江大学、温州浙康制药装备科技有限公司
201110406495	一种提取竹叶黄酮的方法	浙江工业大学、浙江遂昌利民药业有限公司

专利号	发明专利名称	专利权人
200910154792	一种鳖甲抗肝纤维化提取物的制备方法	浙江衢化医院、湖北中医学院、巨化集团公司
201210250494	一种含有绿原酸化合物的金银花软胶囊	浙江维康药业有限公司、云南鸿翔一心堂药业（集团）股份有限公司
201210236695	一种绿原酸化合物及其药物组合物	浙江维康药业有限公司、云南鸿翔一心堂药业（集团）股份有限公司
201110153645	使骨髓间充质干细胞靶向于心肌梗死灶的试剂及其制备方法	臻景生物技术（上海）有限公司、臻景生物技术（无锡）有限公司
201110190812	一种五味子药物关键组分的提取方法	中国科学院过程工程研究所、抚松县果丰药用植物有限责任公司
201210453836	唐松草提取物制备治疗老年痴呆症药物的用途	中国科学院华南植物园、陈峰
201110411034	一种治疗风湿病的复方药物及其制备方法	中国科学院新疆理化技术研究所、新疆维吾尔药业有限责任公司
200910045714	一种高效诱导多能性干细胞的重组腺病毒载体、使用该载体的诱导方法及其用途	中国人民解放军第二军医大学东方肝胆外科医院、深圳市北科生物科技有限公司
201210171962	一种防治微波辐射损伤的药物	中国人民解放军军事医学科学院放射与辐射医学研究所、福州阿多拉制药有限公司
201010133967	用于防治代谢综合征的复方天然药物及其制备方法与药物用途	中国药科大学、江苏杉英堂生物科技有限公司
200710122035	中药有效部位复方处方组成、制备工艺及其抗糖尿病用途	中国医学科学院药物研究所、天津中新药业集团股份有限公司隆顺榕制药厂
200810043858	羊膜上皮细胞在制药中的用途	中美赛傲（上海）生物技术有限公司、中美国联（上海）生物技术研究有限公司
201210027818	一种治疗骨折、骨损伤的药物组合物及其制备方法和用途	中山火炬职业技术学院、徐兴才、赵斌
201210010419	一种泡腾制剂及其制备方法和用途	中山火炬职业技术学院、赵斌、王琼
200910251050	一种用于预防和治疗慢性咽炎的保健药品及其制备方法	重庆精鼎药材科技开发有限公司、重庆市中药研究院

四、含肽或抗原或抗体的药品发明专利

1 专利权人为国内企业

201210266174	抑制丙肝病毒的稠环杂环类化合物、其中间体及其应用	爱博新药研发（上海）有限公司
201110267989	一种可直接使用的重组人生长激素注射液	安徽安科生物工程（集团）股份有限公司
201110189767	一种肝水解肽注射液药物组合物	白求恩医科大学制药厂
200910054393	一种干扰 SuRvivin 表达的 siRNA 分子及其应用	百奥迈科生物技术有限公司
201110056948	一链多靶干扰核酸分子及其应用	百奥迈科生物技术有限公司
201110056949	一种干扰核酸分子及应用	百奥迈科生物技术有限公司
201110137243	一种醋酸地加瑞克冻干粉针剂及其制备方法	蚌埠丰原涂山制药有限公司
201110100585	防御素 mNP-1 及其在制备抗流感病毒药物中的应用	保罗生物园科技股份有限公司
201110050046	靶向性治疗人肿瘤的溶肿瘤腺病毒及其应用	北京锤特生物科技有限公司
201110143385	溶肿瘤能力增强的 B 型人腺病毒 Ad11 突变体的构建和应用	北京锤特生物科技有限公司
201110058311	一种用于治疗非感染性眼部炎症、抑制角膜新生血管形成和角膜移植后抗排异反应的配方	北京大周和康生物技术有限公司
201110047992	包含免疫球蛋白 Fc 片段作为载体的长效抗凝多肽及其制备方法	北京韩美药品有限公司
200810240040	亚全能干细胞、其制备方法及其用途	北京汉氏联合生物技术有限公司
200810118305	一种用于治疗眼科疾病的药物组合物及其用途	北京和润创新医药科技发展有限公司
200810118299	一种用于治疗皮肤破损溃疡的药物组合物及其应用	北京和润创新医药科技发展有限公司
200910086354	一种人的核糖体蛋白 S20 蛋白质及其在自身免疫性肝炎诊断中的应用	北京华大蛋白质研发中心有限公司
200810112246	罗莫肽环糊精包合物及其制剂与制备方法	北京嘉事联博医药科技有限公司
200810103332	罗莫肽注射液及其制备方法	北京嘉事联博医药科技有限公司
201210241084	一种制备甲型流感病毒全长 M2 蛋白的方法	北京健翔和牧生物科技有限公司
201110362666	广谱型流感疫苗及其制备方法	北京精益泰翔技术发展有限公司
201010174403	一种人肠道病毒 71 型特异性多肽及其应用	北京凯悦宁科技有限公司
201110391512	左旋肉碱组合物和制剂，及其制备方法和应用	北京康比特体育科技股份有限公司
201110129073	一种肠道病毒 71 型与甲型肝炎联合疫苗	北京科兴生物制品有限公司
201110448677	一种柯萨奇病毒 A16 型病毒株及其应用	北京科兴生物制品有限公司

中国药学年鉴

CHINESE PHARMACEUTICAL YEARBOOK 2014

（续表）

专利号	发明专利名称	专利权人
201110343995	肠道病毒 71 型单克隆抗体及其应用	北京科兴生物制品有限公司
201010210700	SOD 制剂及其制取方法	北京龙裔生物科技有限公司
201010239120	一种革兰氏阴性细菌疫苗及其制备方法	北京绿竹生物制药有限公司
201010624059	一种霍乱弧菌 O139 荚膜多糖结合疫苗及其制备方法	北京民海生物科技有限公司
201010114631	人类激酶 SBK1 的新应用	北京诺赛基因组研究中心有限公司
201010282580	3-氨基-3-芳基丙酸及其制备方法	北京欧凯纳斯科技有限公司
200910243415	一种生产病毒疫苗的方法	北京清大天一科技有限公司
200910265983	无血清培养 BHK21 细胞的方法和制备疫苗的方法	北京清大天一科技有限公司
200910119655	20 种肿瘤特异相关的基因与产物的癌症的灵敏诊断与相关治疗	北京锐健特生物技术有限公司
201110324775	用于黏膜组织的抗微生物肽制剂	北京锐瑟科技有限公司
200710121481	科博肽的提取方法、由该方法提取得到的科博肽以及包含该科博肽的制剂	北京赛升药业股份有限公司
200910083520	一种蝮蛇毒凝血酶及其制备方法和应用	北京赛升药业股份有限公司
201110407570	干扰素 α 与硫酸特布他林的雾化吸入剂	北京三元基因工程有限公司
200710165168	新型疫苗佐剂	北京生泰尔生物科技有限公司
201210067896	肺表面活性提取物与肺表面活性物质相关蛋白 A 的组合物、制备方法及其制药用途	北京双鹤现代医药技术有限责任公司
201210204416	应用篮式生物反应器制备人二倍体细胞风疹减毒活疫苗的方法	北京天坛生物制品股份有限公司
201010622504	一种用于增加骨密度的组合物及其制备方法	北京同仁堂健康药业股份有限公司
201210350997	一种增强免疫力的组合物及其制备方法	北京同仁堂健康药业股份有限公司
200910238190	一种含有赖诺普利和苯磺酸氨氯地平的药物组合物及其制备方法	北京万全阳光医学技术有限公司
201010108660	白假丝酵母（甘露糖蛋白质复合体）菌毛株	北京万特尔生物制药有限公司
201110199519	一种螨变应原冻干疫苗及其制备方法	北京新华联协和药业有限责任公司
201110119270	一种新的促性腺激素释放激素导向融合蛋白突变体	北京易德新奥生物科技有限公司
201110387895	具有局部抗血小板效应的 RNA 干扰血管支架涂层材料及其制成的局部抗凝血管支架	北京中孵友信医药科技股份有限公司
201110139540	一种促进骨折愈合的药物组合物	北京中科拜克生物技术有限公司
201110281947	阿加曲班单一立体异构体的分离方法及多晶型物	博瑞生物医药技术（苏州）有限公司
200680053172	白蛋白与治疗剂的预成型偶联物的制备方法	常山凯捷健生物药物研发（河北）有限公司
201010277374	低巯基改性度生物相容高分子巯基化衍生物及其交联材料和用途	常州百瑞吉生物医药有限公司
201110242869	阻止细胞 DNA 合成抑制细胞增殖的多肽及用途	常州德健生物科技有限公司
201110081387	门冬酰胺酶冻干粉针剂及其制备方法以及门冬酰胺酶溶解液	常州千红生化制药股份有限公司
201110225852	抗 VEGF 单克隆抗体 Fab 片段 Vasculizumab 及其应用	常州亚当生物技术有限公司
201110160558	一种抗 VEGF/ANG2 双特异性抗体及其应用	常州亚当生物技术有限公司
200610021429	胸腺五肽口服肠溶制剂及其制备方法和用途	成都地奥九泓制药厂
200810246863	一种胸腺肽 α1 微球注射分装制剂	成都地奥九泓制药厂
201010585657	猪血红蛋白酶解脱色方法	成都宏安生物科技有限公司
201210041947	VEGF 受体融合蛋白在制备治疗脓毒症药物中的应用	成都康弘生物科技有限公司
201010158098	VEGF 受体融合蛋白在制备抑制眼表新生血管生长的药物中的应用	成都康弘生物科技有限公司
201110188989	一种抑制血管新生或生长的融合蛋白及其医疗应用	成都康弘生物科技有限公司
201110294817	抗 TNFα 的人源化 Fab 和人源化抗体及其用途	成都康弘生物科技有限公司
201110245718	四价脑膜炎球菌多糖疫苗的制备工艺	成都康华生物制品有限公司
201210137898	一种人二倍体细胞狂犬病疫苗及其制备方法	成都康华生物制品有限公司
201210137897	一种人用预防狂犬病和破伤风的疫苗	成都康华生物制品有限公司
201110453432	重组人脑钠肽的冻干制剂及其制备方法	成都诺迪康生物制药有限公司
201110070735	一种肿瘤靶向治疗药物载体、其制备方法及其应用	成都诺恩生物科技有限公司
201210037245	一种 b 型流感嗜血杆菌荚膜多糖的纯化方法	成都欧林生物科技股份有限公司
201210121315	b 型流感嗜血杆菌多糖结合疫苗活化方法	成都欧林生物科技股份有限公司
201210121334	一种 Hib 多糖与蛋白结合工艺的优化方法	成都欧林生物科技股份有限公司
201210041098	一种制备人免疫球蛋白的方法	成都蓉生药业有限责任公司
201110432082	一种疫苗保护剂、狂犬病疫苗及其制备方法	成都生物制品研究所有限责任公司
201010180618	具有抗肿瘤活性的化合物及其制备方法	成都圣诺科技发展有限公司
201010257523	一种包含 exendin-4 的温度敏感型水凝胶及其注射剂	东莞太力生物工程有限公司

（续表）

专利号	发明专利名称	专利权人
200910222937	融合蛋白及其制备方法、编码该蛋白的 DNA 序列、表达载体、宿主细胞、含有该蛋白的药物组合物	东莞太力生物工程有限公司
201110374395	一种用于治疗 II 型糖尿病的含灰兜巴肽多糖的组合物	峨眉山天梁星制药有限公司
201310000728	一种匹多莫德的新晶型及其制备方法	福州乾正药业有限公司
201110064530	快速起效且在酸性条件下稳定的胰岛素类似物及其制剂	甘李药业股份有限公司
201010535463	基于减毒痘苗病毒天坛株为载体的禽流感疫苗	高福、港大科桥有限公司
200910053596	一种具有抗氧化性活性的乳清蛋白活性肽及其制备方法	光明乳业股份有限公司
201210015614	一种宫颈癌预防性 VLP 疫苗	广东华南联合疫苗开发院有限公司
201010299500	乌司他丁作为制备治疗系统性红斑狼疮药物的用途及其药物组合物	广东天普生化医药股份有限公司
201010299506	乌司他丁用于制备治疗自身免疫性脑脊髓炎药物的用途及其药物组合物	广东天普生化医药股份有限公司
201110217706	一种多肽疫苗及其制备方法	广东现代农业集团研究院有限公司
200910193899	一种新型猪链球菌病四价灭活疫苗	广东永顺生物制药股份有限公司
200910193897	一种新型猪链球菌病三价灭活疫苗	广东永顺生物制药股份有限公司
200910193312	一种利用生物反应器生产伪犬病活疫苗的方法及其制品	广东永顺生物制药股份有限公司
200910193313	一种用传代细胞源生产伪狂犬病活疫苗的方法及其制品	广东永顺生物制药股份有限公司
201110177245	抗对虾白斑综合征病毒工程蛋白 TAT-VP28-GH 及制备和用途	广西南宁众达生物工程有限公司
201010181421	包括依那普利速释部分和非洛地平缓释部分的药物组合物制剂	广州白云山制药股份有限公司广州白云山制药总厂
201110116905	一种胶原原液及润眼液的制备方法	广州创尔生物技术有限公司
201010206686	银杏防御素、编码基因及其应用	广州和仕康生物技术有限公司
201110111640	注射用重组人白细胞介素-12 制剂及制备方法	广州市恺泰生物科技有限公司
201110082352	可防治流感病毒的 siRNA 及其表达载体和药用组合物	广州市锐博生物科技有限公司
201210201174	治疗肿瘤的药物组合物及其制备方法	贵州神奇集团控股有限公司
201210202560	治疗肿瘤的药物组合物及其制备方法	贵州神奇集团控股有限公司
201110246529	治疗肿瘤的药物组合物及其制备方法	贵州神奇集团控股有限公司
201210182830	一种增加骨密度的组合物,含其制剂及其制备方法	哈尔滨珍宝制药有限公司
201110180953	布氏杆菌病活疫苗的制备方法及其产品	哈药集团生物疫苗有限公司
201110393293	H9 亚型禽流感病毒 VeRo 细胞适应株及其应用	哈药集团生物疫苗有限公司
201110393316	一种利用 VeRo 传代细胞制备禽流感病毒及其灭活疫苗的方法	哈药集团生物疫苗有限公司
201010578117	一种丙氨酰谷氨酰胺化合物的精制方法	海南本创医药科技有限公司
201110187341	一种糜蛋白酶组合物冻干粉及其制备方法	海南锦瑞制药股份有限公司
201210207713	一种溶媒结晶法制备的丙氨酰谷氨酰胺和复方氨基酸的药物组合物	海南灵康制药有限公司
201210118646	一种丙氨酰谷氨酰胺注射液和复方氨基酸注射液的药物组合物	海南灵康制药有限公司
201210208067	一种喷雾干燥法制备的丙氨酰谷氨酰胺和复方氨基酸的药物组合物	海南灵康制药有限公司
201110272104	一种阿加曲班脂质体注射剂	海南灵康制药有限公司
201110388116	一种匹多莫德脂质体固体制剂	海南灵康制药有限公司
201210052708	一种注射用胸腺法新脂质体制剂	海南灵康制药有限公司
201110384747	一种匹多莫德化合物及其新制法	海南灵康制药有限公司
201110220652	一种含有胸腺法新的药用组合物及其制备方法	海南中和药业有限公司
201110227333	脑蛋白水解物溶液提取新方法	杭州华津药业股份有限公司
201010213107	促肝细胞生长素肠溶胶囊	杭州华津药业股份有限公司
200810120990	含有艾塞那肽的药物制剂	杭州九源基因工程有限公司
201110097990	一种稳定的蛋白药物制剂及其制备方法	杭州九源基因工程有限公司
201110136876	一种 HSA-GCSF 突变体及其制备方法	杭州九源基因工程有限公司
201210031091	一种胃膜素胶囊的组合物及其制备方法	合肥今越制药有限公司
200910074135	全蝎的活性成分及其应用	河北以岭医药研究院有限公司
201210235771	一种变性蛋白粉及采用此蛋白粉制备的脑蛋白水解物	河北智同医药控股集团有限公司
201210444334	一种人胰岛来源的胰腺干细胞系的构建及向胰岛素分泌细胞分化的方法	厚朴生物科技（苏州）有限公司
201210295672	一种由 5 种氨基酸组成的胸腺五肽的药物组合物及其制备方法	湖北济生医药有限公司
200910043974	一种新的 HER2/neu 基因改造的树突细胞疫苗	湖南惠霖生命科技有限公司
200910242838	一种新型抗 EB 病毒所致肿瘤多肽及其应用与制备方法	畿晋庆三联（北京）生物技术有限公司
200610017166	蛋白酶抑制剂的神经细胞保护功能及应用	吉林圣元科技有限责任公司
201010605534	VeRo 细胞流感病毒疫苗制备方法	吉林亚泰生物药业股份有限公司

中国药学年鉴

CHINESE PHARMACEUTICAL YEARBOOK 2014

(续表)

专利号	发明专利名称	专利权人
201210320063	一种胰激肽原酶肠溶片剂及其制备方法	济南维尔康生化制药有限公司
2009101655559	GLP-1类似物的衍生物或其可药用盐和用途	江苏豪森医药集团有限公司
201110095737	一种抗菌肽及其制备方法和应用	江苏普莱医药生物技术有限公司
201210075530	硫酸粘杆菌素预混剂制备方法	江苏赛奥生化有限公司
200910199337	G-CSF融合蛋白突变体及其制备与应用	江苏泰康生物医药有限公司
201010022733	一种人源化抗人血管内皮生长因子单克隆抗体及其制备与应用	江苏泰康生物医药有限公司
200610116408	双时相精蛋白锌胰岛素注射液(30%)及其制备方法	江苏万邦生化医药股份有限公司
201210018074	一种高浓度的匹多莫德口服液体制剂	江苏吴中医药集团有限公司
201220529634	一种用于生产环孢素自微乳化软胶囊的模具	江苏信孚药业有限公司
201110446892	具有抗氧化作用的超氧化物歧化酶口服胶囊及其制备方法	江西宇骏生物工程有限公司
200910077177	人干扰素样蛋白及其用途	杰华生物技术(北京)有限公司
200980148502	包含卡介菌多糖和卡介菌核酸的组合物及其在制备药剂中的应用	九芝堂股份有限公司
201110092652	眼镜蛇毒神经毒在屈光不正治疗药物中的应用	昆明茂博生物科技有限公司
201010167604	小鼠IL-15亚型蛋白的制备及其应用	昆山贝瑞康生物科技有限公司
201010180688	人IL-15亚型蛋白及其制备方法和应用	昆山贝瑞康生物科技有限公司
201010264210	一种乙型脑炎疫苗制剂的生产方法	丽珠集团疫苗工程股份有限公司
201010264217	一种乙型脑炎疫苗的纯化方法	丽珠集团疫苗工程股份有限公司
201110150301	一种人用狂犬病疫苗凝胶剂及其制备方法	辽宁成大生物股份有限公司
201010208247	一种脂质微球组合物	辽宁成大生物股份有限公司
201110308415	含醋酸丙氨瑞林药物组合物及其制备方法	马鞍山丰原制药有限公司
201110044145	一种含有蛋白质或多肽的口服制剂、其制备方法及用途	美迪思生物科技(北京)有限公司
201010548134	含诺卡沙星抗生素的药物组合物	南京碧迪可医药科技有限公司
201110364663	复方氨氯地平赖诺普利片的制备方法	南京瑞尔医药有限公司
201210276492	一种用于抗血栓的阿加曲班注射液及其制备方法	南京正大天晴制药有限公司
201210073877	壮医药减肥秘方	南宁市品迪生物工程有限公司
201110167509	冻干人凝血因子Ⅷ的制备方法	南岳生物制药有限公司
201080018053	Exendin变体及其缀合物	派格生物医药(苏州)有限公司
201010166361	改造的角化细胞生长因子基因及其在酵母中的表达	齐鲁制药有限公司
201110136403	一种优化的高活性人溶菌酶基因及其表达载体和应用	青岛根源生物技术集团有限公司
200780050541	聚乙二醇修饰的干扰素α2a及其制备方法和应用	厦门伯赛基因转录技术有限公司
200880009718	双链聚乙二醇修饰的生长激素及其制备方法和应用	厦门伯赛基因转录技术有限公司
201110455507	用于组织液冻干的耐热保护剂、其制备方法及其应用	山东滨州博莱威生物技术有限公司
201310051506	一种依降钙素组合物及其制备方法	山东绿叶制药有限公司
201110117187	治疗皮肤溃疡的盐酸溶菌酶外用无菌乳膏及其制备方法	山东司邦得制药有限公司
201010185503	靶向性白细胞介素融合蛋白及其制备方法与应用	山东先声麦得津生物制药有限公司
201110002355	一种复方马来酸曲美布汀组合物及其制备方法	山西安特生物制药股份有限公司
201110002362	一种复方马来酸曲美布汀制剂及其制备方法	山西安特生物制药股份有限公司
200810236540	多糖金磁复合微粒载药体及其制备方法	陕西北美基因股份有限公司
201110157733	顶体蛋白的用途及提取方法	陕西精健新星生物医药有限公司
200810150035	用于预防或治疗类风湿性关节炎的免疫调节多肽及其应用	陕西麦科奥特科技有限公司
200810044109	5-氨基酮戊酸及其衍生物的组合物及其用途	上海复旦张江生物医药股份有限公司
200810043907	一种用于感染创面治疗和修复的制剂及其制备方法	上海高科联合生物技术研发有限公司
201110359715	一种抗菌肽及其制备方法和应用	上海高科联合生物技术研发有限公司
201110359873	一种抗菌肽及其制备方法和应用	上海高科联合生物技术研发有限公司
201110359871	一种抗菌肽及其制备方法和应用	上海高科联合生物技术研发有限公司
201010163052	抗癌胚抗原抗体及其应用	上海海抗中医药科技发展有限公司
201110066234	骨骼保健物或药物组合物及其应用	上海海维生物科技有限公司
200910247717	人MED19基因在肿瘤治疗中的新用途	上海吉凯基因化学技术有限公司
200810177937	一种内包裹免疫毒素外连接抗体的聚乳酸-羟基乙酸共聚物纳米颗粒	上海抗体药物国家工程研究中心有限公司
200910048205	一种RANKL-Fc融合蛋白及其制备方法和用途	上海科新生物技术股份有限公司
200810200865	抑制破骨细胞形成的融合蛋白、其制备方法及药物组合物	上海科新生物技术股份有限公司
201010141615	具有抑制内皮细胞生长活性的重组EDI-8t蛋白	上海普洛康裕药物研究院有限公司
200810203176	无汞乙脑灭活疫苗组合物及其应用	上海荣盛生物药业有限公司

专利号	发明专利名称	专利权人
201010273324	中药杏仁促进溶菌酶海藻酸钠微球肠道吸收的应用	上海沈李科工贸有限公司
201110000052	针对人乳头瘤状病毒的疫苗及其制法和用途	上海生物制品研究所有限责任公司
201010507578	RANKL-HBsAg 表达构建物、酵母、制法及应用	上海生物制品研究所有限责任公司
201110106518	抗破伤风毒素单克隆中和抗体，其组合物及其用途	上海生物制品研究所有限责任公司
201010512416	抗破伤风类毒素单克隆抗体及其制备方法和用途	上海生物制品研究所有限责任公司
201110034062	一种含有棘白菌素类抗真菌剂米卡芬净的液体药用组合物	上海天伟生物制药有限公司
201110034252	一种含有棘白菌素类抗真菌剂卡泊芬净的液体药用组合物	上海天伟生物制药有限公司
201010617754	一种蛋白质组合物	上海天伟生物制药有限公司
201110199948	一种绒毛膜促性腺激素冻干针剂	上海天伟生物制药有限公司
201110199949	一种卵泡刺激素冻干针剂	上海天伟生物制药有限公司
201110200265	高纯度绝经期促性腺激素冻干针剂	上海天伟生物制药有限公司
201110200269	高纯度绝经期促性素冻干针剂	上海天伟生物制药有限公司
200910048954	一种高比活尿促卵泡刺激素及其制备方法	上海天伟生物制药有限公司
200910053274	一种高纯度绝经期促性腺素及其制备方法和用途	上海天伟生物制药有限公司
200910048718	一种高比活绝经期促性腺素及其制备方法和用途	上海天伟生物制药有限公司
200910051483	一种高纯度尿促卵泡刺激素及其制备方法	上海天伟生物制药有限公司
201010201228	一种含有艾塞那肽的多囊脂质体及其制备方法和应用	上海现代药物制剂工程研究中心有限公司
201010188886	活化蛋白激酶 C 受体 1 作为抗肿瘤耐药靶点的用途	上海医学生命科学研究中心有限公司
201210133352	一种保肝、缓解疲劳的组合物及其制备方法	深圳海王药业有限公司
200810067718	一种含硒活性多肽及其制备方法与应用	深圳海王药业有限公司
201010604790	一种制备醋酸阿托西班的方法	深圳翰宇药业股份有限公司
201110046147	一种胸腺法新缓释微球制剂及其制备方法	深圳翰宇药业股份有限公司
201110271343	利拉鲁肽变构体及其缀合物	深圳翰宇药业股份有限公司
201010544426	一种治疗早产药物的注射剂	深圳市健元医药科技有限公司
201110427640	一种胸腺肽 α1 药物组合物及其制备方法	深圳市健元医药科技有限公司
201010594618	一种更加稳定的 IAPP 类似物注射剂	深圳市健元医药科技有限公司
201110054060	一种更加稳定的 LHRH 拮抗剂冻干粉针剂	深圳市健元医药科技有限公司
201110427636	醋酸特利加压素鼻腔喷雾剂及其制备方法	深圳市健元医药科技有限公司
201110119618	以腺病毒为载体的用于治疗恶性肿瘤的激活型 Bax 基因	深圳市赛百诺基因技术有限公司
201110020633	一种酵母工程菌发酵方法和应用	深圳市圣西马生物技术有限公司
201110125665	一种 LMP-1 重组腺相关病毒载体及其构建方法与应用	深圳益世康宁生物科技有限公司
201110125603	一种 PSA 重组腺相关病毒载体及其构建方法与应用	深圳益世康宁生物科技有限公司
201110125643	一种 CEA 重组腺相关病毒载体及其构建方法与应用	深圳益世康宁生物科技有限公司
201110125697	一种 BA46 重组腺相关病毒载体及其构建方法与应用	深圳益世康宁生物科技有限公司
201110125632	一种 PSMA 重组腺相关病毒载体及其构建方法与应用	深圳益世康宁生物科技有限公司
201110125683	一种 AFP 重组腺相关病毒载体及其构建方法与应用	深圳益世康宁生物科技有限公司
201110125660	一种 HeR-2/neu 重组腺相关病毒载体及其构建方法与应用	深圳益世康宁生物科技有限公司
200710127362	一种新的促红细胞生成素类似物	沈阳三生制药有限责任公司
200910011996	L-胱氨酰二-L-门冬氨酸三肽及其衍生物，制备方法及应用	沈阳药联科技创新有限公司
201110415928	神经生长因子在制备治疗皮肤瘙痒疾病药物中的应用	舒泰神（北京）生物制药股份有限公司
200710086017	神经生长因子基因定位改造动物及其制备方法和应用	舒泰神（北京）生物制药股份有限公司
200810034400	恶性淋巴瘤、自身免疫性疾病抗体药物的筛选及其制备方法和用途	苏州工业园区晨健抗体组药物开发有限公司
201010022841	全人 TNFa 单克隆抗体及其制备与应用	苏州工业园区晨健抗体组药物开发有限公司
200910216184	重组人成纤维细胞生长因子 7 突变体在制备治疗宫颈糜烂的药物中的应用	苏州金盟生物技术有限公司
201210135679	金环蛇抗菌肽 Cathelicidin-BF 在制造抗肺癌药物中的用途	苏州康尔生物医药有限公司
201010235942	抑制肠道病毒 71 型基因表达的 siRNA 及组合物和应用	苏州瑞博生物技术有限公司
200880116139	一种干扰靶基因表达的复合分子及其制备方法	苏州瑞博生物技术有限公司
200880101029	特异结合 VEGF 的单克隆抗体及分泌它的杂交瘤细胞系与用途	苏州思坦维生物技术有限责任公司
200810019159	可结合血管内皮细胞生长因子及胎盘生长因子的重组蛋白及其制备方法与应用	苏州思坦维生物技术有限责任公司
201110064735	一种复方胰岛素制剂	泰州市康特生物工程有限公司
201210005587	一种手足口病疫苗及其制备方法	特菲（天津）生物医药科技有限公司
201110288582	针对 HPV16 E7 基因的小干扰 RNA 及其应用	天津佰思普生物科技有限公司

专利号	发明专利名称	专利权人
201110074625	一种用于治疗癌症的药物组合物及其制备方法	天津济命生生物科技有限公司
201110074360	一种生物制品及其制备方法	天津济命生生物科技有限公司
200910070062	含有降压肽和醛固酮受体拮抗剂的治疗高血压的复方药物	天津金耀集团有限公司
201210259916	一种无细胞百日咳疫苗的生产方法	天津康希诺生物技术有限公司
201110455047	去除人同源性的肺炎链球菌表面蛋白 A、纯化方法及用途	天津康希诺生物技术有限公司
201110444527	盐酸喹那普利药物组合物	天津市嵩锐医药科技有限公司
200710059272	鱼精多肽中的抗氧化二肽的新用途	天津天狮生物发展有限公司
201110361927	胰高血糖素样肽-1 突变体多肽及其制备方法、药物组合物和其应用	天津拓飞生物科技有限公司
200910119763	一种治疗前列腺炎的组合药物及其制备方法	天津耀宇生物技术有限公司
201210005474	免疫佐剂与幽门螺杆菌抗原融合蛋白口服疫苗及其制备方法	天津耀宇生物技术有限公司
200910080293	一种 K4 多肽合成产物及其应用	天津中天博奥生物技术有限公司
200910080292	一种 K2 多肽合成产物及其应用	天津中天博奥生物技术有限公司
201110357847	一种具有改善营养性贫血功能的中药组合物及其制备方法	完美（中国）有限公司
201110377138	抑制 PAR-1 基因表达的 siRNA 及其应用	无锡奥瑞生物医药科技有限公司
201110377137	抑制 PAR-1 基因表达的 siRNA 及其应用	无锡奥瑞生物医药科技有限公司
201010547403	一种核壳结构微胶囊及其制备方法	无锡中科光远生物材料有限公司
201110367094	一种基因工程口服 DNA 疫苗及制备方法和应用	武汉凯肽来生物科技有限公司
201110031774	一种口腔干燥症含漱液医疗用品及其制备方法	武汉耦合医学科技有限责任公司
200810048255	麻疹腮腺炎乙型脑炎联合减毒活疫苗及其制备方法	武汉生物制品研究所有限责任公司
201210006873	静注人免疫球蛋白的生产工艺	西安回天血液制品有限责任公司
200710059934	抗人 CD52 单克隆抗体杂交瘤细胞系、单克隆抗体、工程抗体、载体、试剂盒及其用途	协和干细胞基因工程有限公司
200610118859	一种重组人 P43 蛋白的药物组合物及其在医药上的应用	信谊药厂
201110277498	用于检测和治疗老年性痴呆的单克隆抗体	徐州逸仕生物技术有限公司
201110021344	优化的 TACI-Fc 融合蛋白用于制备治疗系统性红斑狼疮药物的应用	烟台荣昌生物工程有限公司
201110122299	蛋白多糖复合物	湛江市索奇生物技术有限公司
200810135329	一种预防和治疗艾滋病病毒感染的药物组合物	张可、北京远策药业有限责任公司
201210206725	一种具有治疗乳腺癌作用的寡核苷酸	长春华普生物技术有限公司
201110269900	重组人促卵泡激素及其制备	长春金赛药业有限责任公司
201210179702	一种无明胶及人血蛋白成分的疫苗冻干保护剂	长春祈健生物制品有限公司
201210129270	一种人用流感病毒裂解疫苗的病毒裂解灭活方法	长春生物制品研究所有限责任公司
201110311574	一种犬传染性气管支气管炎二联活疫苗及其制备方法	浙江诺倍威生物技术有限公司
201010601060	抗肿瘤的组合物及其制备方法	浙江千年春生物技术有限公司
201010601600	一种抗肿瘤组合物及其制备方法	浙江千年春生物技术有限公司
201110192805	一种硫酸粘杆菌素预混剂的制备方法	浙江升华拜克生物股份有限公司
201110060229	一种制备流感病毒裂解疫苗的新工艺	浙江天元生物药业有限公司
201110060236	一种疫苗制备过程中裂解剂的去除方法	浙江天元生物药业有限公司
200910147470	一种稳定的含有蒿属花粉变应原的药物组合物及其制备方法	浙江我武生物科技股份有限公司
200810033473	一种酸性缓冲液在稳定花粉变应原活性中的应用	浙江我武生物科技股份有限公司
200910148000	包含 Aβ40 多肽和铝佐剂的制剂以及纯化 Aβ40 多肽的方法	浙江仙琚制药股份有限公司
200710157644	具有防辐射、抗氧化以及保护 DNA 作用的组合物及用途	珍奥集团股份有限公司
201010253601	单纯疱疹病毒 I 型基因重组减毒活疫苗及其制备方法	郑州金森生物科技工程有限公司
201110333714	鱼精蛋白复配制剂及其制备方法和应用	中山市康乃欣生物医疗科技有限公司
201110007664	原料含有水蛭素、纤溶素的药物组合物及其用途	重庆多普泰制药有限公司
201110007679	原料含有水蛭素、纤溶素的药物的用途	重庆多普泰制药有限公司
200910104651	可逆转水蛭素	重庆富进生物医药有限公司
200910104650	促胰岛素分泌肽类似物同源二聚体及其用途	重庆富进生物医药有限公司
200910104653	双重调节血糖血脂融合蛋白及其制法和用途	重庆富进生物医药有限公司
201110363684	一种重组羧肽酶 G2 的药物组合物	重庆科润生物医药研发有限公司
201110346479	多酶片的生产工艺	重庆申高生化制药有限公司
201110138850	结肠靶向包衣系统、结肠靶向口服制剂及其制备方法	重庆时珍阁普生药业有限公司
201110409545	一种注射用醋酸奥曲肽冻干粉针剂及其制备方法	重庆煜澍丰医药有限公司
200810087598	流脑白百破联合疫苗	重庆智仁生物技术有限公司

（续表）

专利号	发明专利名称	专利权人
201110342458	重组牛碱性成纤维细胞生长因子外用溶液	珠海亿胜生物制药有限公司

2 专利权人为国内大学

专利号	发明专利名称	专利权人
201010588005	一种口服蛋白类药物的制备方法	安徽师范大学
201110091437	一种具有自组装钾通道功能的多肽及其应用	安徽医科大学
201110363529	GHGKHKNK 八肽对 5-氟尿嘧啶抗肿瘤增效作用的医药用途	北华大学
200910241451	MG53 蛋白预防或治疗心脏缺血/再灌损伤的用途	北京大学
201110106956	犬钩虫抗凝肽及其突变体在制备溶血栓药物中的用途	北京大学
200910147292	三肽硼酸(酯)类化合物、其制备方法和应用	北京大学
200910078180	环孢 A 聚合物胶束组合物	北京大学
200910078181	水蛭素的聚离子胶束组合物	北京大学
200910078179	靶向血小板的水蛭素聚离子胶束组合物	北京大学
201110101344	基于 HCA587 抗原的长肽及其在制备抗肿瘤药物方面的应用	北京大学
200810227524	具镇痛活性的氨基酰酪氨酰色氨酸三肽及制备方法和应用	北京大学
200910083515	具有镇痛活性的支链寡肽及其制备方法和用途	北京大学
201010586608	以 3S-四氢-β-咔啉-3-羧酸为连接臂的杂交肽、其制备方法及应用	北京大学
201110118456	取代-四氢异喹啉-3-羧酸化合物、其制备方法及应用	北京大学
201210056979	一种载 GDNF 微泡制剂及其制备方法	北京大学
201110035394	杂交瘤细胞株 4 e 9 及其所产生的单克隆抗体	北京大学
201010228766	人类 CTRP4 基因、其编码的蛋白质及它们的应用	北京大学
201110235076	抑制可卡因诱发的高运动活性的多肽及其应用	北京大学
201010512377	一种抗原及其制备方法与应用	北京大学
201210054370	重组 HPV16L2 蛋白疫苗及其制备方法	北京工业大学
201110049989	治疗或预防宫颈癌的基因工程药物	北京工业大学
201210097784	可用于食管癌防治的基于 HPV L1 基因的重组腺病毒	北京工业大学
201110049964	重组腺病毒及其修饰的树突状细胞与它们的应用	北京工业大学
201210008528	重组柯萨奇病毒 A16 型病毒样颗粒的制备方法及其应用	北京工业大学
201110406963	ATRP 法构建以多糖为骨架的生物可还原高效阳离子基因载体	北京化工大学
201210102549	一种具有抗瘤活性的 IL-24 多肽及其应用	北京交通大学
200910236422	一种新型的免疫佐剂及含有该免疫佐剂的疫苗	北京师范大学
201010556989	分子伴侣功能的人肌酸激酶单链抗体	北京师范大学
201110385331	一种治疗脑血管与心血管疾病的药物组合物及其制备方法和用途	成都中医药大学
201110223589	具有降血压功能的多肽及其用途	成都中医药大学
201110223532	功能多肽及其用途	成都中医药大学
201110223555	猪血来源的降血压多肽及其用途	成都中医药大学
201110223566	降血压功能性多肽及其用途	成都中医药大学
201110223530	降血压多肽及其用途	成都中医药大学
201110223547	猪血降血压功能多肽及其用途	成都中医药大学
201210137422	一种蟑螂多肽类物质的制备方法及其抗疱疹病毒医药用途	大理学院
201210137410	蟑螂多肽的制备及其抗革兰氏阳性及阴性菌医药用途	大理学院
201210055482	一种重组海参溶菌酶 C 端多肽、其制备方法和应用	大连工业大学
201010236644	一种大肠杆菌多个肠毒素基因的融合体及其应用	大连理工大学
201010233103	蛋清蛋白源辅助降血压肽的制备方法	东北农业大学
201210085711	具有抗氧化活性的糖基化乳清蛋白多肽及其制备方法和应用	东北农业大学
201210031800	突变的成纤维细胞生长因子及在治疗 II 型糖尿病中的用途	东北农业大学
201110440169	H22 肝癌细胞自噬小体在制备肝癌治疗性疫苗中的应用	东南大学
201110166448	一种图案编码微载体的批量制备方法	东南大学
201210257006	药物诱导的亚细胞结构疫苗及其制备方法	东南大学
201110437776	HepG2.2.15 细胞自噬小体在制备 HBV 治疗性疫苗中的应用	东南大学
200910196983	一种控制乙型肝炎病毒持续性感染的疫苗	复旦大学
200910046024	一种酵母表达的长效重组人组织因子途径抑制物	复旦大学
200910198450	一种多肽修饰的肝肿瘤靶向纳米给药系统及其制备方法	复旦大学
200910248042	一种载药的共输送脂质纳米递药系统	复旦大学

中国药学年鉴 CHINESE PHARMACEUTICAL YEARBOOK 2014

（续表）

专利号	发明专利名称	专利权人
201010263759	一种包载抗肿瘤药物组合物的注射用脂质体	复旦大学
201110001097	溶组织内阿米巴半乳糖/乙酰氨基半乳糖多肽片段及其制备方法和应用	复旦大学
200910051875	粉尘螨 2 类变应原特异的人源单抗 IgG Fab 片段及其制备方法与用途	复旦大学
200910174168	一种人肿瘤标志物-Tim17 多肽及其用途	复旦大学
201010226453	一种具有抗菌和修复功能的融合蛋白及其生产方法和应用	广东药学院
201110071134	人纤溶酶原功能性突变体及其制备方法和应用	广东药学院
201110175065	一种肝靶向肽与人干扰素 a2b 融合蛋白及其制备方法和应用	广东药学院
201110101335	鲨素肽在制备抗血栓药物和保健品的应用及其制备方法	广东医学院
201210026243	犬钩虫抗凝肽及其制备和应用	广东医学院
201210026241	犬钩虫抗凝肽及其制备和应用	广东医学院
201210019445	ALC1 在制备白血病耐药逆转剂及作为耐药性白血病诊断试剂方面的应用	广州医学院
201110441893	一种类短短芽孢杆菌及其制备的蛋白系列的方法和用途	贵州大学
201110007728	蟾肽抗生素在制备治疗痔疮药品中的应用	哈尔滨工业大学
201110007250	蟾肽抗生素在制备治疗痤疮药品中的应用	哈尔滨工业大学
201110301642	一种大米醇溶蛋白胆汁酸吸附剂的制备方法	哈尔滨工业大学
201210179002	一种治疗白血病的复方中药有效成分制剂及其生产方法	哈尔滨工业大学
201210164182	一种用于肿瘤治疗的可注射生物活性水凝胶材料的制备方法	哈尔滨工业大学
201110051591	一种可以诱导肿瘤免疫反应的海藻酸盐微颗粒的制备方法	海南医学院
201110031664	一种阿尔茨海默症的靶位蛋白质及其编码基因和应用	河北农业大学
200910075186	一种低免疫原性葡激酶突变体及其制备方法和应用	河北师范大学
201210457342	死亡受体 5 激动性多价抗体及其在制备抗肿瘤药物中的应用	河南大学
201110412900	一种低分子量羊骨胶原多肽钙螯合物微胶囊的制备方法	河南科技大学
201210011092	一种 CTX 介导的靶向纳米载体及纳米载药体系	河南科技大学
201110006251	一种不含抗性标记的鼠伤寒沙门氏菌基因缺失突变菌株、疫苗及应用	河南科技大学
201110168592	抗菌肽 NX-16 及其制备方法与应用	河南科技学院
201110231144	金黄色葡萄球菌 IsdBid-TRAP 融合蛋白制备方法及其应用	黑龙江八一农垦大学
201110379189	N-2-羟丙基三甲基氯化铵壳聚糖/N,O-羧甲基壳聚糖新城疫减毒活疫苗纳米粒的制备方法	黑龙江大学
201210377235	一种可识别 HCV NS5A 蛋白的核酸适体、核酸适体的衍生物及其筛选方法和应用	湖南大学
201110148431	可识别 HCV E1E2 蛋白的核酸适体、核酸适体的衍生物及其筛选方法和应用	湖南大学
201110103175	LRRc10 小分子及其在制备治疗心肌肥厚药物中的应用	湖南师范大学
200910226660	抑制人 Z38 基因表达的 siRNA 及其在制备抗乳腺肿瘤药物中的应用	湖南师范大学
201010608978	一种肿瘤化疗药物的蛋白增敏剂	华东理工大学
201110069901	一种负载 RhBMP-2 壳聚糖微球及其制备方法和应用	华东理工大学
201010541646	迟钝爱德华氏菌野生毒株的无标记基因缺失减毒突变株、相关制剂及其应用	华东理工大学
200910195266	抗肿瘤的 MA-TNFα 药物组合物及其应用	华东师范大学
201210012881	一种 GLP-1 衍生物	华东师范大学
201210013124	一种 GLP-1 衍生物	华东师范大学
201210032885	一种蛇毒镇痛多肽纳米囊及其制备方法和应用	华南理工大学
201210087008	一种合成多肽及其应用	华南理工大学
201110208468	一种口服聚乙二醇化胰岛素 pH 敏感纳米粒及其制备方法	华南理工大学
201110254147	季铵型阳离子淀粉基因控释载体材料及其制备方法和应用	华南理工大学
201110183424	一种共固定 TNF-a/IFN-g/DOX/FA/Fe₃O₄-OA 磁性靶向纳米粒及其制备方法和应用	华南师范大学
201110183415	一种肿瘤靶向磁性水凝胶纳米递药系统及其构建方法和应用	华南师范大学
201010575237	一种抑制 Hmga2 基因表达的双链 siRNA 及其应用	华侨大学
201210047319	一种新型抗肿瘤 amiRNA 序列及其应用	华侨大学
201010257651	脑红蛋白在促进神经元突起生长中的应用	华中科技大学
201110102367	酵母在制备抗球虫病药物中的用途	吉林大学
201010104607	一种抗肿瘤人源单链抗体	吉林大学

专利号	发明专利名称	专利权人
201210176879	可抑制恶性疟原虫侵入的抗 Pf332-DBL 区单克隆抗体	吉林大学
201010620599	一种靶向抗肿瘤重组蛋白质及其制备方法	吉林大学
201210115127	一种明胶纳米球的制备方法	吉林大学
201010236745	一种广谱趋化因子受体拮抗性多肽及其应用	暨南大学
200810028614	一种缓释生物活性多肽的方法与应用	暨南大学
201110340411	靶向抑制 PPP2R5C 基因表达和肿瘤 T 细胞增殖的 PPP2R5C-siRNA799 及其应用	暨南大学
201110337837	靶向抑制 PPP2R5C 基因表达和肿瘤 T 细胞增殖的 PPP2R5C-siRNA991 及其应用	暨南大学
201110189548	环(苯丙氨酰-N-甲基亮氨酰-亮氨酰-N-甲基亮氨酰-亮氨酰)及其合成方法与应用	暨南大学
201010566051	高稳定性 VPAC2 型受体特异激动剂 MHDBAY 及其制备方法与应用	暨南大学
201110150794	一种炎症前期趋化因子拮抗肽及其制备方法和应用	暨南大学
201210007118	含有胰高血糖素样肽-1 的融合蛋白及制备方法与应用	暨南大学
201110449568	抗人碱性成纤维细胞生长因子人源性 scFv 抗体及其应用	暨南大学
201110449690	抗 FGF-2 抗体 Dab-2 及其应用	暨南大学
201110388369	一种心脏血管靶向型短肽 MI-1 与应用	暨南大学
201010515466	高稳定性 PAC1 型受体特异激动剂 MPAPO 及其制备方法与应用	暨南大学
201110311260	一株 γ-变形菌及其应用	江南大学
201010132722	乳清蛋白抗氧化肽及其制备方法与它们的用途	江南大学
201110054020	微管蛋白配基亲和材料的制备及应用	江西中医学院
201110199072	一种聚肌胞联合二甲基三十六烷基铵混合佐剂在制备结核亚单位疫苗中的应用	兰州大学
201110089179	内吗啡肽-1 类似物及其合成和在制备镇痛药物中的应用	兰州大学
201110068820	一种结核杆菌融合蛋白及其制备方法和应用	兰州大学
201110455811	α-烯基-β-氨基酸修饰的内吗啡肽-1 类似物及其合成和应用	兰州大学
201110097843	基于内吗啡肽 2 和神经肽 FF 的嵌合肽及其合成和应用	兰州大学
201010177682	一种特异性重组腺病毒及制备与应用	兰州大学
201010220759	一种含有麦麸多肽的抗疲劳中药及其制备方法	辽宁大学
201210158339	PTD-Apoptin 融合蛋白原核分泌表达的构建方法及其应用	辽宁大学
201110441070	低免疫原性抗肿瘤溶栓双效嵌合蛋白及其制备方法和应用	辽宁大学
201110343389	一种卵黄抗体的制备方法、用该方法制得的卵黄抗体及其应用	辽宁医学院
201010596967	一种从僵蚕中提取的小分子量糖肽、其提取分离方法及用途	鲁东大学
201210140280	EB 病毒 miR-BART7 反义寡聚核苷酸在制备治疗鼻咽癌的药物中的应用	南方医科大学
201210219955	一种抗皮肤鳞状细胞癌药物 antagomiR-365-2	南方医科大学
201110417612	一种布鲁氏菌 bp26 蛋白表位及其单克隆抗体和应用	南方医科大学
201110417613	一种布鲁氏菌 B 细胞表位及其单克隆抗体和应用	南方医科大学
201110076226	特异性抑制肿瘤凋亡抑制基因 Bcl2 的双链不对称小核酸干扰分子 asiRNA 及其应用	南京大学
200710021657	重组人中期因子(Rh-Midkine)的表达及其单克隆抗体的制备和应用	南京大学
201110178160	一种抗肿瘤的药物组合物及其制备方法和应用	南京农业大学
201110002992	明胶酶 A 抑制性多肽的修饰物的应用	南京医科大学
201210230209	一种两亲性 γ-聚谷氨酸纳米药物载体的制备方法	南京医科大学
201110150563	抗 IMMT 全人源 Fab 抗体及其在制备抗肝癌药物中的应用	南京医科大学
200810156947	抗日本血吸虫单抗 NP11-4 嵌合 Fab 抗体及其制备方法、应用	南京医科大学
200810157075	血吸虫抗独特型抗体 NP30 嵌合 Fab 抗体片段及制备方法、应用	南京医科大学
201110278428	一类具有抗氧化活性的六肽、其分离方法及用途	南京中医药大学
201110278430	一种角类多肽、其分离方法及抗氧化用途	南京中医药大学
201210109630	具有 pH 敏感特性的抗酸纳米口服 DNA 抗肿瘤疫苗及制备方法	南开大学
201210058876	一种黄嘌呤氧化酶抑制剂的制备方法	宁波大学
201010622986	一种新的肋脉羊肚菌 M8-13 液体发酵物在保健品及医药开发中的应用	青海大学
200910079569	纤维蛋白原-420 及其活性结构域的新用途	清华大学
201110406649	一种抑制 β 分泌酶酶切作用的多肽及其应用	清华大学

（续表）

专利号	发明专利名称	专利权人
201010172062	抑制 beta 分泌酶酶切作用的多肽及其应用	清华大学
200910076994	与 A-beta 寡聚体特异性结合的基因工程单克隆抗体	清华大学
201110400957	miR-574-5p 的用途	厦门大学
201110403135	miR-297b 的用途	厦门大学
201010505854	一种滴眼液及其制备方法	厦门大学
201010573496	一种杀灭刺激隐核虫的抗菌肽及其制备方法与应用	厦门大学
200910112670	抗乙型肝炎病毒尼古丁药物组合物	厦门大学
201210200431	一种荞麦胰蛋白酶抑制剂的用途	山西大学
201110313113	一种胰蛋白酶抑制剂活性片段衍生物及其制备方法和应用	山西大学
201210012186	一种胰蛋白酶抑制剂及其制备方法和应用	山西大学
201110082169	乳糜微粒作为肝脏靶向基因治疗载体的应用	山西医科大学
201110321825	一种特异识别血小板 αIIbβ3 的抗栓药物 RWR	山西医科大学
201010591297	一种 KRingle5 突变体蛋白及其制备方法和应用	山西医科大学
201110388883	一种特异性降低人 IQGAP1 基因表达的 shRNA 及其应用	山西医科大学
200910089580	一种黄芪糖蛋白及其制备方法和用途	山西中医学院
201210014951	一步法构建携带外源基因的 D24 纤维蛋白修饰的条件复制型腺病毒载体及其应用	陕西师范大学
200810214902	一种新型细胞靶向药物递送载体、包含该载体的药物组合物以及利用该载体递送药物的方法	汕头大学
201110324231	TAT-WNK102 穿膜蛋白及其应用	上海大学
201110091571	一种抗呼肠孤病毒口服基因工程疫苗及其制备方法	上海海洋大学
201110068767	应用噬菌体裂解酶降解猪链球菌生物被膜的方法	上海交通大学
201110107988	制备粒细胞-巨噬细胞集落刺激因子微球的方法	上海交通大学
201110236821	一种针对 ppGalNAc-T13 多克隆抗体的特异性抗原肽及其制备与应用	上海交通大学
200910051821	胃泌素在抑制胃肠肿瘤细胞中的应用	上海交通大学医学院
201110196079	里氏木霉组成型表达盒、表达载体、重组菌株及其应用	深圳大学
200610091449	含有蛋白的葫芦素纳米制剂及制备方法和用途	沈阳药科大学
201110456620	一种醋酸奥曲肽制剂及制备方法	沈阳药科大学
201110106932	烯丙基半胱氨酸氨基酸衍生物及其合成方法和应用	首都医科大学
201010573599	用于制备溶血栓药物的氨基酸衍生物及其制备方法和应用	首都医科大学
201010573521	PRo-Ala-Lys-Asp[OCH$_2$(CH$_2$)$_n$CH$_3$]-OCH$_2$(CH$_2$)$_n$CH$_3$、及其合成和作为溶血栓剂的应用	首都医科大学
201010573790	具有溶血栓活性的寡肽及其制备方法和应用	首都医科大学
201010573792	用于抗血栓的寡肽及其制备方法和应用	首都医科大学
201010573589	具有溶血栓活性的寡肽及其制备方法和应用	首都医科大学
201010573551	PRo-Ala-Lys-Lys(PRo-Ala-Lys)-Asp[OCH$_2$(CH$_2$)$_n$CH$_3$]-OCH$_2$(CH$_2$)$_n$CH$_3$、其合成和作为溶血栓剂的应用	首都医科大学
201010573791	寡肽化合物及其制备方法和应用	首都医科大学
201010573770	Boc-PRo-Ala-Lys-Lys(PRo-Ala-Lys)-OCH$_2$(CH$_2$)$_n$CH$_3$、其合成和作为溶血栓剂的应用	首都医科大学
201010573788	N-(S-1,2,3,4-四氢-6,7-二羟基异喹啉-3-甲酰)氨基酸及其合成方法和应用	首都医科大学
201010576389	具有靶向性溶血栓活性的寡肽、其制备方法和应用	首都医科大学
201010576396	具有靶向性溶血栓活性的寡肽、其制备方法和应用	首都医科大学
201210585666	RANKL-TNF 样区鼠源性单克隆抗体及其制备方法与应用	首都医科大学
201010177112	1-对硝基苯基-β-咔啉-3-甲酰氨基酸苄酯及其合成方法和应用	首都医科大学
200910085192	一根 ARg-Gly-Asp-Val 链通过 Asp 与两根脂肪醇链的偶联物、它们的合成及在医学中的应用	首都医科大学
200910085154	一类肽链与双脂肪醇链的偶联物及其制备方法和应用	首都医科大学
201210152103	β-咔啉衍生物及其制备方法和应用	首都医科大学
201110218509	IL-17RC-hFc 融合蛋白及其应用	首都医科大学
200910300989	乙肝病毒 x 蛋白及其编码基因在制备治疗肝癌的药物中的用途	四川大学
200810302766	IL-4 在制备治疗慢性肝纤维化的药物组合物中的用途	四川大学

专利号	发明专利名称	专利权人
201010193091	胎盘干细胞抗肿瘤疫苗及其制备方法与应用	四川大学
201010140350	一种用于结核病预防的新型疫苗	四川大学
201010140373	一种用于结核病预防的重组卡介苗	四川大学
201010140374	一种用于结核病预防的新型重组疫苗	四川大学
201010160035	一种缓释重组人骨形态发生蛋白-2 聚 L 乳酸微球及其制备方法	四川大学
201110098044	一种抗凝溶栓双功能融合蛋白的脂质体制剂及制备方法	四川大学
201010544055	人黑色素瘤细胞相关的长非编码 RNA 的 RNA 干扰靶点 RNA 及用途	四川大学
201010228799	甘草次酸修饰脂质、肝靶向脂质体、胶束及复合物和制法	四川大学
201010253324	抑制肿瘤生长的融合蛋白 HGFα-Fc 及其用途	四川大学
200910304483	原发性肝细胞癌诊断试剂、试剂盒及防治药物	四川大学
201110072563	眼镜蛇长链神经毒素在制备毒蕈碱型 M4 受体激活剂方面的应用	苏州大学
201110142537	一种载有人胰岛素样生长因子-Ⅰ基因的重组转基因载体及其应用	苏州大学
201110293713	ING4 与 OSM 双基因共表达载体及其应用	苏州大学
201210250588	一种树型聚酯-聚缩水甘油嵌段共聚物的制备方法及应用	天津理工大学
201110244641	基于氧化石墨烯的靶向性基因载体材料及制备和应用	天津医科大学
201010142581	抗 HIV-I 的多肽、其编码序列及其用途	同济大学
201010195260	GM-CSF/TNF-α 膜表面修饰的前列腺癌治疗性疫苗	温州医学院
201210102656	含氨基葡萄糖单元的糖肽水凝胶的制备方法及其在制备术后疤痕抑制剂上的应用	武汉大学
201110130425	杨树菇半乳糖凝集素在制备抗 HIV 感染药物中的用途	武汉大学
201210239041	可溶性白细胞介素 6 受体在制备抗病毒药物上的用途	武汉大学
201110410786	白细胞介素-27 在制备抗甲型流感病毒药物中的应用	武汉大学
201110324897	一种广谱抗病毒的药物及其制备方法和应用	武汉大学
200910273231	一种 ZNF300 基因重组载体及应用	武汉大学
201110457978	一种西藏豚鼠抗人免疫缺陷病毒多肽	武汉大学
201110423146	MVP 作为抗病毒药物标靶的应用	武汉大学
200910062859	一种真菌抗肿瘤多肽核苷酸序列及制备方法和应用	武汉大学
201010572929	重组对虾蛋白 SF-P9 及制备方法和应用	武汉大学
201210103416	蝎活性多肽及其制备方法与应用	武汉大学
201210142616	一种用于防治缺血再灌注损伤的组合物	西安交通大学
201210023060	一种用微电场控制溶致液晶担载药物分子的缓释方法	西安交通大学
201210031964	人类核糖体蛋白 L23 标签多肽在制备抗癌药物中的应用	西华师范大学
200910167829	MMP14 双靶点高效结合肽及多肽结构序列的获取和用途	西南交通大学
201110009913	一种重组突变的黄粉虫抗菌肽及其基因和应用	新疆大学
201110100200	黄粉虫抗菌肽 TmAMP3m 在大肠杆菌中的高效表达及其应用	新疆大学
201010106639	一种微环游离表达载体及其构建方法和应用	新乡医学院
201210000697	新城疫病毒重组疫苗 A-NDV-LX/I4 及构建方法	扬州大学
201110164998	五味子蛋白及其制备方法和药物用途	长春中医药大学
201110425620	一种 BMP-2/bFGF 双基因壳聚糖纳米微囊及应用	浙江大学
201010228654	一种 S-亚硝基谷胱甘肽的用途	浙江大学
201010198001	白细胞介素 2 在制备抗对虾白斑综合征的制剂中的应用	浙江大学
201210315023	菜蛾盘绒茧蜂抗菌肽防御素基因、抗菌多肽及应用	浙江大学
201210134869	一种制备人血清白蛋白-人甲状旁腺激素的方法	浙江大学
201010606038	人胰岛素样生长因子结合蛋白 7 突变蛋白制法及用途	浙江大学
200910098256	一种耐辐射球菌抗逆相关基因及其应用	浙江大学
201010234963	源自厚壳贻贝的抗氧化肽的制备方法	浙江工商大学
200910155749	一种对葡萄糖敏感可自控释胰岛素的生物材料的制备方法	浙江工业大学
201110147097	大肠杆菌中表达 PTA-linkeR-thanatin 融合蛋白及其抗癌研究	浙江理工大学
201210004099	Th1 细胞因子免疫调节多肽及其应用	郑州大学
201110138635	MTA1 来源的抗肿瘤 CTL 表位肽及其应用	郑州大学
201210001557	PL2L60 来源的 CTL 表位肽及其应用	郑州大学
201110138646	结核耐药相关外排蛋白来源抗结核 CTL 表位肽及其应用	郑州大学
201110100678	半滑舌鳎抗菌肽 hepcidin 的重组表达及其应用	中国海洋大学

（续表）

专利号	发明专利名称	专利权人
201110054330	一种编码纤维蛋白溶解酶的 cDNA 序列和氨基酸序列及其应用	中国海洋大学
201110157776	一种具有透皮给药能力的融合蛋白	中国科学技术大学
201110163192	一种增强透皮给药组合物及其应用	中国科学技术大学
200910077798	微管结合蛋白及其编码基因与应用	中国科学技术大学
201010267511	一种融合蛋白及其编码基因与应用	中国科学技术大学
200710100156	一种预防或治疗过敏性哮喘的疫苗	中国农业大学
200910083049	一种预防自身免疫疾病的药物	中国农业大学
201010193055	miR-199a 及其抑制剂的应用	中国人民解放军第二军医大学
201010559047	肝细胞核因子 1α 治疗人体恶性实体瘤	中国人民解放军第二军医大学
201010280657	一种用于增强肿瘤化疗药物化疗效果的表达质粒佐剂及其制备方法	中国人民解放军第二军医大学
201010295542	基于 MCP-1 设计的核酸疫苗佐剂及其构建方法	中国人民解放军第二军医大学
200710040524	一种新的重组融合分子及其抗肿瘤治疗作用	中国人民解放军第二军医大学
201110074185	人类免疫缺陷病毒 I 型 Tat 蛋白突变体序列及其应用	中国人民解放军第二军医大学
201110027250	一种海葵溶细胞素及其应用	中国人民解放军第二军医大学
200910046614	一种新的 hPEBP4 蛋白来源的 HLA-A2 限制性表位多肽及其应用	中国人民解放军第二军医大学
201110322415	抑制 Nogo A、MAG 和 OMgp 基因表达的 siRNA 和重组载体及其应用	中国人民解放军第二军医大学
201110165078	一种成纤维细胞转分化为肝干细胞的方法	中国人民解放军第二军医大学
201010139642	治疗和预防幽门螺杆菌感染的重组融合蛋白疫苗及减毒活菌载体疫苗	中国人民解放军第三军医大学
201110046514	沙门菌 yncD 基因敲除载体及其制备方法及制备的沙门菌减毒疫苗	中国人民解放军第三军医大学
201010212029	乙肝病毒的树突状细胞治疗性疫苗制备方法及其制备的乙肝病毒的树突状细胞治疗性疫苗	中国人民解放军第三军医大学
201110054606	改造的止血多肽及其运用	中国人民解放军第三军医大学
200810070284	人转录共激活因子 PC4 在制备诊断、治疗或预防肿瘤的制剂中的应用	中国人民解放军第三军医大学
201110254977	胰岛素 A 链 HLA-A＊0201 限制性 CTL 表位改造肽配体及其应用	中国人民解放军第三军医大学
201110207525	幽门螺杆菌抗原 HLA 限制性免疫显性表位肽及应用	中国人民解放军第三军医大学
201010218884	乙肝病毒核心抗原和 e 抗原的 HLA-DR9 限制性调节性 T 细胞表位及其应用	中国人民解放军第三军医大学
200910251052	乙型肝炎病毒核心抗原与热休克蛋白的复合物及其制备方法和应用	中国人民解放军第三军医大学
201110025631	类风湿关节炎特异性抗原	中国人民解放军第三军医大学
201210330695	一种幽门螺杆菌多表位融合蛋白及其制备的多表位疫苗	中国人民解放军第三军医大学
201010292085	一种蛋白质药物的纳米乳载药系统及其制备方法	中国人民解放军第三军医大学
201110082078	乙型肝炎病毒多表位融合蛋白及其制备方法和应用	中国人民解放军第三军医大学
201010147464	一种表达 HBHA-IL-12 融合蛋白的重组耻垢分枝杆菌疫苗	中国人民解放军第四军医大学
201110143410	丙型肝炎病毒多表位肽负荷的树突状细胞治疗性疫苗	中国人民解放军第四军医大学
201110303946	一种针对人 TNF-α 分子的自体疫苗的构建方法	中国人民解放军第四军医大学
201110175328	一种抗金黄色葡萄球菌 AgRC 群体感应系统的 AIP 多肽衍生物及其应用	中国人民解放军第四军医大学
201110293736	抑制丙型肝炎病毒侵染细胞的多肽及其应用	中国人民解放军第四军医大学
201210139426	汉滩病毒糖蛋白特异性 T 细胞表位肽及其应用	中国人民解放军第四军医大学
201210188902	鼠源性单克隆抗体 3D8 识别的汉滩病毒糖蛋白中和表位肽及应用	中国人民解放军第四军医大学
201110436671	一种利用固相多肽合成法合成四肽异构体的方法及其应用	中国人民解放军第四军医大学
201210017457	具有高亲和力的 AEG-1/1E3 单克隆抗体	中国人民解放军第四军医大学
201110031855	一种重组泛素连接酶 PTB-U-box 融合基因及其表达载体和用途	中国人民解放军第四军医大学
201210036802	一种调控 HLA-G 表达的 miRNA 及其应用	中国人民解放军第四军医大学
201010598181	一种胃内生成大蒜辣素的前体微丸片及其制备方法	中国药科大学
201110064596	一种新型幽门螺杆菌多表位疫苗及其制备方法	中国药科大学
201110182750	基质金属蛋白酶-9 多肽抑制剂 5 及其应用	中国药科大学
201110182737	基质金属蛋白酶-9 多肽抑制剂 1 及其应用	中国药科大学
201210171901	抗耐药性病原菌感染多肽及其用途	中国药科大学
201210141345	一种肽及其应用、制备方法	中国药科大学
201110063063	一种新型胰岛素口服纳米粒的制备及应用	中国药科大学
201210258041	血管生成抑制剂多肽在制备治疗肿瘤及类风湿性关节炎药物中的应用	中国药科大学
201010284849	一种人工合成的新型抗血栓多肽及其制备方法和应用	中国药科大学

（续表）

专利号	发明专利名称	专利权人
200910234247	戊二酰胆固醇及其脂质体和该脂质体作为疫苗佐剂的应用	中国药科大学
201110369620	全人源的抗人表皮生长因子受体的单链抗体及其应用	中国药科大学
201010226023	一种聚乙二醇化降糖多肽及其制法和用途	中国药科大学
201210126465	一种治疗鼻咽癌药物递送系统及其构建和应用方法	中南大学
201210033970	用于修复神经损伤的水凝胶包裹慢病毒 Lingo-1 RNAi 复合物及其制备方法	中山大学
201010501767	SJ16 蛋白在制备免疫抑制药物中的应用	中山大学
200910205078	对 A 型流感病毒复制有抑制作用的 siRNA 及其编码序列	中山大学
201010512692	一种海洋环肽化合物及其制备方法与应用	中山大学
201210081408	中国南海线纹芋螺神经毒素 S10a 及其编码序列和用途	中山大学
201210081199	中国南海织锦芋螺毒素 TxO10 的制备及应用	中山大学
201010620135	中国南海线纹芋螺毒素 S21a 的制备及应用	中山大学
201010501785	SJ16 重组蛋白及其在制备血吸虫病疫苗、诊断试剂、治疗药物中的应用	中山大学
201110405301	一种新型抗老年痴呆症先导化合物	重庆大学
200810300178	双歧杆菌-大肠杆菌穿梭表达载体及其制备方法和用途	重庆医科大学

3 专利权人为国内研究所

专利号	发明专利名称	专利权人
201210104327	比伐卢定-聚乙二醇化复合物	承德医学院中药研究所
201110367247	一种核壳结构胶原多肽螯合钙纳米粒子的制备方法	国家海洋局第三海洋研究所
201010274005	金纳米棒的修饰方法及金纳米棒-功能分子复合体	国家纳米科学中心
201010291081	含自由三磷酸基团的 TGF-β 特异性 siRNA 及其应用	南京大学（苏州）高新技术研究院
201110130680	敬钊缨毛蛛毒素的用途	清华大学深圳研究生院
201210204184	大竹蛏丝氨酸蛋白酶抑制剂 SgKunitz 基因及其重组蛋白和应用	山东省海洋水产研究所
201210006322	抑制烟曲霉菌黏附角膜的 Pc-C 多肽	山东省眼科研究所
201210006165	抑制烟曲霉菌黏附角膜的 Pc-E 多肽	山东省眼科研究所
201110159072	抗类风湿性关节炎的多肽及其在制药中的应用	山东省医药生物技术研究中心
201010148083	抗 H5N1 型禽流感病毒的小羊驼 VHH 重链抗体及其制备方法和用途	上海人类基因组研究中心
200810207273	一种中和 CYR61 的单克隆抗体（杂交瘤）及其应用	上海市免疫学研究所
201010100949	表皮生长因子受体变异体	上海市肿瘤研究所
200810035771	胰岛素经鼻吸入粉雾剂	上海医药工业研究院
201010533909	一种化合物及其制备方法和用途	上海医药工业研究院
200910054340	一种具有 β-内酰胺酶抑制活性的多肽及其制备方法和应用	上海医药工业研究院
201010137619	一种靶向肿瘤的双基因重组腺相关病毒载体	深圳市湘雅生物医药研究院
200910107003	抑制人膜铁转运蛋白辅助蛋白基因表达的 siRNA 重组慢病毒及应用	香港理工大学深圳研究院
201210079032	医用鱿鱼皮胶原蛋白寡肽凝胶的制备方法	浙江省海洋开发研究院
201010595028	一种来源于噬菌体的抗菌肽及其应用	浙江省农业科学院
201010605662	一种具有高效杀菌活力的抗菌蛋白及其应用	浙江省农业科学院
201210213502	一种抑制 Bcl2 基因表达的 siRNA 双链及其应用	浙江省医学科学院
201210592955	一种雄蜂蛹多肽提取物的应用	浙江省中医药研究院
201010171541	分离的阪崎肠杆菌噬菌体、其组合物及应用	中国检验检疫科学研究院
201210046682	用于恶性肿瘤治疗的组合物及其应用	中国科学院北京基因组研究所
201110007351	新型血管内皮生长因子人源化单克隆抗体	中国科学院北京基因组研究所
201110108702	一种景东臭蛙抗菌肽及其制备方法和用途	中国科学院成都生物研究所
201010563755	四个多肽在制备 ACE 抑制剂及降血压药物中的应用	中国科学院大连化学物理研究所
201110024992	一种抗真菌肽、其制备方法及用途	中国科学院动物研究所
200910241899	一种解毒工程菌及其制备方法和应用	中国科学院动物研究所
201010131439	一种表达外源基因的重组疟原虫及其应用	中国科学院广州生物医药与健康研究院
201010206524	人源化抗人血管性血友病因子单克隆抗体及其应用	中国科学院广州生物医药与健康研究院
201110445024	SNX7 基因调节胚胎肝脏细胞发育的方法和应用	中国科学院广州生物医药与健康研究院
201010514551	聚乙二醇-葡激酶偶联物及其制备方法和应用	中国科学院过程工程研究所
201010227151	有机溶剂辅助 PEG 修饰蛋白质药物的方法	中国科学院过程工程研究所
201010620667	一种玻璃海鞘多肽的应用	中国科学院海洋研究所
201110036543	一种文蛤多肽的应用	中国科学院海洋研究所
200910017956	一种迟缓爱德华氏菌重组亚单位疫苗及其应用	中国科学院海洋研究所

中国药学年鉴

CHINESE PHARMACEUTICAL YEARBOOK 2014

（续表）

专利号	发明专利名称	专利权人
201210065167	一种荧光假单胞菌重组蛋白疫苗及其制备	中国科学院海洋研究所
201110093184	一种交叉保护疫苗	中国科学院海洋研究所
201210445275	一种鳗弧菌重组蛋白的应用	中国科学院海洋研究所
201110093149	一种哈氏弧菌 DNA 疫苗及其构建方法和应用	中国科学院海洋研究所
201010552417	一种抗菌肽及其应用	中国科学院海洋研究所
201110093182	一种抑菌性铁蛋白及其制备和应用	中国科学院海洋研究所
201210335407	一种病毒诱导蛋白 Mig1 及其应用	中国科学院海洋研究所
201010248873	菲律宾蛤仔肿瘤坏死因子（RpTNF）重组蛋白及其制备和应用	中国科学院海洋研究所
200810237788	一种细菌五型分泌蛋白及其构建方法和应用	中国科学院海洋研究所
201210111624	富含鸟嘌呤的核酸适体	中国科学院化学研究所
201210111783	一种富含鸟嘌呤的核酸适体及其应用	中国科学院化学研究所
201210534951	多肽 GC25 在制备治疗抗感染药物中的应用	中国科学院昆明动物研究所
201010533724	牛虻抗血栓酶 tablysin 及其基因和应用	中国科学院昆明动物研究所
200910246186	用于诊断、预防和治疗胰岛素抵抗的方法和试剂	中国科学院上海生命科学研究院
201010129861	大鼠附睾特异抗菌肽 β-防御素 15 及其用途	中国科学院上海生命科学研究院
200910195523	调节 RANTES 表达的 miR-125a、其组合物及其用途	中国科学院上海生命科学研究院
200910199478	调控浆细胞样树突状细胞 I 型干扰素表达的方法和组合物	中国科学院上海生命科学研究院
201010588868	脑损伤治疗的靶点和药物	中国科学院上海生命科学研究院
200810200878	白念珠菌毒力相关基因 CaMSS11 及其用途	中国科学院上海生命科学研究院
200910051968	调控 FAF1 基因的方法和组合物及所述组合物的用途	中国科学院上海生命科学研究院
200910194914	小 RNA-326 制备药物的应用	中国科学院上海生命科学研究院
201010174886	一种抗甲型 H1N1 流感病毒血凝素蛋白的抗体	中国科学院上海生命科学研究院
200910054351	用于抑制小鼠 γ-氨基丁酸转运蛋白亚型 1 的 siRNA	中国科学院上海生命科学研究院
200810041324	抑制端粒酶活性的融合蛋白、其制备及应用	中国科学院上海生命科学研究院
201010183750	一种用作非病毒型基因载体的阳离子聚合物及其制备方法和用途	中国科学院上海药物研究所
201010183769	一种用作基因载体的壳聚糖衍生物及其制备方法和用途	中国科学院上海药物研究所
201010519796	氟代诺斯菌素及其制法和用途	中国科学院上海有机化学研究所
201110456564	阳离子微泡及其制备方法	中国科学院深圳先进技术研究院
201010284783	胰岛素结晶微球、其混悬剂、以及制备方法	中国科学院生物物理研究所
201010251384	人膀胱癌肿瘤标志物及其抗体和应用	中国科学院生物物理研究所
201210158011	有效抑制流感病毒聚合酶活性的多肽	中国科学院生物物理研究所
200810057260	抗人 CD146 的单克隆抗体，包含其的组合物，检测可溶性 CD146 的方法	中国科学院生物物理研究所
200810083994	流感病毒聚合酶亚基 PA 的表达纯化及 PA 氨基端及 PA 羧基端与 PB1 氨基端多肽复合体的晶体结构	中国科学院生物物理研究所
200810240950	抗人 CEA 的单克隆抗体，包含其的组合物，及其用途	中国科学院生物物理研究所
201210268468	一种多肽及其应用	中国科学院苏州纳米技术与纳米仿生研究所
201210245954	一种抗真菌的药物组合物	中国科学院微生物研究所
201110306464	特异多肽在制备狂犬病疫苗中的应用	中国科学院微生物研究所
201210347715	用于防治细菌性阴道病的詹氏乳杆菌	中国科学院微生物研究所
201110159487	一组 gp96 蛋白的多肽片段及其应用	中国科学院微生物研究所
200910090628	抑制 H1N1 型流感病毒增殖的 micRoRNA 及其应用	中国科学院微生物研究所
201110069587	一种禽流感病毒头部蛋白及其制备方法和应用	中国科学院微生物研究所
200910093081	非病毒载体及其制备方法与应用	中国科学院微生物研究所
201110333378	抑制手足口病病毒基因的干扰 RNA，包含其的载体及其应用	中国科学院微生物研究所
200910194285	一种改造的非致病细菌来源的鞭毛素黏膜佐剂及制备方法	中国科学院武汉病毒研究所
201110030466	重组融合蛋白 CLD 的多肽、编码序列及制备方法和应用	中国科学院武汉病毒研究所
200910194284	一种改造的鞭毛素蛋白及其制备方法和应用	中国科学院武汉病毒研究所
201110320105	一种枯草芽孢杆菌 PA105 及制备方法和应用	中国科学院亚热带农业生态研究所
200910255706	一种强抗氧化活性的组合物及其应用	中国科学院烟台海岸带研究所
201210287508	一种昆嵛林蛙抗菌肽 Kunyuenin 及其制备和应用	中国科学院烟台海岸带研究所
200910089716	与层粘连蛋白结合的神经生长因子及其编码基因与应用	中国科学院遗传与发育生物学研究所
200810114495	一种与纤维蛋白特异结合的重组蛋白及其应用	中国科学院遗传与发育生物学研究所
201110322657	一种与纤维蛋白特异结合的重组蛋白及其应用	中国科学院遗传与发育生物学研究所

中国药学年鉴

CHINESE PHARMACEUTICAL YEARBOOK 2014

（续表）

专利号	发明专利名称	专利权人
201110368851	胰岛素载药微球及其制备方法	中国科学院长春应用化学研究所
201010216126	一种用于治疗眼睛血管增生的蛋白质	中国热带农业科学院热带生物技术研究所
200910143772	无创性高穿透性表皮生长因子及其应用	中国人民解放军军事医学科学院毒物药物研究所
201110220409	淫羊藿多糖及其组分和它们用于疫苗佐剂的用途	中国人民解放军军事医学科学院毒物药物研究所
200810167833	胸腺五肽活性酯、含有它们的药物组合物及其用途	中国人民解放军军事医学科学院毒物药物研究所
200610065726	具有低组胺释放作用的促黄体生成素释放激素拮抗剂	中国人民解放军军事医学科学院毒物药物研究所
201010276918	Exendin-4 类似物的定位聚乙二醇化修饰物及其用途	中国人民解放军军事医学科学院毒物药物研究所
201110033546	脂肽类化合物、其组合物、其制备方法和用途	中国人民解放军军事医学科学院毒物药物研究所
200810110571	长效低组胺释放副作用的 LHRH 拮抗剂	中国人民解放军军事医学科学院毒物药物研究所
200610110123	PTD、HIF 的 ODD 与肿瘤抑制基因的融合表达及其应用	中国人民解放军军事医学科学院毒物药物研究所
200510067883	含 PON 基因的重组质粒及其应用	中国人民解放军军事医学科学院毒物药物研究所
200910143777	无创性高穿透性表皮生长因子及其应用	中国人民解放军军事医学科学院毒物药物研究所
200810088976	截短型人睫状神经营养因子活性片段及其融合蛋白	中国人民解放军军事医学科学院毒物药物研究所
201010229406	一种造血靶向的辅助腺病毒及其应用	中国人民解放军军事医学科学院放射与辐射医学研究所
201110053964	重组人源脑红蛋白的生物活性检测方法及其用途	中国人民解放军军事医学科学院放射与辐射医学研究所
201110350182	FBXL15 蛋白片段及其编码基因和应用	中国人民解放军军事医学科学院放射与辐射医学研究所
201010518148	金黄色葡萄球菌 Efb 蛋白 C 端抗原表位及其制备方法和用途	中国人民解放军军事医学科学院基础医学研究所
200810147190	人肿瘤坏死因子 α 抗原表位及其制备方法和用途	中国人民解放军军事医学科学院基础医学研究所
201210065557	一种重组表达质粒及其在制备抗肿瘤免疫基因治疗药物中的应用	中国人民解放军军事医学科学院基础医学研究所
201110273911	利用 IX 蛋白展示狂犬病病毒保护性抗原的犬 II 型腺病毒活载体重组疫苗	中国人民解放军军事医学科学院军事兽医研究所
201010115622	能在芽孢表面展示 PA20 蛋白的炭疽芽孢杆菌及其应用	中国人民解放军军事医学科学院生物工程研究所
201010115586	能在芽孢表面展示 PAD4 蛋白的炭疽芽孢杆菌及其应用	中国人民解放军军事医学科学院生物工程研究所
201110086538	一种桶形 α 芋螺多肽 Bt1.3 及其应用	中国人民解放军军事医学科学院生物工程研究所
201110258344	一种 α 型芋螺多肽及其应用	中国人民解放军军事医学科学院生物工程研究所
201110258345	三种 α 型芋螺多肽及其应用	中国人民解放军军事医学科学院生物工程研究所
201010182242	一种幽门螺杆菌尿素酶 B 抗原表位多肽及其应用	中国人民解放军军事医学科学院生物工程研究所
201010182229	一种幽门螺杆菌抗原表位多肽及其应用	中国人民解放军军事医学科学院生物工程研究所
201110053130	重组 β 淀粉样肽 B 细胞表位多肽嵌合抗原、其制备方法和应用	中国人民解放军军事医学科学院生物工程研究所
201110322394	一种重组质粒及应用其制备的重组溶瘤腺病毒	中国人民解放军军事医学科学院生物工程研究所
201110086469	一种同时驱除炭疽杆菌毒力大质粒 pXO1 和 pXO2 的方法	中国人民解放军军事医学科学院生物工程研究所
201010528175	靶向 HPIP 基因的干扰性 RNA、含有该干扰性 RNA 的药物组合物及其应用	中国人民解放军军事医学科学院生物工程研究所
201010213739	靶向 CCP22 基因的干扰性 RNA、含有该干扰性 RNA 的药物组合物及其应用	中国人民解放军军事医学科学院生物工程研究所
201110001421	蛋白 Mip 在对贝氏柯克斯体的免疫保护中的应用	中国人民解放军军事医学科学院微生物流行病研究所
201210216811	蛋白 Rh054_01780 在抗黑龙江立克次体的免疫保护中的应用	中国人民解放军军事医学科学院微生物流行病研究所
201110001422	蛋白 Coml 在对贝氏柯克斯体的免疫保护中的应用	中国人民解放军军事医学科学院微生物流行病研究所
201210007687	一种流感病毒疫苗的制备方法	中国人民解放军军事医学科学院微生物流行病研究所
201010552967	相思子毒素 A 链突变体的构建及作为候选疫苗抗原	中国人民解放军军事医学科学院微生物流行病研究所
201110033378	抗肝癌活性单克隆抗体及其应用	中国人民解放军军事医学科学院微生物流行病研究所
201110192715	夹心外膜蛋白展示载体及应用其制备的大肠埃希菌疫苗	中国人民解放军军事医学科学院微生物流行病研究所
201110131354	重组全长 A 型肉毒毒素突变体疫苗	中国人民解放军军事医学科学院微生物流行病研究所
201010267524	一种以痘苗病毒载体为基础的反向遗传学系统建立及应用	中国人民解放军军事医学科学院微生物流行病研究所

中国药学年鉴

CHINESE PHARMACEUTICAL YEARBOOK 2014

专利号	发明专利名称	专利权人
201010506163	脑炎病毒蛋白及其编码基因与应用	中国人民解放军军事医学科学院微生物流行病研究所
201010506184	一种脑炎病毒蛋白及其编码基因与应用	中国人民解放军军事医学科学院微生物流行病研究所
201010173822	人源抗狂犬病毒 Fab 抗体及其与纳米粒子交联的方法和应用	中国人民解放军南京军区军事医学研究所
201110100378	一种结核杆菌候选抗原及其应用	中国医学科学院病原生物学研究所
201210114861	一种功能性结核分枝杆菌抗原多肽及其应用	中国医学科学院病原生物学研究所
201210212417	人源抗 EV71 病毒中和性抗体 EV71FabL4、其制备方法及应用	中国医学科学院病原生物学研究所
201210115086	功能性结核分枝杆菌抗原多肽及其应用	中国医学科学院病原生物学研究所
201110077970	一种人源 HIV 抗体的 Fab 片段及其编码基因与应用	中国医学科学院病原生物学研究所
201010512403	SIRT1 在制备预防内皮细胞功能失常导致的疾病的药物中的用途	中国医学科学院基础医学研究所
200810102322	碳纳米管在制备抗肿瘤免疫治疗药物的免疫促进剂中的应用	中国医学科学院基础医学研究所
201019114036	β-淀粉样多肽的抗体及其用途	中国医学科学院基础医学研究所
200810223366	人颗粒酶 B 蛋白衍生物及其在靶向治疗腺癌中的用途	中国医学科学院基础医学研究所
200610127387	人乳头瘤病毒 16 型外壳蛋白病毒样颗粒及其制备方法和用途	中国医学科学院基础医学研究所
200710099311	TLR2 配基 PGN 治疗代谢综合征的用途	中国医学科学院药物研究所
201110369614	敬钊毒素-V 在制备抗认知、学习记忆功能障碍药物中的应用	中国医学科学院药用植物研究所
201010610135	一种 B 群脑膜炎球菌重组蛋白嵌合疫苗及其制备方法	中国医学科学院医学生物学研究所
201110431133	离子交换层析纯化制备人轮状病毒灭活疫苗的方法	中国医学科学院医学生物学研究所
201110001897	红豆杉免疫佐剂及含有该佐剂的流感疫苗	中国医学科学院医学生物学研究所
201110001896	螺旋藻多糖免疫佐剂及含有该佐剂的流感疫苗	中国医学科学院医学生物学研究所
201210040900	ATP、氢氧化铝复合佐剂及含有该复合佐剂的疫苗	中国医学科学院医学生物学研究所
201110046186	红豆杉多糖免疫佐剂及含有该佐剂的流感疫苗	中国医学科学院医学生物学研究所
201010156908	新颖的博安霉素组合物及其制备方法	中国医学科学院医药生物技术研究所
201010554318	盐酸博宁霉素固体制剂及其制备方法	中国医学科学院医药生物技术研究所
201010210043	一种新型 siRNA 化学修饰单体及其制备方法和用途	中国医学科学院医药生物技术研究所
201010177517	细胞穿透肽(ARg)9 与力达霉素融合蛋白(ARg)9-LDP 及其应用	中国医学科学院医药生物技术研究所

4 专利权人为国内医院

专利号	发明专利名称	专利权人
200780052831	一种抗 HCV 的疫苗及其制备方法和用途	北京大学人民医院
200810071172	重组 FN 肝素结合域多肽在制备抗恶性肿瘤侵袭转移的药物中应用	福建医科大学附属协和医院
201110044709	一种乙肝病毒核心抗原的核酸适配体序列及用途	复旦大学附属华山医院
201110073939	一种保护青光眼视神经的药物组合物及其制备方法	复旦大学附属眼耳鼻喉科医院
201010157909	角质细胞生长因子-2 在制备防治肺损伤的药物中的应用	复旦大学附属中山医院
201110176858	HPV58 型治疗性复合基因疫苗及其构建方法	广西医科大学附属肿瘤医院
201010610930	hfgl2 抑制剂在制备治疗肝癌的药物中的应用	华中科技大学同济医学院附属同济医院
201010248718	抑制 MBD2 表达的抑制剂及其应用	华中科技大学同济医学院附属同济医院
200910063378	制备含 EB 病毒潜伏膜蛋白 1,2 基因的重组腺相关病毒及其应用	华中科技大学同济医学院附属同济医院
201010154345	B 细胞 CD22 胞外抑制性肽段 B2285 疫苗的制备	华中科技大学同济医学院附属协和医院
201110171715	一种血管紧张素 II 受体 1 型多肽-载体疫苗及其用途	华中科技大学同济医学院附属协和医院
201110171730	一种 HK97 噬菌体病毒样颗粒的嵌合体及其用途	华中科技大学同济医学院附属协和医院
201010028904	一种 Qβ-2aa 噬菌体病毒样颗粒蛋白的制备方法及其用途	华中科技大学同济医学院附属协和医院
201110044416	一种人源性电压门控钾通道 1.3 免疫原性肽段及其用途	华中科技大学同济医学院附属协和医院
201110307207	一种人源性纤维蛋白原样蛋白 2 免疫原性肽段及其用途	华中科技大学同济医学院附属协和医院
201110293643	一种人源性电压门控钾通道 1.5 免疫原性肽段及其用途	华中科技大学同济医学院附属协和医院
200910025053	CART 作为制备治疗阿尔茨海默病药物的应用	南京大学医学院附属鼓楼医院
201110364065	一种人源抗鼻咽癌 LMP1 胞外区抗体及其应用	南京医科大学第二附属医院
201110053935	一种温度敏感牙周组织再生诱导剂及其制备方法	青岛大学医学院附属医院
201110366977	糖尿病内皮祖细胞功能损伤相关的 micRoRNA 及其应用	上海交通大学医学院附属新华医院
200910047354	肿瘤诊断和治疗用的双靶向杂合多肽	上海市肺科医院
201110184381	一种热休克蛋白的表位肽及其用途	上海长征医院
201010170322	细胞肌动蛋白结合蛋白 siRNA 干扰片段及其融合表达载体和该表达载体的医药用途	天津医科大学附属肿瘤医院

中国药学年鉴 CHINESE PHARMACEUTICAL YEARBOOK 2014

(续表)

专利号	发明专利名称	专利权人
201110159246	胸腺肽的磷脂/胆盐复合胶束及其制备方法和制剂	中国人民解放军第三〇二医院
201210459106	用于预防或治疗肺癌的制剂及其制备方法与应用	中国人民解放军第三军医大学第二附属医院
201210104416	基于 ANT1 基因的靶向型免疫脂质体及其制备方法和应用	中国人民解放军第三军医大学第二附属医院
201110228380	前列腺干细胞抗原多肽与核酸的复合物及其制备方法和应用	中国人民解放军第三军医大学第三附属医院
201110001699	新型双功能抗瘢痕和组织纤维化寡聚核苷酸药物	中国人民解放军第三军医大学第三附属医院
201210117618	具有抑制成纤维细胞生长因子受体 3 活性的多肽及其应用	中国人民解放军第三军医大学第三附属医院
201010536659	一种抗炎六肽	中国人民解放军第三军医大学第三附属医院
201010508063	间隙连接蛋白及其编码基因在制备逆转肿瘤干细胞恶性表型的药物中的应用	中国人民解放军第三军医大学第一附属医院
201110043529	能与血管内皮生长因子受体特异结合的多肽及其运用	中国人民解放军第三军医大学第一附属医院
201010102944	内毒素中和肽突变体及其应用	中国人民解放军第三军医大学第一附属医院
201110063283	一种疫苗注射剂及其制备方法	中国人民解放军第三〇二医院
201110353756	中国患者 C 基因型多重耐药突变 HBV 稳定复制表达细胞系	中国人民解放军第三〇二医院
201010144610	基于 B7-2-PE40 外毒素融合基因的 DNA 疫苗及其用途	中国人民解放军军事医学科学院附属医院
201110023985	基于 B7-1-PE40KDEL 外毒素融合基因的 DNA 疫苗及其用途	中国人民解放军军事医学科学院附属医院
201110145897	基于 Livin 的免疫刺激复合物及其制备方法和应用	中国人民解放军南京军区福州总医院
201110145894	酪氨酸蛋白激酶受体 EphA2 优势表位复合物及其制备方法和应用	中国人民解放军南京军区福州总医院
201010274095	胰岛素在制备促进颌骨组织愈合的药物中的用途	中国人民解放军总医院
200710160196	细胞膜蛋白 DERLIN-1 及其制备和用途	中国医学科学院肿瘤医院
201210105957	一种治疗青光眼的药物	中山大学中山眼科中心
201110371596	一种可高效高特异灭杀乳腺癌细胞的药物	中山大学肿瘤防治中心
200910084029	ITGB4BP 及其衍生物用于预防或治疗增生性瘢痕及纤维化病变	重庆西南医院

5　专利权人为国内其他

201210015278	一种鼻咽癌相关易感基因 YH1 蛋白的制备方法及其应用	广东医学院司法鉴定中心
201010192680	禽流感病毒及用于检测、预防禽流感病毒的试剂盒和疫苗	上海市动物疫病预防控制中心
201210155507	特异抑制肝细胞 CYP2E1 基因表达的 shRNA 慢病毒表达载体及其构建方法与应用	深圳市疾病预防控制中心
201010255674	SET 基因 RNA 干扰重组载体及其构建方法和应用	深圳市疾病预防控制中心
201010255722	特异性抑制 SET 蛋白表达的 shRNA 表达载体及其构建方法和应用	深圳市疾病预防控制中心
200910084404	HPV16 型 L2N120E7E6 融合蛋白、基因、制备方法及用途	中国疾病预防控制中心病毒病预防控制所
201010212177	HPV6 型 L2N120E7E6 融合蛋白基因、表达载体、方法、菌株和用途	中国疾病预防控制中心病毒病预防控制所
201010300602	融合蛋白及其编码基因与应用	中国疾病预防控制中心病毒病预防控制所
200910091978	HPV 16 型 E7E6 融合蛋白基因、表达载体、方法、细胞和用途	中国疾病预防控制中心病毒病预防控制所
201010566058	发热伴血小板减少综合征病毒的全基因序列及应用	中国疾病预防控制中心病毒病预防控制所
201010567316	高转导效率、嗜肝细胞性丙型肝炎拟似病毒及其包膜蛋白编码序列	中国疾病预防控制中心病毒病预防控制所
201010188950	华支睾吸虫特异性 GRA2a 类抗原蛋白及其应用	中国疾病预防控制中心寄生虫病预防控制所
200710088735	表达具有免疫激活功能的单链 RNA 的 DNA 疫苗载体及其用途	中国疾病预防控制中心性病艾滋病预防控制中心
200810224769	抗 P 选择素单链抗体及其应用	中国人民解放军疾病预防控制所
201110261672	一种布鲁氏菌活疫苗及其生产方法	中国兽医药品监察所

6　专利权为国内共有

201210150716	脐带血来源的树突状细胞及树突状细胞疫苗的制备方法	北京和泽普瑞生物科技有限公司、中国人民解放军军事医学科学院野战输血研究所
201210224401	适应全悬浮无血清培养的 MDCK 细胞系及其在培养流感病毒、生产流感病毒疫苗中的应用	北京健翔和牧生物科技有限公司、山西隆克尔生物制药有限公司
201010189811	一种新型高糖基化促红细胞生成素免疫融合蛋白	北京精益泰翔技术发展有限公司、百泰生物药业有限公司
201010164759	一种用于治疗乙肝的重组质粒疫苗及其组合物	北京凯因科技股份有限公司、北京凯因生物技术有限公司
201010164777	一种用于治疗乙型肝炎的重组质粒 DNA 疫苗组合物	北京凯因科技股份有限公司、北京凯因生物技术有限公司
201010215943	一种治疗肠道病毒感染引起的疾病的药物组合物	北京凯因科技股份有限公司、北京凯因生物技术有限公司

中国药学年鉴

CHINESE PHARMACEUTICAL YEARBOOK 2014

（续表）

专利号	发明专利名称	专利权人
200710004558	包含血管抑素或其片段的复合物、其制备方法及应用	北京普罗吉生物科技发展有限公司、清华大学
201010149849	α干扰素突变体及其聚乙二醇衍生物	北京三元基因工程有限公司、北京毕艾欧科技发展有限责任公司
201010189352	重组人干扰素α1b突变体及其制备方法	北京三元基因工程有限公司、北京毕艾欧科技发展有限责任公司
201010275321	抗EGFR人源抗体MIL27的设计及其应用	北京天广实生物技术股份有限公司、中国人民解放军军事医学科学院基础医学研究所
200910131354	一种抗eRbB2人源抗体MIL-5及其应用	北京天广实生物技术股份有限公司、中国人民解放军军事医学科学院基础医学研究所
200810093816	截短的人乳头瘤病毒16型L1蛋白	北京万泰生物药业股份有限公司、厦门大学
201010559283	一种生产人用狂犬疫苗的方法	成都康华生物制品有限公司、蔡勇
201110027148	还原型谷胱甘肽经皮吸收制剂及其制备方法	成都卓阳生物科技有限公司、美国奥诺制药股份有限公司
201110084710	一种白细胞介素-12的药物新用途	广州市恺泰生物科技有限公司、中国人民解放军军事医学科学院放射与辐射医学研究所
200910100952	一种盐酸万古霉素液体胶囊及其制备方法	杭州赛利药物研究所有限公司、海南普利制药有限公司、浙江普利药业有限公司
201010620151	一种重组H5N1禽流感病毒细胞苗及应用	华中农业大学、武汉科前动物生物制品有限责任公司
201110223522	一种创面愈合剂	霍红梅、董启榕
201110103797	口服环孢素A缓释制剂及其制备方法	江苏大学、扬子江药业集团有限公司
201110112139	稳定的含有胸腺肽1衍生物的药物制剂	江苏豪森药业股份有限公司、江苏豪森医药研究院有限公司
200610081469	以腺病毒为载体乳腺表达生产转基因蛋白药物的方法	李青旺、秦皇岛市科技投资公司、燕山大学
200810133364	抗心肌重构多肽、其制备方法、制剂及在制备抗心肌重构药物中的应用	李晓辉、中国人民解放军第三军医大学、重庆肇康利汇医药科技有限公司、重庆青阳药业有限公司
201110157445	一种从海滨锦葵籽中提取活性蛋白质的工艺及用途	南京大学连云港高新技术研究院、南京大学
201210143054	一种蛋白琥珀酸铁增溶方法及其口服溶液制剂	南京特丰药业股份有限公司、新疆特丰药业股份有限公司、新疆新姿源生物制药有限责任公司
201110078230	抗菌肽保存试剂和含该试剂的抗菌肽制剂及制剂制备方法	青岛康地恩药业股份有限公司、青岛宝依特生物制药有限公司
201010271314	一种基因工程抗菌肽及其制备方法和应用	青岛康地恩药业股份有限公司、青岛宝依特生物制药有限公司
200910132217	一种治疗肿瘤的药物及其应用	清华大学、北京普罗吉生物科技发展有限公司
200910158747	一种新的肿瘤标志物	清华大学、北京普罗吉生物科技发展有限公司
201110062114	抑制肺转移肿瘤生长的siRNA及其寡聚核酸组合与应用	清华大学深圳研究生院、上海吉玛制药技术有限公司
201110003508	一种抑制肿瘤生长的寡聚核酸及其应用	清华大学深圳研究生院、上海吉玛制药技术有限公司
201110157069	一种环四肽化合物及其制备方法和用途	厦门大学、国家海洋局第三海洋研究所
201010202562	鳄鱼多肽粉及其制备方法与应用	厦门大学、泰国是拉差龙虎园有限公司
201110243212	可用于艾滋病治疗的RNA干扰靶点	厦门大学、养生堂有限公司
200810133705	H5亚型禽流感病毒中和表位模拟肽及其用途	厦门大学、养生堂有限公司
200810110869	特异性结合H5亚型禽流感病毒血凝素蛋白的单克隆抗体或其结合活性片段及其用途	厦门大学、养生堂有限公司
201010191243	结核杆菌Ag85ab嵌合基因疫苗、其制备方法及应用	上海海规生物科技有限公司、中国人民解放军第三〇九医院
200910201168	治疗因肛门皮下的静脉丛发生扩大或曲张所引发的痔类疾病的经皮给药制剂及制备方法	上海凯茂生物医药有限公司、上海复星医药（集团）股份有限公司
200910053905	一种新的化合物及其应用	上海来益生物药物研究开发中心有限责任公司、浙江医药股份有限公司新昌制药厂

中国药学年鉴

CHINESE PHARMACEUTICAL YEARBOOK 2014

（续表）

专利号	发明专利名称	专利权人
200810040989	一种前列腺癌相关的基因及其用途	上海市计划生育科学研究所、中国科学院上海生命科学研究院、浙江大学
200810201891	一类肽化合物、其制备方法及用途	上海医药工业研究院、李敏
200880020642	具有免疫原性的物质	上海泽润安珂生物制药有限公司、曹韫旭
201210301038	口蹄疫病毒抗原多肽及疫苗	申联生物医药（上海）有限公司、中国农业科学院兰州兽医研究所
201310048322	口蹄疫病毒抗原多肽及疫苗	申联生物医药（上海）有限公司、中国农业科学院兰州兽医研究所
201010183905	B 细胞激活因子拮抗剂及其制备方法与用途	石药集团中奇制药技术（石家庄）有限公司、四川大学
200910198574	人 WNK4 基因的单核苷酸多态性及其用途	首都医科大学附属北京安贞医院、复旦大学
201110188380	一种重组新城疫病毒修饰的自体肿瘤疫苗的制备及其应用	苏州大学、刘海燕
200910204926	人 miR-223 反义核酸及其应用	苏州吉玛基因股份有限公司、中国科学院上海药物研究所
200910197380	人 miR-486-5p 反义核酸及其应用	苏州吉玛基因股份有限公司、中国科学院上海药物研究所
200910204928	人 miR-485-5p 反义核酸及其应用	苏州吉玛基因股份有限公司、中国科学院上海药物研究所
201010612975	人 miR-365 反义核酸及其应用	苏州吉玛基因股份有限公司、中国科学院上海药物研究所
201010164079	人 miR-1260 反义核酸及其应用	苏州吉玛基因股份有限公司、中国科学院上海药物研究所
201010612894	人 miR-1249 反义核酸及其应用	苏州吉玛基因股份有限公司、中国科学院上海药物研究所
201010612865	人 miR-1238 反义核酸及其应用	苏州吉玛基因股份有限公司、中国科学院上海药物研究所
201010613022	人 miR-1236 反义核酸及其应用	苏州吉玛基因股份有限公司、中国科学院上海药物研究所
201010612909	人 miR-1825 反义核酸及其应用	苏州吉玛基因股份有限公司、中国科学院上海药物研究所
201010613006	人 miR-1233 反义核酸及其应用	苏州吉玛基因股份有限公司、中国科学院上海药物研究所
201210422751	抗菌肽 LZ1 和该抗菌肽在制备抗菌药物中的用途	苏州康尔生物医药有限公司、中国科学院昆明动物研究所
201210066696	一种预防和控制人乳头瘤病毒感染的生物制剂的制备方法	太原锦波生物医药科技有限公司、复旦大学
201210005573	一种疟疾疫苗及其制备方法	特菲（天津）生物医药科技有限公司、天津耀宇生物技术有限公司、天津市国际生物医药联合研究院
200810006598	用于预防或治疗阿尔茨海默病的 β 片层阻断肽	天津医科大学、王威
201010142574	HIV 融合抑制剂缓释微球	佟丽、咸洪军
201110098729	一种用于防治骨质疏松症及骨关节病的制剂	威海康博尔生物药业有限公司、中国人民解放军第二炮兵总医院
201210049094	一种病毒释放缓冲液的制备及其应用	肇庆大华农生物药品有限公司、广东大华农动物保健品股份有限公司
201110263022	一种表达 REV env 的重组 MDV 毒株的构建和应用	肇庆大华农生物药品有限公司、广东大华农动物保健品股份有限公司
201010622743	预防肠道病毒 71 型感染的基因重组疫苗及其制备方法	中国疾病预防控制中心病毒病预防控制所、北京锐金立华生物技术有限公司
201110004661	一种环八肽及其制备方法和在制药中的应用	中国科学院昆明植物研究所、南方医科大学南方医院
201110039063	菊科类型环肽，以其为活性成分的免疫抑制药物及其制备方法和应用	中国科学院昆明植物研究所、南京大学
201210306178	茜草科类型环肽及其药物组合物和应用	中国科学院昆明植物研究所、中国科学院上海药物研究所、中国科学院广州生物医药与健康研究院

（续表）

专利号	发明专利名称	专利权人
201010232742	茜草科类型环肽，以其为活性成分的药物组合物，其制备方法和应用	中国科学院昆明植物研究所、中国科学院上海药物研究所、中国科学院广州生物医药与健康研究院
201010271122	人 miR-1826 反义核酸及其应用	中国科学院上海药物研究所、苏州吉玛基因药物科技有限公司
201010271083	人 miR-515-5p 反义核酸及其应用	中国科学院上海药物研究所、苏州吉玛基因药物科技有限公司
201210090659	一种结核诊断组合物及其应用	中国科学院微生物研究所、北京旷博生物技术有限公司、中国疾病预防控制中心传染病预防控制所
201110322027	一株鸡源 H9N2 禽流感病毒毒株及其应用	中国科学院微生物研究所、北京信得威特科技有限公司
201210066769	一种具有抗疲劳功效的牦牛皮胶复方藏药及其制备工艺	中国科学院西北高原生物研究所、青海信成医药集团有限公司
201210131038	分泌破伤风外毒素单克隆抗体的杂交瘤细胞株及由其制备的单克隆抗体、Fab 抗体与应用	中国人民解放军第三军医大学、重庆原伦生物科技有限公司
201110090992	一种甲型 H1N1 流感疫苗及其应用	中国医学科学院病原生物学研究所、清华大学
03138357	重组腺伴随病毒载体介导的肿瘤坏死因子相关的细胞凋亡配体肽段及其用途	中国医学科学院基础医学研究所、香港大学分子生物研究所
201110400499	高纯度凝血酶原复合物制品干热病毒灭活过程中的保护剂	中国医学科学院输血研究所、四川大学、成都英德生物工程有限公司、中蓝晨光化工研究设计院有限公司
201010256953	一种天冬免疫佐剂及含有该佐剂的流感疫苗	中国医学科学院医学生物学研究所、中国科学院昆明植物研究所
201010230599	一种锁阳免疫佐剂及含有该佐剂的流感疫苗	中国医学科学院医学生物学研究所、中国科学院昆明植物研究所
200910157388	抗 CD20 抗体片段与力达霉素的融合蛋白、制备方法及其用途	中国医学科学院医药生物技术研究所、中国医学科学院血液学研究所

五、药品制剂和药用辅料的发明专利

1 专利权人为国内企业

201110204488	甲硝唑氯化钠注射液的制备方法	安徽丰原淮海制药有限公司
201110204635	一种盐酸洛美沙星氯化钠注射液的制备方法	安徽环球药业股份有限公司
201210024157	肠溶型水分散体包衣材料的制备方法	安徽山河药用辅料股份有限公司
201210176347	低聚异麦芽糖片剂赋形剂、药物片剂及制备方法	安吉东来药用辅料有限责任公司
201210176760	低聚果糖片剂赋形剂、药物片剂及药物片剂的制备方法	安吉东来药用辅料有限责任公司
201210175932	古洛糖片剂赋形剂、药物片剂及药物片剂的制备方法	安吉东来药用辅料有限责任公司
201210176026	紫菜多糖片剂赋形剂、药物片剂及药物片剂的制备方法	安吉东来药用辅料有限责任公司
201210175931	裙带菜多糖片剂赋形剂、药物片剂及药物片剂的制备方法	安吉东来药用辅料有限责任公司
201110007945	可注射骨修复材料的制备方法	北京大清生物技术有限公司
201110005612	一种制备载药生物膜的方法	北京天新福医疗器材有限公司
200910078070	多潘立酮口腔崩解片及其制备方法	北京以岭生物工程技术有限公司
201210138160	防治口腔疾病的可膨胀性生物黏附缓控释制剂及其制备方法	贝沃特医药技术（上海）有限公司
200880126594	促胰岛素肽缀合物制剂	常山凯捷健生物药物研发（河北）有限公司
201220315621	伤湿解痛膏	常州市盛辉药业有限公司
200910016134	注射用克林霉素磷酸酯及其制备方法	辰欣药业股份有限公司
201220341409	防渗透气中药贴	成都进界科技有限公司
201210071843	蒽环类抗肿瘤抗生素油酸复合物的白蛋白纳米粒制剂	成都师创生物医药科技有限公司
201110036587	低浓度的囊泡型磷脂凝胶作为小分子肽类药物缓释载体的应用	成都师创生物医药科技有限公司
201220522629	防水透气药剂贴	成都掌握移动信息技术有限公司
201110164431	钙铁锌硒颗粒	赤峰多维尔生物工程有限公司
201320043364	一种淀粉胶囊	大庆风光科技开发有限公司
201110265620	一种医用促透剂组合物	迪特克（济源）绿色生物科技有限公司
201210130459	一种水凝胶贴及其制备方法	佛山拜澳生物科技有限公司
201210099307	一种生物医用氨基酸-聚醚-聚酯三嵌段共聚物的制备	福州市台江区泽越医药技术有限公司

中国药学年鉴 CHINESE PHARMACEUTICAL YEARBOOK 2014

（续表）

专利号	发明专利名称	专利权人
201110303585	用于微丸压片的包衣膜及其制备方法	广东华南药业集团有限公司
201210145269	一种微波辅助制备杭白菊浸膏的方法	广东汇香源生物科技股份有限公司
201210129648	一种超分子水凝胶及其制备方法和应用	广州吉家庄生物科技有限公司
201110272233	一种中空介孔二氧化硅微球及其制备方法和用途	广州万泽医药科技有限公司
201210327492	一种用魔芋制成的空心胶囊	贵州中荣魔芋产业发展有限公司
201220689497	一种易揭膏药贴	哈尔滨康友药业有限公司
201220689498	一种微孔透气膏药贴	哈尔滨康友药业有限公司
201110397561	一种韭白胶囊及其制备方法	哈尔滨怡康药业有限公司
201110252599	地塞米松磷酸钠冻干粉针组合物及其制备方法	海南良方医药有限公司
201210029077	一种小儿头孢氨苄组合物	海南卫康制药（潜山）有限公司
201010582577	一种药物-环糊精纳米颗粒及其制备方法	杭州艾瑞莎生物医药科技有限公司
201220323957	薄膜包衣的痹克片	合肥今越制药有限公司
201010546156	一种淀粉微球的制备方法	合肥市君科合成材料有限公司
201110253252	一种姜黄素制剂的制备方法	河南中大生物工程有限公司
201110164972	药用辅料混合脂肪酸甘油酯的制备工艺	湖北东信药业有限公司
201220727941	一种环形双色药片	湖北金龙福药业有限公司
201220727838	缓释环形双色药片	湖北金龙福药业有限公司
201110437414	一种植物药用空心胶囊及其制备方法	湖北人福康华药用辅料有限公司
201220355601	一种新型活血止痛膏药	湖北舒尔迈康药业有限公司
201110322870	一种药用甲基丙烯酸树脂聚合物的制备方法	湖州展望药业有限公司
201220461571	一种防伪型透气打孔贴膏	黄石卫生材料药业有限公司
201210118549	泡腾剂酸碱中和制粒方法	吉林敖东延边药业股份有限公司
201220455286	一种新型美容养颜胶囊	江苏佰康生物科技有限公司
201010100641	一种加速片剂崩解的组合物及其应用	江西本草天工科技有限责任公司
200610110049	泡腾干混悬剂	昆明杉榆生物技术有限公司
201010170835	布南色林片剂及其制备方法	丽珠医药集团股份有限公司
201010170847	一种枸橼酸钾缓释片及其制备方法	丽珠医药集团股份有限公司
201110239714	一种抗真菌咪唑类药物缓释凝胶和制备方法	辽宁万嘉医药科技有限公司
201110192559	一种去除热原的大孔径复合超滤膜及其制备方法和应用	南京拓鉥医药科技有限公司
201110239624	一种辐射聚合缓释放高分子材料的制备方法	宁波超能科技股份有限公司
201110142247	一种颗粒状预混剂的制备方法	濮阳泓天威药业有限公司
201210258909	一种鱼明胶空心胶囊	青岛益青药用胶囊有限公司
200810008997	肠溶性长效涂覆芯与药物剂型及其制造方法	清远华能制药有限公司
200780051378	Y型聚乙二醇修饰的G-CSF及其制备方法和应用	厦门伯赛基因转录技术有限公司
201110437889	一种自微乳液及其制备方法	厦门金达威集团股份有限公司
201110105984	链官能化的多级支化聚乙二醇及其合成方法	厦门赛诺邦格生物科技有限公司
201320167329	一种治疗鼻炎的药贴	山东必高制药有限公司
201010278897	一种 N-氨基-3-氮杂双环[3,3,0]辛烷盐酸盐的合成方法	山东方明药业集团股份有限公司
201110250851	盐酸贝尼地平分散片及其制备方法	山东司邦得制药有限公司
201110419873	一种基于纤维素的硬壳胶囊	山西吉呈生物技术有限公司
201110420285	一种基于普鲁兰多糖的硬壳胶囊	山西吉呈生物技术有限公司
201210327970	一种制备稳定非晶态药物制剂的方法	上海奥科达生物医药科技有限公司
201110265460	一种盐酸吉西他滨冻干制剂	上海希迪制药有限公司
201010201237	一种多囊脂质体制备方法和应用	上海现代药物制剂工程研究中心有限公司
200910201931	一种热熔压敏胶及其制备方法和用途	上海中药制药技术有限公司
201220498709	筋骨跌打丸	深圳市国源药业有限公司
201010616912	多柔比星脂质衍生物及其制备方法	沈阳万嘉生物技术研究所有限公司
200810010480	含有小牛血去蛋白提取物眼用制剂组合物	沈阳兴齐眼药股份有限公司
200910258147	一种消炎、消肿麝香滴眼液及其制备方法	沈阳兴齐眼药股份有限公司
201110195488	头孢丙烯片及其制备方法	石家庄四药有限公司
201010528561	具有苯磺酸衍生物内水相的脂质体	石药集团中奇制药技术（石家庄）有限公司
201010144611	一种仿生原位再生修复纳米补片、制备方法及用途	苏州博创同康生物工程有限公司
200910048130	一种软胶囊基质及其制备方法	苏州玉森新药开发有限公司
201110064747	阿片类药物油相制剂及其制备方法	泰州市康特生物工程有限公司
201210323771	一种由二氧化硅和磷酸氢钙组成的药用预混剂	天津爱勒易医药材料有限公司
201210378563	用于易吸潮类中药固体制剂的薄膜包衣剂及其制备方法	天津博科林药品包装技术有限公司

中国药学年鉴

CHINESE PHARMACEUTICAL YEARBOOK 2014

（续表）

专利号	发明专利名称	专利权人
201320216451	一种具有胃溶包衣的释药微丸制成的片剂	天津法莫西医药科技有限公司
201210348019	中药片剂防潮型薄膜包衣剂及其制备方法	天津市普乐新药用辅料有限公司
201320118226	椎间盘突出治疗贴剂	天津喆右健康信息咨询有限公司
201220680438	圆球形片剂	天津中新药业集团股份有限公司隆顺榕制药厂
201320056535	一种磁疗骨痛贴	天水魏氏彤泰药业有限公司
201010261707	pH 依赖型口服结肠定位释药薄膜包衣预混辅料及其制备方法	温州小伦包衣技术有限公司
201110325916	一种治疗慢性肾衰的肾康外用复方制剂及其制备方法	西安世纪盛康药业有限公司
201110325974	一种治疗慢性肾衰的肾康氯化钠注射液及制备方法	西安世纪盛康药业有限公司
201110325878	一种治疗慢性肾衰的肾康气雾剂及其制备方法	西安世纪盛康药业有限公司
201110325958	一种治疗慢性肾衰的肾康片剂及其制备方法	西安世纪盛康药业有限公司
201110326063	一种治疗慢性肾衰的肾康滴丸及其制备方法	西安世纪盛康药业有限公司
201110325868	一种治疗慢性肾衰的肾康软胶囊及其制备方法	西安世纪盛康药业有限公司
201010168876	用于治疗妇女产后疾病的中药滴丸及其制备方法	西安兆兴制药有限公司
200580044785	含有缬沙坦的固体药物组合物	新梅斯托克尔克公司
201320261574	一种药用辅料硬脂山梨坦的新型磁力反应釜	肇庆科顺生物科技有限公司
201220683957	密集针刺微孔透皮贴剂	浙江鼎泰药业有限公司
200910108192	载药脂质体及其制备方法	浙江海正药业股份有限公司
200910108191	载药类脂微粒及其制备方法	浙江海正药业股份有限公司
200810216909	脂质微泡及其制备方法	浙江海正药业股份有限公司
201110095988	一种低分子量聚碳酸酯多元醇及其制备方法和用途	中科院广州化学有限公司
201010177437	一种纤维素醚接枝改性温敏性水凝胶及其制备方法	中科院广州化学有限公司
201110256172	一种可生物降解的温度响应性水凝胶及其制备方法	中科院广州化学有限公司
201110052853	一种制备小分子果胶的方法	重庆莱美药业股份有限公司
200810233124	一种改良的巴布剂的基质及其运用	重庆医药工业研究院有限责任公司
201210085412	一种药用微丸丸芯及制备方法	珠海润都制药股份有限公司

2 专利权人为国内大学

专利号	发明专利名称	专利权人
201010268940	一种难溶性药物的液体组合物及其制备方法	北京大学
201110045389	一种含有包封物的脂质体的分离提纯方法	北京大学
201210012403	中性树枝状高分子材料在制备药物载体中的应用	北京大学
200910238737	核苷酸磷脂分子及脂质体及其制备方法和应用	北京大学
201110356775	X 线下可显影的栓塞微粒及其制备方法和应用	北京大学
201210101293	一种明胶栓塞微球及其制备方法和应用	北京大学
201110108786	一种自稳定沉淀聚合原位制备聚(4-乙烯基吡啶)聚合物的方法	北京化工大学
201220323326	一种治疗慢性腹泻的敷贴	成都中医药大学
201220256222	一种药磁穴位敷贴	成都中医药大学
201010205252	一种聚(L-谷氨酸-g-甲基丙烯酸羟乙酯)与羟丙基纤维素-g-丙烯酸共聚水凝胶及制法	东北师范大学
201110142359	一种载药微球的制备方法	东华大学
201110195688	一种复合纳米颗粒镇痛剂的制备方法	东华大学
201110191131	一种肝癌细胞靶向的聚酰胺胺树状大分子载体的制备方法	东华大学
201210032179	基于 PLGA-LAP 复合纳米纤维双载药体系的制备	东华大学
201010241057	一种乳化型软膏	东南大学
201210182214	丹参酮微乳液及其制备方法	东南大学
201210098229	一种肿瘤靶向纳米制剂的制备方法	东南大学
201210098573	苯胺基喹唑啉为靶向配体的聚乙二醇修饰磷脂衍生物及制法	东南大学
201210137940	一种生物大分子水凝胶及其制备方法	东南大学
201110443093	复合维生素脂质纳米粒及其制备方法	东南大学
201210039472	一种藤茶面膜胶囊及其制备方法	福建农林大学
201110310768	基于瓜环主-客体作用的改性壳聚糖温敏超分子凝胶及其制备方法和应用	福建医科大学
201010293523	含磷脂和胆盐的难溶性药物固体分散体及其制备方法	复旦大学
201010111960	苯甲酰胺类似物介导的脑靶向递药系统	复旦大学
201210028075	一种氧化石墨烯双靶向药物载体材料的制备方法和负载的药物	哈尔滨工业大学
201010222232	含胆固醇基团的复合脂质及其用途	哈尔滨工业大学
200910073423	含偶氮苯基团的复合脂质及其中间体,制备方法与用途	哈尔滨工业大学
201210085833	一种莫氏兰根粗多糖提取物及应用	海南师范大学

中国药学年鉴

CHINESE PHARMACEUTICAL YEARBOOK 2014

（续表）

专利号	发明专利名称	专利权人
201210261726	一种磁靶向定位磁性药物载体的制备方法	河北工业大学
201110116845	生物提取物京尼平交联壳聚糖包覆二苯乙烯类化合物的缓控释微球及其制备方法	河北科技大学
201110165034	一种载有抗肿瘤药物微粒的制剂及其制备方法	河北科技大学
201110137836	连接有柠檬酸的 PEG/mPEG 多羧基的化学修饰剂、制备方法，及其修饰二苯乙烯类化合物的用途	河北科技大学
201110142129	水溶性二苯乙烯类化合物前药的制备方法	河北科技大学
201210009168	一种环糊精衍生物透皮复合膜剂及其制备方法	河南科技大学
201220468988	一种用于治疗瘢痕的磁性中药敷料	河南科技大学
201210051927	一种抗癌药物载体及其制备方法	河南师范大学
201210047599	一种治疗小儿厌食症的药膏	河南中医学院
201110125091	pH 可逆响应型介孔氧化硅复合载药体系及其制备和应用	华东理工大学
201010535245	天冬氨酸-环糊精共聚物及中间聚合物，制备方法和用途	华东理工大学
201010239499	抗人表皮生长因子受体单链抗体-铁蛋白重链亚基蛋白、构建方法及其用途	华东理工大学
201210021166	一种用于药物缓控释片的海藻酸/凹土复合物的制备方法	淮阴工学院
201210088800	叶酸靶向的抗癌药物 PEG 修饰的脂质体及制备方法	吉林大学
201110093333	一种纳米碳混悬液的制备方法	吉林大学
201110381899	丙烯酸与多面体笼型倍半硅氧烷共聚水凝胶及其制备方法和用途	吉林大学
201010130172	Fe_3O_4/CoO 核壳结构复合纳米粒子的制备方法	济南大学
201110269412	一种小团簇水补锌口服液及其制备方法和应用	暨南大学
201110182315	一种活性免疫吸附剂载体的制备方法	佳木斯大学
200910264114	一种载有基因的磷酸钙复合纳米粒及其制法与用途	江苏大学
201110238131	含叶酸靶向高分子药物载体及其制备方法	江西科技师范学院
201110235953	一种二氧化氯醇类溶剂漂白紫胶的方法及其应用	昆明理工大学
201210231666	聚 L-谷氨酸-苄酯/聚磷酸乙酯嵌段共聚物的合成方法	辽宁大学
201110006897	一种脂质纳米粒的制备方法	南昌大学
201110092468	叶酸分子靶向磁性纳米药物载体及靶向基因药物的制备方法	南方医科大学
201010592841	表层覆盖有贵金属的壳聚糖-聚丙烯酸复合纳米微球及其制法和用途	南京大学
201110248233	一种双重靶向抗恶性肿瘤纳米载药系统及其制备方法	南京大学
201110059090	肌酐催化乳酸缩聚合成医用生物降解性聚乳酸的工艺方法	南京大学
201110181170	仿生氯化肌酐胍催化缩聚法合成高分子量聚乳酸	南京大学
201110355215	一种仿生有机胍盐催化合成聚乳酸-乙醇酸的工艺方法	南京大学
201110267349	一种可注射多肽水凝胶的制备方法	南京大学
201110128247	以脂溶性光敏剂为骨架的药物-纳米磷酸钙复合体系的制备方法及其在制备光动力疗法药物中的应用	南京师范大学
201210249721	一种磷酸酶调控的超分子纳米球及其制备方法	南开大学
201210208293	具有肿瘤及肿瘤相关巨噬细胞靶向性的多项功能纳米颗粒载体及制备	南开大学
201110313266	醋酸双环胍催化开环共聚合成乳酸-赖氨酸共聚物的工艺方法	南开大学
201110311561	醋酸双环胍催化开环共聚合成乳酸-丝氨酸共聚物的工艺方法	南开大学
201210092418	一种基于聚天冬氨酸衍生物的可注射水凝胶的制备方法	南开大学
201110394300	含天然植物多糖的超多孔水凝胶及其制备方法和应用	宁夏医科大学
201110025545	一种双重磁响应温敏微胶囊及其制备方法	莆田学院
201110378323	一种具有超低摩擦系数的药丸涂层及其制备方法	清华大学
201010146919	一种二肽衍生物的凝胶及其制备方法	山东大学
201110235111	一种控制药物释放的疏水涂层及其制备方法	上海交通大学
201010300395	乙醇包亲水油-亲水油包油-油包固体微球制备的方法	上海交通大学
201110418598	pH 响应的抗癌药物制剂及其制备方法	上海交通大学
201110046996	多功能聚电解质微囊及其无模板组装方法	上海交通大学
201110023046	用于合成两亲性嵌段共聚物的模块化合物及其制备方法	上海交通大学
201010133502	基于稳定剂的乳剂及其制备方法和用途	上海交通大学
201210081507	前列腺癌靶向多功能碳纳米管/聚乙烯亚胺药物传输载体及其制备方法和应用	上海师范大学
201110353198	一种对外界温度或 pH 值响应的磁性介孔纳米复合材料及其应用	上海师范大学
201110191757	纳米结构脂质载体及其制备方法和应用	上海中医药大学
201110040215	一种生物质聚酯	绍兴文理学院
201010297180	超临界 CO_2 流体制备纳米脂质体的方法	深圳大学

中国药学年鉴 CHINESE PHARMACEUTICAL YEARBOOK 2014

专利号	发明专利名称	专利权人
201220229025	一种空心囊	深圳职业技术学院
201110340712	一种漂浮生物黏附多孔水凝胶及其制备方法	沈阳药科大学
200810229962	阿奇霉素滴眼剂及其制备方法	沈阳药科大学
201110267853	一种新型紫杉醇脂质微球注射液及其制备方法	沈阳药科大学
201010565390	利用离子交换纤维制备具内外水相梯度差的脂质体及其应用	沈阳药科大学
200810187488	一种给药系统及其制备方法	沈阳药科大学
200910010693	一种治疗消化性溃疡的复方片剂及其制备方法	沈阳药科大学
201110340734	渗透泵型择时缓控释胶囊及其制备方法	沈阳药科大学
201010139204	胃漂浮渗透泵型非匀质膜胶囊缓控释系统及其制备方法	沈阳药科大学
201110398549	癸酸二乙醇酰胺及类似物的应用	沈阳药科大学
201110090720	一种鼻黏膜吸收促进剂	沈阳药科大学
201110081748	新的药物增溶载体及其制备方法和应用	沈阳药科大学
201210061032	多功能聚乙二醇二维生素 E 琥珀酸酯衍生物及在药物传递中的应用	沈阳药科大学
200710158246	一类有机酸的薄荷醇衍生物及含有该衍生物的经皮给药制剂	沈阳药科大学
201010186772	一种 Fe_3O_4 纳米磁粉淋巴示踪剂的制备方法及其应用	沈阳药科大学
200910010116	具有温度/pH 双重敏感性质的共聚物及其制备和应用	沈阳药科大学
201110041868	一种载蛋白类药物的固体脂质纳米粒给药系统	四川大学
201210084929	一种酶促式断裂 PEG 化脂质材料	四川大学
201210043570	具有热敏开关的聚氨酯药物控释体及其制备方法	四川大学
201110230995	多功能聚氨酯药物载体及其制备和应用	四川大学
200910059289	透明质酸-羟基磷灰石纳米复合球及其制备方法	四川大学
201010218782	改性聚乙烯亚胺构建的多功能纳米复合粒子的制备方法	四川大学
201110260601	多重靶向性的光动力学疗法聚合物载体及其制备方法	苏州大学
201110357105	一种丝素蛋白纳米球的制备方法	苏州大学
201010273270	一种磁性内包金属铁富勒烯碳球的制备方法	太原理工大学
201210013139	一种高载药量姜黄素胶束的制备方法	天津大学
201110390403	一种磁性复合载药微球及其制备方法	天津大学
201110390645	一种包载量子点的缓释复合载药微球体系及其制备方法	天津大学
201110212503	一种可瘤腔内定位注射载药微球的制备方法	天津大学
201110119540	超支化星形聚乳酸-聚甲基丙烯酸二甲氨基乙酯两亲性嵌段共聚物及制备方法	天津大学
201110119603	双臂星形聚乳酸-聚甲基丙烯酸二甲氨基乙酯两亲性嵌段共聚物及制备方法	天津大学
201110154264	抗肿瘤的 pH 敏感缓释植入剂及制备方法	天津工业大学
201210136282	一种提高脂质体稳定性的方法	同济大学
201110319089	一种环境响应型星形共聚物的制备方法	同济大学
201010176116	一种超分子聚合物胶束的制备方法	同济大学
201010281371	对氨基酸敏感的超分子聚合物胶束药物载体的制备方法	同济大学
201110339510	一种纳米级片状羧甲基淀粉钠在固体分散体中的应用	温州大学
201110034434	一种聚氨酯材料及作为 X 射线显影材料和磁性材料的应用	温州大学
201110373937	一种层层组装马赛克结构药物缓释植片	温州医学院
201110279244	天麻咀嚼胶剂及其制备及检测方法	西南交通大学
201010255298	肝靶向纳米 Fe3O4MRI 造影剂及制备方法	扬州大学
201320011686	一种贮库型压敏胶贴膏	长沙理工大学
201210242984	油包水型药物纳米分散体复合温敏凝胶及其制备方法	浙江大学
201110209787	一种包载亲水性药物的微球制剂的制备方法	浙江大学
201210115661	一种利用氯化钠溶液处理海藻酸钙微球来调控微球载药量的方法	浙江大学
201210076710	一种 pH 敏感型聚电解质微囊给药载体的制备方法	浙江大学
201110257822	可生物降解的生物活性掺锶硫酸钙材料、制备及应用	浙江大学
201210063025	一种微米凝胶自沉积制备壳聚糖基体膜的方法	浙江大学
201110209957	一种温敏两亲性环糊精聚合物及制备方法和用途	浙江大学
201210024989	一种制备多功能纳米载体的方法	浙江大学
201110025887	一种不对称膜渗透泵胶囊壳的制备方法	浙江工业大学
201110416799	一种功能集成药物载体及其制备方法	浙江理工大学

（续表）

专利号	发明专利名称	专利权人
201110416800	pH 敏感的有机无机复合型药物传递系统及其制备方法	浙江理工大学
201210028569	一种壳层内嵌磁性微粒的中空聚膦腈微球及其制备方法	郑州大学
201220714179	一种药膏贴	中国计量学院
201220467207	驻极体缓控释透皮给药系统	中国人民解放军第二军医大学
200910104507	脂质体制备装置以及使用该装置制备脂质体的方法	中国人民解放军第三军医大学
201210046204	改善基于叶酸类化合物的受体型靶向制剂靶向效果的方法	中国药科大学
201110307709	一种可装载大剂量难溶性药物并促进其吸收的渗透泵片	中国药科大学
201210054672	具有溶酶体逃逸能力的功能性纳米载体及其制备方法	中国药科大学
201010100279	抗感染药物-多糖偶联物及其药物组合物的制备和应用	中国药科大学
200610097416	连接有聚乙二醇的氨基酸及其制法和用途	中国药科大学
201010534833	泊洛沙姆-羧酸类药物偶联物及其制备方法与应用	中国药科大学
201010504424	一种稳定的多糖修饰明胶纳米粒子及其制备方法和应用	中南大学
201110405688	一种具有酸敏亚表层的靶向聚合物胶束及其制备方法	中山大学
201110157036	一种超分子水凝胶双重药物载体及其制备方法和应用	中山大学
201110171047	一种普鲁士蓝纳米空心橄榄球	中山大学
201110237082	一种能智能释放药物的纳米胶束及其制备方法和应用	中山大学
201010179908	溴吡斯的明缓释片剂及其制备方法	重庆医科大学

3 专利权人为国内研究所

201110168817	可载药壳聚糖微球的制备	北京化工大学常州先进材料研究院
200810147445	胃滞留缓控释药物释出系统及制备方法	北京天衡药物研究院
201210086388	一种苗药颈腰康保健贴及其生产工艺	贵州泰尔医药研究所
201010274003	纳米颗粒的制备方法及用该方法制备的纳米颗粒	国家纳米科学中心
201010591737	一种聚（天冬氨酸-co-乳酸）-磷脂酰乙醇胺接枝聚合物及其制备方法和应用	国家纳米科学中心
201010226572	环糊精-脂肪族聚酯-磷脂酰乙醇胺接枝聚合物及其制备方法	国家纳米科学中心
201110262354	一种婴儿双歧杆菌微胶囊的制备方法	黑龙江省乳品工业技术开发中心
200710039337	注射用整合素配体修饰的载药肿瘤靶向阳离子聚合物	上海市肿瘤研究所
201210325919	一种肾靶向药物载体及应用	四川省中医药科学院
201110296689	环氧氯丙烷交联壳聚糖微球的制备方法	浙江省海洋开发研究院
201010276059	两亲性魔芋葡甘聚糖胆固醇接枝物的制备方法及用途	中国科学院成都生物研究所
201110414350	一种多重敏感型水凝胶材料及其制备方法	中国科学院成都生物研究所
200910265451	海藻酸盐/ε-聚赖氨酸/海藻酸盐生物微胶囊的制备	中国科学院大连化学物理研究所
201019114076	一种自固化微球及其制备方法和应用	中国科学院过程工程研究所
201110164346	一种用于药物载体的多孔微球、制备方法及药物负载方法	中国科学院过程工程研究所
201110050436	一种胃部靶向药物载体及其制备方法	中国科学院过程工程研究所
200810016500	一种海藻多糖植物空心胶囊生产过程中温度控制的方法	中国科学院海洋研究所
201010243265	一种海藻多糖药用植物薄膜包衣及其制备方法	中国科学院海洋研究所
200910089344	表面有特异性识别基团的载药纳米颗粒的制备方法	中国科学院化学研究所
201110203088	一种合成沸石咪唑酯微纳骨架结构材料的方法	中国科学院化学研究所
201110164233	用电子束辐射制备药物缓释水凝胶膜的方法	中国科学院近代物理研究所
200910117742	水溶性金盏花黄色素微胶囊的制备方法	中国科学院兰州化学物理研究所
201110134904	具有双光子激发控制释放功能的囊泡、制备方法及其用途	中国科学院理化技术研究所
201110108738	具有紫外光控制释放功能的囊泡、制备方法及其用途	中国科学院理化技术研究所
201010039632	Fe_3O_4 复合 TiO_2 纳米粒子及其制备方法以及在磁共振成像造影剂中的应用	中国科学院宁波材料技术与工程研究所
201210016291	一种纳米结构磷酸钙双载药体系及其制备方法	中国科学院上海硅酸盐研究所
201110052354	一种载有难溶性药物的多孔二氧化硅纳米粒子及其制备方法和应用	中国科学院上海硅酸盐研究所
201110100453	一种荧光介孔氧化硅纳米材料及其制备方法和应用	中国科学院上海硅酸盐研究所
201110402391	二氧化硅基超声造影剂/HIFU 增效剂及其制备方法	中国科学院上海硅酸盐研究所
200810034766	生物医用纳米空心椭球及其制备方法和用途	中国科学院上海硅酸盐研究所
201110040189	一种含有胆固醇结构片段的生物相容性合成脂质体、制备方法及其应用	中国科学院上海有机化学研究所
201010182428	一种同时具有二硫化学键和甾体骨架结构的有机功能化合物、制备方法和用途	中国科学院上海有机化学研究所

中国药学年鉴

CHINESE PHARMACEUTICAL YEARBOOK 2014

（续表）

专利号	发明专利名称	专利权人
201110179488	用于治疗肿瘤的药物缓释系统及其制备方法	中国科学院长春应用化学研究所
201210116346	键合了 LHRH 的两亲性可生物降解聚合物、制备方法和用途	中国科学院长春应用化学研究所
201110325770	嵌段共聚物及其制备方法	中国科学院长春应用化学研究所
201110359738	一种嵌段共聚物、其制备方法及温度敏感型水凝胶	中国科学院长春应用化学研究所
201110260560	共聚物、葡萄糖敏感胶束、葡萄糖敏感载药胶束及其制备方法	中国科学院长春应用化学研究所
201110023774	聚氨基酸的制备方法及聚氨基酸纳米水凝胶	中国科学院长春应用化学研究所
201010563357	聚合物纳米水凝胶及其制备方法	中国科学院长春应用化学研究所
201210084255	交联的生物可降解载体聚合物、胶束、囊泡及其制备方法和应用	中国科学院长春应用化学研究所
201110162564	一种温敏性高分子微胶囊及其制备方法和应用	中国林业科学研究院林产化学工业研究所
201110080696	人血清白蛋白复合的疏水改性普鲁兰多糖纳米粒子及制备方法	中国医学科学院生物医学工程研究所
201110435698	提高药物/基因的靶向性和转染效率的多肽载体及用途	中国医学科学院生物医学工程研究所
201110408374	聚合物修饰的脂质材料及其用途	中国医学科学院医药生物技术研究所

4 专利权人为国内医院

专利号	发明专利名称	专利权人
201010106567	一种组织因子靶向性蛋白纳米粒及其制备方法和应用	华中科技大学同济医学院附属协和医院
201010159916	一种棕色脂肪组织靶向性多肽及其应用	江苏省人民医院
201220524183	防呕止吐穴位敷贴	青岛大学医学院附属医院
201210295900	防止肠粘连的凝胶材料	山东省立医院
201110226249	一种羧甲基壳聚糖载药微球及其制备方法	山西医科大学第一医院
201010195806	一种治疗银屑病的药物及其制备方法	新疆医科大学附属中医医院
201220604837	抗癣膜块	中国人民解放军北京军区总医院
201110171044	具有超声波振动装置的静电液滴发生装置及应用其制备载药凝胶微球的方法	中国人民解放军第三〇九医院
201110068086	一种凝胶微球快速成型装置及方法	中国人民解放军第三〇九医院
201010244372	一种介入支气管内的可降解凝胶微球及其应用	中国人民解放军第三〇九医院
201010597954	叶酸受体靶向的新型脂质体	中国人民解放军总医院
201010274107	一种温度敏感的壳聚糖水凝胶及其制备方法	中国人民解放军总医院

5 专利权人为国内其他（无）

6 专利权为国内共有

专利号	发明专利名称	专利权人
201210021935	一种中药粉体及其制备方法	成都科尔医药技术有限公司、郭治平
201110303630	聚苯氧基磷腈微球的制备方法	广东榕泰实业股份有限公司、北京石油化工学院
201210126344	一种自乳化基质及其应用	河南中医学院、河南风湿病医院
201110147125	温敏性核壳型囊泡控释药物载体、其制备方法及应用	华东理工大学、上海莱博生物科技有限公司
201220566410	一种敷贴	刘国政、湖北上善堂药业有限公司
201010573990	金刚烷季铵碱及其制备方法	上海博康精细化工有限公司、徐州博康信息化品有限公司
200910198765	磷酸钙和两亲性聚合物复合载药纳米微球、制备方法和用途	上海市肿瘤研究所、中国科学院上海硅酸盐研究所
201010291743	提高难溶性药物溶解性能以提高生物利用度的方法	上海星泰医药科技有限公司、上海复星医药（集团）股份有限公司
200910247349	一种固体制剂的制备方法及所得固体制剂	上海中西制药有限公司、上海中西三维药业有限公司
200910247360	一种固体制剂的制备方法及所得固体制剂	上海中西制药有限公司、上海中西三维药业有限公司
201220564225	一种胶囊的壳体结构	石雷、台州职业技术学院
201320245213	一种复合胶囊	徐俊、台州职业技术学院
200910014471	一种药物微丸制剂及其制备方法	中国药科大学药学院、青岛黄海制药有限责任公司

（张伟波）

中国药学年鉴 CHINESE PHARMACEUTICAL YEARBOOK 2014

科研机构简介

↗ **国家卫生与计划生育委员会科学技术研究所药物与医用材料研究中心** 国家卫生与计划生育委员会科学技术研究所药物与医用材料研究中心隶属于国家卫生与计划生育委员会,其前身是药物化学研究室,成立于1980年,1992年更名为医用高分子材料室,2009年根据现有研究方向成立药物与医用材料研究中心。

研究中心目前共有11名工作人员,包括高级职称2名,中级职称7名,博士5名,硕士2名;内设药物研究室与医用高分子材料及药具检测研究室。

研究中心拥有基本仪器和设备,如毛细管电泳仪、高效液相色谱仪、凝胶渗透色谱仪、液质连用、傅立叶变换红外光谱仪、差示扫描量热仪、原子力显微镜、紫外-可见光分光光度仪、冷冻干燥仪、流式细胞仪等。研究中心的中外文图书共有500多册,订阅专业期刊10种,使用数据库有CKNI,及SPRINGER。

研究中心从事医用药物研究、高分子材料及其在生物医学领域应用的研究。研究中心承担了国家及企业的多个研究项目,并与北京大学化学与分子工程学院、中科院化学所、中国医学科学院药物所、中科院理化技术所等单位有密切合作关系;培养博士生9位,硕士研究生多名;共发表论文50多篇,其中SCI论文10多篇;获国家专利1项,公开5项;获得科研成果奖有:"新型可控生物降解高分子医用材料及其长效恒速释放LNG的避孕药微球的研究"1991年获计生委"七五"科技攻关重大成果奖、"生物降解18甲长效避孕埋植剂的研究"1996年获计生委"八五"科技成果攻关三等奖、"聚酯-氨基酸生物降解材料的合成、性能及释放体系的研究"1998年获计生委科技奖三等奖。

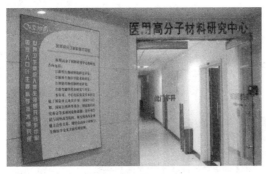

实验室

地址:北京市海淀区大慧寺路12号 邮编:100081
电话:010-62179116 传真:010-62170510
E-mail:mayning999@126.com

(宁美英)

↗ **重庆工商大学药物化学与化学生物学研究中心** 重庆工商大学药物化学与化学生物学研究中心于2002年组建,隶属于重庆工商大学。2004年7月重庆市教委批准立项建设重点实验室,2007年通过验收,建立"重庆高校市级重点实验室"。

中心现共有科研人员18人,其中具有正高职称的人员4名,副高9名,讲师4名,具有博士学历的6人,硕士学历的5名。中心下设天然药物研究实验室、化学生物学研究室和生物与食品工程研究室三个研究室。

中心占地1 200 m^2,拥有较完备的仪器设备如核磁共振仪、流式细胞仪、荧光定量PCR仪、PCR仪、电泳仪、紫外分光光度计、倒置荧光显微镜、Viretas发光检测仪、Viroskan酶标仪、Fluostar多功能微板测试系统、凝胶成像系统、纯水系统、高速冷冻离心机、超低温冰箱、净化细胞培养系统、超声波细胞破碎机、Flashmaster II、ASE200萃取仪、GC-MS、GC、离心冷冻干燥仪以及高效液相色谱仪等进口仪器设备。中心共享重庆工商大学图书馆图书资料。该馆藏图书218.48万册,电子图书87.58万册,中文期刊12 732份,外文期刊56份,并购有中国学术期刊网、超星数字图书、百链等40多个中外文数据库。

中心的方向任务为:①天然药物的高通量、高内涵筛选;②神经系统退行性疾病的发病机制及防治药物的药理研究;③抗肿瘤药物的化学生物学研究;④药物分子设计及构效关系研究;⑤创新药物合成;⑥天然产物的综合利用与开发。

中心承担了国家级和省部级重点攻关项目多项,近五年来在SCI刊物上发表论文93篇、被他人引用300余次;应邀在国际学术专业会议上作特邀报告20余次;申请国际发明专利2项,国家发明专利13项,授权7项;"一种新的抗肿瘤药物增敏剂的作用机制及应用研究"2008年度获重庆市技术发明奖三等奖。

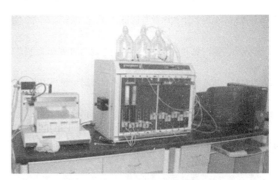

全自动分离纯化系统

地址:重庆市南岸区学府大道19号 邮编:400067
电话/传真:023-62769652 E-mail:jhliu@ctbu.edu.cn

(邓微薇)

↗ **微生物药物国家工程研究中心** 微生物药物国家工程研究中心由华北制药集团新药研究开发有限责任公司具体

中国药学年鉴

CHINESE PHARMACEUTICAL YEARBOOK 2014

承担,2004 年批准建设,总投资 1.4 亿元,获得国家发改委 1 200 万元、省发改委 80 万元的专项建设资金,同时还被列为河北省重点建设项目之一。中心主要围绕开发新药原始发现和难溶性药物等关键共性技术,建设药用微生物菌种资源库、微生物来源活性化合物筛选与活性评价能力、微生物来源难溶性药物和脂质体制剂研究技术平台等,2007 年 4 月通过验收。此后中心每两年评估一次,在 2010 年、2012 年和 2014 年国家发改委对国家工程研究中心的三次评价中,连续位列全国医药类国家工程研究中心第一名。

中心为微生物来源创新药物的主要研发机构,设主任 1 名,副主任 2 名,内部机构设置为三部四所,即综合管理部、基础保障部、注册医学部、合成药物研究所、制剂药物研究所、微生物与天然药物研究所、生物工程药物研究所,内部机构分别设置相应的负责人。公司现有员工 200 余人,其中科研人员占职工总数的 70% 以上,70 余人具有博士或硕士学位,100 多人具有副高以上职称。中心建有 1 座建筑面积为 11 000 m² 的科研大楼和 3 个总计面积为 8 000 m² 的多功能中试车间。装备有包括 500M 核磁共振仪、液-质联用仪、2L-800L 系列发酵罐中试系统、药物高通量筛选仪、中压层析分离系统、气相色谱仪、毛细管电泳仪、高压液相分析和制备系统、蛋白质分离纯化系统等价值 1.5 亿元的大型仪器设备 300 多台(套),整体装备达到了国内先进水平。中心图书馆主要收藏与生产、科研相关的文献;现有中文报刊 250 种、外文期刊 41 种;藏书 2 万多册,合订本期刊 3 万余册,资料 5 000 多册;收藏文种有中、英、法、德、日、俄等 6 个。

微生物创新药物研究是微生物药物工程研究中心的优势领域之一,利用多年来形成的技术优势,面向解决产业发展的关键共性问题,形成了研发平台、试验检测平台、中试平台和产业化孵化平台等在内的配套完整的全方位技术服务体系,为行业发展提供技术支撑服务。

2013 年,中心获得省市级以上奖励 5 项。其中"新版庆大霉素的研制与产业化应用"项目获河北省科技进步奖三等奖;通过优化发酵工艺、新菌种选育,开发了拥有自主知识产权的分离纯化工艺,工艺水平国际先进。"中药香加皮抗肿瘤成分羽扇豆烷乙酸酯等逆转食管癌前病变的实验研究"获河北省科技进步奖二等奖,国内外首次采用食管癌细胞体外实验及大鼠食管癌前病变模型,为临床预防和治疗食管癌前病变提供了理论基础。"微生物创新药物筛选研究平台的建立和应用"获中国药学会二等奖,石家庄市科技进步奖一等奖;该项目建立了一个具有国内领先、国际先进水平,兼顾微生物仿制药研制和创新药物研究的微生物创新药物筛选研究技术平台,成功筛选得到了 13 种有产业化价值的微生物药物及中间体的产生菌或生物转化菌株,多个品种实现了国内首仿,填补了国内空白。"Ⅱ类新药抗角膜移植排斥反应免疫抑制剂环孢素滴眼液研制及产业化"获河北省科技进步奖三等奖,环孢素滴眼液是国内首家被批准的环孢素眼用制剂,也是目前国内外唯一用于眼角膜移植术后抗排斥作用的眼用免疫抑制剂类药物,它的研制成功填补了国内环孢素在眼科用药制剂的空白。

微生物药物国家工程研究中心成立以来,共计取得研究成果 19 项,其中获得国家生产批文 6 项,临床批件 3 项,10 项科研成果产业化,新增销售额达到 1 亿元以上;申请国家发明专利 19 项,获得授权发明专利 25 项;承担了省级以上项目 31 个,其中国家级项目 22 个,共获得资助 5 533 万元;在国内国际核心期刊发表论文 50 多篇,其中国外发表论文 7 篇;获得包括国家和省部级在内的各种奖励 15 项。

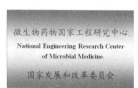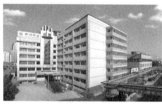

铭牌 研究中心大楼外景

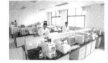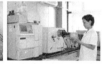

研究人员在做实验

地址:石家庄市和平东路 388 号 邮编:050015
电话/传真:0311-85992039
E-mail 的邮址:zhangxuexiazxx@163.com

(张雪霞)

山东泰邦生物制品有限公司 山东泰邦生物制品有限公司是在有着 40 多年历史的山东省生物制品研究所(省卫生厅直属事业单位)基础上,于 2002 年重组成立的合资企业。公司注册资本为 1.6 亿元人民币,是国家定点、山东省唯一的,以血液制品为主,集科研、生产、经营一体化的国家级高新技术企业。公司在山东、广西两地拥有 10 家单采血浆站。控股公司于 2009 年在美国纳斯达克主板上市,是国内唯一在美国上市的血液制品企业(交易代码:CBPO)。

公司现有员工 400 余人,专业技术人员占 90%,其中本科以上学历 200 多人,研究生以上学历 40 余人,中级职称 38 人,高级职称 13 人,国内外血液制品专家学者十余人,确保企业可持续性快速发展。研发中心下设:蛋白纯化室、细胞病毒室、基因工程室、质量分析室、试验动物室、中试车间和 10 余个项目组。企业自成立以来,注重科研投入和技术人才的引进,先后建立了"山东省血液制品工程技术研究中心"和"泰邦药物研究院",并获得"国家级高新技术企业"、"国家综合性新药研发技术大平台产业化示范企业"、"华东地区(山东)血液制品动员中心"等荣誉称号。公司主要大型仪器设备包括高效液相色谱仪、荧光显微镜、凝胶成像系统、全

中国药学年鉴 CHINESE PHARMACEUTICAL YEARBOOK 2014

自动凯氏定氮仪、全自动水分测定仪、微量分光光度计、酶标仪、原子光谱分析仪、红外色谱仪、高速冷冻离心机、AKATA Explorer、AKATA Avant、AKATA Express 等蛋白纯化系统，Millipore Pellicon 等超滤系统，Tofflon 系列冻干系统等现代化专业设备 120 余台。在图书资料方面，公司订阅了国内外医学药学专著及期刊，充分利用网络资源，购买了专业数据库，可检索电子全文的资源包括中外文期刊、中外文图书、优秀硕博士论文，国内外药品研发、申报、临床等，充分保证科研开发的需要。

公司以血液制品和生化药物为主要研制方向，目前拥有人血白蛋白、静脉注射人免疫球蛋白、人凝血因子Ⅷ、狂犬病人免疫球蛋白、破伤风人免疫球蛋白、乙肝人免疫球蛋白、人免疫球蛋白等 7 个品种，22 个规格的产品。公司拥有完善的质量管理体系，自国家实施批签发制度以来，产品合格率 100%，并被评为全国医药行业药品质量诚信建设示范企业。

公司共承担和完成各类科研项目 20 多项，国家级科研项目 6 项，其中包括国家 863 项目 1 项，国家重大新药创制专项 2 项，国家级火炬计划 4 项。公司先后获得各类科研奖项 10 余项："人凝血因子Ⅷ"于 2011 年被科技部评为国家重点新产品；"高纯乙肝人免疫球蛋白"2011 年获山东省技术创新优秀新产品一等奖；"高纯乙肝人免疫球蛋白"2011 年获山东省技术创新优秀新产品一等奖；"高纯冻干人凝血因子Ⅷ制剂工艺开发"2011 年获山东省技术创新优秀成果一等奖；"冻干人凝血因子Ⅷ制剂的工艺开发"2011 年获山东省药学会科学技术成果一等奖；"胸腺肽 α1 注射液纯化工艺的研究"2007 年获山东省技术创新优秀成果二等奖；"高纯静注人免疫球蛋白产业化工艺开发"2011 年获山东省技术创新优秀新产品二等奖；"人狂犬病免疫球蛋白的研制及开发"2008 年、"人血白蛋白连续流压滤工艺的研究"2009 年、"高纯静注人免疫球蛋白产业化工艺开发"2011 年获山东省科学技术奖三等奖；授权国家发明专利 5 项，实用新型 10 余项。

公司积极与国内外同行进行学术交流与合作，先后与法国 LFB 公司、美国 Baxter 公司、澳大利亚 CSL 公司等国际知名企业建立了实质性的合作关系；与国内高校、医疗机构、科研院所包括北京大学、山东大学、泰山医学院、天津血研所、江苏血研所、北大人民医院、中国食品药品检定研究院、中国军事医学科学研究院、中国过程研究所、中国输血研究所等建立长期的合作关系；2013 年成功举办第三届血液制品学术交流会；2005~2013 年，先后组织国内和地区性专业研讨会 10 余次。

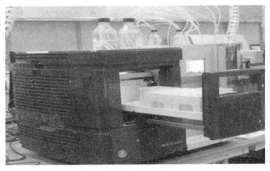

蛋白纯化系统

地址：泰安市虎山东路 14 号　邮编：271000
电话：0538-6203849　传真：05386203849
网址：http://www.ctbb.com.cn
E-mail：mashan@ chinabiologic.com

（张　振）

> **江苏省药物研究所药学研究基地**　江苏省药物研究所原名南京药物研究所，是 1962 年经江苏省委批准，以南京药学院（现中国药科大学）部分教学和科研人员为基础组建，1997 年 4 月更名为江苏省药物研究所，2006 年 12 月整建制划归南京工业大学，至今建所已有 50 多年，是专门从事新药创新和研究开发的科研机构。由研究所和江苏省科技厅、江苏省卫生厅共同筹建的江苏省药物安全性评价中心，2003 年 5 月通过国家食品药品监督局认证验收，承接药理毒理学研究及新药相关研究等，是江苏省新药临床前研究基地。

研究所现有科研人员 73 人，其中高级 28 人，中级 20 人，大学以上学历 66 人，博士 6 人，硕士 22 人；下设药物制剂及质量研究室、药物化学研究室、天然药物研究室、药理研究室，并建有一个国家级平台——江苏省药物安全性评价中心（GLP），两个省级平台——江苏省实验动物检测一站、江苏省药物新制剂研究及工程化服务中心。

该研究所科研配套设施齐全，拥有 UPLC-MS/MS、LC-MS/MS、傅立叶红外光谱 Thermo fisher NICOLETIS10、高效液相色谱 30 台、微粒分析仪 Malvern Zetasizer Nano、高压均质机 EF-C5、西门子动物血液全自动分析仪、实验动物生理遥测系统等一大批先进仪器设备，拥有化学药物合成中试线（25 L、50 L、100 L 多功能玻璃反应器）、药物制剂中试线（片剂、胶囊、颗粒剂、冻干剂、注射液、贴剂、软胶囊等），固体制剂规模 5 kg，液体制剂 100 L。图书资料室藏有中英文图书总计约 2.7 万余册；收藏 C.A.1907 至 2001 年全部纸质版；订阅中英文期刊 604 种，共计 15 000 万余册；接入 PDB 药物

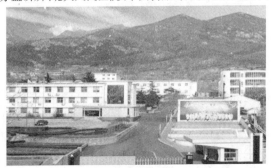

泰邦全景

综合数据库,为科研服务。

该所的科研方向为:①、药物制剂方面:微粒给药、缓控释制剂及其他新型制剂的研究与开发;②药物分析方面:化学药物的分析还质量控制方法,复杂生物样品中药物及代谢物检测方法;③药物化学研究方面:针对重大疾病的新药分子设计、合成与筛选;④药理研究方面:肿瘤药理学、内分泌药理学、心血管病药理学、药物代谢动力学研究;⑤天然药化研究方面:天然活性成分的研究和资源开发,结构改造;⑥毒理研究方面:药物安全性评价、毒理学等。

该所50年来在国内外各类学术刊物上发表论文800余篇,其中SCI论文近60篇;编写专著、译著20余部;获得发明专利34项;共获国家新药证书163份,新药成果转化率达95%以上;有50余项研究成果获奖,其中国际奖1项,国家级奖5项,部省级奖26项。如:"抗日本血吸虫病新药锑-273的研究"、"假蜜环菌(亮菌)和假蜜环菌(亮菌)甲素"、"男用节育药棉酚"1978年获全国科学大会重大贡献奖;"防治气管炎有效中草药研究——野马追"、"中期妊娠引产药——开牙片"1978年获全国医药卫生科学大会奖;"血吸虫病治疗药物研究"1985年获国家科学技术进步奖二等奖;"治疗急性胆道感染新药假蜜环菌甲素"1987年获国家科学技术进步奖四等奖;"治疗日本血吸虫病新药吡喹酮"1980年获卫生部科技成果二等奖;"新型肝病药物——马洛替酯"1992年获国家医药管理局科技进步奖三等奖;"注射用紫杉醇脂质体"2011年获江苏省科技进步奖二等奖,2012年获中国药学会一等奖。

地址:南京市马家街26号 邮编:210009

电话:025-83285226/83285237

网址:http://jsyws.njtech.edu.cn http://glp.njtech.edu.cn

E-mail:jsyws@njut.edu.cn

(丁逸梅)

↗ 江苏省(扬子江)药物研究院

江苏省(扬子江)新药研究院于2006年获得批准,依托于扬子江药业集团建设的,并已顺利通过相关部门验收。

扬子江药物研究院目前拥有专职研发人员160余人,其中高级工程师2名,中级工程师7名。研究院下设合成研究所、制剂研究所、分析研究所、中药研究所、医学事务处、信息专利处等职能处室。该院研发场地达到3.3万平方米,拥有大型先进研发精密设备100余台套,包括旋转式双层压片机、多功能胶囊填充机、多功能流化床、全自动崩解仪等国内外一流的关键设备及检测仪器。药物研究院图书馆拥有各类藏书2000余册,期刊60余种,报纸20种;拥有汤森路透旗下Cortellis和Newport数据库、中国科技信息服务网数据库、米内网、安邦情报等多种国内外知名医药数据库。

药物研究院围绕重大疾病的创新药物制备技术、药物微粒载药制剂技术、难溶药物增溶技术,系统开展产业前沿技术、前瞻性技术研究与开发。研究院先后承担了省级以上科技攻关项目50多项,其中:国家"973"科技攻关项目2项、国家重大新药创制专项项目8项、国家产业振兴专项1项、国家高技术产业化专项1项、国家高新技术产品出口技改专项2项、省成果转化项目2项;已获得授权中国发明专利33项,PCT专利3项,并在国内外核心期刊上发表论文89篇;先后获取了省级以上科技奖、发明奖9项,其中:国家科技进步二等奖2项("经前平颗粒"、"银杏叶片"分别于2007年和2012年获国家科技进步二等奖)、国家发明专利博览会金奖2项、国家优秀发明专利奖1项;"地佐辛注射液"、"唑来膦酸原料及注射液"分别于2009年和2012年获江苏省科技进步三等奖。该院"十一五"以来累计完成南五味子软胶囊、S-伊拉地平原料及缓释胶囊等各类新药立项100余项,其中创新药物24项;累计获批地佐辛注射液、注射用硫酸头孢匹罗、注射用生长抑素、那氟沙星软膏、利塞膦酸钠原料及片等新药证书及生产批件品种共59项,先后成功投产上市,实现产业化。其中有4项被评为国家重点新产品,24项被评为省高新技术产品,2项被评为省自主创新产品。

长期以来研究院一直与中国人民解放军军事医学科学院、中国科学院上海药物所、天津药物所、北京大学、中国药科大学等高校及科研院所保持紧密联系,开展共建技术平台、技术合作、联合培养研究生等产学研合作。

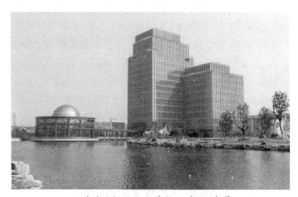

江苏省(扬子江)药物研究院外景

地址:江苏省泰州市高港区扬子江南路1号

邮编:225321 电话/传真:0523-86975023

邮箱:linbinbin@yangzijiang.com

(陈晓艳)

↗ 安徽省中药研究与开发重点实验室

安徽省中药研究与开发重点实验室是由安徽中医药大学、安徽医科大学、安徽大学和安徽省药物研究所结合各自学科优势联合共建,安徽省科技厅2005年11月立项资助建设的省级重点实验室,安徽中医药大学和安徽省中医药科学院为依托单位和主要协调联系单位,实验室建有涉及现代中药研究与开发各环节

中国药学年鉴 CHINESE PHARMACEUTICAL YEARBOOK 2014

的多个研究室,包括植物组织培养研究室、中药资源研究室、中药制剂研究室、中药分析检测室、糖复合物与糖工程研究室、制药工程研究室、中药药理与毒理研究室、动物细胞培养室、分子生物学研究室、中药质量标准及稳定性研究室等,主要开展安徽省道地中药材的植物组织培养及有效成分的提取分析研究、中药种质资源和中药材生产规范化及中药饮片加工与炮制研究、中药有效成分或中药复方制剂的制备工艺及成品制剂的研究、中药有效成分和复方制剂中主要成分的定性定量研究、丹皮等中药多糖类成分的分离纯化与鉴定及生物活性成分的研究、中药规模化和规范化生产的工艺和关键技术及过程控制研究、中药活性成分和有效部位及中药复方的药效学及毒理学研究、天然药物包括中药有效成分治疗疾病的作用机制研究、中药质量标准及稳定性研究等。实验室2006年申报了安徽省"115"现代中药研发创新团队和安徽省"115"抗炎免疫药理学科技创新团队,均获准建设;2007年获准建设现代中药安徽省工程技术研究中心和抗炎免疫药物安徽省工程技术研究中心。

本实验室现有固定人员52人,其中具有正高职称17人,副高职称22人,博士17人,硕士29人;主要仪器设备:全自动智能型数字荧光显微镜,扫描电子显微镜,研究型倒置显微镜,全自动倒置荧光显微镜,流式细胞仪,荧光定量 PCR 仪,实验室型流化床,高压制备液相色谱仪,高效液相色谱仪,傅立叶变换红外光谱仪,差示扫描量热仪,三重四级杆串联液质仪,电感耦合等离子体-质谱,液-质联用仪,气-质联用仪,原子吸收光谱仪,超高效液相色谱仪等;图书资料依托安徽中医药大学图书馆,该馆拥有中外文藏书 14.85 万册,中文期刊52种,外文期刊2种。16种中外文数据库:(Science Direct 数据库、Springer 数据库、CNKI 中国学术期刊网络出版总库、CNKI 中国工具书网络出版总库、万方数字化期刊、中国生物医学文献数据库、中国药学文摘数据库、中国中医药数据库等)。

自建立以来该实验室共承担了 52 项省部级以上科研课题的研究,平均年度经费达 115 万元;申报发明专利 20 余项;发表学术论文 400 余篇,其中 SCI 收录 56 篇;正在研究开发新药 20 多个,已取得新药临床研究批件 2 个,已取得新药证书 5 个;在关节炎、肝病等疾病的发病机制及中药治疗作用研究领域达到国内领先水平,在中药资源调查等方面开展了广泛研究,完成了安徽道地药材的全面资源调查;"药用植物种质资源标准化整理、整合及共享"2009 年获中华中医药学会科学技术奖一等奖;"《安徽中药志》编著与安徽中药资源研究"2009 年获安徽省科技进步奖二等奖;"前胡饮片炮制工艺及质量标准规范化研究"2009 年获安徽省科学技术奖三等奖;"丹皮药用成分调控血脂及炎症发挥动脉粥样硬化和抗脂肪肝作用"2010 年获安徽省科技进步奖二等奖;"疏风解毒胶囊研发及应用"2011 年获安徽省科学技术奖三等奖。实验室先后承办了十余次大型学术会议,参加 40 余次大型学术会议并作学术报告,扩大了实验室在同行的影响力。

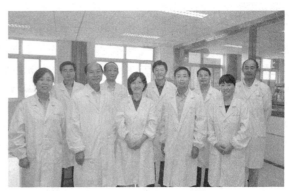

实验室部分成员合影

地址:合肥市梅山路 103 号　邮编:230038
电话:0551-65169045　传真:0551-65169046
E-mail:kyc@ ahtcm. edu. cn

（汪天明）

↗ **抗炎免疫药物教育部重点实验室**　抗炎免疫药物教育部重点实验室是在安徽省医科大学抗炎免疫药理学安徽省重点实验室的基础上建立的。2011 年 11 月通过教育部验收,主要开展抗炎免疫药物的基础与应用研究,重点实验室现有面积约 4 500 m^2,设有药效学评价实验室、细胞与分子生物学实验室、药物分析实验室、新药筛选实验室等,形成了较完备的从事抗炎免疫药理学研究的研究平台。实验室现有药学、药理学、分子生物学等各类先进专用设备数百台套,如 Leica 激光共聚焦显微镜、Warters 飞行时间质谱仪、Beckman 流式细胞仪等。图书资料依赖于校图书馆,馆藏书刊 90 余万册;安装了万方、维普、中国知网等中文全文数据库,中国生物医学文献服务系统(SionMed)书目数据库,ELSEVIERScienceDirect (SDOS)、Nature、SpringerLink、Interscience、EBSCO 等外文全文数据库;Biosis Previews(BP) 文摘数据库,备有各种类型计算机 500 余台,各种服务器 14 台,存储24T;采用金盘管理系统,实行图书馆局域网内整体管理。

实验室现有研究人员 80 余人,其中正高 32 人,博士生导师 13 人,硕士生导师 37 人,国家百千万人才人选 1 人,教育部骨干教师 1 人,教育部新世纪人才 2 人,皖江学者特聘教授 1 人,安徽省学术技术带头人及后备人选 11 人,形成了一支较高水平、结构合理的学术研究团队。近两年来实验室培养博士研究生 29 人,硕士研究生 104 人。

实验室积极开展科学研究,形成了炎症免疫相关疾病发生发展机制、抗炎免疫药物的基础与临床、抗炎免疫药物的关键技术和抗炎免疫药理学方法学等研究方向,在类风湿关节炎、肝损伤-肝纤维化-肝癌、心血管疾病、神经退行性疾病、糖尿病、肾病等疾病病理机制、治疗药物作用机制及创新抗炎免疫药物研究等方面开展了深入研究,取得了明显进展。近两年来实验室共承担了 30 多项国家自然科学基金资助项目(含重点项目 1 项),2 项科技部重大新药创制专项以及教育部新世纪人才项目、高等学校博士点基金、安徽省科技攻

中国药学年鉴

CHINESE PHARMACEUTICAL YEARBOOK 2014

关重点项目等 20 多项;发表学术论文 500 余篇(其中 SCI 收录论文 200 余篇);获得省级科技奖二等奖 3 项,如"白芍总苷治疗类风湿关节炎的开发与产业化"2010 年获浙江省科学技术奖二等奖,"药动药效学定量方法在心血管药物中的应用研究"2010 年获安徽省科学技术奖二等奖,"豹皮樟活性成分的提取鉴定、主要药理作用及机制研究"2012 年获安徽省科学技术奖二等奖;获中华医学奖和中华预防医学奖三等奖各 1 项,安徽青年科技奖 2 项,中国药理学会施雅雅青年药理学工作者奖 3 项,国家发明专利 9 项;支持企业获得新药临床研究批件 8 项。实验室主编了大型药理学研究著作—《药理实验方法学》(第 4 版,2010 年,人民卫生出版社)、医学本科生规划教材《临床药理学》(第 4 版,人民卫生出版社)、《定量药理与新药评价》(人民军医出版社,2011年)、《新药研发的剂量优化》(科学出版社,2010 年,主译)等4 部著作,参编了国家级规划教材(《药理学》(第七版)和《药事管理学》)等 8 部著作。

实验室与国内外著名院所建立了良好的联系,开展了高级学者访问、联合申报课题、学术互访、联合培养博士生等实质性合作;聘请了美国国立卫生研究院、美国罗切斯特大学等高级研究人员为客座教授;主办了首届肝脏炎症、肿瘤和新药物靶点研究国际会议(合肥);参加了世界药理学大会、中英、中日、中俄药理学联合会议、中国药理学会——香港药理学会双边学术交流等高水平国际会议,促进了重点实验室学术水平的提高,扩大了重点实验室的学术影响力。

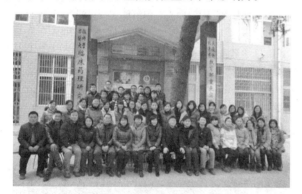

重点实验室成员合影

地址:安徽省合肥市梅山路 81 号 邮编:230032
电话:0551-65161208 传真:0551-65161208
E-mail:yan-shx@163.com

(严尚学)

现代中药制剂教育部重点实验室 现代中药制剂教育部重点实验室(简称"实验室")于 2003 年经国家教育部批准依托江西中医药大学筹建;2004 年 4 月实验室建设任务通过专家论证;2005 年 9 月正式开始建设;2006 年 8 月提前一年通过教育部专家验收组验收,实验室是具有相对独立人事权和财务权的新型科研机构,是全国高校唯一从事中药新制剂、新剂型、新技术、新装备研究开发的教育部重点实验室;

其研究目标是在中医药理论指导下,经现代药理和临床实验验证,运用现代技术、方法和手段,研制安全、有效、稳定、可控、方便的新一代中药制剂。

实验室构建了一支以国内医药领域知名科学家为核心,多学科交叉、复合型、知识型的创新人才团队(团队获得江西省高校首批科技创新团队称号)。实验室现有博士 21 人,高级专业技术人才 14 人,中级专业技术人才 16 人,博士生导师 5 人,硕士生导师 15 人,国家药典委员会委员 2 人,江西省首批"井冈学者"特聘教授 2 人,江西省赣鄱英才"555"工程领军人才 3 人,江西省中青年学科带头人 5 人,江西省中青年骨干教授 6 人。实验室总建筑面积 6 650 平方米,投入总建设经费 5 800 万元;配置有超微粉碎机、微波提取浓缩干燥耦合装置、喷雾干燥仪、智能溶出仪、差示热扫描分析仪、表面界面张力仪、三重四级杆液质联用仪、AB-qtrap 4500、高速逆流色谱、全二维液相、色谱装柱机等仪器设备 300 台件、总价值达 5 100 余万元,可实现从处方筛选、药材粉碎、提取、浓缩、分离纯化、制剂成型、检测等一整套制剂制备过程,保证了中药制剂质量安全;实验室共享学校图书馆资源,图书馆藏有纸质、电子图书合计达 150 余万册,购置和自建电子资源数据库 20 余个。

实验室建立了中药制剂制造装备、中药新型给药暨物性表征评价、中药质量控制评价、菌物药研究中心等技术平台。2009 年,实验室获科技部批准建设全国高校唯一一个中药制剂开发国家级科研平台——"中药新型给药系统技术平台";2011 年,获国家发展和改革委员会批准,建立了"中蒙药丸剂关键技术及工艺国家地方联合工程研究中心";2012 年,与学校"中药固体制剂制造技术国家工程研究中心"共同成功申报江西省首批协同创新中心——"创新药物与高效节能制药设备"协同创新中心。此外,实验室还获准建立"江西省高校'中药制剂'高水平实验室";财政部省部共建"中药给药系统技术研究中心";国家中医药管理局中医药科研三级实验室"中药制剂实验室"、江西省高校"中药制剂"高水平实验室、江西省中药制药工艺与装备技术研究中心、江西省中药产业技术创新战略联盟、南昌市中药复方释药系统重点实验室等平台立项的建设。同时,实验室还是国家中医药管理局重点学科"中药药剂学"的实施单位;世界中医药学会联合会中药制剂技术分会会长单位;"中药全球化联盟"国际学术组织成员。

实验室承担了包括国家"973"项目、"863"项目、国家重大新药创制项目、国家科技支撑项目、国家自然科学基金、国际合作项目、财政部中医药行业专项等在内的国家级项目 63项,总科研经费达 1.55 亿元;承办国际国内学术会议 18 次;合作共建 3 个国际联合实验室、10 个国内联合实验室;专利授权 11 项;发表论文 640 余篇,其中 SCI、EI、ISTP 收录 100余篇,出版论著 15 部。实验室先后获得各级各类奖励 18项,如 2009 年,"山楂叶谱效关系评价方法的建立"项目获江西省科学技术进步奖二等奖;"江西特产中药彭泽贝母的化学成分研究"项目获江西省科学技术进步奖三等奖;2010年,"中药大片、异形片为核心的中药片剂现代产业化关键技术"项目获江西省科学技术进步奖一等奖;"基于卵磷脂特性的天然产物新型'导向型'脂质递药系统的设计、组装与评价研究"项目获江西省科学技术进步奖二等奖;2011年,"中药复方释药系统优化关键技术"及"微波技术在中药制药工艺中的应用"等项目获江西省科学技术进步奖二等奖。

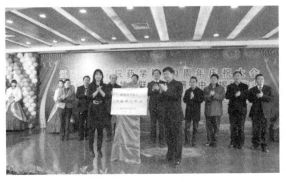

中蒙药丸剂国家地方联合工程研究中心揭牌仪式

地址:江西省南昌市兴湾大道818号　邮编:330004

电话/传真:0791-87118658

E-mail:hexiaoruly86@163.com

(何小汝)

▣ **新疆维吾尔自治区维吾尔医药研究所**　新疆维吾尔自治区维吾尔医药研究所最初于1983年6月以自治区卫生厅维吾尔医研究室名义而成立,1993年改为新疆维吾尔自治区维吾尔医研究所并独立建制。在80年代,研究所以维吾尔医医学发展史考证、文献研究、名老维医生平调查和学术刊物出版工作为主;90年代以来,以方药验证为主,对维吾尔医古方、验方进行药学、药理学等研究以及维吾尔医基础理论研究,并加快了新药、新产品研究开发和科技成果转化;2007年研究所正式更名为新疆维吾尔自治区维吾尔医药研究所,是目前全疆唯一一所专门从事维吾尔医药学研究的科研机构,是新疆维吾尔自治区民族医药学会挂靠单位,是新疆维吾尔自治区卫生厅和科技厅双重管理的科研机构。

目前研究所有在编职工29人,编外聘用人员10人,其中正高4名,副高4名,中级13名,初级7名;博士生4人,硕士9人。研究所设有文献研究室、基础医学研究室、药理毒理研究室、药剂研究室、《维吾尔医药》编辑部等科室,并有国家中医药科研三级实验室三个,即"维医细胞与分子生物学三级实验室"、"维吾尔药药理毒理学三级实验室"、"维吾尔药药剂学三级实验室",以及国家食品药品监督管理局"药物安全性评价中心"等实验室。研究所配备有先进的设备和仪器共117台,如净化工作台、磁力加热搅拌器、台式离心机、高速离心机、超声雾化器、生化培养箱、多功能电子天平、酶

标仪、生化分析仪、血液细胞分析仪、电解质分析仪、切片机、显微镜、自动组织脱水机、制备型高压液相色谱仪、分析型关于液相色谱仪、紫外分光光度计、真空干燥箱、旋转蒸发仪、高速离心喷雾干燥机、超低温保存箱、超声波细胞粉碎机、电泳仪、倒置显微镜、CO_2培养箱、PCR仪等供开展研究应用。

研究所的主要方向为①1、挖掘、整理、研究历代维吾尔医药文献,为现代维吾尔医学医、教、研和药品生产提供文献依据;②开展药物安全性评价和细胞与分子生物学、药理毒理学以及药剂实验研究,运用现代科学手段,对维吾尔医药基础理论及临床病症进行诊疗研究;③编辑出版《维吾尔医药》杂志维文版。至今,研究所承担了各级科研课题108项,完成科研项目75项,成果转化13项,获得专利16项;在国内外发表学术论文246篇,其中9篇被SCI收录;编辑出版了《维吾尔医药》杂志维文版、《中国医学百科全书·维吾尔医分卷》(汉文版)及《中华本草·维吾尔药卷(汉文版)》等专著,收集、研究、整理了《拜地依药书》、《身心之康复》、《白色宫殿》等维吾尔医药古籍,挖掘、整理研究维吾尔医药学基础理论、各科疾病诊治、立法方药等方面的经典著作,为教学、医疗、科研提供文献依据。经过多年努力,研究所获得国家部级科技奖3项,省级科技奖19项,其中如:"西帕固龈液的研制"1999年获国家中药局科技进步奖三等奖;"哮喘的维吾尔医异常体液分型及其与氧化-抗氧系统关系的研究"1999年获国家中医药局中医基础研究奖三等奖;"维医异常黑胆质的现代研究"2003年获中华医学会科技进步奖三等奖;"异常黑胆质及其成熟剂和清除剂研究"2003年获自治区科技进步奖三等奖;"西帕固龈液的研制"2006年获乌鲁木齐市科学进步奖一等奖等,其他如:"夏塔热片及软膏的免疫调节作用研究"等多篇论文获自治区自然科学优秀论文奖。

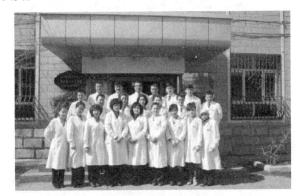

研究所全体合影

地址:新疆乌鲁木齐市延安路776号附1号

邮编:830049　电话/传真:0991-2565663/2557730

E-mail:bhsrmnf@163.com;

(沙　拉)

药学教育

Pharmaceutical Education

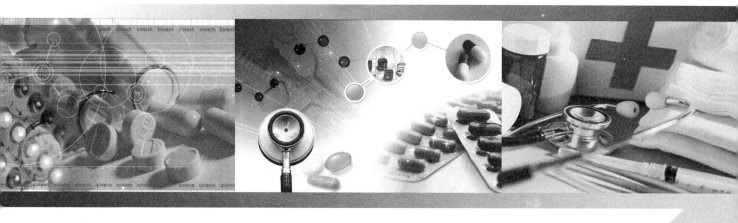

概　述

↗ **第二十一次全国高校党建工作会议**　2013 年 1 月 8 日，中共中央组织部、中共中央宣传部、中共教育部党组在北京召开第二十一次全国高校党的建设工作会议。会议强调，各地区各部门各高校要按照党的十八大部署要求，全面推进高校党的建设，为办好人民满意的高等教育提供坚强保证。中共中央政治局委员、国务委员刘延东主持会议。中共中央政治局委员、中央宣传部部长刘奇葆出席会议。中共中央政治局委员、中央组织部部长赵乐际讲话。

赵乐际充分肯定十七大以来特别是去年以来高校党建工作取得的成绩。他强调，高校学习贯彻十八大精神，加强党的建设，最根本的是培养造就中国特色社会主义事业合格建设者和可靠接班人。要坚持以科学理论为根本指导，以服务大局为根本原则，以立德树人为根本任务，以健全制度为根本保障，推动高等教育走内涵式发展之路。要培养选拔社会主义政治家教育家，建设善于办学理校的高素质领导班子，加强思想政治建设，推进基层服务型党组织建设，健全党建工作责任制，提高高校党的建设科学化水平，开创高等教育事业科学发展新局面。

刘延东在主持会议时强调，要以求真务实作风，认真贯彻落实好十八大精神和全国高校党的建设工作会议精神。

　　　　　　　　　　　　　　　　　　（徐云龙）

↗ **2013 年全国教育工作会议**　2013 年 1 月 9 日，全国教育工作会议在北京召开，教育部党组成员出席会议；各省（区、市）、计划单列市、新疆生产建设兵团教育部门负责人，教育部各司局、直属单位负责人参加会议。会议强调，要高举中国特色社会主义伟大旗帜，深入学习贯彻党的十八大精神，坚持以邓小平理论、"三个代表"重要思想、科学发展观为指导，全面落实教育规划纲要，全面贯彻党的教育方针，全面推进素质教育，把立德树人作为根本任务，把教师队伍建设作为重点内容，把转变作风作为重要保证，加快教育领域综合改革，加快转变教育发展方式，加快推进教育现代化，着力促进公平公正，着力提高质量效益，着力维护和谐稳定，努力办好人民满意的教育，为全面建成小康社会、夺取中国特色社会主义新胜利提供人才支撑和智力保证。加快推进教育现代化，全面深化教育综合改革，必须努力提高教育管理工作的科学化水平。要改进工作作风，大兴为民务实清廉之风；改进教育宣传，为教育改革发展营造良好氛围；改进工作方式，切实维护教育系统和谐稳定。　　（徐云龙）

↗ **全国教育科研工作会议召开**　2013 年 1 月 31 日，全国教育科研工作会议在北京召开，教育部部长袁贵仁出席会议并讲话。会议指出，教育科研要在办好人民满意教育过程中发挥创新理论、服务决策、指导实践、引导舆论的重要功能，全面提升创新能力和服务水平，促进教育事业科学发展。一是明确任务，突出教育科研工作的主攻方向。要深入研究中国特色社会主义教育发展规律，为教育事业科学发展提供智力支持，服务地方、学校教育改革发展，宣传先进理念，回应群众关切，为教育持续健康发展营造良好氛围。二是求真务实，不断增强教育科研能力和服务水平。要增强大局意识，坚持理论联系实际，大力推进协同创新，高度重视成果转化。三是加强领导，营造有利于教育科研事业发展的良好环境。要把教育科研作为教育改革发展重要的基础工作来抓，着力建设一支充满活力的高素质专业化教育科研队伍。希望教育科研系统抓住机遇，勇于担当，努力成为探索教育规律、创新教育理论的"思想库"，成为提出政策建议、服务教育决策的"智囊团"，成为开发教育策略、服务教育实践的"设计师"，成为引导教育舆论、更新教育观念的"宣传队"，努力开创教育科学研究新局面。教育部副部长郝平主持会议并作总结讲话。江苏教育厅、中国教育学会、华东师范大学、黑龙江教科院、军事教科规划办、江苏情境教育所作交流发言。各地教育部门、教科院所、教育科学规划办及有关高校、教育学术社团、教育部有关司局单位负责人参加会议。

　　　　　　　　　　　　　　　　　　（徐云龙）

↗ **中国职业技术教育学会第四次会员代表大会**　2013 年 2 月 23 日，中国职业技术教育学会第四次会员代表大会在北京召开。大会选举产生了学会第四届理事会，纪宝成当选第四届理事会会长。

教育部部长袁贵仁出席会议并讲话。他指出，加快发展现代职业教育，对于全面建成小康社会、加快推进现代化、实现中华民族伟大复兴，具有重要意义。要深入落实职业教育战略地位，加快建设现代职业教育体系，不断深化职业教育综合改革，大力提高职业教育办学质量，切实完善职业教育保障机制，为基本实现教育现代化、服务全面建成小康社会做出新的更大贡献。职教学会成立 20 多年来，特别是第三届理事会成立 5 年来，为推动职业教育改革发展做出了重要贡献。学会应紧密围绕十八大精神的贯彻落实，围绕教育规划纲要的深入实施，积极参与职业教育顶层设计、标准制定、监测评估等工作，深入开展科学研究，发挥好思想库和智囊团的作用；密切联系职业院校和基层教育部门，大力宣传职业教育方针政策和典型经验，及时跟踪职业教育体改试点进展，努力成为基层实践创新的引导者和推动者；进一步健全和完善学会的组织机构，创新工作方式，加强队伍建设，推进协同创新，不断增强学会的吸引力、凝聚力。　　（徐云龙）

↗ **2013 年度职成教工作视频会议**　2013 年 3 月 18 日，教育部在北京召开 2013 年度职业教育与成人教育工作视频会议,总结 2012 年的工作成果,进一步明确职成教战线参与"中国梦"建设,学习贯彻党的十八大精神、落实新一届政府工作要求的思路和举措,部署 2013 年的重点工作。教育部副部长鲁昕出席并讲话。广东省教育厅、全国有色金属职业教育教学指导委员会等 8 个单位做了发言。

会议指出,职成教战线去年在科学认识现代职业教育内涵、全面推进体系建设顶层设计、整体规划设计中高职衔接等 10 个方面取得了重要进展。2013 年重点做好 12 项工作:筹备召开好全国职业教育工作会议、整体推动现代职业教育体系建设、全面推进中高职衔接、基本形成集团化办学国家制度框架、在行业指导能力建设和职业教育内涵建设上取得重要进展、大幅提高职业教育信息化水平、形成传承创新民族文化的专业优势、提高试点服务国家制度建设的能力、全面加强职业院校技能培训工作、深化职业教育国际合作、扎实推进继续教育改革创新等。 (徐云龙)

↗ **高校自主选拔录取改革试点工作会议** 2013 年 3 月 29 日,教育部在北京召开高校自主选拔录取改革试点工作会议,贯彻落实《教育部关于进一步深化高校自主选拔录取改革试点工作的指导意见》,总结交流试点经验,深化改革,规范管理,着力选拔学科特长和创新潜质的优秀学生。教育部副部长杜玉波、部长助理林蕙青出席会议并讲话。90 所试点高校的负责同志参加了会议。

会议指出,十年来高校自主选拔录取改革试点工作取得了显著成效,也面临着新的问题和挑战。试点高校要进一步明确试点招生对象,主要招收具有学科特长和创新潜质的优秀学生;积极探索建立创新人才选拔标准,完善高考、试点高校考核和普通高中学业水平考试、综合素质评价等相结合的高校人才选拔综合评价体系;合理确定试点高校招生专业、考生规模、考核科目;不断完善自主选拔录取办法和拔尖创新人才选拔机制,鼓励拔尖创新人才脱颖而出;严格选拔录取程序,确保试点招生公平公正。

会议强调,要认真做好今年自主选拔录取下一阶段有关工作,严格组织面试考核,做好面试题目的命制、考试实施等工作;合理确定入选考生人数,做好资格审查工作;实施"阳光工程",加强监督和违规惩处力度;尽早制定 2014 年方案和简章。北京大学、清华大学、北京理工大学、北京科技大学、南开大学、中国药科大学、中国地质大学(武汉)、四川大学、黑龙江大学等 9 所试点高校的负责同志做了交流发言。上海纽约大学负责同志介绍了学校选拔优秀学生的做法。 (徐云龙)

↗ **2013 年高校科技工作会议** 2013 年 3 月 29 日,教育部在武汉召开 2013 年高校科技工作会议,教育部副部长杜占元出席会议并讲话。

会议强调,要在大局中凝聚共识,把强化科技创新作为高校服务经济社会发展的关键环节;在发展中找准定位,把推动高校科技内涵式发展、支撑高等教育质量提升作为服务创新型国家建设的紧迫任务;在比较中看不足,把加快高校科技体制改革作为加快科技工作发展的重要举措;要牢固树立科教结合的理念,在科研指导思想上实现从重视成果向解决问题的转变,在科研评价上实现从注重数量到注重质量的转变,在科研体制上实现从分散、封闭向广泛协同的转变。

会议从组织实施"高等学校创新能力提升计划"、推进高校科技体制改革、加强基础研究和原始创新能力、加强技术创新服务经济社会发展、加强创新人才队伍建设、优化科研环境、弘扬创新文化和大力推进高水平实质性的国际科技合作等方面对 2013 年高校科技工作进行专门部署,并明确了具体工作目标任务。湖北省教育厅、北京大学等 7 个单位分别就协同创新中心培育组建、学风建设和科研过程管理等方面作了交流发言。 (徐云龙)

↗ **2013 年全国高校毕业生就业工作推进会** 2014 年 4 月 10 日,2013 年全国普通高校毕业生就业工作推进会在北京召开。教育部党组副书记、副部长杜玉波出席会议并讲话。教育部党组成员、部长助理林蕙青主持会议。教育部有关司局、各省级教育行政部门、有关省(区)人力资源社会保障部门、各普通高校相关负责人等共 8000 多人在主会场和分会场参加了会议。

会议强调,2013 年高校毕业生就业工作已进入关键时期,各地各校要进一步加大毕业生就业工作的力度。一是落实"一把手"工程,强化组织领导,确保组织到位、人员到位、责任到位。二是狠抓政策落实,进一步挖掘潜力,完善促进毕业生就业的政策措施。三是多管齐下,努力开辟毕业生到战略性新兴产业、先进制造业、现代服务业等领域就业的新渠道,组织实施好"教师特岗计划"等项目。四是以创业带动就业,在优化创业政策环境、完善创业指导服务、强化创新创业教育等方面下功夫。五是根据新形势新要求,深入宣传发动,全力做好征集高校毕业生入伍工作。六是强化信息服务,持续开展招聘活动,开展富有针对性的咨询指导,进一步提升就业指导和服务水平。七是大力实施困难群体就业帮扶,开展"一对一"实名动态援助,努力帮助困难毕业生和少数民族毕业生实现就业。八是把"我的中国梦"主题教育活动与青年的就业创业教育有机结合,加强毕业生思想政治教育和舆论宣传,确保毕业生安全文明离校。 (徐云龙)

↗ **全国教育系统干部培训工作视频会议** 2013 年 5 月 16 日,教育部召开全国教育系统干部培训工作视频会议。教育部党组书记、部长袁贵仁出席会议并讲话。他强调,要全面加强和改进干部教育培训,全面提高干部素质和能力,为推动教育事业科学发展提供坚强有力的思想政治保证和组织保证。浙江省教育厅、重庆市教委、清华大学、国家教育行政学院作会议交流发言。会上还开通了中国教育干部网络学院，其目标是建设成为面向基层、服务全员、优质高效、灵活便捷的网络培训平台。此外，会前印发了《全国教育系统干部培训规划（2013-2017 年）》，对今后五年干部培训工作作出全面部署和安排。教育部党组成员、中纪委驻教育部纪检组组长王立英主持会议，教育部党组成员、国家教育行政学院院长顾海良出席会议。教育部各司局和直属单位主要负责人，在京的干训基地负责人及各省级教育部门和高等学校主要负责人等 4000 余人分别在主会场和分会场参加会议。

（徐云龙）

↗ 教育部要求加强对高校危险化学品安全管理工作

2013 年 5 月，针对相继发生的复旦大学校园投毒事件和南京理工大学实验室爆炸事件，教育部发出通知重要加强对高校危险化学品的安全管理工作。要求各地、各部门和各校应及时了解和掌握所属学校和本校实验室危险化学品的种类和使用、管理等具体情况，对涉及实验室危险化学品管理的重点部位和薄弱环节进行重点排查，并要有针对性地建立事故应急预案。健全实验室危险化学品管理制度，制定并完善实验室危险化学品保管、使用、处置等各个环节的规章制度。严格分库、分类存放，严禁混放、混装。要建立购置管理的规范，对使用情况和存量情况进行检查监督，使各类危险化学品在整个使用周期中处于受控状态，建立从请购、领用、使用、回收、销毁的全过程的记录和控制制度，确保物品台账与使用登记账、库存物资之间的账账相符、账实相符。

对于危险化学品中的毒害品，要参照对剧毒化学品的管理要求，落实"五双"即"双人保管、双人领取、双人使用、双把锁、双本账"的管理制度。对于搬迁或废弃的实验室，要彻底清查废弃实验室存在的易燃易爆等危险品，严格按照国家相关要求及时处理，消除各种安全隐患。在确认实验室不存在危险品之后，各地、各部门和各校按照相关实验室废弃程序，选择具有资质的施工单位对废弃实验室进行拆迁施工。

（徐云龙）

↗ 新一届高等学校教学指导委员会成立

2013 年 5 月 30 日，教育部召开了 2013-2017 年教育部高等学校教学指导委员会成立视频会议。教育部党组副书记、副部长杜玉波出席会议并讲话。教育部党组成员、部长助理林蕙青主持会议。新一届教学指导委员会成员、教育部高等教育司负责同志、各省（区、市）教育行政部门和教育部直属高校分管负责同志等近 5000 人，分别在主会场和分会场参加会议。

会议强调，推动高等教育内涵式发展，必须强化育人意识、围绕质量提内涵，必须强化需求意识、优化结构促发展，必须强化创新意识、突出重点推改革，必须强化服务意识、促进公平惠民生，必须强化责任意识、固本强基抓党建。教育规划纲要颁布实施三年来，我国高等教育改革发展取得了比较显著的成绩，发展思路更加明确、大众化水平稳步提高、结构逐步优化、综合改革稳步推进、推进公平迈出新步伐、质量保障体系进一步健全、高校党建和大学生思想政治教育科学化水平不断提高，为我国经济社会持续健康发展提供了强有力的人才保证和智力支撑。同时，我国高等教育人才培养中还存在一些突出问题，未来我国高等教育发展的战略重点将必然放在提高质量上，从以规模扩张为特征的外延式发展转到以质量提升为核心的内涵式发展上来。

会议指出，要准确把握高等学校教学指导委员会主要任务，努力把"四个着力"的工作任务落到实处。一要着力推动教育理念转变，确立科学的人才培养质量观。二要着力研究制定国家标准，推动建立具有中国特色、世界水平的本科人才培养质量标准体系。三要着力研究改革人才培养模式的重大理论和实际问题，探索形成科学基础、思想品德、实践能力和人文素养融合发展的人才培养新模式。四要着力提高教师教学能力，推动建设一支师德高尚、业务精湛、结构合理、充满活力的师资队伍。

（徐云龙）

↗ 中国高等教育学会举办成立 30 周年研讨会

2013 年 6 月 15 日，中国高等教育学会在北京举行加强社团建设、服务改革发展暨学会成立 30 年学术研讨会。教育部党组副书记、副部长杜玉波，中国高等教育学会会长瞿振元等出席会议并讲话。

会议指出，中国高等教育学会成立 30 年来，围绕高等教育改革发展的理论与实际问题，组织开展重大战略问题研究，推动群众性高等教育科学研究，开展高水平学术交流和咨询服务，在引领高等教育理念创新、繁荣群众性高等教育科学研究、加强高等教育学科建设、参与高等教育治理等方面，做了大量卓有成效的工作，已成为推动高等教育科学研究的重要方面军、高等教育行政决策的智力源与思想库。面对当前高等教育新形势，中国高等教育学会要继往开来，进一步发挥自身组织优势，围绕高等教育改革发展的重大问题、教育部重点推进工作中的现实问题、高校办学实践中的热点难点问题，积极组织研究、主动回应关切，努力开拓创新、统筹谋划发展。学会要以学术研究夯实立会之基，以咨政服务发挥智库作用，以专业化服务参与行业治理，以加强自身建设适应社会建设新要求。

目前，中国高等教育学会已发展成为拥有 123 个社团单位会员，联系全国高等学校和高等教育研究机构，覆盖众多学科领域的具有广泛群众性的高等教育研究学术社团。会议表彰了为高等教育研究做出重要贡献的个人与团体及优秀科研成果。

（徐云龙）

↗ "我的中国梦"唱响全国职教技能大赛主赛场

2013 年 6 月 27 日，来自职业院校的 10 名师生，在 2013 年全国职业院校技能大赛天津主赛场，演讲了"我的中国梦"。全国职业院校"我的中国梦"主题演讲活动由教育部、共青团中央共同主办。教育部副部长鲁昕称赞他们"代表了全国职教师生的声音"。参加演讲的 10 名师生是从各省推荐的 150 余名优秀师生代表中遴选。 (徐云龙)

↗ **2013 年高等教育国际论坛** 2013 年 11 月 1 日-3 日,由中国高等教育学会主办、宁波市教育局承办、宁波大学和厦门大学协办的 2013 年高等教育国际论坛在宁波召开。教育部党组成员、部长助理林蕙青出席大会并做报告。500 余位高校和科研机构的领导、专家学者、博士生代表以及来自日本、澳大利亚、印度的学者参加了本届论坛。

本届国际论坛的主题为"改革·质量·责任:高等教育现代化"。本届论坛设一个主论坛、三个专题论坛以及两个博士生分论坛。论坛围绕国家现代化战略中的教育现代化、使命与高等教育现代化、高等教育强国建设与现代化等内容进行了深入的交流和讨论。教育部部长助理林蕙青、中国高等教育学会会长瞿振元、厦门大学副校长邬大光教授、印度教育规划和管理国家大学 Tilak 教授、名古屋大学大学院国际开发研究科 Akiyoshi Yonezawa 教授等国内外 40 余位专家学者作专题演讲。

本届论坛围绕国家现代化战略中的教育现代化使命与高等教育现代化、高等教育强国建设与现代化、高等教育现代化的改革创新任务与责任、高等教育与区域现代化建设和 MOOCs(大规模开放式网络课程)与高等教育现代化等内容进行了深入交流和讨论。 (徐云龙)

高等药学教育

↗ **2013 年全国高等药学院校概况** 截至 2013 年底,本科院校 377 所(药学院校 3 所,医学院校 50 所,中医药院校 24 所,综合性院校 125 所,理工、化工、工业、科技院校 84 所,农业、林业、海洋院校 29 所,师范院校 38 所,商业院校 5 所,邮电大学 1 所,计量学院 1 所,外事学院 1 所,民族院校 12 所,部队医药院校 4 所)。

2013 年全国设置药学类及其相关专业的本科高等院校

学校名称	专业设置	主管部门	专业创建年份	地　址	邮　编
北京大学	药学**、药学(药学院)	教育部	1941	北京市海淀区学院路 38 号	100083
清华大学	药学(医学院)	教育部	2009	北京市海淀区清华园 1 号	100084
北京理工大学	制药工程(化工与环境学院)	工业和信息化部	2002	北京市海淀区中关村南大街 5 号	100081
北京化工大学	制药工程(生命科学与技术学院);制药工程(北方学院※)	教育部	2000	北京市朝阳区北三环东路 15 号	100029
北京石油化工学院	制药工程(化学工程学院)	北京市	2007	北京大兴黄村清源北路 19 号	102617
首都医科大学	药学、临床药学*(化学生物学与药学院);中药学(中医药学院);药学(燕京医学院)	北京市	2002	北京市右安门外西头条 10 号	100069
北京中医药大学	药学、中药学、制药工程、中药制药(中药学院);工商管理[含药事管理、市场营销](管理学院);中药学、中草药栽培与鉴定、中药制药、工商管理(东方学院※);中药(高职部)	教育部	1960	北京市朝阳区望京中环南路 6 号	100102
中央民族大学	制药工程(生命与环境科学学院)	国家民委	2002	北京市海淀区中关村南大街 27 号	100081
北京联合大学	制药工程、药物制剂技术(生物化学工程学院)	北京市	2000	北京市朝阳区垡头西里三区 18 号	100023
北京城市学院	药学、中药学、生物技术[生物制药]、生物制药技术、中药(生物医药学部)	北京市教育委员会	2006	北京市海淀区永丰高科技园区	100083
南开大学	药学(药学院)	教育部	2002	天津市南开区卫津路 94 号	300071
天津大学	药学(药物科学与技术学院);制药工程(化工学院)	教育部	1998	天津市南开区卫津路 92 号	300072
天津科技大学	制药工程(生物工程学院)	天津市	2001	天津市经济技术开发区第十三大街 29 号	300457
天津工业大学	制药工程(环境与化学工程学院)	天津市	2004	天津市河东区成林道 63 号	300160
天津理工大学	药学、制药工程(化学化工学院)	天津市	2000	天津市南开区红旗南路 263 号	300191
天津农学院	生物制药(基础科学系)	天津市	2006	天津市西青区津静路 22 号	300384
天津中医药大学	药学、中药学、药物制剂、制药工程、中药资源与开发、中药制药、临床药学(中药学院);市场营销[医药营销](人文管理学院)	天津市	1985	天津市南开区鞍山西道 312 号	300073
天津商业大学	制药工程、药事管理(生物技术与食品科学学院)	天津市	2001	天津市北辰区津坝公路东口	300314
天津医科大学	药学、药物制剂、临床药学(药学院);药学、市场营销(临床医学院※)	天津市	1978	天津市和平区气象台路 22 号	300070

（续表）

学校名称	专业设置	主管部门	专业创建年份	地　　址	邮编
河北大学	药学、中药学、药物制剂（药学院）；中药学、中药（中医学院）；医药营销（公共卫生学院）	河北省	1996	保定市裕华东路342号	071000
河北工业大学	制药工程（化工学院）；制药工程（城市学院※）	河北省	1998	天津市红桥区丁字沽一号路	300130
河北科技大学	药学、药物制剂、制药工程（化学与制药工程学院）；药学、药物制剂、制药工程（理工学院※）	河北省	1993	石家庄市裕华东路186号	050018
河北联合大学	药学＊、中药学、药物制剂、制药工程（药学院）；药学、中药学、药物制剂、生物技术（冀唐学院※）	河北省	1998	唐山市建设南路57号	063000
河北北方学院	药学、药物制剂（药学系）；信息管理与信息系统［医药方向］、计算机信息管理［医药方向］（信息科学与工程学院）；中药学、中药（中医学院）	河北省	2002	张家口市高新区钻石南路11号	075000
河北中医学院	中药学、中药资源与开发、药学（药学院）	河北省	1958	河北省石家庄市鹿泉经济开发区杏苑路3号	050200
承德医学院	中药学（中药学系）	河北省	2002	承德市上二道河子	067000
邯郸学院	应用化学［制药技术方向］、化学制药技术、制药工程（化学系）	河北省	2007	邯郸市邯山区学院北路530号	056005
石家庄学院	药物制剂、制药工程、化学制药技术（化工学院）	河北省	2004	石家庄高新技术产业开发区长江大道6号	050035
河北师范大学	药学（化学与材料科学学院）	河北省	2010	石家庄市裕华东路113号	050016
河北医科大学	药学、药物制剂、临床药学、药物分析（药学院）；中药学（中医学院）	河北省	1972	石家庄市中山东路361号	050017
河北农业大学	中药学、中草药栽培技术（农学院）；制药工程、生物制药技术（生命科学学院）；制药工程（现代科技学院※）；生物制药技术（海洋学院）	河北省	2003	保定市灵雨寺街289号	071001
山西大学	药学（化学化工学院）	山西省	2001	太原市坞城路36号	030006
太原科技大学	制药工程、化学制药技术（化学与生物工程学院）	山西省	2005	太原市晋祠路二段264号	030021
中北大学	制药工程（化工与环境学院）	山西省	2003	太原市学院路3号	030051
太原理工大学	制药工程（化学化工学院）	山西省	1996	太原市迎泽西大街79号	030024
山西农业大学	制药工程（农学院）；中药资源与开发（生命科学学院）；制药工程（信息学院※）	山西省	2005	山西省太谷县	030801
山西医科大学	药学、中药学、药物制剂、生物制药（药学院）；药学、中药学、药物制剂、信息管理与信息系统（晋祠学院※）；医药营销（汾阳学院※）	山西省	1980	太原市新建南路86号	030001
长治医学院	药学（药学系）；药学（职业技术教育学院）	山西省	2002	长治市解放东街161号	046000
山西中医学院	药学、中药学、制药工程、市场营销、中药、医药营销（中药学院）；信息管理与信息系统、市场营销（医药管理学院）	山西省	2000	太原市晋祠路一段89号	030024
太原工业学院	制药工程（化学化工系）	山西省	2003	太原市迎新街	030008
山西大同大学	药学（医学院）	山西省	1958	大同市医卫街4号	037008
内蒙古科技大学	药学、医药营销（包头医学院）	内蒙古自治区	2005	包头市东河区建设路31号	014040
内蒙古工业大学	制药工程（化工学院）	内蒙古自治区	2002	呼和浩特市爱民路49号	010051
内蒙古农业大学	制药工程（生命科学学院）	内蒙古自治区	2006	呼和浩特市昭乌达路306号	010018
内蒙古医科大学	药学、中药学、药物制剂、制药工程、临床药学、中药资源与开发、药物制剂技术（药学院）；市场营销、医药营销（卫生管理学院）；蒙药学（蒙医药学院）	内蒙古自治区	1977	呼和浩特市金山开发区	010110
内蒙古民族大学	药物制剂、蒙药学（蒙医药学院）	内蒙古自治区	1987	通辽市科尔沁区霍林河大街西536号	028043
赤峰学院	药学（医学院）	内蒙古自治区	2007	赤峰市红山区迎宾路1号	024000
辽宁大学	制药工程（药学院）	辽宁省	2003	沈阳市皇姑区崇山中路66号	110036
大连理工大学	制药工程（制药科学与技术学院）	教育部	2002	大连市甘井子区凌工路2号	116023
沈阳化工大学	制药工程（化学工程学院）；制药工程（科亚学院※）	辽宁省	2002	沈阳市经济技术开发区11号街	110142

（续表）

学校名称	专业设置	主管部门	专业创建年份	地 址	邮 编
沈阳农业大学	中草药栽培与鉴定（园艺学院）	辽宁省	2004	沈阳市东陵路 120 号	110161
中国医科大学	药学*、临床药学、药物制剂、制药工程（药学院）；药学（临床医药学院※）	辽宁省	2003	沈阳市和平区北二马路 92 号	110001
辽宁医学院	药学*（药学院）；医药营销（高职学院）；药学（医疗学院※）	辽宁省	2002	锦州市松坡路 3 段 40 号	121017
大连医科大学	药学、临床药学（药学院）；生物制药（生物技术系）；药事管理、公共事业管理、计算机科学与技术（中山学院※）；医药营销（高等职业技术学院）	辽宁省	1993	大连市旅顺口区旅顺南路西段 9 号	116044
辽宁中医药大学	药学、中药学、药物制剂、制药工程、食品科学与工程、中草药栽培与鉴定（药学院）；市场营销（经济管理学院）；中药学、制药工程（杏林学院※）	辽宁省	1973	大连市开发区双 D 港生命一路 77 号	116600
沈阳药科大学	药学、药学（基础药学理科基地）、药物制剂、药物分析（药学院）；制药工程、应用化学、环境科学、药物化学（制药工程学院）；生物工程、生物制药（国家生命科学与技术人才培养基地）、生物制药、临床药学*（生命科学与生物制药学院）；中药学、中药资源与开发、药学［食品药学］、食品科学与工程（中药学院）；国际经济与贸易、工商管理、市场营销、药事管理（工商管理学院）；生物医学工程（医疗器械学院）中药制药	辽宁省	1931	沈阳市沈河区文化路 103 号	110016
沈阳医学院	药学、医药营销（医学应用技术学院）	辽宁省	2006	沈阳市黄河北大街 146 号	110034
辽宁师范大学	药学（化学化工学院）	辽宁省	2004	大连市沙河口区黄河路 850 号	116029
大连大学	中药学（医学院）；制药工程（生命科学与技术学院）；药物制剂技术（高等职业技术学院）	辽宁省	2000	大连市经济开发区学府大街 10 号	116622
辽宁科技学院	制药工程、中药制药技术（生物医药与化学工程学院）	辽宁省	2004	本溪经济开发区香槐路 176 号	117004
大连民族学院	制药工程（生命科学学院）	国家民委	2010	大连市经济开发区辽河西路 18 号	116600
大连交通大学	制药工程（环境与化学工程学院）	辽宁省	2010	大连市沙河口区黄河路 794 号	116028
辽宁何氏医学院	药学、制药工程、药物制剂技术（药学系）；医药营销、市场营销（管理系）	辽宁省教育厅	2011	沈阳市东陵区泗水街 66 号	110163
吉林大学	药学、临床药学、生物工程*（药学院）；药物制剂、制药工程（生命科学学院）；中药学、药物制剂、制药工程（珠海学院※）	教育部	1993	长春市朝阳区富锦路 1266 号	130021
延边大学	药学、药物制剂、制药工程（药学院）	吉林省	1976	延吉市局子街 1829 号	133000
长春工业大学	制药工程（化学工程学院）；制药工程（人文信息学院※）	吉林省	2002	长春市延安大街 2055 号	130012
吉林化工学院	药物制剂、制药工程、生物制药（化学与制药工程学院）	吉林省	1997	吉林市龙潭区承德街 45 号	132022
吉林农业大学	中药学、中药资源与开发、中药制药技术（中药材学院）；制药工程（生命科学学院）；中药学、生物制药技术（发展学院※）	吉林省	1958	长春市东环路南新城大街 2888 号	130118
长春中医药大学	药学、中药学、药物制剂、制药工程、生物制药、中药资源与开发、中药制药（药学院）；市场营销、药事管理（人文管理学院）；中药学、中药制药（国际教育学院）；药物制剂技术、医药营销（职业技术学院）	吉林省	1980	长春市净月旅游开发区博硕路 1035 号	130117
东北师范大学	中药资源与开发、生物技术［生物制药］、市场营销［药品营销］（人文学院※）	教育部	2004	长春市净月潭旅游经济开发区博硕路 1488 号	130117
北华大学	药学（药学院）	吉林省	2002	吉林市滨江东路 3999 号	132013
通化师范学院	中药学、药物制剂、药物制剂技术（制药与食品科学学院）	吉林省	2000	通化市东昌区育才路 950 号	134002

（续表）

学校名称	专业设置	主管部门	专业创建年份	地　　址	邮　编
吉林农业科技学院	中药学、药物制剂、中药资源与开发、中草药栽培与鉴定、中草药栽培技术、药材营销、中药（中药学院）；制药工程、生物制药技术（动物科学学院）；医药营销、中药（高等职业技术学院）	吉林省	2004	吉林市新经济技术开发区翰林路77号	132101
吉林医药学院	药学、药物制剂、市场营销［医药营销］（药学院）	吉林省	1986	吉林市吉林大街5号	132013
黑龙江大学	制药工程（化学化工与材料学院）；制药工程（生命科学学院）	黑龙江省	2002	哈尔滨市南岗区学府路74号	150080
齐齐哈尔大学	制药工程（化学与化学工程学院）	黑龙江省	2001	齐齐哈尔市建华区文化大街42号	161006
佳木斯大学	药学、制药工程、医药营销、药物分析（药学院）	黑龙江省	1976	佳木斯市学府街148号	154007
黑龙江八一农垦大学	制药工程（生命科学技术学院）	黑龙江省	2004	大庆高新技术产业开发区	163319
东北农业大学	制药工程（生命科学学院）	黑龙江省	2003	哈尔滨市香坊区木材街59号	150030
哈尔滨医科大学	药学、药物制剂、临床药学、药物分析（药学院）；中药学、药学、中药、医药营销（大庆校区药学院）	黑龙江省	2001	哈尔滨市南岗区保健路157号	150086
黑龙江中医药大学	药学、中药学、药物制剂、中草药资源与开发、制药工程、生物技术、中药制药、食品科学与工程、药物分析（药学院）；中药学、药物制剂、制药工程、生物技术、中药资源与开发、食品科学与工程、药学（国际教育学院）；市场营销（人文与管理学院）；中药、中药制药技术（佳木斯学院）	黑龙江省	1972	哈尔滨市香坊区和平路24号	150040
牡丹江医学院	药学、药物制剂、制药工程（药学院）；市场营销［医药营销］（卫生经济管理学院）	黑龙江省	2003	牡丹江市爱民区通乡街3号	157011
哈尔滨师范大学	制药工程（化学化工学院）	黑龙江省	2009	哈尔滨市利民经济技术开发区师大南路1号	150025
哈尔滨学院	生物科学［生物制药］（理学院）	黑龙江省	2008	哈尔滨市南岗区学府四道街9号	150086
大庆师范学院	生物制药（生命科学学院）	黑龙江省	2012	大庆市让胡路区西宾西路	163712
牡丹江师范学院	制药工程（化学化工学院）	黑龙江省	2009	牡丹江市文化街19号	157422
绥化学院	制药工程（食品与制药工程学院）	黑龙江省	2007	绥化市黄河南路18号	152061
哈尔滨商业大学	药学、中药学、制药工程（药学院）；制药工程（国际教育学院）	黑龙江省	1976	哈尔滨市道里区通达街138号	150076
齐齐哈尔医学院	药学、中药学、药物制剂、制药工程、临床药学（药学院）	黑龙江省	2003	齐齐哈尔市建华卜奎北大街333号	161006
哈尔滨理工大学	制药工程（化学与环境工程学院）	黑龙江省	2004	哈尔滨市香坊区林园路4号	150040
黑河学院	应用化学［化学制药］、化学制药技术（物理化学系）	黑龙江省	2006	黑河市教育科技区学院路1号	164300
复旦大学	药学*、药学（药学院）	教育部	1936	上海浦东新区张衡路826号	201203
上海交通大学	药学（药学院）；药学（医学院）	教育部	2000	上海市闵行区东川路800号	200240
华东理工大学	药学、药物制剂、制药工程（药学院）	教育部	1952	上海市徐汇区梅陇路130号	200237
上海应用技术学院	制药工程（化学与环境工程学院）	上海市	2006	上海市漕宝路120号	200235
上海海洋大学	生物技术（食品学院）；食品药品监督管理（高等职业技术学院）	上海市	2001	上海市浦东新区临港新城沪城环路999号	201306
上海理工大学	药物制剂、制药工程（医疗器械与食品学院）	上海市	2003	上海市杨浦区军工路516号	200093
上海中医药大学	药学、中药学、中药制药技术（中药学院）	上海市	1972	上海市浦东张江高科技园蔡伦路1200号	201203
上海工程技术大学	制药工程、药物化学（化学化工学院）	上海市	2003	上海市长宁区仙霞路350号	200336
苏州大学	药学、中药学、生物制药（药学院）	江苏省	1996	苏州工业园区横一路苏大独墅湖校区	215123
东南大学	制药工程（化学化工学院）；制药工程、药事管理（成贤学院※）	教育部	2001	南京市江宁区东南大学路2号	211189
南京理工大学	制药工程（化工学院）；制药工程（泰州科技学院※）	工业和信息化部	1997	南京市孝陵卫200号	210094

（续表）

学校名称	专业设置	主管部门	专业创建年份	地 址	邮 编
南京工业大学	药学、药物制剂（药学院）；制药工程（生物与制药工程学院）；药物制剂、制药工程（浦江学院※）	江苏省	1996	南京市模范马路 5 号	210009
常州大学	药学、制药工程（药学院）；制药工程（怀德学院※）	江苏省	2002	常州市科教城武进校区	213164
江南大学	制药工程（医药学院）	教育部	2003	无锡市蠡湖大道 1800 号	214122
南京林业大学	生物制药（化学工程学院）	江苏省	2003	南京市龙蟠路 159 号	210037
江苏大学	药学、药物制剂、制药工程（药学院）；药物制剂、制药工程（京江学院※）	江苏省	1998	镇江市学府路 301 号	212013
盐城工学院	制药工程（化学与生物工程学院）	江苏省	2005	盐城市迎宾大道 9 号	224051
南京农业大学	中药学（园艺学院）	教育部	1996	南京市卫岗 1 号	210095
南通大学	药学（药学院）	江苏省	2005	南通市启秀路 19 号	221006
南京医科大学	药学*、临床药学*（药学院）；公共事业管理（医政学院）；药学、药物制剂（康达学院※）药事管理	江苏省	2002	南京市江宁区天元东路 818 号	211166
徐州医学院	药学、药物制剂、临床药学（药学院）；药学（华方学院※）	江苏省	2001	徐州市铜山路 209 号	221004
南京中医药大学	药学、中药学、药物制剂、制药工程、中药资源与开发、生物制药、中药制药（药学院）；国际经济与贸易、公共事业管理、电子商务、市场营销、信息管理与信息系统（经贸管理学院）；计算机科学与技术（信息技术学院）；药学、中药学、药物制剂、制药工程、中药资源与开发、国际经济与贸易、市场营销、信息管理与信息系统、生物制药、药事管理（翰林学院※）	江苏省	1960	南京市仙林大学城仙林大道 138 号	210046
中国药科大学	药学、药学（基础药学理科基地和国家生命科学与技术人才培养基地）、临床药学*、药物制剂、制药工程、药物分析、药物化学、食品质量与安全（药学院）；中药学、中药资源与开发、中药制药（中药学院）；生物工程、生物技术、海洋药学、生物制药（生命科学与技术学院）；国际经济与贸易、工商管理、市场营销、经济学、药事管理（国际医药商学院）；信息管理与信息系统、环境科学（基础部）；英语（外语系）；药物分析技术、药物制剂技术、中药制药技术、化学制药技术、国际经济与贸易（高等职业技术学院）；	教育部	1936	南京市中央路童家巷 24 号	210009
南京师范大学	生物工程[生物制药]（生命科学学院）；制药工程（泰州学院※）	江苏省	2000	南京市栖霞区文苑路 1 号	210046
江苏师范大学	制药工程（化学化工学院）；制药工程（科文学院※）	江苏省	2002	徐州市铜山新区上海路 101 号	221116
盐城师范学院	制药工程（化学化工学院）；生物制药（生命科学与技术学院）；制药工程（黄海学院）	江苏省	2005	盐城市开放大道 50 号	224002
淮阴工学院	制药工程（生命科学与化学工程学院）	江苏省	2002	淮安市枚乘东路 1 号	223003
扬州大学	药学（医学院）；制药工程（化学化工学院）；制药工程（广陵学院※）	江苏省	2000	扬州市淮海路 11 号	225001
南京晓庄学院	生物科学[生物制药]（生物化工与环境工程学院）	江苏省	2005	南京市江宁区弘景大道 3601 号	211171
淮海工学院	制药工程、药物制剂（化学工程学院）；制药工程（东港学院）	江苏省	2002	连云港市新浦苍梧路 59 号	222005
浙江大学	药学、中药学、药物制剂（药学院）；制药工程（材料与化学工程学院）；药学（城市学院※）；制药工程（宁波理工学院※）	教育部	1913	杭州市西湖区余杭塘路 388 号	310058
浙江工业大学	药学、药物制剂、中药学、制药工程（药学院）	浙江省	1997	杭州市朝晖六区潮王路 18 号	310014

（续表）

学校名称	专业设置	主管部门	专业创建年份	地 址	邮 编
衢州学院	化学制药技术（化学与材料工程学院）	浙江省	2007	衢州市九华北大道 78 号	324000
浙江海洋学院	药学、生物制药（食品与医药学院）；药学（东海科学技术学院※）	浙江省	2005	舟山市定海区海院路 18 号	316000
浙江农林大学	中药学、生物技术［生物制药］（林业与生物技术学院）；中药学（天目学院※）	浙江省	2002	杭州临安市环城北路 88 号	311300
浙江理工大学	生物制药（生命科学学院）	浙江省	2010	杭州下沙高教园区 2 号大街 5 号	310018
温州医学院	药学*、中药学、制药工程、临床药学（药学院）；市场营销（人文与管理学院）；生物技术（生命科学学院）；药学、中药学、生物技术（仁济学院※）	浙江省	2001	温州市茶山高教园区	325035
浙江中医药大学	药学、中药学、药物制剂、中草药栽培与鉴定、食品科学和工程（药学院）；生物技术（生命科学学院）；生物工程、制药工程（生物工程学院）；计算机科学与技术（信息工程学院）；市场营销（管理学院）；药学、中药学、药物制剂、制药工程、生物技术、生物工程、食品科学与工程、计算机科学与技术、市场营销（滨江学院※）	浙江省	1986	杭州市滨江区滨文路 548 号	310053
杭州师范大学	药学（医学院）；制药工程（材料与化学化工学院）	浙江省	2001	杭州市下沙高教园区学林街 16 号	310036
湖州师范学院	制药工程（生命科学学院）；制药工程（求真学院※）	浙江省	2004	湖州市学士路 1 号	313000
绍兴文理学院	药学（化学化工学院）；药学（元培学院※）	浙江省	2002	绍兴市环城西路 508 号	312000
台州学院	制药工程（医药化工学院）	浙江省	2002	临海市东方大道 605 号	317000
丽水学院	生物制药（生态学院）	浙江省	2012	丽水市学院路 1 号	323000
嘉兴学院	药学（医学院）；制药工程（生物与化学工程学院）	浙江省	2000	嘉兴市嘉杭路 1 号	314001
中国计量学院	药学（生命科学学院）	浙江省	2004	杭州市下沙高教园区学源街	310018
浙江科技学院	制药工程（生物与化学工程学院）	浙江省	2002	杭州市西湖区留和路 318 号	310023
宁波大学	海洋药学（海洋学院）	浙江省	2012	宁波市江北区风华路 818 号	315211
合肥工业大学	制药工程（医学工程学院）	教育部	1996	合肥市屯溪路 193 号	230009
安徽工业大学	制药工程（化学工程学院）	安徽省	2008	马鞍山市湖东中路 59 号	243002
安徽理工大学	药学（医学院）；制药工程（化学工程学院）	安徽省	2001	淮南市舜耕中路 168 号	232001
安徽农业大学	中药资源与开发、生物制药（生命科学学院）	安徽省	2002	合肥市长江西路 130 号	230036
安徽医科大学	药学*、中药学、临床药学（药学院）；生物技术（基础医学院）；药学（临床医学院※）	安徽省	1997	合肥市梅山路 81 号	230032
蚌埠医学院	药学、药物分析、制药工程（药学系）	安徽省	2001	蚌埠市大学城东海大道 2600 号	233030
蚌埠学院	制药工程、生物制药技术（食品与生物工程系）	安徽省	2005	蚌埠市大学城曹山路 1866 号	233030
合肥师范学院	制药工程（化学化工系）	安徽省	2011	合肥市经济技术开发区莲花路 1688 号	230601
皖南医学院	药学、中药学、药物制剂、制药工程（药学院）	安徽省	2003	芜湖市高教园区文昌西路 22 号	241002
安徽中医学院	药学、中药学、药物制剂、制药工程*、药物分析、中药资源与开发、药学［药物分析与检验］（药学院）；国际经济与贸易、人力资源管理、公共事业管理、医药营销（医药经济管理学院）；信息管理和信息系统、计算机科学与技术（医药信息工程学院）	安徽省	1974	合肥市史和路 45 号	230031
安徽新华学院	药学、药物制剂、制药工程、药物制剂技术、药品质量检测技术、药品经营与管理（药学院）；	安徽省教育厅	2006	合肥市国家级高新技术开发区望江西路 555 号	230088
黄山学院	制药工程（化学化工学院）	安徽省	2004	黄山市屯溪区稽灵山路 9 号	245041
皖西学院	制药工程（生物与制药工程学院）	安徽省	2004	六安市云露桥西	237012
滁州学院	制药工程（材料与化学工程学院）	安徽省	2011	滁州市琅琊路 2 号	239000

（续表）

学校名称	专业设置	主管部门	专业创建年份	地　址	邮　编
宿州学院	生化制药技术（化学与生命科学院）	安徽省	2007	宿州市汴河中路71号	234000
安徽科技学院	中药学、药物制剂（食品药品学院）	安徽省	2001	安徽省凤阳县东华路9号	233100
安徽三联学院	医药营销（工商管理系）	安徽省教育厅	1999	合肥市经济技术开发区合安路47号	230601
厦门大学	药学（医学院）	教育部	2003	厦门市思明区大学路168号	361005
华侨大学	制药工程（化工学院）；药学（生物医学学院）	国务院侨办	2003	厦门市集美大道668号	361021
福州大学	制药工程（化学化工学院）	福建省	2001	福州市大学新区学园路2号	350108
福建农林大学	制药工程（植物保护学院）；中药资源与开发（蜂学学院）；生物科学［药用植物资源与利用］（生命科学学院）	福建省	2003	福州市仓山区上下店路15号	350002
福建医科大学	药学、药物制剂、临床药学、生物制药、药物分析、海洋药学（药学院）	福建省	2000	福州市交通路88号	350004
福建中医药大学	药学、中药学、药物制剂、制药工程、市场营销、食品科学与工程（药学院）；药学、药物制剂、中药学、制药工程、市场营销（海外教育学院）	福建省	1988	福州市闽侯上街华佗路1号	350108
莆田学院	药学（医学院）	福建省	2002	莆田市城厢区学园路中街1133号	351100
江西农业大学	中药资源与开发（园林与艺术学院）；制药工程（生物科学与工程学院）	江西省	2003	南昌市经济技术开发区	330045
江西中医学院	药学、中药学、药物制剂、制药工程、中药资源与开发、环境科学、应用化学、中药制药（药学院）；生物工程［生物制药］（生命科学学院）；药学、市场营销（经济与管理学院）；药学、中药学、药物制剂、中药资源与开发、制药工程、生物工程（科技学院※）；药学、中药、药物制剂技术、医药营销（高等职业技术学院）	江西省	1973	南昌市湾里区云湾路18号	330004
赣南医学院	药学、中药学、制药工程、药品质量检测技术（药学院）；医药营销（人文社会科学学院）	江西省	2005	赣州市医学院路1号	341000
宜春学院	药学、制药工程、中药制药技术、药物分析技术（化学与生物工程学院）	江西省	2002	宜春市学府路576号	336000
井冈山大学	药学（医学院）	江西省	1993	吉安市吉福路23号	343009
江西科技师范学院	药学、制药工程（药学院）	江西省	2004	南昌市昌北开发区枫林西大街605号	330013
九江学院	药学、药物制剂、药品经营与管理（基础医学院）；生物技术［生物制药方向］、生物制药技术（生命科学学院）；化学制药技术（化学与环境工程学院）	江西省	1998	九江市庐峰路17号	332000
南昌大学	制药工程（环境与化学工程学院）；制药工程、生物技术（科学技术学院※）；药学（医学院）；药学（抚州医学分院）；生物制药技术（高等职业技术学院）	江西省	2001	南昌市红谷滩新区学府大道999号	330031
南昌理工学院	中药制药技术、食品药品监测管理（生物环境工程学院）	江西省教育厅	2010	南昌市昌北经济开发区枫林大道892号	330013
山东大学	药学、制药工程（药学院）；药学（威海分校）	教育部	1925	济南市文化西路44号	250012
中国海洋大学	药学（医药学院）	教育部	1997	青岛市鱼山路5号	266003
青岛科技大学	药物制剂、制药工程、药物制剂技术（化工学院）	山东省	1997	青岛市郑州路53号	266042
济南大学	药学、制药工程（医学与生命科学学院）	山东省	2002	济南市济微路106号	250022
山东轻工业学院	药学、药物制剂、制药工程（化学与制药工程学院）	山东省	2002	济南市西部新城大学科技园	250353
山东农业大学	制药工程（植物保护学院）；制药工程（动物科技学院）；中药资源与开发（农学院）	山东省	2002	泰安市岱宗大街61号	271018
青岛农业大学	药学、制药工程、生物制药技术（化学与药学院）	山东省	2002	青岛市城阳区长城路700号	266109

中国药学年鉴 CHINESE PHARMACEUTICAL YEARBOOK 2014

（续表）

学校名称	专业设置	主管部门	专业创建年份	地　　址	邮编
潍坊医学院	药学、生物技术（药学与生物科学学院）；市场营销（管理学院）	山东省	2004	潍坊市宝通西街 7166 号	261053
泰山医学院	药学、中药学、制药工程、化学制药技术、药物制剂（药学院）；市场营销（管理学院）；生物制药、生物技术、生物工程、生物技术及应用（生物科学学院）	山东省	2002	泰安市长城路 619 号	271016
滨州医学院	药学、生物技术、生物制药、市场营销、医药营销（药学院）	山东省	2004	烟台市莱山区观海路 346 号	264003
山东中医药大学	药学、中药学、制药工程、中草药栽培与鉴定、市场营销、中药（药学院）；信息管理与信息系统（信息管理学院）；计算机科学与技术（理工学院）；中药学、制药工程（国际教育学院）	山东省	1976	济南市长清区大学科技园	250355
曲阜师范大学	制药工程（化学与化工学院）	山东省	2011	曲阜市静轩西路 57 号	273165
济宁医学院	药学、药物制剂、中药学、制药工程、药物制剂技术（药学院）；市场营销（管理学院）；生物技术（生物科学系）	山东省	2000	济宁市北湖新区荷花路 16 号	272067
齐鲁师范学院	化学制药技术（化学系）	山东省	2012	章丘市文博路 2 号	250200
聊城大学	制药工程、生物制药、生物工程［抗体药物工程方向］、化学制药技术（药学院）	山东省	2011	聊城市湖南路 1 号	252059
山东协和学院	中药（医学院）	山东省教育厅	2011	济南市历山北路黄台	250100
山东师范大学	制药工程（化学化工与材料科学学院）	山东省	2004	济南市长清区大学科技园大学路 1 号	250358
德州学院	制药工程、生物制药（医药与护理学院）	山东省	2011	德州市德城区大学西路 566 号	253023
泰山学院	制药工程（化学化工学院）	山东省	2011	泰安市迎宾大道中段	271021
临沂大学	制药工程、生化制药技术（化学化工学院）	山东省	2005	临沂市兰山区双岭路中段	276005
菏泽学院	制药工程、生物制药技术（制药工程系）	山东省	2009	菏泽市大学路 60 号	274015
枣庄学院	制药工程（生命科学学院）	山东省	2010	枣庄市北安路	277160
烟台大学	药学、制药工程（药学院）	山东省	2000	烟台市莱山区清泉路 32 号	264005
潍坊学院	制药工程、生化制药技术（生物与农业工程学院）	山东省	2011	潍坊市东风东街 5147 号	261061
青岛大学	药学（医学院）	山东省	2002	青岛市登州路 38 号	266021
山东万杰医学院	药学、药物制剂、医药营销（药学系）	山东省教育厅	1999	淄博市博山经济开发区西过境路 246 号	255213
中国石油大学（华东）	药学（胜利学院※）	教育部	2003	东营市济南路 1 号	257000
郑州大学	药学、药物制剂（药学院）；制药工程（化学与能源学院）；药学（护理学院）；药学、化学制药技术（佛罗里达国际学院）	河南省	1992	郑州市高新区科学大道 100 号	450001
河南理工大学	药学（医学院）	河南省	2012	焦作高新区世纪大道 2001 号	454000
河南工业大学	制药工程	河南省	2011	郑州高新技术产业开发区莲花街	450001
河南科技大学	药学（医学院）；制药工程、生物制药（化工与制药学院）；	河南省	2003	洛阳市涧西区西苑路 48 号	471003
河南农业大学	中药学（农学院）；药物制剂（牧医工程学院）；制药工程（植物保护学院）	河南省	2002	郑州市金水区文化路 95 号	450002
河南科技学院	制药工程（化学化工学院）；制药工程（新科学院※）	河南省	2002	新乡市华兰大道	453003
河南中医学院	药学、中药学、药物制剂、制药工程、中药制药、市场营销、中药资源与开发（药学院）；市场营销、计算机科学与技术、信息管理与信息系统（人文学院）	河南省	1959	郑州市金水路 1 号	450008
河南师范大学	制药工程（化学化工学院）	河南省	2010	新乡市建设路东段 46 号	453007
平顶山学院	药学（护理学院）	河南省	2012	平顶山市新城区未来路南段	467099

(续表)

学校名称	专业设置	主管部门	专业创建年份	地　　址	邮　编
新乡学院	制药工程、生物制药技术(化学与化工学院)	河南省	2007	新乡市金穗大道东段	453003
新乡医学院	药学、药物制剂(药学院);药学、制药工程、药物制剂(三全学院※)	河南省	2002	新乡市金穗大道东段	453003
河南大学	药学、中药学、药物制剂(药学院);药学、药物制剂(民生学院※);	河南省	1958	开封市西门大街357号	475001
信阳师范学院	生物制药(生命科学学院)	河南省	2011	信阳市长安路237号	46400
安阳师范学院	制药工程(化学化工学院)	河南省	2007	安阳市弦歌大道校区	455002
南阳师范学院	制药工程(化学与制药工程学院);生物工程(生命科学与技术学院)	河南省	2006	南阳市卧龙区卧龙路1638号	473061
河南城建学院	生物制药(生命科学与工程学院)	河南省	2012	平顶山市新城区明月路	467036
南阳理工学院	中药学、中药(张仲景国医学院)	河南省	2008	南阳市卧龙路1439号	473004
郑州华信学院	药学、药物制剂、药物制剂技术、药品经营与管理(药学系)	河南省教育厅	2001	郑州市南大学城新郑新城区中华北路	451100
黄河科技学院	药学、药物制剂(医学院)	河南省教育厅	2004	郑州市南三环与花寨路交叉口	450006
武汉大学	药学、生物制药(药学院)	教育部	1993	武汉市武昌区东湖路185号	430071
华中科技大学	药学、中药学、药学[生物药学基地班](同济药学院);生物制药(生命科学与技术学院)	教育部	1972	武汉市汉口航空路13号	430030
武汉工程大学	药物制剂、制药工程(化工与制药学院);市场营销[医药药品营销](职业技术学院);药物制剂、制药工程(邮电与信息工程学院※)	湖北省	1972	武汉市洪山区雄楚大街693号	430074
武汉工业学院	药物制剂、制药工程、生物制药(生物与制药工程学院);制药工程(工商学院※)	湖北省	2002	武汉市汉口常青花园学府路68号	430023
武汉理工大学	制药工程(化学工程学院);制药工程、生物制药、药物制剂技术、市场营销[药品营销](华夏学院※)	教育部	2000	武汉市武昌珞狮路205号	430070
湖北工业大学	制药工程、生化制药技术(生物工程学院)	湖北省	2000	武汉市武昌南湖	430068
湖北中医药大学	药学、中药学、药物制剂、制药工程、中药资源与开发(药学院);市场营销、医药营销(管理学院);生物技术(检验学院);药学、中药学、药物制剂、制药工程、生物技术、中药资源与开发、市场营销、中药制药技术、药物制剂技术、医药营销(生物医药工程学院、职业技术学院)	湖北省	1971	武汉市洪山区黄家湖西路1号	430065
湖北大学	药学	湖北省	2012	武汉市武昌区友谊大道368号	430062
黄冈师范学院	制药工程(化工学院)	湖北省	2002	黄冈市黄州科技开发区新港二路146号	438000
湖北民族学院	中药学(医学院);制药工程(化学与环境工程学院);中药学、制药工程(科技学院※)	湖北省	2002	恩施市学院路39号	445000
中南民族大学	药学、药物制剂、药物分析、化学生物学(药学院)	国家民委	2003	武汉市民院路708号	430074
湖北工程学院	药学(生命科学技术学院)	湖北省	2011	孝感市交通大道272号	432000
武汉长江工商学院	生物制药技术(环境与生命科学系)	湖北省教育厅	2011	武汉市洪山区黄家湖西路8号	430065
湖北理工学院	药学(医学院)	湖北省	2004	黄石市桂林北路16号	435003
湖北科技学院	药学*、药物制剂(药学院)	湖北省	1996	咸宁市咸宁大道88号	437100
湖北医药学院	药学、制药工程、中药制药(药学院);信息管理与信息系统(公共管理学院);药学(药护学院※)	湖北省	2002	十堰市人民南路30号	442000
江汉大学	药学(医学院)	湖北省	2012	武汉市经济技术开发区	430056
三峡大学	药学(医学院);药学(科技学院);制药工程(化学与生命科学学院)	湖北省	2010	宜昌市大学路8号	443002
武汉科技大学	药学(医学院);药物制剂(城市学院※)	湖北省	2004	武汉青山区和平大道947号	430081
武昌理工学院	制药工程(生命科学学院)	湖北省教育厅	2011	武汉江夏大道18号	430223
武汉东湖学院	生物制药(生命科学与化学学院)	湖北省教育厅	2013	武汉市江夏区文化大道31号	430212

（续表）

学校名称	专业设置	主管部门	专业创建年份	地 址	邮 编
武汉生物工程学院	中药学、制药工程、生物制药技术、药品营销与管理（制药工程系）	湖北省教育厅	2005	武汉市阳逻经济开发区汉施路1号	430415
荆楚理工学院	制药工程、药物制剂技术（化工与药学院）；生物制药技术（生物工程学院）	湖北省	2005	荆门市象山大道33号	448000
湘潭大学	药学（化学学院）；制药工程（化工学院）；制药工程、药学（兴湘学院※）	湖南省	2001	湘潭市西郊羊牯塘	411105
吉首大学	制药工程（化学化工学院）	湖南省	2011	首市人民南路120号	416000
中南大学	药学（药学院）；制药工程（化学化工学院）	教育部	1996	长沙市桐梓坡路172号	410013
湖南科技大学	制药工程；制药工程（潇湘学院※）	湖南省	2008	湘潭市桃园路	411201
湖南农业大学	中药资源与开发（园艺园林学院）	湖南省	2005	长沙市芙蓉区东湖	410128
湖南中医药大学	药学、中药学、药物制剂、制药工程、中药资源与开发、生物工程、食品科学与工程、中药（药学院）；公共事业管理、市场营销、英语、计算机科学与技术（人文信息管理学院）；药学、中药学、药物制剂、制药工程、市场营销、生物工程（湘杏学院※）	湖南省	1975	长沙市望城县含浦镇象嘴路含浦科教园	410208
湖南师范大学	药学（医学院）；制药工程（化学化工学院）；药学、制药工程（树达学院※）	湖南省	2002	长沙市岳麓区桐梓坡路371号	410013
湖南理工学院	制药工程（化学化工学院）；制药工程（南湖学院※）	湖南省	2002	岳阳市学院路	414000
湘南学院	药学（化学与生命科学系）	湖南省	2004	郴州市王仙岭生态公园东	423000
怀化学院	制药工程（化学与化学工程系）	湖南省	2004	怀化市迎丰东路612号	418008
湖南科技学院	制药工程（生命科学与化学工程系）	湖南省	2009	永州市零陵区杨梓塘路130号	425100
南华大学	药学、药物制剂（药学与生命科学学院）；制药工程（化学化工学院）；药学、制药工程（船山学院※）	湖南省	2002	衡阳市常胜西路28号	421001
长沙医学院	药学、药物制剂（药学系）	湖南省教育厅	2002	长沙市岳麓区望城坡雷锋大道九公里处	410219
长沙学院	生物制药（生物与环境工程系）	湖南省教育厅	2013	长沙市开福区洪山路98号	410022
中山大学	药学（药学院）；药学（新华学院※）	教育部	1995	广州大学城外环东路132号	510006
暨南大学	药学、中药学、生物制药（药学院）；药学（国际学院）	国务院侨办	2001	广州市黄埔大道西601号	510632
华南理工大学	制药工程（化学与化工学院）；生物制药（生物科学与工程学院）	教育部	1997	广州市天河区五山路381号	510641
电子科技大学	生物技术[生物制药]（中山学院※）	教育部	2007	广东中山市石岐区学院路1号	528402
华南农业大学	制药工程（资源环境学院）	广东省	2004	广州市天河区五山路483号	510642
广东海洋大学	制药工程（理学院）	广东省	2002	湛江市湖光岩东	524088
广州医学院	药学、中药学（药学院）	广东省	2003	广州市东风西路195号	510182
广东医学院	药学、中药学（药学院）	广东省	2003	东莞市松山湖科技园西区新城大道1号	523808
广州中医药大学	药学、中药学、药物制剂、制药工程、中药资源与开发、中药制药（中药学院）；国际经济与贸易（经济与管理学院）；英语（人文社科学院）	广东省	1975	广州市番禺区广州大学城外环东路232号	510006
广东药学院	药学、药物制剂、制药工程、药事管理、药物化学、药物分析、临床药学＊（药科学院）；应用化学、化学工程与工艺（医药化工学院）、中药学、中药资源与开发、中草药栽培与鉴定、中药制药、中药（中药学院）；生物制药、生物技术、生物科学（生命科学与生物制药学院）；国际经济与贸易、电子商务、市场营销、公共事业管理、人力资源管理、物流管理、医药营销（医药商学院）；生物医学工程、计算机科学与技术、信息管理与信息系统（医药信息工程学院）	广东省	1978	广州市番禺区广州大学城	510006

（续表）

学校名称	专业设置	主管部门	专业创建年份	地　　址	邮　编
韶关学院	药学（医学院）；生物制药技术（英东生命科学学院）	广东省	2006	韶关市大学路	512005
湛江师范学院	制药工程（化学科学与技术学院）	广东省	2003	湛江市赤坎区寸金路29号	524048
肇庆学院	制药工程（化学化工学院）	广东省	2003	肇庆市端州区东岗	526061
嘉应学院	药学（医学院）	广东省	2005	梅州市梅松路	514015
深圳大学	药学（医学院）	广东省	2012	深圳市南山区南海大道3688号	518060
佛山科学技术学院	药学（医学院）	广东省	2005	佛山市江湾一路18号	528000
广东工业大学	制药工程（轻工化工学院）	广东省	2003	广州市越秀区东风东路729号	510090
南方医科大学	药学、药物制剂（药学院）；中药学、制药工程、中药制药（中医药学院）、生物技术（生物技术学院）；经济学、市场营销（人文社会科学学院）	广东省	1951	广州市广州大道北1838号	510515
广西大学	制药工程（化学化工学院）	广西壮族自治区	2004	南宁市大学路100号	530004
广西工学院	制药工程、生物工程［生物制药方向］（生物与化学工程学院）	广西壮族自治区	2004	柳州市东环大道268号	545006
广西医科大学	药学、中药资源与开发（药学院）	广西壮族自治区	2001	南宁市双拥路22号	530021
右江民族医学院	药学、中药学、中药（药学系）	广西壮族自治区	2003	百色市右江区城乡路98号	533000
广西中医药大学	药学、中药学、药物制剂、临床药学、制药工程、中草药资源与开发、食品科学与工程、市场营销、药物制剂技术、医药营销、中药（药学院）；药学、药物制剂技术、医药营销（高等职业技术学院）；药学、中药学、药物制剂、市场营销（赛恩斯新医药学院※）	广西壮族自治区	1974	南宁市明秀东路179号	530001
桂林医学院	药学、药物制剂、中药学、市场营销、医药营销（药学院）；生物技术（生物技术学院）	广西壮族自治区	1976	桂林市环城北二路109号	541004
广西师范大学	制药工程（化学化工学院）、制药工程（漓江学院※）	广西壮族自治区	2006	广西桂林市育才路15号	541004
玉林师范学院	制药工程、生物制药（生命科学与技术学院）	广西壮族自治区	2006	玉林市教育中路299号	537000
广西民族大学	制药工程（化学化工学院）	广西壮族自治区	2006	南宁市大学东路188号	530006
广西民族师范学院	制药工程、药品经营与管理（化学与生物工程系）	广西壮族自治区	2009	崇左市丽川路1号	532200
广西科技大学	药学（医学院）	广西壮族自治区	2012	广西柳州市城中区东环大道268号	545006
贺州学院	化学制药技术（化学与生物工程系）	广西壮族自治区	2006	贺州市芳林路147号	542800
梧州学院	制药工程（数理系）	广西壮族自治区	2010	广西梧州市富民三路82号	543002
河池学院	制药工程（化学与生命科学系）	广西壮族自治区	2010	宜州市龙江路42号	546300
海南大学	制药工程、药学（海洋学院）	海南省	2003	海口市人民大道58号	570228
海南师范大学	制药工程（化学与化工学院）	海南省	2003	海口市龙昆南路99号	571158
海南医学院	药学、中药学（药学院）；市场营销（管理学院）；药学、医药营销（高等职业教育学院）；生物技术（理学院）	海南省	2001	海口市龙华区学院路3号	571101
重庆大学	药学、制药工程（化学化工学院）	教育部	2002	重庆市沙坪坝区沙正街174号	400044
重庆邮电大学	中药学、制药工程（生物信息学院）	重庆市	2000	重庆市南岸区黄桷垭崇文路2号	400065
重庆医科大学	药学、药物制剂、临床药学*（药学院）；中药学（中医药学院）	重庆市	1996	重庆市渝中区医学院路1号	400016
西南大学	药学、制药工程（药学院）	重庆市	2002	重庆市北碚区天生路2号	400715
重庆文理学院	制药工程（材料与化工学院）	重庆市	2008	重庆市永川区红河大道319号	402160
重庆理工大学	药学、制药工程（药学与生物学院）	重庆市	2003	重庆市巴南区红光大道69号	400054
重庆科技学院	制药工程（化学化工学院）	重庆市	2010	重庆市沙坪坝区虎溪大学城	401331
重庆工商大学	制药工程（环境与生物工程学院）	重庆市	2010	重庆市南岸区学府大道19号	400067
重庆第二师范学院	化学制药技术、药品经营与管理（生物与化学工程系）	重庆市	2012	重庆市南岸区学府大道9号	400067

（续表）

学校名称	专业设置	主管部门	专业创建年份	地　　址	邮　编
西南交通大学	中药学、制药工程(生命科学与工程学院)	教育部	2002	成都市高新区西部园区	611756
成都理工大学	制药工程(材料与化学化工学院)	四川省	2002	成都市二仙桥东三路 1 号	610059
西南科技大学	制药工程(生命科学与工程学院)	四川省	2002	绵阳市青龙大道中段 59 号	621010
四川理工学院	制药工程、生物制药(化学与制药工程学院)	四川省	2002	自贡市汇兴路学苑街 180 号	643033
西华大学	制药工程(生物工程学院)	四川省	2002	成都市金牛区金周路 999 号	610039
四川农业大学	药学、药物制剂、制药工程(动物医学院);中草药栽培与鉴定(农学院)	四川省	2002	雅安市雨城区新康路 46 号	625014
泸州医学院	药学、中药学、临床药学(药学院);市场营销(人文社会科学院)	四川省	2001	泸州市忠山路 3 段 319 号	646000
成都中医药大学	药学、中药学、药物制剂、制药工程、中药资源与开发、食品质量与安全、药物制剂技术、中药制药技术(药学院);中药学、药物制剂、制药工程、植物保护[药用植物](国际教育学院);藏药学(民族医药学院);工商管理、市场营销、医药营销(公共卫生与管理学院);中药学、中药制药技术、医药营销、药物制剂、医药电子商务、医药物流、保健品生产营销、中药炮制(峨眉学院)	四川省	1959	成都市十二桥路 37 号	610075
宜宾学院	制药工程(化学与化工学院)	四川省	2008	宜宾市五粮液大道酒圣路 8 号	644000
西南民族大学	药学、中药学、药物制剂、制药工程(化学与环境保护工程学院);藏药学(藏学学院)	国家民委	2002	成都市一环路南四段 16 号	610041
成都学院	药学、制药工程、生物技术及应用(生物产业学院);药学、中药(医护学院)	四川省	2003	成都市成洛大道十陵	610106
四川大学	药学、临床药学(药学院);制药工程(化学工程学院)	教育部	1932	成都市人民南路三段 17 号	610041
成都医学院	药学、药物制剂(药学院);生物制药、生物技术(生物医学系)	四川省	1993	成都市金牛区蓉都大道天回路 601 号	610083
西昌学院	生物科学[生物制药](动物科学学院);食品药品监督管理(轻化工程学院)	四川省	2006	西昌市马坪坝	615013
四川文理学院	制药工程(化学与化学工程系)	四川省	2010	达州市通川区塔石路中段 519 号	635000
成都师范学院	生物制药技术、药品经营与管理(生物科学系)	四川省	2012	成都市温江区海科路东段 99 号	611130
川北医学院	药学(药学院)	四川省	2010	南充市顺庆区涪江路 234 号	637007
内江师范学院	化学制药技术(化学化工学院)	四川省	2012	内江市东桐路 705 号	641300
绵阳师范学院	生物制药(生命科学与技术学院)	四川省	2013	绵阳市高新区绵兴西路 166 号	
贵州大学	药物制剂(化学与化工学院);制药工程(生命科学学院);中草药栽培与鉴定(农学院);制药工程(明德学院※)	贵州省	2002	贵阳市花溪	550025
贵阳医学院	药学、药物制剂、药事管理、中药学、药品营销(药学院);药学(神奇民族医药学院※)	贵州省	1973	贵阳市北京路 4 号	550004
遵义医学院	药学、药物制剂、临床药学、制药工程(药学院);生物工程、药物制剂技术(珠海校区);药学、药物制剂、制药工程(医学与科技学院※)	贵州省	1997	遵义市大连路 201 号	563003
贵阳中医学院	药学、中药学、药物制剂、制药工程、中药制药、中草药栽培与鉴定(药学院);中药制药技术、医药营销、中草药栽培技术(职业技术学院);中药学、药物制剂(时珍学院※)	贵州省	1975	贵阳市市东路 50 号	550002
贵州民族大学	药学、中药制药技术(化学与环境科学学院)	贵州省	2006	贵阳市花溪区	550025
贵阳学院	制药工程、生物制药技术(生物与环境工程系)	贵州省	1999	贵阳市龙洞堡见龙洞路 103 号	550005
贵州师范学院	制药工程、生化制药技术(化学与生命科学学院)	贵州省	2009	贵阳市乌当区高新路 115 号	550018
贵州理工学院	制药工程、生物制药(制药工程学院)	贵州省	2013	贵阳市云岩区蔡关路 1 号	550003
铜仁学院	制药工程(生物科学与化学系)	贵州省	2010	铜仁市清水大道 103 号	554300
凯里学院	制药工程(化学与材料工程学院)	贵州省	2011	凯里经济开发区开元大道 3 号	556011

（续表）

学校名称	专业设置	主管部门	专业创建年份	地址	邮编
云南大学	制药工程（化学科学与工程学院）	云南省	2002	昆明市翠湖北路 2 号	650091
昆明理工大学	制药工程（生命科学与技术学院）	云南省	2000	昆明市一二一大街文昌路 68 号	650093
云南农业大学	中草药栽培与鉴定（农学与生物技术学院）	云南省	2002	昆明市北市区沣源路	650201
西南林业大学	农学［药用植物］（林学院）	云南省	2008	昆明市白龙寺 300 号	650224
昆明医科大学	药学、药物制剂、临床药学、市场营销（药学院）；药学（海源学院※）	云南省	1996	昆明市呈贡新城雨花街道春融西路 1168 号	650500
大理学院	药学、药物制剂（药学院与化学学院）	云南省	1997	大理市古城弘圣路 2 号	671003
云南中医学院	药学、药物制剂、制药工程（药学院）、中药学、中草药资源与开发、中草药栽培与鉴定、食品科学与工程（中药学院）	云南省	1978	昆明市关上双桥路 201 号	650200
云南民族大学	制药工程（化学与生物技术学院）	云南省	2009	昆明市一二一大街 134 号	650031
云南师范大学	制药工程（化学化工学院）	云南省	2010	昆明市一二一大街 298 号	650092
玉溪师范学院	生物制药技术、食品药品监督管理	云南省	2006	玉溪市凤凰路 134 号	653100
昆明学院	药学（医学院）；中药制药技术（化学科学与技术系）	云南省	2004	昆明市经济技术开发区浦新路 2 号	650214
文山学院	中药制药技术（生化系）	云南省	2005	文山市学府路 66 号	663000
西藏大学	药学（医学院）	西藏自治区	2005	拉萨市江苏路 36 号	850000
西藏藏医学院	藏药学*（藏药系）	西藏自治区	2001	拉萨市当热中路 10 号	850000
西北大学	中药学（生命科学学院）；制药工程（化工学院）；制药工程（现代学院※）	陕西省	1937	西安市太白北路 229 号	710069
西安交通大学	药学、制药工程（医学院）	教育部	1971	西安市朱雀大街 205 号	710061
西安理工大学	制药工程（理学院）	陕西省	2002	西安市金花南路 5 号	710048
陕西科技大学	药物制剂、制药工程（生命科学与工程学院）；药物制剂（镐京学院※）	陕西省	1985	西安市北郊未央大学园区	710021
西北农林科技大学	制药工程（植物保护学院）	教育部	2002	杨凌国家农业高新技术产业示范区西农路 22 号	712100
陕西中医学院	中药学、药物制剂、制药工程、生物技术、市场营销、中药制药技术、药品经营与管理、中药资源与开发、中药制、药学（药学院）	陕西省	1978	西安市西咸新区世纪大道	712046
宝鸡文理学院	制药工程（化学化工系）	陕西省	2003	宝鸡市宝光路 44 号	721007
西安培华学院	药学（医学院）	陕西省	2006	西安市高新区白沙路南段 2 号	710065
西安思源学院	医药营销（管理学院）	陕西省教育厅	2012	西安市东郊水安路 28 号	710038
西安医学院	药学、中药学、市场营销、中药、药物制剂技术、医药营销（药学院）；药学（高职学院）	陕西省	1994	西安市含光北路 74 号	710068
陕西国际商贸学院	药学、药物制剂、中药学、制药工程、中药制药技术（步长医药学院）；医药营销（商学院）	陕西省教育厅	2002	咸阳市沣渭新区大学园区统一西路 35 号	712046
西安外事学院	药学（医学院）	陕西省教育厅	2008	西安市丈八北路 408 号	710077
延安大学西安创新学院※	制药工程	陕西省	2006	西安市长安区皂河路 2 号	710100
安康学院	中药制药技术（化学化工系）、生物技术与应用［生物技术制药方向］（农学与生命科学学院）	陕西省	2006	安康市育才路 92 号	725000
商洛学院	制药工程、中药（生物医药工程系）	陕西省	2006	商洛市北新街 10 号	726000
陕西服装工程学院	制药工程	陕西省教育厅	2011	西安西咸新区沣西新城大学园区	712046
兰州大学	药学、中药学、药物制剂（药学院）	教育部	1959	兰州城关区东岗西路 199 号	730020
兰州理工大学	制药工程（生命科学与工程学院）	甘肃省	2004	兰州市七里河区兰工坪路 287 号	730050
甘肃农业大学	中草药栽培与鉴定（农学院）	甘肃省	2003	兰州市安宁区营门村 1 号	730070
甘肃中医学院	中药学、药物制剂、中草药栽培与鉴定、中药资源与开发（药学系）；藏药学（藏医学院）；国际经济与贸易、公共事业管理（经济贸易与管理系）	甘肃省	1985	兰州市定西东路 35 号	730000
西北师范大学	制药工程（生命科学学院）	甘肃省	2002	兰州市安宁东路 967 号	730070

（续表）

学校名称	专业设置	主管部门	专业创建年份	地 址	邮 编
天水师范学院	中药学（生命科学与化学学院）	甘肃省	2005	天水市秦州区藉河南路	741001
西北民族大学	制药工程（化工学院）	国家民委	2003	兰州市城关区西北新村 1 号	730030
青海大学	药学、中药学、药物制剂、藏药学（医学院）；制药工程（化工学院）	青海省	2001	西宁市昆仑路 16 号	810001
青海民族大学	药学、药物制剂（化学与生命科学学院）	青海省	2002	西宁市八一中路 3 号	810007
宁夏大学	制药工程（化学化工学院）	宁夏回族自治区	2002	银川市西夏区贺兰山西路 489 号	750021
宁夏医科大学	药学、中药学（药学院）；市场营销（管理学院）；药学（高等职业技术学院）	宁夏回族自治区	2002	银川市兴庆区胜利街 1160 号	750004
北方民族大学	制药工程（化学与化学工程学院）	国家民委	2007	银川市西夏区文昌街 204 号	750021
宁夏师范学院	药学（医学院）	宁夏回族自治区	2006	宁夏固原市文化街 161 号	756000
新疆农业大学	药学（食品科学与药学学院）；药学（科学技术学院※）	新疆维吾尔自治区	2003	乌鲁木齐市农大东路 311 号	830052
石河子大学	药学、中药学（药学院）；药学（高等职业技术学院）；药学（科技学院※）	新疆生产建设兵团	1984	新疆石河子市北四路	832003
新疆医科大学	药学（药学院）；中药学（中医学院）；药学、生物技术（厚博学院※）	新疆维吾尔自治区	1978	乌鲁木齐市新医路 8 号	830054
第二军医大学	药学（药学院）	解放军总后勤部	1949	上海市国和路 325 号	200433
第三军医大学	药学（药学院）	解放军总后勤部	2007	重庆市沙坪坝高滩岩	400038
第四军医大学	药学、药物制剂、生物技术（药学系）	解放军总后勤部	2000	西安市长乐西路 17 号	710032
武警医学院	药学*（药学系）	武警总队	1993	天津市河东区程林庄道	300162

* 为 5 年制，** 为 6 年制；※为教育部批准和确认的独立学院

药学院校系

⬛ **教育部开展本科教学工作审核评估** 2013 年 12 月，教育部印发《普通高等学校本科教学工作审核评估方案》，开展普通高等学校本科教学工作审核评估。审核评估是在我国高等教育新形势下，总结已有评估经验，借鉴国外先进评估思想的基础上，提出的新型评估模式，核心是对学校人才培养目标与培养效果的实现状况进行评价，旨在推进人才培养多样化，强调尊重学校办学自主权，体现学校在人才培养质量中的主体地位。各地教育行政部门和有关高等学校要深入研究，充分认识审核评估的意义。通过审核评估加强政府对高等学校的宏观管理和分类指导，引导高等学校合理定位、全面落实人才培养中心地位，健全质量保障体系，办出水平、办出特色，切实提高人才培养质量。

审核评估实行中央和省级政府分级负责，各省、自治区、直辖市教育行政部门应按照《普通高等学校本科教学工作审核评估方案》的规定和要求，结合本地区高等教育发展需要，制定本地区所属高等学校审核评估具体方案和评估计划。中央部委所属高等学校的审核评估由教育部高等教育评估中心负责实施。要充分发挥第三方评估的作用，先行试点，逐步推开，有计划有步骤地组织实施高等学校的审核评估工作。

（徐云龙）

⬛ **2013 年"本科教学工程"药学类建设项目** 2013 年，教育部批准实施"高等学校本科教学质量与教学改革工程"建设项目共计 10 大项，包括：1. 北京大学等 46 所高校实施专业综合改革试点项目，建设 90 个专业综合改革示范点，每个专业点支持建设经费 150 万元。2. 教育部高等教育教学评估中心组织实施 120 个本科专业认证试点项目，每个专业点支持经费 15 万元。3. 北京大学等 50 所高校实施校外实践教育基地项目，建设 80 个校外实践教育基地。每个基地支持建设经费 200 万元。4. 北京大学等 100 所高校实施实验教学示范中心建设项目，每个中心支持建设经费 100 万元。5. 北京大学等 109 所高校实施 9000 个大学生创新创业训练计划项目，每个项目支持建设经费 1 万元。6. 高等教育出版社组织实施精品视频公开课建设项目，建设 150 门精品视频公开课。每门课程支持建设经费 20 万元。7. 高等教育出版社组织实施精品资源共享课建设项目，建设 1000 门精品资源共享课。每门课程支持建设经费 10 万元。8. 高等教育出版社继续实施 2011 年立项建设的精品开放课程共享平台项目，安排经费 600 万元，其中国家精品开放课程共享系统建设 400 万元，高校教师网络培训系统建设 200 万元。9. 北京大学等 30 所高校实施建设教师教学发展示范中心建设项目，每个中心支持建设经费 100 万元。10. 北京大学等 53 所高校实施西部受援高校教师和管理干部进修锻炼项目，资助西部受援高校教师和管理干部进修锻炼，每人每年资助经费不得高于 3 万元。

其中药学类相关建设项目如下：

2013 年"本科教学工程"项目（药学类）

学　校	项目名称	项目经费（万元）
中国药科大学	中国药科大学-北京三元基因工程有限公司药学实践教育基地	200
四川大学	四川大学-四川科伦药业股份有限公司药学实践教育基地	200
四川大学	专业综合改革试点-生物技术专业	150
四川大学	专业综合改革试点-生物科学专业	150
中国药科大学	专业综合改革试点-临床医学专业	150
中国药科大学	专业综合改革试点-基础医学专业	150
中国药科大学	专业综合改革试点-药学专业	150
北京大学	药学实验教学中心	100
吉林大学	化学·生命科学专业实验教学中心	100
上海交通大学	生命科学与技术实验教学中心	100
西南大学	药学实验教学中心	100
中国药科大学	生物制药实验教学中心	100
中南民族大学	民族药学实验教学中心	100
北京中医药大学	大学生创新创业训练计划	80
中国药科大学	大学生创新创业训练计划	80

（徐云龙）

2013 年中外合作办学药学类项目　根据《中外合作办学条例》及其实施办法的有关规定，教育部组织专家对符合受理条件的有关中外合作办学项目进行评议。2013 年全年共批准北京大学等高校举办的 132 个本科以上中外合作办学项目，其中药学类有 3 个本科中外合作办学项目获批。

2013 年中外合作办学项目（药学类）

项目	专业代码	招生起止年份	每期招生人数	颁发证书
南京工业大学与爱尔兰塔拉理工学院合作举办制药工程本科教育项目	081302H	2014 年-2017 年（每年 1 期）	80	中方：普通高等教育本科毕业证书、学士学位证书　外方：无
南京中医药大学与澳大利亚皇家墨尔本理工大学合作举办食品质量与安全专业本科教育项目	082702H	2014 年-2018 年（每年 1 期）	120	中方：普通高等教育本科毕业证书、学士学位证书　外方：无
中国药科大学与英国斯特拉斯克莱德大学合作举办药学专业本科教育项目	100701H	2014 年-2017 年（每年 1 期）	50	中方：普通高等教育本科毕业证书、学士学位证书　外方：理学荣誉学士学位证书（赴国外学习 1 年者）

（徐云龙）

全国高等师范院校大学生化学实验邀请赛　2013 年 7 月 15 日-19 日，第三届全国高等师范院校大学生化学实验邀请赛暨化学实验教学与实验室建设研讨会在河南师范大学举行。赛事由教育部化学教学指导委员会主办，旨在检验近年来化学实验教学改革的成果，提高本科生的实践能力和科学素质；同时，总结、交流实验教学改革与实验室建设经验，凝练理念，探索培养创新型化学人才的思路、途径和方法。来自全国 33 个省、自治区、直辖市的 37 所高等师范院校的 220 余名代表参赛参会。比赛同时，来自全国不同地区师范院校的知名化学专家先后作了 16 场专题报告，就化学实验教学和实验室建设进行了深入探讨交流。比赛产生一等奖 12 名、二等奖 21 名、三等奖 72 名、优秀奖 3 名。　（徐云龙）

全国医药院校药学/中药学专业大学生实验技能竞赛　2013 年 10 月 26 日-28 日，教育部高等学校药学类专业教学指导委员会、高等学校国家级实验教学示范中心联席会药学学科组主办，桂林医学院承办的第三届全国医药院校药学/中药学专业大学生实验技能竞赛暨全国药学/中药学实验教学中心联席会在桂林举行。来自全国 43 所高校的 160 多名领导、专家和 82 名参赛同学参加会议和比赛。

教育部高教司农林医药处处长王启明，教育部高等学校药学类专业教学指导委员会主任委员、中国药科大学副校长姚文兵，高等学校国家级实验教学示范中心联席会药学学科组组长、中国药科大学药学院院长尤启冬分别发表讲话。会上，姚文兵，尤启东，高等学校国家级实验教学示范中心联席会基础医学学科组组长、中南大学基础医学院党委书记秦晓群分别作了专题报告。

本次全国医药院校药学/中药学专业大学生实验技能竞赛分为笔试和实验操作两个部分。

（徐云龙）

高等医学院校大学生临床技能竞赛　2013 年 5 月 18 日-19 日，由教育部医学教育临床教学研究中心主办、中南大学承办的第四届全国高等医学院校大学生临床技能竞赛总决赛在湖南长沙举行。教育部党组成员、部长助理林蕙青出席开幕式并现场观摩了比赛。全国高等医学院校大学生临床技能竞赛是目前教育部组织的医学类唯一的学科竞赛,从2010年开始,每年一届。本次竞赛共吸引了117所举办临床医学专业本科教育的高校参加,其中42所高校的168名选手参加了在长沙举行的总决赛,广覆盖、多参与、勤训练成为本次竞赛的最大特点。

(徐云龙)

徐安龙任北京中医药大学校长 2013年1月27日,教育部党组成员、纪检组长王立英同志在北京中医药大学宣布了教育部关于北京中医药大学校长的任免决定,徐安龙同志任北京中医药大学校长(试用期一年);因身体原因,同意高思华同志辞去北京中医药大学校长职务。教育部有关司局、北京市委有关方面负责同志出席宣布大会。

徐安龙,男,1963年6月生,1984年10月入党,1996年7月参加工作,美国伊利诺伊大学分子免疫学专业博士研究生毕业,教授。2008年3月至今任中山大学副校长。

(徐云龙)

来茂德任中国药科大学校长 2013年1月29日,教育部党组成员、纪检组长王立英同志在中国药科大学宣布了教育部关于中国药科大学校长的任免决定,来茂德任中国药科大学校长。教育部有关司局、江苏省委有关方面负责同志出席宣布大会。

来茂德,男,1960年6月生,1982年10月入党,1983年1月参加工作,联邦德国吕贝克医科大学病理学专业博士研究生毕业,教授,德国科学院院士。1996年10月至1998年9月任浙江医科大学副校长,1998年9月至今任浙江大学副校长。

(徐云龙)

安徽中医学院更名为安徽中医药大学 2013年4月12日,教育部教发函[2013]64号同意安徽中医学院更名为安徽中医药大学,学校代码为10369,同时撤销安徽中医学院的建制。

安徽中医药大学系多科性本科学校,以本科教育为主,同时承担研究生培养的任务。全日制在校生规模暂定为12000人。

(徐云龙)

江西中医学院更名为江西中医药大学 2013年4月18日,教育部教发函[2013]60号同意江西中医学院更名为江西中医药大学,学校代码为10412,同时撤销江西中医学院的建制。

江西中医药大学建校于1959年至今,现有湾里、阳明、抚生、望城4个校区,校园面积2308亩。有各类在校学生近2万人,形成了博士生、硕士生、本科生、专科生多层次人才培养并举,学历教育、非学历教育、留学生教育协调发展的办学体系。创建并发展的国家级高新技术企业——江中集团。该校坚持为中医药事业发展服务,中药制剂、灸疗2个学科处于全国领先地位。平台建设成果丰硕,现有国家级工程研究中心2个、省部级重点实验室10个,是全国中医药院校中唯一拥有2个国家级工程研究中心的高校。该校是国家批准的首批有资格接受外国留学生的高等院校之一,已与20多个国家和地区的科研、医疗、教育机构建立了长期的合作关系。

(徐云龙)

中国药科大学在教育部自主选拔录取会议介绍经验
2013年3月29日,教育部在北京召开了高校自主选拔录取改革试点工作会议,贯彻落实《教育部关于进一步深化高校自主选拔录取改革试点工作的指导意见》,总结交流试点经验。中国药科大学在会上作"突出特色,着重能力,选拔药学创新人才"的交流发言。

突出特色,着重能力,选拔药学创新人才

中国药科大学

学校始终按照"控制规模、坚持面试,突出特色、着重能力"的工作思路,严格执行教育部相关政策要求,公平公开公正的做好自主选拔录取改革试点工作。

明晰试点定位,细化申报条件,控制考试规模。2013年,学校将自主选拔录取招生对象明确为具有学科特长、创新潜质且品德优良、身心健康的高中毕业生,并围绕学校办学特色、根据学科专业培养需要将报考类别整合为五大类,分别为学科特长-生化类、数理类、信息类、英语类和创新潜质-药学类,取消了不能明显体现我校学科特长和创新潜质要求的报考类别。同时,按报考类别细化申请报名条件,提高申请报名要求,继续限制校荐名额,从而合理控制了考试规模。

完善选拔标准,创新考核方式,健全评价体系。学校多次组织各学科领域的专家教授召开专题会议,就"选拔什么样的人,如何选拔人"的问题进行深入的研究讨论,完善了体现学校特色的人才选拔标准,创新了"多形式面试"的考核方式,构建了"综合评价和分类评价相结合"的评价体系。

从2003年开展自主选拔录取试点工作以来,为保证每位考生都能够与评委有面对面交流的机会,学校始终坚持面试的考核方式。2013年,学校在提高单独面试、小组面试、集体面试等各传统面试形式科学性的基础上,针对以往面试重理论、轻实践的不足,在"生化类"测试中引入"实验设计操作"环节,即由考生根据考题,运用基本知识,独立设计完成实验。这种面试形式,打破了传统的面试在时间和内容上的限制,使测试内容更加丰富、形象、全面,更贴近学校的教育教学实践。通过实验设计操作考试,一方面学校能够深入了解考生对学科基础知识的掌握程度,考查学生对新知识的理解和运用能力以及药学专业必备的实践动手能力,有利于科学选拔人才;另一方面考生可以进一步了解学校的专业特色和教学特点,结合自身的能力特长和兴趣爱好,更好的选择报考方向。

在创新考核方式的同时,学校积极探索自主选拔录取人才评价方法,采用"综合评价和分类评价相结合"的评价体系。综合评价是指考生的"道德品质看中学评价、基础知识据高考成绩、特长潜质依高校测试";分类评价是指不同报考类别的考生有不同的评价模式,比如说生化类重实践,数理类重思维,药学类重创新等。

公开招生信息,规范工作程序,严格检查监督。在自主选拔录取改革试点工作中,学校严格落实高校招生"阳光工程"各项要求,按照"工作程序规范化、选拔办法透明化、评价标准刚性化、录取结果公开化"的工作思路,制定条件明确、程序规范、办法公开的招生章程,实行严谨周密、细致完善的工作制度,组建了各学科专家教授评委库,对测试全程进行录音或录像;评委遴选、考生抽签、考试现场、分数统计、结果认定等各环节由纪监审办公室全程监督;录取结果在学校本专科招生网和教育部阳光高考平台上充分公示,全面接受社会各界的监督,确保录取结果公平公正。开展试点工作十年来,学校没有接到一起针对自主选拔录取工作的投诉。

明确培养方向,探索因材施教,加强跟踪调查。为改变重录取、轻培养的现象,学校为各类考生都划定了相应的录取专业范围,以明确培养方向,确保录取和培养的衔接。同时,积极制定专门方案,探索对自主选拔录取学生因材施教的工作思路,加大特色培养力度,努力培养出社会中坚和行业精英。此外,学校还着力加强对自主选拔录取学生入学后发展情况的跟踪调研,从在校表现、学业成绩、升学就业等方面综合分析,不断推动自主选拔录取人才选拔和培养工作的有效开展。

(徐云龙)

■ 首批"2011计划"协同创新中心公布 2013年5月17日,教育部、财政部以教技函[2013]26号公布首批认定的14个2012年度协同创新中心。"2011计划"全称高等学校创新能力提升计划,是继"985工程""211工程"之后,国务院在高等教育系统又一项重大战略举措。"2011计划"以协同创新中心建设为载体,协同创新中心分为面向科学前沿、面向文化传承创新、面向行业产业和面向区域发展四种类型。按照"2011计划"的目标,未来,国内一批高校将从重大前瞻性科学问题、行业产业共性技术问题、区域经济与社会发展的关键问题以及文化传承创新的突出问题出发,充分发挥高校多学科、多功能的综合优势,联合国内外各类创新力量,建立一批协同创新平台,形成"多元、融合、动态、持续"的协同创新模式与机制,培养大批拔尖创新人才,逐步成为具有国际重大影响的学术高地、行业产业共性技术的研发基地和区域创新发展的引领阵地,在国家创新体系建设中发挥重要作用。

全国共计培育了167个协同创新中心,由高校牵头,联合了科研院所、行业企业、地方政府等优势资源,最终由北京大学、南京大学、中国科学技术大学、哈尔滨工业大学、北京航空航天大学、北京交通大学、中国政法大学、天津大学等校牵头的14家国家协同创新中心首批通过认定,成为"2011计划"首批国家协同创新中心。其中,与药学相关的协同创新中心有4项:

中心名称	主要协同单位	类别
生物治疗协同创新中心	四川大学、清华大学、中国医学科学院、南开大学等	前沿
天津化学化工协同创新中心	天津大学、南开大学等	前沿
长三角绿色制药协同创新中心	浙江工业大学、浙江大学、上海医药工业研究院、浙江食品药品检验研究院、浙江医学科学院、药物制剂国家工程研究中心等	区域
江苏先进生物与化学制造协同创新中心	南京工业大学、清华大学、浙江大学、南京邮电大学、中科院过程工程研究所等	区域

(徐云龙)

■ 中国药科大学"三项工程"扎实推进就业工作 2013年12月19日,教育部网站"一线风采"报道中国药科大学就业工作成效。中国药科大学扎实推进2014届毕业生就业工作,使学生实现充分就业、优质就业。学校毕业生因"基础扎实、能力突出、作风严谨、素质过硬"受到用人单位青睐,供需比长期保持在1:5以上。

制度保障工程,强化过程管理。实施"招生、培养、就业一体化联动"制度,将就业情况作为学校教学改革、学科专业设置及招生计划编制的重要参考。实施"就业率周报制度",要求各院系每周上报毕业生签约情况,辅导员对学生的就业情况了如指掌,做到"一口清"。实施"诚信签约制度",规范毕业生与用人单位之间的协议行为。实施"工作激励制度",总结经验,肯定成绩,激励先进,充分发挥榜样示范作用。

队伍建设工程,协力促进就业。整合校内外资源,打造"就业工作人员、学校党政干部和专家教授、行业主管部门领导、企业高管、知名校友"五支共同参与、专兼结合的就业工作队伍,营造校内全员参与、校外广泛参与就业指导和服务的良好工作氛围。

平台搭建工程,畅通就业渠道。搭建"信息交流、特色双选、专场宣讲、就业基地、政府引导、困难帮扶"六大平台。构建以"就业信息网"为主渠道,飞信、QQ群、微博、微信、企信通等新媒体为补充的就业信息交流平台。举办大型专场双选会1场,医药企业专场招聘会8场,邀请知名用人单位召开校园宣讲会90余场。充分挖掘社会资源,做好毕业生优质就业基地的建设和维护工作,认真组织实施国家和地方各类基层就业项目。

(徐云龙)

■ **北京大学药学专业北京市级实验教学示范中心通过专家组验收** 2013 年 12 月 5 日，根据《北京市教育委员会关于开展北京市高等学校实验教学示范中心验收工作的通知》要求，以国家级实验教学示范中心联席会秘书长王兴邦教授为组长的专家验收组对北京大学药学专业药学实验教学中心进行了评估验收。医学部副主任王宪，药学院院长兼中心主任刘俊义，药学院党委书记兼中心副主任徐萍等相关工作人员参加了评估验收会。药学院党委书记兼中心副主任徐萍教授从中心概况、实验教学改革、实验教师队伍、实验室建设和管理、建设成效、发展规划等 6 个方面对药学实验教学中心的建设和发展情况进行汇报。

专家组实地考察了实验中心教学实验室、中药标本馆、模拟药房与药物信息中心、计算实验室、生药显微互动实验室等教学实验室，了解实验教学中心的运行和建设情况。专家组一致认为，北京大学药学实验教学中心经过多年的建设，已经逐步发展成为指导思想明确，实验教学理念先进，实验教学体系和内容完善，教学队伍水平高、实验设备精良、实验环境安全、管理模式先进、教学效果突出、示范性较强的实验教学示范中心，达到了北京市级教学示范中心的验收标准，建议通过验收。

（徐云龙）

■ **复旦大学药学院协办哈佛商学院 IXP 课程** 2013 年 1 月 11 日，哈佛商学院 Daemmrich 教授代领 MBA "Healthcare in China IXP" 课程 40 多名同学在复旦大学药学院学习并交流。同学们首先听取了关于药学院的简要介绍并参观了相关感兴趣的实验室，然后进行了专题讨论。复旦大学药学院朱依谆院长、临床药学与药事管理教研室的蔡卫民主任参加讨论，并就中国健康医疗发言，同时邀请张江高科技园区、上海睿智化学研究有限公司、GSK 公司、礼来等公司的高层管理人员一起探讨张江高科园区成功的经验和启示。

（李 季）

■ **复旦大学占昌友获 2013 年度美国药学会博士后奖** 2013 年 11 月 10 日在美国圣安东尼奥召开的美国药学会年会上，复旦大学药学院 2010 届药剂学博士占昌友荣获 2013 年度美国药学会（AAPS）博士后奖，该奖项每年仅授予 1 至 3 名来自于全球从事药学领域研究的博士后。占昌友博士"多肽介导的神经胶质瘤靶向给药系统研究"一文分别获得 2011 年、2012 年上海市和全国优秀博士学位论文奖，又以国家自然科学基金国际合作课题"抗癌 D 型多肽的结构优化及其肿瘤细胞内递送研究"成果，本次获奖体现其所从事的两项研究工作成果得到了国内外药学领域专家学者的充分认可。

（李 季）

■ **四川大学举办创新药物研发思路专题讲座** 2013 年 7 月 10 日，四川大学华西药学院药物化学系吴勇教授于药科大楼报告厅为 10 级本科生及部分研究生做关于创新药物研发思路的专题讲座。吴勇教授介绍了目前新药研发中在国内上市销售的制剂里增加国内外均未批准的新适应证的重要方式，而利用超级计算机进行虚拟筛选、配体垂钓及靶点的发现和确证等三种方法亦是运用于创新药物研发的有效新策略。在总体把握研发思路选择的同时，他也提及对基因组药物学的期盼过早，中医学的开发潜力指望太高及传统途径研发的应用逐渐减少，是当前我国药物创新存在的几个不容小觑的误区。以肝靶向药物、脑靶向药物、骨靶向药物、先导化合物设计及用拆分或者合成等方法制得的已知药物中的光学异构体为实例，吴勇教授结合自身工作研究发展的经验，为学生提供了创新药物研发中可供借鉴的思路。

（李 季）

■ **诺奖得主做客同济大师讲坛** 2013 年 1 月 18 日，2012 年诺贝尔化学奖获得者、美国斯坦福大学医学院分子和细胞生理学教授布莱恩·科比尔卡（Brian K. Kobilka）来到同济大学，为师生作了题为 "The Structural Basis of G-protein Coupled Receptor Signaling"（G 蛋白偶联受体信号通路的结构学基础）的学术报告，并与青年学子现场交流。校长裴钢、国家外专局科教文卫专家司副司长雷风云等出席报告会。

科比尔卡教授讲述了他过去 20 多年来所开展的 β2 肾上腺素受体蛋白结构的研究及其重要发现。重点讲述了他们如何通过尝试不同的方法克服 β2 肾上腺素受体的结构不稳定性得到其晶体，从而最终解析出其结构，包括失活状态和活性状态下的结构，以及通过分析 β1 和 β2 肾上腺素受体细微的结构差别，指出药物如何实现对结构非常相似的不同受体的作用特异性，表明了找到特异性好的药物的可能性。据介绍，β2 肾上腺素受体是超大蛋白家族——"G 蛋白偶联受体"中的一员，目前已经发现有一千多个"G 蛋白偶联受体"。由于它们具有非常重要的生物学功能，市场上有约 50% 的药物都是针对这个蛋白家族。科比尔卡教授通过解析 β-肾上腺素受体的蛋白结构，为同家族其他"G 蛋白偶联受体"提供了结构的方法。讲座结束后，科比尔卡教授还与同济学子展开了现场交流，回答了同学的提问。

（李 季）

专业建设

↗ 2013 年药学类、中药学类、制药类专业点设置情况

截至 2013 年，普通高等学校共有药学专业点为 199 个，药物制剂专业点 104 个，临床药学专业点 24 个，药事管理专业点 10 个，药物分析专业点 7 个，药物化学专业点 4 个，海洋药学专业点 2 个，中药学专业点 97 个，中药资源与开发专业点 27 个，藏药学专业点 4 个，蒙药学专业点 2 个，中药制药专业点 11 个，中草药栽培与鉴定专业点 12 个，制药工程专业点 262 个；生物技术专业点 38 个，生物工程专业点 15 个，生物制药专业点 30 个。

2013 年设置有药学类、化工与制药类等专业的高等院校

专业名称（代码）	专业点数	设置有该专业的高校
药学（100701）	203	北京大学**、清华大学、首都医科大学、北京中医药大学、北京城市学院、南开大学、天津大学、天津理工大学、天津中医药大学、天津医科大学、河北大学、河北科技大学、河北联合大学*、河北方学院、河北师范大学、河北医科大学、山西大学、山西医科大学、长治医学院、山西中医学院、内蒙古科技大学、内蒙古学院、中国医科大学*、辽宁医学院*、大连医科大学、辽宁中医药大学、沈阳药科大学、辽宁师范大学、沈阳医学院、辽宁何氏医学院、吉林大学、延边大学、长春中医药大学、北华大学、吉林医药学院、佳木斯大学、哈尔滨医科大学、黑龙江中医药大学、牡丹江医学院、哈尔滨商业大学、齐齐哈尔医学院、复旦大学*、上海交通大学、华东理工大学、上海中医药大学、苏州大学、南京工业大学、江苏大学、南通大学、南京医科大学*、徐州医学院、南京中医药大学、中国药科大学、扬州大学、常州大学、浙江大学、浙江工业大学、浙江海洋学院、温州医学院*、浙江中医药大学、杭州师范大学、绍兴文理学院、中国计量学院、嘉兴学院、安徽医科大学*、蚌埠医学院、皖南医学院、安徽中医学院、安徽新华学院、安徽理工大学、厦门大学、华侨大学、福建医科大学、福建中医药大学、莆田学院、江西中医学院、赣南医学院、宜春学院、井冈山学院、江西科技师范学院、九江学院、南昌大学、山东大学、中国海洋大学、山东轻工业学院、青岛农业大学、潍坊医学院、泰山医学院、滨州医学院、山东中医药大学、济宁医学院、烟台大学、青岛大学、济南大学、山东万杰医学院、郑州大学、河南中医学院、新乡医学院、河南大学、黄河科技学院、河南科技大学、河南理工大学、平顶山学院、郑州华信学院、武汉大学、华中科技大学、湖北中医药大学、中南民族大学、黄石理工学院、咸宁学院*、湖北医药学院、三峡大学、武汉科技大学、湖北工程学院、湖北大学、江汉大学、湘潭大学、中南大学、湖南中医药大学、湖南师范大学、湘南学院、南华大学、长沙医学院、中山大学、暨南大学、广州医学院、广东医学院、广州中医药大学、广东药学院、嘉应学院、佛山科学技术学院、南方医科大学、深圳大学、广西医科大学、广西中医药大学、桂林医学院、右江民族医学院、海南医学院、重庆大学、重庆医科大学、西南大学、重庆理工大学、四川农业大学、泸州医学院、成都中医药大学、川北医学院、西南民族大学、成都学院、四川大学、成都医学院、贵阳医学院、贵州民族学院、遵义医学院、贵阳中医学院、昆明医学院、大理学院、云南中医学院、西藏大学、西安交通大学、西安培华学院、西安医学院、陕西国际商贸学院、兰州大学、青海大学、青海民族学院、宁夏医科大学、新疆农业大学、石河子大学、新疆医科大学、赤峰学院、广西科技大学、海南大学、陕西中医学院、天津医科大学临床学院*、河北科技大学理工学院*、河北联合大学冀唐学院*、山西医科大学晋祠学院*、中国医科大学临床医药学院*、辽宁医学院医疗学院*、南京医科大学康达学院*、南京中医药大学翰林学院*、浙江大学城市学院*、绍兴文理学院元培学院*、温州医学院仁济学院*、浙江海洋学院东海科学技术学院*、浙江中医药大学滨江学院*、安徽医科大学临床医学院*、江西中医学院科技学院*、河南大学民生学院*、新乡医学院三全学院*、湖北医药学院药护学院*、湘潭大学兴湘学院*、湖南师范大学树达学院*、南华大学船山学院*、湖南中医药大学湘杏学院*、中山大学新华学院*、广西中医药大学赛恩斯新医药学院*、贵阳医学院神奇民族医药学院*、遵义医学院医学与科技学院*、昆明医学院海源学院*、新疆农业大学科学技术学院*、石河子大学科技学院*、新疆医科大学厚博学院*
药物制剂（100702）	107	天津中医药大学、天津医科大学、河北科技大学、河北联合大学、石家庄学院、河北医科大学、河北北方学院、山西医科大学、内蒙古学院、内蒙古民族大学、辽宁中医药大学、沈阳药科大学、中国医科大学、吉林大学、延边大学、吉林化工学院、长春中医药大学、通化师范学院、吉林医药学院、吉林农业科技学院、黑龙江中医药大学、牡丹江医学院、齐齐哈尔医学院、哈尔滨医科大学、华东理工大学、上海理工大学、南京工业大学、江苏大学、南京中医药大学、中国药科大学、徐州医学院、淮海工学院、浙江大学、浙江工业大学、浙江中医药大学、皖南医学院、安徽中医学院、安徽科技学院、安徽新华学院、福建医科大学、福建中医药大学、江西中医学院、九江学院、青岛科技大学、山东轻工业学院、济宁医学院、山东万杰医学院、郑州大学、河南农业大学、河南中医学院、新乡医学院、河南大学、郑州华信学院、黄河科技学院、武汉工程大学、湖北中医药大学、中南民族大学、武汉工业学院、咸宁学院、湖南中医药大学、长沙医学院、南华大学、广州中医药大学、广东药学院、南方医科大学、广西中医药大学、桂林医学院、重庆医科大学、四川农业大学、成都中医药大学、西南民族大学、成都医学院、贵阳医学院、遵义医学院、贵阳中医学院、贵州大学、大理学院、云南中医学院、昆明医学院、陕西科技大学、陕西中医学院、陕西国际商贸学院、兰州大学、甘肃中医学院、青海大学、青海民族学院、河北大学、南京医科大学康达学院、泰山医学院、河北科技大学理工学院*、河北联合大学冀唐学院*、山西医科大学晋祠学院*、吉林大学珠海学院*、南京工业大学浦江学院*、南京中医药大学翰林学院*、江苏大学京江学院*、浙江中医药大学滨江学院*、江西中医学院科技学院*、河南大学民生学院*、武汉工程大学邮电与信息工程学院*、武汉科技大学城市学院*、湖南中医药大学湘杏学院*、广西中医药大学赛恩斯新医药学院*、遵义医学院医学与科技学院*、贵阳中医学院时珍学院*、陕西科技大学镐京学院*、新乡医学院三全学院*

（续表）

专业名称(代码)	专业点数	设置有该专业的高校
临床药学(100703TK)	24	首都医科大学*、天津中医药大学、天津医科大学、河北医科大学、内蒙古医科大学、沈阳药科大学*、大连医科大学、吉林大学、哈尔滨医科大学*、齐齐哈尔医学院、中国医科大学*、中国药科大学*、南京医科大学*、徐州医学院*、温州医学院、安徽医科大学、福建医科大学、广东药学院*、广西中医药大学、重庆医科大学*、四川大学*、泸州医学院、遵义医学院、昆明医学院*
药事管理(100704T)	10	天津商业大学、沈阳药科大学、长春中医药大学、中国药科大学、南京中医药大学、广东药学院、贵阳医学院、大连医科大学中山学院※、东南大学成贤学院※、南京中医药大学翰林学院※
药物分析(100705T)	11	河北医科大学、沈阳药科大学、中国药科大学、蚌埠医学院、安徽中医学院、中南民族大学、广东药学院、佳木斯大学、哈尔滨医科大学、黑龙江中医药大学、福建医科大学
药物化学(100706T)	4	沈阳药科大学、上海工程技术大学、中国药科大学、广东药学院
海洋药学(100707T)	3	中国药科大学、宁波大学、福建中医药大学
中药学(100801)	97	首都医科大学、北京中医药大学、北京城市学院、天津中医药大学、河北大学、河北联合大学、承德医学院、河北医科大学、河北农业大学、河北北方学院、山西医科大学、山西中医学院、内蒙古医学院、辽宁中医药大学、沈阳药科大学、大连大学、吉林农业大学、长春中医药大学、通化师范学院、吉林农业科技学院、哈尔滨医科大学、黑龙江中医药大学、齐齐哈尔医学院、哈尔滨商业大学、上海中医药大学、苏州大学、南京农业大学、南京中医药大学、中国药科大学、浙江大学、浙江工业大学、浙江林学院、温州医学院、浙江中医药大学、安徽医科大学、皖南医学院、安徽中医学院、安徽科技学院、福建中医药大学、江西中医学院、赣南医学院、泰山医学院、山东中医药大学、济宁医学院、河南农业大学、河南中医学院、河南大学、南阳理工学院、华中科技大学、湖北中医药大学、湖北民族学院、武汉生物工程学院、湖南中医药大学、暨南大学、广州中医药大学、广东药学院、南方医科大学、广东医学院、广西中医药大学、桂林医学院、右江民族医学院、海南医学院、重庆邮电大学、重庆医科大学、西南交通大学、泸州医学院、成都中医药大学、西南民族大学、贵阳中医学院、贵阳医学院、云南中医学院、西北大学、陕西中医学院、西安医学院、陕西国际商贸学院、兰州大学、甘肃中医学院、天水师范学院、青海大学、宁夏医科大学、石河子大学、新疆医科大学、北京中医药大学东方学院※、河北联合大学冀唐学院※、山西医科大学晋祠学院※、辽宁中医药大学杏林学院※、吉林大学珠海学院※、吉林农业大学发展学院※、南京中医药大学翰林学院※、温州医学院仁济学院※、浙江林学院天目学院※、浙江中医药大学滨江学院※、江西中医学院科技学院※、湖北民族学院科技学院※、湖南中医药大学湘杏学院※、广西中医药大学赛恩斯新医药学院※、贵阳中医学院时珍学院※
中药资源与开发(100802)	32	天津中医药大学、山西农业大学、内蒙古医科大学、沈阳药科大学、东北师范大学人文学院※、吉林农业大学、吉林农业科技学院、长春中医药大学、黑龙江中医药大学、南京中医药大学、南京中医药大学翰林学院※、中国药科大学、安徽农业大学、安徽中医学院、福建农林大学、江西农业大学、江西中医学院、江西中医学院科技学院※、山东农业大学、河南中医学院、湖北中医药大学、湖南农业大学、湖南中医药大学、广州中医药大学、广东药学院、广西医科大学、广西中医药大学、成都中医药大学、云南中医学院、甘肃中医学院、河北中医学院、陕西中医学院
藏药学(100803T)	4	成都中医药大学、西南民族大学、西藏藏医学院*、甘肃中医学院
蒙药学(100804T)	2	内蒙古医学院、内蒙古民族大学
中药制药(100805T)	16	北京中医药大学、天津中医药大学、沈阳药科大学、黑龙江中医药大学、中国药科大学、南京中医药大学、江西中医学院、河南中医学院、广州中医药大学、广东药学院、长春中医药大学、湖北中医药学院、南方医科大学、贵阳中医学院、陕西中医学院、北京中医药大学东方学院※
中草药栽培与鉴定(100806T)	14	沈阳农业大学、吉林农业科技学院、浙江中医药大学、山东中医药大学、广东药学院、四川农业大学、贵州大学、云南农业大学、云南中医学院、甘肃农业大学、甘肃中医学院、辽宁中医药大学、贵阳中医学院、北京中医药大学东方学院※
制药工程(081302)	264	北京理工大学、北京化工大学、北京石油化工学院、北京中医药大学、中央民族大学、北京联合大学、天津大学、天津科技大学、天津工业大学、天津理工大学、天津商业大学、天津中医药大学、河北工业大学、河北科技大学、石家庄学院、河北农业大学、中北大学、太原理工大学、太原科技大学、山西农业大学、山西中医学院、太原工业学院、内蒙古工业大学、内蒙古农业大学、内蒙古医学院、辽宁大学、大连理工大学、沈阳化工大学、辽宁中医药大学、沈阳药科大学、中国医科大学、大连大学、辽宁科技学院、大连民族学院、辽宁何氏医学院、大连交通大学、吉林大学、延边大学、长春工业大学、吉林化工学院、吉林农业大学、长春中医药大学、吉林农业科技学院、黑龙江大学、齐齐哈尔大学、佳木斯大学、黑龙江八一农垦大学、东北农业大学、黑龙江中医药大学、牡丹江医学院、绥化学院、哈尔滨商业大学、齐齐哈尔医学院、哈尔滨理工大学、哈尔滨师范大学、牡丹江师范学院、华东理工大学、上海应用技术学院、上海工程技术大学、上海理工大学、东南大学、南京理工大学、南京工业大学、常州大学、江南大学、江苏大学、盐城工学院、南京中医药大学、中国药科大学、江苏师范大学、盐城师范学院、淮阴工学院、扬州大学、淮海工学院、浙江大学、浙江工业大学、温州医学院、浙江中医药大学、杭州师范大学、湖州师范学院、台州学院、浙江科技学院、嘉兴学院、合肥工业大学*、安徽理工大学、皖南医学院、安徽中医学院*、蚌埠学院、黄山学院、皖西学院、安徽新华学院、安徽工业大学、滁州学院、合肥师范学院、蚌埠医学院、华侨大学、福州大学、福建农林大学、福建中医药大学、江西中医学院、宜春学院、江西科技师范学院、南昌大学、江西农业大学、赣南医学院、山东大学、青岛科技大学、济南大学、山东轻工业学院、山东农业大学、菏泽学院、枣庄学院、青岛农业大学、泰山医学院、山东中医药大学、山东师范大学、临沂大学、德州学院、潍坊学院、济宁医学院、曲阜师范大学、聊城大学、泰山学院、烟台大学、郑州大学、河南科技大学、河南农业大学、河南科技学院、河南中医学院、南阳师范学院、新乡学

（续表）

专业名称(代码)	专业点数	设置有该专业的高校
		院、河南工业大学、河南师范大学、安阳师范学院、武汉工程大学、武汉工业学院、武汉理工大学、武昌理工学院、湖北工业大学、湖北中医药大学、黄冈师范学院、武汉生物工程学院、湖北医药学院、荆楚理工学院、三峡大学、湖北民族学院、湘潭大学、中南大学、湖南中医药大学、湖南师范大学、湖南理工学院、怀化学院、南华大学、湖南科技大学、湖南科技学院、吉首大学、南方医科大学、华南理工大学、华南农业大学、广东海洋大学、广州中医药大学、广东药学院、湛江师范学院、肇庆学院、广东工业大学、广西大学、广西工学院、广西中医药大学、河池学院、玉林师范学院、广西民族大学、梧州学院、广西民族师范学院、广西师范大学、海南大学、海南师范大学、重庆大学、重庆邮电大学、西南大学、重庆工学院、重庆工商大学、重庆文理学院、重庆科技学院、西南交通大学、西南科技大学、四川理工学院、西华大学、成都中医药大学、四川文理学院、西南民族大学、成都学院、四川大学、宜宾学院、成都理工大学、贵州大学*、贵阳中医学院、铜仁学院、遵义医学院、凯里学院、贵阳学院、贵州师范学院、云南大学、昆明理工大学、云南中医学院、云南师范大学、云南民族大学、西北大学、西安交通大学、西安理工大学、陕西科技大学、西北农林科技大学、陕西中医学院、宝鸡文理学院、兰州理工大学、西北师范大学、西北民族大学、陕西国际商贸学院、商洛学院、陕西服装工程学院、青海大学、宁夏大学、北方民族大学、河北北方学院、邯郸学院、武昌工学院、北京化工大学北方学院※、河北科技大学理工学院※、河北工业大学城市学院※、河北农业大学现代科技学院※、山西农业大学信息学院※、辽宁中医药大学杏林学院※、沈阳化工大学科亚学院※、吉林大学珠海学院※、长春工业大学人文信息学院※、东南大学成贤学院※、南京理工大学泰州科技学院※、南京工业大学浦江学院※、南京中医药大学翰林学院※、江苏大学京江学院※、扬州大学广陵学院※、江苏师范大学科文学院※、常州大学怀德学院※、南京师范大学泰州学院※、浙江大学宁波理工学院※、湖州师范学院求真学院※、浙江中医药大学滨江学院※、南昌大学科学技术学院※、江西中医学院科技学院※、河南科技学院新科学院※、新乡医学院三全学院※、武汉理工大学华夏学院※、武汉工程大学邮电与信息工程学院※、湖北民族学院科技学院※、湖南师范大学树达学院※、湘潭大学兴湘学院※、湖南科技大学潇湘学院※、南华大学船山学院※、湖南中医药大学湘杏学院※、湖南理工学院南湖学院※、广西师范大学漓江学院※、贵州大学明德学院※、遵义医学院医学与科技学院※、西北大学现代学院※、延安大学西安创新学院※
生物制药(083002T)	35	天津农学院、沈阳药科大学、大连医科大学、长春中医药大学、吉林化工学院、大庆师范学院、中国药科大学、苏州大学、南京林业大学、盐城师范学院、浙江理工大学、浙江海洋学院、丽水学院、福建医科大学、安徽农业大学、泰山医学院、聊城大学、滨州医学院、德州学院、信阳师范学院、河南科技大学、河南城建学院、武汉工业学院、广东药学院、华南理工大学、暨南大学、四川理工学院、成都医学院、武汉东湖学院、长沙学院、玉林师范学院、绵阳师范学院、贵州理工学院、南京中医药大学翰林学院※、武汉理工大学华夏学院※

注：**为6年制，*为5年制，※为经教育部批准和确认的独立学院。

（徐云龙）

2013 年药学类、中药学类、制药类专业新增情况

专业名称(代码)	学校名称	修业年限	学位授予门类	新增专业点
制药工程(081302)	河北北方学院	四年	工学	2
	邯郸学院	四年	工学	
生物制药(083002T)	武汉东湖学院	四年	工学	5
	长沙学院	四年	工学	
	玉林师范学院	四年	工学	
	绵阳师范学院	四年	工学	
	贵州理工学院	四年	工学	
药学(100701)	赤峰学院	四年	理学	4
	广西科技大学	四年	理学	
	海南大学	四年	理学	
	陕西中医学院	四年	理学	
药物制剂(100702)	河北大学	四年	理学	3
	南京医科大学康达学院	四年	理学	
	泰山医学院	四年	理学	
药物分析(100705T)	佳木斯大学	四年	理学	4
	哈尔滨医科大学	四年	理学	
	黑龙江中医药大学	四年	理学	
	福建医科大学	四年	理学	
海洋药学(100707T)	福建中医药大学	四年	理学	1

（续表）

专业名称（代码）	学校名称	修业年限	学位授予门类	新增专业点
中药资源与开发（100802）	河北中医学院	四年	理学	2
	陕西中医学院	四年	理学	
中药制药（100805T）	长春中医药大学	四年	理学	5
	湖北医药学院	四年	理学	
	南方医科大学	四年	理学	
	贵阳中医学院	四年	理学	
	陕西中医学院	四年	理学	
中草药栽培与鉴定（100806T）	辽宁中医药大学	四年	理学	2
	贵阳中医学院	四年	理学	

（徐云龙）

2013 年药学类、中药学类、制药类专业撤销情况

专业名称（代码）	学校名称	修业年限	学位授予门类
制药工程（081302）	山西农业大学信息学院	四年	工学

（徐云龙）

工程教育化工与制药类专业认证研讨会召开 2013 年 9 月 28 日 ~29 日，由中国石油和化学工业联合会、中国化工教育协会、中国工程教育认证协会化工与制药类专业认证委员会主办的工程教育化工与制药类专业认证研讨会在华东理工大学召开。来自国内 40 多所高校的 220 余位专家教师，通过大会报告和分组讨论等形式，围绕以加入《华盛顿协议》为契机进一步推进工程教育专业认证工作的主题开展了研讨。2013 年 6 月 19 日，在韩国首尔召开的国际工程联盟大会上，我国正式被《华盛顿协议》组织接纳，成为该组织第 21 个签约成员，意味着我国通过工程教育专业认证的高校毕业生可以在相关的国家或地区，按照职业工程师的要求，取得工程师执业资格，从而获得具有国际互认质量标准的通行证。

天津大学张凤宝教授、化工与制药类专业认证委员会副秘书长唐旭华、华东理工大学乐清华教授赫赫崇衡教授、北京化工大学张泽庭教授、天津大学夏淑倩教授，分别就工程教育改革与认证的形势、化工与制药类专业认证工作的组织、工程教育认证标准、认证学校自评准备，以及经验体会等作了大会报告。与会代表一致认为，参加工程教育专业认证是争取学校投入、提高专业办学水平的大好机会，但同时也需做大量的准备工作，涉及自评报告、支撑材料的准备，实验室安全教育，师资队伍建设等方方面面。专业认证是要让学生受益，其中的实践环节和化工设计等内容对培养工程人才意义重大；学校应承担起协调课程体系的调整、配备有工程背景的师资等宏观层面的责任；各级工程教育组织也要积极推动工程师注册制度的实施。 （徐云龙）

卓越工程师教育培养计划第三批专业名单 2013 年 10 月 17 日，教育部公布卓越工程师教育培养计划第三批学科专业名单，并要求各高校在本校网站上公开实施卓越计划的专业、学科领域的培养方案，按照卓越计划相关文件要求并结合本校培养方案，精心筹划，周密安排，狠抓落实，不断改进相关专业、学科领域的人才培养工作。批准北京交通大学交通工程等 433 个本科专业加入卓越计划。其中，北京理工大学等 5 所高校的制药工程专业列入。

卓越工程师教育培养计划第三批药学类专业名单

学校名称	本科专业代码	本科专业名称
北京理工大学	081302	制药工程
河北科技大学	081302	制药工程
合肥工业大学	081302	制药工程
贵州大学	081302	制药工程
云南大学	081302	制药工程

（徐云龙）

教育部设立 2013-2017 年高校教学指导委员会 为深入贯彻落实党的十八大精神，全面落实教育规划纲要，充分发挥专家学者对高等教育教学改革的研究、咨询、指导作用，推动高等教育内涵式发展，大力提升本科人才培养质量，教育部成立 2013-2017 年教育部高等学校教学指导委员会。教学指导委员会由教育部聘请并领导的专家组织，具有非常设学术机构的性质，接受教育部的委托，开展高等学校本科教学的研究、咨询、指导、评估、服务等工作。其主要任务是：（一）组织和开展本科教学领域的理论与实践研究；（二）就高等学校的学科专业建设、教材建设、教学实验室建设和教学改革等工作向教育部提出咨询意见和建议；（三）制订专业规范或教学质量标准；（四）承担有关本科教学评估以及本科专业设置的咨询工作；（五）组织教师培训、学术研讨和信息交流等工作；（六）承担教育部委托的其他任务。

每个教学指导委员会（含分教学指导委员会）设主任委员 1 人，副主任委员若干人，秘书长 1 人。教学指导委员会的工作由主任委员主持，副主任委员协助，秘书长协助主任和副主任委员处理日常工作。秘书长原则上在主任委员所在高校聘请。任期自 2013 年 4 月 1 日起至 2017 年 12 月 31 日止。 （徐云龙）

药学类专业教学指导委员会名单（2013-2017 年）

（续表）

职 务	姓 名	单 位
主任委员	姚文兵	中国药科大学
副主任委员	徐 萍	北京大学
	吴春福	沈阳药科大学
	朱依谆	复旦大学
	宋 航	四川大学
	赵广荣	天津大学
	王喜军	黑龙江中医药大学
	蔡宝昌	南京中医药大学
	江德元	国家食品药品监督管理局
秘书长	徐晓嫒	中国药科大学
委员	刘 刚	清华大学
	马长华	北京中医药大学
	曹德英	河北医科大学
	付学奇	吉林大学
	李晓波	上海交通大学
	徐菁利	上海工程技术大学
	曾 苏	浙江大学
	李 俊	安徽医科大学
	许建华	福建医科大学
	章亚东	郑州大学
	项光亚	华中科技大学
	黄 民	中山大学
	杨 帆	广东药学院
	张俊清	海南医学院
	王聚乐	西藏大学
	热娜·卡斯木	新疆医科大学
	葛卫红	南京鼓楼医院
	赵 明	首都医科大学
	段宏泉	天津医科大学
	陈朝军	内蒙古医科大学
	孙建平	哈尔滨医科大学
	宋恭华	华东理工大学
	印晓星	徐州医学院
	姚日生	合肥工业大学
	许 钒	安徽中医学院
	娄红祥	山东大学
	陈子林	武汉大学
	张 珩	武汉工程大学
	祝晨蔯	广州中医药大学
	陈 旭	桂林医学院
	董 志	重庆医科大学
	傅 强	西安交通大学
	柴逸峰	第二军医大学

（徐云龙）

中药学类专业教学指导委员会名单（2013-2017 年）

职 务	姓 名	单 位
主任委员	匡海学	黑龙江中医药大学
副主任委员	乔延江	北京中医药大学
	张大方	长春中医药大学
	朱 华	广西中医药大学
	高秀梅	天津中医药大学

职 务	姓 名	单 位
	刘红宁	江西中医学院
	彭 成	成都中医药大学
秘书长	李永吉	黑龙江中医药大学
委员	李医明	上海中医药大学
	孔令义	中国药科大学
	来平凡	浙江中医药大学
	褚克丹	福建中医药大学
	高致明	河南农业大学
	王有为	武汉大学
	张荣华	暨南大学
	徐晓玉	西南大学
	王昌利	陕西中医学院
	王津慧	青海大学
	周 杰	国家中医药管理局
	吴 皓	南京中医药大学
	仇佩虹	温州医学院
	彭代银	安徽中医学院
	周洪雷	山东中医药大学
	冯卫生	河南中医学院
	黄必胜	湖北中医药大学
	余林中	南方医科大学
	张庆芝	云南中医学院
	王四旺	第四军医大学
	薛 洁	新疆医科大学

（徐云龙）

生物科学类专业教学指导委员会名单（2013-2017 年）

职 务	姓 名	单 位
主任委员	施一公	清华大学
副主任委员	王英典	北京师范大学
	陈建群	南京大学
	王石平	华中农业大学
	安黎哲	兰州大学
	马 红	复旦大学
	宋纯鹏	河南大学
	肖 蘅	云南大学
秘书长	张贵友	清华大学
委员	夏国良	中国农业大学
	刘敬泽	河北师范大学
	王 丽	东北师范大学
	胡宝忠	东北农业大学
	周哲敏	江南大学
	王利琳	杭州师范大学
	李进华	安徽师范大学
	洪一江	南昌大学
	张宪省	山东农业大学
	陈广文	河南师范大学
	潘继承	湖北师范学院
	王安利	华南师范大学
	夏庆友	西南大学
	韦革宏	西北农林科技大学
	卜文俊	南开大学

（续表）

职　务	姓　名	单　位
	王迎春	内蒙古大学
	李海英	黑龙江大学
	王全喜	上海师范大学
	梁建生	扬州大学
	赵　敏	温州大学
	魏道智	福建农林大学
	樊廷俊	中国海洋大学
	安利国	山东师范大学
	王建波	武汉大学
	卢向阳	湖南农业大学
	史海涛	海南师范大学
	林宏辉	四川大学
	季　荣	新疆师范大学

（徐云龙）

↗ 生物技术、生物工程类专业教学指导委员会名单（2013-2017 年）

职　务	姓　名	单　位
主任委员	邓子新	上海交通大学
副主任委员	王世强	北京大学
	谭天伟	北京化工大学
	朱友林	南昌大学
	周天鸿	暨南大学
	石维忱	中国生物发酵产业协会
	张荣庆	清华大学
	魏东芝	华东理工大学
	舒红兵	武汉大学
	陈　放	四川大学
秘书长	张雪洪	上海交通大学
委员	向本琼	北京师范大学
	元英进	天津大学
	修志龙	大连理工大学
	吴永革	吉林大学
	钱　旻	华东师范大学
	徐　岩	江南大学
	陈双林	南京师范大学
	郑裕国	浙江工业大学
	朱秋华	浙江万里学院
	李荣贵	青岛大学
	余龙江	华中科技大学
	刘选明	湖南大学
	林　影	华南理工大学
	周泽扬	重庆师范大学
	王喆之	陕西师范大学
	张富春	新疆大学
	刘　方	南开大学
	王　敏	天津科技大学
	夏焕章	沈阳药科大学
	王傲雪	东北农业大学

（续表）

职　务	姓　名	单　位
	谢　维	东南大学
	张　炜	南京农业大学
	姚善泾	浙江大学
	李校堃	温州医学院
	牛立文	安徽大学
	祁元明	郑州大学
	孙　明	华中农业大学
	徐安龙	中山大学
	李　玲	华南师范大学
	乙　引	贵州师范大学
	王玉炯	宁夏大学
	李晓莉	军事经济学院

（徐云龙）

↗ 中医学类专业教学指导委员会名单（2013-2017 年）

职　务	姓　名	单　位
主任委员	张伯礼	天津中医药大学
副主任委员	翟双庆	北京中医药大学
	谢建群	上海中医药大学
	范永升	浙江中医药大学
	范昕建	成都中医药大学
	王之虹	长春中医药大学
	吴勉华	南京中医药大学
	王省良	广州中医药大学
	洪　净	国家中医药管理局
秘书长	周桂桐	天津中医药大学
委员	王亚利	河北医科大学
	苗　茂	内蒙古医科大学
	石　岩	辽宁中医药大学
	王　键	安徽中医学院
	李灿东	福建中医药大学
	欧阳兵	山东中医药大学
	王　华	湖北中医药大学
	杨钦河	暨南大学
	黄岑汉	右江民族医学院
	李玛琳	云南中医学院
	周永学	陕西中医学院
	王北婴	国家中医药管理局中医师资格认证中心
	冼绍祥	广州中医药大学第一附属医院
	周　然	山西中医学院
	巴根那	内蒙古民族大学
	李　冀	黑龙江中医药大学
	王彦晖	厦门大学
	左铮云	江西中医学院
	毛秉豫	南阳理工学院
	熊　辉	湖南中医药大学
	吕志平	南方医科大学
	唐　农	广西中医药大学
	尼玛次仁	西藏藏医学院
	李金田	甘肃中医学院

（续表）

职　务	姓　名	单　位
	王　琦	北京中医药大学东方医院
	胡鸿毅	上海中医药大学附属龙华医院

（徐云龙）

中西医结合类专业教学指导委员会名单（2013-2017年）

职　务	姓　名	单　位
主任委员	高思华	北京中医药大学
副主任委员	董竞成	复旦大学
	陈立典	福建中医药大学
	何清湖	湖南中医药大学
	施建蓉	上海中医药大学
	郑玉玲	河南中医学院
秘书长	王　伟	北京中医药大学
委员	杜惠兰	河北医科大学
	刘宏岩	长春中医药大学
	向　楠	湖北中医药大学
	王新华	广州医学院
	罗伟生	广西中医药大学
	曹文富	重庆医科大学
	张　帆	贵阳中医学院
	哈木拉提·吾甫尔	新疆医科大学
	战丽彬	大连医科大学
	范　恒	华中科技大学
	陈利国	暨南大学
	郭　姣	广州中医药大学
	王家辉	海南医学院
	钟　森	成都中医药大学
	李　锋	第四军医大学

（徐云龙）

教材建设

"十二五"国家级规划教材《药剂学》编委会召开 2013年5月11日，高等教育出版社组织的"十二五"普通高等教育本科国家级规划教材《药剂学》（第二版）编委会会议在四川大学华西药学院召开。该教材由华西药学院张志荣教授担任主编。来自四川大学、复旦大学、华中科技大学、中南大学、第三军医大学等11所院校的16位编委及高等教育出版社医学分社席雁社长参加了本次会议。

张志荣主编就教材编写思路、编写进度和编写分工等进行了详细介绍，席雁社长对教材的编写提出了具体要求，各位编委就教材编写的指导思想、质量要求、内容及分工安排等进行了认真的讨论和修改，为高质量地完成教材编写工作提供了保证。

（李　季）

第四批药学相关"精品视频公开课"名单 根据《教育部 财政部关于"十二五"期间实施"高等学校本科教学质量与教学改革工程"的意见》（教高〔2011〕6号）和《教育部关于国家精品开放课程建设的实施意见》（教高〔2011〕8号），经有关高校建设和申报、教育部组织专家评审遴选，共有121门课程以及《薪火传承·中国传统哲学通论》《从爱因斯坦到霍金的宇宙》《眼病的预防与治疗》等3门课程的续拍部分，于2013年5月至2013年9月在"爱课程"网、中国网络电视台及网易等3个网站以"中国大学视频公开课"形式免费向社会开放，产生了良好的社会反响，被教育部确定为第四批"精品视频公开课"。其中药学类课程1门，药学相关课程5门。

第四批药学相关"精品视频公开课"名单

课程名称	学　校	主讲教师
疾病治疗和药物发现（1~7讲）	中国药科大学	尤启冬、徐云根、江程
化学漫谈——发明与启示（1~8讲）	天津大学	田宜灵、刘俊吉、马军安
化学与人类健康（1~10讲）	济南大学	魏琴
生命科学导论（1~5讲）	中国科学技术大学	施蕴渝、高平、魏海明、周江宁、沈显生
生物技术与人类可持续发展（1~6讲）	北京化工大学	谭天伟、苏海佳、董益阳
微生物的世界（1~8讲）	武汉大学	陈向东

（徐云龙）

师资队伍

"高层次人才引进和高校人事管理改革"座谈会 2013年8月26日，教育部在北京召开"高层次人才引进和高校人事管理改革"座谈会，邀请来自高校的部分全国人大代表、政协委员以及高校领导同志，就高层次人才引进和高校人事管理改革认真听取他们的意见建议。教育部党组成员、纪检组组长王立英主持会议并讲话。全国人大常委会办公厅联络局、全国政协提案委员会办公室的有关同志以及教育部有关司局负责同志参加了会议。

近年来，教育部高度重视人才工作，积极推进高校人事制度改革，取得了显著成绩。围绕高校人事人才工作中存在的一些问题，与会代表建议加强对高校人才工作的宏观指导，进一步梳理人才计划及政策，建立符合教育规律和特色、科学的人才选拔、使用和评价机制；要深化高校人事制度改革，加强岗位管理，实行更灵活多样的薪酬制度，探索教师退出机制；要坚持育引并举，更加注重提升自主培养人才的能力；要优化人才布局结构，将人才引进工作与国家发展战略、学校发展、学科建设紧密联系起来；要加强对引进人才的管理，避免"才而优则仕"，让人才把更多的时间和精力放在人才培养和科学研究上。结合代表、委员提出的意见建议,要统筹实施好"长江学者奖励计划""千人计划""万人计划"等一系列重大人才工程,强化海外高层次人才的引进和服务,加大对国内优秀人才的培养和支持力度;要认真梳理涉及高校的各种人才计划及政策举措,进一步完善优秀人才支持计划体系;研究制定加强高校高层次人才队伍建设的指导意见和关于深化直属高等学校人事制度管理改革的指导意见,进一步转变政府职能,落实高校办学自主权,推动形成激发人才创造活力、具有国际竞争力的高校人才制度。 (徐云龙)

2013 年度教育部"创新团队发展计划"入选名单(药学类)

姓 名	所在高校	研究方向	资助期限	资助金额(万元)
沈月毛	山东大学	天然产物化学生物学	2014-2016	300
杨胜勇	四川大学	小分子靶向药物设计合成与早期成药性评价研究	2014-2016	300
刘雅红	华南农业大学	兽用抗菌药的安全性评价研究	2014-2016	300
张洪彬	云南大学	天然产物及类天然产物合成	2014-2016	300

(徐云龙)

↗ 2013 年教育部直属高校入选国家百千万人才工程人员 根据《人力资源社会保障部关于印发 2013 年国家百千万人才工程入选人员名单的通知》(人社部发〔2013〕80 号),教育部直属高校中共有北京大学管又飞等 88 人入选 2013 年国家百千万人才工程,并授予"有突出贡献中青年专家"荣誉称号。其中,药学及相关领域有北京中医药大学王伟、南京大学华子春入选。 (徐云龙)

↗ 2013-2014 年度教育部长江学者(药学类)

类别	推荐学校	姓名	岗位名称
特聘教授	上海交通大学	林厚文	海洋药物学
	中国药科大学	郝海平	中药学
	第四军医大学	招明高	药理学
	海南大学	罗素兰	海洋药物
讲座教授	中国药科大学	David Oupicky	药剂学
	广州中医药大学	姜志宏	中药学

(徐云龙)

学位与研究生教育

↗ 国务院常务会议部署完善研究生教育投入机制 2013 年 2 月 6 日,国务院总理温家宝主持召开国务院常务会议,研究确定促进海洋渔业持续健康发展的政策措施,部署完善研究生教育投入机制,决定加快油品质量升级。为完善研究生教育投入机制,改善研究生学习、科研和生活条件,提高研究生培养质量,会议确定了以下政策:

(一)完善财政拨款制度。中央财政对国家招生计划内的中央部门所属高校全日制研究生,安排生均综合定额拨款,并建立拨款标准动态调整机制,逐步提高拨款水平;中央财政设立绩效拨款,由学校自主安排用于研究生培养。各地要参照这一模式,建立健全地方高校研究生教育拨款制度。

↗ 2013 年教育部"创新团队发展计划" 2013 年度入选教育部"创新团队发展计划"资助期限为 2014 年 1 月至 2016 年 12 月,资助经费自然科学领域每项 300 万元,哲学社会科学领域每项 150 万元。"985 工程"高校所属团队的资助经费由所在高校"985 工程"建设经费支持,非"985 工程"高校所属团队的资助经费由教育部和所在单位按照 1:1 比例共同支持。其中,4 项药学类项目入选 2013 年教育部"创新团队发展计划"。

(二)完善研究生奖助政策体系。设立研究生国家奖学金,每年奖励 4.5 万名研究生。从 2014 年秋季学期起,将研究生普通奖学金调整为国家助学金,每年资助标准博士生不低于 10000 元、硕士生不低于 6000 元;同时设立研究生学业奖学金。加大研究生助教、助研和助管岗位津贴资助力度。提高国家助学贷款最高限额。落实和完善鼓励捐资助学的优惠政策。

(三)建立健全研究生教育收费制度。从 2014 年秋季学期起,向所有纳入国家招生计划的新入学研究生收取学费。全日制学术学位研究生收费标准,原则上每年硕士生不超过 8000 元、博士生不超过 10000 元,全日制专业学位研究生以及已按规定实行收费政策的研究生暂执行原收费政策。

(徐云龙)

↗ 学位与研究生教育发展中心公布学科评估结果 2013 年 1 月 29 日,教育部学位与研究生教育发展中心于发布 2012 年学科评估结果。学位中心开展学科评估目的是按照党的十八大提高创新人才培养水平和国家教育规划纲要高等教育内涵发展的精神,以及贯彻教育部提高高等教育质量 30 条、"2011 计划"协同创新的要求,通过评估,促进学科建设,提高研究生培养和学位授予质量。

此次评估是该中心连续 10 年自主开展的第三轮学科评估,历时一年。评估对象是具有研究生培养和学位授予资格的一级学科,以高等学校为主,兼顾科研院所。这是一个服务性、开放性的评估,学校根据需要自愿参加,无评估费用。390 多个单位的 4200 多个学科参加,学科参评率比上一次增长 79%。全国高校中的国家重点学科,参评率为 93%,博士一级授权学科的参评率为 80%。

评估体现了"提高质量、优化结构、鼓励特色、协同创新"的思路,按照"科学客观、严谨规范、公开透明"的原则,突出

中国药学年鉴
CHINESE PHARMACEUTICAL YEARBOOK 2014

"质量、成效、特色"导向,彰显了强调了质量,淡化规模,树立学科评价的正确导向;创新了学生质量评价模式,开创学生质量评价的新视角,改进人才评价方式,强调学生为本,注重"在学培养质量与职业发展质量相结合"的评价理念;创新了学术论文评价模式,营造学术论文评价的良好氛围;改变了科研成果评价模式,强调学科的社会服务能力,并邀请大批行业和企业人士及所有参评单位本学科专家对学科的社会声誉进行评价,形成了"崇尚创新、重视质量、社会参与"的科研评价新模式;分类设置了指标体系,突出学科特色,强化分类指导等五大特色。

评估结果表明,近年来国家重点建设投入和学校加强学科建设成效显著,评估结果在前五位的学科中,超过75%是国家重点学科,"985 高校"占73%,"211 高校"占84%;国家新学科目录调整对促进学科特色发展初见成效,适应需求性增强;评估结果体现出学科发展的状态和规律,与前两次评估比较,传统学科评估结果相对稳定,新兴学科有一定波动,而一些学科内涵界定比较宽泛的学科评估结果变化相对较大;分类特色指标体系比较科学地反映出特色高校学科建设成效,专业院校的得分明显提升,较客观展示了高校的整体优势、特色与发展状态。

(徐云龙)

⬀ **药学学科评估结果** 2013 年 1 月 29 日,教育部学位与研究生教育发展中心于发布 2012 年学科评估结果。

药学一级学科中,全国具有"博士一级"授权的高校共 27 所,本次有 20 所参评,高校参评率 74.1%;还有部分具有"博士二级"授权和硕士授权的高校参加了评估;参评高校共计 48 所。

药学学科评估结果

学校代码/学校名称		学科整体水平得分
10001	北京大学	91
10023	北京协和医学院	89
10316	中国药科大学	88
10163	沈阳药科大学	86
10246	复旦大学	82
90030	第二军医大学	82
10335	浙江大学	79
10610	四川大学	79
10226	哈尔滨医科大学	78
10248	上海交通大学	76
10422	山东大学	76
10423	中国海洋大学	76
10533	中南大学	76
10558	中山大学	76
90032	第四军医大学	76
10487	华中科技大学	73
10159	中国医科大学	72
10285	苏州大学	72
10698	西安交通大学	72
10025	首都医科大学	71

（续表）

学校代码/学校名称		学科整体水平得分
10062	天津医科大学	71
10337	浙江工业大学	71
10343	温州医学院	71
10366	安徽医科大学	71
10486	武汉大学	71
10631	重庆医科大学	71
10055	南开大学	70
10459	郑州大学	70
10598	广西医科大学	69
10730	兰州大学	69
10760	新疆医科大学	69
11066	烟台大学	69
10184	延边大学	68
10299	江苏大学	68
10635	西南大学	68
10161	大连医科大学	66
10222	佳木斯大学	66
10475	河南大学	66
10759	石河子大学	66
11065	青岛大学	66
10010	北京化工大学	65
10149	沈阳化工大学	65
10160	辽宁医学院	65
10313	徐州医学院	65
11660	重庆理工大学	65
90115	解放军总医院(军医进修学院)	65
10496	武汉工业学院	64
11075	三峡大学	64

注:得分相同的高校按学校代码顺序排列

(徐云龙)

⬀ **中药学学科评估结果** 2013 年 1 月 29 日,教育部学位与研究生教育发展中心于发布 2012 年学科评估结果。

中药学一级学科中,全国具有"博士一级"授权的高校共 20 所,本次有 16 所参评,高校参评率 80%;还有部分具有"博士二级"授权和硕士授权的高校参加了评估;参评高校共计 28 所。

中药学学科评估结果

学校代码/学校名称		学科整体水平得分
10268	上海中医药大学	91
10026	北京中医药大学	84
10063	天津中医药大学	84
10315	南京中医药大学	84
10316	中国药科大学	84
10633	成都中医药大学	84
10228	黑龙江中医药大学	79
10572	广州中医药大学	79
10163	沈阳药科大学	77
10023	北京协和医学院	76
10559	暨南大学	79
10344	浙江中医药大学	73

（续表）

学校代码/学校名称		学科整体水平得分
10441	山东中医药大学	73
10162	辽宁中医药大学	72
10240	哈尔滨商业大学	72
10471	河南中医学院	72
10507	湖北中医药大学	70
10541	湖南中医药大学	70
10486	武汉大学	69
10697	西北大学	69
10635	西南大学	66
10136	内蒙古民族大学	65
10475	河南大学	65
10524	中南民族大学	65
10613	西南交通大学	65
10716	陕西中医学院	65
10735	甘肃中医学院	65
11117	扬州大学	65

注:得分相同的高校按学校代码顺序排列　　　　　　　（徐云龙）

化学学科评估结果　　2013 年 1 月 29 日,教育部学位与研究生教育发展中心于发布 2012 年学科评估结果。化学一级学科中,全国具有"博士一级"授权的高校共 64 所,本次有 51 所参评,高校参评率 76.7% ;还有部分具有"博士二级"授权和硕士授权的高校参加了评估;参评高校共计 82 所。

化学学科评估结果

学校代码/学校名称		学科整体水平得分
10001	北京大学	94
10055	南开大学	90
10284	南京大学	90
10183	吉林大学	88
10246	复旦大学	88
10003	清华大学	87
10358	中国科学技术大学	87
10384	厦门大学	87
10335	浙江大学	84
10486	武汉大学	82
10558	中山大学	82
10010	北京化工大学	79
10532	湖南大学	79
10610	四川大学	79
10027	北京师范大学	77
10248	上海交通大学	77
10422	山东大学	77
10730	兰州大学	77
10386	福州大学	75
10200	东北师范大学	74
10269	华东师范大学	74
10285	苏州大学	74
10487	华中科技大学	73
10511	华中师范大学	73
10697	西北大学	73
10718	陕西师范大学	73
10247	同济大学	72
10459	郑州大学	72

（续表）

学校代码/学校名称		学科整体水平得分
10007	北京理工大学	70
10075	河北大学	70
10212	黑龙江大学	70
10319	南京师范大学	70
10370	安徽师范大学	70
10445	山东师范大学	70
10530	湘潭大学	70
10574	华南师范大学	70
10635	西南大学	70
10673	云南大学	70
10008	北京科技大学	69
10108	山西大学	69
10126	内蒙古大学	69
10357	安徽大学	69
10699	西北工业大学	69
10736	西北师范大学	69
10755	新疆大学	69
11117	扬州大学	69
11414	中国石油大学	69
10002	中国人民大学	67
10118	山西师范大学	67
10140	辽宁大学	67
10270	上海师范大学	67
10280	上海大学	67
10345	浙江师范大学	67
10475	河南大学	67
10491	中国地质大学	67
10512	湖北大学	67
10602	广西师范大学	67
10698	西安交通大学	67
10065	天津师范大学	66
10165	辽宁师范大学	66
10184	延边大学	66
10231	哈尔滨师范大学	66
10320	江苏师范大学	66
10338	浙江理工大学	66
10346	杭州师范大学	66
10351	温州大学	66
10524	中南民族大学	66
10086	河北农业大学	65
10149	沈阳化工大学	65
10163	沈阳药科大学	65
10186	长春理工大学	65
10418	赣南师范学院	65
10451	鲁东大学	65
10513	湖北师范学院	65
10636	四川师范大学	65
10638	西华师范大学	65
10681	云南师范大学	65
11258	大连大学	65
11646	宁波大学	65
10110	中北大学	63
10148	辽宁石油化工大学	63
10167	渤海大学	63

注:得分相同按学校代码顺序排列

（徐云龙）

生物学学科评估结果 2013 年 1 月 29 日,教育部学位与研究生教育发展中心于发布 2012 年学科评估结果。生物学一级学科中,全国具有"博士一级"授权的高校共 77 所,本次有 53 所参评,高校参评率 68.8%;还有部分具有"博士二级"授权和硕士授权的高校参加了评估;参评高校共计 100 所。

生物学学科评估结果

学校代码/学校名称		学科整体水平得分
10003	清华大学-北京协和医学院(清华大学医学部)	96
10001	北京大学	90
10246	复旦大学	86
10248	上海交通大学	86
10284	南京大学	84
10358	中国科学技术大学	84
10486	武汉大学	84
10019	中国农业大学	82
10055	南开大学	82
10504	华中农业大学	82
10558	中山大学	82
10384	厦门大学	80
10335	浙江大学	79
10422	山东大学	79
10610	四川大学	76
10183	吉林大学	75
10200	东北师范大学	75
10269	华东师范大学	75
10307	南京农业大学	75
10487	华中科技大学	75
10673	云南大学	75
10712	西北农林科技大学	75
10730	兰州大学	75
10027	北京师范大学	73
10225	东北林业大学	73
10025	首都医科大学	72
10028	首都师范大学	72
10126	内蒙古大学	72
10159	中国医科大学	72
10226	哈尔滨医科大学	72
10247	同济大学	72
10319	南京师范大学	72
12121	南方医科大学	72
10022	北京林业大学	70
10094	河北师范大学	70
10434	山东农业大学	70
10445	山东师范大学	70
10511	华中师范大学	70
10537	湖南农业大学	70
10574	华南师范大学	70
10718	陕西师范大学	70
10075	河北大学	69
10086	河北农业大学	69
10108	山西大学	69
10114	山西医科大学	69
10161	大连医科大学	69
10298	南京林业大学	69

（续表）

学校代码/学校名称		学科整体水平得分
10364	安徽农业大学	69
10475	河南大学	69
10512	湖北大学	69
10635	西南大学	69
10697	西北大学	69
10163	沈阳药科大学	67
10313	徐州医学院	67
10343	温州医学院	67
10345	浙江师范大学	67
10346	杭州师范大学	67
10357	安徽大学	67
10370	安徽师范大学	67
10466	河南农业大学	67
10538	中南林业科技大学	67
10755	新疆大学	67
11117	扬州大学	67
10004	北京交通大学	66
10065	天津师范大学	66
10127	内蒙古科技大学	66
10140	辽宁大学	66
10157	沈阳农业大学	66
10160	辽宁医学院	66
10165	辽宁师范大学	66
10280	上海大学	66
10320	江苏师范大学	66
10338	浙江理工大学	66
10356	中国计量学院	66
10386	福州大学	66
10459	郑州大学	66
10638	西华师范大学	66
10699	西北工业大学	66
10736	西北师范大学	66
11258	大连大学	66
10052	中央民族大学	65
10158	大连海洋大学	65
10166	沈阳师范大学	65
10341	浙江农林大学	65
10489	长江大学	65
10524	中南民族大学	65
10602	广西师范大学	65
10613	西南交通大学	65
10636	四川师范大学	65
10637	重庆师范大学	65
10681	云南师范大学	65
10733	甘肃农业大学	65
11035	沈阳大学	65
11075	三峡大学	65
10152	大连工业大学	64
10451	鲁东大学	64
10496	武汉工业学院	64
10677	西南林业大学	64
10694	西藏大学	64
11407	北方民族大学	64

注:得分相同按学校代码顺序排列

（徐云龙）

↗ **2013年全国优秀博士学位论文评选** 2013年,教育部、国务院学位委员会共评出《〈中观心论〉及其古注〈思择炎〉对外道思想批判的研究》等100篇学位论文为全国优秀博士学位论文,《汉越语关系语素层次分析》等273篇学位论文为全国优秀博士学位论文提名论文。其中,药学及相关领域优博论文9篇,优博提名论文34篇。

2013年全国优秀博士学位论文(药学及相关领域)

论文题目	作者	指导教师	学位授予单位
抗病毒天然免疫信号通路调控机制研究	游富平	蒋争凡	北京大学
大肠杆菌膜蛋白UraA和AdiC的结构和转运机制	鲁斐然	施一公	清华大学-北京协和医学院(清华大学医学部)
Salmonella enterica中心代谢关键酶的赖氨酸可逆乙酰化修饰研究	王启军	赵国屏	复旦大学
抑制p53与MDM2结合的抗肿瘤多肽设计与靶向递送	李翀	陆伟跃	复旦大学
细胞抗病毒天然免疫信号转导的调控机制	李颖	舒红兵	武汉大学
糖生物安全中葡萄球菌生物被膜行为的致毒及耐药分子机制研究	徐振波	李琳	华南理工大学
MHC I 类分子和白细胞介素17对天然免疫应答的调控作用及其机制研究	徐胜	曹雪涛	第二军医大学
肝细胞核因子4α诱导分化治疗实验性肝癌	尹川	谢渭芬	第二军医大学
Notch信号通路在脉络膜新生血管发生发展中的作用	窦国睿	王雨生	第四军医大学

2013年全国优秀博士学位论文提名(药学及相关领域)

论文题目	作者	指导教师	学位授予单位
基于金属有机骨架材料的气相色谱分离和富集新方法	古志远	严秀平	南开大学
丹酚酸及丹参酮对心肌缺血/缺氧作用的分子机制比较研究	王小莹	高秀梅	天津中医药大学
代谢的乙酰化调控与IDH1突变促进肿瘤发生机制的研究	徐薇	管坤良	复旦大学
MicroRNA-30d及抑制型G蛋白在肝癌侵袭转移中的作用及其分子机制研究	姚坚	顾健人	复旦大学
药物洗脱支架对血管重构和内皮功能影响的实验和临床研究	张峰	葛均波	复旦大学
抗血管生成促肝癌转移中IL-12b介导的机体免疫起关键作用	朱小东	汤钊猷	复旦大学
PHF10在胃癌中的生物学功能及分子机制的研究	魏敏	顾琴龙	上海交通大学
千里光和欧洲千里光化学与毒性差异表征	熊爱珍	王峥涛	上海中医药大学
DNA检测与细胞内microRNA分析新方法的研究	董海峰	鞠熀先	南京大学
新型碳质材料对抗生素类药物的吸附机制研究	纪靓靓	朱东强	南京大学
神经元型一氧化氮合酶调控脑缺血后神经元再生	罗春霞	朱东亚	南京医科大学
气体信号分子硫化氢对帕金森病模型鼠的神经保护作用及其机制	鲁明	胡刚	南京医科大学
活血化瘀药对肿瘤转移的影响—隐丹参酮抑制癌细胞生长的分子机理	陈文星	陆茵	南京中医药大学
边缘系统突触可塑性介导动物对应激和精神兴奋药物的反应及其机制	王伟	陈建国	华中科技大学
复杂结构微凝胶及纳米复合水凝胶的制备与功能化	胡小波	童真	华南理工大学
骨修复药物控释微球支架的多级构建及干细胞介导分化研究	施雪涛	王迎军	华南理工大学
有机磷农药多特异性抗体识别机制与多残留免疫检测新方法研究	徐振林	孙远明	华南农业大学
新型水凝胶的合成、性能及其与细胞在体内外相互作用研究	巩长旸	魏于全	四川大学
新型多功能聚氨酯药物载体的研究	丁明明	傅强	四川大学
用于骨组织工程的新型明胶微/纳米球基凝胶材料的研究	王华楠	李玉宝	四川大学
肿瘤相关标志物及细胞表面聚糖检测新方法	程伟	尹一兵	重庆医科大学
中药金铁锁的系统化学成分分析	田均勉	张卫东	第二军医大学
肺癌干细胞的分离鉴定及线粒体能量代谢特性的研究	叶小群	钱桂生	第三军医大学
结直肠癌相关抗原MC3-Ag的鉴定和功能研究	卢瑗瑗	樊代明	第四军医大学

(徐云龙)

↗ **国务院学位委员会第三十次会议在京召开** 2013年7月10-11日,国务院学位委员会第三十次会议在北京召开。中共中央政治局委员、国务院副总理、国务院学位委员会主任委员刘延东出席会议并做了"深化改革,提高质量,推进研究生教育内涵式发展"的重要报告。国务院学位委员会副主任委员、秘书长、教育部副部长杜占元同志做国务院学位委员会工作报告,委员们结合刘延东主任委员重要讲话精神,审议并通过了秘书长报告及国务院学位委员会2013年工作要点。同时,会议还审批了国务院学位委员会办公室提交的《关于立项建设博士、硕士学位授予单位及其授权学科审核情况的报告》,审议通过了《关于加强学位与研究生教育质量保证和监督体系建设的意见》《关于开展博士、硕士学位授权学科和专业学位授权类别动态调整试点工作的意见》等一系列重要文件,为全面推进学位与研究生教育综合改革迈出了坚实的一步。

国务院学位委员会2013年工作重点是以服务需求、提高质量为主线,以分类推进培养模式改革、统筹构建质量保障体系为着力点,全面推动学位与研究生教育综合改革。

(徐云龙)

↗ 《一级学科简介》《博士、硕士学位基本要求》印发

2013 年 11 月,国务院学位委员会、教育部联合印发针对学术学位的《博士、硕士学位基本要求》。这意味着,我国研究生教育质量有了首部"国家标准"。《博士、硕士学位基本要求》由国务院学位委员会、教育部委托国务院学位委员会第六届学科评议组编写,历时两年,近千名专家参与。《博士、硕士学位基本要求》按照一级学科分别制订,目的是为研究生培养单位制订研究生培养方案和学位授予标准提供依据,为导师指导研究生提供参考,为教育行政部门开展质量监督和评估工作提供标,从学科前沿、社会需求、知识结构、综合素养与能力、基本规范等方面提出了各学科研究生获得博士或硕士学位时必须达到的要求,具有较强的指导性,反映了各一级学科人才培养的特点,同时也为各研究生培养单位开展有特色、高水平的人才培养留有空间。印发和实施《博士、硕士学位基本要求》将对保证我国研究生培养和学位授予基本质量,推进研究生教育分类评价,提高学科建设水平,促进学术交流等方面都具有重要作用,也为社会了解研究生教育质量标准,开展质量监督提供了依据。

同时,为进一步规范各研究生培养单位的学科建设、制订培养方案和开展学位授予等工作,国务院学位委员会和教育部根据新修订的《学位授予和人才培养学科目录(2011年)》印发了《一级学科简介》,从学科概况、学科内涵、学科范围、培养目标和相关学科五个方面对全部 110 个一级学科进行界定和描述。

(徐云龙)

↗ 药学一级学科简介

一、学科概况

药学是在人类与疾病斗争的过程中逐渐产生并发展起来的一门科学,具有悠久的历史。在古埃及,药理知识被记录在各种草纸上,如公元前 16 世纪的埃伯斯纸草文和埃德温·史密斯纸草文。在中国,有神农尝百草始有医药的传说,《神农本草经》是我国第一部专门系统记载药物及阐述药物理论的书籍,首次提出了药物的分类:"主养命以应天,无毒,多服久服不伤人,欲轻身益气不老延年者为上品;主养性以应人,无毒,有毒,斟酌其宜,欲遏病补虚羸者为中品;主治病以应地,多毒,不可久服,欲除寒热邪气、破积聚、愈疾者为下品"。首次系统阐述了用药的基本法则:君臣佐使的配伍理论,七情和合、四气五味、炮制加工的用药理论,丸、散、汤、酒、膏的药剂学剂型选择理论,追病寻源、寒者热之、热者寒之、以毒攻毒、择病选择服药时间等临床药学理论等。公元 7世纪由唐朝朝廷组织编撰的《新修本草》,又名《唐本草》,是世界上第一部政府编修并颁布实施的药典性质的药学专著,

收载药物 852 种。在中东,巴格达第一批药房建立于公元754 年,被置于穆斯林黄金时期的阿巴斯职权领域;至第 9 世纪,对这些药店有了国家规定。中东植物学和化学领域取得的成就,促进了中世纪伊斯兰教药理学的大幅度发展。在欧洲,12 世纪开始出现商店形式的药房。1240 年,费雷德里克二世颁布了一个法令,将医生和药剂师这两个行业分开。1498 年意大利佛罗伦萨出版了《新调剂大全》,被认为是欧洲第一部药典。14 世纪至 16 世纪在欧洲兴起的文艺复兴运动推动了现代自然科学的快速发展,分类学、解剖学的出现为药学的现代发展奠定了生物学基础;炼丹术、合成技术的发展为药学的现代发展奠定了化学基础。19 世纪末 20 世纪初,磺胺、青霉素等药物的发明与发展,为保障人类的健康繁衍做出了重大贡献,也使药学科学形成了以化学研究为主导的发展时期。20 世纪 80 年代以来,随着基因组学、蛋白质组学、生物信息学等现代生命科学和生物技术的快速发展,为药学发展提供了新的发展机遇。因此,现代药学学科是以化学、生命科学、医学等相关学科为基础的一门综合性学科,其内容主要包括:药物发现、药物作用、药物传输、药物质量控制、药物临床应用和药物监管等方面的相关理论和科学技术问题。随着科技不断地发展,一些新兴学科如基因组学、蛋白质组学、代谢组学、化学生物学、结构生物学、信息学、社会管理学等不断渗入药学学科。多学科理论、技术的发展和交叉,有力地推动着药学学科的进步。

二、学科内涵

药物对保障人类的健康发挥着重要的作用。药学研究是为保障药物安全、有效、可供、质量可控提供理论与技术的源泉和支撑。药学学科研究涵盖药物研发、药物生产、药物使用、药物管理的全过程。其研究内容包括药物新靶点的发现与确证,药物设计、筛选、制备或合成,药物剂型和制剂的设计理论、处方及工艺,药物质量控制,药物体内过程,药物作用机理与有效性、安全性,临床合理用药,药事管理、药物经济、药物信息、社会药学与伦理等。按照研究对象划分,药学研究包括化学药物、生物药物、天然药物等不同类别;按照研发技术链分类,药学研究包括药物发现、成药性和类药性研究、临床前研究、临床研究;按照服务领域分类,药学研究可分为与药物研发生产相关的药物化学、药理学、药物分析学、药剂学、生药学、微生物与生物技术药物学,与药物临床应用相关的临床药学,与药物监管相关的社会与管理药学等。药学学科是一门与应用密切相关的学科。面对人类防病治病的重大需求和随环境变化带来的人类疾病谱变异,药学学科必须不断吸收相关学科的最新理论和技术方法,通过交叉融合,不断完善自身的理论技术体系,同时拓展和建立新的研究领域。

药学学科在长期的发展过程中形成了自身的系统知识体系,同时又在发展过程中不断充实新的科学知识。药学学科现已形成了以下四大主要知识体系:1. 以围绕药物发

中国药学年鉴
CHINESE PHARMACEUTICAL YEARBOOK 2014

明和发现,以化学为基础的知识体系;2. 以揭示药物有效性、安全性为主要目标,以生命科学为基础的知识体系;3. 以保障药物临床合理使用为主要目标,以医学为基础的知识体系;4. 以保障药物使用的合法性与经济性为主要内容,以管理学、经济学为基础的知识体系。药学研究还常常需要了解和掌握工程学、材料学、信息科学、管理学、社会学等多学科的知识和方法。药学学科在借鉴多学科理论与技术的基础上,针对药物研究自身的特点和相关科学问题,通过科学实验、生物统计分析、社会调查等多种途径,实现自身理论体系的创新与发展,不断拓展药物相关研究与开发的技术方法。因此,药学学科内各研究方向的理论、研究方法与技术常具有相互交叉的性质。药学学科的特点,要求学习者必须比其他学科具有更宽泛的多学科理论知识,注意培育将多学科的知识交叉融合综合运用的能力,提高研究内容原始创新、研究方法移植创新的意识和能力。

三、学科范围

根据学科自身发展的要求和社会需求,药学一级学科下属的主要研究方向有:药物化学、药剂学、生药学、药物分析学、生物药物学、药理学、临床药学、社会与管理药学。

1. 药物化学(Medicinal Chemistry)是研究药物分子的发现、制备及其构效关系的一门学科。药物化学研究的主要内容包括:药物分子设计、合成和构效关系研究,天然活性物质分离纯化、结构鉴定及结构修饰,从分子水平解释药物的作用机制等。药物化学研究的主要任务是不断发展和完善药物化学学科的理论与方法;发现新化学实体,经结构改造和优化,提供高效、低毒的化合物;发展绿色、经济的制备技术。现代药物化学研究也常和药理学等生物学科结合,参与到药物作用新靶点的发现、确证和作用机制研究中。

2. 药剂学(Pharmaceutics)是研究药物剂型、制剂和释药系统的一门学科。药剂学研究的主要内容包括:药物剂型和制剂的设计理论、处方及工艺,体内释放和转运过程,研究和开发安全有效、稳定及用药顺应性好的剂型和制剂等。随着科学技术的发展,新的药物传递系统和药剂赋形剂材料(如纳米制剂)等的研究也受到重视。药剂学研究的主要任务是将包括化学药物、生物药物和天然药物在内的原料药物制备成适用于疾病治疗、预防或诊断的药品。现代药剂学研究也涉及药物分子与药用辅料、药物制剂与机体(细胞或分子水平)的相互作用以及药物剂型与治疗效果的关系。

3. 生药学(Pharmacognosy)是研究天然药物资源、品质与合理利用的一门学科。生药学研究的主要内容是以天然来源的、未经加工或只经简单加工的、具有医疗或保健作用的植物、动物和矿物为研究对象,研究其品质和变化规律,探讨其资源和可持续利用。生药学研究的主要任务是研究天然药物资源的品质评价、可持续利用以及现代天然药物的创制。

4. 药物分析学(Pharmaceutical Analysis)是研究与发展药物质量控制方法、探索与解决药物质量问题的一门学科。药物分析学研究的主要内容包括:药物结构分析、含量测定、杂质检查等方法的建立,药物-生物样品的检测与分析,工艺流程、反应历程的动态分析等。药物分析学的主要任务是发展药物分析的理论和方法,全面控制和保证药品的质量。

5. 微生物与生物技术药物学(Microbial and Biotechnological pharmaceutics)是研究微生物药物、生物技术药物和生化药物的新药发现、研究开发、生产技术、质量控制及临床应用的理论和技术的一门学科。微生物药物学研究的内容除化学药物相关常规内容外,还包括:药用菌种、分子遗传与选育、微生物代谢、相关生物技术、微生物药物化学及药物代谢,分子机制,发酵工艺,质控等。生物技术药物的主要研究内容包括:采用基因工程、细胞工程、蛋白质工程、抗体工程等现代生物技术发现、研究和制造用于治疗、预防和诊断的药物,涉及生物技术药物分子设计与筛选、构效关系、作用机理、质量控制、中试和生产工艺研究等。生化药物的主要研究内容包括:生化药物资源的开发与综合利用,生化活性物质的分离和结构鉴定、先导物的发现与构效关系研究,生化药物的作用机理、质量控制和生产工艺研究等。微生物与生物技术药物学的主要任务是为解决微生物药物、生物技术药物和生化药物的发现、作用机理、制备、质量控制、中试和工业生产等问题提供理论的探索与应用技术的支撑。

6. 药理学(Pharmacology)是研究药物与机体(包括病原体)之间相互作用及其规律的一门学科。药理学分为实验药理学和临床药理学,其研究的主要内容是运用细胞与分子生物学、医学科学的理论方法及相关前沿技术,开展药物靶点发现与确证、药效学、药代动力学、药物安全性评价与毒理学等研究。药理学研究的主要任务是研究和阐明药物的药效、作用机理、作用特点、体内过程及药物毒理,为新药研究开发和临床合理用药提供依据。

7. 临床药学(Clinical Pharmacy)是研究药物防病治病的有效性、安全性与合理性的一门学科。临床药学主要研究内容包括:药物治疗疾病的临床规律、临床合理用药、临床药物评价、药学监护、药物配伍与禁忌等。临床药学的主要任务是综合运用药学和医学的理论、观点和方法,为药物临床治疗的有效性、安全性、经济性提供保障。

8. 社会与管理药学(Social and Administrative Pharmacy)是研究药品在获得、流通、使用和管理过程中的社会因素与政策法规等相关问题的一门学科。社会与管理药学研究的主要内容包括:药事管理学、药物经济学、行为药学、药学信息学、药物流行病学以及药学心理与伦理学等。社会与管理药学研究的主要任务是研究解决药物研发、生产、流通、使用、监管等各个环节中出现的社会问题,为药物的可及性、经济性、合理性等提供相关的理论和解决方案。

四、培养目标

药学学科学士学位:是授予完成药学相关专业 4-5 年基础理论和技术知识的系统学习,通过课程考试,毕业实习或实践合格者的一种学位。鉴于所学的药学相关学科涉及研究或应用的不同领域,因此可授予理学学士或医学学士学位。药学学科学士学位获得者的培养目标是:有良好的人文和道德素养,比较扎实的药学专业基本理论、基本知识和实验技能,能综合利用药学相关知识,具有一定分析问题、解决问题的能力和创新意识,具备从事药学领域科研、生产、管理、药学服务等方面工作的基本能力的药学专门人才。

药学学科硕士学位:是针对已获得学士学位或具有学士学位同等学力,通过在药学下属研究方向进行 3 年左右进一步的专门理论与技术知识系统学习,课程成绩合格,完成具有一定完整性和系统性的科学技术研究课题,撰写的硕士学位论文合格并通过毕业论文答辩者所授予的一种学位。鉴于所学的药学相关学科涉及研究或应用的不同领域,因此可授予理学硕士或医学硕士学位。药学学科硕士学位获得者的培养目标是:有良好的人文和道德素养,掌握药学领域内较坚实的基础理论和较系统的专业知识;具有一定的独立从事药学相关科学研究工作或担负专门技术工作的能力;具有学术交流的能力;具有自主的持续学习本学科知识技能的能力。

药学学科博士学位:为药学学科的最高学位,是授予通过 3 年左右(获得硕士学位者)或 5 年左右(获得学士学位并经专门机构审定具有直接攻读博士学位或硕博连读资格者)的药学下属研究方向系统深入学习,课程成绩合格,完成具有完整性、系统性和创新性的科学技术研究课题,撰写的博士学位论文合格并通过毕业论文答辩者的一种学位。鉴于所学的药学相关学科涉及研究或应用的不同领域,因此可授予理学博士或医学博士学位。药学学科博士学位获得者的培养目标是:具有优良的人文和道德素养,掌握药学及相关领域坚实宽广的基础理论、系统深入的专业知识和研究技能,具有综合运用相关学科知识、技能解决药学学科领域内问题的能力,有比较敏锐的思辨和分析能力,能够跟踪学术前沿,判断学术价值,进行理论、知识和技术创新,能在科学或专业技术上做出创新性的成果。

五、相关学科

与药学学科密切相关的一级学科有化学、生物学、基础医学、临床医学、公共卫生与预防医学、中药学、中西医结合、化学工程与技术、生物工程、计算机科学与技术、统计学、公共管理、工商管理、社会学等。

(章明水)

教育部、人社部推进专业学位研究生培养模式改革

2013 年 11 月 4 日,教育部、人力资源社会保障部以教研[2013]3 号下发《关于关于深入推进专业学位研究生培养模式改革的意见》,发展专业学位研究生教育,深入推进培养模式改革,加快完善体制机制,不断提高教育质量。意见对明确改革目标明确改革目标、改革招生制度、完善培养方案、改进课程教学、加强实践基地建设、强化学位论文应用导向、推进与职业资格衔接、充分调动研究生积极性主动性、加强教师队伍建设、完善质量保障体系、鼓励开展联合培养、支持开展改革试点等 12 个分面提出了具体要求。

支持开展改革试点。支持省级学位与研究生教育管理部门和培养单位结合行(企)业和区域人才需求,开展培养模式改革试点,树立专业学位特色品牌。案例教学、实践基地建设等改革试点成效将作为培养单位申请新增专业学位授权点及专业学位授权点定期评估的重要内容。支持各专业学位研究生教育指导委员会开展培养模式改革研究,加强对培养单位的指导,统筹编写教材、制定课程教学基本要求、建设案例库、定期开展教学研讨等工作,推动本类别专业学位研究生实践基地建设、案例库建设和师资培训。

(徐云龙)

卓越工程师教育培养计划第三批学科名单

2013 年 10 月 17 日,教育部公布卓越工程师教育培养计划第三批学科专业名单,并要求各高校在本校网站上公开实施卓越计划的专业、学科领域的培养方案,按照卓越计划相关文件要求并结合本校培养方案,精心筹划,周密安排,狠抓落实,不断改进相关专业、学科领域的人才培养工作。批准北京交通大学交通工程等 433 个本科专业、清华大学集成电路工程等 126 个研究生层次学科领域加入卓越计划。其中,药学相关领域,有 3 个研究生层次学科领域加入。

卓越工程师教育培养计划第三批药学相关类学科领域名单

学校名称	学科代码	领域名称	授权类别
广西大学	430139	生物工程	工程硕士
上海交通大学	430131	生物医学工程	工程硕士
西安交通大学	430131	生物医学工程	工程硕士

(徐云龙)

全国药学专业学位研究生教指委第三次全委会在沈阳召开

2013 年 10 月 11-12 日,全国药学专业学位研究生教育指导委员会第三次全体委员会议在沈阳药科大学本溪校区隆重召开。教指委主任委员、原国家食品药品监督管理局局长邵明立,教指委副主任委员、中国药科大学原校长吴晓明,教指委副主任委员、国家药典委员会秘书长张伟,教指委委员、沈阳药科大学校党委书记吴春福,国家食品药品监督管理总局执业药师资格认证中心主任周福成,教育部学位管理与研究生教育司、国务院学位办专业学位处朱瑞以及沈阳药科大学副校长程卯生等相关领导应邀参加了会议。

会议由邵明立主持,吴晓明教授做了"教指委 2012-2013 年工作总结"报告,会议特邀朱瑞同志传达了国务院学位委员会和教育部关于药学专业学位研究生教育培养改

革的重要精神。与会委员针对《药学硕士专业学位学位授予标准》、《关于药学硕士专业学位办学条件评估实施办法》和《药学硕士专业学位研究生案例教学及编撰基本要求》等内容进行了充分讨论并发表了修改意见。教指委秘书长、中国药科大学研究生院常务副院长余伯阳教授组织大家讨论了教指委 2013-2014 年工作要点，明确了教指委接下来的主要工作内容。最后，邵明立对会议进行总结，充分肯定了此次会议召开的重要意义，并明确提出今后教指委工作的目标。

近年，专业学位得到了跨越式发展，药学专业学位培养模式将是今后研究生教育的重点课题，本次会议的召开进一步明晰了药学专业学位"药学服务"的培养目标定位，会议针对几个重要议题的讨论结果以及形成的方案，将对今后我国药学专业学位研究生的培养起着重要的指导作用。

（徐云龙）

职业与继续教育

高职教育

↗ **发展中国家职业教育研究院成立** 2013 年 4 月 25 日，由教育部职业技术教育中心研究所、宁波市教育局和宁波职业技术学院三方合作建设的发展中国家职业教育研究院正式成立。成立发展中国家职业教育研究院，是我国职业教育国际化进程中迈出的重要一步。该研究院所在的宁波职业技术学院，于 2007 年开始承办商务部援外培训项目，2012 年成为商务部"中国职业技术教育援外培训基地"，目前已经为 95 个发展中国家的近 600 名学员提供技术和管理培训。

（徐云龙）

↗ **2013 年全国职业院校信息化教学大赛** 2013 年 10 月 19 日，以"促进现代信息技术与教育教学相融合以信息技术带动职业教育现代化"为主题的 2013 年"凤凰创壹杯"全国职业院校信息化教学大赛在南京开赛。全国 1000 多名职业院校教师在多媒体教学软件、信息化教学设计等 6 个赛项中展开激烈角逐。

职业教育信息化是培养具有应用技术和技能的高素质劳动者的重要支撑。举办全国职业院校信息化教学大赛是大力提高职业教育信息化水平，促进现代信息技术与教育教学相融合，以信息化带动职业教育现代化的重要举措。4 年来，信息化教学大赛已成为职业教育信息化发展的名片，有力推动了职业教育科学发展。本次大赛共收到来自全国 37 个代表队的 667 件参赛作品，赛事规模更大，参与度更高，比赛机制更完善，行业企业也参与其中。

（徐云龙）

↗ **2013 年全国职业院校技能大赛高职组中药传统技能获奖名单**

一等奖

序号	代表队	学 校	姓 名	优秀指导教师
1	江苏省	江苏联合职业技术学院	黄俐婷	顾明华
2	江苏省	江苏联合职业技术学院	肖 清	顾明华
3	湖南省	湖南中医药高等专科学校	王义崇	周煌辉
4	江苏省	盐城卫生职业技术学院	马 影	宋建平
5	山西省	山西药科职业学院	李生钰	范张姣
6	福建省	漳州卫生职业学院	叶晓芳	尤淑贤
7	山东省	山东中医药高等专科学校	李绵绵	刘 波
8	山西省	山西药科职业学院	张惠英	王海花

二等奖

序号	代表队	学 校	姓 名
1	安徽省	安徽中医药高等专科学校	赵 悦
2	福建省	漳州卫生职业学院	王立芳
3	广东省	顺德职业技术学院	梁泳仪
4	江苏省	盐城卫生职业技术学院	吴秀英
5	湖南省	常德职业技术学院	黄文霞
6	湖南省	湖南中医药高等专科学校	赵星星
7	福建省	厦门医学高等专科学校	张小玲
8	重庆市	重庆三峡医药高等专科学校	凌霜霜
9	浙江省	金华职业技术学院	李云龙
10	福建省	泉州医学高等专科学校	庄淑梅
11	广东省	广东食品药品职业学院	彭思曼
12	湖南省	湖南食品药品职业学院	万 欣
13	江西省	江西中医药高等专科学校	蒋佳玲
14	山东省	山东中医药高等专科学校	王悦蕊
15	广东省	广东食品药品职业学院	黄永新
16	福建省	泉州医学高等专科学校	林清娜

三等奖

序号	代表队	学 校	姓 名
1	天津市	天津生物工程职业技术学院	季瑞豪
2	天津市	天津生物工程职业技术学院	梁遥遥
3	河南省	郑州铁路职业技术学院	李娟丽
4	重庆市	重庆三峡医药高等专科学校	代亚丽
5	浙江省	浙江医药高等专科学校	杨 桥
6	浙江省	浙江医药高等专科学校	陈玉婷
7	黑龙江省	黑龙江职业学院	梁竹青
8	广西壮族自治区	广西卫生职业技术学院	梁进玲
9	广西壮族自治区	广西卫生职业技术学院	龚秋月
10	河南省	鹤壁职业技术学院	张晨晨
11	安徽省	亳州职业技术学院	王艳云
12	湖南省	常德职业技术学院	周 彤
13	安徽省	安徽中医药高等专科学校	计 虹
14	广东省	顺德职业技术学院	谭佩雯
15	四川省	四川中医药高等专科学校	刘兰平
16	河北省	邢台医学高等专科学校	董 杉
17	河南省	郑州牧业工程高等专科学校	李亚红
18	贵州省	贵阳护理职业学院	谭 琴
19	河南省	郑州铁路职业技术学院	薛耀哲

（续表）

序号	代表队	学 校	姓 名
20	江苏省	江苏建康职业学院	孟 兴
21	天津市	天津医学高等专科学校	田金龙
22	天津市	天津医学高等专科学校	王小青
23	陕西省	杨凌职业技术学院	许秀琳
24	黑龙江省	黑龙江农业工程职业学院	李彦东

（徐云龙）

"药物化学与工艺"高职课程在中国大学资源共享课首批上线 2013年6月26日，首批120门中国大学资源共享课正式通过爱课程网（www.icourses.edu.cn）向社会大众免费开放，这是继中国大学视频公开课之后，中国开放教育成果的又一次大规模亮相。首批上网开放的中国大学资源共享课共计120门，涵盖了理学、工学、文学、法学、经济学、教育学等10个学科门类，本科课程84门，高职高专课程22门，网络教育课程14门，共享资源总数达到31985条。这些课程来自北京、天津、上海、江苏、湖北等21个省、市、自治区的78所高校，1456位教师参与建设，其中不乏国家工程院院士、高等学校教学名师奖获得者主讲的课程。在22门高职高专课程中，金华职业技术学院李群力主持的"药物化学与工艺"高职教育课程首批上线。

（徐云龙）

全国食品药品职业教育教学指导委员会工作会议暨专业教学指导委员会成立大会 2013年3月16日，全国食品药品职业教育教学指导委员会工作会议暨专业教学指导委员会成立大会在北京召开。本次会议传达了2013年全国行业职业教育教学指导委员会工作会议精神，总结了食品药品行指委成立以来的工作成果，正式成立食品药品行业专业教学指导委员会，完成了全国食品药品职业教育教学指导委员会的重组工作。会议还对行指委工作机制进行了完善，并研究讨论了新形势下食品药品行指委的主要工作。

（浩云涛）

教育部启动食品药品类高职专业目录修订工作 根据教育部下发的《教育部关于开展〈高等职业学校专业目录〉修订工作的通知》（教职成〔2013〕6号），全国食品药品职业教育教学指导委员会承担了食品药品类高职专业目录修订工作。本次修订以2004年印发的《普通高等学校高职高专教育指导性专业目录（试行）》所列专业及经教育部备案的目录外专业为基础，根据国家经济社会发展对高技术人才的需求实际，对目录的基本框架、专业体系、专业简介等方面进行了全面修订。修订工作于2013年10月正式启动，全国食品药品职业教育教学指导委员会组织成立了30余名院校、企业、行业专家组成的专项工作组，召开工作会议，结合食品药品两大产业的现阶段情况以及今后的发展趋势，研讨修订高职专业目录。

（浩云涛）

食品药品职业教育教学指导委员会名单

职 务	姓 名	单 位
主任委员	张耀华	国家食品药品监督管理局人事司司长
副主任委员	段慧萍	国家食品药品监督管理局人事司副司长
	姚文兵	中国药科大学副校长
	吴阊云	中国医药教育协会副会长
	李振江	神威药业集团董事长兼总裁
秘书长	吴少祯	中国医药科技出版社社长兼总编辑
委员	廖湘萍	湖北轻工职业技术学院教授
	闫丽霞	天津现代职业技术学院教授
	刘 斌	天津医学高等专科学校校长、教授
	李爱玲	山东药品食品职业学院院长、教授
	马爱霞	中国药科大学高职学院院长、教授
	李群力	金华职业技术学院教授、高工
	沈其君	浙江医药高等专科学校校长、教授
	徐世义	沈阳药科大学高职学院副院长、教授
	王潮临	广西卫生职业技术学院院长、教授
	刘 伟	长春医学高等专科学校副校长、教授
	巩 健	淄博职业学院副教授
	李华荣	山西药科职业学院院长、教授
	温博栋	广东食品药品职业技术学校校长
	濮传文	中国中医药报副社长
	姜淑荣	黑龙江旅游职业技术学院教授
	严 振	广东食品药品职业学院院长
	朱维军	河南农业职业学院教授
	金鲁明	山东中医药高等专科学校党委书记
	李海鹰	山东省济南卫生学校校长、党委书记
	朱照静	重庆医药高等专科学校副校长、教授
	陈树君	沧州医学高等专科学校副校长、教授
	柴锡庆	河北化工医药职业技术学院院长、教授
	马 波	安徽中医药高等专科学校副校长、副教授
	王润霞	安徽医学高等专科学校副校长、教授
	吕 洁	辽宁卫生职业技术学院教授
	祝战斌	杨凌职业技术学院教授
	陆国民	上海市医药学校校长、高级经营师
	廖淑杰	通辽职业学院院长、主任医师、教授
	罗晓清	苏州卫生职业技术学院副院长、副教授
	王吉东	徐州医药高等职业学校校长、副教授
	罗兴洪	先声药业有限公司总经理
	范珍明	益阳医学高等专科学校校长助理
	昝雪峰	云南省楚雄医药高等专科学校副校长
	周建军	重庆三峡医药高等专科学校校长
	李洪亮	黑龙江农垦职业学院副院长
	王书林	四川省食品药品学校校长
	阳 欢	江西省医药学校校长
	张学龙	上海医疗器械高等专科学校副校长
	黄庶亮	福建生物工程职业技术学院院长
	缪立德	湖北省医药学校校长
	左淑芬	河南医药学校校长
	张橡楠	河南医药高级技工学校院长
	刘晓松	天津生物工程职业技术学院院长

（续表）

职务	姓名	单位
	李丽萍	北京电子科技职业学院副院长、教授
	侯再金	四川中医药高等专科学校校长
	邹瑞斌	中国药科大学高职学院教授
	邹世凌	四川省卫生学校校长
	谭骁彧	湖南食品药品职业学院院长
	牛正乾	九州通医药集团股份有限公司副总经理
	谢淑俊	北京市教育工作委员会督导专员
	肖汉族	湖南金健药业有限公司董事长、高工
	石洪林	江苏省常州高级技工学校医药校区校长

（浩云涛）

中医药职业教育教学指导委员会名单

职务	姓名	单位
主任委员	洪净	国家中医药管理局人事教育司巡视员、副司长
副主任委员	武继彪	山东省中医管理局局长
	赵国胜	安徽中医药高等专科学校校长
	毛春燕	甘肃中医学校校长
	濮传文	中国中医药报社副社长
	王国辰	中国中医药出版社社长
秘书长	周景玉	国家中医药管理局人教司综合协调处主任科员
委员	周杰	国家中医药管理局人教司综合协调处处长
	金鲁明	山东中医药高等专科学校党委书记
	胡志方	江西中医药高等专科学校校长
	郭争鸣	湖南中医药高等专科学校校长
	余甘霖	重庆三峡医药高等专科学校校长
	方家选	河南南阳医学高等专科学校校长
	龚晋文	山西药科职业学院党委副书记
	宋利华	连云港中医药高等职业技术学校校长
	董维春	北京中医学校校长
	孔令俭	曲阜中医药学校校长
	张美林	成都中医药大学附院针灸学校党委书记
	唐家奇	广东湛江中医学校校长
	李景儒	黑龙江中医药学校校长
	吕文亮	湖北中医药高等专科学校校长
	李铭	保山中医药高等专科学校校长
	李建民	黑龙江中医药大学佳木斯学院院长
	张登山	邢台医学高等专科学校教授
	曹世奎	长春中医药大学中专部院长
	王秀兰	上海中医药大学医学技术学院院长
	高莉莉	浙江医学高等专科学校教授
	王义祁	安徽中医药高等专科学校党委副书记
	李灿东	福建中医药大学副校长
	吴彬	广西中医学校校长
	徐家正	海口市中医学校校长
	王书林	成都中医药大学峨眉学院院长
	潘年松	遵义医学高等专科学校副校长
	周忠民	渭南职业技术学院党委副书记

（浩云涛）

生物技术职业教育教学指导委员会名单

职务	姓名	单位
主任委员	朱桢	中国生物工程学会副理事长、研究员
副主任委员	陈电容	浙江医药高等专科学校教授
	张宏翔	中国生物工程学会副理事长、研究员
	周炳全	广东轻工职业技术学院党委副书记、副教授
秘书长	郭利平	广东轻工职业技术学院副教授
委员	孟广震	中国科学院微生物研究所研究员
	曹竹安	清华大学教授
	马树恒	中国科学院天津工业生物技术研究所副所长、高工
	周永春	科技部中国科技战略研究院研究员
	翁鸿珍	包头轻工职业技术学院教授
	廖湘萍	湖北轻工职业技术学院教授
	王德芝	信阳农业高等专科学校教授
	陈忠辉	苏州农业职业技术学院副院长、教授
	杨天英	山西职业技术学院副教授
	毕燕萍	广东省科技职业技术学校校长、高讲
	刘凯	西藏职业技术学院副教授
	王衍安	山东农业大学教授
	刘大成	长春医学高等专科学校教授
	邵志广	镇江高等专科学校校长助理
	方贵权	广州珠江啤酒集团有限公司董事长兼总经理、教授级高工
	王平	安徽阜阳职业技术学院生化工程学院院长、副教授
	孙爱民	伊利乳业奶源部华北地区总经理
	余奇飞	漳州职业技术学院副教授
	吴云辉	厦门海洋职业技术学院副教授
	张江	上海农林职业技术学院副教授
	杨代永	贵州茅台酒股份有限公司副总经理、高工
	陈健雄	华润雪花啤酒武汉有限公司党委书记、高工
	林平凡	广东省社会科学院企业管理与决策科学研究所所长、研究员
	罗合春	重庆工贸职业技术学院副教授
	姚国新	蒙牛乳业泰安公司总经理
	高世玺	山东泰安河套酒业公司执行董事、总经理
	雷小梅	四川水井坊股份有限公司经理
	翟敏	安徽省第一轻工业学校副校长、高讲
	臧大存	江苏畜牧兽医职业技术学院副院长、教授
	魏明英	四川工商职业技术学院副教授

（浩云涛）

中职教育

教育部启动食品药品类中职教学标准制订工作

2013年，根据教育部《关于制订〈中等职业学校专业教学标准〉有关工作的通知》要求，全国食品药品职业教育教学指导委员会积极筹备，组织成立了由全国中等职业教育改革创新指导委员会、行业职业教育教学指导委员会、行业、企业、工程院、科学院、教研机构、高等学校以及出版机构等单位专家组成的专家组,充分利用委员专业优势,合理分工,对专项工作组进行了遴选。先期启动了药剂、制药技术、制药设备维修第一批三个专业的专业标准制订工作,并通过举办培训会对参与教学标准制定的各组专家进行了培训,随后又分批次正式启动了7个中职专业教学标准的制订工作。 （浩云涛）

国家中职教育改革发展示范学校建设现场交流会

2013年12月23日,国家中等职业教育改革发展示范学校建设现场交流会在上海召开。会议围绕学习贯彻党的十八届三中全会关于加快现代职业教育体系建设的精神,对第一批项目学校取得的成绩与经验进行了全面总结,研究部署了进一步深化项目成果、推进改革创新的工作任务。教育部副部长鲁昕出席会议并讲话。鲁昕和上海市副市长翁铁慧共同开通了国家中等职业教育改革发展示范学校建设计划成果展示交流平台。第一批项目成果将在该平台上向公众长期开放,并实现动态更新。

会议指出,中等职业教育改革发展示范学校建设计划是教育规划纲要提出的重大项目。经过3年的不断探索,项目建设打造了一批职业教育优质资源,成为改革的试验田和先行军;形成了一批典型经验和做法,包括部门协同推进机制、凝聚行业企业力量、坚持市场需求导向、深化培养模式改革、建设双师型教师队伍、突出职业教育特色、面向社会开展服务和助力职教整体改革等。要着力抓好8项重点工作:更加注重推进体制机制创新,更加注重现代职教体系建设,更加注重深化关键领域改革,更加注重开展职教集团办学,更加注重技术技能积累创新,更加注重传承创新民族文化,更加注重加快发展继续教育以及更加注重承担先行先试任务。 （徐云龙）

中职学校90%学生享受免学费政策

中央财政近年大幅提高职业教育投入力度,积极推动现代职业教育体系建设,形成了覆盖职业学校基础能力建设、学生资助、教师队伍建设等重要方面,普惠与特惠相结合的职业教育财政政策框架。2012年,全国公共财政职业教育投入2053亿元,比2006年增加了4.45倍,年均增长28.3%,其中中央财政投入258.3亿元,比2006年增加了约13倍,年均增长54.8%。

为改善职业院校落后的实习实训设备条件,提高学生动手能力,从2004年起,财政部会同教育部启动实施职业教育实训基地建设计划,重点支持数控技术、汽车维修、计算机应用、电子电工、建筑技术、煤矿安全、护理技术、生物技术等8个技能型紧缺专业。之后,专业范围不断扩大,现已达19大类约200多个专业。据统计,2004年至2012年,中央财政共安排资金64.9亿元,支持了3806个实训基地。

从2006年起,财政部会同教育部启动实施了"中等职业学校教师素质提高计划","十二五"期间,中央财政计划安排专项资金约30亿元,组织45万名职业院校专业骨干教师参加培训;支持2万名中等职业学校青年教师到企业实践;支持国家职业教育师资基地重点建设300个职教师资专业点,开发100个职教师资本科专业培养标准、培养方案、核心课程和特色教材。

目前,对中等职业教育,国家已经建立起了"以免学费为主,国家助学金、校内奖学金为辅"的助学政策体系,符合条件的高职院校学生可以获得国家奖学金、国家助学金和助学贷款贴息等方面资助。据统计,2007年至2012年,中央财政共安排国家助学金447.6亿元,中职学校30%的学生享受了国家助学金资助;2009年至2012年,中央财政共安排免学费补助资金195.3亿元,中职学校90%的学生享受了免学费政策。此外,中央财政还支持民族地区职业教育发展,支持内地举办西藏新疆中职班,2010年至2012年,中央财政共安排2.13亿元;支持四省藏区推行"9+3"免费职业教育模式,2010年至2012年,中央财政共安排补助资金1.9亿元。 （徐云龙）

教育部下发《中职学校教师专业标准（试行）》

2013年9月20日,教育部以教师[2013]12号印发《中等职业学校教师专业标准（试行）》的通知。《专业标准》是国家对合格中等职业学校教师专业素质的基本要求,是中等职业学校教师开展教育教学活动的基本规范,是引领中等职业学校教师专业发展的基本准则,是中等职业学校教师培养、准入、培训、考核等工作的基本依据。各地教育行政部门、中等职业学校师资培养培训院校（机构）、中等职业学校要把贯彻落实《专业标准》作为加强教师队伍建设的重要任务和举措,认真制订工作方案,精心组织实施,务求取得实效。 （徐云龙）

第二批中职教育改革创新示范教材

2013年5月21日,教育部公布第二批中等职业教育改革创新示范教材名单,同时要求中等职业教育改革创新示范教材再版或重印时,出版单位可在其封面上标注"中等职业教育改革创新示范教材"字样。各中等职业学校要积极选用中等职业教育改革创新示范教材。经专家组评审、教材遴选工作领导小组审定,129种教材列入第二批中等职业教育改革创新示范教材,其中药学类中等职业教育改革创新示范教材7种。

第二批中等职业教育改革创新示范教材（药学）

教材名称	主编	单位	申报单位
药店零售技术	苏兰宜	江西省医药学校	化学工业出版社
药品储存与养护技术	夏鸿林	湖北省医药学校	中国医药科技出版社
药物应用护理	牛彦辉、符秀华	甘肃中医学校	第四军医大学出版社
医药市场营销技术	陆国民	上海市医药学校	中国医药科技出版社
中药化学基础	苏锦	四川省食品药品学校	中国医药科技出版社
中药炮制技术	冯建华	四川省食品药品学校	中国医药科技出版社
中药调剂技术	苏兰宜	江西省医药学校	中国医药科技出版社

（徐云龙）

2013 年全国职业院校技能大赛中职组（药学类）工业分析检验一等奖

序号	代表队	学校	姓名	优秀指导教师
1	江苏省	江苏省徐州医药高等职业学校	吴娴	周小琴
2	江苏省	江苏省徐州医药高等职业学校	余波	周小琴
3	浙江省	绍兴市中等专业学校	张微亮	许丽君、石小飞
4	浙江省	绍兴市中等专业学校	屠建情	许丽君、石小飞
5	江苏省	连云港中医药高等职业技术学校	袁瑞阳	刘世君
6	江苏省	连云港中医药高等职业技术学校	吴春云	刘世君
7	江西省	江西省化学工业学校	刘玉霞	赵美丽、曾莉
8	江西省	江西省化学工业学校	肖梦琴	赵美丽、曾莉

2013 年全国职业院校技能大赛中职组（药学类）中药传统技能一等奖

序号	代表队	学校	姓名	优秀指导教师
1	江苏省	连云港中医药高等职业技术学校	王笑笑	时艳
2	山东省	曲阜中医药学校	朱瑞伽	刘德波
3	江苏省	连云港中医药高等职业技术学校	张姝	孙丽霞
4	福建省	漳州卫生职业学院	叶月丽	蔡扬帆
5	浙江省	海宁卫生学校	邱红叶	姚婷
6	江苏省	南京市莫愁中等专业学校	夏雅桐	顾瑛琪
7	湖南省	常德职业技术学院中职部	熊明亮	谭敏
8	广东省	广州市医药职业学校	顾炽源	高妮
9	山西省	山西药科职业学院（中专部）	刘翠	段小燕

（徐云龙）

成人与继续教育

↗ **成人教育培训服务等三项国家标准实施** 为保证继续教育健康发展，规范社会教育培训服务，2012 年 10 月国家质量监督检验检疫总局、国家标准化管理委员会正式发布的《成人教育培训服务术语》《成人教育培训工作者服务能力评价》《成人教育培训组织服务通则》等三项教育服务类国家标准，于 2013 年 2 月 1 日起实施。成人教育培训服务等三项标准是我国制定的第一组教育培训服务国家标准。

（徐云龙）

↗ **中国成人教育协会第五次会员代表大会** 2013 年 4 月13 日，中国成人教育协会第五次会员代表大会在北京召开。大会选举产生了中国成人教育协会第五届理事会，郑树山当选第五届理事会会长。

教育部部长袁贵仁出席会议并讲话。他指出，继续教育特别是成人教育，是终身学习体系的重要组成部分。实现有教无类、因材施教、终身学习、人人成才的中国教育梦，继续教育不可或缺。中国成人教育协会成立 32 年来，深入开展成人教育和继续教育科学研究，宣传终身教育理念，推动群众性学术交流研讨活动，为我国教育事业改革发展做出了积极贡献。学会应继续发扬优良传统，开拓进取，扎实工作，认真做好积极发展继续教育这篇大文章。一是坚持围绕中心、服务大局，积极参与继续教育的顶层设计、标准制定、监测评估等工作。二是坚持紧贴基层、服务一线，大力宣传国家发展继续教育的方针政策和各地创造的成功做法、典型经验。三是加强自身建设，切实改进工作作风，不断增强协会的凝聚力。

（徐云龙）

中国药学年鉴 CHINESE PHARMACEUTICAL YEARBOOK 2014

药物生产与流通

Drug Production, Supply and Distribution

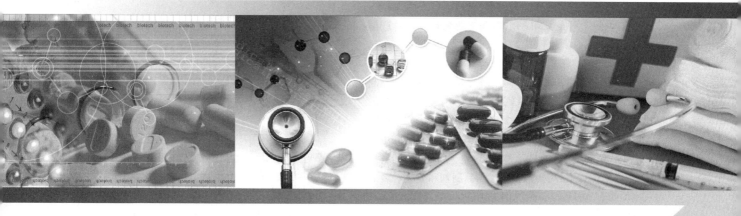

医药工业

概　况　2013 年我国医药经济整体开局良好，但医药工业产值增速有所回落；销售规模扩大但增幅放缓；利润增幅下滑，盈利水平持续走低；终端用药规模持续扩大，但医院终端增幅下降，零售终端增长平稳，竞争激烈；受出口拖累，我国医药对外贸易难以回复高位增长。

以下所述的医药工业运行情况包括化学原料药、化学制剂、中成药、中药饮片、生物制剂、卫生材料和医疗器械七大子行业。

医药工业总产值　2013 年，医药工业累计实现总产值（现价，七大子行业，下同）22 297 亿元，同比增长 18.8%，比 2012 年同期增幅下降了 1.3 个百分点。其中，化学原料药工业累计实现总产值 3 954 亿元，同比增长 16.3%；化学药品制剂工业 5 931 亿元，同比增长 13.3%；中成药工业 5 242 亿元，同比增长 23.3%；生物制剂工业 2 465 亿元，同比增长 29.4%；医疗器械工业 1 955 亿元，同比增长 20.9%；卫生材料和中药饮片工业分别实现 1 447 亿元和 1 303 亿元，同比分别增长 10.0% 和 24.3%。化学原料药、化学药品制剂和卫生材料的增长率均低于全国平均水平（见图 1）。

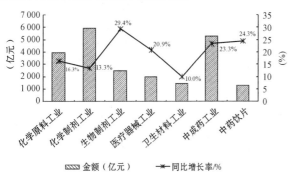

图 1　2013 年七大子行业工业总产值及增长情况

2013 年，医药工业总产值前三位分别是山东省、江苏省和广东省，共占全国医药工业总产值的 35.7%，而前十省份占全国医药总产值的 68.9%。前十省份医药工业总产值平均增长率为 20.1%，山东、吉林和湖北三省的增幅高于全国平均水平（18.8%），见表 1。

医药工业销售收入　2013 年我国医药工业累计完成产品销售收入 21 543 亿元，同比增长 17.9%，比 2012 年同期增幅减少 2.15 个百分点。中药饮片和卫生材料工业的增幅略高于 2012 年同期，其他行业增幅均低于 2012 年同期水平。化学原料药工业累计实现产品销售收入 3 820 亿元，同比增长 13.7%，，较 2012 年同期减少 0.2 个百分点；化学药品制剂工业完成 5 731 亿元，增幅较 2012 年同期下降 6.7 个百分点；中成药和中药饮片分别完成 5 065 亿元和 1 259 亿元，同比增长 21.1% 和 26.9%；生物制剂工业实现销售收入 2 381

亿元，增长 17.5%，增速低于 2012 年同期 1.4 个百分点；医疗器械和卫生材料工业分别完成 1 889 亿元和 1 398 亿元，分别较 2012 年同期降低 4.2 个百分点和提高 1.9 个百分点（见图 2）。

表 1　2013 年全国医药工业总产值（现价）排名前 10 位

排名	省份	工业总产值（亿元）	同比增长（%）	占比（%）
1	山东省	3 460	33.8	15.5
2	江苏省	3 127	16.5	14.0
3	广东省	1 381	17.4	6.2
4	河南省	1 339	15.8	6.0
5	吉林省	1 328	24.9	6.0
6	浙江省	1 097	8.2	4.9
7	江西省	961	14.4	4.3
8	四川省	946	16.5	4.2
9	湖北省	870	22.2	3.9
10	辽宁省	862	15.0	3.9

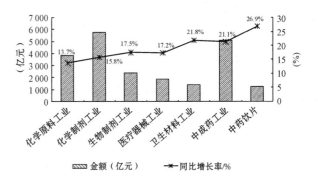

图 2　2013 年七大子行业产品销售收入及增长情况

2013 年，产品销售收入前三位的省份依次是山东省、江苏省和广东省，共占全国医药工业产品销售收入 35.7%，而医药工业销售收入前十位省份的合并收入占全国医药工业销售收入的 68.9%。产品销售收入前十位整体平均增速为 22.4%，其中山东省医药工业销售收入增幅最高，达到 37.7%；此外，江苏、广东、河南、吉林、四川和湖北六省的增速也高于全国平均水平（17.9%）（见表 2）。

表 2　2013 年全国医药工业产品销售收入排名前 10 位

位次	省份	产品销售收入（亿元）	同比增长（%）	占比（%）
1	山东省	3 343	37.7	15.5
2	江苏省	3 021	18.3	14.0
3	广东省	1 334	19.1	6.2
4	河南省	1 294	19.4	6.0
5	吉林省	1 283	26.4	6.0
6	浙江省	1 060	9.3	4.9
7	江西省	929	15.9	4.3
8	四川省	914	18.1	4.2
9	湖北省	841	25.1	3.9
10	辽宁省	833	16.6	3.9

中国药学年鉴

CHINESE PHARMACEUTICAL YEARBOOK 2014

医药工业利润总额　2013 年,我国医药工业累计完成利润总额 2 181 亿元,同比增长 17.6%,较 2012 年同期下降了 2.8 个百分点。化学原料药工业 2013 年累计实现 285 亿元,增长 14.1%;化学药品制剂和中成药工业分别实现 639 亿元和 538 亿元,增长 16.4% 和 21.4%,增幅较 2012 年同期分别下降了 8.8 和提高 4.9 个百分点;生物制剂和中药饮片工业分别实现 282 亿元和 94 亿元,较去年同期减少 1.1 和增加 3.4 个百分点;医疗器械和卫生材料累计实现金额 199 亿元和 142 亿元。增幅分别为 13.2% 和 23.5%(见图 3)。

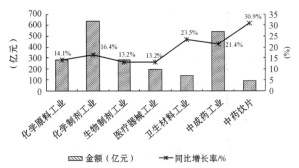

图 3　2013 年七大子行业产品利润总额及增长情况

2013 年,医药工业利润总额前三位是山东省、江苏省和广东省,共占全国医药工业利润总额的 37.3%,而前十位省份占 70.4%。前十位省份医药工业利润总额平均增长率为 18.3%,山东、河南、北京、吉林和辽宁五省市的增幅均高于全国平均水平(17.6%)(见表 3)。

2013 年销售利润率为 10.1%,较 2012 年同期减少 0.1 个百分点。各子行业盈利能力均无明显改善,其中:化学原料药、化学药品制剂、生物制剂、医疗器械和卫生材料工业利润率与 2012 年同期比均有下滑;中成药则比同期增加

4.9 个百分点;中药饮片工业增加 3.4 个百分点(见表 4)。

表 3　2013 年全国利润总额排名前 10 位

位次	省份	利润总额(亿元)	同比增长(%)	占比(%)
1	山东省	335	30.2	15.3
2	江苏省	305	14.9	14.0
3	广东省	174	12.2	8.0
4	河南省	125	22.0	5.7
5	北京市	125	21.0	5.7
6	浙江省	114	1.6	5.2
7	吉林省	105	29.5	4.8
8	四川省	90	6.2	4.1
9	上海市	86	10.9	3.9
10	辽宁省	77	30.8	3.5

表 4　2013 年我国医药工业销售利润率情况

| | 销售利润率(%) | |
	2012 年	2013 年
化学原料药	7.5	-1.8
化学药品制剂	11.2	-8.8
生物制剂	11.9	-1.1
医疗器械	10.5	-11.2
卫生材料	10.2	-2.8
中成药	10.6	4.9
中药饮片	7.5	3.4

2013 年制药工业百强情况　按 2013 年度评选规则计算,中国制药工业百强企业合计销售规模(为企业工商合并数,以匹配全国制药工业统计口径)达 8 050 亿元,其占全国制药工业(化学原料药工业、化学药品制剂工业、生物制剂工业、中成药工业和中药饮片工业五子行业)产品销售收入的集中度则为 45.1%。2013 年度中国制药工业百强见表 6。

表 6　2013 年度中国制药工业百强榜

位次	企业名称	位次	企业名称
1	广州医药集团有限公司	51	李时珍医药集团有限公司
2	天津市医药集团有限公司	52	武汉健民药业集团股份有限公司
3	上海医药集团股份有限公司	53	江苏亚邦药业集团股份有限公司
4	华北制药集团有限责任公司	54	贵州益佰制药股份有限公司
5	哈药集团有限公司	55	石家庄以岭药业股份有限公司
6	修正药业集团	56	重庆科瑞制药(集团)有限公司
7	石药集团有限责任公司	57	深圳信立泰药业股份有限公司
8	步长制药	58	山东新华制药股份有限公司
9	康美药业股份有限公司	59	浙江华海药业股份有限公司
10	天士力控股集团有限公司	60	浙江仙琚制药股份有限公司
11	江西济民可信集团有限公司	61	山东鲁抗医药股份有限公司
12	齐鲁制药有限公司	62	山东齐都药业有限公司
13	杭州华东医药集团有限公司	63	宜昌东阳光药业股份有限公司
14	上海复星医药(集团)股份有限公司	64	上海现代制药股份有限公司
15	太极集团有限公司	65	天津红日药业股份有限公司
16	辅仁药业集团有限公司	66	远大医药(中国)有限公司
17	四川科伦药业股份有限公司	67	吉林敖东药业集团股份有限公司
18	华润三九医药股份有限公司	68	金陵药业股份有限公司

（续表）

位次	企业名称	位次	企业名称
19	云南白药集团股份有限公司	69	昆明制药集团股份有限公司
20	江苏恒瑞医药股份有限公司	70	北京天坛生物制品股份有限公司
21	江苏豪森医药集团有限公司	71	仁和药业股份有限公司
22	瑞阳制药有限公司	72	长春高新技术产业(集团)股份有限公司
23	陕西必康制药集团控股有限公司	73	山西振东制药股份有限公司
24	联邦制药(中国)有限公司	74	江中药业股份有限公司
25	北京同仁堂股份有限公司	75	深圳市海普瑞药业股份有限公司
26	悦康药业集团有限公司	76	北京嘉林药业股份有限公司
27	浙江医药股份有限公司	77	贵州百灵企业集团制药股份有限公司
28	山东罗欣药业股份有限公司	78	深圳致君制药有限公司
29	丽珠医药集团股份有限公司	79	桂林三金药业股份有限公司
30	先声药业有限公司	80	上海凯宝药业股份有限公司
31	天圣制药集团股份有限公司	81	北大医药股份有限公司
32	华润双鹤药业股份有限公司	82	漳州片仔癀药业股份有限公司
33	人福医药集团股份公司	83	亚宝药业集团股份有限公司
34	江苏康缘集团有限责任公司	84	广州市香雪制药股份有限公司
35	济川药业集团有限公司	85	广东天普生化医药股份有限公司
36	中国医药工业有限公司	86	株洲千金药业股份有限公司
37	浙江新和成股份有限公司	87	上海神奇制药投资管理股份有限公司
38	东北制药集团股份有限公司	88	通化东宝药业股份有限公司
39	广西梧州制药(集团)股份有限公司	89	华兰生物工程股份有限公司
40	神威药业集团有限公司	90	北京双鹭药业股份有限公司
41	马应龙药业集团股份有限公司	91	上海科华生物工程股份有限公司
42	山东东阿阿胶股份有限公司	92	江苏恩华药业股份有限公司
43	浙江海正药业股份有限公司	93	广东众生药业股份有限公司
44	辰欣药业股份有限公司	94	浙江海翔药业股份有限公司
45	江苏苏中药业集团股份有限公司	95	河南省宛西制药股份有限公司
46	迪沙药业集团有限公司	96	哈尔滨誉衡药业股份有限公司
47	成都地奥集团	97	海南海药股份有限公司
48	绿叶制药集团有限公司	98	西藏奇正藏药股份有限公司
49	四川好医生药业集团有限公司	99	西藏海思科药业集团股份有限公司
50	康恩贝集团有限公司	100	浙江京新药业股份有限公司

（数据来源:南方医药经济研究所）

备注:

①广州医药集团有限公司数据含王老吉凉茶(红罐);

②天津市医药集团有限公司数据合并了天津金耀集团有限公司;

③华润医药集团有限公司以下属子公司参与排名;

④个别企业未能按时上报数据,故未列入百强榜中。

评选规则:

①本次"2013年度中国制药工业百强"评选时间跨度为2013年1月1日-12月31日;

②评选的统计指标口径为企业年度制药工业的销售收入金额(按中国会计准则统计);

③参与评选的对象为中国境内注册(不含跨国制药企业在华子公司)、且以医药制造业为主营业务的医药工业企业,即在企业工商登记中,药品制造业务放于企业主营业务范围最前面的企业。如果评选企业含有医药商业或其他非医药类成分的,将剔除后再进行统计;

④评选对象以企业集团为统计单位进行计算。排名时以集团公司或上市公司优先统计,如果集团公司含上市公司部分的,则以集团公司优先统计;集团公司统计的范围为集团公司下属的全资子公司、直接或间接股权比例超过50%的控股公司,参股公司不在集团公司统计范围内;

⑤参加评选的对象不含制药机械和兽用药品制造企业。

医药商业

↗ 概　况

医药商业购销情况　2013年全国七大类医药商品销售总值为13 036亿元,同比增长16.7%,增速较上年同期下降1.8个百分点。按销售品类分类,药品类销售居主导地位,销售额占七大类医药商品销售总额的73.8%;其次为中成药类,占15.2%;中药材类占3.6%,医疗器械类占3.3%,化学试剂类占 1.2%,玻璃仪器类占 0.1%,其他类占 2.8%。

据商务部 2013 年全国医药批发企业排序数据,进入百强企业的销售规模底线由 2012 年的 8.25 亿元上升到 9.67 亿元。2013 年医药批发百强企业销售总额占同期全国销售总额的 64.3%,比 2012 年提高 0.3 个百分点。其中,前 3 位企业占 29.7%,比去年增长 0.9 个百分点;主营业务收入 100 亿元以上的批发企业占同期全国医药市场总规模的 44.5%,比上年提高 3 个百分点,50~100 亿元之间的批发企业占 6.4%,与上年基本持平,10~50 亿元之间的批发企业占 13.1%,比上年下降 3 个百分点。

医药商业效益水平 2013 年,全国药品流通直报企业主营业务收入 9 873 亿元,同比增长 17%,增幅回落 3 个百分点;实现利润总额 202 亿元,同比增长 16%,增幅回落 0.5 个百分点;平均毛利率 6.7%,同比下降 0.2 个百分点;平均费用率 5.1%,同比下降 0.1 个百分点;平均利润率 1.7%,同比下降 0.2 个百分点;2013 年度全国医药商业企业销售 100 强见表7。

药品终端格局 终端市场增幅趋缓,2013 年全国医院终端市场规模达 7 558 亿元,同比增长 14.8%;2013 年药品零售市场销售规模到 2 558 亿元,同比增长 12.8%。

此外,据商务部公布数据,2013 年药品零售连锁企业百强销售合计 738 亿元,占零售市场的 28.9%。2013 年前十强企业占百强企业的集中度为 50.9%,占同期零售市场规模的比重为 14.7%,全国零售连锁企业百强见表 8。

医药外贸情况 根据中国海关统计,2013 年,中国医药进出口总额 896.93 亿美元,同比增长 10.27%。中药、西药和医疗器械三大类商品进出口额同比分别增长 25.06%、6.8% 和 14.13%。

2013 年我国医药产品出口总额 511.8 亿美元,同比增长 6.84%,比 2012 年出口平均增幅低 0.75 个百分点。出口额占进出口总额的比重为 57.06%,比 2012 年下降 4.29 个百分点。医药产品出口数量增长 1.1%,呈现平稳态势。受成本上升的影响,出口均价增长了 5.68%,总体呈现平稳增长的局面,但增幅继续萎缩,后继乏力;2013 年我国医药进出口情况见表9。

表7 2013 年度全国医药商业企业销售 100 强

位次	企业名称	位次	企业名称
1	中国医药集团总公司	51	回音必集团有限公司
2	华润医药商业集团有限公司	52	礼来贸易有限公司
3	上海医药集团股份有限公司	53	江苏先声药业有限公司
4	九州通医药集团有限公司	54	浙江珍诚医药在线股份有限公司
5	广州医药有限公司	55	连云港康缘医药商业有限公司
6	重庆医药(集团)股份有限公司	56	浙江来益医药有限公司
7	南京医药股份有限公司	57	河南省康信医药有限公司
8	华东医药股份有限公司	58	重庆科渝药品经营有限责任公司
9	四川科伦医药贸易有限公司	59	浙江嘉信医药股份有限公司
10	中国医药健康产业股份有限公司	60	上海康健进出口有限公司
11	浙江英特药业有限责任公司	61	南京华东医药有限责任公司
12	天津天士力医药营销集团有限公司	62	青岛百洋医药科技有限公司
13	云南省医药有限公司	63	康德乐(中国)医药有限公司
14	康德乐(上海)医药有限公司	64	福建省福州市惠好药业有限公司
15	中国北京同仁堂(集团)有限责任公司	65	昆明制药集团医药商业有限公司
16	哈药集团医药有限公司	66	广东广弘医药有限公司
17	山东海王银河医药有限公司	67	西安藻露堂药业集团有限责任公司
18	山东瑞康医药股份有限公司	68	陕西华信医药有限公司
19	鹭燕(福建)药业股份有限公司	69	江苏省润天生化医药有限公司
20	同济堂医药有限公司	70	山东康诺盛世医药有限公司
21	天津医药集团太平医药有限公司	71	上海外高桥医药分销中心有限公司
22	天津中新药业集团股份有限公司医药公司	72	兰州西城药业有限责任公司
23	石药集团河北中诚医药有限公司	73	杭州凯仑医药股份有限公司
24	重庆桐君阁股份有限公司	74	西藏神威药业有限公司
25	广西柳州医药股份有限公司	75	江苏恩华和润医药有限公司
26	四川省医药集团有限责任公司	76	合肥康丽药业有限责任公司
27	东北制药集团供销有限公司	77	吉林省天和医药科技有限公司
28	陕西医药控股集团派昂医药有限责任公司	78	海南天祥药业有限公司
29	江苏省医药公司	79	海尔施生物医药股份有限公司
30	江西汇仁集团医药科研营销有限公司	80	浙江华通医药股份有限公司

（续表）

位次	企业名称	位次	企业名称
31	浙江省医药工业有限公司	81	上海市医药保健品进出口公司
32	江西南华医药有限公司	82	山东康惠医药有限公司
33	重庆长圣医药有限公司	83	宁波市鄞州医药药材有限公司
34	常州药业股份有限公司	84	苏州恒祥进出口有限公司
35	武汉人福医药有限公司	85	贵州康心医药有限公司
36	云南东骏药业有限公司	86	常熟建发医药有限公司
37	广州中山医医药有限公司	87	江苏澳洋医药物流有限公司
38	陕西华远医药集团有限公司	88	成都市蓉锦医药贸易有限公司
39	嘉事堂药业股份有限公司	89	山西亚宝医药经销有限公司
40	汕头市创美药业有限公司	90	上海虹桥医药有限公司
41	修正药业集团营销有限公司	91	海南鲁海医药有限公司
42	湖南博瑞新特药有限公司	92	山东新华医药贸易有限公司
43	山东瑞中医药有限公司	93	山西康美徕医药有限公司
44	安徽省医药(集团)股份有限公司	94	福建中鹭医药有限公司
45	河北东盛英华医药有限公司	95	四川本草堂药业有限公司
46	罗欣医药集团有限公司	96	贵州科开医药有限公司
47	山东省医药集团有限公司	97	深圳中联广深医药(集团)股份有限公司
48	辽宁省医药对外贸易公司	98	合肥市迪迈医药有限公司
49	北京美康永正医药有限公司	99	兰州强生医药有限责任公司
50	浙江震元股份有限公司	100	上海复星药业有限公司

数据来源：商务部 2013 年药品流通行业运行统计分析报告

表8　2013 年药品零售连锁企业销售额 100 强

位次	企业名称	位次	企业名称
1	国药控股国大药房有限公司	51	廊坊市一笑堂医药零售连锁有限公司
2	中国北京同仁堂(集团)有限责任公司	52	中山市中智大药房连锁有限公司
3	重庆桐君阁大药房连锁有限责任公司	53	广州健民医药连锁有限公司
4	云南鸿翔一心堂药业(集团)股份有限公司	54	广东国药医药连锁企业有限公司
5	大参林医药集团股份有限公司	55	山东利民大药店连锁有限公司
6	辽宁成大方圆医药连锁有限公司	56	上海余天成药业连锁有限公司
7	深圳市海王星辰医药有限公司	57	赤峰人川大药房连锁有限公司
8	湖北同济堂药房有限公司	58	浙江天天好大药房连锁有限公司
9	上海华氏大药房有限公司	59	海南广安堂药品超市连锁经营有限公司
10	益丰大药房连锁股份有限公司	60	河北神威大药房连锁有限公司
11	云南健之佳健康连锁店股份有限公司	61	上海养和堂药业连锁经营有限公司
12	成都百信药业连锁有限责任公司	62	宁波四明大药房有限责任公司
13	哈尔滨人民同泰医药连锁店	63	安徽丰原大药房连锁有限公司
14	南京国药医药有限公司	64	宜兴市天健医药连锁有限公司
15	济南漱玉平民大药房有限公司	65	上海童涵春堂药业连锁经营有限公司
16	江苏大众医药连锁有限公司	66	新疆康泰东方医药连锁有限公司
17	深圳中联大药房控股有限公司	67	陕西众信医药超市有限公司
18	四川太极大药房连锁有限公司	68	四川杏林医药连锁有限责任公司
19	吉林大药房药业股份有限公司	69	武汉东明药房连锁有限公司
20	甘肃德生堂大药房连锁经营有限公司	70	北京京卫元华医药科技有限公司
21	北京金象大药房医药连锁有限责任公司	71	上海药房连锁有限公司
22	上海第一医药股份有限公司	72	山西荣华大药房连锁有限公司
23	沈阳东北大药房连锁有限公司	73	怀化怀仁大药房连锁有限公司
24	河南张仲景大药房股份有限公司	74	贵州芝林大药房零售连锁有限公司
25	杭州九洲大药房连锁有限公司	75	浙江瑞人堂医药连锁有限公司
26	北京医保全新大药房有限责任公司	76	无锡山禾集团健康参药连锁有限公司
27	江西黄庆仁栈华氏大药房有限公司	77	哈尔滨宝丰医药连锁有限公司
28	先声再康江苏药业有限公司	78	福建惠好四海医药连锁有限责任公司
29	云南东骏药业有限公司	79	泸州圣杰药业有限公司

（续表）

位次	企业名称	位次	企业名称
30	上海复美益星大药房连锁有限公司	80	呼伦贝尔市同致药业有限责任公司
31	山东燕喜堂医药连锁有限公司	81	上海医药嘉定大药房连锁有限公司
32	江西萍乡市昌盛大药房连锁有限公司	82	四川德仁堂药业连锁有限公司
33	河北华佗药房医药连锁有限公司	83	江西开心人大药房连锁有限公司
34	贵州一树连锁药业有限公司	84	湖北中联大药房连锁有限公司
35	湖南千金大药房连锁有限公司	85	浙江华通医药连锁有限公司
36	云南白药大药房有限公司	86	赤峰雷蒙大药房连锁有限公司
37	襄阳天济大药房连锁有限责任公司	87	常州人寿天医药连锁有限公司
38	山东立健医药城连锁有限公司	88	济宁新华鲁抗大药房有限公司
39	苏州礼安医药连锁总店有限公司	89	南京金陵大药房有限责任公司
40	江西昌盛大药房有限公司	90	昆山双鹤同德堂连锁大药房有限责任公司
41	常州市恒泰医药连锁有限公司	91	黑龙江泰华医药连锁销售有限公司
42	西安怡康医药连锁有限责任公司	92	葫芦岛市医药有限责任公司
43	石家庄新兴药房连锁有限公司	93	广西一致药店连锁有限公司
44	浙江震元医药连锁有限公司	94	浙江华联医药连锁有限公司
45	深圳市友和医药大药房连锁有限公司	95	广西一心医药集团有限责任公司
46	广州采芝林药业连锁店	96	北京嘉事堂连锁药店有限责任公司
47	吉林省益和大药房有限公司	97	北京永安复星医药股份有限公司
48	重庆鑫斛药房连锁有限公司	98	上海一德大药房连锁经营有限公司
49	广西柳州桂中大药房连锁有限责任公司	99	武汉普安医药有限公司
50	重庆市万和药房连锁有限公司	100	上海南汇华泰药店连锁总店

数据来源：商务部 2013 年药品流通行业运行统计分析报告

表9　2013 年我国医药进出口情况表（亿美元）

分类	进出口			进口			出口		
	进出口额	同比增长（%）	占比（%）	进口额	同比增长（%）	占比（%）	出口额	同比增长（%）	占比（%）
中药类	42.18	25.06	4.70	10.80	23.68	2.80	31.38	25.54	6.13
保健品	4.25	19.72	0.47	1.77	24.85	0.46	2.48	16.17	0.48
提取物	18.00	21.38	2.01	3.88	21.78	1.01	14.12	21.30	2.67
中成药	5.61	5.25	0.63	2.94	9.54	0.76	2.67	0.84	0.52
中药材饮片	14.31	42.96	1.60	2.20	53.12	0.57	12.11	41.24	2.37
西药类	511.65	6.80	57.04	224.58	11.76	58.31	287.07	3.21	56.09
西药原料	312.72	4.24	34.87	76.74	4.44	19.93	235.98	2.64	46.11
西成药	136.00	7.09	15.16	108.89	8.86	28.27	27.11	5.82	5.30
生化药	62.93	21.02	7.02	38.96	41.98	10.12	23.97	6.13	4.68
医疗器械类	343.10	14.13	38.25	149.75	20.07	38.88	193.35	9.92	37.78
医用敷料	26.56	5.77	2.96	2.75	24.38	0.71	23.81	3.94	4.65
一次性耗材	60.28	18.78	6.72	23.62	31.03	6.13	36.66	12.03	7.16
医院诊断与治疗	191.64	10.17	21.37	106.82	10.69	27.74	84.82	9.52	16.57
保健康复用品	53.86	26.91	6.00	12.02	155.00	3.12	41.84	10.90	8.17
口腔设备与材料	10.78	28.64	1.20	4.54	38.85	1.18	6.24	22.14	1.22
总计	896.93	10.27	100	385.13	15.17	100	511.80	6.84	100

（数据来源：中国医药保健品进出口商会）

统计资料

表1　2013 年全部工业企业法人单位资产总额 100 强

位次	企业名称	位次	企业名称
※1	中国医药集团总公司	※51	上海创诺医药集团有限公司
※2	中国通用技术(集团)控股有限责任公司	52	瑞阳制药有限公司
※3	华润医药控股有限公司	※53	江苏豪森医药集团有限公司
※4	上海医药集团股份有限公司	54	山东方明药业集团股份有限公司
※5	上海复星医药(集团)股份有限公司	※55	正中医药集团有限公司
※6	天津市医药集团有限公司	※56	宜昌东阳光药业股份有限公司
※7	广州医药集团有限公司	※57	成都地奥制药集团有限公司
※8	石药集团有限责任公司	※58	安徽丰原集团有限公司
※9	威高集团有限公司	59	阿斯利康制药有限公司
※10	中国远大集团有限责任公司	※60	先声药业有限公司
※11	康美药业股份有限公司	61	北京同仁堂股份有限公司
※12	哈药集团有限公司	62	普洛药业股份有限公司
※13	四川科伦药业股份有限公司	※63	石家庄以岭药业股份有限公司
※14	华北制药集团有限责任公司	64	浙江华海药业股份有限公司
※15	扬子江药业集团有限公司	※65	悦康药业集团有限公司
※16	珠海联邦制药股份有限公司	※66	正大天晴药业集团股份有限公司
※17	浙江海正药业股份有限公司	※67	东宝实业集团有限公司
※18	天士力控股集团有限公司	※68	北大医药股份有限公司
※19	修正药业集团股份有限公司	※69	黑龙江珍宝岛药业股份有限公司
※20	新和成控股集团有限公司	※70	山东新华药业集团有限责任公司
※21	辅仁药业集团有限公司	※71	深圳信立泰药业股份有限公司
※22	云南白药集团股份有限公司	※72	江西济民可信集团有限公司
※23	吉林敖东药业集团股份有限公司	※73	山东鲁抗医药股份有限公司
※24	太极集团有限公司	※74	北京同仁堂科技发展股份有限公司
※25	齐鲁制药有限公司	※75	绿叶投资集团有限公司
※26	人福医药集团股份有限公司	76	三普药业股份有限公司
※27	鲁南制药集团股份有限公司	※77	菏泽睿鹰制药集团有限公司
※28	杭州华东医药集团有限公司	78	华兰生物工程股份有限公司
※29	海南海药股份有限公司	※79	费森尤斯卡比(中国)投资有限公司
30	上海罗氏制药有限公司	80	广东广润集团有限公司
※31	深圳市海普瑞药业股份有限公司	※81	罗欣医药集团有限公司
※32	东北制药集团有限责任公司	82	北京同仁堂健康药业股份有限公司
※33	华邦颖泰股份有限公司	83	贵州百灵企业集团制药股份有限公司
※34	浙江医药股份有限公司	※84	广州市香雪制药股份有限公司
※35	拜耳医药保健有限公司	85	吉林省吴太药业有限公司
※36	江苏恒瑞医药股份有限公司	86	吉林紫鑫药业股份有限公司
※37	四川怡和企业(集团)有限责任公司	※87	金陵药业股份有限公司
※38	山东步长制药股份有限公司	※88	江苏亚邦药业集团股份有限公司
※39	康恩贝集团有限公司	※89	亚宝药业集团股份有限公司
※40	丽珠医药集团股份有限公司	※90	苏州天马医药集团有限公司
※41	北京四环制药有限公司	※91	百特(中国)投资有限公司
42	诺和诺德(中国)制药有限公司	※92	乐普(北京)医疗器械股份有限公司
43	辉瑞制药有限公司	※93	山西振东制药股份有限公司
※44	广西梧州中恒集团股份有限公司	94	赛诺菲(杭州)制药有限公司
※45	深圳海王集团股份有限公司	95	浙江仙琚制药股份有限公司
※46	健康元药业集团股份有限公司	96	青州尧王制药有限公司
※47	神威药业集团有限公司	※97	哈尔滨誉衡药业股份有限公司
※48	江苏康缘集团有限责任公司	98	漳州片仔癀药业股份有限公司
49	河南省宛西制药股份有限公司	99	礼来苏州制药有限公司
※50	华方医药科技有限公司	100	贵州益佰制药股份有限公司

※表示该集团采用合并形式排名

表2 2013年全部工业企业法人单位医药工业主营业务收入100强

位次	企业名称	位次	企业名称
※1	广州医药集团有限公司	※51	新和成控股集团有限公司
※2	修正药业集团股份有限公司	※52	广西梧州中恒集团股份有限公司
※3	扬子江药业集团有限公司	53	北京诺华制药有限公司
※4	华润医药控股有限公司	※54	天圣制药集团股份有限公司
※5	中国医药集团总公司	※55	江西青峰医药投资集团有限公司
※6	威高集团有限公司	※56	华方医药科技有限公司
※7	哈药集团有限公司	※57	浙江海正药业股份有限公司
※8	拜耳医药保健有限公司	※58	辰欣药业股份有限公司
※9	天津市医药集团有限公司	※59	回音必集团有限公司
※10	石药集团有限责任公司	※60	浙江医药股份有限公司
※11	上海医药集团股份有限公司	61	江苏苏中药业集团股份有限公司
12	辉瑞制药有限公司	※62	迪沙药业集团有限公司
※13	齐鲁制药有限公司	※63	中国通用技术(集团)控股有限责任公司
※14	华北制药集团有限责任公司	※64	成都倍特药业有限公司
※15	江西济民可信集团有限公司	※65	康恩贝集团有限公司
16	上海罗氏制药有限公司	※66	江苏亚邦药业集团股份有限公司
※17	山东步长制药股份有限公司	67	石家庄四药有限公司
※18	中国远大集团有限责任公司	※68	安徽丰原集团有限公司
※19	杭州华东医药集团有限公司	69	惠氏制药有限公司
※20	上海复星医药(集团)股份有限公司	※70	深圳海王集团股份有限公司
21	诺和诺德(中国)制药有限公司	71	江苏奥赛康药业股份有限公司
※22	云南白药集团股份有限公司	72	北京同仁堂健康药业股份有限公司
※23	四川科伦药业股份有限公司	※73	贵州益佰制药股份有限公司
※24	珠海联邦制药股份有限公司	※74	双鸽集团有限公司
※25	正大天晴药业集团股份有限公司	※75	山东新华医药集团有限责任公司
※26	辅仁药业集团有限公司	76	西安力邦制药有限公司
※27	江苏恒瑞医药股份有限公司	※77	上海创诺医药集团有限公司
28	赛诺菲(杭州)制药有限公司	※78	石家庄以岭药业股份有限公司
※29	江苏豪森医药集团有限公司	79	重庆科瑞制药(集团)有限公司
30	瑞阳制药有限公司	※80	四川好医生药业集团有限公司
31	阿斯利康制药有限公司	※81	黑龙江珍宝岛药业股份有限公司
※32	绿叶投资集团有限公司	82	海南卫康制药(潜山)有限公司
※33	罗欣医药集团有限公司	83	浙江仙琚制药股份有限公司
※34	菏泽睿鹰制药集团有限公司	84	赛诺菲(北京)制药有限公司
※35	人福医药集团股份有限公司	※85	深圳信立泰药业股份有限公司
※36	鲁南制药集团股份有限公司	※86	江苏联环药业集团有限公司
※37	北京四环制药有限公司	※87	太极集团有限公司
※38	悦康药业集团有限公司	※88	神威药业集团有限公司
※39	天士力控股集团有限公司	※89	四川百利药业有限责任公司
40	济川药业集团有限公司	※90	亚宝药业集团股份有限公司
41	西安杨森制药有限公司	※91	百特(中国)投资有限公司
※42	丽珠医药集团股份有限公司	92	浙江华海药业股份有限公司
※43	先声药业有限公司	※93	北京同仁堂科技发展股份有限公司
※44	江苏康缘集团有限责任公司	※94	山东鲁抗医药股份有限公司
※45	费森尤斯卡比(中国)投资有限公司	※95	葵花药业集团股份有限公司
46	山德士(中国)制药有限公司	96	山东齐都药业有限公司
※47	普洛药业股份有限公司	※97	天津红日药业股份有限公司
※48	海南海药股份有限公司	98	北京同仁堂股份有限公司
49	寿光富康制药有限公司	99	北京泰德制药公司有限公司
※50	东北制药集团有限责任公司	100	广东广润集团有限公司

※ 表示该集团采用合并形式排名

表3 2013 年全部工业企业法人单位利润总额 100 强

位次	企业名称	位次	企业名称
※1	中国医药集团总公司	※51	浙江医药股份有限公司
※2	华润医药控股有限公司	52	武汉福星生物药业有限公司
※3	中国通用技术(集团)控投有限责任公司	※53	长春高新技术产业(集团)股份有限公司
※4	上海医药集团股份有限公司	54	诺和诺德(中国)制药有限公司
※5	上海复星医药(集团)股份有限公司	※55	罗欣医药集团有限公司
※6	云南白药集团股份有限公司	※56	贵州益佰制药股份有限公司
※7	威高集团有限公司	※57	桂林三金药业股份有限公司
※8	扬子江药业集团有限公司	58	北京同仁堂股份有限公司
※9	修正药业集团股份有限公司	59	漳州片仔癀药业股份有限公司
※10	齐鲁制药有限公司	60	辽宁成大生物股份有限公司
※11	康美药业股份有限公司	※61	珠海联邦制药股份有限公司
※12	山东步长制药股份有限公司	※62	江苏亚邦药业集团股份有限公司
※13	广州医药集团有限公司	63	济川药业集团有限公司
※14	北京四环制药有限公司	64	瑞阳制药有限公司
15	辉瑞制药有限公司	※65	深圳市海普瑞药业股份有限公司
※16	正大天晴药业集团股份有限公司	※66	江苏康缘集团有限责任公司
※17	江苏恒瑞医药股份有限公司	※67	荷泽睿鹰制药集团有限公司
18	赛诺菲(杭州)制药有限公司	※68	乐普(北京)医疗器械股份有限公司
※19	中国远大集团有限责任公司	69	牡丹江友搏药业股份有限公司
※20	江苏豪森医药集团有限公司	※70	北京同仁堂科技发展股份有限公司
※21	天士力控股集团有限公司	71	浙江华海药业股份有限公司
※22	四川科伦药业股份有限公司	72	惠氏制药有限公司
※23	辅仁药业集团有限公司	※73	天津红日药业股份有限公司
※24	吉林敖东药业集团股份有限公司	74	青岛黄海制药有限责任公司
※25	深圳信立泰药业股份有限公司	※75	华邦颖泰股份有限公司
※26	杭州华东医药集团有限公司	※76	四川怡和企业(集团)有限责任公司
※27	新和成控股集团有限公司	77	江苏奥赛康药业股份有限公司
※28	石药集团有限责任公司	78	石家庄四药有限公司
※29	鲁南制药集团股份有限公司	79	上海微创医疗器械(集团)有限公司
※30	神威药业集团有限公司	80	上海凯宝药业股份有限公司
※31	拜耳医药保健有限公司	※81	成都康弘药业集团股份有限公司
※32	广西梧州中恒集团股份有限公司	82	阿斯利康制药有限公司
※33	绿叶投资集团有限公司	※83	华方医药科技有限公司
※34	天津市医药集团有限公司	※84	吉林省都邦药业股份有限公司
※35	人福医药集团股份有限公司	※85	江西青峰医药投资集团有限公司
36	北京泰德制药股份有限公司	86	上海中信国健药业股份有限公司
37	北京双鹭药业股份有限公司	※87	哈药集团有限公司
※38	葵花药业集团股份有限公司	88	寿光富康制药有限公司
39	上海罗氏制药有限公司	89	沈阳三生制药有限责任公司
※40	费森尤斯卡比(中国)投资有限公司	90	广东一方制药有限公司
※41	浙江海正药业股份有限公司	91	贵州百灵企业集团制药股份有限公司
42	广东广润集团有限公司	92	北京嘉林药业股份有限公司
43	北京同仁堂健康药业股份有限公司	※93	辰欣药业股份有限公司
※44	丽珠医药集团股份有限公司	※94	健康元药业集团股份有限公司
※45	江西济民可信集团有限公司	※95	哈尔滨誉衡药业股份有限公司
※46	黑龙江珍宝岛药业股份有限公司	※96	石家庄以岭药业股份有限公司
※47	先声药业有限公司	97	山东达因海洋生物制药股份有限公司
※48	康恩贝集团有限公司	98	上海科华生物工程股份有限公司
※49	西藏海思科药业集团股份有限公司	99	西安力邦制药有限公司
50	华兰生物工程股份有限公司	100	西安杨森制药有限公司

※表示该集团采用合并形式排名

表 4 2013 年全部工业企业法人单位按研究开发费用排序前 100 家

位次	企业名称	位次	企业名称
※1	扬子江药业集团有限公司	51	江苏苏中药业集团股份有限公司
※2	威高集团有限公司	※52	山东鲁抗医药股份有限公司
※3	中国医药集团总公司	※53	西藏海思科药业集团股份有限公司
※4	正大天晴药业集团股份有限公司	※54	康恩贝集团有限公司
※5	石药集团有限责任公司	55	山东齐都药业有限公司
※6	江苏恒瑞医药股份有限公司	※56	海南海药股份有限公司
※7	齐鲁制药有限公司	57	西安力邦制药有限公司
※8	华润医药控股有限公司	58	山东仙河药业有限公司
※9	天士力控股集团有限公司	※59	桂林三金药业股份有限公司
※10	上海医药集团股份有限公司	※60	广东众生药业股份有限公司
※11	上海复星医药(集团)股份有限公司	※61	东北制药集团有限责任公司
※12	天津市医药集团有限公司	※62	深圳市海普瑞药业股份有限公司
※13	中国远大集团有限责任公司	※63	吉林敖东药业集团股份有限公司
※14	浙江海正药业股份有限公司	64	浙江仙琚制药股份有限公司
※15	广州医药集团有限公司	65	湖南华纳大药厂有限公司
※16	中国通用技术(集团)控股有限责任公司	※66	华仁世纪集团有限公司
※17	绿叶投资集团有限公司	※67	天津红日药业股份有限公司
※18	哈药集团有限公司	※68	长春高新技术产业(集团)股份有限公司
※19	四川科伦药业股份有限公司	69	海南卫康制药(潜山)有限公司
※20	罗欣医药集团有限公司	70	上海绿谷制药有限公司
※21	鲁南制药集团股份有限公司	71	山西康宝生物制品股份有限公司
22	寿光富康制药有限公司	72	广东广润集团有限公司
※23	江苏豪森医药集团有限公司	73	上海中信国健药业股份有限公司
※24	丽珠医药集团股份有限公司	※74	珠海联邦制药股份有限公司
25	西安杨森制药有限公司	※75	广西梧州中恒集团股份有限公司
※26	江苏康缘集团有限责任公司	※76	华邦颖泰股份有限公司
※27	北京四环制药有限公司	※77	江西济民可信集团有限公司
※28	杭州华东医药集团有限公司	78	昆山龙灯瑞迪制药有限公司
※29	新和成控股集团有限公司	※79	贝达药业股份有限公司
※30	浙江医药股份有限公司	80	中国医学科学院医学生物学研究所
※31	华北制药集团有限责任公司	81	东软飞利浦医疗设备系统有限责任公司
※32	云南白药集团股份有限公司	82	北京韩美药品有限公司
33	瑞阳制药有限公司	※83	山西振东制药股份有限公司
※34	山东步长制药股份有限公司	※84	亚宝药业集团股份有限公司
※35	人福医药集团股份公司	85	常州四药制药有限公司
36	浙江华海药业股份有限公司	※86	浙江中贝九洲集团有限公司
37	上海微创医疗器械(集团)有限公司	※87	哈尔滨誉衡药业股份有限公司
38	江苏奥赛康药业股份有限公司	※88	上海景峰制药股份有限公司
※39	江西青峰医药投资集团有限公司	※89	广州市香雪制药股份有限公司
※40	费森尤斯卡比(中国)投资有限公司	90	楚天科技股份有限公司
41	北京世桥生物制药有限公司	91	华兰生物工程股份有限公司
※42	迪沙药业集团有限公司	※92	黑龙江珍宝岛药业股份有限公司
※43	石家庄以岭药业股份有限公司	93	辽宁依生生物制药有限公司
※44	拜耳医药保健有限公司	94	吉林康乃尔药业有限公司
※45	菏泽睿鹰制药集团有限公司	95	沈阳三生制药有限责任公司
※46	辰欣药业股份有限公司	※96	山东福胶集团有限公司
47	河南省宛西制药股份有限公司	97	四川省百草生物药业有限公司
※48	普洛药业股份有限公司	※98	成都康弘药业集团股份有限公司
49	北京泰德制药股份有限公司	※99	宜昌东阳光药业股份有限公司
※50	深圳信立泰药业股份有限公司	100	厦门特宝生物工程股份有限公司

※ 表示该集团采用合并形式排名

表5 2013 年化学药品工业企业法人单位资产总额 100 强

位次	企业名称	位次	企业名称
※1	中国医药集团总公司	※51	山东鲁抗医药股份有限公司
※2	中国通用技术(集团)控股有限责任公司	※52	绿叶投资集团有限公司
※3	华润医药控股有限公司	※53	菏泽睿鹰制药集团有限公司
※4	上海医药集团股份有限公司	※54	费森尤斯卡比(中国)投资有限公司
※5	上海复星医药(集团)股份有限公司	55	广东广润集团有限公司
※6	天津市医药集团有限公司	※56	罗欣医药集团有限公司
※7	广州白云山医药集团股份有限公司	57	吉林省吴太药业有限公司
※8	石药集团有限责任公司	※58	江苏亚邦药业集团股份有限公司
※9	中国远大集团有限责任公司	※59	亚宝药业集团股份有限公司
※10	哈药集团有限公司	※60	苏州天马医药集团有限公司
※11	四川科伦药业股份有限公司	※61	百特(中国)投资有限公司
※12	华北制药集团有限责任公司	62	赛诺菲(杭州)制药有限公司
※13	扬子江药业集团有限公司	63	浙江仙琚制药股份有限公司
※14	珠海联邦制药股份有限公司	64	青州尧王制药有限公司
※15	浙江海正药业股份有限公司	※65	哈尔滨誉衡药业股份有限公司
※16	新和成控股集团有限公司	66	礼来苏州制药有限公司
※17	辅仁药业集团有限公司	67	北京诺华制药有限公司
※18	齐鲁制药有限公司	※68	华仁世纪集团有限公司
※19	人福医药集团股份有限公司	69	宁夏泰瑞制药股份有限公司
※20	鲁南制药集团股份有限公司	※70	辰欣药业股份有限公司
※21	杭州华东医药集团有限公司	※71	杭州民生医药控股集团有限公司
※22	海南海药股份有限公司	※72	大冢(中国)投资有限公司
23	上海罗氏制药有限公司	73	寿光富康制药有限公司
※24	深圳市海普瑞药业股份有限公司	74	石家庄四药有限公司
※25	东北制药集团有限责任公司	75	山东齐都药业有限公司
※26	华邦颖泰股份有限公司	※76	西藏海思科药业集团股份有限公司
※27	浙江医药股份有限公司	77	北京双鹭药业股份有限公司
※28	拜耳医药保健有限公司	78	北京泰德制药股份有限公司
※29	江苏恒瑞医药股份有限公司	79	重庆科瑞制药(集团)有限公司
※30	丽珠医药集团股份有限公司	※80	浙江中贝九洲集团有限公司
※31	北京四环制药有限公司	81	西安杨森制药有限公司
32	诺和诺德(中国)制药有限公司	82	济川药业集团有限公司
33	辉瑞制药有限公司	※83	双鸽集团有限公司
※34	深圳海王集团股份有限公司	84	山德士(中国)制药有限公司
※35	健康元药业集团股份有限公司	85	惠氏制药有限公司
※36	上海创诺医药集团有限公司	※86	宁夏启元药业有限公司
37	瑞阳制药有限公司	87	上海勃林格殷格翰药业有限公司
※38	江苏豪森医药集团有限公司	88	西安力邦制药有限公司
39	山东方明药业集团股份有限公司	89	常州千红生化制药股份有限公司
※40	宜昌东阳光药业股份有限公司	90	海南康芝药业股份有限公司
※41	安徽丰原集团有限公司	91	浙江永太科技股份有限公司
42	阿斯利康制药有限公司	92	西南药业股份有限公司
※43	先声药业有限公司	※93	福安药业(集团)股份有限公司
※44	普洛药业股份有限公司	94	武汉福星生物药业有限公司
45	浙江华海药业股份有限公司	95	重庆莱美药业股份有限公司
※46	悦康药业集团有限公司	※96	江苏联环药业集团有限公司
※47	正大天晴药业集团股份有限公司	97	帝斯曼维生素(上海)有限公司
※48	北大医药股份有限公司	98	江苏恩华药业股份有限公司
※49	山东新华医药集团有限责任公司	99	浙江海翔药业股份有限公司
※50	深圳信立泰药业股份有限公司	100	内蒙古常盛制药有限公司

※表示该集团采用合并形式排名

表6　2013年化学药品工业企业法人单位主营业务收入100强

位次	企业名称	位次	企业名称
※1	扬子江药业集团有限公司	※51	成都倍特药业有限公司
※2	广州白云山医药集团股份有限公司	※52	江苏亚邦药业集团股份有限公司
※3	华润医药控股有限公司	53	石家庄四药有限公司
※4	中国医药集团总公司	※54	安徽丰原集团有限公司
※5	哈药集团有限公司	55	惠氏制药有限公司
※6	拜耳医药保健有限公司	※56	深圳海王集团股份有限公司
※7	天津市医药集团有限公司	57	江苏奥赛康药业股份有限公司
※8	石药集团有限责任公司	※58	双鸽集团有限公司
※9	上海医药集团股份有限公司	※59	山东新华医药集团有限责任公司
10	辉瑞制药有限公司	60	西安力邦制药有限公司
※11	齐鲁制药有限公司	※61	上海创诺医药集团有限公司
※12	华北制药集团有限责任公司	62	重庆科瑞制药(集团)有限公司
13	上海罗氏制药有限公司	※63	四川好医生药业集团有限公司
※14	中国远大集团有限责任公司	64	海南卫康制药(潜山)有限公司
※15	杭州华东医药集团有限公司	65	浙江仙琚制药股份有限公司
※16	上海复星医药(集团)股份有限公司	66	赛诺菲(北京)制药有限公司
17	诺和诺德(中国)制药有限公司	※67	深圳信立泰药业股份有限公司
※18	四川科伦药业股份有限公司	※68	江苏联环药业集团有限公司
※19	珠海联邦制药股份有限公司	※69	四川百利药业有限责任公司
※20	正大天晴药业集团股份有限公司	※70	亚宝药业集团股份有限公司
※21	辅仁药业集团有限公司	※71	百特(中国)投资有限公司
※22	江苏恒瑞医药股份有限公司	72	浙江华海药业股份有限公司
23	赛诺菲(杭州)制药有限公司	※73	山东鲁抗医药股份有限公司
※24	江苏豪森医药集团有限公司	74	山东齐都药业有限公司
25	瑞阳制药有限公司	75	北京泰德制药股份有限公司
26	阿斯利康制药有限公司	76	广东广润集团有限公司
※27	绿叶投资集团有限公司	77	青州尧王制药有限公司
※28	罗欣医药集团有限公司	※78	宜昌东阳光药业股份有限公司
※29	菏泽睿鹰制药集团有限公司	※79	浙江京新控股有限公司
※30	人福医药集团股份公司	80	山东方明药业集团股份有限公司
※31	鲁南制药集团股份有限公司	81	礼来苏州制药有限公司
※32	北京四环制药有限公司	※82	哈尔滨誉衡药业股份有限公司
※33	悦康药业集团有限公司	※83	吉林省都邦药业股份有限公司
34	济川药业集团有限公司	84	滇虹药业集团股份有限公司
35	西安杨森制药有限公司	※85	合肥平光制药有限公司
※36	丽珠医药集团股份有限公司	※86	江苏吴中医药集团有限公司
※37	先声药业有限公司	87	安斯泰来制药(中国)有限公司
※38	费森尤斯卡比(中国)投资有限公司	88	上海勃林格殷格翰药业有限公司
39	山德士(中国)制药有限公司	※89	健康元药业集团股份有限公司
※40	普洛药业股份有限公司	※90	华仁世纪集团有限公司
※41	海南海药股份有限公司	※91	深圳市海普瑞药业股份有限公司
42	寿光富康制药有限公司	92	施慧达药业集团(吉林)有限公司
※43	东北制药集团有限责任公司	※93	上海景峰制药股份有限公司
※44	新和成控股集团有限公司	※94	大冢(中国)投资有限公司
45	北京诺华制药有限公司	95	昆山龙灯瑞迪制药有限公司
※46	浙江海正药业股份有限公司	96	西南药业股份有限公司
※47	辰欣药业股份有限公司	97	常州四药制药有限公司
※48	浙江医药股份有限公司	98	安丘市鲁安药业有限责任公司
※49	迪沙药业集团有限公司	※99	北大医药股份有限公司
※50	中国通用技术(集团)控股有限责任公司	100	湖北浩信药业有限公司

※ 表示该集团采用合并形式排名

表7 2013年化学药品工业企业法人单位利润总额100强

位次	企业名称	位次	企业名称
※1	中国医药集团总公司	51	石家庄四药有限公司
※2	华润医药控股有限公司	52	阿斯利康制药有限公司
※3	中国通用技术(集团)控股有限责任公司	※53	吉林省都邦药业股份有限公司
※4	上海医药集团股份有限公司	※54	哈药集团有限公司
※5	上海复星医药(集团)股份有限公司	55	寿光富康制药有限公司
※6	扬子江药业集团有限公司	56	北京嘉林药业股份有限公司
※7	齐鲁制药有限公司	※57	辰欣药业股份有限公司
※8	北京四环制药有限公司	※58	健康元药业集团股份有限公司
9	辉瑞制药有限公司	※59	哈尔滨誉衡药业股份有限公司
※10	正大天晴药业集团股份有限公司	60	山东达因海洋生物制药股份有限公司
※11	江苏恒瑞医药股份有限公司	61	西安力邦制药有限公司
12	赛诺菲(杭州)制药有限公司	62	西安杨森制药有限公司
※13	中国远大集团有限责任公司	63	海南卫康制药(潜山)有限公司
※14	江苏豪森医药集团有限公司	64	山东方明药业集团股份有限公司
※15	四川科伦药业股份有限公司	65	吉林省吴太药业有限公司
※16	广州白云山医药集团股份有限公司	66	北京协和药厂
※17	辅仁药业集团有限公司	67	赛诺菲(北京)制药有限公司
※18	深圳信立泰药业股份有限公司	68	常州千红生化制药股份有限公司
※19	杭州华东医药集团有限公司	69	山东齐都药业有限公司
※20	新和成控股集团有限公司	※70	湖南尔康制药股份有限公司
※21	石药集团有限责任公司	※71	宜昌东阳光药业股份有限公司
※22	鲁南制药集团股份有限公司	※72	双鸽集团有限公司
※23	拜耳医药保健有限公司	73	苏州东瑞制药有限公司
※24	绿叶投资集团有限公司	※74	普洛药业股份有限公司
※25	天津市医药集团有限公司	75	江苏恩华药业股份有限公司
※26	人福医药集团股份有限公司	※76	浙江中贝九洲集团有限公司
27	北京泰德制药股份有限公司	※77	四川好医生药业集团有限公司
28	北京双鹭药业股份有限公司	※78	悦康药业集团有限公司
29	上海罗氏制药有限公司	79	常州四药制药有限公司
※30	费森尤斯卡比(中国)投资有限公司	※80	华仁世纪集团有限公司
※31	浙江海正药业股份有限公司	81	北京诺华制药有限公司
32	广东广润集团有限公司	82	北京赛升药业股份有限公司
※33	丽珠医药集团股份有限公司	83	山西普德药业股份有限公司
※34	先声药业有限公司	※84	安徽丰原集团有限公司
※35	西藏海思科药业集团股份有限公司	※85	百特(中国)投资有限公司
※36	浙江医药股份有限公司	86	江苏天士力帝益药业有限公司
37	武汉福星生物药业有限公司	87	海南海灵化学制药有限公司
38	诺和诺德(中国)制药有限公司	88	通用电气药业(上海)有限公司
※39	罗欣医药集团有限公司	89	贝达药业股份有限公司
※40	珠海联邦制药股份有限公司	90	湖南湘钢梅塞尔气体产品有限公司
※41	江苏亚邦药业集团股份有限公司	91	河南润弘制药股份有限公司
42	济川药业集团有限公司	※92	海南海药股份有限公司
43	瑞阳制药有限公司	93	浙江永宁药业股份有限公司
※44	深圳市海普瑞药业股份有限公司	94	滇虹药业集团有限公司
※45	菏泽睿鹰制药集团有限公司	95	北京韩美药品有限公司
46	浙江华海药业股份有限公司	※96	上海景峰制药股份有限公司
47	惠氏制药有限公司	97	哈尔滨三联药业股份有限公司
48	青岛黄海制药有限责任公司	98	湖南华纳大药厂有限公司
※49	华邦颖泰股份有限公司	※99	四川百利药业有限责任公司
50	江苏奥赛康药业股份有限公司	100	浙江金华康恩贝生物制药有限公司

※表示该集团采用合并形式排名

表8　2013年中成药工业企业法人单位资产总额100强

位次	企业名称	位次	企业名称
※1	广州医药集团有限公司	※51	西藏奇正藏药股份有限公司
※2	天士力控股集团有限公司	52	贵州信邦制药股份有限公司
※3	修正药业集团股份有限公司	※53	上海雷允上药业有限公司
※4	云南白药集团股份有限公司	54	正大青春宝药业有限公司
※5	吉林敖东药业集团股份有限公司	55	云南龙润药业有限公司
※6	太极集团有限公司	56	云南特安呐制药股份有限公司
※7	华润三九医药股份有限公司	57	四川恩威制药有限公司
※8	中国药材公司	58	四川省宜宾五粮液集团宜宾制药有限责任公司
※9	四川怡和企业(集团)有限责任公司	59	江苏苏中药业集团股份有限公司
※10	山东步长制药股份有限公司	60	甘肃扶正药业科技股份有限公司
※11	康恩贝集团有限公司	61	牡丹江友搏药业股份有限公司
12	山东东阿阿胶股份有限公司	62	金花企业(集团)股份有限公司
※13	广西梧州中恒集团股份有限公司	※63	山东福胶集团有限公司
※14	神威药业集团有限公司	64	湖南汉森制药股份有限公司
※15	江苏康缘集团有限责任公司	65	广东一方制药有限公司
16	河南省宛西制药股份有限公司	66	广东罗浮山国药股份有限公司
※17	华方医药科技有限公司	67	鲁南厚普制药有限公司
※18	天津中新药业集团股份有限公司	68	通化市金马药业集团股份有限公司
※19	成都地奥制药集团有限公司	※69	云南植物药业有限公司
20	北京同仁堂股份有限公司	70	精华制药集团股份有限公司
※21	石家庄以岭药业股份有限公司	71	重庆希尔安药业有限公司
※22	黑龙江珍宝岛药业股份有限公司	72	恒康医疗集团股份有限公司
※23	江西济民可信集团有限公司	73	浙江佐力药业股份有限公司
※24	北京同仁堂科技发展股份有限公司	74	颈复康药业集团有限公司
25	三普药业股份有限公司	75	通化久铭药业有限公司
26	贵州百灵企业集团制药股份有限公司	※76	上海神奇制药投资管理股份有限公司
※27	广州市香雪制药股份有限公司	77	兰州佛慈制药股份有限公司
28	吉林紫鑫药业股份有限公司	78	百花医药集团股份有限公司
※29	金陵药业股份有限公司	79	山东宏济堂制药集团有限公司
※30	山西振东制药股份有限公司	80	青岛国风药业股份有限公司
31	漳州片仔癀药业股份有限公司	81	河南辅仁堂制药有限公司
※32	贵州益佰制药股份有限公司	※82	河北平安健康集团股份有限公司
※33	桂林三金药业股份有限公司	83	上海绿谷制药有限公司
34	江中药业股份有限公司	84	广东嘉应制药股份有限公司
※35	葵花药业集团股份有限公司	※85	珠海安生医药有限公司
※36	回音必集团有限公司	86	云南维和药业股份有限公司
※37	天圣制药集团股份有限公司	87	上海和黄药业有限公司
38	天津红日药业股份有限公司	88	湖南恒生制药股份有限公司
39	河北万岁药业有限公司	※89	江西百神药业股份有限公司
※40	广东众生药业股份有限公司	90	贵阳德昌祥药业有限公司
※41	哈药集团中药有限公司	91	贵州健兴药业有限公司
42	河南太龙药业股份有限公司	92	四川康定金珠制药有限责任公司
43	株洲千金药业股份有限公司	93	烟台荣昌制药股份有限公司
※44	九芝堂股份有限公司	94	云南生物谷药业股份有限公司
45	吉林省集安益盛药业股份有限公司	95	山东沃华医药科技股份有限公司
46	长白山制药股份有限公司	96	黑龙江天宏药业股份有限公司
47	上海凯宝药业股份有限公司	※97	上海海虹实业(集团)有限公司
※48	江西青峰医药投资集团有限公司	※98	紫光古汉集团股份有限公司
※49	成都康弘药业集团股份有限公司	99	贵州拜特制药有限公司
50	马应龙药业集团股份有限公司	100	甘肃皇甫谧制药有限责任公司

※表示该集团采用合并形式排名

表9 2013 年中成药工业企业法人单位主营业务收入 100 强

位次	企业名称	位次	企业名称
※1	广州医药集团有限公司	※51	山东福胶集团有限公司
※2	修正药业集团股份有限公司	※52	珠海安生医药有限公司
※3	江西济民可信集团有限公司	53	四川康定金珠制药有限责任公司
※4	山东步长制药股份有限公司	※54	上海神奇制药投资管理股份有限公司
※5	云南白药集团股份有限公司	55	吉林省集安益盛药业股份有限公司
※6	华润三九医药股份有限公司	56	贵州圣济堂制药有限公司
※7	天津中新药业集团股份有限公司	※57	九芝堂股份有限公司
※8	天士力控股集团有限公司	58	贵州健兴药业有限公司
※9	江苏康缘集团有限责任公司	59	浙江康莱特药业有限公司
※10	广西梧州中恒集团股份有限公司	60	云南特安呐制药股份有限公司
※11	天圣制药集团股份有限公司	※61	云南植物药业有限公司
※12	江西青峰医药投资集团有限公司	62	上海和黄药业有限公司
※13	华方医药科技有限公司	※63	吉林华康药业股份有限公司
※14	回音必集团有限公司	64	江西青春康源制药有限公司
15	江苏苏中药业集团股份有限公司	65	昆明龙津药业股份有限公司
※16	哈药集团中药有限公司	66	漳州片仔癀药业股份有限公司
※17	康恩贝集团有限公司	67	江西普正制药有限公司
18	山东东阿阿胶股份有限公司	※68	金陵药业股份有限公司
※19	贵州益佰制药股份有限公司	69	上海绿谷制药有限公司
※20	石家庄以岭药业股份有限公司	70	云南生物谷药业股份有限公司
※21	黑龙江珍宝岛药业股份有限公司	71	四川省宜宾五粮液集团宜宾制药有限责任公司
※22	太极集团有限公司	72	山东凤凰制药股份有限公司
※23	神威药业集团有限公司	73	甘肃扶正药业科技股份有限公司
※24	北京同仁堂科技发展股份有限公司	74	贵州维康药业有限公司
※25	葵花药业集团股份有限公司	※75	上海雷允上药业有限公司
26	天津红日药业股份有限公司	76	四川好医生攀西药业有限责任公司
27	北京同仁堂股份有限公司	77	马应龙药业集团股份有限公司
※28	吉林敖东药业集团股份有限公司	78	精华制药集团股份有限公司
※29	中国药材公司	※79	西藏奇正藏药股份有限公司
※30	四川怡和企业（集团）有限责任公司	80	江西金顶药业有限公司
※31	山西振东制药股份有限公司	81	青岛国风药业股份有限公司
※32	成都地奥制药集团有限公司	82	牡丹江友博药业股份有限公司
※33	成都康弘药业集团股份有限公司	83	吉林长舜制药有限公司
34	大理药业股份有限公司	84	山东宏济堂制药集团有限公司
35	广东罗浮山国药股份有限公司	85	吉林双药药业集团有限公司
36	长白山制药股份有限公司	86	吉林一正药业集团有限公司
37	贵州百灵企业集团制药股份有限公司	87	百花医药集团股份有限公司
※38	桂林三金药业股份有限公司	88	西安世纪盛康药业有限公司
39	上海凯宝药业股份有限公司	89	吉林紫鑫药业股份有限公司
40	广东一方制药有限公司	90	河北君临药业有限公司
※41	江西百神药业股份有限公司	※91	河北平安健康集团股份有限公司
42	江中药业股份有限公司	92	江西银涛药业有限公司
43	株洲千金药业股份有限公司	93	通化玉圣药业有限公司
44	正大青春宝药业有限公司	94	鲁南厚普制药有限公司
※45	广州市香雪制药股份有限公司	95	贵州信邦制药股份有限公司
46	山东仙河药业有限公司	96	黑龙江天宏药业股份有限公司
※47	广东众生药业股份有限公司	97	内蒙古天奇中蒙制药股份有限公司
48	河南省宛西制药股份有限公司	98	湖北襄阳隆中药业集团有限公司
49	颈复康药业集团有限公司	99	江西地威药业有限公司
50	四川绿叶宝光药业股份有限公司	100	广西金嗓子有限责任公司

※表示该集团采用合并形式排名

表10　2013年中成药工业企业法人单位利润总额100强

位次	企业名称	位次	企业名称
※1	云南白药集团股份有限公司	51	上海和黄药业有限公司
※2	修正药业集团股份有限公司	52	恒康医疗集团股份有限公司
※3	山东步长制药股份有限公司	※53	河北平安健康集团股份有限公司
※4	广州医药集团有限公司	※54	回音必集团有限公司
5	山东东阿阿胶股份有限公司	55	广西金嗓子有限责任公司
※6	华润三九医药股份有限公司	56	江西普正制药有限公司
※7	天士力控股集团有限公司	57	株洲千金药业股份有限公司
※8	吉林敖东药业集团股份有限公司	58	三普药业股份有限公司
※9	神威药业集团有限公司	※59	天圣制药集团股份有限公司
※10	广西梧州中恒集团股份有限公司	※60	山东福胶集团有限公司
※11	葵花药业集团股份有限公司	61	北京协和制药二厂
※12	江西济民可信集团有限公司	62	吉林紫鑫药业股份有限公司
※13	黑龙江珍宝岛药业股份有限公司	63	甘肃扶正药业科技股份有限公司
※14	康恩贝集团有限公司	64	湖南汉森制药股份有限公司
※15	贵州益佰制药股份有限公司	65	湖南恒生制药股份有限公司
※16	桂林三金药业股份有限公司	66	百花医药集团股份有限公司
17	北京同仁堂股份有限公司	67	四川绿叶宝光药业股份有限公司
18	漳州片仔癀药业股份有限公司	68	吉林省集安益盛药业股份有限公司
※19	江苏康缘集团有限责任公司	※69	上海神奇制药投资管理股份有限公司
20	牡丹江友搏药业股份有限公司	※70	金陵药业股份有限公司
※21	天津中新药业集团股份有限公司	71	四川康定金珠制药有限责任公司
※22	北京同仁堂科技发展股份有限公司	72	大理药业股份有限公司
23	天津红日药业股份有限公司	73	四川好医生攀西药业有限责任公司
※24	四川怡和企业(集团)有限责任公司	74	江西青春康源制药有限公司
25	上海凯宝药业股份有限公司	75	广东台城制药股份有限公司
※26	成都康弘药业集团股份有限公司	※76	山西振东制药股份有限公司
※27	华方医药科技有限公司	77	昆明龙津药业股份有限公司
※28	江西青峰医药投资集团有限公司	78	西安天一秦昆制药有限责任公司
29	广东一方制药有限公司	79	浙江佐力药业股份有限公司
30	贵州百灵企业集团制药股份有限公司	80	云南生物谷药业股份有限公司
※31	石家庄以岭药业股份有限公司	81	四川光大制药有限公司
32	贵州拜特制药有限公司	82	山东凤凰制药股份有限公司
※33	九芝堂股份有限公司	83	浙江万邦药业股份有限公司
34	上海绿谷制药有限公司	84	重庆希尔安药业有限公司
35	河南省宛西制药股份有限公司	85	沈阳双鼎制药有限公司
※36	西藏奇正藏药股份有限公司	86	山东宏济堂制药集团有限公司
※37	中国药材公司	87	北京北大维信生物科技有限公司
38	马应龙药业集团股份有限公司	88	江西地威药业有限公司
39	江苏苏中药业集团股份有限公司	89	云南摩尔农庄生物科技开发有限公司
40	江中药业股份有限公司	90	河北君临药业有限公司
※41	广东众生药业股份有限公司	91	浙江新光药业股份有限公司
42	康臣药业(内蒙古)有限责任公司	※92	江西百神药业股份有限公司
43	正大青春宝药业有限公司	93	杏辉天力(杭州)药业有限公司
44	黑龙江天宏药业股份有限公司	94	河南太龙药业股份有限公司
※45	广州市香雪制药股份有限公司	95	颈复康药业集团有限公司
※46	珠海安生医药有限公司	96	吉林一正药业集团有限公司
47	广东罗浮山国药股份有限公司	97	贵州健兴药业有限公司
48	长白山制药股份有限公司	98	湖北午时药业股份有限公司
49	浙江康莱特药业有限公司	99	陕西康惠制药股份有限公司
※50	成都地奥制药集团有限公司	100	吉林草还丹药业有限公司

※表示该集团采用合并形式排名

表 11　2013 年中药饮片工业企业法人单位资产总额 100 强

位次	企业名称	位次	企业名称
※1	康美药业股份有限公司	51	北京冠城药业有限公司
2	北京同仁堂健康药业股份有限公司	52	药圣堂（湖南）制药公司
3	北京康仁堂药业有限公司	53	云南金九地生物科技有限公司
4	北京同仁堂健康药业（福州）有限公司	54	安国亚东药业有限公司
5	曲靖博浩生物科技股份有限公司	55	湖北金贵中药饮片有限责任公司
※6	上海华宇药业有限公司	56	辽宁贵今生物医药有限公司
7	吉林林村中药开发有限公司	57	上海青浦中药饮片有限公司
8	四川新荷花中药饮片股份有限公司	58	浙江华方生命科技有限公司
9	龙宝参茸股份有限公司	59	桓仁满族自治县恒宝参药有限公司
10	陇西中天药业有限责任公司	60	宁夏明德中药饮片有限公司
11	亳州市沪谯药业有限公司	61	辽宁祥云药业有限公司
12	江西樟树天齐堂中药饮片有限公司	62	伊真堂药业有限责任公司
13	河北金木药业集团有限公司	63	四川千方中药饮片有限公司
14	佛山冯了性药材饮片有限公司	64	上海童涵春堂中药饮片有限公司
15	甘肃亚兰药业有限公司	65	安康北医大制药股份有限公司
16	浙江惠松制药有限公司	66	上海养和堂中药饮片有限公司
17	湖南福泰中药饮片有限责任公司	67	厦门燕来福制药有限公司
18	重庆慧远药业有限公司	68	福建天人药业有限公司
19	安徽协和成药业饮片有限公司	69	甘肃田地农业科技有限公司
20	北京东兴堂科技发展有限公司	70	甘肃效灵生物开发有限责任公司
21	四川佳能达攀西药业有限公司	71	陇西正大药业有限公司
22	桓仁巨户沟森涛山参基地	72	柳河正通药业有限公司
23	浙江中医药大学中药饮片有限公司	73	甘肃普尔康药业有限公司
24	集安市宏兴参业有限公司	74	浙江大德堂国药有限公司
25	成都永安制药有限公司	75	贵阳济仁堂药业有限公司
26	上海同济堂药业有限公司	76	吉林省宏久和善堂人参有限公司
27	北京金崇光药业有限公司	77	云南滇中药业有限公司
28	云南鸿翔中药科技有限公司	78	浙江天冉中药饮片有限公司
29	重庆国光天然药业有限公司	79	渭源县永安药材有限责任公司
30	广州市药材公司中药饮片厂	80	集安市大路特产制品有限公司
31	甘肃省丰源本草天然产物股份有限公司	81	哈药集团世一堂中药饮片有限责任公司
32	浙江康恩贝集团医疗保健品有限公司	82	湖南省大豪药业有限责任公司
33	上海雷允上中药饮片厂	83	上海药房股份有限公司徐重道中药饮片厂
34	樟树市庆仁中药饮片有限公司	84	延边开城医药有限公司
35	辽宁美罗君元药业有限公司	85	海南寿南山参业有限公司
36	衢州南孔中药有限公司	86	泉州东南制药有限公司
37	吉林省北药材加工有限公司	87	宜宾仁和中药饮片有限责任公司
38	杭州华东中药饮片有限公司	88	上海华济药业有限公司
39	甘肃伟盛药业有限责任公司	89	上海德大堂国药有限公司
40	杭州蜂之语蜂业股份有限公司	90	北京祥威药业有限公司
41	上海康桥中药饮片有限公司	91	岷县顺兴和中药材有限责任公司
42	辽宁正大祥和药业集团	92	山东百味堂中药饮片有限公司
43	贵州省兴义市吉仁堂药业公司	93	辽宁阳光保健有限公司
44	甘肃陇原九方药业有限责任公司	94	北京市双桥燕京中药饮片厂
45	甘肃甘强医药发展有限公司	95	漳州市聚善堂药业有限公司
46	北京太洋树康中药饮片厂	96	天水太盛祥医药有限公司
47	云南新世纪中药饮片有限公司	97	浙江天惠保健品有限公司
48	吉林省宏久生物科技股份有限公司	98	神威药业（石家庄）中药饮片有限公司
49	盛实百草药业有限公司	99	庄浪县洛怡药业有限责任公司
50	北京同仁堂吉林人参有限责任公司	100	兰州旭康药业有限公司

※表示该集团采用合并形式排名

中国药学年鉴 CHINESE PHARMACEUTICAL YEARBOOK 2014

表 12　2013 年中药饮片工业企业法人单位主营业务收入 100 强

位次	企业名称	位次	企业名称
1	北京同仁堂健康药业有限公司	51	集安市俊鹏参业有限责任公司
※2	康美药业股份有限公司	52	浙江天冉中药饮片有限公司
3	江西樟树天齐天齐堂中药饮片有限公司	53	甘肃陇原九方药业有限责任公司
4	北京康仁堂药业有限公司	54	四川千方中药饮片有限公司
5	安徽协和成药业饮片有限公司	55	北京金崇光药业有限公司
6	吉林省宏久和善堂人参有限公司	56	甘肃省丰源本草天然产物股份有限公司
7	北京同仁堂健康药业（福州）有限公司	57	上海养和堂中药饮片有限公司
8	延边开城医药有限公司	58	福建瑶理药业有限公司
9	重庆慧远药业有限公司	59	安国亚东药业有限公司
10	四川新荷花中药饮片股份有限公司	60	甘肃效灵生物开发有限责任公司
11	桓仁满族自治县恒宝参药有限公司	61	上海童涵春堂中药饮片有限公司
12	龙宝参茸股份有限公司	62	甘肃渭源颜裕药业有限公司
13	广州市药材公司中药饮片厂	63	厦门燕来福制药有限公司
14	吉林林村中药开发有限公司	64	上海青浦中药饮片有限公司
15	云南鸿翔中药科技有限公司	65	广西锦莹药业有限公司
16	福建天人药业有限公司	66	上海信德中药公司
17	杭州华东中药饮片有限公司	67	长沙佰佳中药饮片有限责任公司
18	亳州市沪谯药业有限公司	68	宜宾仁和中药饮片有限责任公司
※19	上海华宇药业有限公司	69	辽宁正大祥和药业集团
20	曲靖博浩生物科技股份有限公司	70	集安市大路特产制品有限公司
21	甘肃亚兰药业有限公司	71	湖南福泰中药饮片有限责任公司
22	北京东兴堂科技发展有限公司	72	吉林省北药药材加工有限公司
23	上海康桥中药饮片有限公司	73	贵阳济仁堂药业有限公司
24	樟树市庆仁中药饮片有限公司	74	宁夏明德中药饮片有限公司
25	北京同仁堂吉林人参有限责任公司	75	渭源县茂翔药业有限责任公司
26	桓仁巨户沟森涛山参基地	76	北京市双桥燕京中药饮片厂
27	重庆国光天然药业有限公司	77	辽宁祥云药业有限公司
28	神威药业（石家庄）中药饮片有限公司	78	岷县顺兴和中药材有限责任公司
29	上海雷允上中药饮片厂	79	上海药房股份有限公司徐重道中药饮片厂
30	陇西中天药业有限责任公司	80	漳州市聚善堂药业有限公司
31	湖北金贵中药饮片有限责任公司	81	哈药集团世一堂中药饮片有限责任公司
32	衢州南孔中药有限公司	82	上海德大堂国药有限公司
33	浙江中医药大学中药饮片有限公司	83	嘉兴东方国药饮片有限公司
34	甘肃伟盛药业有限责任公司	84	山东百味堂中药饮片有限公司
35	河北金木药业集团有限公司	85	甘肃甘强医药发展有限责任公司
36	辽宁美罗君元药业有限公司	86	北京太洋树康中药饮片厂
37	上海同济堂药业有限公司	87	甘肃省民安中药饮片有限公司
38	集安市宏兴参业有限公司	88	甘肃田地农业科技有限公司
39	浙江华方生命科技有限公司	89	渭源县鑫源药业科技有限公司
40	浙江惠松制药有限公司	90	甘肃天容堂药业有限公司
41	药圣堂（湖南）制药有限公司	91	甘肃东方本草药业有限公司
42	安康北医大制药股份有限公司	92	辽宁三达药材有限公司
43	辽宁贵今生物医药有限公司	93	浙江钱王中药有限公司
44	集安市远东参业有限公司	94	北京松兰饮片有限公司
45	成都永安制药有限公司	95	吉林省宏久生物科技股份有限公司
46	云南新世纪中药饮片有限公司	96	兰州旭康药业有限公司
47	佛山冯了性药材饮片有限公司	97	北京卫仁中药饮片厂
48	云南金九地生物科技有限公司	98	上海华济药业有限公司
49	北京祥威药业有限公司	99	湖北聚瑞中药饮片有限公司
50	杭州蜂之语蜂业股份有限公司	100	陇西县聚善堂中药材实业有限公司

※表示该集团采用合并形式排名

表 13　2013 年中药饮片工业企业法人单位利润总额 100 强

位次	企业名称	位次	企业名称
※1	康美药业股份有限公司	51	广州市药材公司中药饮片厂
2	北京同仁堂健康药业股份有限公司	52	浙江康恩贝集团医疗保健品有限公司
3	北京康仁堂药业有限公司	53	兰州旭康药业有限公司
4	北京同仁堂健康药业(福州)有限公司	54	集安市大路特产制品有限公司
5	江西樟树天齐堂中药饮片有限公司	55	通渭县通广药材有限责任公司
6	安徽协和成药业饮片有限公司	56	集安市俊鹏参业有限责任公司
7	龙宝参茸股份有限公司	57	贵州省兴义市吉仁堂药业公司
8	亳州市沪谯药业有限公司	58	甘肃天容堂药业有限公司
9	云南鸿翔中药科技有限公司	59	上海养和堂中药饮片有限公司
10	甘肃亚兰药业有限公司	60	安国亚东药业有限公司
11	四川新荷花中药饮片股份有限公司	61	吉林省宏久和善堂人参有限公司
12	吉林林村中药开发有限公司	62	吉林省宏久生物科技股份有限公司
13	曲靖博浩生物科技股份有限公司	63	辽宁三达药材有限公司
14	河北金木药业集团有限公司	64	集安市宏兴参业有限公司
15	桓仁巨户沟森涛山参基地	65	南宁元桂中药饮片有限责任公司
16	重庆慧远药业有限公司	66	甘肃田地农业科技有限公司
17	甘肃伟盛药业有限责任公司	67	哈药集团世一堂中药饮片有限责任公司
18	上海同济堂药业有限公司	68	临夏市益生中药饮片有限公司
19	甘肃效灵生物开发有限责任公司	69	上海药房股份有限公司徐重道中药饮片厂
20	陇西中天药业有限责任公司	70	漳州市聚善堂药业有限公司
21	云南金九地生物科技有限公司	71	甘肃省丰源本草天然产物股份有限公司
22	神威药业(石家庄)中药饮片有限公司	72	佛山冯了性药材饮片有限公司
23	北京东兴堂科技发展有限公司	73	上海华济药业有限公司
24	甘肃陇原九方药业有限责任公司	74	辽宁祥云药业有限公司
25	药圣堂(湖南)制药限公司	75	辽宁正大祥和药业集团
※26	上海华宇药业有限公司	76	镇原县康平医药有限公司
27	衢州南孔中药有限公司	77	北京市双桥燕京中药饮片厂
28	湖南福泰中药饮片有限公司	78	广西锦莹药业有限公司
29	辽宁贵今生物医药有限公司	79	渭源县永安药材有限责任公司
30	杭州华东中药饮片有限公司	80	定西市天信药业有限公司
31	上海康桥中药饮片有限公司	81	浙江天惠保健品有限公司
32	四川千方中药饮片有限公司	82	湖州珍露生物制品有限公司
33	宁夏明德中药饮片有限公司	83	绵阳好医生中药饮片有限公司
34	湖北金贵中药饮片有限责任公司	84	长沙佰佳中药饮片有限责任公司
35	北京同仁堂吉林人参有限责任公司	85	重庆国光天然药业有限公司
36	安康北医大制药股份有限公司	86	上海雷允上中药饮片厂
37	甘肃渭源颜裕药业有限公司	87	北京卫仁中药饮片厂
38	甘肃东方本草药业有限公司	88	浙江钱王中药有限公司
39	浙江惠松制药有限公司	89	陇西正大药业有限公司
40	浙江中医药大学中药饮片有限公司	90	吉林省北药药材加工有限公司
41	桓仁满族自治县恒宝参药有限公司	91	甘肃蓉宝生物科技有限公司
42	福建天人药业有限公司	92	湖南省大豪药业有限公司
43	厦门燕来福制药有限公司	93	甘肃众友药业中药饮片加工有限公司
44	杭州蜂之语蜂业股份有限公司	94	渭源县鑫源药业科技有限公司
45	宜宾仁和中药饮片有限责任公司	95	甘肃甘强医药发展有限责任公司
46	成都永安制药有限公司	96	四川江油中坝附子科技发展有限公司
47	上海童涵春堂中药饮片有限公司	97	延边开城医药有限公司
48	山东百味堂中药饮片有限公司	98	伊真堂药业有限责任公司
49	樟树市庆仁中药饮片有限公司	99	浙江天冉中药饮片有限公司
50	浙江大德堂国药有限公司	100	辽宁鹿源参茸饮片有限公司

※表示该集团采用合并形式排名

中国药学年鉴

CHINESE PHARMACEUTICAL YEARBOOK 2014

表14　2013 年生物药品工业企业法人单位资产总额 100 强

位次	企业名称	位次	企业名称
※1	中国生物技术股份有限公司	51	云南瑞宝生物科技有限公司
※2	正中医药集团有限公司	52	协和发酵麒麟(中国)制药有限公司
※3	东宝实业集团有限公司	53	浙江普康生物技术股份有限公司
4	华兰生物工程股份有限公司	54	红河千山生物工程有限公司
5	玉溪沃森生物技术有限公司	55	北京凯因科技股份有限公司
6	上海中信国健药业股份有限公司	56	南岳生物制药有限公司
※7	长春高新技术产业(集团)股份有限公司	57	武汉海特生物制药股份有限公司
8	辽宁成大生物股份有限公司	58	浙江天元生物药业有限公司
9	舒泰神(北京)生物制药股份有限公司	59	上海天士力药业有限公司
10	上海莱士血液制品股份有限公司	60	郑州安图生物工程股份有限公司
11	河北常山生化药业股份有限公司	61	哈尔滨圣泰生物制药有限公司
12	珍奥集团股份有限公司	62	上海联合赛尔生物工程有限公司
13	中国医学科学院医学生物学研究所	63	浙江普洛康裕生物制药有限公司
14	深圳翰宇药业股份有限公司	64	绿十字(中国)生物制品有限公司
15	北京利德曼生化股份有限公司	65	成都利尔药业有限公司
16	长春长生生物科技股份有限公司	66	广州诺诚生物制品股份有限公司
17	深圳康泰生物制品股份有限公司	67	成都康弘生物科技有限公司
18	沈阳三生制药有限责任公司	68	海南通用同盟药业有限公司
19	南京健友生化制药股份有限公司	69	内蒙古奇特投资(集团)有限公司
20	四川远大蜀阳药业股份有限公司	70	浙江卫信生物药业有限公司
21	北京科兴生物制品有限公司	71	北京四环生物制药有限公司
22	广东天普生化医药股份有限公司	72	西安回天血液制品有限责任公司
23	金河生物科技股份有限公司	73	长春海伯尔生物技术有限责任公司
24	泰普生物科学(中国)有限公司	74	珠海亿胜生物制药有限公司
25	上海科华生物工程股份有限公司	75	上海新兴医药股份有限公司
26	北京智飞绿竹生物制药有限公司	76	山东先声麦得津生物制药有限公司
27	山西康宝生物制品股份有限公司	77	杭州九源基因工程有限公司
28	厦门北大之路生物工程有限公司	78	内蒙古双奇药业股份有限公司
29	辽宁依生生物制药有限公司	79	吉林英联生物制药股份有限公司
30	江西博雅生物制药股份有限公司	80	浙江我武生物科技股份有限公司
31	北京世桥生物制药有限公司	81	云南绿 A 生物工程有限公司
32	甘李药业股份有限公司	82	浙江伊利康生物技术有限公司
33	锦州奥鸿药业有限责任公司	83	杭州澳亚生物技术有限公司
34	安徽安科生物工程(集团)股份有限公司	84	晋城海斯药业有限公司
35	湖州数康生物科技有限公司	85	潍坊三维生物工程集团有限公司
36	深圳市卫光生物制品股份有限公司	86	上海万兴生物制药有限公司
37	吉林省辉南长龙生化药业股份有限公司	87	吉林亚泰生物药业股份有限公司
38	贵州泰邦生物制品有限公司	88	上海荣盛生物药业有限公司
39	百泰生物药业有限公司	89	北京三元基因工程有限公司
40	哈尔滨派斯菲科生物制药股份有限公司	90	桂林华诺威基因药业有限公司
41	大连汉信生物制药有限公司	91	黑龙江迪龙制药有限公司
42	罗益(无锡)生物制药有限公司	92	中肽生化有限公司
43	云南天宏香精香料有限公司	93	吉林海资生物工程技术有限公司
44	英科新创(厦门)科技有限公司	94	贵州中泰生物科技有限公司
45	北京万泰生物药业股份有限公司	95	深圳赛保尔生物药业有限公司
46	上海美恩生物技术有限公司	96	成都康华生物制品有限公司
47	武汉中原瑞德生物制品有限责任公司	97	江西生物制品研究所
48	深圳市中核海得威生物科技有限公司	98	辽宁卫星生物制品研究所(有限公司)
49	厦门特宝生物工程股份有限公司	99	安徽宏业药业有限公司
50	艾康生物技术(杭州)有限公司	100	上海高科生物工程有限公司

※表示该集团采用合并形式排名

表 15   2013 年生物药品工业企业法人单位主营业务收入 100 强

位次	企业名称	位次	企业名称
※1	中国生物技术股份有限公司	51	珍奥集团股份有限公司
※2	长春高新技术产业(集团)股份有限公司	52	中国医学科学院医学生物学研究所
3	广东天普生化医药股份有限公司	53	晋城海斯药业有限公司
※4	东宝实业集团有限公司	54	广州诺诚生物制品股份有限公司
5	华兰生物工程股份有限公司	55	上海联合赛尔生物工程有限公司
6	舒泰神(北京)生物制药股份有限公司	※56	正中医药集团有限公司
7	辽宁成大生物股份有限公司	57	西安迪赛生物药业有限责任公司
8	沈阳三生制药有限责任公司	58	长春博奥生化药业有限公司
9	锦州奥鸿药业有限责任公司	59	浙江丰安生物制药有限公司
10	河北常山生化药业股份有限公司	60	北京凯因科技股份有限公司
11	上海中信国健药业股份有限公司	61	协和发酵麒麟(中国)制药有限公司
12	甘李药业股份有限公司	62	内蒙古双奇药业股份有限公司
13	山西康宝生物制品股份有限公司	63	浙江我武生物科技股份有限公司
14	金河生物科技股份有限公司	64	北京智飞绿竹生物制药有限公司
15	四川远大蜀阳药业股份有限公司	65	湖州数康生物科技有限公司
16	红河干山生物工程有限公司	66	海南通用同盟药业有限公司
17	内蒙古奇特投资(集团)有限公司	67	成都利尔药业有限公司
18	江西生物制品研究所	68	厦门特宝生物工程股份有限公司
19	上海科华生物工程股份有限公司	69	哈尔滨派斯菲科生物制药股份有限公司
20	南京健友生化制药股份有限公司	70	杭州澳亚生物技术有限公司
21	上海莱士血液制品股份有限公司	71	无锡晶海氨基酸有限公司
22	深圳市中核海得威生物科技有限公司	72	云南绿 a 生物工程有限公司
23	吉林省辉南长龙生化药业股份有限公司	73	天津恩彼蛋白质有限公司
24	长春长生生物科技股份有限公司	74	温州市维日康生物科技有限公司
25	安徽安科生物工程(集团)股份有限公司	75	西安回天血液制品有限责任公司
26	玉溪沃森生物技术有限公司	76	山东先声麦得津生物制药有限公司
27	辽宁依生生物制药有限公司	77	福建华灿制药有限公司
28	厦门北大之路生物工程有限公司	78	武汉中原瑞德生物制品有限责任公司
29	艾康生物技术(杭州)有限公司	79	烟台澳斯邦生物工程有限公司
30	南岳生物制药有限公司	80	黑龙江迪龙制药有限公司
31	武汉海特生物制药股份有限公司	81	浙江天元生物药业有限公司
32	贵州泰邦生物制品有限公司	82	湖北华龙生物制药有限公司
33	北京万泰生物药业股份有限公司	83	长春博迅生物技术有限责任公司
34	英科新创(厦门)科技有限公司	84	桂林华诺威基因药业有限公司
35	北京科兴生物制品有限公司	85	浙江普康生物技术股份有限公司
36	吉林英联生物制药股份有限公司	86	云南茶花林化有限公司
37	郑州安图生物工程股份有限公司	87	深圳赛保尔生物药业有限公司
38	深圳市卫光生物制品股份有限公司	88	北京四环生物制药有限公司
39	北京利德曼生化股份有限公司	89	浙江伊利康生物技术有限公司
40	浙江普洛康裕生物制药有限公司	90	上海新兴医药股份有限公司
41	北京世桥生物制药有限公司	91	福州迈新生物技术开发有限公司
42	百泰生物药业有限公司	92	浙江华圣生物药业有限公司
43	深圳翰宇药业股份有限公司	93	中肽生化有限公司
44	泰普生物科学(中国)有限公司	94	绿十字(中国)生物制品有限公司
45	哈尔滨圣泰生物制药有限公司	95	北京三元基因工程有限公司
46	珠海亿胜生物制药有限公司	96	上海欣科医药有限公司
47	杭州九源基因工程有限公司	97	罗益(无锡)生物制药有限公司
48	江西博雅生物制药股份有限公司	98	上海华新生物高技术有限公司
49	深圳康泰生物制品股份有限公司	99	山东阿华生物药业有限公司
50	重庆申高生化制药有限公司	100	湖南斯奇生物制药有限公司

※ 表示该集团采用合并形式排名

表16 2013年生物药品工业企业法人单位利润总额100强

位次	企业名称	位次	企业名称
※1	中国生物技术股份有限公司	51	武汉中原瑞德生物制品有限责任公司
2	锦州奥鸿药业有限责任公司	52	内蒙古奇特投资(集团)有限公司
3	华兰生物工程股份有限公司	53	红河千山生物工程有限公司
※4	长春高新技术产业(集团)股份有限公司	54	上海联合赛尔生物工程有限公司
5	辽宁成大生物股份有限公司	60	杭州龙达新科生物制药有限公司
6	上海中信国健药业股份有限公司	56	北京凯因科技股份有限公司
7	沈阳三生制药有限责任公司	57	深圳康泰生物制品股份有限公司
8	上海科华生物工程股份有限公司	58	湖南斯奇生物制药有限公司
9	广东天普生化医药股份有限公司	59	中肽生化有限公司
10	山西康宝生物制品股份有限公司	60	重庆申高生化制药有限公司
11	甘李药业股份有限公司	61	浙江普洛康裕生物制药有限公司
12	四川远大蜀阳药业股份有限公司	62	杭州九源基因工程有限公司
※13	东宝实业集团有限公司	63	泰普生物科学(中国)有限公司
14	百泰生物药业有限公司	64	温州市维日康生物科技有限公司
15	贵州泰邦生物制品有限公司	65	浙江普康生物技术股份有限公司
16	上海莱士血液制品股份有限公司	66	大连珍奥药业股份有限公司
17	长春长生生物科技股份有限公司	67	海南通用同盟药业有限公司
18	郑州安图生物工程股份有限公司	68	上海欣科医药有限公司
19	深圳翰宇药业股份有限公司	69	云南天宏香精香料有限公司
20	河北常山生化药业股份有限公司	70	江西生物制品研究所
21	厦门北大之路生物工程有限公司	71	上海新兴医药股份有限公司
22	舒泰神(北京)生物制药股份有限公司	72	安徽宏业药业有限公司
23	玉溪沃森生物技术有限公司	73	内蒙古双奇药业股份有限公司
24	珍奥集团股份有限公司	74	厦门特宝生物工程股份有限公司
25	北京利德曼生化股份有限公司	75	福州迈新生物技术开发有限公司
26	辽宁依生生物制药有限公司	76	成都利尔药业有限公司
27	北京智飞绿竹生物制药有限公司	77	协和发酵麒麟(中国)制药有限公司
28	北京万泰生物药业股份有限公司	78	深圳赛保尔生物药业有限公司
29	金河生物科技股份有限公司	79	杭州华津药业股份有限公司
30	吉林省辉南长龙生化药业股份有限公司	80	杭州澳医保灵药业有限公司
31	安徽安科生物工程(集团)股份有限公司	81	罗益(无锡)生物制药有限公司
32	江西博雅生物制药股份有限公司	82	浙江丰安生物制药有限公司
33	吉林英联生物制药股份有限公司	83	大连汉信生物制药有限公司
34	深圳市卫光生物制品股份有限公司	84	晋城海斯药业有限公司
35	南岳生物制药有限公司	85	北京三元基因工程有限公司
36	英科新创(厦门)科技有限公司	86	上海建华精细生物制品有限公司
37	武汉海特生物制药股份有限公司	87	绿十字(中国)生物制品有限公司
38	北京科兴生物制品有限公司	88	辽宁迈迪生物科技有限公司
39	湖州数康生物科技有限公司	89	无锡晶海氨基酸有限公司
40	浙江我武生物科技股份有限公司	90	西安迪赛生物药业有限责任公司
41	杭州澳亚生物技术有限公司	91	北京世桥生物制药有限公司
42	南京健友生化制药股份有限公司	92	定西聚信生物工程有限责任公司
43	哈尔滨圣泰生物制药有限公司	93	上海万兴生物制药有限公司
44	西安回天血液制品有限责任公司	94	北京四环生物制药有限公司
45	黑龙江迪龙制药有限公司	95	浙江伊利康生物技术有限公司
46	长春博迅生物技术有限责任公司	96	湖南康润药业有限公司
47	山东先声麦得津生物制药有限公司	97	中国医学科学院医学生物学研究所
48	珠海亿胜生物制药有限公司	98	天津恩彼蛋白质有限公司
49	哈尔滨派斯菲科生物制药股份有限公司	99	北京现代高达生物技术有限责任公司
50	深圳市中核海得威生物科技有限公司	100	桂林华诺威基因药业有限公司

※表示该集团采用合并形式排名

表17　2013年医疗仪器设备及器械工业企业法人单位资产总额100强

位次	企业名称	位次	企业名称
※1	威高集团有限公司	51	浙江苏嘉医疗器械股份有限公司
2	乐普(北京)医疗器械股份有限公司	52	浙江龙飞实业股份有限公司
3	山东淄博山川医用器材有限公司	53	武汉国灸科技开发有限公司
4	上海微创医疗器械(集团)有限公司	54	福建梅生医疗科技股份有限公司
5	上海康德莱企业发展集团股份有限公司	55	上海蓝怡科技有限公司
6	华润万东医疗装备股份有限公司	56	上海浦东金环医疗用品股份有限公司
7	江西洪达医疗器械集团有限公司	57	伟康医疗产品(深圳)有限公司
8	泰尔茂医疗产品(杭州)有限公司	58	咸阳西北医疗器械(集团)有限公司
9	天津九安医疗电子股份有限公司	59	江西侨明医疗器械有限公司
10	江西益康医疗器械集团有限公司	60	宁波奉天海供氧净化成套设备有限公司
11	山东育达医疗设备有限公司	61	江西富尔康实业集团有限公司
12	宁波戴维医疗器械股份有限公司	62	上海德尔格医疗器械有限公司
13	深圳市开立科技有限公司	63	徕卡显微系统(上海)有限公司
14	欧姆龙(大连)有限公司	64	上海金香乳胶制品有限公司
15	松下电气机器(北京)有限公司	65	上海输血技术有限公司
16	长春迪瑞医疗科技股份有限公司	66	辽宁开普医疗系统有限公司
17	北京九强生物技术股份有限公司	67	大连库利艾特医疗制品有限公司
18	云南山瀛图像传输科技有限公司	68	南京基蛋生物科技有限公司
19	北京博士伦眼睛护理产品有限公司	69	上海力申科学仪器有限公司
20	东软飞利浦医疗设备系统有限责任公司	70	浙江灵洋医疗器械有限公司
21	江西科伦医疗器械制造有限公司	71	北京康达五洲医疗器械中心
22	宁波鑫高益磁材有限公司	72	邦盛医疗装备(天津)股份有限公司
23	麦克奥迪实业集团有限公司	73	辽宁爱母医疗科技有限公司
24	首钢水钢(集团)有限责任公司水电(氧气)厂	74	厦门艾德生物医药科技有限公司
25	旭化成医疗器械(杭州)有限公司	75	浙江天松医疗器械股份有限公司
26	江西三鑫医疗科技股份有限公司	76	重庆山外山科技有限公司
27	宁波永新光学股份有限公司	77	湖南康利来医疗器械有限公司
28	上海光电医用电子仪器有限公司	78	天津喜来健医疗器械有限公司
29	浙江史密斯医学仪器有限公司	79	北京天新福医疗器材有限公司
30	上海卫康光学眼镜有限公司	80	江西锦胜医疗器械集团有限公司
31	上海其胜生物制剂有限公司	81	上海科邦医用乳胶器材有限公司
32	瓦里安医疗设备(中国)有限公司	82	江西丰临医用器械有限公司
33	桂林市啄木鸟医疗器械有限公司	83	温州市贝普科技有限公司
34	深圳市益心达医学新技术有限公司	84	宁波天益医疗器械有限公司
35	美艾利尔(上海)诊断产品有限公司	85	杭州华冲科技有限公司
36	浙江巴奥米特药品有限公司	86	上海阿洛卡医用仪器有限公司
37	北京周林频谱科技有限公司	87	华润医疗器械(上海)有限公司
38	奥泰医疗系统有限责任公司	88	兰州西脉记忆合金股份有限公司
39	厦门大博颖精医疗器械有限公司	89	上海达华医疗器械有限公司
40	南昌百特生物高新技术股份有限公司	90	上海安亭科学仪器厂
41	陕西秦明医学仪器股份有限公司	91	北京杰富瑞科技有限公司
42	桂林紫竹乳胶制品有限公司	92	浙江优特格尔医疗用品有限公司
43	上海双鸽实业有限公司	93	浙江衢州康保医疗器材有限公司
44	浙江玉升医疗器械股份有限公司	94	上海凯乐输液器厂
45	山东中保康医疗器具有限公司	95	深圳市安保科技有限公司
46	湖南平安医械科技有限公司	96	北京思达医用装置有限公司
47	天津哈娜好医材有限公司	97	三贵康复器材(上海)有限公司
48	浙江科惠医疗器械有限公司	98	福建省洪诚生物药业有限公司
49	大连JMS医疗器具有限公司	99	宁波蓝野医疗器械有限公司
50	四川南格尔生物医学股份有限公司	100	爱科来医疗电子(上海)有限公司

※表示该集团采用合并形式排名

表 18　2012 年医疗仪器设备及器械工业企业法人单位主营业务收入 100 强

位次	企业名称	位次	企业名称
※1	威高集团有限公司	51	上海其胜生物制剂有限公司
2	山东淄博山川医用器材有限公司	52	上海浦东金环医疗用品股份有限公司
3	欧姆龙(大连)有限公司	53	奥泰医疗系统有限责任公司
4	江西洪达医疗器械集团有限公司	54	上海蓝怡科技有限公司
5	乐普(北京)医疗器械股份有限公司	55	咸阳西北医疗器械(集团)有限公司
6	江西益康医疗器械集团有限公司	56	三贵康复器材(上海)有限公司
7	上海康德莱企业发展集团股份有限公司	57	上海双鸽实业有限公司
8	上海微创医疗器械(集团)有限公司	58	北京天新福医疗器材有限公司
9	泰尔茂医疗产品(杭州)有限公司	59	陕西秦明医学仪器股份有限公司
10	东软飞利浦医疗设备系统有限责任公司	60	南京基蛋生物科技有限公司
11	山东育达医疗设备有限公司	61	天津喜来健医疗器械有限公司
12	华润万东医疗装备股份有限公司	62	爱尔博(上海)医疗器械有限公司
13	深圳市开立科技有限公司	63	深圳市益心达医学新技术有限公司
14	北京博士伦眼睛护理产品有限公司	64	江西升升药业股份有限公司
15	江西锦胜医疗器械集团有限公司	65	浙江玉升医疗器械股份有限公司
16	伟康医疗产品(深圳)有限公司	66	爱科来医疗电子(上海)有限公司
17	长春迪瑞医疗科技股份有限公司	67	四川南格尔生物医学股份有限公司
18	北京九强生物技术股份有限公司	68	桂林市啄木鸟医疗器械有限公司
19	上海光电医用电子仪器有限公司	69	北京康达五洲医疗器械中心
20	天津九安医疗电子股份有限公司	70	江西丰临医用器械有限公司
21	美艾利尔(上海)诊断产品有限公司	71	上海白云三和感光材料有限公司
22	天津哈娜好医材有限公司	72	宁波天益医疗器械有限公司
23	山东中保康医疗器具有限公司	73	大连库利艾特医疗制品有限公司
24	瓦里安医疗设备(中国)有限公司	74	浙江苏嘉医疗器械股份有限公司
25	江西三鑫医疗科技股份有限公司	75	上海泰雷兹电子管有限公司
26	上海德尔格医疗器械有限公司	76	浙江灵洋医疗器械有限公司
27	桂林紫竹乳胶制品有限公司	77	上海输血技术有限公司
28	湖南康利来医疗器械有限公司	78	杭州华冲科技有限公司
29	南宁双健医疗器械有限责任公司	79	江西科伦医疗器械制造有限公司
30	江西红新医疗器械集团有限公司	80	上海医疗器械股份有限公司
31	浙江科惠医疗器械有限公司	81	浙江天松医疗器械股份有限公司
32	宁波永新光学股份有限公司	82	黄山金富医疗器械有限公司
33	上海卫康光学眼镜有限公司	83	浙江史密斯医学仪器有限公司
34	大连 JMS 医疗器具有限公司	84	福建省洪诚生物药业有限公司
35	江西侨明医疗器械有限公司	85	武汉国灸科技开发有限公司
36	徕卡显微系统(上海)有限公司	86	上海力申科学仪器有限公司
37	旭化成医疗器械(杭州)有限公司	87	北京福田电子医疗仪器有限公司
38	浙江巴奥米特医药产品有限公司	88	宁波蓝野医疗器械有限公司
39	宁波戴维医疗器械股份有限公司	89	杭州市桐庐医疗光学仪器总厂
40	江西富尔康实业集团有限公司	90	浙江衢州康保医疗器材有限公司
41	厦门大博颖精医疗器械有限公司	91	上海金香乳胶制品有限公司
42	上海科邦医用乳胶器材有限公司	92	天津世纪金辉医用设备有限公司
43	宁波鑫高益磁材有限公司	93	温州市康莱方医用塑料有限公司
44	云南山瀚图像传输科技有限公司	94	河北紫薇山制药有限责任公司
45	福建梅生医疗科技股份有限公司	95	南宁一举医疗电子有限公司
46	湖南平安医械科技有限公司	96	温州市贝普科技有限公司
47	松下电气机器(北京)有限公司	97	华润医疗器械(上海)有限公司
48	邦盛医疗装备(天津)股份有限公司	98	天津舒好医用器材技术有限公司
49	上海阿洛卡医用仪器有限公司	99	厦门艾德生物医药科技有限公司
50	麦克奥迪实业集团有限公司	100	四川迈克生物医疗电子有限公司

※表示该集团采用合并形式排名

表 19　2013 年医疗仪器设备及器械工业企业法人单位利润总额 100 强

位次	企业名称	位次	企业名称
※1	威高集团有限公司	51	美艾利尔(上海)诊断产品有限公司
2	乐普(北京)医疗器械股份有限公司	52	武汉国灸科技开发有限公司
3	上海微创医疗器械(集团)有限公司	53	桂林紫竹乳胶制品有限公司
4	山东淄博山川医用器材有限公司	54	瓦里安医疗设备(中国)有限公司
5	北京九强生物技术股份有限公司	55	陕西秦明医学仪器股份有限公司
6	深圳市开立科技有限公司	56	浙江史密斯医学仪器有限公司
7	山东育达医疗设备有限公司	57	上海德尔格医疗器械有限公司
8	天津九安医疗电子股份有限公司	58	杭州京泠医疗器械有限公司
9	泰尔茂医疗产品(杭州)有限公司	59	浙江龙飞实业股份有限公司
10	长春迪瑞医疗科技股份有限公司	60	邦盛医疗装备(天津)股份有限公司
11	云南山瀚图像传输科技有限公司	61	江西洪达医疗器械集团有限公司
12	厦门大博颖精医疗器械有限公司	62	杭州光典医疗器械有限公司
13	北京天新福医疗器材有限公司	63	兰州西脉记忆合金股份有限公司
14	江西益康医疗器械集团有限公司	64	湖南康利来医疗器械有限公司
15	上海其胜生物制剂有限公司	65	宁波华辉医用器材有限公司
16	上海康德莱企业发展集团股份有限公司	66	黄山金富医疗器械有限公司
17	宁波戴维医疗器械股份有限公司	67	北京思达医用装置有限公司
18	南京基蛋生物科技有限公司	68	上海输血技术有限公司
19	山东中保康医疗器具有限公司	69	宁波蓝野医疗器械有限公司
20	上海卫康光学眼镜有限公司	70	杭州华冲科技有限公司
21	东软飞利浦医疗设备系统有限责任公司	71	杭州康基医疗器械有限公司
22	北京博士伦眼睛护理产品有限公司	72	杭州好克光电仪器有限公司
23	华润万东医疗装备股份有限公司	73	成都迪康中科生物医学材料有限公司
24	江西三鑫医疗科技股份有限公司	74	浙江玉升医疗器械股份有限公司
25	宁波永新光学股份有限公司	75	上海阿洛卡医用仪器有限公司
26	欧姆龙(大连)有限公司	76	咸阳西北医疗器械(集团)有限公司
27	奥泰医疗系统有限责任公司	77	天津世纪金辉医用设备有限公司
28	宁波鑫高益磁材有限公司	78	上海泰雷兹电子管有限公司
29	上海科邦医用乳胶器材有限公司	79	江西升升药业股份有限公司
30	江西锦胜医疗器械集团有限公司	80	天津迈达医学科技股份有限公司
31	深圳市益心达医学新技术有限公司	81	大连库利艾特医疗制品有限公司
32	桂林市啄木鸟医疗器械有限公司	82	北京福田电子医疗仪器有限公司
33	江西侨明医疗器械有限公司	83	安图实验仪器(郑州)有限公司
34	松下电气机器(北京)有限公司	84	上海淞行实业有限公司
35	上海浦东金环医疗用品股份有限公司	85	深圳市爱德康科技有限公司
36	浙江苏嘉医疗器械股份有限公司	86	江西丰临医疗科技股份有限公司
37	爱尔博(上海)医疗器械有限公司	87	上海东方顺宇科技有限公司
38	上海蓝怡科技有限公司	88	徕卡显微系统(上海)有限公司
39	浙江科惠医疗器械有限公司	89	上海力申科学仪器有限公司
40	麦克奥迪实业集团有限公司	90	山东盛宏医药科技有限公司
41	上海光电医用电子仪器有限公司	91	登士柏牙科(天津)有限公司
42	厦门艾德生物医药科技有限公司	92	天津和杰医疗器械有限公司
43	湖南平安医械科技有限公司	93	南昌贝欧特医疗科技股份有限公司
44	浙江巴奥米特医药产品有限公司	94	上海沪通电子有限公司
45	浙江天松医疗器械股份有限公司	95	上海安亭科学仪器厂
46	伟康医疗产品(深圳)有限公司	96	上海申风医疗保健用品有限公司
47	江西富尔康实业集团有限公司	97	杭州桐庐时空候医疗器械有限公司
48	宁波天益医疗器械有限公司	98	上海申安医疗器械厂
49	旭化成医疗器械(杭州)有限公司	99	北京市六一仪器厂
50	福建梅生医疗科技股份有限公司	100	北京康达五洲医疗器械中心

※ 表示该集团采用合并形式排名

中国药学年鉴

CHINESE PHARMACEUTICAL YEARBOOK 2014

表 20　2013 年卫生材料及医药用品工业企业法人单位资产总额 100 强

位次	企业名称	位次	企业名称
1	枝江奥美医疗用品有限公司	51	费森尤斯卡比(广州)医疗用品有限公司
2	苏州百特医疗用品有限公司	52	淄博兴华医用器材有限公司
3	绍兴振德医用敷料有限公司	53	重庆市黔江区博望医用氧气厂
4	江苏省健尔康医用敷料有限公司	54	绍兴易邦医用品有限公司
5	山东侨牌集团有限公司	55	浙江华健医用工程有限公司
6	江西 3L 医用制品集团股份有限公司	56	长春泰尔茂医用器具有限公司
7	浙江康德莱医疗器械股份有限公司	57	甘肃辰旭医疗科技有限公司
8	重庆正川医药包装材料股份有限公司	58	杭州龙德医用器械有限公司
9	上海昊海生物科技股份有限公司	59	修正环球施普乐医药(潍坊)有限公司
10	西安环球印务股份有限公司	60	安吉县阳光医药用品有限责任公司
11	湖州金洁实业有限公司	61	上海卫生材料厂有限公司
12	河南莲花医疗用品有限公司	62	潍坊市康华生物技术有限公司
13	杭州塑料工业有限公司	63	黄石卫生材料药业有限公司
14	九江昂泰胶囊有限公司	64	上海曹杨医药用品厂
15	山西广生胶囊有限公司	65	贵州千叶塑胶有限公司
16	青岛华仁医疗用品有限公司	66	湖南唯康药业有限公司
17	浙江海圣医疗器械有限公司	67	杭州华威医疗用品有限公司
18	贵州天使医疗器材有限公司	68	淄博华瑞铝塑包装材料有限公司
19	上海强生有限公司	69	黑龙江科伦药品包装有限公司
20	黑龙江省葵花包装材料有限公司	70	浙江伏尔特医疗器械有限公司
21	青岛益青药用胶囊有限公司	71	上海华立塑料制品有限公司
22	江西科美医疗器械集团有限公司	72	安徽普氏康药业股份有限公司
23	宁波兴亚橡塑有限公司	73	绍兴港峰医用品有限公司
24	烟台鑫汇包装有限公司	74	湖北琪美医疗科技有限公司
25	山西广生医药包装股份有限公司	75	广东开干金亿胶囊有限公司
26	北际医用塑胶业(南昌)有限	76	上海医疗器械股份有限公司齿科材料厂
27	石家庄亿生堂医用品有限公司	77	杭州江南世家药业有限公司
28	浙江金石包装有限公司	78	杭州天山医药玻璃有限公司
29	福建省百仕韦医用高分子股份有限公司	79	德清县杭翔玻璃制品有限公司
30	上海广得利胶囊有限公司	80	绍兴市永得利胶囊有限公司
31	浙江益立胶囊有限公司	81	石河子市洁曼卫生材料科技有限公司
32	浙江华凯医疗器械有限公司	82	福建省三林药业有限公司
33	上海银京医用卫生材料有限公司	83	日照三奇医疗卫生用品有限公司
34	山东淄博民康药业包装有限公司	84	浙江省浦江县恩尔康胶囊有限公司
35	淄博泓广医药玻璃有限公司	85	永嘉县罗浮软包装厂
36	绍兴福清卫生用品有限公司	86	浙江昂利康胶囊有限公司
37	九江华达医用材料有限公司	87	安徽众康药业有限公司
38	武义卫生用品有限公司	88	贵州苗仁堂生物医药科技有限责任公司
39	乐清市金泰实业有限公司	89	贵州金玖生物技术有限公司
40	沈阳沈大内窥镜有限公司	90	上海东月医疗保健用品有限公司
41	上海亚澳医用保健品有限公司	91	浙江药联胶丸有限公司
42	辽宁爱尔创生物材料有限公司	92	武宁县林全胶囊有限公司
43	浙江周庆盖业有限公司	93	江西江中医药包装厂
44	肖特新康药品包装有限公司	94	义乌市捷康医疗用品有限公司
45	福建三明毓才玻璃制品有限公司	95	浙江大之医药胶囊有限公司
46	珠海宏利药业有限公司	96	广州市永乐塑料制品有限公司
47	浙江华光胶囊有限公司	97	浙江双鹰胶囊有限公司
48	淄博恒舟铝塑包装材料有限公司	98	广州从化信和气体有限公司
49	江西美宝利医用敷料有限公司	99	美利泰格诊断试剂(嘉兴)有限公司
50	上海海昌医用塑胶厂	100	浙江景宁瓯江胶囊有限公司

中国药学年鉴 CHINESE PHARMACEUTICAL YEARBOOK 2014

表 21　2013 年卫生材料及医药用品工业企业法人单位主营业务收入 100 强

位次	企业名称	位次	企业名称
1	枝江奥美医疗用品有限公司	51	费森尤斯卡比(广州)医疗用品有限公司
2	绍兴振德医用敷料有限公司	52	上海广得利胶囊有限公司
3	苏州百特医疗用品有限公司	53	贵州天使医疗器材有限公司
4	北际医用塑胶业(南昌)有限公司	54	黄石卫生材料药业有限公司
5	山东侨牌集团有限公司	55	湖北琪美医疗科技有限公司
6	江苏省健尔康医用敷料有限公司	56	浙江药联胶丸有限公司
7	重庆正川医药包装材料股份有限公司	57	上海医疗器械股份有限公司齿科材料厂
8	上海强生有限公司	58	沈阳沈大内窥镜有限公司
9	江西 3L 医用制品集团股份有限公司	59	浙江伏尔特医疗器械有限公司
10	西安环球印务股份有限公司	60	江西科美医疗器械集团有限公司
11	浙江康德莱医疗器械股份有限公司	61	宁波兴亚橡塑有限公司
12	浙江益立胶囊有限公司	62	广东开平金亿胶囊有限公司
13	杭州塑料工业有限公司	63	日照三奇医疗卫生用品有限公司
14	河南莲花医疗用品有限公司	64	淄博泓广医药玻璃有限公司
15	上海昊海生物科技股份有限公司	65	辽宁爱尔创生物材料有限公司
16	上海亚澳医用保健品有限公司	66	江西江中医药包装厂
17	九江华达医用材料有限公司	67	上海曹杨医药用品厂
18	黑龙江省葵花包装材料有限公司	68	绍兴市永得利胶囊有限公司
19	青岛益青药用胶囊有限公司	69	浙江昂利康胶囊有限公司
20	山西广生胶囊有限公司	70	海南宝元堂保健品有限公司
21	绍兴福清卫生用品有限公司	71	珠海宏利药业有限公司
22	浙江华光胶囊有限公司	72	杭州龙德医用器械有限公司
23	石家庄亿生堂医用品有限公司	73	湖南唯康药业有限公司
24	福建省三林药业有限公司	74	浙江华健医用工程有限公司
25	山西广生医药包装股份有限公司	75	安吉县阳光医药用品有限责任公司
26	浙江金石包装有限公司	76	长春龙天医药彩印包装有限公司
27	江西美宝利医用敷料有限公司	77	长春泰尔茂医用器具有限公司
28	绍兴港峰医用品有限公司	78	浙江省浦江县恩尔康胶囊有限公司
29	烟台鑫汇包装有限公司	79	黑龙江科伦药品包装有限公司
30	乐清市金泰实业有限公司	80	武宁县林全胶囊有限公司
31	肖特新康药品包装有限公司	81	杭州华威医疗用品有限公司
32	贵州千叶塑胶有限公司	82	浙江大之医药胶囊有限公司
33	上海银京医用卫生材料有限公司	83	汕头医用塑料制品厂
34	青岛华仁医疗用品有限公司	84	安庆市嘉欣医用材料有限公司
35	上海海昌医用塑胶厂	85	广西玉林玉药胶囊有限公司
36	潍坊市康华生物技术有限公司	86	浙江项氏盖业有限公司
37	九江昂泰胶囊有限公司	87	义乌市捷康医疗用品有限公司
38	浙江海圣医疗器械有限公司	88	杭州江南世家药业有限公司
39	安徽众康药业有限公司	89	浙江景宁瓯江胶囊有限公司
40	福建省百仕韦医用高分子股份有限公司	90	上海天圆药品包装材料厂
41	浙江周庆盖业有限公司	91	贵州金玖生物技术有限公司
42	上海华立塑料制品有限公司	92	广州市番禺万福卫生用品有限公司
43	福建三明毓才玻璃制品有限公司	93	修正环球施普乐医药(潍坊)有限公司
44	绍兴易邦医用品有限公司	94	武义卫生用品有限公司
45	石河子市洁曼卫生材料科技有限公司	95	山西省榆社县广生包装材料有限公司
46	上海卫生材料厂有限公司	96	杭州浦健医疗器械有限公司
47	德清县杭翔玻璃制品有限公司	97	上海久融塑料制品有限公司
48	山东淄博民康药业包装有限公司	98	杭州天山医药玻璃有限公司
49	安徽普氏康药业股份有限公司	99	缙云县新华药物包装厂
50	淄博兴华医用器材有限公司	100	绍兴县富源气体有限公司

表22 2013年卫生材料及医药用品工业企业法人单位利润总额100强

位次	企业名称	位次	企业名称
1	苏州百特医疗用品有限公司	51	枝江奥美医疗用品有限公司
2	上海昊海生物科技股份有限公司	52	湖北琪美医疗科技有限公司
3	重庆正川医药包装材料股份有限公司	53	乐清市金泰实业有限公司
4	上海强生有限公司	54	淄博华瑞铝塑包装材料有限公司
5	江西3L医用制品集团股份有限公司	55	浙江金石包装有限公司
6	河南莲花医疗用品有限公司	56	绍兴港峰医用品有限公司
7	西安环球印务股份有限公司	57	浙江伏尔特医疗器械有限公司
8	青岛华仁医疗用品有限公司	58	武宁县林全胶囊有限公司
9	石家庄亿生堂医用品有限公司	59	浙江昂利康胶囊有限公司
10	浙江康德莱医疗器械股份有限公司	60	绍兴易邦医用品有限公司
11	北际医用塑胶业(南昌)有限公司	61	福建省三林药业有限公司
12	福建省百仕韦医用高分子股份有限公司	62	武义卫生用品有限公司
13	湖北金洁实业有限公司	63	上海银京医用卫生材料有限公司
14	青岛益青药用胶囊有限公司	64	浙江省浦江县恩尔康胶囊有限公司
15	浙江益立胶囊有限公司	65	贵州金玖生物技术有限公司
16	杭州塑料工业有限公司	66	烟台鑫汇包装有限公司
17	九江昂泰胶囊有限公司	67	义乌市捷康医疗用品有限公司
18	山西广生胶囊有限公司	68	上海天圆药品包装材料厂
19	肖特新康药品包装有限公司	69	绍兴市永得利胶囊有限公司
20	山西广生医药包装股份有限公司	70	江西江中医药包装厂
21	辽宁爱尔创生物材料有限公司	71	广州市永乐塑料制品有限公司
22	山东淄博民康药业包装有限公司	72	贵州天使医疗器材有限公司
23	安徽普氏康药业股份有限公司	73	杭州华威医疗用品有限公司
24	浙江华光胶囊有限公司	74	浙江华健医用工程有限公司
25	沈阳沈大内窥镜有限公司	75	山东侨牌集团有限公司
26	黑龙江省葵花包装材料有限公司	76	上海协民医用敷料厂
27	潍坊市康华生物技术有限公司	77	浙江景宁瓯江胶囊有限公司
28	珠海宏利药业有限公司	78	浙江项氏盖业有限公司
29	上海曹杨医药用品厂	79	广州市番禺万福卫生用品有限公司
30	上海亚澳医用保健品有限公司	80	安吉县阳光医药用品有限责任公司
31	江苏省健尔康医用敷料有限公司	81	金华科源医药包装材料有限公司
32	广西玉林玉药胶囊有限公司	82	安徽省东明药械有限公司
33	淄博兴华医用器材有限公司	83	美利泰格诊断试剂(嘉兴)有限公司
34	上海华立塑料制品有限公司	84	绍兴县宏达陶瓷有限公司
35	上海医疗器械股份有限公司齿科材料厂	85	福建三明毓才玻璃制品有限公司
36	江西美宝利医用敷料有限公司	86	杭州浦健医疗器械有限公司
37	绍兴振德医用敷料有限公司	87	德清县杭翔玻璃制品有限公司
38	浙江药联胶丸有限公司	88	广州从化信和气体有限公司
39	上海海昌医用塑胶厂	89	绍兴县富源气体有限公司
40	贵州千叶塑胶有限公司	90	北京康安高分子开发中心
41	浙江周庆盖业有限公司	91	缙云县新华药物包装厂
42	广东开平金亿胶囊有限公司	92	汕头医用塑料制品厂
43	九江华达医用材料有限公司	93	安庆市嘉欣医用材料有限公司
44	江西科美医疗器械集团有限公司	94	上海久融塑料制品有限公司
45	安徽众康药业有限公司	95	上海东月医疗保健用品有限公司
46	浙江海圣医疗器械有限公司	96	贵州苗道生物医药开发有限公司
47	黄石卫生材料药业有限公司	97	湖州京城气体有限公司
48	上海卫生材料厂有限公司	98	石河子市洁曼卫生材料科技有限公司
49	绍兴福清卫生用品有限公司	99	长春市华光气体厂
50	杭州天山医药玻璃有限公司	100	山西省榆社县广生包装材料有限公司

医院药学

Hospital Pharmacy

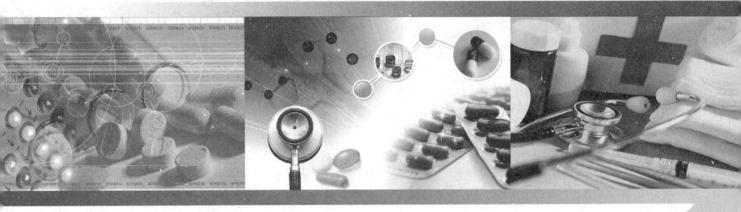

医院药剂

▶ 门诊用药咨询内容广泛成效显著　某医院 3 年门诊咨询服务窗口的药物咨询记录 1 285 例分析结果表明,有关药物名称、用法用量、服用时间的咨询占比例较大,超过 60%;患者年龄多分布于 40 ~49 岁(34%);农村咨询人数呈增长趋势,从初期的 31% 增长至 3 年后的 47%;抗生素(21%)、心脑血管用药(19%)、儿科(17%)及皮肤科用药(14)较受关注。某医院 2 年门诊药房咨询登记表 1 220 份统计结果表明,咨询人员女性人数多于男性,55 岁以上患者比例居首位,患者的咨询人数多于医护人员。咨询内容有较大变化,增长比率居前三位的分别是治疗同类疾病的药物品种(11%)、药物相互作用及禁忌证(10%)、药物的药理作用(9%)。具体内容,各家医院还是有所差异。药物咨询均可提高患者用药依从性,促进患者合理用药。[甘肃医药,2013(6):461-464;临床误诊误治,2013(6):86-88;今日药学,2013(7):452-453;今日药学,2013(12):827-828;药品评价,2013(14):14-16;中国药业,2013(24):53-55;临床合理用药杂志,2013(3):31-33]

（孙华君　胡晋红）

▶ 儿童用药受到关注　某儿童医院门诊药房 2 年共 1 395 人次咨询记录结果分析表明,药品信息咨询占 63%,其中药品用法的咨询最多,包括各种剂型的使用、拆分和幼儿喂药法;其次是服药时间,应饭(奶)前或后以及多药合用的注意事项。某医院 3 年的药物咨询记录回顾分析结果提示,患儿家属的咨询内容以用法用量、不良反应及注意事项为主,医护人员主要咨询药品规格、药物相互作用、药事管理等内容为主。某儿童医院 2 年共 1 278 例用药咨询记录统计结果也提示咨询人员以患者家属为主(占 83%);咨询内容主要以用法用量、药物服用间隔时间为最多(33%)。提高药物咨询服务水平,可以增强患儿用药的依从性,促进合理用药,改善医患关系。[儿科药学杂志,2013(6):39-41;儿科药学杂志,2013(2):35-37;中国药房,2013(42):4 012-4 014]

（孙华君　胡晋红）

▶ 妊娠期安全用药咨询专科运行　某医院妊娠期用药咨询专科门诊,患者满意度达 99%。为患者解决顾虑,体现临床药师价值。[中国医药,2013(11):1 656-1 657]

（孙华君　胡晋红）

▶ 精神病专科咨询开展　某专科医院 1 200 例门诊药物咨询服务记录分析结果提示,精神专科患者及家属是药物咨询的主体;所涉及的药品种类主要为抗精神病药、抗抑郁药、镇静催眠药等;咨询问题主要包括药品不良反应、特殊人群用药、药品作用机制等相关问题。[中国药房,2013(6):568-569]

（孙华君　胡晋红）

▶ 乙肝患者用药咨询发现实际问题　某医院对慢性乙型病毒性肝炎患者咨询过程中发现,普遍存在着用药不足、用药过度、看广告用药、效仿他人用药、在非正规医疗机构用药等不合理用药问题。[中国药事,2013(3):342-344]

（孙华君　胡晋红）

▶ 社区咨询服务需求迫切　某社区卫生服务中心"合理用药咨询室"心血管疾病咨询患者 193 例次咨询结果分析表明,咨询药物知识内容以药物不良反应(23%)、联合用药(18%)和药理机制(17%)的频率较高。咨询中发现药物不良反应主要见于抗高血压药中有双下肢水肿(26%)、咳嗽(18%)、心律失常(13%);冠心病治疗药中心律失常(36%)和哮喘(20%)出现频率较高,调血脂药中多见肝功能异常(55%)和骨骼肌肌力减退(45%)等。开展社区合理用药的相关药学服务工作是公众健康的需求。[临床合理用药杂志,2013(36):77-78]

（孙华君　胡晋红）

▶ 物流可视化管理系统的构建　一种基于物流可视化技术的、可实现军队药材供应保障管理全过程信息化管理的解决方案建立。构建的系统包括药材包装赋码系统、在储药材管理系统、在途药材跟踪系统 3 个子系统,为总部战略决策和基层业务管理提供新的辅助决策功能。[药学实践杂志,2013(6):473-475]

（孙华君　胡晋红）

▶ 临床药物咨询提高治疗依从性　某医院 100 例呼吸内科的患者按照入院的单双日分为观察组和对照组,对照组采用传统取药方式,观察组开展临床药物咨询。观察组在不适时服用药物、症状消失时停药、购药时考虑药价高并非质优等合理用药认知方面的得分分别显著高于对照组,观察组的用药完全依从率为 78%,显著高于对照组的 46%。[中国基层医药,2013(17):2 654-2 655]

（孙华君　胡晋红）

▶ 药物咨询促进药师工作转型　对医院 1 000 例咨询问题并结合其他 4 家三甲医院相关数据进行分类汇总结果显示,医院药师的工作模式处于转型阶段,为患者提供药学服务,指导患者正确就医与合理用药,加强药师走向临床、服务临床、服务患者的意识和责任感,应加强临床药师综合能力培养。[中国医院,2013(8):64-66]

（孙华君　胡晋红）

▶ 健康信息平台建设需要加强　目前我国公共健康信息服务存在:健康信息的提供量明显不足、公共健康信息共享性差、信息的可靠性和准确性差、公共健康信息的可及性差等问题。应做好建设主导、资金来源、信息共享、信息审核、信息内容及运行保障等方面工作,构建有效的以医药信息为主导的公共健康信息平台。[中国药房,2013(5):392-394]

(孙华君 胡晋红)

远程信息推送提高者用药依从性 系统性红斑狼疮患者私自停止、减量或过量用药,是治疗效果不佳、反复住院的重要原因。某医院设计开发了远程信息推送护理系统,向出院患者提供专科用药(主要针对激素及免疫抑制剂)提醒护理服务,通过系统提供专科用药方面的健康指导,收到了较好的效果。[中国实用护理杂志,2013(22):21-22]

(孙华君 胡晋红)

信息化平台提升高血压患者控制率 某社区卫生服务中心依托信息化平台为高血压患者建立电子健康档案、开展健康干预管理。1 610例高血压患者建立了动态、实时的电子健康档案,定期开展随访。开展系统化管理2年实践结果表明,患者的依从性好比例从31%上升到79%。增加患者药物治疗依从性,提高血压有效控制率,从而减少高血压不良事件的发生。[医学信息,2013(8):107-108]

(孙华君 胡晋红)

糖尿病信息管理系统提高药学服务效果 开发临床药师使用的糖尿病信息管理系统。经某医院63例初诊糖尿病患者随机分为对照组和试验组对照研究,对照组未接受药学服务,试验组接受药学服务。结果显示,与入组时相比,对照组患者随访结束时,空腹血糖、糖化血红蛋白无明显改善,餐后血糖则显著降低;试验组患者随访结束时,空腹血糖、餐后血糖、糖化血红蛋白均显著降低,且明显低于对照组患者。提示糖尿病信息管理系统科提高药学服务效果。[中国药师,2013(12):1 872-1 874]

(孙华君 胡晋红)

利用用药安全监测系统提高合理用药 药师对不合理住院医嘱自动拦截、警示的记录进行分析,采取培训、案例分析、制度修订和追踪检查等综合药学干预措施。采取干预措施后,严重不合理住院医嘱警示显著降低。因儿童禁用、给药途径禁用、用药超剂量和配伍禁忌问题发生的拦截件数下降幅度分别为75%,89%,67%和17%。提高了医生在医嘱开立时第一时间的用药合理水平。[中国现代应用药学,2013(11):1 261-1 263]

(孙华君 胡晋红)

医院药品供应链管理系统的实现 通过分析目前药品采购和供应环节存在的主要问题,设计系统流程,建立了药品供应链管理系统,优化了药品采购和供应的工作模式,解决了传统药品采购和供应模式的局限性。能有效提高药品采购和供应的工作效率,提高医院药学现代化管理水平。[医疗卫生装备,2013(5):60-61;中国医药导报,2013(32):161-164;中国药业,2013(20):63-64] (孙华君 胡晋红)

医院外药品供应链信息化建设 针对现有医院供应链流程,对药品供应链流程进行再造,提高了医院药库信息化水平,确保了药品数据在公网上的安全性。降低了医院工作人员和供应商的工作强度。[医疗卫生装备,2013(11):37-39;流程工业,2013(1):26-28] (孙华君 胡晋红)

利用效用度挖掘方剂核心药物和其配伍规律 一种基于效用度的核心药物及配伍规律发现方法,包含三个主要步骤,分别是基于药物效用度的核心药物发现算法、基于带药对效用度的点式互信息的药物组网算法、基于重叠社团的高效药物配伍规律发现算法。发现了肺痿方剂的42种核心药物和30种药物配伍,经分析和中医专家确认,42种核心药物对肺痿确有良好疗效,30组药物配伍中有26组符合药物配伍关系且对肺痿有良好疗效。[计算机科学与探索,2013(11):994-1 001]

(孙华君 胡晋红)

药物不良反应

概 述 2013年全国药品不良反应监测网络收到《药品不良反应/事件报告表》131.7万份,较2012年增长了9.0%。其中新的和严重药品不良反应/事件报告29.1万份,占同期报告总数的22.1%。1999年至2013年,全国药品不良反应监测网络累计收到《药品不良反应/事件报告表》近660万份。2013年药品不良反应/事件报告涉及的怀疑药品,化学药占81.3%、中药占17.3%、生物制品占1.4%。抗感染药报告数量仍居首位,占化学药的47.6%,较2012年降低1.2个百分点,报告比例已连续4年呈下降趋势。心血管系统用药占化学药的10%,较2013年上升0.4个百分点,且连续4年呈上升趋势。

不良反应/事件报告数量情况 2013年在医疗机构、药品生产企业、经营企业等多方参与和共同努力下,全国药品不良反应/事件报告数量继续保持增长趋势。其中药品生产企业报告比例已连续多年呈上升趋势,报告意识不断增强。65岁以上老年人的报告占17.8%,较2012年升高了1.4个百分点,且已连续几年出现增高态势,提示应关注老年患者的用药安全;注射剂的比例占58.7%,在连续几年下降或持平后又出现反弹,与2012年相比升高了2个百分点,提示相关部门应建立注射剂风险管理的长效机制。2013年在药品

中国药学年鉴
CHINESE PHARMACEUTICAL YEARBOOK 2014

监管部门的努力下,报告质量继续提高,严重报告数量较2012 年增加 22.5%,严重报告所占比例(4.3%)较 2012 年增加了 0.5 个百分点。严重不良反应/事件为衡量报告质量的重要指标之一。

抗感染药情况 2013 年全国药品不良反应监测网络共收到抗感染药物的不良反应/事件报告 51.7 万例,其中严重报告 2 万余例,占 4.0%。随着 2013 年全国药品不良反应/事件病例报告数的整体增长,抗感染药物的报告总数、严重报告数较 2012 年有所升高,分别增长 6.6% 和 14.3%,增长率均低于总体报告的增长率。从药品剂型分析,2013 年抗感染药物不良反应/事件报告中,注射剂占 74.3%、口服制剂占 23.2%、其他剂型占 2.5%。抗感染药中注射剂比例较总体报告中注射剂比例高出 14.5 个百分点。2013 年抗感染药物严重报告中排名前五位的类别是:头孢菌素类、青霉素类、喹诺酮类、抗结核病药和 β-内酰胺酶抑制剂,与 2012 年基本一致。严重报告数量排名前十位的品种为:头孢曲松、左氧氟沙星、头孢哌酮舒巴坦、青霉素 G、头孢呋辛、头孢噻肟、克林霉素、阿奇霉素、利福平和阿洛西林。抗感染药的不良反应/事件报告数量一直居各类药物之首,是国家药品不良反应监测工作关注的重点。近几年,抗感染药的不良反应报告比例出现持续地小幅下降趋势,说明我国对抗感染药的风险控制取得一定的实效。但头孢类、青霉素类、喹诺酮类药物,因易导致药物过敏等不良反应,加之临床用量大、不合理用药因素的影响,不良反应报告数量居高不下。建议临床医生按照《抗菌药物临床应用指导原则》,合理使用抗感染药,加强不良反应监测和救治,降低使用风险。

中药注射剂情况 2013 年全国药品不良反应监测网络共收到中药注射剂报告 12.1 万例次,其中严重报告占 5.6%。与 2012 年相比,中药注射剂报告数量增长 17.0%,高于总体报告增长率;严重报告数量增长 22.3%,与总体严重报告增长率基本持平。2013 年中药注射剂严重不良反应/事件报告前十位的药品为:清开灵注射剂、参麦注射剂、丹参注射剂、双黄连注射剂、香丹注射剂、血塞通注射剂、脉络宁注射剂、舒血宁注射剂、生脉注射剂和黄芪注射液。总体上看,2013 年中药注射剂安全状况平稳。中药注射剂与其他药品联合使用现象依然存在,可能增加安全风险,临床应谨慎使用。部分中药注射剂涉及的基层医疗卫生机构报告数量比例较大,提示基层使用此类药品可能存在较高风险。

基本药物情况 2013 年全国药品不良反应监测网络共收到国家基本药物的不良反应/事件报告 53.0 万例,其中严重报告 2.6 万例,占 4.9%。国家基本药物不良反应/事件报告中,化学药品和生物制品报告数量排名前五位的均为抗微

生物药,分别是左氧氟沙星、头孢曲松、头孢呋辛、青霉素和头孢唑林。中成药注射剂排名前五位的品种分别是:清开灵注射液、参麦注射液、血塞通注射液、注射用血塞通(冻干)和丹参注射液;中成药口服制剂排名前五位的品种分别是:鼻炎康片、双黄连合剂(口服液、颗粒、胶囊、片)、复方丹参片(颗粒、胶囊、滴丸)、六味地黄丸(颗粒、胶囊)和黄连上清丸(颗粒、胶囊、片)。配合《国家基本药物目录》(2012 年版)的发布实施,国家食品药品监督管理总局调整了基本药物不良反应监测平台,开展了对新目录品种的监测工作,并加大对基本药物的预警监测力度。总体上看,2013 年国家基本药物安全状况继续保持平稳态势。

药品风险控制 据 2013 年药品不良反应监测数据和评估结果,国家食品药品监督管理总局对发现存在安全隐患的药品及时采取相应管理措施,以保障公众用药安全。①发布《药品不良反应信息通报》7 期,通报了碘普罗胺注射液、红花注射液、珍菊降压片、别嘌醇片、氟喹诺酮类药品、复方青黛丸(胶丸、胶囊、片)、质子泵抑制剂和左氧氟沙星注射剂等的严重不良反应,对用药安全风险进行提示。②发布《药物警戒快讯》12 期,报道了卡马西平严重皮肤反应、托伐普坦肝损害和他汀类降脂药血糖异常等国外药品安全信息 70 条。③根据监测评价结果,发布了甲磺酸瑞波西汀制剂、西酞普兰制剂、珍菊降压片和黄芪注射液等 22 个(类)药品的修订说明书通知。④基于对药品效益和风险的全面评估,停止了丁咯地尔、甲丙氨酯制剂的生产、销售和使用,并撤销批准证明文件。⑤针对监测中发现的风险信号,实施企业约谈机制,组织召开企业沟通会,要求企业开展相关风险管理工作。对监测中发现存在安全隐患的药品,督促企业查找原因、及时整改,可能造成严重影响及不良后果的,要求企业主动召回产品。

药品不良反应监测工作 2013 年,国家食品药品监督管理总局按照《国家药品安全"十二五"规划》和《药品不良反应报告和监测管理办法》的相关规定,组织做好药品不良反应监测,相关工作取得新进展。(1)监测体系进一步健全,覆盖面持续扩大。2013 年,基层药品不良反应监测机构建设得到进一步加强,药品不良反应报告县级覆盖率达到 93.8%。全国每百万人口平均报告数量达到 983 份,高于世界卫生组织的推荐数量,表明我国发现和收集药品不良反应信息的能力大幅增强。(2)信息化水平进一步提升,安全预警机制更加成熟。加强监测系统的信息化建设,国家药品不良反应监测系统功能实现了实时数据分析和药品风险预警管理,建立了国家和省两级信息共享、高效联动的不良反应/事件预警机制,药品安全紧急事件的发现和处置能力进一步提高。2013 年共组织调查 61 条预警信息,实现了药品安全事件早

发现、早控制。(3)分析评价能力进一步增强,风险管理水平得到提高。2013 年,重点加强基本药物、中药注射剂、生物制品等品种的安全评价。针对监测系统提示的安全性问题,对细辛脑注射液、养血生发胶囊、曲美他嗪、头孢唑林等近 50 个(类)品种进行了评价,并采取了相应的风险管理和沟通措施,防控药品安全风险。启动"定期安全性更新报告"的评价工作,督促指导药品生产企业做好产品风险管理工作。(4)风险沟通渠道进一步拓宽,社会参与度更加广泛。定期发布药品不良反应信息通报、药物警戒快讯等,提示临床工作者和公众关注用药安全。加强宣传培训和风险沟通,及时回应社会关注的热点药品安全性事件,答疑释惑,推动安全合理用药意识和水平提高。强化监督检查,推动落实药品生产企业在药品安全中的主体责任。完善药品不良反应文献监测机制,加大与研究机构、协会组织等的合作,药品安全信息收集渠道不断丰富。

(摘自国家食品药品管理管理总局网论 葛卫红)

临床药学

◿ **概 述** 卫生部 2011 年正式颁布《医疗机构药事管理规定》,明确要求二级以上医疗机构应配备临床药师并明确相关职责后,我国临床药学发展速度加快,临床药师培养力度加大,已开始着手构建临床药学教育体系,树立临床药学学科理念,加强实践环节的教学,优化教学内容,重视研究生专业学位教育和毕业后教育,提出将职业素质培养纳入临床药师教育及继续教育中,并积极争取社会与政策法规方面的支持。主要进展包括:①临床药师工作模式已经逐步建立,针对特定病种、特定药物或特定工作环节的细化工作模式逐步得到重视。②临床药学用药咨询有效开展。③医疗机构中"超说明书用药"行为逐步规范,建立符合循证医学、伦理学等处理原则和对策,在保障患者用药安全有效宗旨的前提下,即能促进药物的合理使用,又能体现医护人员的专业技术价值,合理合法规避执业风险。④健康信息平台建设、医院外药品供应链信息化建设受到重视,积极构建有效的以医药信息为主导的公共健康信息平台,做好建设主导、资金来源、信息共享、信息审核、信息内容及运行保障等方面工作。⑤血药浓度监测、个体化给药方案制定仍然是临床药学研究的主要内容。

(胡晋红)

药品说明书规范研究

◿ **药品说明书文本挖掘发现药物新用途** 采用基于文本的数据挖掘技术,对 1 190 个药物的 12 244 个不同的电子药物说明书进行收集整理,将药物说明书中描述药物信息的自然语言索引成一体化医学语言系统下的编码词条。在此基础上研究了不良反应与适应证之间的关联,并发现了多组显著的内在关联。其中,眼球突出症作为不良反应与适应证骨关节炎的关联,以及不良反应碱中毒与适应证过敏性鼻炎的关联都得到了实验的验证。同时发现药物乙酰唑胺潜在的治疗抑郁症价值,以及药物咪达唑仑可能改善癫痫的作用,对新药物的发现具有潜在应用价值。[复旦学报:自然科学版,2013(6):755-761]

(孙华君 胡晋红)

◿ **超说明书用药行为亟待规范** 超说明书用药即是指药品使用的适应证、给药方法或剂量不在官方批准的说明书用法之内。目前我国超说明书用药行为包括扩大适应证用药、超剂量用药、改变用药方法和给药途径、超适用人群用药 4 类。导致超说明书用药现象普遍存在的主要原因是儿童、孕妇用药品缺乏上市后临床试验数据,医药企业违规促销,新增适应证缺乏相应权益保障等。为规范超说明书用药行为,建议制订超说明书用药管理办法和规定,加大对制药企业虚假促销的处罚力度及规范医师执业行为。[中国药房,2013(13):1 162-1 164;中国药物应用与监测,2013(3):123-127;中南药学,2013(1):76-77]

(孙华君 胡晋红)

◿ **规范超说明书用药医疗机构先行** 临床超说明书用药难以避免,不能实行规范的管理将引发诸多问题。规范医疗机构中"超说明书用药"行为,建立符合循证医学、伦理学等精神的处理原则和对策,在保障患者用药安全有效宗旨的前提下,即能促进药物的合理使用,又能体现医护人员的专业技术价值,合理合法规避执业风险。[中国药事,2013(5):544-547;海峡药学,2013(11):210-211;药学服务与研究,2013(5):347-349]

(孙华君 胡晋红)

◿ **临床医师重视超说明书用药问题** 采用开放式问卷法对我国不同城市 21 家医院进行儿科医师超说明书用药的主观认知调查,578 份问卷结果提示,"说明书未及时修订和更新"和"因药品制剂的局限性"是儿童超说明书用药的主要原因,技术职称级别越高,开具超说明书处方的频率越高。医师也认为超说明书用药有安全风险,应对患儿和(或)其监护人进行告知;同时建议医疗行政管理部门"应当尽快建立超说明书用药指南",建立健全儿童超说明书用药的相关法律法规和行业规范。[儿科药学杂志,2013(12):33-37]

(孙华君 胡晋红)

◿ **儿科病人超说明书用药受到关注** 某医院儿科门诊和住院处方分析表明,超说明书用药发生率 34%,主要是给药剂量、给药频次和超年龄用药。婴幼儿组发生比例高于儿童组。所有超说明书用药发生率高的药物依次是抗变态反应药(50%)、消化系统用药(45%)。提示儿科用药超说明书用药现象普遍。其他调研结果类似。[中南药学,2013(11):860-862;现代医药卫生,2013(18):2 757-2 759]

（孙华君　胡晋红）

↗ **专科病人超说明书用药受到关注**　某医院门诊五官科处方 3 000 张分析结果提示,超药品说明书用药处方 329 张(11%),主要表现为超适应证(46%)、改变给药途径(39%)、超年龄(14%)、超剂量(1%),建议医师和药师应充分评估超说明书用药的有效性和安全性,尽量规避风险。[中国药业,2013(20):90-91]　（孙华君　胡晋红）

↗ **抗肿瘤药超说明书用药情况普遍**　某医院 637 份病历(809 条抗肿瘤药记录)分析结果表明,超说明书用药病历数202 份(32%),超说明书用药记录 229 条(28%)。以超适应证(55%)、超给药频次(19%)及超单次给药剂量(14%)为主。[中国医院药学杂志,2013(12):1003-1004]

（孙华君　胡晋红）

↗ **中老年人用药说明书信息欠缺**　某医院常用内分泌系统药物的药品说明书 102 份分析结果表明,老年人用药项目的标注率为90%,其中有具体用法用量的为23%;老年人药代动力学的标注率为11%;国内厂家说明书中用法用量标注率低于国外及合资厂家。某医院 168 份常用心血管药品说明书中有关老年人用药项目的表述统计结果表明,125 份(74%)说明书标注有"老年患者用药"项,其中 51 份(41%)标注老年人具体用量;33 份(26%)标注"酌情减量";27 份(22%)标注"尚不明确"。标注有"老年人药代动力学"仅 16份(占10%)。某医院门诊老年患者常用的 182 种口服药说明书分析结果,32 份(18%)标注了老年人用药剂量或标注"老年人无需调整用药剂量";21 份(占 12%)标注了老年人需要根据肝肾功能或肝功能或肾功能适当调整剂量,但是并没有调整的具体剂量及调整方法;16 份(9%)标注了"慎重用药",22 份(占 12%)没有标注"老年人用药"项。抗菌药物说明书中老年人用药表述情况类似。[今日药学,2013(12):816-818;今日药学,2013(4):208-210;中国医院用药评价与分析,2013(10):905-907;中国抗生素杂志,2013(9):S4-S8]　（孙华君　胡晋红）

↗ **孕期安全用药说明书信息内容不足**　某医院门诊药房常用的 490 种药品的说明书中有关妊娠期及哺乳期妇女用药的标示情况调查结果提示,处方药中,准确标注妊娠期及哺乳期妇女用药占54%;标注妊娠期及哺乳期妇女用药"尚不明确"或"尚无资料"占13%;未进行标注妊娠期及哺乳期妇女用药情况占33%。非处方药中,准确标注妊娠期及哺乳期妇女用药占46%;未进行标注妊娠期及哺乳期妇女用药情况占54%。提示药品说明书中还存在"妊娠期及哺乳期妇女用药"相关内容缺失的问题,需要引起各方面重视,加强管理,不断完善。某医院临床应用的 183 份中成药说明书中,标注孕妇或哺乳期妇女用药说明的仅占总数的57%,其中注射剂的标注率比口服剂型高,描述方式较多使用"慎用、禁用、忌用"等术语,内容过于简单。[中国药学杂志,2013(21):1 886-1 888;广东药学院学报,2013(4):421-423]

（孙华君　胡晋红）

↗ **儿童安全用药说明书信息内容不足**　某儿童医院 737份药品说明书统计结果显示,有 451 份(61%)提及儿童用药内容,以注射剂型化学药品为主;仅有 81 份(11%)为专用儿童药品,以中成药口服制剂为主。反映出药品说明书中儿童用药内容缺失明显,儿童专用药品少。某医院 102份儿童常用药说明书内容调查分析结果表明,标注有儿童用法用量仅有 39 份(38%),标明儿童慎用或禁用的有21 份(21%),标明遵医嘱有 8 份(8%),标注儿童用药尚不明确 13 份(13%),标注尚未进行该项实验且无可靠参考文献 16 份(16%),无儿童用药项 5 份(5%)。某医院在用高危药品 201 种分析结果表明,仅 78 种(39%)在儿童用药方面有准确详细描述。提示儿童在应用高危药品时面临的风险增加,亟须加强说明书中儿童用药信息的补充工作。常用抗感染药品说明书中有关儿童用药说明的具体内容也呈现类似情况。[河南科技大学学报-医学版,2013(4):297-299;临床合理用药杂志,2013(16):145-146;中国循证医学杂志,2013(7):785-788;临床合理用药杂志,2013(15):36-36;中国现代药物应用,2013(3):136-138]

（孙华君　胡晋红）

↗ **说明书中群体药动学信息匮乏**　对《新编临床用药参考》收载的 10 000 余份我国化药制剂与生物制品说明书中检索到 18 份药品说明书(10 个药品通用名品种)包含群体药动学研究资料,这些资料显示了体重、年龄、性别等因素对药物体内过程的影响。但对具体方法和数据类型缺乏具体的描述;检出结果也远低于国外研究的数量,我国药品研发中药代动力学研究的水平和生产厂家对药品说明书的重视程度均亟待提高。[中国药学杂志,2013(12):1 036-1 038]

（孙华君　胡晋红）

↗ **口服药品说明书有关信息匮乏**　某医院 361 份口服西药说明书统计结果显示,标注服药时间的有 143 份(40%);46 种缓控释及肠溶制剂中,标注服药方法的 30 种(65%)。某医院 260 种片剂药品说明书统计结果显示,缓控释片及肠

中国药学年鉴

CHINESE PHARMACEUTICAL YEARBOOK 2014

中国药学年鉴

CHINESE PHARMACEUTICAL YEARBOOK 2014

溶片药品说明书完整服用信息标注率为33%。某医院30组同成分不同厂家口服药品说明书进行对比结果显示,在适应证、禁忌证、孕妇及哺乳期妇女用药、儿童用药、老年用药等方面信息表述存在一定差异,应引起足够重视。[实用药物与临床,2013(1):49-51;中国药业,2013(8):9-10;中国药房,2013(34):3 239-3 241]

（孙华君　胡晋红）

↗ **药品说明书与其他参考资料信息差异须重视** 通过对部分厂家药品说明书及其他常用参考资料(局颁说明书、《用药须知》、《新编药物学》和《中国医师药师临床用药指南》)中"适应证"、"禁忌"、"慎用"3项相关信息并进行比较结果提示,厂家药品说明书这3项信息的表达与其他参考资料均存在差异,以《新编药物学》差异最大,其中尤以"禁忌"项内容表达的差异最大,须进行规范。[中国药房,2013(5):476-478]

（孙华君　胡晋红）

↗ **中成药说明书项目亟待完善** 某医院门诊药房的中成药说明书211份统计分析结果表明,药品安全性信息和药品特性信息匮乏,特殊人群用药信息的标注率几乎没有;注射剂说明书的项目相对全,颗粒剂、丸剂的说明书的项目缺失较多,而且是重要项目有缺失。完善中成药说明书内容,保证合理、安全、有效使用中成药。[实用药物与临床,2013(10):981-984;中国药业,2013(2):7-8;药品评价,2013(16):9-10]

（孙华君　胡晋红）

↗ **中药注射剂说明书内容缺项普遍** 某医院41份中药注射剂说明书,不良反应、禁忌、注意事项等项目标注率100%,但标注内容完整率分别为87%,42%,29%;特殊人群用药和药物相互作用、临床试验、药理毒理、药代动力学等项目内容缺失较多。建议企业积极进行有关研究,提高中药注射剂药品说明书技术标准,保证中药注射剂更加安全、有效、合理地使用。[中国药师,2013(2):309-311;中国药业,2013(8):6-7]

（孙华君　胡晋红）

↗ **新药报批说明书样稿缺项依然严重** 对2012年审核的注册报送的化学药品说明书样稿292例分析结果发现,样稿普遍存在问题,较多的医学项目包括警示语、药理毒理、用法用量、不良反应、药代动力学、注意事项和药物过量等。提示申报企业说明书撰写者重视程度不够,严格审查、提高药品说明书质量刻不容缓。[现代药物与临床,2013(5):796-799]

（孙华君　胡晋红）

↗ **FDA对处方药说明书儿科资料的要求细致** 美国食品药品监督管理局(FDA)2013年2月发布了《人用处方药和生物制品说明书儿科资料指导原则(草案)》,该指导原则详细规定了儿科资料在处方药说明书中的合适位置以及内容要求,以指导儿科患者的合理用药。FDA对处方药说明书儿科资料要求的儿科年龄分段、决策的儿科资料分类等背景资料,以及儿科资料在说明书中具体要求进行了规范,对我国处方药说明书的撰写和监管工作有一定的借鉴意义。[药物评价研究,2013(5):330-334]

（孙华君　胡晋红）

↗ **国外说明书理解度设计值得借鉴** 目前,美国、澳大利亚、欧洲和新加坡在患者用药说明书的设计和实践上较为成熟,有患者药品说明书、用药指导、药物信息标签、消费者用药信息、患者信息单等多种形式。它们的设计由统一的法规和指南指导,考虑了患者的健康素养和阅读能力,采用信息设计的理念,注重用药风险和不良反应的提醒。国外患者用药说明书的设计理念和实践经验对我国有很好的借鉴意义。欧美开展药品说明书可读性测试后的说明书内容和效果与我国有较大差异,我国应借鉴欧美OTC药品说明书可读性研究的相关内容,提高我国OTC药品说明书的可读性。[中国药物应用与监测,2013(4):227-231;中国药物警戒,2013(8):464-467]

（孙华君　胡晋红）

临床药师

↗ **临床药师培训** 临床药师培训工作的定位是在职岗位培训,培训模式以临床药学实践为主,理论教学为辅,注重用药能力的培养。培训周期为1年。带教模式由1名临床医师和1名临床药师组成带教组,负责带教2-3名学员。临床药师培训的目标是:"应用型临床药师,非科研型临床药师",体现医院药学工作服务性、应用性与实践性特点。为进一步规范临床药师培训,2013年先后发布了抗感染药物、心血管内科、呼吸内科、消化内科、肾内科、抗肿瘤药物、器官移植、ICU、内分泌、神经内科等十个专业的临床药师专业培训指南。2014年,中国医院协会临床药师工作专家委员会组织有关专家编制了《临床药师通科培训大纲(试行)》和《临床药师培训登记手册(试行)》,手册所记载内容既是评估临床药师培训质量的量化指标,也是培训考核和颁发培训合格证书的重要依据,使培训基地各项工作的制度、管理规定、工作流程、标准和职责等,始终处于持续改进中,其过程和考核应日趋规范化。

（赵志刚）

↗ **医院药师规范化培训** 医院药师规范化培训的目的是培养具有岗位胜任力的药师。自2000年北京地区医院药师规范化培训工作开展以来,目前已有17家医院为培训基地,按照《北京地区医院药师规范化培训细则》中要求的药学服务工作中所必备的基本知识、基本理论和基本技能,进行轮转和考核。2013 年由人民卫生出版社出版发行了《住院药师基本技能与实践》,北京地区医院药师规范化培训体系初步建立。2014 年,住院药师结业技能考试模式进行改革,以培训细则中要求掌握的病种,典型病例和技能操作要求为考核依据,在既往考核临床思维能力和"三基"的基础上,设立人际沟通能力的考核站点,将原来的一站式考核增加至五站,包括笔试、审方、调配、发药与患者教育、咨询与信息检索、人文与沟通。北京地区医院药师规范化培训模式今后将在全国范围内逐步推广开展。

(赵志刚)

↗ **医改中药师的价值与体现** "医药分开"并不是"医药分家",药师价值反而更加凸显,从政策的设计来看,医改要剥离出去的并不是药学服务和医院药师团队,但目前占用药师绝大部分精力的门诊药品调剂业务或许需要换一个视角重新审视。零差率后,医院院长的关注点变为了药品供应和管理、合理用药水平、用药风险管理和费用控制,促使医院院长主动大力推进合理用药。因此,需要具有丰富的药学知识和技能的临床药师加入临床治疗团队,与临床医生、护士形成优势互补,为提高医疗质量,改善药物的治疗结果和安全用药起到重要的促进作用。"医药分开"之后,药事服务由物流服务和药品供应为主转向提供专业临床药学服务为主。

(赵志刚)

↗ **我国药学服务的收费项目及展望** 国务院《医药卫生体制改革近期重点实施方案(2009-2011 年)》中关于公立医院改革的要求中进一步明确规定:"医院取消药品加成后减少的收入或形成的亏损通过增设药事服务费、调整部分技术服务收费标准和增加政府投入等途径解决。"药事服务费概念的提出,不仅是作为公立医院的重要补偿渠道,更被赋予推进医药分开,改革以药补医机制的重任。设立药事服务费在医药体制改革背景下具有现实意义。按照医药分开的思路,医疗服务的亏损应由医疗服务收费补偿,而药品在医院采购、储存、调配、使用的各环节发生的成本应由药学部门的收入补偿。以药品销售利润补偿药事成本的方式,忽视了药学专业人员的技术服务价值,使药师的专业地位得不到社会的普遍承认。在现行的医疗收费项目中,有补偿医师专业服务的诊查费,有补偿护士专业服务的护理费,但同样提供专业服务的药学人员,却没有设立单独的收费项目进行补偿,其服务价值得不到体现。因此,设立专门的药学服务收费项目就有其合理性和必要性。一方面,它合理补偿药事成本,保证医院药房的正常运营,是推进医药分开改革,转变以药补医机制的突破口,对于完善公立医院补偿机制,扭转公立医疗机构趋利行为具有现实意义;另一方面,它是药学人员专业技术服务价值的具体体现。明确药师职责,提高药师地位,可以促进医院加强药学建设,激励药学人员为患者提供优质药学服务。

(赵志刚)

↗ **临床药师继续教育与学术交流** 国内临床药师的学术交流和培训不断增加,中国药学会医院药学专业委员会每年召开学术年会、FIP 中国卫星会、全国青年药师成才之路论坛等。同时,中国药学会医院药学专业委员会积极组织全国的优秀药师参加国际会议,如世界药学联合会(FIP)每年举办世界药学大会、美国 AS hP 年会、日本医疗药学年会、亚洲临床药学教育大会(ACCP)等。参加国际学术会议不仅开阔了眼界、及时了解国际发展动态、锻炼了队伍,而且展示了中国药师的进步和成就。

(赵志刚)

↗ **我国医院药学专家对医改的共识** 中国药学会医院药学专业委员会、中国医院协会药事管理专业委员会、中华医学会临床药学分会等与医院药学工作相关的学术团体组织全国的医院药学专家深入研讨,广泛征求意见,就医改进行中医院药学面临的挑战及机遇、新医改形势下药师的价值、如何促进医院健康的可持续发展等达成了六点共识。①药师是保证社会安全和公众生命安全不可替代的力量,药学服务是国家民生工程建设的组成部分;②药师队伍数量缺乏、既往使用错位是导致药师不能全方位履行职责和药师职业地位不高的主要原因;③应尽快落实国家医改文件中提出增设药事服务费的激励机制、明确学科发展导向;④"药房剥离"、"药房托管"、"药事外包"并不能解决"看病难、看病贵"问题,也不能解决某些医务人员收取药品处方费问题,反而会加剧不合理用药和药品流通领域的腐败现象;⑤建立临床药师制,设置药学部并明确其在合理用药中的管理职能是医院药学发展必须实施的措施之一;⑥加快我国药师立法进程,明确药师的责任、权力、义务和执业资质管理。

(赵志刚)

↗ **临床药学基础教育** 卫生部颁布的《医疗机构药事管理规定》于 2011 年 3 月 1 日正式实施,明确要求二级以上医疗机构应配备临床药师,然而现有临床药学教育在质和量上仍不能满足社会对临床药学专业人才的需要。四川华西药学院的杨男等通过对我国临床药学学院教育现状研究、分析,提出我国临床药师培养应该从构建临床药学教育体系入手,树立临床药学学科理念,加强实践环节的教学,优化教学内容,重视研究生教育和毕业后教育,并积极争取社会与政策法规方面的支持。北京大学药学院的王宁等通过与美国 3 所药学院课程的横向对比研究以及历届毕业生的问卷调查,对临床药学专业学位硕士研究生课程进行了分析和评价,就课程设置提出了优化建议。[中国新药杂志,2013,22(20):2453-2460;中国新药杂志,2013,22(6):728-732]

(王 卓 胡晋红)

↗ **学生临床药学实习** 哈尔滨医科大学药学院闫冠韫等以问卷调查的形式,对该校临床药学专业实习进行了评估,分析其实践教学的优势和不足,提出改进建议:扩大学生自主学习空间,引导学生自主选择参与临床工作,为医护人员或患者提供药学信息;增设考核项目,完善考核标准。黄际薇等介绍了中山大学附属第三医院临床药学实习带教方式的改革:采取一对一教学法、临床药物治疗病例教学法、问题式学习法、形象化教学法多种教学模式相结合,带教过程中注重培养学生与患者、医生的沟通技巧,采用多种教学形式如举办医药学讲座、报告、研讨会等教学活动,提高学生综合素质。教学质量评估数据显示该院学生在综合能力得到了提高的同时,也巩固、丰富了自身的临床医药学知识。[药学教育,2013,29(2):60-62;中国药业,2013,22(22):10-11]

（王　卓　胡晋红）

↗ **药历** 作为临床药师开展临床药学监护工作的主要工具,药历的书写不能完全抄袭病历和药品说明书,应充分体现药学监护的个体化和可操作性。此外,药历的书写不能仅停留在形式上,更应彰显其实用性,善于利用所写药历发现潜在用药风险,实施有针对性的用药监护。江建生等探讨了山东省青岛市市立医院的 SOAP 药历管理系统的实际应用情况及在药学监护工作中发挥的作用,结果表明:通过记录患者用药情况,对病历中的记录进行回顾性分析,尤其对于反复住院患者了解既往药物治疗情况更具有极大的参考价值,能提高医院药学管理水平。[解放军药学学报,2013,29(6):590-592;首都医药,2013,(10):44-45]

（王　卓　胡晋红）

↗ **抗菌药物管理专项整治** 自 2011 年国家卫生部发起为期 3 年的抗菌药物临床应用专项整治活动以来,多家医院的临床药师根据《抗菌药物临床应用指导原则》对医院围手术期患者抗菌药使用进行干预,药师干预后预防性抗菌药使用率大幅降低,各项不合理用药情况也有了明显改善;但部分医院科室仍存在抗菌药应用不合理现象。盛京医院药学部菅凌燕等对该院呼吸科常用抗菌药用药频度及常见分离菌株对其耐药率的变化进行了数据分析,发现由于临床药师的参与,抗菌药不合理应用显著减少,随着用药频度的降低,耐药率也显著降低,两者呈正相关。其次,还介绍了该院静脉用抗菌药配制流程的优化成果:抗菌药调配时间显著缩短,同时也大幅度提升了静脉用抗菌药的稳定性。[海峡药学,2013,25(11):155-157;药物流行病学杂志,2013,22(9):504-506;中国医院用药评价与分析,2013,13(3):279-282;临床合理用药,2013,6(3):126-127;药物流行病学杂志,2013,22(2):81-83;中国临床药理学杂志,2013,29(5):386-388]

（王　卓　胡晋红）

↗ **药品不良反应主动监测** 关注药品不良反应是临床药师的重要工作之一,多位学者对院内药品不良反应事件进行了整理和分析,并指出临床药师不仅要监督临床不良反应上报,更应在药物相互作用、配伍禁忌、迟发性药品不良反应,以及中药的不良反应等方面加强监测、指导和评价。陈超等提出现行的不良反应上报多为自愿上报模式,建议改善"被动监测"现状,使"实时监测"和"预防为主"的药品风险控制策略成为可能,并设计开发了住院患者药品不良事件主动监测与评估警示系统,建立了医疗机构药品不良事件"主动监测"与"自愿报告"的联动工具型平台,为药品安全性监测工作的开展提供一种新的思路和实用性的技术工具。[中国临床药学杂志,2013,22(4):251-255;中国药房,2013,24(18):1 704-1 706;海峡药学,2013,25(3):281-282;中国药物警戒,2013,10(7):411-418]

（王　卓　胡晋红）

↗ **卫生部临床药师培训** 自 2005 年年底卫生部发出《关于开展临床药师培训试点工作的通知》以来,临床药师培训已经走过 8 个年头。第二军医大学长海医院高申详细介绍了该院临床药师培训基地及带教师资培训基地的工作情况、培训的规范化进展及探索,分享了基地的经验及问题。陈燕对现阶段临床药师的培训工作模式进行分析总结,探索建立一套临床药师培训工作标准操作规程。[中国卫生人才,2013,(8):32-33;中国药房,2013,24(8):764-766]

（王　卓　胡晋红）

↗ **合理用药分析** 临床药师的专业核心目标是指导临床合理用药。潘莹等引进国外通用的药物相互作用可能性量表(DIPS),建立药物相互作用与不良反应因果关系的客观途径和统一标准。黄鸣秋等采用回顾性调查方法对某院 657 张中成药、西药联用处方进行统计分析,并分析了其中的合理性与问题。陈集志等分析药品销售数据和注射用质子泵抑制剂用药病历,总结临床药师的干预对注射用质子泵抑制剂使用率、合理性等的影响。林光勇等综述了临床多发病种用药的时辰药理学,分析了合理的用药时间,提出临床药师根据最佳用药时间确定给药方案并单独查房的观点。陆奇志等抽查了某三甲医院使用参麦注射液中的病例,对不合理用药现象进行调查分析,总结使用不规范的问题,并讨论预防控制方案。[中国药房,2013,24(43):4 126-4 128;医药导报,2013,32(9):1 246-1 248;2013 中国药学大会暨第十三届中国药师周论文集,2013:1-10;中国药房,2013,24(12):1 125-1 126]

（王　卓　胡晋红）

↗ **临床药师工作模式摸索** 临床药师工作模式已经逐步建立,针对特定病种、特定药物或特定工作环节的细化工作模式逐步得到重视。王卓等利用群体药动学方法、治疗药物监测信息化技术及药学服务方法,探索和构建肾移植患者使用以他克莫司为基础的免疫抑制剂方案中治疗药物监测的标准化药学服务流程和平台。应颖秋等通过搜寻临床证据、召开多学科临床专家会议等方法制定北京大学第三医院静脉用人免疫球蛋白管理应用制度,进行标准化流程管理,明确了临床的权限和药学部门的职责。杨勇探讨了临床药师开设妊娠期安全用药咨询专科门诊的运行模式;谢菡等介绍了鼓楼医院癌痛管理专业临床药师的工作情况;周素琴报告了在呼吸病区建立吸入剂标准用药教育模式的方法及成果。[中国药理学会第三届全国治疗药物监测学术年会,2013;2013 年中国临床药学学术年会暨第九届临床药师论坛,2013;2013 抗肿瘤药物药源性疾病与安全用药北京论坛暨第一届合理用药国际网络(INRUD)中国中心组临床安全用药组年会论文集,2013:205-207;中国医院药学杂志,2013,33(22):1 890-1 892]　　　　　　(王　卓　胡晋红)

临床药师工作记录设计与规范　随着临床药师队伍的扩大以及工作的开展,各种文书的设计及规范化成为一个重要的议题。郑祥云参考国内外经验及医师护士文书,提出将药师工作记录分为四类 12 种文书,并对其中多种文书的规范化提出设想及实施方案。郑小卫等介绍了浙江省肿瘤医院药学监护表的设计和使用经验。熊建群等针对呼吸科特点设计了呼吸科药学问诊表,就设计原则、版面及内容设计等方面进行了深入的讨论。[2013 年中国临床药学学术年会暨第九届临床药师论坛,2013;2013 中国药学大会暨第十三届中国药师周论文集,2013:1-5;药品评价,2013,10(16):11-14]　　　　　　(王　卓　胡晋红)

临床药师职业素质问题　近年来医务工作者的职业素养问题得到了广泛的关注。胡晋红论述了临床药师职业素质的内容、范围及培养过程,并提出将职业素质培养纳入临床药师教育及继续教育中。王慧媛等讲述了作为临床药师赴几内亚医疗援助的经历,报道了一例恶性脑型疟并发消化道出血成功救治的病例,体现出临床药师职业的作用。[药学服务与研究,2013,13(3),161-165;药学服务与研究,2013,13(4):315-316]　　　　　　(王　卓　胡晋红)

药学监护　2013 年药学监护工作(包括特定病种药学监护及药学监护个案)报道数量及质量都有明显提高,尤其关注到罕见疾病、药物史复杂疾病以及合并基础疾病的药学监护。夏凡等报道了子宫内膜癌合并恶性肠梗阻患者的药学监护;刘晓萍等报道了缺血性脑卒中急性期焦虑患者的药学监护;蔡海霞等报道了冠心病合并抑郁患者的药学监护及治疗药物分析;汪峰等报道了隐源性机化性肺炎患者的药学监护。大量此类报道的积累,为其他临床药师开展药学监护提

供了参考经验。[中国医院用药评价与分析,2013,13(7):699-671;中国保健营养(下旬刊),2013,23(11):6 760-6 761;中国药业,2013,22(24):76-77;中国药房,2013,(26):2 479-2 481;中国现代药物应用,2013,7(21):172-173]
　　　　　　(王　卓　胡晋红)

个体化给药方案设计　开展个体化给药方案设计是临床药师工作的重点和难点。王学彬等通过分析 1 例携带 CYP $*$ 3/ $*$ 3 基因型肾移植受者免疫抑制剂方案由环孢素切换为他克莫司的案例,介绍了肾移植患者 TDM 数据的利用及个体化给药方案的设计,为肾移植患者的药学监护方案提供重要思路。王爱军等针对抗肿瘤药物治疗中化疗药及辅助用药的选择、剂量调整、相互作用及用药教育等问题进行了探讨;方洁等探讨了适合中国人群及特殊人群的万古霉素用法用量及药学监护方案;万正兰讨论了儿科个体化给药方案的设计及问题。计成等开发了一款适合临床药师使用的糖尿病信息管理系统,利用到药学服务中,改善了初诊糖尿病患者的血糖情况;杨琴琴利用多中心群体药代动力学研究数据,分别建立癫痫患者卡马西平及丙戊酸 PPK 模型,修订健康教育手册及用药日记,并对干预和非干预人群进行了疗效比较。[中国药理学会第三届全国治疗药物监测学术年会,2013;中国药事,2013,27(01):97-99;2013 年中国临床药学学术年会暨第九届临床药师论坛;中国现代药物应用,2013,7(12):179-181;中国药师,2013,16(12):1 872-1 874;杨琴琴,福建医科大学硕士学位论文]　　(王　卓　胡晋红)

用药教育　用药教育是临床药师日常工作的基础。韩璐等介绍了台湾医院临床药师开展患者用药教育的模式与特色,并将台湾情况与大陆情况逐项对比,发现在人员配备、培养模式及信息化程度方面有较大差距。段韶军等在肿瘤科工作中,总结了肿瘤科患者教育的重点,并比照了进行用药教育前后患者化疗依从性、严重不良反应发生率、疼痛及满意度的变化。谭晓梅等针对药驾的问题,运用自身专业知识,对医护、患者及家属进行用药教育,防范了药驾情况的发生,提高了临床药师的社会价值。[中国药业,2013,22(24):12-13;临床医药实践,2013,22(8):613-615;北方药学,2013,10(11):46]　　　　　　(王　卓　胡晋红)

临床药学研究

基因多态性对移植患者术后免疫抑制药物血药浓度的影响　孙家钰等采用聚合酶链反应和限制性内切片段长度多态性方法检测 60 例肝肾移植患者他克莫司稳态谷浓度,

中国药学年鉴　CHINESE PHARMACEUTICAL YEARBOOK　2014

以单位体质量服药日剂量校正血药浓度为浓度/剂量比(C/D 值);采用实时荧光定量聚合酶链式反应法检测患者 CYP3A5(A6986G)和 MDR1 的 C3435T、G2677T/A 及 T1236C 的单核苷酸多态性位点,比较不同基因型患者之间他克莫司 C/D 值。结果凡携带有 CYP3A5 * 1 等位基因者的 C/D 值(130.40 ± 53.94)明显低于 * 3/ * 3 型患者的 C/D 值(198.12 ±90.80,P < 0.01)。MDR1 的 T1236C、G2677T/A 和 C3435T 各基因型的他克莫司 C/D 值未发现明显差异。CYP3A5(A6986G)基因多态性可以作为他克莫司个体化用药的依据,CYP3A5 * 3/ * 3 携带者较携带有一条 CYP3A5 * 1 等位基因的患者可减少他克莫司的给药剂量。MDR1 的 T1236C、G2677T/A 和 C3435T 基因多态性与他克莫司血药浓度之间的关系尚需扩大样本量进一步研究。相同的研究及结论可见沈丛欢的"肝移植受者 CYP3A5 基因多态性对他克莫司血药浓度与剂量比值的影响"以及何霞的"CYP3A4 和 CYP3A5 基因多态性对汉族肾移植患者他克莫司血药浓度的影响"。李丹滢等进一步探讨 CYP3A4/5 单倍型对中国汉族肾移植患者术后 1 月内他克莫司谷浓度(C0/D)的影响。结果发现 CYP3A4/5 单倍型与他克莫司 C0/D 值显著相关,移植前 CYP3A4/5 单倍型检测将有利于他克莫司给药剂量的调整。李澎灏等研究肾移植受者的孕烷 X 受体基因多态性对他克莫司浓度/剂量比的影响。该研究认为 PXR-C24381A 基因多态性与他克莫司浓度/剂量比值明显相关;他克莫司浓度/剂量比,在 A/A 型患者明显低于 C/A 型和 C/C 型患者(P < 0.05),而 PXR-A7635G 基因多态性对其比值无影响(P > 0.05)。要取得相同血药浓度,PXR-A24381A 基因型患者要比 PXR-C24381A 型和 PXR-C24381C 型服用的剂量更高。辛华雯等分别讨论了肾移植术后患者 ABCB1 基因多态性以及对环孢素血药浓度的影响,以及多药耐药相关蛋白(MRP2/ABCC2)基因多态性对环孢素肝功能异常的影响。结果发现 ABCB 基因 1236C > T、2677G > T/A 和 3435C > T 多态性对极少数时间点的环孢素浓度有影响,但对绝大多数时间点的环孢素浓度无影响。ABCC2 基因 rs717620 位点多态性与环孢素肝功异常有明显相关性。ABCC2 基因单倍体各基因型中,GG-GG 和 GG-GA 单倍体基因型是肾移植术后发生环孢素肝功异常的危险基因因素。[四川大学学报(医学版),2013,44(4):573-577;中华移植杂志(电子版),2013,7(2):66-70;中国药师,2013,16(4):497-501;国际药学研究杂志,2013,40(3):350-354;中国临床药理学杂志,2013,29(6):446-448;中国药师,2013,16(2):173-178;中国临床药理学与治疗学,2013,18(7):778-785] (李丹滢 葛卫红)

↗ **基因多态性与抗癫痫药物的个体化用药** 何晓静等研究了 CYP3A4 * 18B 基因多态性与卡马西平的疗效及不良反应的相关性。方法搜集 302 例服用卡马西平的癫痫患儿病

例资料并分 2 组:正常组(无不良反应,200 例)与不良反应组(发生不良反应,102 例);测定患儿卡马西平稳态血药浓度及 CYP3A4 * 18B 基因型。结果发现 2 组间患者的年龄、体重指数、给药剂量、血药浓度、CYP3A4 * 18B 等位基因及基因型分布频率均无显著性差异(P > 0.05);不良反应组,以 GGT 异常升高的病例为主。与总有效病例比较(36.8%),CYP3A4 * 18B 等位基因频率在总无效病例中的比例升高(51.6%)。可见 CYP3A4 * 18B 与卡马西平耐药具有相关性,根据其基因型调整卡马西平给药方案,可改善疗效。马虹英等探讨 UGT2B7 A268G 和 UGT2B7 G211T 基因多态性对丙戊酸血药浓度的影响,多元线性回归分析显示,性别、年龄和体质量指数与丙戊酸血药浓度无明显相关,而浓度剂量比率则与血药浓度相关。UGT2B7 A268G 不同基因型的患者服用丙戊酸后血药浓度的比较差异有统计学意义,AA 基因组显著高于 GG 基因组(P = 0.048),其他两组间比较差异无统计学意义(P > 0.05)。UGT2B7 G211T 不同基因型的患者服用丙戊酸后,三者血药浓度间比较,差异无统计学意义(P > 0.05)。因此临床上针对癫痫患者给予丙戊酸药物时,需要考虑患者携带 UGT2B7A268G 位所产生的影响而适当调整患者用药剂量。金蕾等亦发现 97 例汉族癫痫患者中有 28 名(28.9%)携带突变型 UGT1A6 基因,其中服用单位剂量(mg·kg^{-1})引起的血药浓度 AA 基因型患者为(3.06 ± 0.80)μg·mL^{-1},AG 基因型患者为(2.21 ± 0.66)μg·mL^{-1},两者差异有统计学意义(P < 0.05)。临床上对于含突变型 UGT1A6 基因的患者服用丙戊酸时应较常规减少用药减量。[中国临床药理学杂志,2013,29(1):12-14;中南大学学报(医学版),2013,38(8):766-772;中国药师,2013,16(6):802-804] (李丹滢 葛卫红)

↗ **基因多态性与降脂/降压类药物的相关性研究** 基因多态性与降脂类药物的相关研究集中在阿托伐他汀。李泽等研究了 CYP3A4 * 1G 位点基因多态性与阿托伐他汀钙片与硝苯地平控释片联用时调脂作用的相关性。结果在突变型患者中,阿托伐他汀钙片对联用硝苯地平控释片患者的 TC 与 LDL 调节作用优于未联用此药患者,阿托伐他汀钙片对 TG 与 hDL 的调节在是否联用硝苯地平控释片中无显著性差异;而在野生型患者中,是否联用硝苯地平控释片对阿托伐他汀钙片的调脂作用无影响。在突变型患者中,硝苯地平控释片能明显降低阿托伐他汀钙片的调脂效果;而携带 CYP3A4 * 1G 野生型基因的患者,阿托伐他汀钙片的调脂作用与是否联合应用硝苯地平控释片无显著相关性。袁钊等研究有机阴离子转运多肽 1B1(OATP1B1)及 CYP3A4 基因多态性对阿托伐他汀转运及代谢影响的差异及产生差异的分子机制。结果 OATP1B1 521 位点可能是阿托伐他汀转运的分子作用点,也是影响 OATP1B1 对阿托伐他汀转运能力

中国药学年鉴 CHINESE PHARMACEUTICAL YEARBOOK 2014

的关键位点,突变型 OATP1B1 521T > C 对阿托伐他汀的体内转运活性能力降低;CYP3A4 * 3、CYP3A4 * 5、CYP3A4 * 16 位点可能是阿托伐他汀代谢的分子作用点,也是影响 CYP3A4 对阿托伐他汀代谢活性的关键位点。故在临床应用中应结合 OATP1B1 及 CYP3A4 突变情况指导阿托伐他汀用药,将更具合理性。熊玉卿等围绕药物转运体 OATP1B1 基因多态性对瑞舒伐他汀转运过程的影响展开系统研究,首次发现中国人群体内的瑞舒伐他汀药代动力学特征在 521T > C 突变组与野生组间存在显著性差异,该基因多态性位点会引起瑞舒伐他汀的转运差异,从而导致不良反应,直接危及患者生命安全。赖正熬探讨高脂血症患者中载脂蛋白 ApoCI 基因多态性与降脂类药物阿托伐他汀钙片的相关性。他认为高血脂患者的 ApoCI 基因多态性对降脂类药物阿托伐他汀的临床疗效影响结果无显著性差异。[沈阳药科大学学报,2013,30(12):967-971;中国医院药学杂志,2013,33(13):1 035-1 041;亚太传统医药,2013,9(3):93-94]

（李丹滢　葛卫红）

群体药物动力学在个体化给药中的应用　群体药物动力学可综合评价药动学在个体间及个体内的各种变异,并应用 Bayesian 反馈法,较为准确地预测个体的药动学参数。目前群体药动学已广泛应用在治疗药物监测中,以实现临床个体化给药。王浩等回顾性收集 18 例肝移植患者术后口服他克莫司 12 h 全血药浓度监测数据 145 个。运用非线性混合效应模型建立他克莫司群体药动学模型,并考察了年龄、性别、移植术后天数、血清肌酐等固定效应对药动学参数的影响,得到最终模型方程,最后利用 Bayesian 反馈得到的个体药动学参数值进行个体化给药方案设计。该研究建立起了口服他克莫司一级吸收和消除的二房室群体药动学模型,并通过非线性混合效应模型模拟程序为 1 例患者进行了个体化给药设计,为临床合理使用他克莫司提供参考依据。类似研究还包括:刘萌等的"环孢素 A 在异基因造血干细胞移植患者体内的群体药动学研究"及石浩强等的"中国肾移植者西罗莫司群体药动学模型研究"。陈冰等利用万古霉素治疗药物监测数据建立群体药动学模型,用于估算个体化药动学参数。根据模型预测 169 位患者 AUC0-24 为(450.1 ± 231.8)mg·L⁻¹·h。该研究建立的万古霉素 PPK 模型可以用于中国成年人患者个体化药动学参数估算。翁芳娟也进行了相似的研究,她通过监测 103 个被诊断为革兰氏阳性菌感染患者的血清浓度,同时考虑患者的年龄、性别、身高及合并用药,以非线性混合效应模型程序,按照线性二房室模型,建立并验证万古霉素 PPK 模型,根据患者的 PPK 模型参数制定个体化给药方案。该研究发现肾功能和年龄对去甲万古霉素药动学参数有显著影响;根据上述研究结果可以给相似身体状况的患者制定万古霉素的个体化给药方

案。王清等建立参麦注射液在心肌缺血患者体内的群体药动学模型,群体药动学参数 θCL、θVc、θQ、θVp 分别为(0.011 ± 0.000 3)L·h⁻¹,(0.1 ± 0.007)L,(0.016 ± 0.006)L·h⁻¹,(0.362 ± 0.159)L。用 NONMEM 软件拟合建立的参麦注射液的群体药动学模型,经验证稳定可靠,可以用于参麦注射液的临床药代动力学研究。其他相关研究还有翟丹丹等的"术中植入缓释氟尿嘧啶在直肠癌患者中的群体药动学研究"以及马腾跃等的"高脂血症患者阿托伐他汀群体药动学研究"。[中国新药杂志,2013,22(4):447-451;中国药房,2013,24(46):4 370-4 373;中国医药工业杂志,2013,44(3):258-264;药学与临床研究,2013,21(6):605-609;海峡药学,2013,25(7):207-209;中华中医药学刊,2013,31(12):2 702-2 705;中国药师,2013,16(2):163-166;中国药物经济学,2013,(5):270-271]

（李丹滢　葛卫红）

药物经济学在合理用药中的作用　药物经济学在我国的发展与应用还处于理论阶段,随着社会的不断发展,医疗体制改革的推进,药物经济学也必将逐步得到应用。选择合理、规范的分析方法进行药物经济学评价,对于药物经济学高质量研究具有重要意义。将药物经济学研究应用到临床,可更好地发挥临床药师在医院药学中的作用。江丽欢等评价国家基本药物中口服降糖药的 6 种用药方案治疗 2 型糖尿病的药物经济学效果。该研究将 300 例 2 型糖尿病患者平均分为 6 组,每组 50 例,分别给予二甲双胍(A 组),格列齐特缓释胶囊(B 组),格列美脲(C 组),二甲双胍 + 格列本脲(D 组),二甲双胍 + 格列美脲(E 组),二甲双胍 + 格列齐特缓释胶囊(F 组)进行治疗。观察 12 周后空腹血糖、餐后 2 h 血糖及 hbA1c,利用成本-效果分析方法,比较其药物经济学效果。结果发现 D 组治疗 2 型糖尿病方案最经济,但是 E 组疗效最佳,单一用药方案中 A 组是最佳选择,在临床治疗中应根据具体情况合理选择。李莉霞等探讨卡培他滨与 5-氟尿嘧啶(5-FU)治疗结直肠癌化疗方案的药品不良反应(ADR)的药物经济学分析。比较单药组卡培他滨口服与 5-FU 静脉注射或分别联用奥沙利铂治疗结直肠癌的 ADR 治疗费用分析。发现口服卡培他滨组与 5-FU 组和 XELOX 组与 FOLFOX4 组疗效相近。卡培他滨组平均每个疗程医疗总费用低于 5-FU 组(P = 0.008),ADR 治疗费用也低于 5-FU 组(P = 0.029);XELOX 组医疗总费用低于 FOLFOX4 组(P = 0.028),ADR 治疗费用也低于 FOLFOX4 组(P = 0.038)。卡培他滨组 ADR 发生率较低,主要是轻度的手足综合征,而 5-FU 组主要是白细胞降低及胃肠道反应;与 FOLFOX4 组比较,XELOX 组 ADR 发生率较低,ADR 患者经过对症治疗后,患者均治愈及好转,生活质量没有较大变化。因此从药物经济学和用药安全角度看,卡培他滨在结直肠癌的治疗中优于

5-FU,XELOX 方案优于 FOLFOX4 方案。刘桂玲等比较艾迪注射液与康莱特注射液联合化疗治疗非小细胞肺癌（NSCLC）的经济学效果，发现艾迪注射液联合化疗治疗 NSCLC 是更为经济、有效的治疗方案。张明等对中西医结合治疗慢性萎缩性胃炎恢复期进行了成本效果分析。将 171 例确诊为 CAG 的患者按就诊顺序采用随机数字表法分为 A、B、C 组，探讨 3 种方案治疗慢性萎缩性胃炎（CAG）的经济效果。这 3 种治疗方案分别为：服用泮托拉唑肠溶胶囊 + 克拉霉素 + 阿莫西林胶囊（A 组）、法莫替丁片 + 克拉霉素 + 萎胃宁（B 组）、法莫替丁片 + 克拉霉素 + 硫糖铝（C 组）。疗程 4 周，观察疗效。结果 A、B、C 组总有效率分别为 84.06%、83.60%、56.10%，成本-效果比分别为 5.21、4.13、4.02，敏感度分析结果为 B 组最优。结论对 CAG 患者 B 组治疗方案具有最佳的性价比。其他研究还有张素华的"我国传染病药物经济学研究方法学质量评价"；卢双龙等的"两种亚胺培南/西司他丁钠制剂治疗中性粒细胞缺乏伴发热的对照研究及成本-效果分析"；宗欣等为大家介绍了"德国药物经济学评价方法对我国的启示"；王大志的"Bootstrap 法对顺铂为基础晚期食管癌化疗短期疗效的经济学分析"。我国药物经济学起步晚、发展慢。政府应提高政策引领、完善制度保障、健全药物评审评价机制、规范技术支撑和培养研究型人才，使药物经济学在医药领域中发挥应有的作用。[中国药物应用与监测,2013,10（3）:131-134;中国医院药学杂志,2013,33（21）:1 795-1 798;中国药房,2013,24(48):4 574-4 576;临床军医杂志,2013,41（9）:932-934;中国药物评价,2013,30（6）:381-384;儿科药学杂志,2013,19（1）:35-37;中国新药杂志,2013,22（4）:387-389;药物流行病学杂志,2013,22（2）:74-77]

（李丹滢　葛卫红）

儿童使用万古霉素的血药浓度监测　万古霉素不推荐作为一般革兰阳性菌感染患儿经验治疗的首选药物，因为有肾毒性和耳毒性不良反应。儿童（尤其是低体重儿、新生儿）肾脏处于发育阶段，其血药半衰期延长，易出现血药浓度过大，故应及时监测给药。采用高效液相色谱法对患者应用万古霉素进行血药浓度监测，回顾性分析某院 2011 年 1 月 ~ 2012 年 7 月万古霉素血药浓度监测结果及其相关信息。130 例儿童感染患者的监测结果表明，平均谷浓度为（9.12 ± 2.40）mg/L，谷浓度在 <5mg/L 的例数占总体的 51.54%，5 ~10 mg/L 占 32.31%，>10 mg/L 的占 16.15%。75.38% 的患儿应用万古霉素后显效，各组浓度内显效比例分别是 71.64%、76.19% 和 85.72%，该比例随着谷浓度的增大而增加。导致万古霉素血药浓度低的主要原因可能是患儿特别是新生儿万古霉素应用剂量偏小，容易诱导细菌耐药。应用万古霉素治疗前后肝肾功能比较差异有统计学意义（P < 0.05），但没有实际的临床意义上肾功能改变。检出的致病

菌 81.16% 为革兰阳性球菌，MRSA 仅 1 例。万古霉素作为一个已经半个世纪的抗菌药物，是被誉为"革兰阳性菌感染的最后一道防线"。儿童免疫力低下，是感染的高危人群。但是万古霉素治疗指数窄，个体差异大，肾毒性大，应对患儿进行血药浓度监测，使之应用安全、有效，避免细菌耐药的产生。临床应根据血药浓度与细菌培养、药敏结果积极调整用药，同时密切监测肾功能变化。[中国抗生素杂志,2013,38（10）:795-798]

（黄瑾　胡晋红）

建立测定人血浆中去甲万古霉素浓度的 LC-MS/MS 分析方法　色谱柱为 S himadzu（VP-ODS 2.0 mm × 150 mm，5 μm），流动相为 0.1% 甲醛水溶液和乙腈，采用梯度洗脱，流速 0.3 mL/min。以罗哌卡因为内标，50 μL 血浆加入 30 μL 的 25%（w/v）三氯乙酸沉底蛋白并经离心处理后，上清 5 μL 进样分析。结果线性范围为 0.5 ~ 100 μg/mL，最低定量限为 0.5 μg/mL；日内、日间相对标准差 <15%；提取回收率 79.8% ~ 95.1%。本方法样品简单、准确、灵敏度高，仅用 50 μL 血浆即可实现最低定量限为 0.5 μg/mL（S/N > 3）。与 FPIA 相比，LC-MS/MS 分析法不需要试剂盒，不受试剂盒保质期和供应的限制，而且假阳性率低，变异较小，重现性好；与 hPLC 相比，LC-MS/MS 分析法专属性强，灵敏度更高，可以达到更低的定量限，可以满足临床治疗需要，适用于去甲万古霉素临床常规血药浓度的监测。[中国药师,2013,16（7）:990-993]

（黄瑾　胡晋红）

建立万古霉素群体药动学模型　选择使用万古霉素成年患者，详细记录用药、TDM 数据以及病理生理资料。采用非线性混合效应模型（NONMEM）法建立万古霉素群体药动学模型。169 例患者数据来源于血液科及重症监护（ICU）病房等 9 个科室，共获得 385 个血药浓度数据，其中峰浓度 39 个，谷浓度 346 个。根据文献资料及 TDM 数据建立二室 PPK 模型，万古霉素清除率（CL）、中央室（V_1）及外周室（V_2）分布容积、室间清除率分别为 4.08 L/ h、21.7 L、65.3 L、5.95 L/ h，患者肌酐清除率及体重分别对 CL 及 V_2 具有显著影响。根据模型预测 169 位患者 $AUC_{0-24 h}$ 为（450.1 ±231.8）mg/L·h。通过建立的模型，结合 TDM 数据，采用 Bayes 反馈法得到个体化药动学参数，可以用于中国成年患者个体化药动学参数估算，调整个体化给药方案。[药学与临床研究,2013,21（6）:605-609]

（黄瑾　胡晋红）

万古霉素谷浓度监测实践与指南的差距　收集北京某三甲医院 2010-2012 年度测定万古霉素血药浓度和使用万古霉素患者的资料，回顾性分析万古霉素血药浓度变化情况。2010 ~ 2012 年共有 314 例患者进行了 652 例次万古霉素监测，其中测 2 小时峰浓度的 154 例次（23.62%），血药浓度低

于 251 μg/mL 的有 81 例次（52.60%），在 25～40 μg·mL 的有 54 例次（35.06%），大于 40 μg/mL 的有 19 例次（12.34%）。测谷浓度的有 498 例次（76.38%），按照两种不同的评价标准，对谷浓度进行评价。如按照 Geraci 标准，万古霉素谷浓度的范围应在 5～10 μg/mL，在测定谷浓度的 498 例次中，血药浓度小于 5 μg/mL 的有 66 例次（13.25%），在 5～10 μg/mL 之间的有 153 例次（30.72%），大于 10 μg/mL 的有 279 例次（56.02%）；若按照美国《万古霉素治疗成人金黄色葡萄球菌感染的治疗监测实践指南》，谷浓度范围应为 15～20 μg/mL，在这 498 例次中，有 366 例次（73.49%）血药浓度低于 15 μg/mL，64 例次（12.85%）血药浓度在 15～20 μg/mL 之间，68 例次（13.65%）血药浓度大于 20 μg/mL。所以从新指南看使用万古霉素患者仅小部分达到有效血度，说明该院万古霉素血药浓度监测力度不足。应加强研究万古霉素血药浓度和患者疗效的关系，结合研究结果探索适合中国人群的万古霉素治疗窗。［中国药物警戒,2013,10(7):440-443］
（黄 瑾 胡晋红）

中国万古霉素治疗药物监测现状 检索 CNKI、VIP、CBM、CMCC、WanfangData、Pubmed、Embase 和 Coc hrane 图书馆。检索时限为建库至 2013 年 3 月 10 日，纳入万古霉素 TDM 的文章，共纳入 35 篇文章，2 245 例患者监测万古霉素血药浓度 4 915 例/次。81.3% 的文献采用 5～10 μg/mL 为推荐治疗谷浓度，49.8% 的血药谷浓度在 10 μg/mL 以下，50.2% 的血药谷浓度 >10 μg/mL。美国指南发布后，峰浓度监测比例比发布前降低 10.3%，用 10～20 μg/mL 为推荐治疗浓度的比例增加 40.0%。首次测定谷浓度超过 2 d 的比例降低 35.6%，首次给予负荷剂量的比例增加 10%。由此可见，约 50% 患者的血药浓度不在治疗浓度范围内，有必要制定中国万古霉素治疗药物监测指南。［中国临床药理学杂志,2013,29(7):545-548］
（黄 瑾 胡晋红）

伏立康唑血药浓度监测 伏立康唑体内代谢呈非线性药代动力学特征，经细胞色素 P450 酶代谢，容易发生药物间相互作用，不同基因型患者服用相同剂量伏立康唑后血药浓度差异，可能引起药物不良反应增多或者疗效不佳。目前国内外对于伏立康唑的使用仍处于探索阶段，关于其治疗的合理浓度尚无统一标准。目前对于伏立康唑的 TDM，国外推荐的谷浓度一般为 1～5.5 μg/mL。研究纳入 17 例患者，通过液质联用方法测定患者使用伏立康唑的谷浓度。结果伏立康唑的谷浓度中位数为 3.92 μg/mL（0.71～7.38 μg/mL）。其中 14 人好转，3 人治疗无效。共 7 人发生药物不良反应，其中 5 例为肝功能异常，2 例为视觉障碍，1 例出现幻觉，1 名患者同时发生肝功异常和视觉障碍，该 7 名患者的血药浓度中位数为 4.80 μg/mL。说明伏立康唑浓度个体间差异大，可预测性差，需对 ICU 和血液科严重侵袭性真菌病患者监测伏立康唑血药浓度。伏立康唑血药浓度大于 4.80 μg/mL 时，更容易发生药物不良反应。［中国临床药理学杂志,2013,29(8):622-624］
（黄 瑾 胡晋红）

建立 LC-MS/MS 法测定中国肝移植患者全血中他克莫司浓度 他克莫司治疗窗窄，而药动学存在 6～10 倍的个体差异，血药浓度与给药剂量间相关性不佳。取 100 μL 全血标本采用硫酸锌破裂血细胞，加入乙醚液液萃取，分离有机相，以氮气吹干后流动相复溶进样。色谱柱为 Agilent Eclipse xDB-C$_{18}$ 柱（3.5 μm,2.1 mm×100 mm），流动相为 2 mmol/L 乙酸铵水溶液和甲醇（5:95,v/v），流速:0.3 mL/min，采用多反应监测进行定量，ESI 正离子方式进行检测，他克莫司与内标子囊霉素用于定量分析的检测离子对分别为 m/z 821.8→768.6 和 m/z 809.8→756.7。采用常规监测移植患者的他克莫司标本，比较 LC-MS/MS 法与 MEIA 法检测结果。采集 19 例肝移植患者服用他克莫司后第一周和第三周全血，采用本法测定浓度并计算主要药动学参数。结果：本法线性范围为 0.46～92 ng/mL（r=0.999 7），最低检测浓度为 0.46 ng/mL。低、中、高三个浓度的日内和日间相对标准差（RSD）均 <15%。平均提取回收率为（55.46 ± 4.13）%。LC-MS/MS 法与 MEIA 法检测结果具有较好的相关性（r^2=0.770 1）。肝移植患者第一周及第三周 AUC$_{0-12}$ 分别为（71.3 ± 39.6）ng·h/mL 和（116.1 ± 62.2）ng·h/mL，AUC$_{0-\infty}$ 分别为（137.3 ± 90.5）ng·h/mL 和（183.3 ± 95.5）ng·h/mL，c$_{max}$ 分别为（9.0 ± 5.2）ng/mL 和（13.5 ± 9.6）ng/mL，T$_{max}$ 分别为（2.2 ± 1.2）h 和（4.2 ± 2.7）h，t$_{1/2}$ 分别为（9.7 ± 3.5）h 和（7.0 ± 2.2）h，C$_0$ 分别为（3.9 ± 2.6）ng/mL 和（6.4 ± 3.6）ng/mL。移植患者体内的代谢物对 MEIA 法测定他克莫司的结果有干扰，故采用 LC-MS/MS 能够更为准确地反映体内他克莫司的实际浓度。本研究所建立的方法快速准确、灵敏、专属性强，适用于他克莫司血药浓度监测和人体药动学研究。［药学与临床研究,2013,21(4):329-333］
（黄 瑾 胡晋红）

有限采样策略估算肾移植受者霉酚酸钠药-时曲线下面积 不同个体间霉酚酸药代动力学差异大，进行全部时间点药-时曲线下面积（AUC）监测费时费力，费用昂贵，临床实用性差。因此，MMF 的浓度监测策略是有限采样策略（limited sampling strategy,LSS）估算霉酚酸 AUC。选取 2010-2013 年接受霉酚酸钠肠溶片（EC-MPS）联合钙调磷酸蛋白酶抑制剂（CNI）及泼尼松三联免疫抑制治疗的 35 例肾移植受者，血霉酚酸浓度采用均相酶免疫分析（EMIT）法测定，测定时间点为服药前及服药后 0.5、1.0、1.5、2.0、3.0、4.0、6.0、8.0、12.0 h。采用 WINNOLIN 软件计算霉酚酸的药代动力学参数。多元逐步回归分析法得出适合中国人群服用不同 CNI 药物时的简化霉酚酸药时 AUC 计算公式。35 例受者霉酚酸的 AUC_{0-12h} 为 14～67 mg·h/L，平均（37±14）mg·h/L；不同肾移植受者之间药代动力学参数个体差异大，霉酚酸的谷浓度（C_0）与霉酚酸的 AUC_{0-12h} 相关性差（$r^2 = 0.090$）。服用他克莫司的受者采用 4 个时间点取样的霉酚酸浓度（C_4、C_6、C_8、C_{12}）得出霉酚酸的 AUC 简化计算公式为 AUC = $5.678 + 1.718 \times C_4 + 2.853 \times C_6 + 1.812 \times C_8 + 3.413 \times C_{12}$；该公式的霉酚酸 AUC 预测值与 AUC_{0-12h} 实测值相关性较好（$r^2 = 0.890, P < 0.05$），绝对预测误差中位数为 3.45%（0.41%～24.71%），误差超过 15% 的比例为 11.1%（2/18）。服用环孢素 A 的患者采用 4 个时间点取样的霉酚酸浓度（C_3、C_4、C_6、C_8）得出霉酚酸 AUC 简化计算公式为 AUC = $7.072 + 1.525 \times C_3 + 1.558 \times C_4 + 1.573 \times C_6 + 2.285 \times C_8$；该公式的霉酚酸 AUC 预测值与 AUC_{0-12h} 实测值相关性好（$r^2 = 0.952, P < 0.05$），绝对预测误差中位数为 6.50%（0.02%～12.91%），误差超过 15% 的比例为 0。上述两个公式经 Bland-A hman 分析，与霉酚酸 AUC_{0-12h} 一致性良好。本研究拟合的 4 点霉酚酸 AUC 简化计算公式能较好地反映霉酚酸药-时 AUC，适用于肾移植受者服用 EC-MPS 的治疗药物监测。[中国医学杂志,2013,93(48):3 841-3 846]

（黄　瑾　胡晋红）

建立人全血中西罗莫司血药浓度的 hPLC-MS/MS 测定方法　hPLC-MS/MS 方法测定原型药物，灵敏度高，耗时较短。全血样品经硫酸锌及含有子囊霉素（内标）的乙腈溶液沉淀后，取上清液 20 μL 进样分析。采用 Symmetry-C_{18} 色谱柱（2.1 mm×50 mm, 3.5 μm），流动相梯度洗脱，流速为 0.5 mL/min，质谱采用电喷雾离子化电离源，经多反应监测模式检测。西罗莫司和子囊霉素的保留时间分别为 2.24 min 和 2.21 min，空白血浆中内源性物质不干扰测定；西罗莫司的血药浓度在 1-30 ng/mL 时，线性关系良好（$r = 0.999\ 5$）；日内、日间 RSD 值均小于 10%，提取回收率为 86.4%～90.4%。本方法灵敏、准确、简单、快速，可用于西罗莫司的血药浓度监测和早期肝移植患者药代动力学研究。酶联免疫法、微粒子酶免疫分析法对西罗莫司及其代谢产物产生交叉免疫反应，使实际测得结果偏高，而本法测定的结果为西罗莫司原型药物浓度，能够准确反映患者体内真实的药物浓度。[中国药物应用与监测,2013,10(4):206-208]

（黄　瑾　胡晋红）

采用大剂量甲氨蝶呤化疗的急性淋巴细胞白血病患者甲氨蝶呤血药浓度的影响因素　大剂量甲氨蝶呤（MTX）联合亚叶酸钙（CF）解救是目前急性淋巴细胞白血病（ALL）最常用的辅助及新辅助化疗方案。MTX 静脉给药后，4%～20% 的 MTX 经由阴离子转运体 MRP2 被分泌至胆汁。MRP2 蛋白由 ABCC2 基因编码，ABCC2 基因具有显著的基因突变现象，很可能影响 MTX 的药动学过程。采用高效液相色谱法测定 MTX 给药后 24 h、48 h、72 h 血药浓度，实时荧光定量 PCR 法分析 ABCC2 4240C＞T 和 4568A＞C 基因型，多重线性回归逐步筛选变量法分析血药浓度与年龄、基因型等因素的关系。MTX 给药剂量、基因型（ABCC2 4240C＞T 和 4568A＞C）能够影响 MTX 48 h 和 72 h 血药浓度，MTX 用药次数与 MTX 的 48 h 浓度成正比。MTX 血药浓度监测与 ABCC2 4240C＞T 和 4568A＞C 基因型检测对 MTX 的个体化用药具有指导意义。[中国药物警戒,2013,10(10):577-582]

（黄　瑾　胡晋红）

采用高效液相色谱-串联质谱（HPLC-MS/MS）法测定人血浆中阿戈美拉汀血药浓度　阿戈美拉汀是首个兼有非单胺能作用机制的新型抗抑郁药物，也是首个针对抑郁状态相关的生物节律紊乱的抗抑郁药。阿戈美拉汀可以通过提前时相调节昼夜节律，改善患者睡眠。为满足药物学和临床治疗药物监测要求，建立测定人血浆中阿戈美拉汀的 LC-MS/MS 方法。血浆样品经碱化后，采用乙酸乙酯-二氯甲烷（体积比 4:1）萃取，以托莫西汀为内标，采用 hPLC-MS/MS 法测定。色谱柱为 Agilent Eclipse plus C_{18}（4.6 mm×150 mm, 3.5 μm），流动相为甲醇-水（体积比 95:5，含 0.005 mol/L 甲酸铵和质量分数 0.1% 甲酸），流速为 0.5 mL/min，柱温为 40 ℃；质谱条件采用 ESI 离子源，检测方式为正离子电离，选择性离子检测（MRM），阿戈美拉汀 m/z 为 244.2→185.2，托莫西汀 m/z 为 256.1→44.1。阿戈美拉汀质量浓度在 0.025～10 μg/L 范围内线性关系良好，提取回收率为 84.45%～86.94% 之间，批内、批间精密度分别小于 3.76%、12.23%。该方法具有更低的定量下限、更高的回收率和更少的进样量。方法快速、准确、灵敏，可用于人血浆中阿戈美拉汀药动学研究及治疗药物监测。[广东药学院学报,2013,29(4):367-369]

（黄　瑾　胡晋红）

建立同时测定卡马西平及其主要代谢物体内血药浓度的 hPLC-UV 法　卡马西平是治疗癫痫单纯及复杂部分性发作的首选药物。其有效治疗范围较窄，不良反应发生率较高，其有效治疗药物浓度为 4～12 μg/mL，临床需进行治疗药物监测。卡马西平体内主要由 YP3A4、CYP3A5 代谢为具有活性的 10,11-环氧卡马西平。免疫分析法结果常受到代谢本法物和结构相似药物的干扰，且无法测定代谢物的浓度。以氯唑沙宗为内标，血样经乙醚-二氯甲烷（1:2）提取，流动相为甲醇-水（47:53），色谱柱为 ZOPBAX Plus C_{18}（4.6 mm×150 mm, 5 μm），流速为 1.0 mL/min，柱温为 30 ℃，检测波长为

215 nm。卡马西平(CBZ)、10,11-环氧卡马西平(CBZE)和 10,11-二羟基卡马西平(CBZ-diol)的线性范围分别为 0.5 ~ 20.0,0.05 ~ 5.00 和 0.05 ~ 5.00 μg/mL,定量下限分别为 0.50,0.05 和 0.05 μg/mL。CBZ,CBZE,CBZ-diol 的低、中、高浓度回收率均约在 80%,66%,60%,其日内、日间相对标准差均在 ±15%。210 名单用 CBZ 患者体内 CBZ,CBZE 和 CBZ-diol 浓度范围分别为 2.12 ~ 11.06,0.11 ~ 3.35 和 0.12 ~ 7.05 μg/mL;CBZ 标准化血药浓度范围为 0.17 ~ 2.26 μg·kg/mLmg。本方法稳定、快速、灵敏度高,专属性强,可用于常规治疗药物监测及卡马西平体内代谢研究。[中国临床药理学杂志,2013,29(11):853-856]

（黄　瑾　胡晋红）

↗ hPLC 法同时测定人血清中拉莫三嗪和奥卡西平活性代谢物 10-羟基卡马西平(M hD)浓度 癫痫是危害儿童健康的顽症,药物治疗是目前最主要的治疗方法,拉莫三嗪(LTG)、奥卡西平(OCBZ)为临床常见的抗癫痫药物。由于 LTG 和 OCBZ 的治疗窗较窄,药代动力学复杂,个体差异大,因此在临床上有必要进行血药浓度监测。特别是在癫痫儿童这类特殊人群,由于年龄较小,体内药物酶发育情况不同,加上抗癫痫药物副作用可对儿童尚未成熟的神经系统产生损害,因此对儿童进行抗癫痫药物血药浓度监测更为重要。采用甲醇提取血清中 LTG 和 M hD 进样测定。色谱柱为 Inertsil ODS-3 柱 (4.6 mm × 250 mm,5 μg);流动相为甲醇-水(45:55);流速 1.0 mL/min;柱温 25 ℃;检测波长 225 nm。LTG 在 0.8-40.0 μg/mL 浓度范围内线性关系良好($r = 0.999\ 9$),M hD 在 0.56-56.00 μg/mL 浓度范围内线性关系良好($r = 0.999\ 9$);LTG 高、中、低浓度的平均回收率分别为(99.68 ± 4.29)%、(98.21 ± 3.14)%、(97.78 ± 2.52)%,M hD 高、中、低浓度的平均回收率分别为(103.40 ± 4.13)%、(102.30 ± 2.88)%、(99.77 ± 2.25)%;日内、日间精密度 RSD 均小于 5%。最终采用 225 nm 作为检测波长,既能同时兼顾 LTG 和 M hD 的检测灵敏度,同时又避免了溶剂的末端吸收对测定结果产生干扰。样品前处理采用甲醇直接提取测定血清中的 LTG 和 M hD 浓度,简化了样品预处理的过程,可在短时间内处理大批样品。该方法灵敏度高,选择性强,快速、简便、准确,适用于临床标本的检测和药物代谢动力学研究,并可为临床合理用药提供依据。[儿科药学杂志,2013,19(2):4-7]

（黄　瑾　胡晋红）

↗ 建立 LC-MS/MS 法测定人尿液中布南色林及其代谢产物的药物浓度 布南色林是日本研制的新型抗精神分裂药物,有望成为治疗精神分裂症的一线用药。尿液样品 0.5 mL 经饱和 H_2CO_3 水溶液 0.2 mL 碱化后以乙酸乙酯-二氯甲烷 (体积比 4:1)萃取,布南色林与布南色林 C 分别以布南色林

B 和布南色林 D 为内标,采用 LC-MS/MS 法测定。色谱柱为 Agilent Eclipse plus C18(4.6 mm × 150 mm,3.5 μm),以乙腈-水(体积比 87:13,含 0.005 mol/L 甲酸铵和质量分数 0.1% 甲酸)为流动相,流速为 0.5 mL/min,柱温 40 ℃;质谱条件采用 ESI 离子源,检测方式为正离子电离,选择性离子监测(SRM),用于定量分析的离子反应分别为 $m/z\ 368.2 \rightarrow 297.2$(布南色林),$m/z\ 396.3 \rightarrow 297.2$(布南色林 B),$m/z\ 340.2 \rightarrow 297.1$(布南色林 C),$m/z\ 356.2 \rightarrow 313.3$(布南色林 D)。布南色林和布南色林 C 在 10-2 000 ng/L($r_2 = 0.997$)范围内线性良好,其平均回收率分别为 93.54% 和 74.50% 以上,日内、日间精密度 RSD 值分别小于 8.6% 与 16.4%。本试验建立的布南色林及布南色林 C 尿药质量浓度的测定方法简便、快速、准确、灵敏,可用于临床研究中布南色林及其代谢物的药动学研究与治疗药物监测。[广东药学院学报,2013,29(1):6-11]

（黄　瑾　胡晋红）

↗ 同时测定拉莫三嗪、奥卡西平、苯妥英钠和卡马西平血药浓度的反相高效液相色谱法 色谱柱为 Dianonsil C_{18} 柱 (150 mm × 4.6 mm,5 μm),以巴比妥为内标,流动相为甲醇-乙腈-水(39:10:51,V/V/V),检测波长 225 nm,流速 1.0 mL/min,柱温 25 ℃。该色谱条件下,拉莫三嗪、奥卡西平、苯妥英钠、卡马西平分离良好,4 种药物的标准曲线方程分别为:拉莫三嗪 $Y = 0.155\ 1X + 0.096\ 3$($r = 0.999\ 1$),线性范围 1.0 ~ 40.0 mg/L;奥卡西平 $Y = 0.121\ 7X + 0.179\ 7$($r = 0.999\ 0$),线性范围 2.0 ~ 80.0 mg/L;苯妥英钠 $Y = 0.063\ 4X + 0.078\ 2$($r = 0.999\ 3$),线性范围 2.0 ~ 80.0 mg/L;卡马西平 $Y = 0.210\ 9X + 0.017\ 0$($r = 0.999\ 8$),线性范围 1.0 ~ 40.0 mg/L。4 种药物的方法回收率为 90.5% ~ 105.8%,日内及日间精密度相对标准差均小于 10%。4 种药物血清样品 -40 ℃ 保存 5 d 及反复冻融 3 次性质稳定,处理血清样品放置 4 h 对测定无影响。该方法操作简便、经济、快速、准确,4 种药物互不干扰,可应用于常用抗癫痫药物的临床血药浓度监测。[河北医科大学学报,2013,34(5):552-554]

（黄　瑾　胡晋红）

↗ 控制儿童良性癫痫伴中央颞区棘波(BECCTS)异常放电的丙戊酸有效血药浓度监测 伴中央颞区棘波的儿童良性癫痫是 5 ~ 10 岁儿童最常见的良性癫痫综合征,占学龄期儿童癫痫的 15% ~ 25%,在神经心理学方面的预后有时并不乐观。对 2008 年 10 月至 2012 年 4 月宁夏医科大学总医院儿童神经内科 50 例 BECCTS 患儿及非 BECCTS 癫痫患儿 60 例以丙戊酸钠小阶梯渐加量直至痫性放电消失,对比观察 BECCTS 组与非 BECCTS 癫痫组的丙戊酸有效血药浓度,及 BECCTS 组异常电活动控制前后的韦氏智商和注意力测定各项指标。痫性放电得到控制后的 BECCTS 组患儿丙戊酸平

均血药浓度(29.882 ± 18.176)μg/mL,低于非 BECCTS 组患儿(74.671 ± 15.343)μg/mL;BECCTS 组患儿脑电及临床发作控制后其持续注意力操作测试正确数升高而错误值下降,两组两对数据比较 P 均 <0.01;BECCTS 患儿临床及脑电发作控制前后的语言智商,操作智商,全量表智商及知识,分类,词汇,领悟,填图,图片排列,积木,拼图,编码项目的分量表得分差异无统计学意义(P > 0.05),算术分量表的得分明显高于治疗前(t = 2.57,P < 0.05)。由此可见,控制 BECCTS 异常放电所需的丙戊酸有效血药浓度明显低于其他类型的癫痫;在此血药浓度下 BECCTS 患儿的注意力会得到明显改善,认知能力也会在某些方面得到一定的提高。[宁夏医科大学学报,2013,35(11):1 215-1 218]

（黄　瑾　胡晋红）

建立儿童患者拉米夫定群体药代动力学模型,确立患者依从性评价的参考浓度　68 名感染 hIV 的儿童患者接受常规抗逆转录病毒治疗,每名患者采集 4 ~ 8 个拉米夫定的稳态血药浓度数据,用 NONMEM7 软件建立群体药代动力学模型,探讨进行患者依从性评价的参考浓度。拉米夫定清除率随体重增加成指数增加,并随年龄的增加以 Emax 渐进性曲线模型达到成熟。10 kg 儿童的成熟清除率为 12.1 L/ h,其成熟半衰期为 4 个月。本研究发现拉米夫定存在明显的昼夜节律,夜晚的清除率比白天低 16.7%,因此在采集治疗药物监测样本时需要区分早、晚浓度。在临床进行治疗药物浓度监测时,不能混淆早晨和夜晚谷浓度结果,不同谷浓度结果存在不同的参考浓度标准,不能笼统的称为“谷浓度”,而需要明确区分。这一发现对临床有着非常重要的意义,有助于提高临床治疗药物监测水平。拉米夫定清除率的个体间变异非常小,本研究确立了评价儿童患者依从性的参考浓度,可用血药浓度监测结果与参考浓度相比较,简单、准确判断儿童患者的依从性。几乎100%患者若漏服前 1 次或者 2 次剂量后 4 h 浓度监测低于参考浓度。如果患者服药后 4 h 浓度监测结果低于参考浓度,可以判断该患者的依从性较差。而用谷浓度评价依从性的准确度相对低,因此建议临床使用给药后 4 h 作为评价患者依从性的治疗药物监测时间。这一结论有助于解释临床治疗效果,对于提高患者教育和临床治疗有着非常重要的意义。[中国临床药理学杂志 2013,29(8):566-570]

（黄　瑾　胡晋红）

辛伐他汀在血液透析患者的群体药代动力学　稳定血液透析患者一次性服用辛伐他汀 20mg,用药后不同时间采血,用 hPLC-MS/MS 测定辛伐他汀血药浓度,以非线性混合效应模型法(NONMEM)进行分析,得到群体药代动力学参数,并与文献中正常人辛伐他汀药代动力学参数进行比较。

结果共23 例患者参加该研究,获得 95 份血样,平均年龄60.48 岁。最终模型的药代动力学参数估计值(95% 可信区间)分别为,CL_1 为 663(375 ~ 951)L·h⁻¹;CL_2 为 197(42.7 ~ 351)L·h⁻¹,V_1 为 119(32.2 ~ 206)L·h⁻¹;V_2 为 1 830(905 ~ 2 760)L;Ka 为 0.59(0.37-0.82) h⁻¹;T_{leg} 为 0.49(0.48 ~ 0.50) h。血液透析器(滤器)、吸烟、体重指数可能影响药物的清除率。推算患者的药代动力学参数,$t_{1/2}$ 为(6.83 ± 10.79) h;C_{max} 为(12.25 ± 8.35)μg·L⁻¹;t_{max} 为(0.90 ± 0.27) h;AUC_{0-t} 为(30.80 ± 25.00)μg·h·L⁻¹。所得群体药代动力学模型可能实现血透患者辛伐他汀个体化药物调整。[中国临床药理学杂志,2013,29(6):429-432,436]

（黄　瑾　胡晋红）

静脉输注依托咪酯的群体药代动力学评价　评价患者静脉输注依托咪酯的群体药代动力学。择期全麻患者 29 例,年龄 25 ~ 82 岁,以 60μg·kg⁻¹·min⁻¹ 速率持续静脉输注依托咪酯,直至脑电双频谱指数值 < 40。于输注依托咪酯前、持续输注 1、3、5 min 及停药即刻、停止输注后 1、3、5、7、10、20、30、45、75、120、180、240、300 和 360 min 时取桡动脉血样,测定血浆药物浓度。采用 NONMEM 软件建立依托咪酯群体药代学模型,分析年龄、身高、体重等协变量的影响。参数个体间变异性和残差变异性分别采用指数模型和相加误差模型描述,模型改善的统计学标准依据目标函数判断。依托咪酯药代学适合用三室模型描述,年龄是系统清除率 CL_1 的影响因素。依托咪酯药代学参数典型值为:$V_1 = 4.7$ L,$V_2 = 11$ L,$V_3 = 123$ L,$CL_1 = 1.28 - 0.011 9 \times$ [年龄(岁) - 55] L/min,$CL_2 = 1.25$ L/min 和 $CL_3 = 1.08$ L/min。输注时间敏感性半衰期随年龄和稳态输注时间的增加而升高(P < 0.05)。依托咪酯药代学适合用三室模型描述,年龄因素影响系统清除率。[中华麻醉学杂志,2013 33(5):573-575]

（黄　瑾　胡晋红）

建立异基因造血干细胞移植患者术后服用环孢素 A(CsA)的群体药动学(PPK)模型　回顾性收集 119 例异基因造血干细胞移植术患者 484 份常规监测的 CsA 血药浓度数据。用非线性混合效应模型(NONMEM)法建立 PPK 模型,并考察性别、年龄、体质量(WT)、术后时间(POD)、肝肾功能和联合用药等固定效应对药动学参数的影响。最终模型采用 Bootstrap 法进行内部验证。患者红细胞比容(HCT)、WT、POD、合并使用伊曲康唑(ITR)对 CsA 体内清除率有显著性影响。最终模型公式为:$CL = 24.1 \times$ [1 - 0.029 6 × (HCT - 25.65)] × [1 + 0.012 3 × (WT - 55.01)] × [1 - 0.225 × ITR] × [1 - 0.002 21 × (POD - 42.09)] (L/ h);$Vd = 1 010$ L;$Ka = 1.28$ h⁻¹;$F = 0.65$。用 Bootstrap 法对模型进行内部验证。结果显示模型稳定可靠。用 NONMEM 拟合可获得异基因造血干细胞移植术后患者应用 CsA 的 PPK 最终模型,该模型可为该类患者合理使用 CsA 提供参考依据。[中国药房,2013,46:4 370-4 373]

(黄　瑾　胡晋红)

↗　建立 LC-MS/MS 测定人血浆阿托伐醌浓度的方法　以阿昔洛韦为内标,血浆样品经乙腈沉淀蛋白后,Eclipse Plus C_{18} 色谱柱,柱温 35 ℃,流动相 A 为乙腈,B 为水(0.1% 乙酸铵),用梯度洗脱,其中 0 ~ 1min,A∶B(50∶50);1.01 ~ 4.00 min,A∶B(95∶5);4.01 ~ 9.50 min,A∶B(5∶50);流速:0.3 mL/min。分离后用电喷雾离子源(ESI)离子化后,通过负离子选择,用多重反应离子监测(MRM)。阿托伐醌在 20 ~ 10 000 ng/mL 范围线性良好,定量下限为 20 ng/mL,提取回收率 92% ~ 105%,日内精密度(RSD)≤11.2%、日间 RSD 均在 ≤9.18%。该法专属性强,灵敏度高,操作较以往简单,快速,定量准确,适用于阿托伐醌人体药代动力学研究和治疗药物监测。[中国临床药理学杂志,2013,166:619-621]

(黄　瑾　胡晋红)

↗　建立人血浆伊马替尼检测的高效液相色谱方法　伊马替尼体内血药浓度高者能够获得更高的缓解率和更长的生存期,对提高疗效有意义,其血浆浓度受 AGP 及改变 CYP3A4/5 活性的药物影响,在治疗过程中有必要进行血药浓度监测。本法色谱柱为 ZORBAX XDB-C_{18}(150 mm × 4.6 mm,5 μm);以乙腈-0.1% 三氟乙酸-水(20∶40∶40)为流动相,流速为 1.0 mL/min;检测波长为 282 nm,柱温为 35 ℃,以加替沙星为内标,血浆经高氯酸沉淀后检测。血浆伊马替尼浓度在 0.10 ~ 10.00 mg/L 范围内线性关系良好($r =$ 0.999 7);低、中、高 3 个浓度(0.25,2.50,7.50 mg/L)的日内 RSD 分别为 4.02%、3.64% 和 2.54%,日间 RSD 分别为 5.08%、3.25% 和 2.48%;相对回收率分别为(99.76 ± 5.07)%、(101.08 ±328)% 和(100.15 ± 2.48)%。流动相中加入三氟乙酸后,伊马替尼的峰形得到改善,理论塔板数增高。该方法简便、快速、准确,适用于伊马替尼临床治疗药物监测及其药代动力学研究。[中国临床药理学杂志,2013,29(10):777-779]

(黄　瑾　胡晋红)

药品监督管理

Drug Supervision and Administration

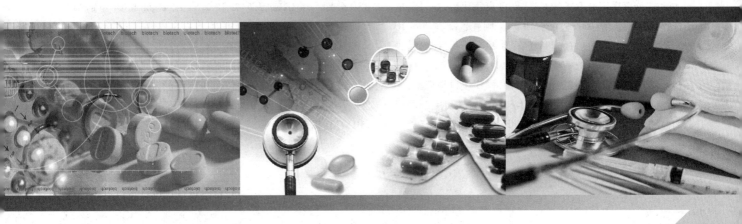

药品监督管理

概　况　2013 年,全国药品监管工作紧紧围绕国家食品药品监督管理总局的各项工作部署,坚持机构改革和监管业务"两手抓",全力推进新修订 GMP 实施,深入开展药品"两打两建"专项整治,妥善处置了山银花、维 C 银翘片等突发事件和热点问题,使药品安全形势保持了稳中向好的势头。

成立国家食品药品监督管理总局　根据第十二届全国人民代表大会第一次会议批准的《国务院机构改革和职能转变方案》和《国务院关于机构设置的通知》,设立国家食品药品监督管理总局(正部级),为国务院直属机构。2013 年 3 月 26 日,国家食品药品监督管理总局成立。国家食品药品监督管理总局设 17 个内设机构、总局机关行政编制为 345 名,其中:局长 1 名、副局长 4 名、司局领导职数 60 名(含食品安全总监 1 名、药品安全总监 1 名、机关党委专职副书记 1 名、离退休干部局领导职数 2 名),国家食品药品稽查专员 10 名。

政府信息公开　自总局成立到 2013 年底,共计主动公开政府信息 4686 条。食品药品监管系统动态类信息 1 819 条,占 38.8%;公告通告类信息 756 条,占 16.1%;行政许可类信息 1 249 条,占 26.7%;法规文件类信息 216 条,占 4.6%;专栏及综合管理类信息 585 条,占 12.5%;人事类信息 25 条,占 0.5%;征求意见类信息 36 条,占 0.8%。截至 2013 年底,已通过总局政府网站主动公开基础数据库 43 个,数据量为 166 万条;进度查询数据库 7 个,数据量为 84 万余条;英文版数据库 3 个,数据量为 9 400 余条。

药品注册　2013 年,药品审评中心全年受理新注册申请 7529 个,完成审评并呈送国家总局审批的审评任务 4 491 个,其中批准 2 767 个,不批准 1384 个。2013 年药品审评中心受理量和完成量比较相差 3 038 个,主要集中在化学药品。2013 年,化学新申请以受理号计共 6 409 个。其中新药临床试验申请包括注册分类 1、注册分类 2 和国际多中心临床试验申请;验证性临床为注册分类 3 和 4 的临床试验申请;新药生产上市申请为完成临床试验后的生产上市申请;仿制及改剂型申请为注册分类 5 和 6 的生物等效试验申请和生产上市申请。2013 年新申报的仿制及改剂型申请共 2 427 个。已有批准文号 20 个以上的药品有 1 039 个申请,占 2013 年仿制及改剂型申报量的 42.8%(2012 年为 60.7%);已有批准文号 10 个以内的仿制及改剂型申请 932 个,占 2013 年仿制及改剂型申请申报量的 38.4%。2013 年中心完成中药审评 635 个,完成生物制品审评 408 个。2013 年,批准了帕拉米韦氯化钠注射液、康柏西普眼用注射液、甲磺酸伊马替尼片和胶囊、帕立骨化醇注射液等重要治疗领域的药品,为患者获得最新治疗手段提供了可能性,为患者用药可及性与可支付性提供了重要保障。

新版药品 GMP 认证　截至 2013 年 12 月 31 日,已有 796 家无菌药品生产企业全部或部分车间通过新修订药品 GMP 认证。全国无菌药品生产企业共 1 319 家,已通过认证的企业占 60.3%,这些企业生产的品种覆盖《国家基本药物目录》(2012 年版)中收载的全部无菌药品;国家医保药品目录(2013 年)中收载的无菌药品覆盖率也达 98.7%;总体产能已达到 2012 年无菌药品市场实际需求的 160% 以上,能够满足市场供应。目前我国已通过的新修订 GMP 认证企业的无菌药品 4 种主要剂型的总体产能已达 160%,完全能够满足市场需求。从品种分析,《国家基本药物目录》(2012 版)收载无菌药品 171 个,全部都有已通过认证的企业生产。《国家医保药品目录》(2013 版)及临床常用药品分别收载无菌药品 629 个和 563 个,已通过认证的企业分别可以生产其中的 621 个和 556 个,均占 98.7%。目前尚未覆盖的个别品种,也已完成了产品储备。总体来看,能够有效保证药品市场供应。

《药品经营质量管理规范》及其附录发布实施　2013 年 1 月 22 日,卫生部部长陈竺签发卫生部 90 号令,公布了修订的《药品经营质量管理规范》,自 2013 年 6 月 1 日起正式施行。修订后的药品 GSP 共 4 章,包括总则、药品批发的质量管理、药品零售的质量管理、附则,共计 187 条。2013 年 10 月 23 日,国家食品药品监督管理总局以 2013 年第 38 号公告发布了《药品经营质量管理规范》冷藏、冷冻药品的储存与运输管理,药品经营企业计算机系统,温湿度自动监测,药品收货与验收和验证管理等 5 个附录,作为《药品经营质量管理规范》配套文件。与药品 GSP 正文条款具有同等效力。为积极、稳妥地推进新修订药品 GSP 的贯彻实施,国家食品药品监督管理局自 2013 年 7 月 1 日起,要求新开办的药品经营企业,以及药品经营企业申请新建(改、扩建)营业场所和仓库应当符合新修订药品 GSP 的要求,符合条件的发放《药品经营许可证》和《药品经营质量管理规范认证证书》。

药品不良反应监测报告　2013 年全国药品不良反应监测网络收到《药品不良反应/事件报告表》131.7 万份,较 2012 年增长了 9.0%。其中新的和严重药品不良反应/事件报告 29.1 万份,占同期报告总数的 22.1%。2013 年,基层药品不良反应监测机构建设得到进一步加强,药品不良反应报告县级覆盖率达到 93.8%。全国每百万人口平均报告数量达到 983 份,高于世界卫生组织的推荐数量,按报告涉及患者年龄统计,14 岁以下儿童的报告占 10.6%,与 2012 年基本一致,65 岁以上老年人的报告占 17.8%,较 2012 年升高了 1.4 个百分点。按报告来源统计,医疗机构的报告占 78.4%,药品经营企业的报告占 19.6%,药品生产企业的报告占 1.4%,个人及其他来源的报告占 0.6%。按药品类别统计,2013 年药品不良反应/事件报告涉及的怀疑药品,化学药占 81.3%、中药占 17.3%、生物制品占 1.4%。按药品剂型统计,2013 年药品不良反应/事件报告涉及的药品剂型分布中,注射剂占 58.7%、口服制剂占 37.3%、其他制剂占

4.0%。2013 年全国药品不良反应监测网络共收到中药注射剂报告 12.1 万例次,其中严重报告占 5.6%。2013 年全国药品不良反应监测网络共收到国家基本药物的不良反应/事件报告 53.0 万例,其中严重报告 2.6 万例,占 4.9%。根据 2013 年药品不良反应监测数据和评估结果,国家食品药品监督管理总局对发现存在安全隐患的药品及时采取相应管理措施:发布《药品不良反应信息通报》7 期,通报了碘普罗胺注射液等 8 个(类)的严重不良反应,对用药安全风险进行提示;发布《药物警戒快讯》12 期,报道了卡马西平严重皮肤反应、托伐普坦肝损害和他汀类降脂药血糖异常等国外药品安全信息 70 条;发布了甲磺酸瑞波西汀制剂、西酞普兰制剂、珍菊降压片和黄芪注射液等 22 个(类)药品的修订说明书通知;停止了丁咯地尔、甲丙氨酯制剂的生产、销售和使用,并撤销批准证明文件。实施企业约谈机制,组织召开企业沟通会,要求企业开展相关风险管理工作。对监测中发现存在安全隐患的药品,督促企业查找原因、及时整改,可能造成严重影响及不良后果的,要求企业主动召回产品。

开展药品"两打两建"专项行动 国家食品药品监督管理总局从 2013 年 7 月到 12 月期间,在全国范围开展了一场以严厉打击药品违法生产、严厉打击药品违法经营、加强药品生产经营规范建设和药品监管机制建设为主要内容的专项行动(两打两建专项行动)。全国共立案 4 万余起,责令停产、停业企业上千家,收回药品 GMP、GSP 证书 250 余张,移送关闭屏蔽网站近千家,吊销药品生产、经营许可证 68 张,移送公安部门违法犯罪案件近 500 件。

执业药师考试 2013 年全国执业药师资格考试报考人数为 402 359 人,实际参考人数为 329 886 人,参考率为 81.99%;合格人数为 51 865 人,合格率为 15.72%。2013 年参加四科考试人数为 325 077 人,合格人数为 49 450 人,合格率为 15.21%;参加两科考试人数为 4 809 人,合格人数为 2 415 人,合格率为 50.22%。考试合格人员中,药学类合格人数为 32 285 人,中药学类合格人数为 19 580 人。截止到 2013 年 12 月底,全国累计有 277 940 人取得执业药师资格。

(杨世民)

↗ 《中共中央关于全面深化改革若干重大问题的决定》

2013 年 11 月 15 日中共中央全文发布中国共产党十八届三中全会审议通过的《中共中央关于全面深化改革若干重大问题的决定》。该决定对完善统一权威的食品药品安全监管机构和深化医药卫生体制改革做出部署该《决定》指出,健全公共安全体系,完善统一权威的食品药品安全监管机构,建立最严格的覆盖全过程的监管制度,建立食品原产地可追溯制度和质量标识制度,保障食品药品安全。深化安全生产管理体制改革,建立隐患排查治理体系和安全预防控制体系,遏制重特大安全事故。健全防灾减灾救灾体制。加强社会治安综合治理,创新立体化社会治安防控体系,依法严密防范和惩治各类

违法犯罪活动。该《决定》指出,深化医药卫生体制改革。统筹推进医疗保障、医疗服务、公共卫生、药品供应、监管体制综合改革。深化基层医疗卫生机构综合改革,健全网络化城乡基层医疗卫生服务运行机制。加快公立医院改革,落实政府责任,建立科学的医疗绩效评价机制和适应行业特点的人才培养、人事薪酬制度。完善合理分级诊疗模式,建立社区医生和居民契约服务关系。充分利用信息化手段,促进优质医疗资源纵向流动。加强区域公共卫生服务资源整合。取消以药补医,理顺医药价格,建立科学补偿机制。改革医保支付方式,健全全民医保体系。加快健全重特大疾病医疗保险和救助制度。完善中医药事业发展政策和机制。

(杨世民)

↗ 国务院关于地方改革完善食品药品监督管理体制的指导意见

2013 年 4 月 10 日,国务院以国发〔2013〕18 号文下发《国务院关于地方改革完善食品药品监督管理体制的指导意见》,该文件对地方改革完善食品药品监督管理体制提出如下意见。1. 充分认识改革完善食品药品监督管理体制的重要意义。食品药品安全是重大的基本民生问题,党中央、国务院高度重视,人民群众高度关切。各地区要充分认识改革完善食品药品监管体制的重要性和紧迫性,切实履行对本地区食品药品安全负总责的要求,抓紧抓好本地区食品药品监管体制改革和机构调整工作。2. 加快推进地方食品药品监督管理体制改革(1)整合监管职能和机构。为了减少监管环节,保证上下协调联动,防范系统性食品药品安全风险,省、市、县级政府原则上参照国务院整合食品药品监督管理职能和机构的模式,结合本地实际,将原食品安全办、原食品药品监管部门、工商行政管理部门、质量技术监督部门的食品安全监管和药品管理职能进行整合,组建食品药品监督管理机构,对食品药品实行集中统一监管,同时承担本级政府食品安全委员会的具体工作。地方各级食品药品监督管理机构领导班子由同级地方党委管理,主要负责人的任免须事先征求上级业务主管部门的意见,业务上接受上级主管部门的指导。(2)整合监管队伍和技术资源。参照《国务院机构改革和职能转变方案》关于"将工商行政管理、质量技术监督部门相应的食品安全监督管理队伍和检验检测机构划转食品药品监督管理部门"的要求,省、市、县各级工商部门及其基层派出机构要划转相应的监管执法人员、编制和相关经费,省、市、县各级质监部门要划转相应的监管执法人员、编制和涉及食品安全的检验检测机构、人员、装备及相关经费,具体数量由地方政府确定,确保新机构有足够力量和资源有效履行职责。同时,整合县级食品安全检验检测资源,建立区域性的检验检测中心。(3)加强监管能力建设。在整合原食品药品监管、工商、质监部门现有食品药品监管力量基础上,建立食品药品监管执法机构。要吸纳更多的专业技术人员从事食品药品安全监管工作,根据食品药品监管执法工作需要,加强监管执法人员培训,提高执法人员素质,规范执法

行为,提高监管水平。地方各级政府要增加食品药品监管投入,改善监管执法条件,健全风险监测、检验检测和产品追溯等技术支撑体系,提升科学监管水平。食品药品监管所需经费纳入各级财政预算。(4)健全基层管理体系。县级食品药品监督管理机构可在乡镇或区域设立食品药品监管派出机构。要充实基层监管力量,配备必要的技术装备,填补基层监管执法空白,确保食品和药品监管能力在监管资源整合中都得到加强。在农村行政村和城镇社区要设立食品药品监管协管员,承担协助执法、隐患排查、信息报告、宣传引导等职责。要进一步加强基层农产品质量安全监管机构和队伍建设。推进食品药品监管工作关口前移、重心下移,加快形成食品药品监管横向到边、纵向到底的工作体系。3. 认真落实食品药品监督管理责任,地方政府要负总责,监管部门要履职尽责,相关部门要各负其责。4. 确保食品药品监督管理体制改革有序推进,食品药品安全工作社会关注度高,各方面对体制改革的期待高,各地区、各有关部门务必精心组织、周密部署,加快推进步伐,取得让人民群众满意的实效。

(杨 悦)

国务院办公厅关于印发深化医药卫生体制改革 2013 年主要工作安排的通知 2013 年 7 月 18 日,国务院办公厅以国办发〔2013〕80 号印发了《深化医药卫生体制改革 2013 年主要工作安排》。该文件对实施 2012 年版国家基本药物目录,继续推进村卫生室实施基本药物制度和完善药品价格形成机制作了明确规定。1. 实施 2012 年版国家基本药物目录。严格规范地方增补药品。引导基层医务人员规范使用基本药物,加强基层医务人员基本药物知识培训,将其作为基层医务人员竞聘上岗、执业考核的重要内容。加强基本药物临床应用指南和处方集培训,2013 年年底前要覆盖所有政府办基层医疗卫生机构。完善基本药物储备制度。汇总用量不确定、企业不常生产、供应短缺的药品信息,进一步推动建立常态化短缺药品储备机制,重点做好传染病治疗药品和急救类基本药物供应保障工作。此项工作由卫生计生委、人力资源社会保障部、工业和信息化部、中医药局负责。2. 继续推进村卫生室实施基本药物制度。通过政府购买服务等方式鼓励非政府办基层医疗卫生机构实施基本药物制度。此项工作由卫生计生委、财政部、工业和信息化部负责。3. 完善药品价格形成机制。完善药品价格管理政策,创新政府定价形式和方法,改革药品集中采购办法,确保药品质量,合理降低药品费用,推动医药生产与流通产业健康发展。选取临床使用量较大的部分药品,参考主导企业成本,以及药品集中采购价格和零售药店销售价格等市场交易价格制定政府指导价格,并根据市场交易价格变化等因素适时调整。坚决查处药品购销中的暗扣行为。此项工作由发展改革委、卫生计生委、人力资源社会保障部、财政部、工业和信息化部、食品药品监管总局负责。

(杨 悦)

国务院办公厅关于巩固完善基本药物制度和基层运行新机制的意见 2013 年 2 月 10 日,国务院办公厅以国办发〔2013〕14 号印发了《国务院办公厅关于巩固完善基本药物制度和基层运行新机制的意见》。该文件对完善基本药物采购和配送,加强基本药物使用和监管提出了具体要求。在完善基本药物采购和配送方面,要求:1. 稳固基本药物集中采购机制。全面贯彻《国务院办公厅关于印发建立和规范政府办基层医疗卫生机构基本药物采购机制指导意见的通知》(国办发〔2010〕56 号),坚持以省(区、市)为单位网上集中采购,落实招采合一、量价挂钩、双信封制、集中支付、全程监控等制度。对经多次采购价格基本稳定的基本药物试行国家统一定价;对独家品种试行国家统一定价,对少数基层必需但用量小、市场供应短缺的基本药物,采取招标定点生产等方式确保供应。基本药物采购遵循质量优先、价格合理的原则。进一步完善"双信封"评价办法。在经济技术标评审中,对药品质量、生产企业的服务和信誉等进行全面审查,将企业通过《药品生产质量管理规范(2010 年版)》(GMP)认证作为质量评价的重要指标;在商务标评审中,对竞标价格明显偏低的药品进行综合评估,避免恶性竞争。优先采购达到国际水平的仿制药,激励企业提高基本药物质量。2. 保障基本药物供应配送和资金支付。基本药物配送原则上由中标生产企业自行委托药品批发企业配送或直接配送。要做好偏远、交通不便地区的药品配送服务。充分发挥邮政等物流行业服务网络覆盖面广的优势,支持其在符合规定的条件下参与药品配送。3. 定期调整国家基本药物目录。按照防治必需、安全有效、价格合理、使用方便、中西药并重的原则,结合实际使用情况遴选调整国家基本药物目录,保持合理数量,优化品种结构。国家基本药物目录原则上每三年调整一次。省级人民政府统一增补本省(区、市)目录外药品品种,增补品种严格执行国家基本药物各项政策。要从严控制增补数量,不得将权限下放到市(地)、县(市、区)或基层医疗卫生机构。在增补品种时,要充分考虑基层常见病、慢性病用药与当地公立医院用药的衔接问题。4. 严格执行诚信记录和市场清退制度。对在采购过程中提供虚假证明文件、蓄意抬高价格或恶意竞价、不按合同规定及时配送或供应质量不达标药品,以及向采购机构、医疗机构或个人进行贿赂或变相贿赂的企业,一律记录在案,依照有关法律法规严肃查处,并定期向社会公布查处结果。对于违反法律法规、被司法机关及行政机关查处的企业,两年内不得参与药品招标采购。

在加强基本药物使用和监管方面,该文件要求 1. 引导基层医务人员规范使用基本药物。加强基层医务人员基本药物知识培训,将其作为基层医务人员竞聘上岗、执业考核的重要内容,保证临床用药合理、安全、有效、价廉。加大宣传力度,引导群众转变用药习惯,促进临床首选、合理使用基本药物。2. 鼓励非政府办基层医疗卫生机构使用基本药物。在没有政府办基层医疗卫生机构的乡镇和社区,采取政府购买服务方式落实基本药物制度,确保每个乡镇、社区都有实施基本药物制度的基层医疗卫生机构。3. 加强药品质量安全监管。强化政府监管责任,严格基本药物研究、生产、流通、使用、价格、广告监管,依法查处不合格生产企业,规范流通秩序,严厉打击制售假冒伪劣药品行为。对基本药物实行全品种覆盖抽验和从生产出厂到使用全程电子监管,加大对重点品种的监督抽验力度,抽验结果定期向社会发布。严格基本药物上市审批。完善中成药质量标准。 (杨 悦)

国务院副总理汪洋在国家食品药品监督管理总局调研

2013 年 5 月 6 日,中共中央政治局委员、国务院副总理汪洋到国家食品药品监督管理总局调研。汪洋指出,改革完善食品药品监管体制机制,组建统一的食品药品监管部门,是我国食品药品监管史上具有里程碑意义的大事。要进一步认识食品药品安全的极端重要性,把加强食品药品监管的制度设计作为国家食品药品监督管理总局工作的重要任务,抓好开局起步阶段的机构改革和各项监管工作,打造一支高素质的监管队伍。汪洋指出,食品药品安全是天大的事。党中央、国务院历来高度重视食品药品监管工作。当前,我国正处于社会主义初级阶段,食品药品监管工作总体起步较晚,基础较薄弱,体制不健全。我国食品药品安全监管工作要达到国际先进水平,我们还有很长的路要走。我们要站在执政为民的高度、站在服务大局的高度、站在居安思危的高度,进一步认识食品药品安全的极端重要性。食品药品监管系统的每一个同志都要有一种服务大局的荣誉感,有一腔为民谋利的真感情,有一股干事创业的精气神,切实增强做好食品药品监管工作的责任感、紧迫感。汪洋强调,当前食品药品安全问题成因是多方面的,解决起来不可能一蹴而就,特别是食品监管具有很大的复杂性、艰巨性、长期性和挑战性。我们要有决心、信心和恒心,把发挥主观能动性和运用客观规律结合起来,把攻坚战和持久战结合起来,一步一步地走,一仗一仗地打,集小胜为大胜,通过不懈努力,使我国食品药品安全水平实现大的提升。汪洋要求国家食品药品监督管理总局把加强食品药品监管制度设计作为工作的重要任务。要通过制度设计,调动全社会都来关心食品药品安全的积极性,用制度设计的杠杆撬起食品药品安全社会共治局面。国家食品药品监督管理总局要抓紧完成机构组建工作,加快推动地方食品药品监管体制改革。要集中力量,抓住重点,打好食品药品市场整治攻坚战。同时,毫不松懈地抓好日常监管。要打造一支高素质的监管队伍,以良好的形象取信于民,真正成为人民群众饮食用药安全的坚强卫士。 (杨 悦)

全国食品药品安全和监管体制改革工作电视电话会议

2013 年 6 月 5 日,国务院召开电视电话会议,部署全国食品药品安全和监管体制改革工作。国务院副总理汪洋出席会议并讲话。他强调:食品药品安全事关人民群众健康和生命安全,是重大的民生问题、经济问题和政治问题,要作为头等大事来抓;各地区、各有关部门要认真贯彻落实《国务院关于地方改革完善食品药品监督管理体制的指导意见》,加快推进地方监管机构改革和职能转变,建立覆盖生产、流通、消费各环节的最严格的监管制度,形成食品药品监管社会共治格局,全面提升食品药品安全工作水平。汪洋指出,改革食品药品监管体制,是保障食品药品安全的重大举措。各地区要按照国务院的统一安排,周密部署,精心组织,确保如期完成改革任务。一要确保职能和机构整合到位,减少监管环节,优化资源配置,对食品安全和药品安全性、有效性实施统一监管。二要确保人财物划转充实到位,保证新机构有足够力量和资源有效履行职责。三要确保机构组建按时到位,省、市、县三级监管机构改革工作,原则上分别于 2013 年上半年、9 月底和年底前完成。四要确保各方面责任落实到位,地方各级政府对本地区食品药品安全负责责,监管机构和相关部门要各司其职、各负其责。各级食品安全委员会及其办公室要进一步加强综合协调和监督指导。 (杨 悦)

国家食品药品监督管理有关职能进行调整

2013 年 3 月 26 日,国务院办公厅印发了《国家食品药品监督管理总局主要职责内设机构和人员编制规定》。对有关管理的职能进行了调整。

(一)取消的职责。1. 将药品生产行政许可与药品生产质量管理规范认证逐步整合为一项行政许可。2. 将药品经营行政许可与药品经营质量管理规范认证逐步整合为一项行政许可。3. 将化妆品生产行政许可与化妆品卫生行政许可整合为一项行政许可。4. 取消执业药师的继续教育管理职责,工作由中国执业药师协会承担。5. 根据《国务院机构改革和职能转变方案》需要取消的其他职责。

(二)下放的职责。1. 将药品、医疗器械质量管理规范认证职责下放省级食品药品监督管理部门。2. 将药品再注册以及不改变药品内在质量的补充申请行政许可职责下放省级食品药品监督管理部门。3. 将国产第三类医疗器械不改变产品内在质量的变更申请行政许可职责下放省级食品药品监督管理部门。4. 将药品委托生产行政许可职责下放省级食品药品监督管理部门。5. 将进口非特殊用途化妆品行政许可职责下放省级食品药品监督管理部门。6. 根据《国务院机构改革和职能转变方案》需要下放的其他职责。

(三)整合的职责。1. 将原卫生部组织制定药品法典的职责,划入国家食品药品监督管理总局。2. 将原卫生部确定食品安全检验机构资质认定条件和制定检验规范的职责,划入国家食品药品监督管理总局。3. 将国家质量监督检验检疫总局化妆品生产行政许可、强制检验的职责,划入国家食品药品监督管理总局。4. 将国家质量监督检验检疫总局医疗器械强制性认证的职责,划入国家食品药品监督管理总局并纳入医疗器械注册管理。5. 整合国家质量监督检验检疫

中国药学年鉴 CHINESE PHARMACEUTICAL YEARBOOK 2014

总局、原国家食品药品监督管理局所属食品安全检验检测机构,推进管办分离,实现资源共享,建立法人治理结构,形成统一的食品安全检验检测技术支撑体系。

(四)加强的职责。1. 转变管理理念,创新管理方式,充分发挥市场机制、社会监督和行业自律作用,建立让生产经营者成为食品药品安全第一责任人的有效机制。2. 加强食品安全制度建设和综合协调,完善药品标准体系、质量管理规范,优化药品注册和有关行政许可管理流程,健全食品药品风险预警机制和对地方的监督检查机制,构建防范区域性、系统性食品药品安全风险的机制。3. 推进食品药品检验检测机构整合,公平对待社会力量提供检验检测服务,加大政府购买服务力度,完善技术支撑保障体系,提高食品药品监督管理的科学化水平。4. 规范食品药品行政执法行为,完善行政执法与刑事司法有效衔接的机制,推动加大对食品药品安全违法犯罪行为的依法惩处力度。 (杨世民 李友佳)

↗ 《国家食品药品监督管理总局主要职责内设机构和人员编制规定》 2013 年 3 月 26 日,国务院办公厅印发了《国家食品药品监督管理总局主要职责内设机构和人员编制规定》。该文件指出:根据第十二届全国人民代表大会第一次会议批准的《国务院机构改革和职能转变方案》和《国务院关于机构设置的通知》(国发〔2013〕14 号),设立国家食品药品监督管理总局(正部级),为国务院直属机构;明确指出了职能转变和主要职责。其主要职责包括:(一)负责起草食品(含食品添加剂、保健食品,下同)安全、药品(含中药、民族药,下同)、医疗器械、化妆品监督管理的法律法规草案,拟订政策规划,制定部门规章。推动建立落实食品安全企业主体责任、地方人民政府负总责的机制,建立食品药品重大信息直报制度,并组织实施和监督检查,着力防范区域性、系统性食品药品安全风险。(二)负责制定食品行政许可的实施办法并监督实施。建立食品安全隐患排查治理机制,制定全国食品安全检查年度计划、重大整顿治理方案并组织落实。负责建立食品安全信息统一公布制度,公布重大食品安全信息。参与制定食品安全风险监测计划、食品安全标准,根据食品安全风险监测计划开展食品安全风险监测工作。(三)负责组织制定、公布国家药典等药品和医疗器械标准、分类管理制度并监督实施。负责制定药品和医疗器械研制、生产、经营、使用质量管理规范并监督实施。负责药品、医疗器械注册并监督检查。建立药品不良反应、医疗器械不良事件监测体系,并开展监测和处置工作。拟订并完善执业药师资格准入制度,指导监督执业药师注册工作。参与制定国家基本药物目录,配合实施国家基本药物制度。制定化妆品监督管理办法并监督实施。(四)负责制定食品、药品、医疗器械、化妆品监督管理的稽查制度并组织实施,组织查处重大违法行为。建立问题产品召回和处置制度并监督实施。(五)负责食品药品安全事故应急体系建设,组织和指导食品药品安

全事故应急处置和调查处理工作,监督事故查处落实情况。(六)负责制定食品药品安全科技发展规划并组织实施,推动食品药品检验检测体系、电子监管追溯体系和信息化建设。(七)负责开展食品药品安全宣传、教育培训、国际交流与合作。推进诚信体系建设。(八)指导地方食品药品监督管理工作,规范行政执法行为,完善行政执法与刑事司法衔接机制。(九)承担国务院食品安全委员会日常工作。负责食品安全监督管理综合协调,推动健全协调联动机制。督促检查省级人民政府履行食品安全监督管理职责并负责考核评价。(十)承办国务院以及国务院食品安全委员会交办的其他事项。

国家食品药品监督管理总局设 17 个内设机构,总局机关行政编制为 345 名(含两委人员编制 2 名、援派机动编制 2 名、离退休干部工作人员编制 20 名)。其中:局长 1 名、副局长 4 名,为建立国家食品药品监督管理总局与国家卫生和计划生育委员会加强药品与医疗卫生统筹衔接、密切配合的机制,增设 1 名副局长兼任国家卫生和计划生育委员会副主任;司局领导职数 60 名(含食品安全总监 1 名、药品安全总监 1 名、机关党委专职副书记 1 名、离退休干部局领导职数 2 名),国家食品药品稽查专员 10 名。 (杨世民 李友佳)

↗ 国家卫生和计划生育委员会负责药品管理的职责公布 2013 年 6 月 18 日,中国政府网公布已经国务院批准的《国家卫生和计划生育委员会主要职责内设机构和人员编制规定》。根据第十二届全国人民代表大会第一次会议批准的《国务院机构改革和职能转变方案》和《国务院关于机构设置的通知》(国发〔2013〕14 号),设立国家卫生和计划生育委员会,为国务院组成部门。国家卫生和计划生育委员会在药品管理方面履行的职责是:负责组织制定国家药物政策和国家基本药物制度,组织制定国家基本药物目录,拟订国家基本药物采购、配送、使用的管理制度,会同有关部门提出国家基本药物目录内药品生产的鼓励扶持政策建议,提出国家基本药物价格政策的建议,参与制定药品法典。 (杨 悦)

↗ 《国家基本药物目录》发布 2013 年 3 月 13 日,以卫生部令第 93 号发布 2012 年版《国家基本药物目录》,自 2013 年 5 月 1 日起施行。2012 年版国家基本药物目录分为化学药品和生物制品、中成药、中药饮片三个部分,其中,化学药品和生物制品 317 种,中成药 203 种,共计 520 种。目录中的化学药品和生物制品数量与世界卫生组织现行推荐的基本药物数量相近,并坚持中西药并重。2012 年版目录是以 2009 年的目录为基础,坚持"保基本、强基层、建机制",在数量上与目前基层实际使用数量相衔接,参考 WHO 基本药物示范目录,充分考虑我国现阶段基本国情和基本医疗保障能力。2012 年版目录具有以下特点:1. 增加了品种,能够更好地服务基层医疗卫生机构,推动各级各类医疗卫生机构全面配备、优先使用基本药物。2. 优化了结构,补充抗肿瘤和血

液病用药,注重与常见病、多发病特别是重大疾病以及妇女、儿童用药的衔接。3. 规范了剂型、规格,初步实现标准化。尽管品种数量增加,但剂型、规格的数量减少,有利于基本药物招标采购,保障供应,落实基本药物全程监管。4. 注重与医保(新农合)支付能力相适应,确保基本药物较高的比例报销。

(杨世民)

↗ 全国食品药品监督管理暨党风廉政建设工作会议

2013 年 1 月 10~11 日,全国食品药品监督管理暨党风廉政建设工作会议在京召开。会议总结了 2012 年食品药品监管工作,分析了当前和今后一段时间监管形势,部署了 2013 年食品药品监管工作和党风廉政建设任务,表彰了全国食品药品监管系统先进集体和先进工作者。卫生部党组书记、副部长张茅出席会议并讲话,充分肯定了 2012 年食品药品监管工作取得的成绩:一是坚持监管为民,切实把保障人民群众饮食用药安全作为监管工作的出发点和落脚点;二是强化法规制度建设和科学技术支撑,加快了监管体系建设步伐;三是坚持服务大局,妥善应对各种突发事件;四是坚持两手抓、两手硬,监管干部队伍整体素质明显提升。国家食品药品监督管理局局长、党组书记尹力作工作报告,提出了当前和今后一段时间食品药品监管改革和发展的目标。即:到"十二五"末,食品药品监管体系进一步完善,市场秩序进一步规范,食品药品安全保障能力进一步提高,人民群众饮食用药安全满意度和信心显著提升;到 2020 年,建成一个法规制度完善、科学技术权威、队伍素质优良、公正廉洁高效的食品药品监管体系,更好地适应我国经济社会发展水平、人民健康需要和日益提高的国际地位。国家食品药品监督管理局副局长吴浈作会议总结,就学习传达此次会议精神、抓好春节前后的工作进行了部署。国家食品药品监管局副局长、党组成员边振甲、孙咸泽,副局长焦红出席会议。中央、国家机关有关部门负责人,各省(区、市)及新疆生产建设兵团、计划单列市、副省级省会城市食品药品监管部门代表,总后卫生部药监局代表,国家局机关各司局及直属单位代表参加了会议。

(杨世民 李友佳)

↗ 2013 年全国食品药品稽查工作会议

2013 年 1 月 24~25 日,全国食品药品稽查工作会议在昆明召开。会议对 2012 年食品药品稽查工作做了总结,对当前稽查工作形势进行了分析,对 2013 年食品药品稽查重点工作进行了研究部署。国家食品药品监督管理局孙咸泽副局长出席会议并讲话。会议肯定了 2012 年稽查工作取得的成绩。按照打击生产销售假药和"双打"的工作部署,全系统持续保持严厉打击各种违法违规行为的高压态势,集中开展打击侵权假冒、打击互联网收售药品、打击农村市场假劣药品、中药材专业市场专项整治、保健食品化妆品违法添加专项整治、互联网发布虚假药品信息专项整治工作,查处一批大案要案,开展药

品医疗器械监督抽验工作,全面完成基本药物全品种覆盖抽验,及时查控问题产品,发布质量公告,持续加大广告和互联网监管力度,加强全国投诉举报组织机构、工作机制制度建设。会议要求,各地要结合本地实际,切实贯彻落实国家局工作部署。针对突出问题、重点环节,加大假药案件查办力度;打击发布违法虚假药品广告和互联网虚假药品信息;加强稽查信息化建设,提升稽查工作效率和水平;加强稽查法规制度建设,提升稽查系统能力和水平;加强新闻宣传和信息发布工作;加强稽查队伍能力建设和党风廉政建设。各省(区、市)及新疆生产建设兵团、计划单列市、副省级省会城市、国家局有关司局和直属单位代表参加会议。

(杨世民 李友佳)

↗ 2013 年全国药品安全监管工作电视电话会议

2013 年 2 月 4 日,全国药品安全监管工作电视电话会议在京召开。国家食品药品监督管理局副局长吴浈出席会议并讲话。会议对 2013 年的药品安全监管重点工作进行了具体部署,提出坚持以保安全为目标,以发现和控制风险为主要内容,以实施药品 GMP、GSP 为抓手,努力打造一个法规制度完善、保障基础牢固、风险管控高效的药品安全监管体系。吴浈指出,要切实抓好新修订药品 GMP、GSP 的实施,坚决做到标准不降低,时间不延长,依法严格把关;要加强政策引导和服务指导,认真落实四部委《关于加快实施新修订药品生产质量管理规范促进医药产业升级有关问题的通知》要求,确保及时完成血液制品、疫苗、注射剂等无菌药品生产企业的检查认证工作。吴浈表示,2013 年,要着力开展药品监管制度研究,落实药品安全责任体系,推动建立药品安全链条式管理,探索提高药品安全保障水平的风险管理模式。同时要以建立药品专职检查员队伍为主要目标,以提高现有队伍素质能力为着眼点,不断强化队伍建设。吴浈强调,做好药品安全监管工作,应从分析药品安全监管链条中的风险入手,抓住关键环节和突出问题,特别是严重影响药品质量且可能演变为系统性风险的突出问题。各地要加强对区域性风险的防控,重点关注原料药、辅料、中药饮片、中药提取物、药包材等产业聚集区域;要继续加大对国家基本药物、高风险品种、中成药和原料药的监督检查和风险排查,认真履行安全监管职能。国家食品药品监督管理局机关各司局及直属单位代表、总后卫生部药监局代表、各省(区、市)及新疆生产建设兵团、计划单列市、副省级省会城市食品药品监管部门代表参加了会议。

(杨世民 李友佳)

↗ 2013 年全国药品不良反应监测中心主任工作会议

2013 年 1 月 29~30 日,全国药品不良反应监测中心主任工作会在京召开。国家食品药品监督管理局安监司、器械司及国家中心领导,全国 34 个省级药品不良反应监测中心负责人,15 个副省级城市及荣获 2012 年度先进集体称号的地市

中国药学年鉴

CHINESE PHARMACEUTICAL YEARBOOK 2014

级药品不良反应监测中心代表共 90 余人参会。国家食品药品监督管理局药品安全监管司颜敏副司长肯定了 2012 年药品不良反应监测各项工作，指出了存在的问题及 2013 年工作的主要方向。国家药品不良反应监测中心主任杜晓曦向大会通报了 2012 年度全国药品不良反应监测系统的工作，并部署了 2013 年全国监测系统的主要工作任务。2012 年，全国共接收药品不良反应/事件报告表 120 万份，收到可疑医疗器械不良事件报告 18 万份。通过开展培训、进行专题研究、全面推进地市级监测机构建设以及建立健全制度和机制等方面不断提升监测工作能力；通过全面完成"国家药品不良反应监测体系建设项目"建设，不断提升了药械监测信息化水平；通过建立健全新系统支撑下的药品风险预警机制，不断加强药品的风险控制；通过面向公众及时发布药械安全警示信息，不断加强数据的利用，更好地服务于药品安全监管。

（杨世民　李友佳）

2013 年食品药品监督管理统计工作会议　2013 年 11 月 21～22 日，国家食品药品监督管理总局综合司、信息中心在北京召开 2013 年食品药品监督管理统计工作会议。会议旨在加强新形势下食品药品监督管理统计工作，更好地服务于业务工作需要，提升食品药品安全工作水平。会议总结了 2012～2013 年度食品药品监督管理统计工作，安排布置了 2013 年年报和 2014 年定期报表，研讨了机构改革后统计工作面临的新情况、新问题，交流了统计工作经验、意见和建议。会议要求全系统的统计工作人员主动适应新形势，迎接新挑战，努力推动统计工作持续发展。辽宁、安徽和湖北省局做了经验交流发言。会议邀请国家统计局有关专家就统计法及统计管理、统计业务知识等做了专题讲解。与会代表分组交流了经验，并对《关于加强食品药品监督管理统计工作的指导意见》（征求意见稿）和《食品药品监督管理统计办法（修订草案）》（讨论稿）进行了研讨。各省、自治区、直辖市及新疆生产建设兵团食品药品监管局，总局机关有关司局、各直属单位负责统计工作的同志共 110 余人参加会议。

（杨世民　李友佳）

整治虚假违法医药广告专项行动　2013 年 4 月 25 日至 7 月 25 日期间，国家工商总局、中宣部、国务院新闻办、工信部、国家卫生计生委、新闻出版广电总局、食品药品监管总局、中医药局等 8 部门联合开展为期 3 个月的打击违法虚假医药广告专项行动。共查处违法医药广告 6 902 件，罚没款 6 227 万元。在这次专项行动中，国家食品药品监督管理总局提出了 19 条严格审批药品广告的具体指导意见，曝光了 30 个违法广告涉及的产品和 27 家非法医药网站，行政告诫 32 家保健食品广告企业，各级食品药品监管部门撤销或收回广告批准文号 96 个，采取暂停产品销售限期整改措施 496 次，发布违法广告公告 206 期。这些虚假违法医药广告案涉

及的违法主要表现有：药品、医疗器械广告扩大功能主治及适用范围，不科学的表示功效的断言或者保证，利用医药科研单位、学术机构、医疗机构或者专家、医生、患者的名义和形象作证明，使用医疗用语或者易与药品混淆的用语，宣传治疗作用等。

（黄瀚博）

查处涉嫌违法使用硫磺熏蒸的药品生产企业　2013 年 3 月 29 日国家食品药品监督管理总局发布通报，对于中央电视台《经济半小时》栏目报道广东宝山堂制药有限公司和广西盈康药业有限责任公司两家企业涉嫌违法使用硫磺熏蒸山银花及其枝叶生产药品的问题，督促湖南、广东、广西食品药品监管部门立即组织查处，并派出工作组赴当地进行督查督办。湖南食品药品监管部门要求隆回县小沙江镇山银花初加工产地暂停交易，广东食品药品监管部门责令广东宝山堂制药有限公司立即停产整顿并查封扣押相关产品，广西食品药品监管部门责令广西盈康药业有限公司停产整顿，停止销售并封存所有维 C 银翘片和干浸膏。国家食品药品监督管理总局强调，凡未按照经批准的处方及生产工艺等违法生产药品的企业，一经查实，将依法严肃处理，涉嫌犯罪的将移送公安机关；同时要求国家药品不良反应监测中心加强维 C 银翘片使用监测。

（黄瀚博）

2012 年版《国家基本药物目录》药品实施电子监管　2013 年 5 月 9 日，国家食品药品监督管理总局发布"关于 2012 年版《国家基本药物目录》药品电子监管实施工作的公告"（2013 年第 10 号），公告要求药品生产企业凡生产 2012 年版《国家基本药物目录》药品品种，无论是否参与基本药物招标采购，均应按规定实施电子监管。国产药品和在国内分包装的进口药品于 2013 年 11 月底前实行电子监管，进口药品应于 2014 年 3 月底前实行电子监管。公告要求相关生产企业和进口药品境外制药厂商应按照原国家食品药品监督管理局《关于进口药品实施电子监管有关事宜的通知》（国食药监安〔2013〕23 号）、《关于印发药品电子监管工作指导意见的通知》（国食药监办〔2010〕283 号）和《关于做好 2012 年度药品电子监管工作的通知》（食药监办〔2012〕85 号）的要求，积极开展相关工作，确保国家基本药物电子监管工作实施。

（黄瀚博）

《药品经营质量管理规范》修订实施　2013 年 1 月 22 日，卫生部部长陈竺签发卫生部 90 号令。新版《药品经营质量管理规范》已于 2012 年 11 月 6 日经卫生部部务会审议通过，自 2013 年 6 月 1 日起正式施行。修订后的药品 GSP 共 4 章，包括总则、药品批发的质量管理、药品零售的质量管理、附则，共计 187 条。新修订药品 GSP 集现行药品 GSP 及其实施细则为一体，增加了许多新的管理内容。如供应链管理观念、计算机信息化管理、仓储温湿度自动监测、药品冷链管理

等管理要求,引入了质量风险管理、体系内审、设备验证等。新修订药品 GSP 按照完善质量管理体系的要求,从药品经营企业的人员、机构、设施设备、体系文件等质量管理要素的各个方面,对药品的采购、验收、储存、养护、销售、运输、售后管理等环节做出了规定。此外,根据《药品经营质量管理规范》第一百八十三条规定,国家食品药品监督管理总局于 2013 年 10 月 23 日发布冷藏、冷冻药品的储存与运输管理,药品经营企业计算机系统,温湿度自动监测,药品收货与验收和验证管理等 5 个附录,作为《药品经营质量管理规范》配套文件。

(黄瀚博)

▱ 《药品经营质量管理规范》冷藏、冷冻药品的储存与运输管理等 5 个附录 2013 年 10 月 23 日,国家食品药品监督管理总局以 2013 年第 38 号公告发布了《药品经营质量管理规范》冷藏、冷冻药品的储存与运输管理,药品经营企业计算机系统,温湿度自动监测,药品收货与验收和验证管理等 5 个附录,作为《药品经营质量管理规范》配套文件。药品 GSP 附录属于规范性附录类别,是药品 GSP 内容不可分割的部分,可以视为药品 GSP 正文的附加条款,与药品 GSP 正文条款具有同等效力。新修订药品 GSP 采用了正文加附录,正文相对固定,附录根据行业发展和监管工作需要动态追加的形式来发布。

1. 冷藏、冷冻药品的储存与运输管理 《冷藏、冷冻药品的储存与运输管理》共 13 条,是我国药品流通过程中第一个全面、系统、全供应链实施质量控制的管理标准,对冷链药品的物流过程做出了具体规定,对冷链药品的设施设备配置、人员条件、制度建设、质量追溯提出了具体的工作要求,明确了冷库、冷藏车及冷藏箱的技术指标,细化了操作规程,强调了人员培训,是药品经营企业开展冷链药品储存、运输管理的基本准则和操作标准。

2. 药品经营企业计算机系统 《药品经营企业计算机系统》共 22 条,是对药品流通各环节采用计算机管理的流程作业、功能设定、规范操作、质量控制进行的具体规定,在硬件、软件和人员职责等方面都做了细化,详细地规定了系统的硬件设施和网络环境的要求,对关键岗位人员职责进行了明确,确保各环节人员严格按照规范作业,杜绝违规操作,控制和防范质量风险,确保药品经营质量,并可以实现药品质量的全程有效追溯和企业经营行为的严格控制。

3. 温湿度自动监测 《温湿度自动监测》共 17 条,对药品储运温湿度自动监测系统的监测功能、数据安全管理、风险预警与应急、系统安装与操作等进行了具体规定,明确了系统的硬件组成、测点精度和布点密度,强调了系统的独立性,防止因断电等故障因素影响系统正常运行或造成数据丢失。对于测点的安装位置、校准以及设施设备的维护也提出了具体的要求,确保了系统各项功能的有效实现和药品温湿度数据的有效追溯。

4. 药品收货与验收 《药品收货与验收》共 19 条,明确了到货验收时检查的具体内容,强调了冷藏、冷冻药品到货时应当检查的项目,明确了到货药品与采购记录不符等情况的处理办法,细化了退货药品的管理措施,对实施电子监管的药品及验收记录等内容也做了详细的规定,使企业在实际操作中,能更好地掌握和实施药品 GSP。

5. 验证管理 《验证管理》共 12 条,对于验证的范围、参数标准、设备条件、实施项目、具体操作、数据分析、偏差处理及风险控制、质量控制文件编制、验证结果应用等都进行了具体规定。对于我国的药品经营企业来说,验证是一项全新的工作。该附录详细地提出了验证方案的制定,验证项目的确定,验证方案的实施等内容,并具体明确了冷库、冷藏车、冷藏箱(保温箱)和温湿度自动监测系统的验证项目。

(杨世民)

▱ 药品"两打两建"专项行动 2013 年 7 月 17 日,国家食品药品监督管理总局召开药品"两打两建"专项行动部署工作会议,会议要求在 2013 年 7 月到 12 月期间,在全国范围开展一场以严厉打击药品违法生产、严厉打击药品违法经营、加强药品生产经营规范建设和药品监管机制建设为主要内容的专项行动。"两打"重点是通过对药品生产经营企业、中药材专业市场、诊所和互联网的排查检查和监测,深挖带有区域性、系统性苗头和"潜规则"性质的药品安全隐患,严厉打击中药和化学药品违法生产行为,联合有关部门严厉整治中药材专业市场和打击网上非法售药行为,打击出租出借药品经营资质性质的违法经营活动,严厉整治诊所非法药品购销行为。"两建"主要是建规范和建机制。针对发现的突出问题和症结,推出一些标本兼治的真招实策,打建结合、以打促建,构建药品安全规范化、制度化的格局。在为期半年的药品"两打两建"专项行动中,全国共立案 4 万余起,责令停产、停业企业上千家,收回药品 GMP、GSP 证书 250 余张,移送关闭屏蔽网站近千家,吊销药品生产、经营许可证 68 张,移送公安部门违法犯罪案件近 500 件。

(黄瀚博)

▱ 十大严重违法药品广告曝光 2013 年 7 月 24 日,国家食品药品监督管理总局在监督检查中发现,"舒泌通片"等 10 种药品未经审批或篡改广告审批内容擅自在大众媒体发布广告,违法情节严重,宣传的功能主治、适用范围超出了食品药品监督管理部门批准的内容,并含有不科学地表示功效的断言和保证等虚假内容,严重欺骗和误导消费者。为严厉打击违法药品广告,规范药品广告发布秩序,食品药品监督管理部门根据《药品广告审查办法》对上述违法广告的药品及生产企业进行了处理,同时依法移送工商行政管理部门查处。具体情况见表 1。

表1　2013 年十大药品违法广告汇总

序号	产品名称	生产厂家	批准功能主治	违法广告宣传
1	舒泌通片	黑龙江济仁药业有限公司	清热解毒、利尿通淋、软坚散结。用于湿热蕴结所致癃闭,小便量少,热赤不爽,前列腺肥大见上述证候者	服用三个疗程,增生、肥大的前列腺回缩到正常状态,前列腺疾病彻底康复
2	舒筋活络丸	辽宁华源天利药业有限公司	驱风祛湿、舒筋活络。用于一般骨节风痛,腰膝酸痛	天通宁很快就能让患者下地干活,爬山跑步,腰部的承重和抗压能力比没得腰突前还要强
3	益肾壮阳膏	海南新天夫药业有限公司	补肾壮阳、活血通络。用于阴茎勃起功能障碍,中医辨证属肾阳虚者	连续使用 1 至 2 月,海绵体细胞数量大大增加;纯植物中药提取,绿色安全;药效能 100% 被利用
4	参蛤平喘胶囊	青海鲁抗大地药业有限公司	滋补肺肾、纳气平喘。用于肺肾不足所致的气喘,咳嗽,痰多,腰膝酸软	止咳平喘,畅通气管,修复肺泡,畅快呼吸;五大咳喘病,一吃就见效
5	抗栓胶囊	陕西康惠制药股份有限公司	活血化瘀、抗栓通脉。用于血栓闭塞性脉炎瘀血阻络证。对脑血栓、心肌梗死,血栓性静脉炎等亦有较好的辅助治疗作用	再严重的静脉曲张,脉管炎,也不会超过三副药;静脉曲张,脉管炎三期溃烂不愈合的患者,三副药下来即刻痊愈,溃烂面愈合,皮肤光滑平整,腿脚行动自如
6	灵仙跌打片	陕西白云制药有限公司	散风祛湿、活血止痛。用于手足麻痹,时发疼痛,跌打损伤,痛不可忍或瘫痪等症	风湿病患者服用 1 大盒就可以完全治愈,3 步搞好骨环境,骨病治好不再犯,2 大盒治好不复发
7	人参首乌胶囊	哈尔滨天木药业股份有限公司	益气养血。用于气血两虚所致的须发早白、健忘失眠、食欲不振、体疲乏力、神经衰弱见上述证候者	一周期重度白发可改善,二周期秃顶开始变浓密,3 周期有望摆脱白发、脱发困扰
8	益肾健骨胶囊	长春新安药业有限公司	补益肝肾,益气养血,化瘀通络。用于肝肾不足、气虚血瘀所致的慢性腰腿痛,肢体疼痛,麻木等	腰痛、腰突只需 3 副药,3 天疼痛消失,30 天活动自如,2～3 个疗程即可康复
9	理气舒心片	通化颐生药业股份有限公司	解肝郁、行气滞,祛胸痹。用于气滞血瘀症冠心病,心绞痛,心律不齐,气短腹胀,胸闷心悸	服用才两三天,胸口压抑感减轻,两副药后,心动过速全部解除,冠心病等 7 大心脏疾病只需四副药
10	仙乐雄胶囊	芜湖博英药业科技股份有限公司	温肾补气,益精助阳。用于肾阳不足,精气亏损所致的头晕耳鸣,腰膝酸软,惊悸健忘,阳痿不举等症	只有半个月,完全改变了,一步到位,要治就一定要除根

（黄瀚博）

中药材专业市场整治约谈会　2013 年 7 月 30 日,国家食品药品监督管理总局副局长吴浈主持召开中药材专业市场整治约谈会,亳州、安国等全国 17 个集中的中药材专业市场所在地政府负责人和农业部、商务部、国家工商行政管理总局、国家中医药管理局相关司局负责人参加了约谈会。总局对部分中药材专业市场进行了调查,发现中药材专业市场及其周边存在假冒伪劣、掺杂使假、违规经营、非法加工等现象。吴浈强调,总局会同有关部门,通过采取抽查、监督检验和明察暗访等方式,对整治效果进行检查。对存在问题较多、屡整屡犯、市场混乱、质量问题依然严重的中药材专业市场予以曝光,坚决关闭,严惩违法犯罪分子,并依纪依法追究行政管理责任。会上,17 个中药材专业市场所在地政府负责人签署《中药材专业市场管理责任书》,并表示全力组织开展中药材市场整治,通过整治,形成规范有序、健康发展的中药材专业市场。

（黄瀚博）

2013 年合理用药主题宣传活动　2013 年 9 月 2 日,由国家卫生和计划生育委员会、国家食品药品监督管理总局和中国科学技术协会联合主办的"健康中国行—全民健康素养促进活动 2013 合理用药主题宣传活动"在京启动。孙咸泽指出,当前我国公众的安全用药意识依然薄弱,用药基本科学知识相对不足,存在不少用药安全隐患,对一些药品夸大宣传也缺乏辨别能力。为此,国家食品药品监督管理总局制定下发了《食品药品安全科普行动计划 2011-2015》,用于指导部署各级食品药品监管部门统一开展"全国安全用药月"、"食品药品安全知识大讲堂"、"食品药品安全公益短片放映"等一系列主题宣传活动,引导广大公众安全合理用药,增强安全用药意识,提高安全健康素养。9 月份"全国安全用药月"期间,国家食品药品监督管理总局开展了"药品安全网络知识竞赛"、"药品专家系列在线访谈"和"安全用药专家咨询热线"等贴近群众、贴近生活、贴近实际的科普宣教活动,并首次尝试依托总局"中国食品药品监管"政务微博等新型媒介手段,密集开展有奖答题、微访谈等活动,引导公众树立安全合理用药的科学观念,养成正确用药的行为习惯。

（黄瀚博）

打击网上非法售药行为　2013 年 8 月 20 日,国家食品药品监管总局、国家互联网信息办公室、工信部、公安部、国家工商总局五部门共同开展的打击网上非法售药行动在京启动。有关部门通过清理违法有害信息、捣毁窝点、资格审核、宣传引导和鼓励举报等多种途径,联合整治网上违法售药行为,严厉打击利用互联网销售假药的违法犯罪活动。此次由五部门联合行动,重点打击三类违法行为,一是利用网络销售假药行为;二是未取得互联网药品交易资质,非法从事药品销售的行为;三是具有互联网药品信息服务或药品交易资质,但发布虚假药品信息或违法销售药品欺骗公众的行为。监管部门以当前网上非法销售问题最突出的肿瘤、性功能障碍、糖尿病、高血压等病症的治疗药品为重点品种,以互联网搜索引擎为重点监测对象,以投诉举报信息为重点线索,组织对网上售药行为进行排查。通过行动,侦破一批网上销售假药的大案要案,惩治一批网络销售假药的组织和个人,整顿、关闭、曝光一批违法售药网站,有效遏制网上销售假药与违法售药活动的高发势头。在加大打击力度的同时,监管部门将逐步建立健全相关规范,加强网上非法售药监测体系建设,完善网上售药管理办法和制度,强化网络药品服务信息审查,通过制度和机制,让合法的网上售药企业做大做强,为公众提供良好的网上购药环境。同时,监管部门还通过了加强网上安全购药的宣传,引导公众合理消费,自觉抵制网络非法售药行为。

(黄瀚博)

↗ **国家食品药品监督管理总局曝光违法发布虚假药品信息、销售假劣药品网站** 2013 年 9 月 25 日,国家食品药品监督管理总局在监督检查中发现,部分网站伪造或假冒开办单位,发布虚假药品信息、销售假劣药品,严重危害公众用药安全。国家食品药品监督管理总局将违法网站依法移送有关部门进行查处。将 20 家违法网站曝光,见表 2。

表2 违法发布虚假药品信息销售药品网站名单

序号	具体网址	网站标示名称或单位	涉及产品名称
1	http://www.youniqiang.com/	严肃男性治疗网	壮益锁坚勃搭档
2	http://www.qumaduo501.com/	曲马多批发网	盐酸曲马多片
3	http://www.20135166.com/	中国呼吸道疾病康复总院	喘泰欣
4	http://www.viegra.org/	伟哥官网	伟哥
5	http://www.ocnna988.com/	首都医科大学风湿骨病研究院	诺华通风康胶囊、诺华金骨康胶囊
6	http://www.zkyyw12o.net/	中科院三院药物研究所	糖立友速效口服胰岛素胶囊
7	http://www.xilishiguanwang.com/	美国西力士官方网站	西力士
8	http://shzyhxb.com/tslf.php	上海中医哮喘病专科医院	玉喘康
9	http://www.hsxbx.com/	海马多鞭丸官网	海马多鞭丸
10	http://www.20135511.com/	首都银屑病研究院康复总院	普癣利康
11	http://www.alsth.com/index.php?_m=mod_product&_a=prdlist	精神类药物销售网站	三唑仑
12	http://www.tianjee.com/annuoshu/	英国莫尼胺诺舒官网	莫尼胺诺舒
13	http://www.aizhengyiyao.com/	真致堂肿瘤药品	印度易瑞沙
14	http://www.deguokangruibao.com/	康瑞保官方网站	康瑞保
15	http://www.01051290100.com/	北京医科大学附属类风湿专科医院	美泰筋络
16	http://www.120bjpjs.com/	中国国际帕金森康复网	健脑祛颤肽、益智补脑肽
17	http://wwwqu.43gd.com/seo/display.asp?id=1317	夜时尚	力月西马来酸咪达唑仑片
18	http://www.xka121.com/	中国糖尿病研究协会康复网	消渴安胶囊
19	http://www.zhenbaoting.net/	联宝挺官网	联宝挺
20	http://www.shoudugaoxueya.com/	北京亚太国际医学研究院高血压治疗中心	稳压柏艾胶囊

(黄瀚博)

↗ **《国家食品药品监督管理总局关于加强食品药品安全科技工作的通知》** 2013 年 9 月 9 日,国家食品药品监督管理总局以食药监科〔2013〕139 号文印发了《国家食品药品监督管理总局关于加强食品药品安全科技工作的通知》。该《通知》内容主要包括:加强食品药品安全科技工作统筹规划、加强食品药品检验关键技术研究、加强信息技术在监管工作中的应用研究、加强先进适用技术的推广和应用、做好食品药品安全科技项目储备、完善食品药品安全科技工作保障措施。随着我国经济社会快速发展,科学技术不断进步,食品药品产业化竞争日益激烈,大量新技术、新材料广泛应用于食品药品研制、生产。与此同时,违法分子制售假劣食品药品的方式不断翻新,手段更加隐蔽。"地沟油"、"瘦肉精"、非法添加、掺杂使假、以次充优、偷换原料、挂靠过票等违法生产、经营问题已成为食品药品监管难题。该《通知》按照国务院关于机构改革和职能转变的有关要求,为贯彻党的十八大和全国科技创新大会精神,全面落实《国家中长期科学和技术发展规划纲要(2006~2020 年)》和"十二五"期间食品药品安全科技工作的各项部署,不断创新食品药品监管技术手段和方法,有效破解监管难题,提升监管效能。 (黄瀚博)

↗ **《关于药物临床试验信息平台的公告》** 2013 年 9 月 6 日,国家食品药品监督管理总局发布了《关于药物临床试验信息平台的公告》(第 28 号公告),要求开展药物临床试验信息的登记与公示工作。国家食品药品监督管理总局参照世界卫生组织要求和国际惯例建立了"药物临床试验登记与信息公示平台"(以下简称"信息平台"),实施药物临床试验登记与信息公示。凡获国家药品监督管理部门临床试验批件并在我国进行临床试验(含生物等效性试验、PK 试验、I、

Ⅱ、Ⅲ、Ⅳ期试验等）的，均应登录信息平台（网址：www.cde.org.cn），按要求进行临床试验登记与信息公示。药物临床试验登记与信息公示记录将与药品技术审评和监督检查工作关联。公众可以通过信息平台查询在我国开展的药物临床试验公示信息，了解并促进药物临床试验规范化，发挥社会监督作用。

（黄瀚博）

《国家食品药品监督管理总局立法程序规定》 为规范国家食品药品监督管理总局立法程序，保证立法质量，提高立法效率，根据《中华人民共和国立法法》、《行政法规制定程序条例》、《规章制定程序条例》、《法规规章备案条例》等法律、行政法规，以及国务院有关要求，2013年10月24日国家食品药品监督管理总局令第1号公布《国家食品药品监督管理总局立法程序规定》。该《规定》包括总则、立项、起草、审查、审议与公布、备案与解释、评估、清理与汇编、规范性文件的审查与清理、附则共9章，50条。该《规定》除进一步细化要求、完善制度、优化程序外，在以下几个方面进行了重点修改：(1)将科学立法和民主立法写入立法原则，强调要遵循客观规律、坚持改革创新、提高行政效能、保障法制统一、维护公平正义；(2)拓宽公众参与立法的渠道，保障公众的知情权和表达合理诉求的权利，公众可以通过信件、局互联网留言等多种途径向总局提出有关立法建议；(3)探索建立立法重大决策风险评估和立法后评估制度，对立法草案涉及食品药品监管体制机制、管理措施有重大调整，或者对人民群众切身利益、食品药品产业发展可能产生重大影响的，起草部门应当进行风险评估；(4)建立规章和规范性文件定期清理制度，发现有不符合经济社会发展要求，与上位法相抵触、不一致，或者相互之间不协调的，要及时修改或者废止，清理结果要向社会公布；(5)强化法制司归口管理，充分发挥法制机构的组织、协调作用，确保立法工作规范化。本《规定》自2013年12月1日起施行。2002年4月30日发布的《国家药品监督管理局行政立法程序规定》（原国家药品监督管理局令第33号）同时废止。

（黄瀚博）

《国家食品药品监督管理总局行政复议办法》 2013年11月6日国家食品药品监督管理总局以第2号令公布《国家食品药品监督管理总局行政复议办法》。该《办法》包括总则、申请和受理、审理、决定、附则共5章22条。该《办法》规定：处理行政复议案件，应当遵循合法、公正、公开、及时、便民的原则，坚持有错必纠，保障法律、法规的正确实施；行政复议审理过程中，被申请人不得自行向申请人或其他组织或个人收集证据；被申请人对其作出的具体行政行为承担举证责任，负责证明作出具体行政行为的事实根据和法律依据；受理行政复议申请不得向当事人收取任何费用，所需经费由国家食品药品监督管理总局专项列支。本《办法》自2014年1月1日起施行。2002年8月5日发布的《国家药品监督管理局行政复议暂行办法》（原国家药品监督管理局令第34

号）同时废止。

（黄瀚博）

2013年食品药品监督管理统计工作会议 2013年11月21～22日，国家食品药品监督管理总局综合司、信息中心在北京召开2013年食品药品监督管理统计工作会议。会议总结了2012～2013年度食品药品监管统计工作，安排布置了2013年年报和2014年定期报表，研讨了机构改革后统计工作面临的新情况、新问题，交流了统计工作经验、意见和建议。会议邀请国家统计局有关专家就统计法及统计管理、统计业务知识等做了专题讲解。与参会代表分组交流了经验，并对《关于加强食品药品监督管理统计工作的指导意见》进行了深入研讨。《指导意见》强调，地方各级食品药品监督管理部门要结合机构改革后的新情况，整合统计职能、完善统计机构、健全统计队伍、保障统计投入，确保足够力量和资源有效履行统计职责。在机构改革中同步推进统计职能划转和整合，积极主动向工商、质监部门移交相关统计职能，获取食品生产、流通监管的统计基础资料，保持统计工作的连续性和统计资料的完整性。根据实际情况明确统计机构，完善统计工作体系，履行统计工作职责，在保持现有统计队伍稳定的基础上，适当予以加强，并确保有专职人员从事统计工作，充实统计人员优先从具有统计专业技术职务资格或统计专业知识的人员中选配。要将统计工作经费纳入部门预算统筹考虑，保证统计工作必要的办公设备和工作条件。加强统计信息化建设，实现统计信息的收集、处理、传输、共享和数据库建设的现代化。

（黄瀚博）

进一步加强食品药品监管信息化建设 2013年2月8日，国家食品药品监督管理总局发布了《关于进一步加强食品药品监管信息化建设的指导意见》。《指导意见》的总体目标是，以强化顶层设计为统领，以统一标准规范为基础，以突出平台建设为核心，以加强信息利用为主线，以加强队伍建设为保障，到"十二五"末，建成覆盖各级食品药品监管部门的统一信息网络和国家、省两级数据中心，完善信息安全、信息标准和应用支撑平台三大支撑体系，建成覆盖药品、医疗器械、保健食品、化妆品、餐饮食品监管业务的行政执法、信息监测、应急管理、公共服务、决策支持和内部管理六大业务平台，形成互联互通、信息共享、业务协同、统一高效的食品药品监管信息系统，推进阳光审批、动态监管与科学决策，促进食品药品监管和服务水平的不断提高。重点工作有加强关键业务平台和应用系统建设；加快信息化标准规范体系建设；加快建设食品药品监管数据中心；加强信息化基础设施和安全保障体系建设；强化公共服务体系建设；加强信息化工作绩效考评。

（黄瀚博）

《2013年度药品审评报告》 一、2013年主要的工作措施及进展：(1)进一步加强创新药的审评管理；(2)继续探索仿制药的审评管理机制；(3)进一步加强信息公开和沟通交

中国药学年鉴 CHINESE PHARMACEUTICAL YEARBOOK 2014

流,接受监督,促进审评效率和质量提升;(4)不断完善审评质量保障体系。二、2013 年批准重要治疗领域药品情况:(1)抗感染用药帕拉米韦氯化钠注射液,环丝氨酸胶囊,吗啉硝唑氯化钠注射液;(2)抗肿瘤用药甲磺酸伊马替尼片和胶囊,达沙替尼片,阿瑞匹坦胶囊,依维莫司片;(3)内分泌系统用药帕立骨化醇注射液,苯甲酸阿格列汀片,利格列汀片;(4)循环系统用药达比加群酯胶囊,曲前列尼尔注射液;(5)生殖系统用药醋酸加尼瑞克注射液,榆栀止血颗粒;(6)消化系统用药缓痛止泻软胶囊;(7)眼科用药康柏西普眼用注射液。三、2013 年受理与审评情况。2013 年,药品审评中心全年受理新注册申请 7 529 个。药品审评中心完成审评并呈送国家总局审批的审评任务 4 491 个,其中批准 2 767 个,不批准 1 384 个,另有企业撤回和非中心审评任务 340 个。2013 年,化药新申请以受理号计共 6 409 个,完成化药审评 4 237 个;中药新申请共 594 个,完成中药审评 635 个;生物制品新申请共 526 个,完成生物制品审评 408 个。 　　(黄瀚博)

国家食品药品监督管理总局 2013 年度政府信息公开工作报告 国家食品药品监督管理总局政府信息公开工作年度报告(2013 年)数据统计期限为 2013 年 3 月 26 日至 2013 年 12 月 31 日。自 2013 年 3 月 26 日国家食品药品监督管理总局成立以来,总局高度重视政府信息公开工作,要求总局办公厅及有关司局加强政府信息公开基础工作,提高工作透明度,保障公众的知情权和参与权。总局办公厅认真贯彻落实《国务院办公厅关于印发当前政府信息公开重点工作安排

的通知》和《国务院办公厅关于进一步加强政府信息公开回应社会关切提升政府公信力的意见》,以机构组建为契机,夯实工作基础,完善工作机制,改进发布平台,拓展发布渠道,及时将食品药品监管信息向社会公布。总局共计主动公开政府信息 4 686 条。食品药品监管系统动态类信息 1 819 条,占 38.8%;公告通告类信息 756 条,占 16.1%;行政许可类信息 1 249 条,占 26.7%;法规文件类信息 216 条,占 4.6%;专栏及综合管理类信息 585 条,占 12.5%;人事类信息 25 条,占 0.5%;征求意见类信息 36 条,占 0.8%。截至 2013 年底,已通过总局政府网站主动公开基础数据库 43 个,数据量为 166 万条;进度查询数据库 7 个,数据量为 84 万余条;英文版数据库 3 个,数据量为 9400 余条。依申请公开信息和不予公开信息方面,总局受理了 158 件有效申请,已经主动公开的 27 件;依申请公开的 46 件;未予提供所申请相关政府信息的 15 件,其中"非本机关政府信息"的 5 件,"信息不存在"的 1 件,申请内容不明确的 1 件,重复申请告知不重复答复的 1 件,属于不予公开范围的 7 件。 　　(黄瀚博)

2013 年违法药品广告公告 为加强药品广告监督管理,整治违法发布广告行为,进一步规范广告发布秩序,根据《药品广告审查办法》的有关规定,各省、自治直辖市食品药品监督管理部门加强对行政区域内广告发布情况的检测,并及时发布了违法广告公告。2013 年,国家食品药品监督管理总局共发布了 4 期违法药品医疗器械保健食品广告公告汇总。其中有关药品违法广告,见表 3。

表3　2013 年违法药品广告公告汇总

期号	查处违法药品广告次数	撤销和收回药品广告批号数	情节严重药品名称	药品生产企业	违法情况			
					①	②	③	④
第 1 期	36 747	37	复方鼻炎膏	西安澜泰药业有限公司	√	√	√	
			罗珍胶囊	黑龙江乌苏里江制药有限公司哈尔滨分公司	√	√	√	√
			双红活血胶囊	青海晶珠藏药高新技术产业股份有限公司	√	√	√	√
			清肺十八味丸、沙参止咳汤散	乌兰浩特中蒙制药有限公司	√	√	√	
			参黄养阴胶囊	吉林中鼎药业有限公司		√	√	√
第 2 期	116 025	1	参地益肾口服液	陕西康惠制药股份有限公司	√	√		
			养血荣筋丸	北京市东升药业有限责任公司	√	√		
			益智温肾十味丸	内蒙古库伦蒙药厂	√		√	
			抗骨增生片	四平市吉特药业有限公司	√	√		
			宫瘤清片	陕西白云制药有限公司	√		√	
			赖氨葡锌片	辽宁良心(集团)德峰药业有限公司	√	√		
第 3 期	124 847	43	壮腰健肾丸	河北安国药业集团有限公司	√	√		
			脾肾双补丸	甘肃河西制药有限责任公司	√	√		
			抗骨质增生丸	乌兰浩特中蒙制药有限公司	√	√		
			外用无敌膏	云南无敌制药有限责任公司	√	√		
第 4 期	15 797	2	桂龙药膏	广西邦琪药业集团有限公司	√	√		
			糊药	大理白族自治州中药制药有限公司	√	√		
			十味乳香丸	西藏金哈达药业有限公司	√	√		
			力补金秋胶囊	河南洛阳远洋制药有限公司	√	√		
			男宝胶囊	通化嘉丰药业股份有限公司	√	√	√	

说明:表中违法情况编号代表①广告宣传超出了食品药品监督管理部门批准的内容;②含有利用患者、专家、专业机构及其工作人员名义作或形象证明;③不科学地表示功效的断言和保证;④处方药,禁止在大众媒介发布广告。

　　(黄瀚博)

中国药学年鉴 CHINESE PHARMACEUTICAL YEARBOOK 2014

↗ 2013 年中药材 GAP 检查公告 2013 年,国家食品药品监督管理总局按照《中药材生产质量管理规范认证管理办法(试行)》的规定,先后公布 2 期(20 号－21 号)《中药材 GAP 检查公告》,共 12 家企业的中药材基地符合《中药材生产质量管理规范认证管理办法(试行)》的要求,见表 4。

表4 2013 年中药材 GAP 检查目录

企业名称	注册地址	种植品种	种植区域
贵州威门药业股份有限公司	贵州省贵阳市乌当区高新路23 号	头花蓼	贵州省黔东南州施秉县牛大场镇(牛大场村、吴家塘村、高厂坝村、老渡桥村、石桥村、大坪村、铜鼓村、紫荆村、山口村)、杨柳塘镇(杨柳塘村、翁塘村、地坝村)、白垛乡(谷定村、老寨场村);贵州省贵阳市乌当区新堡乡(马头村)
黑龙江天翼药业有限公司	黑龙江省大庆市高新区建设路245 号	板蓝根	黑龙江省大庆市杜尔伯特蒙古族自治县东吐莫乡黑龙江省绿色草原牧场一管区九作业区绿色九队、三管区三作业区绿色三队、一管区二作业区绿色林场
吉林省宏久和善堂人参有限公司	抚松县抚松镇环城路 23 号	人参	抚松县北岗镇:胜利林场村、东泉村、西泉村、大顶子林场村
昆明制药集团股份有限公司	云南省昆明市西郊七公里	三七	种子种苗基地:云南省文山州砚山县平远乡阿三龙村;云南省红河州石屏县牛街乡过甲山村
麻城九州中药发展有限公司	麻城经济开发区陡坡山金龙小区39 号	菊花	福田河镇枣树坪村、甘家湾村、成家湾村、张店村、黄土岗镇喻家垸村
恩施九州通中药发展有限公司	湖北省恩施市金桂大道 150 号	黄连	利川市建南镇龙塘沟村,恩施市新塘乡太山庙居民委员会,种质资源圃在恩施市下坝村(湖北省农科院中药材试验场)
黄冈九州通中药材有限公司	罗田县经济开发区	苍术	草盘地镇韩婆墩村、黄沙河村、星光村、孙家垸村
山东东阿阿胶股份有限公司	山东省东阿县阿胶街 78 号	地黄	东阿县牛角店镇朱圈村、周门前村、董圈村;陈集乡胡庄村;姜楼镇徐楼村;大桥镇康韩村、小生村
西安安得药业有限责任公司镇坪分公司	陕西省镇坪县小曙河镇战斗村	黄连	华坪镇团结村、三坝村、尖山坪村;钟宝镇金岭村、民主村、干洲河村;小曙河镇安坪村、中坪村、和平村
西安安得药业有限责任公司镇坪分公司	陕西省镇坪县小曙河镇战斗村	玄参	华坪镇三坝村、尖山坪、团结村;洪石镇仁河村、云雾村、胜利村;曾家镇金坪村、鱼坪村、文溪村
方城县华丰中药材有限责任公司	河南省南阳市方城县城关镇凤瑞路 168 号	丹参	方城县拐河镇西关村、王家营村、许良庄村、养马口村,四里店乡四里店村、杨集乡尹店村
南阳白云山和记黄埔丹参技术开发有限公司	河南省南阳市方城县	丹参	河南南阳市方城县杨集乡、柳河乡和拐河镇

(黄瀚博)

↗ 2013 年药品不良反应信息通报 2013 年,国家药品不良反应检测中心共发布 7 期(第 52－58 期)药品不良反应信息通报,公布了碘普罗胺注射液等药品的不良反应,见表5。

表5 2013 年药品不良反应信息通报(第 52～57 期)

通报期号	药品名称	主要不良反应
第 52 期	碘普罗胺注射液	全身性损害、呼吸系统损害、心血管系统损害
	红花注射液	呼吸困难、胸闷、过敏样反应、过敏性休克、寒战、发热、心悸等
第 53 期	中西药复方制剂珍菊降压片	消化系统损害表现为肝功能异常、黄疸、胰腺炎等;精神神经系统损害表现为头晕、视物模糊、运动障碍、麻木;皮肤及附件损害表现为剥脱性皮炎、全身水疱疹伴瘙痒等
第 54 期	复方青黛丸(胶丸、胶囊、片)	药物性肝损害和消化道出血
第 55 期	质子泵抑制剂(奥美拉唑、泮托拉唑、兰索拉唑、雷贝拉唑、埃索美拉唑)	骨折、低镁血症风险以及与氯吡格雷的相互作用
第 56 期	左氧氟沙星注射剂	全身性损害、皮肤及其附件损害、呼吸系统损害
第 57 期	别嘌醇	皮肤及其附件损害、胃肠道损害、全身性损害

(黄瀚博)

省市药监动态

↗ **河北举办首届药品质量分析会** 2013 年 12 月 18 日,河北省食品药品检验院在石家庄市召开首届河北省药品质量分析会,会上,举办了 2012 年国家及河北省药品评价抽验中药品质量存在的问题专题讲座,报告国家药品评价抽验血栓通注射液、小儿氨酚黄那敏颗粒等 3 个品种及河北省基本药物评价抽验腺苷钴胺片、柏子养心丸等 6 个品种的质量分析情况,通报国家仿制药品一致性评价技术要求和 2013 年省药品生产企业实验室比对结果及分析。河北省 70 多家药品生产企业质量负责人、质量检验负责人及省局相关处室负责人参加会议。

(雍佳松)

↗ **湖北召开互联网涉药企业网站负责人约谈会** 2013 年 12 月 13 日,湖北省食品药品监督管理局召开互联网涉药企业网站负责人约谈会。会议强调:一是要加强药品交易网站资质的管理;二是要加强药品交易网站销售药品的管理;三是要加强网售药品配送环节的管理;四是要加大对互联网非法售药的查处力度。15 家药品流通企业网站负责人对近年来网站经营情况进行介绍,对年度自查报告进行上报,对省局今后发挥职能作用,扶持省互联网药品交易及信息服务产业做大做强提出建议。

(雍佳松)

↗ **河南制定《亲属涉食品药品行业工作人员行为规范》** 2013 年 12 月 16 日,河南省食品药品监督管理局制定出台《亲属涉食品药品行业工作人员行为规范》(以下简称为《规范》)。《规范》要求,对有亲属在本级局监管对象中任重要职务的工作人员,实行登记备案制度,工作人员应在该亲属任职的第一个月内,主动将有关情况报告所在单位纪检监察部门和人事部门;在许可、认证、检验、处罚、复议、听证等工作时,与相关企业人员或当事人有亲属关系的,工作人员应进行回避;工作人员不得明示或暗示其他工作人员为亲属所在单位或个人提供虚假检验报告、降低或取消门槛、放松或放弃监管、免于或减轻行政处罚;不得利用职务影响,帮助亲属所在单位或个人逃避或减轻法律责任;不得向亲属所在单位或个人泄露工作秘密,给监管工作造成被动或不良影响;不得利用职务之便,帮助亲属所在单位或个人打压报复行业竞争者,破坏市场公平竞争秩序;对违反规范行为实行责任追究。

(雍佳松)

↗ **无锡市成立公安局驻食品药品监督管理局警务室** 2013 年 12 月 11 日,"江苏省无锡市公安局驻无锡市食品药品监督管理局警务室"正式成立。该警务室由无锡市公安局治安支队派驻专人入驻食品药品监督管理局,主要任务是与市食品药品监督管理局共同参与一些复杂场所和重大案件的现场执法,提前介入重大疑难药品的案件调查和处理。

(雍佳松)

↗ **哈尔滨药品不良反应监测中心首创"靶向监测"** 2013 年 11 月 21 日,黑龙江省哈尔滨市药品不良反应监测中心创新工作方法,在哈尔滨市红十字中心医院开展"靶向监测"现场指导,即对该院在具体工作中存在的问题进行分析,提出解决办法。通过"靶向监测",现场追溯"特定药品院内去向",并按"去向"查阅病历。通过对医疗机构现场追溯,指导人员发现该医院存在 2 例本应该上报而未上报的 ADR 和 2 例需要核实后上报的 ADR,并及时在现场进行记录。"靶向监测"的实施旨在为加强医疗机构管理与监测工作,加大自检自查力度,促使医疗机构扎实开展工作,杜绝漏报、错报,提高报告质量。

(雍佳松)

↗ **云南完成香草酸等 10 个国家药品标准物质的研究与标定工作** 2013 年 11 月 22 日,云南省食品药品检验所完成香草酸等 10 个国家药品标准物质的协作研究与标定项目。云南省食品药品检验所对香草酸、柴胡皂苷 a、柴胡皂苷 d、氧化苦参碱、黄芪甲苷、肉桂酸、对二甲氨基苯甲醛、对羟基苯甲酸丁酯(羟苯丁酯)、防己诺林碱(汉防己乙素)、芦荟大黄素等 10 个中药中常用的国家标准物质进行稳定性核查。经DAD(二极管阵列)和 ELSD(蒸发光散射)两种检测器在不同波长下按给定的方法进行测定,10 种国家药品标准物质破坏前后性状、纯度基本稳定。

(雍佳松)

↗ **湖北食品药品监督管理局与省政府门户网站共同举办微访谈活动** 2013 年 11 月 21 日,湖北省食品药品监督管理局组成团队做客"湖北省政府门户网站"微访谈栏目,就药品监管、中药选购及使用常识等公众关注的问题,与新浪微博网友进行实时在线交流。微访谈现场,团队成员们针对网友实时提出的有关药品安全方面的问题,进行解答,特邀专家从科普知识的角度对网友的疑问作出专业的解释。针对安全用药、药品监管等话题,共回复网友提问 50 余个。同时,为满足公众关于药品相关的建议投诉,湖北省开通统一药品安全投诉举报热线"12331"。

(雍佳松)

↗ **绥化药品不良反应监测中心推行药企 ADR 备案制度** 为有效加强药品生产企业不良反应监测工作,黑龙江省绥化市药品不良反应监测中心推行药品生产企业 ADR 备案制度,要求辖区内所有药品生产企业必须按照要求建立备案制度,企业内部必须增挂牌匾"ADR 监测室",确定不良反应监测相对稳定的专职人员到监管部门进行备案登记,最大限度地保证市药品不良反应监测中心与企业之间信息传递的畅通,随时掌握企业信息动态。截至 2013 年 11 月 18 日,该中

中国药学年鉴

CHINESE PHARMACEUTICAL YEARBOOK 2014

心已经多次深入药品生产企业开展督查和培训,全市所有药品生产企业 ADR 监测信息全部备案,企业按照要求设置人员负责,全面开展 ADR 监测工作。　　　　　（雍佳松）

广东召开食品药品监管工作亮点交流座谈会　2013 年 11 月 7 日,广东省食品药品监督管理局召开全省药品监管工作亮点交流座谈会。会议以"食品药品监管亮点工作"为主题,广州、惠州、中山、肇庆、潮州、韶关、湛江、深圳等 8 个市局结合各地工作实际,在机制建设、创新监管、稽查打假等方面,介绍各自在监管工作中的好做法和体会,分析当前工作中存在的问题和面临的困难;同时,对如期按要求完成基层体制改革工作和加强新时期药品安全监管工作,提出 3 点要求,即正确认识药品监管工作新形势,加快药品监管体制改革步伐,加强新时期药品安全工作。　（雍佳松）

呼和浩特 276 家试点零售药店开展赋码药品核注核销　内蒙古自治区呼和浩特市食品药品监督管理局下发了《关于在全市试点零售药店开展赋码药品核注核销的通知》（以下简称《通知》）,《通知》要求将电子监管试点零售药店的核注核销上传情况纳入药店认证、跟踪检查、换证等监管之中。定期与不定期地实地或运用"中国药品电子监管网"检查其核注核销的开展情况,各级食品药品监管部门通过"中国药品电子监管网"发现预警信息,开展工作。《通知》明确规定全市试点零售药店不得迟于 2013 年 11 月 1 日对所经销的赋码药品开展核注核销。截至 2013 年 11 月 5 日,呼和浩特市 276 家试点药品零售药店电子监管前期准备工作已基本就绪,旗县、区食品药品监管部门均配备专(兼)职数字证书操作员,试点零售药店发放设备,并进行人员培训。（雍佳松）

武汉开展药品市场质量安全风险第三方评估试点　为全面客观评价武汉市药品市场质量安全状况,摸清市场存在的突出问题,找出监管薄弱环节,指导监管资源有效配置,湖北省武汉市食品药品监督管理局围绕专业化监管与社会化管理相结合的改革思路,采取政府向社会团体(医药学会或者协会)购买服务的方式,引入第三方调查评估机制,制定《武汉市药品市场质量安全第三方评估实施试点工作方案》,在对武汉市药品市场状况开展质量安全风险评估的定位上,以发现问题为导向、规范行为、防范风险为目的;在评估重点上,以新修订的《药品经营质量管理规范(GSP)》的要求为标准,结合药品"两打两建"要求和药品市场实际,提出 7 个方面 18 个子项的风险评估点。在操作方式上,采取先试点,再总结推广的办法。截至 2013 年 11 月 5 日,试点工作有序开展。（雍佳松）

第六届晋冀蒙三省八市食品药品监管协作会议　2013 年 10 月 31 日,第六届晋冀蒙三省八市食品药品监管协作会议在内蒙古自治区包头市召开,会议总结交流各地食品药品监管工作情况,研讨机构改革的思路和设想,分析当前形势,安排部署今后区域协作工作任务,会议对三省八市食品药品监管协作给予肯定,对各协作单位间深化区域间协作、提升食品药品安全保障能力提出希望。各参会单位围绕机构改革、药品安全专项整治、进一步加强三省八市药品监管协作会议如何更好地发挥作用提出建议。张家口、大同、朔州、呼和浩特、乌兰察布、鄂尔多斯、包头等市食品药品监督管理局领导和相关人员参加会议。　（雍佳松）

福建首创推行药店"四证合一"换证工作　2013 年 10 月,福建省福州市食品药品监督管理局,全力推行零售(连锁)药店《药品经营许可证》、《药品经营质量管理规范认证证书》、《医疗器械经营企业许可证》、《保健食品经营企业卫生条件审核证明》"四证合一"为《福建省食品药品经营许可证(合)》。福州市局采取"四个强化":一是强化组织。成立专项工作领导小组,从相关业务处室抽调精干人员组成联合办公室,统一协调换证工作。从办公用房中腾出 1 间作为办公场所,制定了收件、审核、核对、打证等一系列工作流程和相关制度。二是强化服务。将有关文件精神和要求第一时间通过零售药店 QQ 群通知各片长和零售连锁总部。设置咨询电话,为药品零售企业提供答疑解惑。干部职工深入企业上门服务,引导企业主动参与换证工作。三是强化监督。换证审查中,严格核实企业名称、注册地址、仓库地址、企业法定代表人(企业负责人)、质量负责人、经营方式、经营范围等重点内容的真实性和完整性。四是强化落实。对于"四证"均未到期的企业,根据原四证内容分别填入《福建省食品药品经营许可证(合)》,有效期在各许可经营范围栏目内用括号分别注明;对于"四证"中有一证有效期到期换证的,在企业自愿的基础上,统一组织市场处、器械处、保化处依法同时进行检查,符合规定的,核发"四证"和《福建省食品药品经营许可证(合)》。　（雍佳松）

深圳开展"猎象"行动打击网络销售假冒抗癌药　为加大对互联网销售假冒抗癌药违法行为的监测力度。2013 年 3 月,广东省深圳市药品监督管理局开展打击网络非法销售假冒抗癌药专项行动。以日常监管工作、投诉举报等信息情况作为参考,围绕监测重心,根据产品特点,利用"查处网络涉药犯罪工作新模式",结合多种资源和先进技术对相关信息进行分析。2013 年 8 月 30 日,深圳市局联合公安机关,开展"猎象"网络销售假冒抗癌药专案收网行动,共出动药监执法人员 42 人,公安干警 57 人,行动当天仅深圳市范围就对 12 处场所进行现场检查,摧毁犯罪团伙 8 个,共抓获犯罪嫌疑人 14 人,刑拘 12 人,缴获假冒抗癌药 332 盒(瓶)。

（雍佳松）

北京启动药品类数据管理系统服务企业试点工作

2013 年 8 月 29 日,北京市食品药品监督管理局启动药品类数据管理系统企业试点工作,面向全市药品生产企业推进药品类注册数据信息服务。北京市食品药品监督管理局在总结监管实践经验的基础上,组织开发药品类数据管理系统企业应用端。通过应用该系统,各企业能够实现对本单位药品、药用辅料、药包材注册信息的电子化管理,能全面追溯品种注册历史信息,及时掌握批准文号效期预警,解决企业在数据科学管理与有效应用过程中遇到的困难,提高企业注册数据信息化管理水平与数据应用能力。

(雍佳松)

↗ **陕西出台药品安全特邀监督员制度** 2013 年 8 月 23 日,陕西省食品药品监督管理局出台《食品药品安全特邀监督员制度》。该《制度》明确指出省局可以聘任省级人大代表、政协委员,省纪委、法制办等机关干部,省级新闻媒体记者以及有一定社会影响力的食品药品专家作为食品药品安全特邀监督员,征得本人所在单位同意后,由省局颁发《陕西省食品药品安全特邀监督员证》。该《制度》同时指出,食品药品安全特邀监督员如有超越范围、权限监督;非法干扰、妨碍行政机关及其工作人员正常执法活动以及利用食品药品安全特邀监督员证谋取私利等行为的,由省局收回《食品药品安全特邀监督员证》。《制度》明确省局食品药品安全特邀监督员主要职责,包括听取、收集社会公众对全省各级食品药品监管部门的意见和建议,反映、转递社会公众对药品安全问题的投诉;监督全省各级食品药品监管部门行政执法人员工作,及时向省局反映发现的不规范执法行为、行政不作为或乱作为以及政风行风等方面的问题。要求在特邀监督员监督检查过程中,被监督人员应当予以配合;对特邀监督员反映的问题,承办处室应在 10 日内提出办理意见。

(雍佳松)

↗ **山东首试运行省级一体化投诉举报业务系统** 根据国家食品药品监督管理总局(以下简称"总局")投诉举报中心有关工作要求,2013 年 8 月 12 日,全国食品药品省级一体化投诉举报业务系统在山东省首试运行。国家食品药品省级一体化投诉举报业务系统是由总局投诉举报中心开发的省级食品药品投诉举报统一版软件,山东省被总局指定为首个试运行该系统。该投诉举报业务系统具有电话、信件、互联网、传真、走访、移动终端等多种渠道接收、传递投诉举报信息的功能,能满足省、市、县三级食品药品投诉举报工作机构之间的互联互通和信息共享,同时实现与总局的互联互通。山东省选择省局、菏泽市局及其 5 个县(区)局作为试点。试运行工作分三个阶段:2013 年 8 月 5 ~ 9 日完成系统的安装、调试与培训工作;8 月 12 日至 9 月底进行业务系统试运行;10 月上旬完成业务系统试运行情况评估和总结工作。

(雍佳松)

↗ **鄂州市首批 15 个食品药品安全科普宣传站运行** 为进一步加大食品药品安全知识宣传力度,2013 年 7 月 24 日,湖北省鄂州市首批 15 个食品药品安全科普宣传站分别挂牌运行。按照"统一规划、先行试点、分步实施、整体推进"的思路,有专人负责、有固定活动场所、有科普宣传栏、有播放宣传资料的设施设备、有统一标示牌、有活动内容记载的要求,第一批食品药品安全科普宣传站主要集中在药品安全示范创建区、中心社区、学校食堂和城区大型药店,通过设置宣传栏、播放科普短片、发放宣传资料、免费接受咨询等形式,广泛宣传药品安全科普知识,及时发布药品安全消费警示,满足群众对药品安全知识的迫切需求。

(雍佳松)

↗ **滁州市开通"假劣药网络查询平台"** 2013 年 7 月 9 日,安徽省滁州市食品药品监督管理局"假劣药网络查询平台"开通运行。该平台设计为"一库二查",一库是实时更新的假劣药信息数据库,"二查"一是向公众服务供查询,在该局网站点击图标,进入查询界面,查询购买到的药品是否有不良记录,实现群众参与的良好互动。二是利用数据库的信息对全市药品零售企业的药品购进数据,定期逐家逐店进行联网批量自动搜索,实现对来自全国假劣药品信息的落地使用最大化。为保证数据库的信息量和及时更新,提高使用效果,该局制定了《假劣药网络查询平台管理办法》,由专人负责数据的收集和录入。

(雍佳松)

↗ **北京市在央视网开辟安全用药科普宣传专题** 为提高全国公众安全用药意识,2013 年 6 月,北京市药品监督管理局与央视网合作,在央视网健康板块开辟"北京市药监局安全用药科普宣传"专题栏目,播出由北京市药品监督管理局怀柔分局、北京市怀柔区文化馆与中央二套"非常 6 + 1"栏目组,历时 4 年合作拍摄完成的 50 集系列情景短剧《安全用药健康人生》。该情景剧每集讲述一个故事,宣传一至两条"三品一械"法律法规或安全用药知识。国家食品药品监督管理局从 50 集系列情景剧中节选 8 集,以电子版的形式发放到全国 31 个省局。同时,该专题栏目在第一时间发布药品监管动态信息与药品不良反应等知识。

(雍佳松)

↗ **宁夏开展药品流通领域规范票据管理专项检查** 2013 年 6 月 19 日,宁夏回族自治区食品药品监督管理局下发通知,在全区开展为期 4 个月的规范药品流通领域规范票据管理专项检查。一是重点检查各涉药单位是否按照法律法规的规定,制订药品购销票据管理制度,规范购进票据和销售凭证管理;采购药品时,是否索取、查验、留存标明供货单位名称、药品名称、生产厂商、批号、数量、价格等内容的合法有效购进票据;各药品零售企业销售药品时,是否开具标明药品名称、生产厂商、数量、价格、批号等内容的销售凭证。二是要求各涉药单位认真组织自查,发现问题及时整改。各级药监部门要认真检查对货款不入公司账户、销售日期间隔较久而发票连号、药品转运不经公司所在地、公章印模或授权

中国药学年鉴

CHINESE PHARMACEUTICAL YEARBOOK 2014

人签名多样化等现象的票据,严肃查处"挂靠、走票"、"出租出借证照"等违法违规行为,情节严重的坚决吊销其药品经营许可证。三是督促落实涉药单位各环节票据管理的责任,增强验收或审核人员的责任心,严格审查票据及资质证照文件,严防药品经非法渠道进入市场,严禁药品经营企业为其他企业或有关人员代开药品销售票据等违法违规行为。严肃处理通过不正当渠道将药品假入库,开具假验收、出库票据。通知要求,各级食品药品监管部门要指导企业完善票据管理制度,健全票据管理档案,做到票据打印出货核查、票据按月定期装订、票据样式统一规范。

(雍佳松)

《西藏自治区藏药材标准》颁布 2013 年 6 月 3 日,由西藏自治区食品药品监管部门编纂出版《西藏自治区藏药材标准》颁布会在拉萨市召开,该标准既是一部控制藏药材质量,具有法律效力的质量标准,又是一部对藏药基础研究和开发,具有较高参考价值的工具书。该标准的颁布实施,填补了西藏地区地方药材标准的空白,自治区副主席德吉、自治区党委宣传部、人大教科文卫委员会、政协教科文卫委员会等 16 个部门负责人及《西藏自治区藏药材标准》编委会成员、藏医药界代表出席会议。

(雍佳松)

湖北省开展药品电子监管数据共享测试 2013 年 5 月 23 日,湖北省食品药品监督管理局召开部分药品生产经营企业座谈会,布置全省药品电子监管数据共享测试工作。座谈会介绍了药品电子监管数据共享工作和全省药品电子监管平台建设情况,演示了基于药品电子监管数据共享的全省药品电子监管平台基本功能和作用,回答了药品企业代表对测试工作的咨询,对测试工作进行了具体安排。湖北省是国家食品药品监督管理总局确定的全国药品电子监管数据共享试点省之一。通过药品电子监管数据共享,建立全省统一的药品监管信息平台和公众查询平台,帮助各级监管部门及时、方便地掌握药品生产经营及零售情况,及时进行追溯查询和召回,为公众和企业提供药品信息检索、监管码查询和真伪鉴别等信息服务。

(雍佳松)

福建省开展医疗机构制备正电子类放射性药品监督检查 2013 年 3 月 1 日,福建省食品药品监督管理局开展医疗机构制备正电子类放射性药品监督检查。一是医疗机构自查整改阶段。出台文件,要求辖区内所有使用正电子类放射性药品的医疗机构完成自查,并填写《福建省医疗机构使用、制备正电子类放射性药品登记表》,并将所使用的正电子类放射性药品制备工艺执行情况、产品质量保障情况、药品标准执行情况等内容,及时报送福建省及所在的区市食品药品监管部门和卫生行政部门。二是食品药品监督管理部门监督检查阶段。对已按规定备案的医疗机构,重点检查制备行为是否符合备案内容和范围,包括制备记录、检验记录、制备工艺、质量

控制、药品标准执行情况等。对已取得正电子类放射性药品调剂资格的医疗机构,还要检查其调剂行为是否符合《医疗机构制备正电子类放射性药品管理规定》的要求,在检查中发现问题的,责令其限期整改。三是有关部门对监督检查情况进行总结。福建省食品药品监督管理局及时总结本次监督检查情况,包括监督检查总体情况、辖区内医疗机构备案情况、存在的问题、意见和建议等,规范医疗机构制备行为。

(雍佳松)

兰州市开展创建"放心门店"活动 2013 年 1 月 11 日,甘肃省兰州市食品药品监督管理局大力推动"放心门店"创建活动,活动内容包括:在经营场所最醒目的位置设置统一公示区,公示许可信息、药学服务人员信息、药店从业人员信息、近期药品质量安全状况及投诉举报电话等内容,接受消费者和社会监督。药品与非药品的陈列区域完全隔离,有各自的通道。药品按用途分类陈列摆放,处方药不得开架销售。根据药品储存环境的特殊要求,各药店均设置与经营规模相适应的冷藏、阴凉保存设施设备,以确保店堂内陈列药品的质量。药品购销存全部实现计算机管理,购销行为符合GSP 要求,购销渠道合法,购销票据规范。

(雍佳松)

福建、江苏两省开展打击网上非法售药行动 2013 年 9 月,福建省、江苏省食品药品监督管理局分别联合省互联网信息办、省通信管理局、省公安厅、省工商局等部门,开展全省打击网上非法售药行动。此次行动一是通过侦破一批网上销售假药的大案要案,惩治一批网络销售假药的组织、实施和参与者,整顿、关闭、曝光一批违法售药网站,形成打击违法犯罪的高压态势,遏制网上销售假药与违法售药活动的高发势头。二是通过加大网上安全购药的宣传、引导和警示力度,营造互联网药品正当交易的良好环境。三是通过健全食品药品监管、互联网信息内容管理、工信、公安和工商等部门协作配合的长效机制与有效措施,保证网上售药的良好秩序。

(雍佳松)

台州市开展连锁企业远程审方试点工作 2013 年 12 月 16 日,制定《台州市药品零售连锁企业远程审方室设置现场验收评定标准》指出:60 家门店以内配备 6 名以上执业药师,超过 60 家门店的,每增加 1~20 家门店增配 1 名执业药师;经营中药饮片的,执业中药师配备比例占总执业药师总数比例 30% 以上。审方室应配置可支持远程审方系统高效运转的计算机和指纹确认设备,连锁门店还应配置处方抓拍和传输设备。企业应配备远程式审方管理软件,软件系统中处方上传和审核等流程设置合理,系统内容包括处方登记、处方审核、处方保存、处方查询和统计功能。审方室和门店网络信号连接顺畅,网络传输容量和速度满足门店管理端口设备的正常运转以及远程审方、远程考勤和图像、数据上传等功能的正常实施。

(雍佳松)

中国药学年鉴

CHINESE PHARMACEUTICAL YEARBOOK 2014

↗ **赣州市、银川市推行"黑名单"制度** 2013 年 9 月 4 日，赣州市食品药品监督管理局出台《赣州市药品安全"黑名单"管理规定实施细则》(以下简称《细则》)。《细则》规定，列入市食药监局政务网站上的药品安全"黑名单"的单位或个人信息同时记入监管档案，增加检查和抽验频次、责令定期报告质量管理情况等措施。在公布期限届满时，转入药品安全"黑名单"数据库。鼓励社会组织或个人拨打"12331"投诉电话或网站公布的相关科室、直属单位联系电话举报。2013 年 11 月 28 日，宁夏回族自治区银川市食品药品监督管理局制定《银川市药品零售企业药学技术人员"黑名单"制度(试行)》(以下简称《制度》)。《制度》规定列入"黑名单"条件：药学技术人员向开办药品零售企业的单位或个人提供个人职称、不在职证明等资质证明材料经核查后证实为虚假材料的；药学技术人员协助他人或单位骗取《药品经营许可证》，被食品药品监管部门查实后吊销《药品经营许可证》的；发现药品零售企业药学技术人员应在岗而未在岗又无正当理由，发生三次视为该药品零售企业药学技术人员为虚挂；经核查证实药品专业技术人员的资格证书属伪造的；对列入"黑名单"的药学技术人员，取消其在该药品经营企业的任职资格，二年内不得在银川市辖区内新开办药品零售企业或到其他药品零售企业聘任药学技术人员职务，并在全市医药行业内通报，通过银川市局网站对外公示。 （雍佳松）

↗ **福建省厦门市等省市推行经营企业与注册"约谈"制度** 福建省厦门市食品药品监督管理局完善约谈制度。明确规定：药品批发连锁企业申请变更许可事项，日常监督检查存在问题较多，新开办药品批发连锁企业，违法违规受到行政处罚的企业必须约谈企业负责人，约谈通知和内容记录存档。截至 2013 年 11 月 8 日，厦门市局已对 6 家药品批发连锁企业进行约谈。安徽省铜陵市出台《药品零售企业质量负责人约谈通知书》《药品注册约谈制度》。安徽省规定当企业申请办证、换证、变更质量负责人、执法检查发现质量负责人不在岗及发生投诉举报等情况时必须约谈企业负责人，了解其学习、工作经历情况，法律、法规掌握情况，药品业务及质量管理知识的掌握及实际操作能力，在职在岗及其他需要了解的情况。海南省规定当存在对注册事项应报补充申请而未报、或已报补充申请未获批准实施生产的；注册(含再注册)申报及申请招标证明等资料、药品注册现场核查有疑似真实性问题的；同一企业不同品种注册检验中 2 次不合格的需进行约谈。约谈前 3 个工作日下发书面通知，注册处至少 2 人参加，专人负责记录，涉及全局性或重大问题，省局领导及其他处室领导参加，约谈双方在约谈记录上签名，约谈记录进入诚信档案材料。被约谈单位在约谈后 15 个工作日内以书面形式将约谈内容贯彻落实情况报告注册处，约谈对象有导议，有权进行陈述或申辩，无故不参加约谈的企业通报批评，列入当年诚信评定不良记录。约谈后拒不采取纠正措施、一年内被约谈三次以上者被列为重点监管对象，增加年度监督检查频次。 （雍佳松）

↗ **重庆市建立药品生产问题企业约谈告诫制度** 2013 年 7 月 31 日重庆市食品药品监督管理局在制定出台《药品生产问题企业约谈告诫制度(试行)》(以下简称《制度》)。《制度》规定，在日常监督工作中，发现存在如下问题的要约谈告诫：企业生产和质量管理存在严重缺陷的、药品安全质量存在隐患的；企业有违反药品生产管理法律法规行为苗头的；企业存在违规行为，但法律法规未规定相应罚则，不能对企业实施行政处罚的；企业上市产品多次发生新的严重的不良反应或事件，或被药品质量公告公布的；群众来信举报有事实或举报反映较为集中，社会反响较大的；关键岗位人员变动频繁的；因企业不能提供必要的文件和资料，导致有关问题无法核实，监督检查无法继续开展的将约请企业进行谈话。被约谈告诫企业通报内容主要包括在道德诚信方面存在的问题；在药品生产和质量管理中存在的问题或隐患；上市产品存在安全隐患的问题。 （雍佳松）

↗ **山东省实行全覆盖监管网络"片警制"** 2013 年 1 月 24 日，山东省食品药品监督管理局建立全覆盖监管网络，实行监管"片警制"：完成纵向和横向事权责任划分，形成省局主抓指导检查，市局指导检查与执行落实并重，县局具体抓落实的良好格局。实行"片警制"和综合执法，将监管地域划分成若干网格，每个网格安排 1～2 名监管人员并向社会公示，实现监管全覆盖。形成易学易会易操作的标准化模板，让监管人员能随时对照执行。加大"8 小时"以外的执法力度，实现全时段监管。推动各地将药品安全列入政府考核体系和社会管理综合考评体系，将药品安全列入工作日程。全面推行约谈、"黑名单"、质量受权人等制度，抓好信用体系建设与分级分类监管、监督抽验，奖优罚劣，使企业更自觉地抓好质量安全管理。 （雍佳松）

特殊药品管理

↗ **加强佐匹克隆管理** 国家食品药品监督管理总局于 2013 年 11 月 20 日以食药监药化监〔2013〕236 号文发布了《关于加强佐匹克隆管理的通知》。通知中指出：(1)生产佐匹克隆、右佐匹克隆的药品企业，应当按照《麻醉药品和精神药品生产管理办法(试行)》以及药品电子监管有关规定，申请办理定点生产手续，申报 2014 年生产计划，并做好加入药品电子监管网、赋码以及数据采集和报送工作。(2)药品生产企业应当按照《药品注册管理办法》的规定办理相应药品标签、说明书的变更手续。2014 年 5 月 1 日之后,所生产出厂的佐匹克隆、右佐匹克隆必须在其标签和说明书上印有规定的标识,各级销售包装上加印(贴)统一标识的药品电子监管码。之前生产出厂的上述品种,在有效期内仍可继续流通使用。(3)自 2014 年 1 月 1 日起,凡不具备第二类精神药品定点经营资格的企业不得再经营佐匹克隆、右佐匹克隆,原有库存应按照原购进渠道退回或按规定销毁。(4)自 2014 年 1 月 1 日起,医疗机构应当按照《麻醉药品和精神药品管理条例》等相关规定使用佐匹克隆、右佐匹克隆。

(黄瀚博)

麻醉药品和精神药品海关商品编号发布 根据《中华人民共和国药品管理法》、《中华人民共和国海关法》等有关法律法规规定,2013 年 12 月 30 日,国家食品药品监督管理总局和海关总署联合发布 2013 年第 54 号公告,公布麻醉药品和精神药品的海关商品编号。自 2014 年 1 月 1 日起施行。麻醉药品和精神药品目录仍按照食品药品监管总局、公安部、卫生计生委 2013 年 11 月 11 日公布的《麻醉药品品种目录(2013 年版)》和《精神药品品种目录(2013 年版)》执行。

(黄瀚博)

《国家药物滥用监测年度报告(2012 年)》发布 2013 年 10 月 17 日,国家食品药品监督管理总局发布《国家药物滥用监测年度报告(2012 年)》。2012 年度全国药物滥用监测系统通过"药物滥用监测网络信息管理系统"共采集 31 个省(区、市)的药物滥用者调查样本 18.9 万例,主要监测对象为强制隔离戒毒机构、自愿戒毒机构、社区药物维持治疗机构、拘留所等收治/收戒的药物滥用者。年度报告针对 2012 年我国药物滥用监测总体情况进行分析,重点描述海洛因、新型合成毒品、医疗用药品以及新发生药物滥用者的情况,并通过纵向比较 2008 年至 2012 年的监测数据,提示我国近五年药物滥用的变化特征,预测可能的流行趋势。分析显示:(1)海洛因与"冰毒"是主要滥用物质,"冰毒"滥用者有增长趋势;(2)新型合成毒品滥用者已成为新发生药物滥用人群的主体;(3)25 岁及以下青少年是预防药物滥用重点人群;(4)海洛因与新型合成毒品滥用人群的交叉、混合滥用药物问题突出;(5)医疗用麻醉药品和精神药品滥用呈逐年下降趋势。 (黄瀚博)

《2014 年兴奋剂目录》发布 2013 年 12 月 30 日,国家体育总局、商务部、卫生计生委、海关总署、食品药品监管总局联合发布了《2014 年兴奋剂目录公告》。公告中要求,按照联合国教科文组织《反对在体育运动中使用兴奋剂国际公约》和国务院《反兴奋剂条例》的有关规定,有关部门应做好 2014 年兴奋剂目录中所列物质的生产、销售、进出口以及反对使用兴奋剂的监督管理工作。蛋白同化制剂和肽类激素的进出口管理按照《蛋白同化制剂和肽类激素的进出口管理

办法》(暂行)的有关规定执行。2014 年兴奋剂目录与 2013 年兴奋剂目录对比有三个方面的变化。(1)部分蛋白同化制剂品种和肽类激素品种的通用名称发生了变化;(2)个别品种调整了分类;(3)现行目录中增加了托伐普坦、曲美他嗪、卡西酮、α – 吡咯烷基苯戊酮等品种。本公告自 2014 年 1 月 1 日起执行。

(黄瀚博)

麻醉药品和精神药品品种目录(2013 年版)公布 2013 年 11 月 11 日,国家食品药品监督管理总局、公安部、卫生和计划生育委员会以食药监药化管〔2013〕230 号文公布《麻醉药品品种目录(2013 年版)》和《精神药品品种目录(2013 年版)》,自 2014 年 1 月 1 日起施行。2013 年版麻醉药品共有 121 个品种,其中我国生产及使用的共 22 种,增加 1 个品种:氢吗啡酮;去掉 4 个品种:阿法罗定、复方樟脑酊、阿橘片、吗啡阿托品注射液;2013 年版第一类精神药品共有 68 个品种,其中我国生产及使用的共 7 种,与 2007 年版保持一致;2013 年版第二类精神药品共有 81 个品种,其中我国生产及使用的共 27 种增加 1 个品种:丁丙诺啡透皮贴剂;去掉 7 个品种,去甲伪麻黄碱、芬氟拉明、溴西泮、氯氮䓬、氯氟䓬乙酯、纳布啡及其注射剂、替马西泮。

(黄瀚博)

生物制品管理

临床用人感染 H7N9 禽流感病毒检测试剂盒获批 2013 年 5 月 21 日,上海之江生物科技股份有限公司申报的"人感染 H7N9 禽流感病毒 RNA 检测试剂盒(荧光 PCR 法)"和中山大学达安基因股份有限公司申报的"人感染 H7N9 禽流感病毒 RNA 检测试剂盒(荧光 PCR 法)"获得国家食品药品监督管理总局批准,标志着我国临床用人感染 H7N9 禽流感病毒诊断试剂率先批准上市。该诊断试剂均基于荧光 PCR 方法,可对具有流感样症状的患者或者相关密切接触者的鼻咽拭子、口咽拭子、痰液等呼吸道分泌物样本中的 H7N9 禽流感病毒 RNA 进行体外定性检测,检测结果可用于临床辅助诊断患者是否感染 H7N9 禽流感病毒。

(黄瀚博)

我国生产的乙型脑炎疫苗通过世界卫生组织预认证 2013 年 10 月 9 日世界卫生组织(WHO)通报国家食品药品监督管理总局,中国生物技术股份有限公司下属的成都生物制品研究所有限责任公司生产的乙型脑炎减毒活疫苗通过了 WHO 的疫苗预认证,成为中国通过 WHO 预认证的首个疫苗产品。国产乙型脑炎疫苗通过 WHO 的疫苗预认证后,联合国采购机构即将此产品列入采购目录。中国产疫苗产品的质量、产能和价格优势,可以为发展中国家儿童免于

中国药学年鉴 CHINESE PHARMACEUTICAL YEARBOOK 2014

乙脑危害提供有力支撑。　　　　　　　（黄瀚博）

中检院生物制品检定所获批 WHO 生物制品标准化和评价合作中心　　2013 年 1 月 1 日，世界卫生组织正式批准中国食品药品检定研究院生物制品检定所为 WHO 生物制品标准化和评价合作中心。这是全球第 7 个，也是发展中国家首个 WHO 生物制品标准化和评价合作中心。中检院成功申请 WHO 生物制品标准化和评价合作中心，标志着我国在生物制品领域的检验、科研能力达到国际水平。中国食品药品检定研究院加入这一重要的合作中心，基于我国生物制品监管水平不断提高和我国生物制品产业快速发展的良好基础。我国建立了符合国际标准的疫苗批签发体系，为保证每年近 10 亿剂疫苗的质量发挥重要作用。中检院成为 WHO 生物制品标准化和评价合作中心，证明了我国在生物制品领域的检验和质量保证能力和技术水平已达国际标准。中国在国际生物制品领域内的话语权和影响力将大大增强。

（黄瀚博）

上海市食品药品检验所承担疫苗国家批签发工作
2013 年 4 月 9 日，国家食品药品监督管理总局以 1 号通告发布了《关于上海市食品药品检验所承担疫苗国家批签发工作的通告》。根据《生物制品批签发管理办法》的规定，经国家食品药品监督管理总局组织考核和评估，认定上海市食品药品检验所为疫苗国家批签发实验室。自本通告发布之日起，上海市食品药品检验所可承担国家食品药品监督管理总局授权的疫苗国家批签发工作，授权项目为流感病毒疫苗。这是自 2011 年国家食品药品监管局挑选具备资质的省级药品检验所，开展生物制品批签发授权试点工作后，首个正式承担疫苗国家批签发工作的单位。　　（黄瀚博）

《疫苗临床试验质量管理指导原则（试行）》　　2013 年 10 月 31 日，国家食品药品监督管理总局印发《疫苗临床试验质量管理指导原则（试行）》（以下称指导原则）。主要内容如下：《指导原则》以我国 GCP 为基础，结合我国疫苗临床试验的特点，参照国际有关规范和 WHO 疫苗临床试验监管体系评估有关要求制定，重点对疫苗临床试验的组织管理和实施条件提出要求，进一步明确各有关方职责分工。《指导原则》共 12 章 53 条、3 个附件。第 1 章总则，说明了该原则的制定目的、依据以及适用范围；第 2 章职责要求，强调了疫苗临床试验所涉及的申办者、伦理委员会及试验机构/研究者的职责要求；第 3 章组织条件，明确了对疫苗临床试验机构和人员资质、标准操作规程、试验场所与设施设备等条件要求；第 4 章 – 第 11 章针对疫苗临床试验全过程的各环节提出了质量管理的原则性要求，分别为试验方案、组织实施、伦理审查、试验用疫苗管理、生物样本管理、合同管理、数据管理和统计分析、质量管理。第 12 章为附则，说明了该原则的解释

权归属及实施日期。　　　　　　　　　　（赵　超）

《关于进一步加强疫苗临床试验现场检查的通知》　　为加强疫苗临床试验质量管理，落实《疫苗临床试验质量管理指导原则（试行）》（食药监药化管〔2013〕228 号）等相关规范性文件要求，2013 年 11 月 26 日国家食品药品监督管理总局以食药监办药化管〔2013〕123 号文发布了《关于进一步加强疫苗临床试验现场检查的通知》。通知中要求：（1）加强疫苗临床试验的质量管理。申办者和临床试验机构应按食药监药化管〔2013〕228 号文件等要求，加大监查和稽查力度，对存在的问题进行整改，严格执行质量管理的各项措施，不断完善疫苗临床试验质量管理体系；（2）提高疫苗临床试验的透明度。申办者应按《关于药物临床试验信息平台的公告》（2013 年第 28 号）的要求，及时进行疫苗临床试验的登记与信息公示，便于公众获取疫苗临床试验相关信息，发挥社会监督作用；（3）提高疫苗临床试验伦理审查的独立性和透明度。伦理委员会应按《药物临床试验伦理审查工作指导原则》（国食药监注〔2010〕436 号）、食药监药化管〔2013〕228 号文件等要求，提高伦理审查能力，保证伦理审查独立性，加强伦理审查信息公开，保障受试者权益和安全；（4）提高疫苗临床试验现场检查的质量和效率。总局药品认证管理中心按统一要求、统一程序、统一标准、统一组织疫苗临床试验质量管理体系现场检查和疫苗临床试验注册现场核查。检查结果直接报总局药品审评中心，抄送相关省食品药品监督管理局。各省食品药品监督管理局要高度重视现场检查工作，选派合格的检查员，按要求报送疫苗临床试验注册现场核查所需资料。　　　　　　　　　　　　　（黄瀚博）

《关于同意绿十字（中国）生物制品有限公司增加价拨凝血因子生产用冷沉淀供应单位的通知》　　2013 年 2 月 20 日，国家食品药品监督管理局办公室以食药监办安函〔2013〕60 号发布了《关于同意绿十字（中国）生物制品有限公司增加价拨凝血因子生产用冷沉淀供应单位的通知》。2007 年，国家食品药品监督管理局以《关于开展价拨凝血因子生产用冷沉淀试点工作的通知》（国食药监安〔2007〕748 号）组织开展了价拨冷沉淀试点生产工作，为缓解国内凝血因子制剂市场供应紧缺状况起到良好作用。现接湖北省食品药品监督管理局《关于武汉中原瑞德生物制品有限责任公司价拨冷沉淀的请示》（鄂食药监文〔2012〕69 号）、广东省食品药品监督管理局《关于上报深圳市卫武光明生物制品有限公司价拨凝血因子生产用冷沉淀申请资料的函》（粤食药监安函〔2012〕397 号）、安徽省食品药品监督管理局《关于绿十字（中国）生物制品有限公司增加价拨冷沉淀供应单位生产凝血因子类制品的请示》（皖食药监安〔2012〕171 号），分别反映武汉中原瑞德生物制品有限责任公司和深圳市卫武光明生物制品有限公司申请向绿十字（中国）生物制品有限公司价拨冷沉

淀,用于生产凝血因子类产品。国家食品药品监督管理总局同意三家公司的申请,增加武汉中原瑞德生物制品有限责任公司和深圳市卫武光明生物制品有限公司为绿十字(中国)生物制品有限公司价拨冷沉淀供应单位,生产凝血因子类产品。相关程序和要求应严格按国食药监安〔2007〕748号文件执行。

(黄瀚博)

《一次性疫苗临床试验机构资格认定管理规定》 2013年12月10日,国家食品药品监督管理总局根据《中华人民共和国药品管理法》及其实施条例,制定了《一次性疫苗临床试验机构资格认定管理规定》(简称《规定》),要求不具有疫苗临床试验资格的疾病预防控制机构拟开展疫苗临床试验的,须通过一次性疫苗临床试验机构资格认定,且一次性资格认定只对所申报的疫苗临床试验有效。以此强化一次性疫苗临床试验机构资格认定申请和审批管理。《规定》共计10条,要求申请一次性资格认定的疾病预防控制机构须在完成相关试验前准备工作后,向国家食药总局行政受理服务中心提交申报资料,包括申请机构与申办者签订的疫苗临床试验委托合同、疫苗临床试验方案、申请机构各试验现场抢救设施设备等。

(黄瀚博)

进出口药品管理

《关于出口欧盟原料药证明文件有关事项的通知》
2013年5月7日,国家食品药品监督管理总局以食药监〔2013〕10号文发布《关于出口欧盟原料药证明文件有关事项的通知》通知。有关内容如下:(1)认真负责地做好证明文件的出具工作:出口欧盟原料药证明文件由原料药生产企业所在地省级食品药品监督管理部门负责出具。(2)出具证明文件的原料药品种范围:以下两种情况可以出具出口欧盟原料药证明文件:第一种是取得我国《药品生产许可证》企业生产的具有药品批准文号的原料药;第二种是取得我国《药品生产许可证》企业生产的尚未取得药品批准文号的原料药。(3)证明文件的申请与核发程序:原料药生产企业申请出口欧盟原料药证明文件,应向企业所在地省级食品药品监督管理部门提交申请,填报《出口欧盟原料药证明文件申请书》,并附申报资料。(4)加强信息通报工作:省级食品药品监督管理部门出具证明文件后,如果在药品GMP认证、跟踪检查或日常监管中发现该品种生产不符合药品GMP要求,应在作出决定的24小时内将有关信息向总局通报,由总局统一将信息向欧盟方面通报。

(赵 超)

《关于进一步加强蛋白同化制剂、肽类激素境外委托生产出口管理的通知》 2013年10月29日,国家食品药品监督管理总局以食药监药化监〔2013〕226号文发布《关于进一步加强蛋白同化制剂、肽类激素境外委托生产出口管理的通知》,通知内容如下:(1)境内企业接受境外企业委托生产蛋白同化制剂、肽类激素的,应当在取得出口准许证后方可组织生产,所生产的蛋白同化制剂、肽类激素不得在境内销售。(2)申办出口准许证应当向生产企业所在地省级食品药品监管部门提出申请,报送《蛋白同化制剂、肽类激素进出口管理办法》第十五条规定的资料,并提供与境外委托企业签订的委托生产合同。委托生产合同应当明确规定双方的权利与义务、法律责任等,产品质量由委托方负责。申办出口准许证无需提供委托生产备案证明文件。(3)接受委托的企业应及时将委托生产合同的执行情况、出口情况及海关签章的出口准许证等资料报送省级食品药品监管部门。(4)各省级食品药品监管部门要继续做好蛋白同化制剂、肽类激素委托生产和出口的管理工作,严格审核出口准许,并加强对行政区域内企业接受委托生产情况的监督检查。

(赵 超)

CFDA对进口药品进行检查 为加强进口药品管理,国家食品药品监督管理总局按年度计划对部分进口产品生产现场进行检查:(1)2013年12月9日,总局对韩国大熊株式会社注射用头孢美唑钠的生产现场检查,该企业未按预定计划接受检查。总局下发通知,在对韩国大熊株式会社的注射用头孢美唑钠进行现场检查并确认符合中国药品GMP要求前,要求各口岸食品药品监管部门停止进口韩国大熊株式会社注射用头孢美唑钠。(2)2013年12月31日,总局对辉瑞制药有限公司进行药品境外检查,发现该公司法国Amboise工厂在生产出口到中国的氟康唑注射液过程中,未及时按中国法律法规要求提出相关补充申请,针对不同国家地区的相同技术要求在执行上有区别,该行为违反中国药品监管法律法规的相关规定。总局决定在该公司整改到位前,停止其氟康唑注射液产品的进口。

(赵 超)

《关于做好进口药品电子监管代理机构监管工作的通知》 2013年3月26日,国家食品药品监督管理总局药品安全监管司以食药监安函〔2013〕14号发布《关于做好进口药品电子监管代理机构监管工作的通知》,通知内容如下:按照《国家食品药品监督管理局关于进口药品实施电子监管有关事宜的通知》(国食药监安〔2013〕23号),进口药品电子监管代理机构正陆续将自身信息和受托事项报告国家食品药品监督管理局,国家食品药品监督管理局已在专网和外网网站分别发布进口药品电子监管工作代理机构详细信息和数据,供省级药品监督管理部门和公众查询。通知要求各省、自治区、直辖市食品药品监督管理局,根据专网网站提供的属地进口药品电子监管代理机构信息和外网网站提供的进口药品数据,按国食药监安〔2013〕23号文件要求开展相关监督

和管理,做好对电子监管代理机构的培训和指导工作,确保进口药品电子监管工作顺利实施。 （赵 超）

药品标准化工作

↗ **中美药典第十五次高层会谈** 2013 年 3 月 18 日,中美药典第十五次高层会谈在北京举行,国家药典委员会秘书长张伟、美国药典会首席执行官罗杰威廉姆斯先生及双方各工作组成员出席了此次会谈。会谈主要内容为:(1)双方首先沟通了合作备忘录(MOU)中标准工作组、翻译工作组、公共关系组及新开展的 MC(药物参考标准集)、HMC(草药法典)工作组的进展情况,并对如何深化合作、扩大合作领域等进行了探讨。(2)双方沟通了 9 月份在美国举办的第六届中美药典国际论坛暨第三届全球药典领导者会议的筹备情况。(3)美国药典中文版翻译等议题,为进一步促进中美两国在药品标准领域的协调与合作奠定基础。 （赵 超）

↗ **《中国药典》2010 年版第二增补本编制出版** 按照《中国药典》2015 年版编制大纲所确定的内容,国家药典委员会在《中国药典》2010 年版第一增补本的基础上,经过广泛征求意见,进一步提出了增修订内容,通过药典委员会相关专业委员会审定并经网上公示,编制了《中国药典》2010 年版第二增补本。第二增补本共收载新增品种 288 个,修订或订正品种 160 个。其中,一部新增 75 个(成方制剂 75 个),修订或订正 102 个(药材 17 个、成方制剂 85 个);二部新增 210 个(化学药 204 个、辅料 6 个),修订或订正 42 个(化学药 37 个、辅料 5 个);三部新增 3 个(预防类 1 个、治疗类 2 个),三部修订或订正 16 个(预防类 11 个、治疗类 5 个)。对《中国药典》2010 年版的附录也进行了增修订,其中一部增订 5 个、修订或订正 9 个;二部增订 5 个、修订或订正 6 个;三部增订 3 个、修订或订正 2 个。其中,中药材及饮片二氧化硫残留限度标准已收载进第二增补本。《中国药典》2010 年版第二增补本于 2013 年 9 月出版,12 月 1 日起正式执行。 （赵 超）

↗ **国家药品标准工作研讨会** 2013 年 4 月 19 日,国家药典委员会在北京召开了国家药品标准工作研讨会,来自药品生产企业的药典委员和有关药品生产企业的代表参加了会议。研讨会上,国家药典委员会就国际交流与合作、信息化建设、药品标准认证与推荐标准、药品标准与临床应用、中国药品标准杂志等有关工作情况及工作设想做了报告,与会委员和企业代表针对会议确定的议题,结合有关报告内容进行了讨论。国家药典委员会张伟秘书长讲话时强调:药品标准

的制修订工作应该是开放式的,标准不能没有企业的参与。在做法上,可以通过招标方式或邀标方式请企业参与进来,生产企业直接参加到药品标准工作中来可以帮助和促进药典委员会做很多事情。搭建国家药典委员会和企业的沟通平台,建立定期沟通机制,让企业都能够参与到国家药品标准工作中来。 （赵 超）

↗ **第六届中美药典国际论坛** 2013 年 9 月 18 ~ 19 日,第六届中美药典国际论坛在美国马里兰州巴尔的摩市隆重举行。本届论坛由美国药典委员会(USP)、中国药典委员会(ChP)、国际药物信息协会(DIA)共同举办。大会主题为"21 世纪药品"。来自世界各地的 300 多名代表参加了本次会议,其中,中国代表 66 位。世界各地相关机构的近 50 位演讲嘉宾在会议上发表了演讲。代表中国药典委员会的 13 位演讲嘉宾做了 16 场报告。论坛上,张伟秘书长作了《中国药典与中国药品监督管理》的报告,王平副秘书长作了《中国药品命名及标签/说明书规定》的报告。首席专家钱忠直处长、郭中平处长等代表分别就中药和中国生物制品标准等内容做了大会报告。 （赵 超）

↗ **第八届国家药品标准物质委员会成立** 2013 年 9 月 25 日,第八届国家药品标准物质委员会成立大会暨标准物质学术研讨会在北京召开。国家药品标准物质是一类特殊、专供的产品。为适应新形势下的食品药品监管需要和社会需求,中检院将继续加大开拓研制新用途的标准物质,增加和创新多领域品种标准物质,研制补充检验方法中非法添加类成分检查、医疗器械检验用的标准物质,研制进口原研药物杂质对照品及地标升国标中含量测定的标准物质等。另外,还将丰富和完善药品标准物质实物库品种数量和发放供应能力,健全药品标准物质应急储备与调用机制。新成立的第八届国家药品标准物质委员会将进一步加强药品标准物质管理工作,主动跟踪药品标准的发行和发展,提前制订制备与供应管理计划,加强国际交流和合作,全力保障和落实国家药品评价性抽验、2012 年版基本药物目录以及 2015 版药典中所使用的标准物质,为药品监督检验提供物质储备和技术支撑。 （赵 超）

↗ **修订西酞普兰及相关制剂和甲磺酸瑞波西汀制剂说明书** 2013 年 1 月 9 日,国家食品药品监督管理总局以国食药监注[2013]10 号文发布《关于修订西酞普兰及相关制剂说明书的通知》,以国食药监注[2013]12 号文发布《关于修订甲磺酸瑞波西汀制剂说明书的通知》,要求各省(区、市)食品药品监督管理部门通知行政区域内药品生产企业做好相关工作:(1)药品生产企业要尽快修订说明书及标签的相关内容,按照有关规定进行备案。(2)药品生产企业应当将修订的内容及时通知相关医疗机构、药品经营企业等单位,并

主动跟踪药品临床应用的安全性情况,按规定收集不良反应并及时报告。

（赵 超）

修订珍菊降压片以及复方青黛丸(浓缩丸、片、胶囊)说明书 2013 年 3 月 20 日,国家食品药品监督管理总局以国食药监注[2013]51 号文发布《关于修订复方青黛丸(浓缩丸、片、胶囊)说明书的通知》,要求各省(区、市)食品药品监督管理部门通知行政区域内药品生产企业做好相关工作:(1)药品生产企业要在 2013 年 4 月 28 日前修订说明书,按照有关规定进行备案。自补充申请批准之日起出厂的药品,不得继续使用原药品说明书。药品生产企业应当主动跟踪药品临床应用的安全性情况,按规定收集不良反应并及时报告。(2)药品生产企业应当将修订的内容及时通知相关医疗机构、药品经营企业等单位,并在 2013 年 10 月 28 日前对已出厂的药品说明书予以更换。因未及时更换说明书而引起的不良后果,由药品生产企业负责。(3)药品标签涉及相关内容的,应当一并修订。

（赵 超）

《关于修订含毒性中药饮片中成药品种说明书的通知》 2013 年 11 月 4 日,国家食品药品监督管理总局以食药监办药化管[2013]107 号文发布《关于修订含毒性中药饮片中成药品种说明书的通知》。通知如下:(1)凡处方中含有《医疗用毒性药品管理办法》中收载的 28 种毒性药材或其他已被证明具有毒性、易导致严重不良反应的中药饮片的中成药品种,相关药品生产企业应在其说明书[成分]项下标明该毒性中药饮片名称,并增加警示语:"本品含 XXX"。(2)相关药品生产企业应主动跟踪药品临床应用安全性情况,根据不良反应监测数据及文献报道的相关安全性信息,按规定及时补充完善说明书[注意事项]等安全性内容。(3)涉及国家秘密技术的中成药品种应按照上述要求修订说明书。(4)相关药品生产企业应于 2013 年 12 月 31 日前,按上述要求,依据《药品注册管理办法》等有关规定提出修订说明书的补充申请报备案。说明书的其他内容应当与原批准内容一致。补充申请备案之日起生产的药品,不得继续使用原药品说明书。(5)相关药品生产企业应当将说明书修订的内容及时通知相关医疗机构、药品经营企业等单位,并在补充申请备案后 6 个月内对已出厂的说明书予以更换。(6)相关品种的标签涉及修订内容的,应当一并修订。

（赵 超）

2013 年药典学术发展研讨会 2013 年 11 月 13 ~ 14 日,国家药典委员会在广州召开了 2013 年药品质量控制技术及药典发展学术研讨会。本次会议是药典委自 2011 年第一届药典委员会科学年会以来召开的第三次年度科学研讨会议,旨在围绕药品质量控制技术与药典发展,对国内外的最新科学研究成果展开学术交流,探讨药品标准领域的合作与发展,搭建药品质量控制和药品标准技术交流的平台。会议介绍了国家药品标准工作的发展和变化:(1)"十一五"期间,提高了 4000 多种药品的标准;其中大部分体现在 2010 年颁布实施的现行版《中国药典》收载品种总计 4 567 个。(2)"十二五"期间,2015 年版药典收载品种预计达到 6 500 个左右;在此期间,中国药典高度重视科研立项工作,着力促进成熟实用的新技术、新方法在《中国药典》中推广和应用。(3)继续推进国家药品标准体系建设。(4)不断加强《中国药典》的国际合作。

（赵 超）

药品检验工作

第二届全国药检系统质量管理工作会议 2013 年 5 月 22 ~ 24 日,由中国食品药品检定研究院主办,安徽省食品药品检验所承办的第二届全国药检系统质量管理工作研讨会暨 CNAS(中国合格评定国家认可委员会)药品专业委员会会议于在安徽省合肥市召开。会议分别就"OOS(检验结果偏差)调查与分析"、"数据管理与数据完整性"、"分析方法转移"、"WHO-GPLC(世界卫生组织药品质量控制实验室管理规范)有关问题培训"及"CNAS-CL-10:2012(2012 版《检测和校准实验室能力认可准则在化学检测领域的应用说明》)的改版情况"等进行专题培训,并安排了 6 个质量管理工作小组分别就"文件管理"、"仪器设备管理"、"测量不确定度"、"物料管理"、"方法确认及转移"、"能力验证及内部质量控制"等内容进行了阶段工作汇报,中检院质量管理处有关负责人介绍了 2013 年药检系统能力验证工作安排。

（赵 超）

CFDA 对香港政府通报的维 C 银翘片问题开展调查 2013 年 6 月 18 日,香港政府新闻网发布通报,称经检验深圳同安药业有限公司生产的维 C 银翘片含有非标示成分"非那西丁"和"氨基比林",而未检出产品应含有的"维生素 C"、"对乙酰氨基酚"、"马来酸氯苯那敏"成分。6 月 19 日,针对香港政府新闻网通报的情况,国家食品药品监督管理总局立即与香港卫生署联系,进一步了解核实问题产品有关情况;同时责成广东省食品药品监督管理局,核实问题产品是否为该企业生产,责令深圳同安药业有限公司暂停该产品销售,并对企业开展监督检查和产品抽验,重点检查企业是否存在未按处方投料和违法添加其他成分的行为。对深圳同安药业有限公司生产的 8 个批次维 C 银翘片进行了抽样检验,其中包含与香港卫生署网上配发的图片显示相同批次产品。8 批样品检验全部符合规定,产品含有的三个有效成分"维生素 C、对乙酰氨基酚、马来酸氯苯那敏"均已检出且含量均符合规定;对于香港方面检出的非法添加成分"非那西丁"和

"氨基比林",深圳市药品检验所检验的 8 批样品中均未检出。经调查,深圳同安药业有限公司的产品与香港卫生署通报的维 C 银翘片无关,总局同意恢复深圳同安药业有限公司维 C 银翘片销售。 (赵 超)

首届全国药包材与药用辅料检验检测技术研讨会
2013 年 6 月 25 ~ 26 日,由中国食品药品检定研究院包装材料与药用辅料检定所主办,黑龙江省食品药品检验检测所承办的首届全国药包材与药用辅料检验检测技术研讨会在哈尔滨召开。来自全国药检所、药包材检验机构的 130 余名代表参加了会议。本次研讨会以"加强能力建设,提高检验检测技术"为主题,分药包材和药用辅料两个分论坛进行研讨,共有近 30 位药包材和药用辅料领域的专家作了专题报告。会议结合近几年开展检验工作的经验就开展国家评价性抽验工作、探讨实验室规范要求和能力比对方法、建立药包材及药用辅料红外谱库、完善药包材对照物质的保障体系、统一检验报告格式、制定检验仪器和检测方法的 SOP 等主题进行了交流发言。会议对相关议题进行了深入的讨论,为下一步做好药包材和药用辅料检验工作明确了方向。 (赵 超)

2013 年国家基本药物和进口药物快检技术培训会议
2013 年 6 月 25 ~ 28 日,由中检院标准物质与标准化研究所主办,湖南省食品药品检验研究院协办的 2013 年国家基本药物和进口药物快检技术培训会议在长沙召开。此次培训面向各省、自治区、直辖市及口岸(食品)药品检验所快检技术人员,目的是使参加培训的人员掌握近红外图谱快速比对分析模型方法,对辖区内生产的适宜建模的国家基本药物和部分基层常用药品以及进口药物建立近红外图谱快速比对分析模型。培训内容主要是国家基本药物和进口药物近红外光谱快速比对模型建模技术规范及建模方法以及建立、上报、审核、共享近红外图谱快速比对分析模型的操作流程。
(赵 超)

首届全国化学药品检验技术交流研讨会
2013 年 9 月 12 ~ 13 日,首届全国化学药品检验技术交流研讨会在天津召开。中检院院长、党委书记李云龙,中检院相关部门的负责人及科室技术人员,全国各省自治区、直辖市、口岸药品检验所及计划单列药品检验所等 41 家药品检验机构共 160 余人参加了此次研讨会。北京大学、国家药典委员会、中检院化药所及地方检验所(院)的专家作了主题报告。报告就中检院化学药品检定工作回顾与展望、"大化学"理念下化学药品室的发展、化学药品制剂研究进展、化学药品质量标准研究思路与实例、化学药品检验技术问题分析、中国药典 2015 年版化学药品拟收载品种及技术要求的思考、国家标准的建立与评估、药品评价研究与其标准提高的技术关键点、抗肿瘤和放射性药品质控的思考、麻醉与精神类药品发展现状与质

量控制和心血管药物质控现状与进展等,对化学药品检验中热点问题进行了深入探讨。上海、河北、湖南等 10 个地方检验机构,就各自特色工作进行了经验交流。 (赵 超)

2013 年全国中成药质量控制与检测技术研讨会
2013 年 10 月 21 日,由中国食品药品检定研究院主办,云南省食品药品检验所承办的全国中成药质量控制与检测技术研讨会在云南省昆明市举行。会议邀请了北京中医药大学中药学院副院长倪健教授、国家局药品认证中心闫兆光老师分别作了关于"中药制剂发展概况"及"药品 GMP 基本要求"的报告,中检院中药所专家及云南省食品药品检验所有关专家分别作了关于"香港中药材标准研究及其启示"、"中药制剂质量控制的现状与展望"、"分子标记技术在中药鉴定中的应用"、"显微技术在中药检验过程中的应用"、"质谱法在中成药检验中的应用"、"色谱柱的理性选择在 HPLC 分析中的应用探讨"、"离子色谱分析技术应用现状"、"超临界流体色谱分析技术应用现状"、"中药检验过程中常见问题解析"的报告。 (赵 超)

2013 年全国药品微生物检验研讨会
2013 年 11 月 18 ~ 19 日,中国食品药品检定研究院在杭州召开 2013 年全国药品微生物检验研讨会。各省、自治区、直辖市(食品)药品检验所(院)、口岸药品检验所、计划单列市及武警部队药检所 80 余人参加会议。中检院化学药品检定首席专家胡昌勤主任作了《继往开来,转型时期我国药品微生物检验》的主题报告,浙江省食品药品检定研究院洪利娅院长作了《浙江省食品药品检验研究院微生物检验工作的回顾与展望》的报告。中检院、国家药典会、北京所、上海所、天津所、黑龙江所、辽宁所、浙江院、江苏所、陕西所、广州所、上海生研所等 12 家单位的 14 名专家作大会专题报告。会议总结了我国自 1973 年 8 月 13 日国务院颁发[121]号文提出加强药品微生物检验 40 年来所取得的经验和成就,讨论了新时期我国药品微生物检验的标准提升、技术进展和实验室建设管理经验。
(赵 超)

2013 年第 1 期药品质量公告
2013 年 4 月 17 日,国家食品药品监督管理总局发布 2013 年第 1 期药品质量公告(总第 1 期),本期公告涉及的国家药品抽验品种包括黄体酮注射液等 36 个国家基本药物品种和盐酸伊托必利制剂等 7 个其他制剂品种。本次抽验了 43 个品种 7370 批样品,合格率为 99.5%,其中 38 批次产品不符合标准规定。具体结果如下:(1)国家基本药物品种抽验结果:本次共抽验黄体酮注射液、麻仁润肠软胶囊、右旋糖酐铁注射液、丙戊酸钠片、香砂六君丸、乳酶生片、对氨基水杨酸钠制剂、血栓通注射液、苯甲英钠片、柴胡注射液、复方醋酸甲地孕酮片、多潘立酮制剂、拉米夫定片(胶囊)、清开灵注射液、呋塞米片、甲硫酸新斯的明注射液、盐酸雷尼替丁制剂、附子理中片、补中益气丸

（颗粒剂、丸剂）、十滴水、硫酸阿米卡星注射液、归脾丸（合剂）、胞磷胆碱钠制剂、头孢呋辛酯制剂、消炎利胆片、硝酸异山梨酯制剂、盐酸左氧氟沙星滴眼液、川芎茶调丸（颗粒、散）、明目上清片、妇科十味片、复方黄连素片、盐酸/碳酸利多卡因注射液、右旋糖酐40制剂、盐酸二甲双胍制剂、氯丙嗪制剂、艾司唑仑片等36个国家基本药物品种，其中23批次产品不符合标准规定。（2）其他制剂品种抽验结果：本次共抽验盐酸伊托必利制剂、盐酸伊立替康注射液、单唾液酸四己糖神经节苷脂钠制剂、脑络通胶囊、眼氨肽制剂、缬沙坦制剂、鲑降钙素制剂等7个品种，其中15批次产品不符合标准规定。

（赵超）

2013年第2期药品质量公告 2013年5月16日，国家食品药品监督管理总局发布2013年第2期药品质量公告（总第2期），本期公告涉及的国家药品抽验品种包括益母草片等11个国家基本药物品种和复方地巴唑氢氯噻嗪胶囊制剂等7个其他制剂品种。本次抽验了18个品种2885批样品中，合格率为99.3%，其中20批次产品不符合标准规定。具体结果如下：（1）国家基本药物品种抽验结果：本次共抽验益母草片（颗粒）、阿莫西林克拉维酸钾干混悬剂（颗粒、片）、保和丸、藿胆丸、磷霉素钙片、破伤风抗毒素/马破伤风免疫球蛋白（F（ab'）2）、尼莫地平注射液、氢氯噻嗪片、维生素C注射液、养阴清肺膏（丸）、注射用青霉素钾（钠）等11个国家基本药物品种1903批次产品，其中16批次产品不符合标准规定。（2）其他制剂品种抽验结果：本次共抽验复方地巴唑氢氯噻嗪胶囊、琥乙红霉素片（分散片）、头孢地尼分散片（胶囊）、西黄丸、注射用头孢米诺钠、跌打片、麝香接骨胶囊等7个品种982批次产品，其中4批次产品不符合标准规定。

（赵超）

2013年第3期药品质量公告 2013年12月2日，国家食品药品监督管理总局发布2013年第3期药品质量公告（总第3期），本期公告涉及的抽验品种包括复方丹参片等25个国家基本药物品种、兰索拉唑片等5个其他制剂品种和1个中药材品种滑石粉，共4209批样品。其中4160批样品全部检验项目均符合标准规定，合格率为98.8%；其余49批样品的部分检验项目不符合标准规定。具体结果如下：（1）国家基本药物品种抽验结果：本次共抽验复方丹参片（胶囊）、阿昔洛韦片（分散片）、布洛芬软胶囊、奋乃静片、复方氨基酸注射液（18AA）、复方磺胺甲噁唑片、红霉素肠溶片/注射用乳糖酸红霉素、活血止痛散、利巴韦林片（含片、分散片）、磷酸伯氨喹片、牛黄上清丸（胶囊、片）、诺氟沙星胶囊、

气滞胃痛颗粒（片）、生脉饮（人参方/党参方）、双氢青蒿素哌喹片、缩宫素注射液、消旋山莨菪碱片/盐酸消旋山莨菪碱注射液、盐酸小檗碱胶囊、正天丸（胶囊）、麦角胺咖啡因、玉屏风颗粒、苏合香丸、盐酸多巴酚丁胺注射液、氯雷他定片（胶囊）、抗蛇毒血清（抗蝮蛇毒血清、抗银环蛇毒血清、抗五步蛇毒血清）等25个国家基本药物品种3450批次产品，其中40批次产品不符合标准规定。（2）其他制剂品种抽验结果：本次共抽验牛黄消炎片、兰索拉唑片/注射用兰索拉唑、罗红霉素胶囊（颗粒、干混悬剂）、注射用重组人白介素-2（I/Ala）/重组人白介素-2注射液、活血止痛片等5个品种720批次产品，其中4批次产品不符合标准规定。（3）中药材抽验结果：本次共抽验中药材滑石粉39批次产品，其中5批次产品不符合标准规定。

（赵超）

2013年第4期药品质量公告 2013年12月9日，国家食品药品监督管理总局发布2013年第4期药品质量公告（总第4期），本期公告涉及的抽验品种包括天王补心丸等23个国家基本药物品种、麦白霉素片等10个其他制剂品种和1个中药材品种人工牛黄/体外培育牛黄，共4072批样品。其中4033批样品全部检验项目均符合标准规定，合格率为99.04%；其余39批样品的部分检验项目不符合标准规定。具体结果如下：（1）国家基本药物品种抽验结果：本次共抽验天王补心丸、阿莫西林分散片、A群C群脑膜炎球菌多糖疫苗/A群C群脑膜炎球菌结合疫苗/A群脑膜炎球菌多糖疫苗、阿司匹林肠溶片、耳聋左慈丸、泛影葡胺注射液、复方利血平片、复方氢氧化铝片、冠心苏合丸（胶囊）、华佗再造丸、甲状腺片、九味羌活颗粒、凝血酶冻干粉、重组乙型肝炎疫苗（CHO细胞、汉逊酵母、酵母、酿酒酵母）、辛伐他汀片（分散片）、维生素B₁注射液、胃苏颗粒、硝苯地平缓释片（缓释片Ⅰ、缓释片Ⅱ、缓释片Ⅲ、控释片）、五苓散（片、胶囊）、银黄颗粒（含片、胶囊）、元胡止痛片（胶囊、颗粒、滴丸）、通宣理肺颗粒（片、胶囊）、雷公藤多苷片等23个国家基本药物品种3236批次产品，其中34批次产品不符合标准规定。（2）其他制剂品种抽验结果：本次共抽验二十味肉豆蔻丸、莪术油（葡萄糖）注射液、小儿复方氨酚烷胺片/复方氨酚烷胺片（胶囊、颗粒）、注射用降纤酶/降纤酶注射液、人类免疫缺陷病毒抗体诊断试剂盒（酶联免疫法）、重组人干扰素α2a注射液/注射用重组人干扰素α2a/注射用重组人干扰素α2a、银黄冲剂、辛伐他汀胶囊（滴丸）、雷公藤片、麦白霉素片等10个品种808批次产品，其中5批次产品不符合标准规定。（3）中药材抽验结果：本次共抽验中药材人工牛黄/体外培育牛黄28批次产品，均符合标准规定。

（赵超）

新药审批

2013 年批准的新药(化学药品)

药品名称	剂型	规格	批准文号	申请单位
盐酸氨溴索颗粒	颗粒剂	15 mg/袋	国药准字 H20130001	晋城海斯制药有限公司
厄贝沙坦氢氯噻嗪胶囊	胶囊剂	每粒含厄贝沙坦 150 mg,氢氯噻嗪 12.5 mg	国药准字 H20130002	北京四环科宝制药有限公司
注射用兰索拉唑	注射剂	30 mg	国药准字 H20130003	上海新亚药业有限公司
替加环素	原料药	—	国药准字 H20130004	连云港润众制药有限公司
注射用复方维生素(3)	注射剂	每瓶含维生素 B_1 10 mg,核黄素磷酸钠 6.355 mg (以 $C_{17}H_{20}N_4O_6$ 计 5 mg),维生素 C 200 mg	国药准字 H20130005	河北爱尔海泰制药有限公司
羟乙基淀粉 130/0.4 电解质注射液	注射剂	500 mL	国药准字 H20130006	北京费森尤斯卡比医药有限公司
硫辛酸片	片剂	0.1 g	国药准字 H20130007	山德士(中国)制药有限公司
非布司他	原料药	—	国药准字 H20130008	杭州中美华东制药有限公司
非布司他片	片剂	40 mg	国药准字 H20130009	杭州朱养心药业有限公司
非布司他片	片剂	80 mg	国药准字 H20130010	杭州朱养心药业有限公司
恩替卡韦胶囊	胶囊剂	0.5 mg	国药准字 H20130011	江西青峰药业有限公司
二甲双胍格列本脲胶囊	胶囊剂	每粒含盐酸二甲双胍 250 mg,格列本脲 1.25 mg	国药准字 H20130012	华润三九医药股份有限公司
头孢地尼分散片	分散片	0.1 g	国药准字 H20130013	江苏亚邦强生药业有限公司
地西他滨	原料药	—	国药准字 H20130014	江苏奥赛康药业股份有限公司
注射用兰索拉唑	注射剂	30 mg	国药准字 H20130015	武汉普生制药有限公司
左亚叶酸钙	原料药	—	国药准字 H20130016	重庆华邦胜凯制药有限公司
注射用左亚叶酸钙	注射剂	50 mg(以左亚叶酸计)	国药准字 H20130017	重庆华邦制药有限公司
注射用头孢他啶他唑巴坦钠(3:1)	注射剂	1.2 g($C_{22}H_{22}N_6O_7S_2$ 0.9 g,$C_{10}H_{12}N_4O_5S$ 0.3 g)	国药准字 H20130018	海南康芝药业股份有限公司
注射用头孢他啶他唑巴坦钠(3:1)	注射剂	2.4 g($C_{22}H_{22}N_6O_7S_2$ 1.8 g,$C_{10}H_{12}N_4O_5S$ 0.6 g)	国药准字 H20130019	海南康芝药业股份有限公司
替加环素	原料药	—	国药准字 H20130020	江苏奥赛康药业股份有限公司
醋酸阿托西班	原料药	—	国药准字 H20130021	海南中和药业有限公司
美他多辛注射液	注射剂	5 mL:0.3 g	国药准字 H20130022	浙江震元制药有限公司
美洛昔康颗粒	颗粒剂	7.5 mg	国药准字 H20130023	海南赛立克药业有限公司
吗替麦考酚酯分散片	片剂	0.25 g	国药准字 H20130024	昆明贝克诺顿制药有限公司
吗替麦考酚酯分散片	片剂	0.5 g	国药准字 H20130025	昆明贝克诺顿制药有限公司
复方萘维新滴眼液	滴眼剂	10 mL 含盐酸萘甲唑啉 0.2 mg,维生素 B_{12} 2mg,维生素 B_6 10 mg,甲硫酸新斯的明 0.2 mg,马来酸氯苯那敏 1 mg,甘草酸二钾 10 mg,牛磺酸 10 mg	国药准字 H20130026	山东博士伦福瑞达制药有限公司
盐酸右美托咪定注射液	注射剂	2 mL:0.2 mg(以右美托咪定计)	国药准字 H20130027	辰欣药业股份有限公司
盐酸右美托咪定	原料药	—	国药准字 H20130028	辰欣药业股份有限公司
帕拉米韦氯化钠注射液	注射剂	100 mL:帕拉米韦(以 $C_{15}H_{28}N_4O_4$ 计)0.3 g,氯化钠 0.9 g	国药准字 H20130029	广州南新制药有限公司
帕拉米韦	原料药	—	国药准字 H20130030	湖南南新制药有限公司
恩替卡韦胶囊	胶囊剂	0.5 mg	国药准字 H20130031	四川海思科制药有限公司
平衡盐冲洗液	冲洗剂	500 mL:氯化钠 2.63 g,醋酸钠($C_2H_3NaO_2$·$3H_2O$)1.84 g,葡萄糖酸钠 2.51 g,氯化钾 0.185 g,氯化镁($MgCl_2$·$6H_2O$)0.15 g	国药准字 H20130032	河北天成药业股份有限公司
塞克硝唑	原料药	—	国药准字 H20130033	重庆莱美药业股份有限公司
塞克硝唑片	片剂	0.5 g	国药准字 H20130034	重庆莱美药业股份有限公司
注射用左亚叶酸钙	注射剂	25 mg	国药准字 H20130035	山西普德药业有限公司
注射用左亚叶酸钙	注射剂	100 mg	国药准字 H20130036	山西普德药业有限公司
六维磷脂软胶囊	胶囊剂	每粒含大豆磷脂 300 mg,烟酰胺 30 mg,维生素 B_1 6 mg,维生素 B_2 6 mg,维生素 B_6 6mg,维生素 B_{12} 6 μg,维生素 E_6 mg	国药准字 H20130037	黑龙江澳利达奈德制药有限公司
替加环素	原料药	—	国药准字 H20130038	南京海辰药业股份有限公司
盐酸莫西沙星注射液	注射剂	20 mL:400 mg(以莫西沙星计)	国药准字 H20130039	南京优科制药有限公司
盐酸非索非那定片	片剂	60 mg	国药准字 H20130040	北京万生药业有限责任公司
注射用复方维生素(3)	注射剂	每瓶含维生素 B_1 10 mg;核黄素磷酸钠 6.355 mg(扣除结晶水)(维生素 B 25 mg);维生素 C 200 mg	国药准字 H20130041	辽宁海思科制药有限公司
盐酸莫西沙星	原料药	—	国药准字 H20130042	南京优科制药有限公司

中国药学年鉴 CHINESE PHARMACEUTICAL YEARBOOK 2014

（续表）

药品名称	剂 型	规 格	批准文号	申请单位
盐酸罗匹尼罗	原料药	—	国药准字 H20130043	重庆植恩药业有限公司
盐酸罗匹尼罗片	片剂	0.5 mg	国药准字 H20130044	重庆植恩药业有限公司
盐酸罗匹尼罗片	片剂	3 mg	国药准字 H20130045	重庆植恩药业有限公司
富马酸卢帕他定	原料药	—	国药准字 H20130046	扬子江药业集团江苏海慈生物药业有限公司
富马酸卢帕他定片	片剂	10 mg(以 $C_{26}H_{26}ClN_3$ 计)	国药准字 H20130047	扬子江药业集团南京海陵药业有限公司
盐酸替利定	原料药	—	国药准字 H20130048	国药集团工业有限公司廊坊分公司
利培酮分散片	片剂	2 mg	国药准字 H20130049	浙江华海药业股份有限公司
利培酮分散片	片剂	1 mg	国药准字 H20130050	浙江华海药业股份有限公司
依拉拉奉注射液	注射剂	20 mL:30 mg	国药准字 H20130051	华润双鹤药业股份有限公司
头孢地尼分散片	片剂	0.1 g(以 $C_{14}H_{13}N_5O_5S_2$ 计)	国药准字 H20130052	天津医药集团津康制药有限公司
依达拉奉	原料药	—	国药准字 H20130053	华润双鹤药业股份有限公司
盐酸依匹斯汀胶囊	胶囊剂	10 mg	国药准字 H20130054	重庆药友制药有限责任公司
盐酸度洛西汀	原料药	—	国药准字 H20130055	江苏恩华药业股份有限公司
盐酸度洛西汀肠溶片	片剂	20 mg(以度洛西汀计)	国药准字 H20130056	江苏恩华药业股份有限公司
非布司他	原料药	—	国药准字 H20130057	徐州万邦金桥制药有限公司
非布司他片	片剂	40 mg	国药准字 H20130058	江苏万邦生化医药股份有限公司
非布司他片	片剂	80 mg	国药准字 H20130059	江苏万邦生化医药股份有限公司
恩替卡韦	原料药	—	国药准字 H20130060	山东鲁抗医药股份有限公司
恩替卡韦分散片	片剂	以 $C_{12}H_{15}N_5O_3$ 计 0.5 mg	国药准字 H20130061	山东鲁抗医药股份有限公司
恩替卡韦分散片	片剂	以 $C_{12}H_{15}N_5O_3$ 计 1.0 mg	国药准字 H20130062	山东鲁抗医药股份有限公司
环丝氨酸胶囊	胶囊剂	0.25 g	国药准字 H20130063	浙江海正药业股份有限公司
普瑞巴林胶囊	胶囊剂	100 mg	国药准字 H20130064	重庆赛维药业有限公司
普瑞巴林胶囊	胶囊剂	25 mg	国药准字 H20130065	重庆赛维药业有限公司
普瑞巴林	原料药	—	国药准字 H20130066	重庆赛维药业有限公司
注射用地西他滨	注射剂	50 mg	国药准字 H20130067	江苏豪森药业股份有限公司
普卢利沙星	原料药	—	国药准字 H20130068	浙江华纳药业有限公司
普卢利沙星片	片剂	0.1 g(以活性成分计)	国药准字 H20130069	大同五洲通制药有限责任公司
普卢利沙星胶囊	胶囊剂	0.1 g(以 $C_{16}H_{16}FN_3O_3S$ 计)	国药准字 H20130070	大同五洲通制药有限责任公司
奥利司他	原料药	—	国药准字 H20130071	山东新时代药业有限公司
奥利司他片	片剂	0.12 g	国药准字 H20130072	山东新时代药业有限公司
普瑞巴林胶囊	胶囊剂	75 mg	国药准字 H20130073	重庆赛维药业有限公司
甲磺酸伊马替尼	原料药	—	国药准字 H20130074	连云港润众制药有限公司
甲磺酸伊马替尼	原料药	—	国药准字 H20130075	江苏豪森医药集团连云港宏创医药有限公司
头孢地尼分散片	片剂	50 mg	国药准字 H20130076	广东博洲药业有限公司
拉呋替丁	原料药	—	国药准字 H20130077	河南康达制药有限公司
拉呋替丁片	片剂	10 mg	国药准字 H20130078	悦康药业集团有限公司
拉呋替丁胶囊	胶囊剂	5 mg	国药准字 H20130079	悦康药业集团有限公司
非布司他	原料药	—	国药准字 H20130080	江苏盛迪医药有限公司
非布司他片	片剂	40 mg	国药准字 H20130081	江苏恒瑞医药股份有限公司
非布司他片	片剂	80 mg	国药准字 H20130082	江苏恒瑞医药股份有限公司
环丝氨酸	原料药	—	国药准字 H20130083	浙江海正药业股份有限公司
盐酸美金刚	原料药	—	国药准字 H20130084	珠海联邦制药股份有限公司
盐酸美金刚口服溶液	口服溶液剂	120 mL:240 mg	国药准字 H20130085	珠海联邦制药股份有限公司中山分公司
盐酸美金刚片	片剂	10 mg	国药准字 H20130086	珠海联邦制药股份有限公司中山分公司
富马酸替诺福韦二吡呋酯	原料药	—	国药准字 H20130087	安徽贝克联合制药有限公司
盐酸西替利嗪口腔崩解片	片剂	10 mg	国药准字 H20130088	山东方明药业集团股份有限公司
阿魏酸哌嗪胶囊	胶囊剂	0.1 g	国药准字 H20130089	武汉钧安制药有限公司
吲达帕胺缓释胶囊	胶囊剂	1.5 mg	国药准字 H20130090	国药集团国瑞药业有限公司
盐酸多奈哌齐口腔崩解片	片剂	5 mg	国药准字 H20130091	山东方明药业集团股份有限公司
地西他滨	原料药	—	国药准字 H20130092	江苏豪森医药集团连云港宏创医药有限公司
盐酸右美托咪定注射液	注射剂	1 mL:100 μg(以右美托咪定计)	国药准字 H20130093	江苏恒瑞医药股份有限公司
埃索美拉唑	原料药	—	国药准字 H20130094	重庆莱美药业股份有限公司
埃索美拉唑肠溶胶囊	胶囊剂	20 mg	国药准字 H20130095	重庆莱美药业股份有限公司
埃索美拉唑肠溶胶囊	胶囊剂	40 mg	国药准字 H20130096	重庆莱美药业股份有限公司

（续表）

药品名称	剂型	规 格	批准文号	申请单位
苯甲酸利扎曲普坦	原料药	—	国药准字 H20130097	扬子江药业集团江苏海慈生物药业有限公司
苯甲酸利扎曲普坦片	片剂	5 mg（以 $C_{15}H_{19}N_5$ 计）	国药准字 H20130098	扬子江药业集团北京海燕药业有限公司
盐酸甲砜霉素甘氨酸酯	原料药	—	国药准字 H20130099	德州博诚制药有限公司
注射用盐酸甲砜霉素甘氨酸酯	注射剂	0.5 g（以 $C_{12}H_{15}Cl_2NO_5S$ 计）	国药准字 H20130100	北京四环科宝制药有限公司
尼群地平分散片	片剂	10 mg	国药准字 H20130101	河北赛克药业有限公司
达沙替尼	原料药	—	国药准字 H20130102	连云港润众制药有限公司
佐米曲普坦鼻喷雾剂	喷雾剂	3 mL；75 mg；30 揿，每揿含佐米曲普坦2.5 mg。	国药准字 H20130103	山东京卫制药有限公司
草酸艾司西酞普兰	原料药	—	国药准字 H20130104	浙江海森药业有限公司
草酸艾司西酞普兰片	片剂	5 mg	国药准字 H20130105	浙江金华康恩贝生物制药有限公司
草酸艾司西酞普兰片	片剂	10 mg	国药准字 H20130106	浙江金华康恩贝生物制药有限公司
盐酸帕洛诺司琼	原料药	—	国药准字 H20130107	北大医药股份有限公司
盐酸帕洛诺司琼注射液	注射液	5 mL：0.25 mg（以帕洛诺司琼计）	国药准字 H20130108	北大医药股份有限公司
噻托溴铵	原料药	—	国药准字 H20130109	南昌弘益药业有限公司
噻托溴铵吸入粉雾剂	粉雾剂	18 微克	国药准字 H20130110	南昌弘益药业有限公司
盐酸帕洛诺司琼	原料药	—	国药准字 H20130111	扬子江药业集团江苏海慈生物药业有限公司
盐酸帕洛诺司琼注射液	注射剂	5 ml：0.25 mg（以帕洛诺司琼计）	国药准字 H20130112	扬子江药业集团四川海蓉药业有限公司
匹伐他汀钙	原料药	—	国药准字 H20130113	上虞京新药业有限公司
匹伐他汀钙分散片	片剂	1 mg	国药准字 H20130114	浙江京新药业股份有限公司
匹伐他汀钙分散片	片剂	2 mg	国药准字 H20130115	浙江京新药业股份有限公司
注射用氟氯西林钠	注射剂	以 $C_{19}H_{17}ClFN_3O_5S$ 计（3）1.0 g	国药准字 H20130116	石药集团中诺药业（石家庄）有限公司
注射用氟氯西林钠	注射剂	以 $C_{19}H_{17}ClFN_3O_5S$ 计（2）0.5 g	国药准字 H20130117	石药集团中诺药业（石家庄）有限公司
注射用氟氯西林钠	注射剂	以 $C_{19}H_{17}ClFN_3O_5S$ 计（1）0.25 g	国药准字 H20130118	石药集团中诺药业（石家庄）有限公司
阿利沙坦酯	原料药	—	国药准字 H20130119	江苏艾力斯生物医药有限公司
地氯雷他定	原料药	1 kg/袋	国药准字 H20130120	太极集团重庆涪陵制药厂有限公司
替加氟片	片剂	50 mg	国药准字 H20130121	齐鲁制药（海南）有限公司
福多司坦片	片剂	0.2 g	国药准字 H20130122	宜昌长江药业有限公司
福多司坦	原料药	—	国药准字 H20130123	宜昌长江药业有限公司
坎地沙坦酯片	片剂	8 mg	国药准字 H20130124	海南惠普森医药生物技术有限公司
厄他培南钠	原料药	—	国药准字 H20130125	石药集团中诺药业（石家庄）有限公司
头孢地尼分散片	片剂	0.1 g	国药准字 H20130126	黑龙江肇东华富药业有限责任公司
盐酸纳布啡注射液	注射剂	2 mL：20 mg	国药准字 H20130127	宜昌人福药业有限责任公司
盐酸纳布啡	原料药	—	国药准字 H20130128	宜昌人福药业有限责任公司
拉西地平分散片	片剂	4 mg	国药准字 H20130129	浙江贝得药业有限公司
注射用哌拉西林钠他唑巴坦钠	注射剂	2.5 g（$C_{23}H_{27}N_5O_7S$ 2.0 g，$C_{10}H_{12}N_4O_5S$ 0.5 g）	国药准字 H20130130	江苏海宏制药有限公司
注射用哌拉西林钠他唑巴坦钠	注射剂	1.25 g（$C_{23}H_{27}N_5O_7S$ 1.0 g，$C_{10}H_{12}N_4O_5S$ 0.25 g）	国药准字 H20130131	江苏海宏制药有限公司
依达拉奉	原料药	—	国药准字 H20130132	扬子江药业集团江苏海慈生物药业有限公司
依达拉奉注射液	注射剂	5 mL：10 mg	国药准字 H20130133	扬子江药业集团南京海陵药业有限公司

（徐云龙）

↗ 2013 年批准的新药（中药）

药品名称	剂型	规 格	批准文号	申请单位
舌慈解毒口服液	合剂	每支装 10 mL	国药准字 B20130001	华德人西安幸福制药有限公司
鹿精培元酒	酒剂	每瓶装 100 mL	国药准字 B20130002	青海央宗药业有限公司
小儿秘通合剂	合剂	每瓶装 100 mL	国药准字 B20130003	哈尔滨一洲制药有限公司
金香疏肝片	片剂	每片重 0.5 g	国药准字 Z20130001	上海双基药业有限公司
八味芪龙颗粒	颗粒剂	每袋装 6 g	国药准字 Z20130002	重庆华森制药有限公司
六味能消片	片剂	每片重 0.5 g	国药准字 Z20130003	乌兰浩特中蒙制药有限公司
清眩软胶囊	胶囊剂	每粒装 0.45 g	国药准字 Z20130004	天津中新药业集团股份有限公司达仁堂制药厂
心莲内酯软胶囊	胶囊剂	每粒装 0.18 g（含穿心莲内酯 50 mg）	国药准字 Z20130005	山东威高药业股份有限公司
双黄连泡腾片	片剂	每片重 4.5 g	国药准字 Z20130006	北京同仁堂健康药业股份有限公司
芩桑金海颗粒	颗粒剂	每袋装 5 g	国药准字 Z20130007	新疆维阿堂制药有限公司
玄归滴丸	滴丸剂	每丸重 40 mg	国药准字 Z20130008	天津中新药业集团股份有限公司第六中药厂

（续表）

药品名称	剂型	规 格	批准文号	申请单位
银黄软胶囊	胶囊剂	每粒装 0.7 g	国药准字 Z20130009	亚宝药业集团股份有限公司
开胃理脾口服液	合剂	每支装 10 mL	国药准字 Z20130010	湖南九典制药有限公司
止咳胶囊	胶囊剂	每粒装 0.32 g	国药准字 Z20130011	鞍山德善药业有限公司
龙血通络胶囊	胶囊剂	每粒装 0.33 g(含龙血竭酚类提取物 0.30 g)	国药准字 Z20130012	江苏康缘药业股份有限公司
龙血竭酚类提取物	有效部位	每袋装 25 kg	国药准字 Z20130013	江苏康缘药业股份有限公司
和胃止泻胶囊	胶囊剂	每粒装 0.33 g	国药准字 Z20130015	浙江永宁药业股份有限公司
六味祛风活络膏	橡胶膏剂	7 cm×10 cm	国药准字 Z20130016	贵州苗药药业有限公司
复方五指柑胶囊	胶囊剂	每粒装 0.48 g(相当于饮片 3 g)	国药准字 Z20130017	丽珠集团利民制药厂
妇炎净片	片剂	每片重 0.5 g	国药准字 Z20130018	华佗国药股份有限公司
榆栀止血颗粒	颗粒剂	每袋装 10 克	国药准字 Z20130019	山东新时代药业有限公司
英花片	片剂	每片重 0.5 g	国药准字 Z20130020	陕西摩美得制药有限公司
八味沉香丸	丸剂(微丸)	每袋装 0.5 g(每 100 丸重 0.67 g)	国药准字 Z20130021	西藏昌都光宇利民药业有限责任公司
参泽舒肝胶囊	胶囊剂	每粒装 0.5 g	国药准字 Z20130022	吉林敖东药业集团延吉股份有限公司
二十五味珍珠片	片剂(薄膜衣)	每片重 0.5 g	国药准字 Z20130023	甘南佛阁藏药有限公司
脑安软胶囊	胶囊剂(软胶囊)	每粒装 0.25 g	国药准字 Z20130024	上海祥鹤药业有限公司
痰热清胶囊	胶囊剂	每粒装 0.4 g	国药准字 Z20130025	上海凯宝药业股份有限公司

（徐云龙）

↗ **2013 年批准的新药(生物制品)**

药品名称	剂型	规 格	批准文号	申请单位
口服脊髓灰质炎减毒活疫苗(人二倍体细胞)	口服溶液剂	每瓶 1.0 mL。每 1 次人用剂量为 2 滴(相当于 0.1 mL),所含脊髓灰质炎活病毒总量应不低于 6.15 lgCCID$_{50}$,其中 I 型应不低于 6.0 lgCCID$_{50}$, II 型应不低于 5.0 lgCCID$_{50}$, III 型应不低于 5.5 lgCCID$_{50}$	国药准字 S20130001	北京天坛生物制品股份有限公司
丙型肝炎病毒抗体诊断试剂盒(酶联免疫法)	诊断试剂盒	96 人份/盒	国药准字 S20130002	北京万泰生物药业股份有限公司
重组人干扰素 α1b 滴眼液	滴眼剂	20 万 IU:2 mL/支	国药准字 S20130003	北京三元基因工程有限公司
重组甘精胰岛素	原料药	—	国药准字 S20130005	甘李药业股份有限公司
b 型流感嗜血杆菌结合疫苗	注射剂	每瓶为 0.5 mL,每 1 次人用剂量为 0.5 mL,含纯化 b 型流感嗜血杆菌荚膜多糖应不低于 10 μg(共价结合约 20 μg 的破伤风类毒素)	国药准字 S20130006	成都生物制品研究所有限责任公司
人凝血因子Ⅷ	注射剂	每瓶含人凝血因子Ⅷ为 300 IU。复溶后体积为 10 mL	国药准字 S20130007	山东泰邦生物制品有限公司
人凝血酶原复合物	注射剂	300 IU/20 mL/瓶	国药准字 S20130008	贵州泰邦生物制品有限公司
人凝血因子Ⅷ	注射剂	每瓶含人凝血因子Ⅷ300 IU,复溶后体积为 20 mL	国药准字 S20130009	同路生物制药股份有限公司
ACYW135 群脑膜炎球菌多糖疫苗	注射剂	复溶后每瓶 0.5 mL。每 1 次人用剂量为 0.5 mL,含 200 μg 脑膜炎球菌多糖(A、C、Y 及 W135 群多糖各 50 μg)所附疫苗稀释剂 0.5 mL/瓶。	国药准字 S20130010	长春长生生物科技股份有限公司
乙型肝炎病毒、丙型肝炎病毒、人类免疫缺陷病毒(1+2 型)核酸检测试剂盒(PCR-荧光法)	检测试剂盒	48 测试/套	国药准字 S20130011	苏州华益美生物科技有限公司
康柏西普眼用注射液	注射剂	10 g/mL,0.2 mL/支	国药准字 S20130012	成都康弘生物科技有限公司

（徐云龙）

药学人物

Prominent Figures

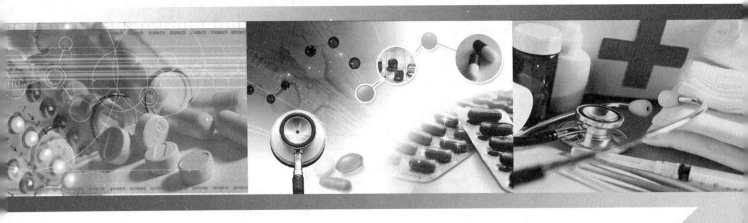

人物简介

沈倍奋
——中国工程院院士

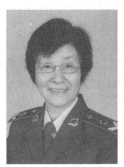

沈倍奋

沈倍奋，女，1943 年 5 月生，江苏昆山人。1965 年毕业于复旦大学生物系生物物理专业。1965 年-1968 年为军事医学科学院放射医学研究所研究生。1980 年-1982 年获洪堡奖学金，在西柏林技术大学生物化学研究所做博士后研究。1988 年 1 月-9 月在美国 NIH 做访问学者。担任中国免疫学会副理事长、中国人民解放军医学科学技术委员会常务委员兼基础医学领域主任委员等职。现为军事医学科学院基础医学研究所研究员、博士生导师、分子免疫学学科的学术带头人。1997 年当选为中国工程院院士。

沈倍奋院士多年来从事生物化学和免疫学方面的工作。开展了一系列人白细胞分化抗原的结构与功能研究、细胞因子及其受体、免疫细胞信号转导等研究，在国内最早做出白血病免疫分型实验，使诊断标准进一步提高；开展加成指数测定法分析单克隆抗体所抗抗原决定簇的异同，有关技术在全国推广；用单克隆抗体分析特发性血小板减少性紫癜，填补了国内特异性诊断方法的空白；最早开展白血病导向治疗的研究，研制的免疫毒素是我国单克隆抗体及衍生物最早通过新药评审进入临床的制品；从中国人外周血单个核细胞中克隆出粒细胞/巨噬细胞集落刺激因子基因，并研究了它们的升白细胞作用。近年来与不同学科专家合作致力于基于 IL6/IL6R 结合部位的空间结构、及抗原同抗体相互识别的立体结构信息设计新功能分子的研究。

她在十分艰苦的条件下开始科研工作，经过累积与坚持，创建并发展成为今天的中国人民解放军分子免疫学重点实验室。她在科研中不仅注重项目的研究过程，也非常注重科研成果的转化和知识产权的保护。1995 年她领导的课题组研究的升白细胞新药——人粒-巨噬细胞集落刺激因子申请了国家发明专利保护，获得了专利授权，并获得新药证书，进行了成果转化，获得了良好的社会效益和经济效益。

先后承担多项国家"863"、"973"、国家自然科学基金、总后重点课题。获国家科技进步奖、国家自然科学奖、军队科技进步奖等 20 余项。1987 年，年仅 43 岁的沈倍奋成为我国首届"863"计划专家委员会中最年轻的委员。2003 年，被评为全国十大女发明家。

岳建民
——2013 年度国家自然科学二等奖

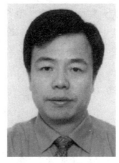

岳建民

岳建民，男，1962 年 6 月生。1984 年本科毕业于兰州大学化学系，1987 年和 1990 年获兰州大学硕士、博士学位。1990 年至 1994 年先后在中国科学院昆明植物研究所、英国布里斯托尔大学化学学院从事博士后研究。1994 年任中国科学院昆明植物研究所副研究员，1996 年任中国科学院上海有机化学研究所与联合利华联合实验室高级研究员，1999 年起任中国科学院上海药物研究所天然药物化学研究所研究员。近年来先后在澳大利亚昆士兰大学化学系和瑞士诺华制药有限公司作访问学者。现任中国科学院上海药物研究所研究员、博士生导师、研究组组长。

兼任中科院上海药物研究所学术委员会委员和学位委员会副主任。任 *Journal of Integrative Plant Biology*、*Journal of Asian Natural Products Research*、*Chinese Journal of Natural Medicines*、《中国药学》（英文版）、《云南植物研究》等杂志编委。

岳建民研究员主要从事具有重要生物活性天然先导结构的发现与研究，包括新颖结构天然化合物的提取分离、结构鉴定，具有重要生物活性的化合物的结构优化和构效关系研究，以及新药的研究与开发工作。对百余种药用植物进行了系统化学研究，获得了大量结构新颖或具有重要生物活性的化合物，并对其中的一些进行了结构优化和合成。这些研究为解决名贵中草药的重大化学和生物活性问题提供了理论基础。

在虎皮楠生物碱研究取得了新进展：对 10 种虎皮楠植物中的生物碱成分进行了深入的研究，分离鉴定 200 多个生物碱，其中新结构百余个，新骨架化合物 16 个。近期发现的 logeracemin A 为国际上首个虎皮楠生物碱二聚体，具有独特的螺环聚合结构，显示良好的抗 HIV 活性。在大环内酯类免疫抑制剂的突破性研究：对红卡雅楝（Khaya ivorensis）树皮乙醇提取物的小极性部位进行了研究，得到两个新颖的大环内酯类化合物 ivorenolides A 和 B，具有较好的免疫抑制作用。楝科柠檬苦素类化合物研究继续有新的发现：对 20 余种楝科植物进行了深入的研究，分离得到近 400 个化合物，新化合物超过 150 个，柠檬苦素类化合物占比例一半以上，活性测试中显示了抗菌活性。萜类化学成分研究取得新进展：对楝科、桃金娘科、大戟科等科属中部分药用植物的萜类成分进行了深入的研究，获得了具有抗疟、抗肿瘤等活性的化合物。已发表研究论文 200 余篇，被他引近 2000 次，获得专利授权 7 项。

中国药学年鉴 CHINESE PHARMACEUTICAL YEARBOOK 2014

近年来,他先后主持和承担国家"973"课题、国家自然科学基金重点项目、国家"十二五"重大新药创制专项、中国科学院重要方向性项目等;先后获国家杰出青年基金、中国科学院"百人计划"、上海市优秀学科带头人基金等资助。2008年获上海药学科技奖一等奖,2010年获上海市自然科学一等奖,2012年入选"上海领军人才",2013年国家自然科学二等奖。

叶新山
——2013 年度国家自然科学奖二等奖

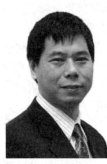

叶新山

叶新山,男,1963年4月生,安徽安庆人。1981年-1988年在武汉大学化学系获学士和硕士学位。1996年获香港中文大学化学系博士学位,1996年底至2000年7月在美国Scripps研究所进行博士后研究。2000年7月回国被聘为北京大学"长江学者奖励计划"特聘教授。现为北京大学教授、博士生导师,国家杰出青年基金获得者,天然药物及仿生药物国家重点实验室主任。

叶新山教授主要从事糖类的化学生物学及糖类药物的研究。糖类化合物与疾病的发生和发展密切相关,有关糖的研究是国际上前沿研究领域之一。他带领团队围绕目前制约糖科学和糖类药物发展的关键科学问题,以寡糖的高效合成为导向,在糖基化反应的立体选择性控制、糖基化反应新活化剂的发现、"预活化"一釜寡糖合成新策略研究等方面进行了较为系统的研究,使糖类化合物的合成效率得以提高。

在博士学习期间,实现了以噻唑和炔为原料利用分子间的Diels-Alder反应构成噻吩环的反应,进而开辟了一条从有机硅化合物出发合成各种3,4-双取代噻吩的新途径;还捕获到前人未得到的活性中间体——最小的环状累积三烯,该成果被《化学的世界记录》收录。在美国的Scripps研究所从事寡聚糖的组合合成方面的研究工作,发展了寡糖组合合成的两种新策略,即正交选择性保护-去保护策略和计算机程序化的寡糖一釜组装策略,在国际化学权威杂志《美国化学会志》上发表研究论文,引起了国际学术界的重视。

叶新山团队首次明确提出了糖基供体"预活化"的概念,从原理上克服了传统一釜合成法对糖合成模块要求过高及不易合成的限制,具有自动化合成的潜力。在糖基化反应的立体选择性控制方面取得系列进步:发现"预活化"方式对糖基化反应的立体选择性有着重要影响,在此基础上实现了高收率、高平伏键和高直立键立体选择性的氨基糖的糖基化偶联反应,实现了脱氧糖高度直立键立体选择性的糖基化反

应。发展了一种简单、温和、氧化剂调控的利用糖烯同硼酸的Heck(赫克)类型的C-糖基化反应高立体选择性制备碳苷的方法。发现了一种新的以硫苷糖作为糖基供体的糖基化偶联反应的高效活化剂,新活化剂可成功应用于一釜寡糖合成,使寡糖合成的效率进一步提高。"寡糖的合成及某些基于糖类的药物发现"项目获2013年度国家自然科学奖二等奖。

在糖类药物研究方面,发现了一系列新颖的具有抗肿瘤、免疫抑制和治疗溶酶体储积症等活性的先导化合物。设计、合成了多种结构类型的氮杂糖糖模拟物,发现它们具有抗肿瘤、免疫抑制和分子伴侣等活性,从而为新类型免疫抑制药物的发现提供了新的思路,为治疗溶酶体蓄积症的分子伴侣疗法提供了理想的先导化合物。

近年来,他负责主持国家级基金项目多项,在国际化学及药学领域主流学术刊物发表论文60余篇,文章被引用频次已超过1000多次。获美国专利授权1项和中国专利授权5项。先后获2010年获第四届药明康德生命化学研究奖二等奖,2011年获中国药学会科学技术奖一等奖、教育部自然科学奖二等奖,2012年获第四届中国侨界贡献奖(创新成果)、第十三届吴阶平—保罗杨森医学药学奖,2013年国家自然科学二等奖。

赖 仞
——2013 年度国家技术发明奖二等奖

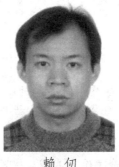

赖 仞

赖仞,男,1972年7月生,四川资中县人。1995年7月本科毕业于西南师范大学生物学专业,2001年8月博士毕业于中国科学院昆明动物研究所,2002年-2004年,先后在英国利物浦大学和美国伯明翰阿拉巴马大学进行博士后研究。2004年经中科院"百人计划"引进,进入中国科学院昆明动物研究所工作,现任副所长、研究员、博士生导师。

赖仞研究员带领团队主要从传统药物识别功能分子,揭示发挥药效的物质基础,建立天然药物活性蛋白/多肽分子资源库,研发创新药物。对两栖类动物皮肤活性多肽与蛋白质进行了较为系统的研究,通过生物化学、分子生物学、生理学等研究手段,蛋白质组学和基因组学研究途径,从两栖类皮肤分泌液中得到了10大类皮肤活性多肽蛋白质类物质,并对其结构、功能和cDNA结构进行了研究。首次发现了不带二硫键的线性抗菌多肽具有抗艾滋病毒活性,首次发现了基因编码的阴离子抗菌肽,首次从两栖类动物得到具有血小板集聚活性的蛋白质和具有饱食因子作用的多肽,首次发现了编码两栖类缓激肽的基因。他与中科院上海药物研究所

林东海研究员领导的研究团队提出了基因编码的多肽类抗氧化系统,并命名为"第三套"抗氧化系统。在"第三套"抗氧化系统工作的基础上,该研究团队从多肽类抗氧化系统对自由基的清除效率、速度以及作用机理进行了深入研究,结果表明抗氧化多肽可以非常快速地清除80%以上人造自由基,其速度是商业用抗氧化剂的2-4倍。

发表SCI论文60余篇,获授权发明专利20项。指导的研究生15人次获中科院院长奖学金优秀奖等奖励,2008年获云南省自然科学奖一等奖,2009年获云南省自然科学二等奖,2010年获谈家桢生命科学奖、中国科学院十大杰出青年,2011年获中国青年科技奖,2013年获国家技术发明奖二等奖。

产权。

2001年成功创建集产、学、研一体化的第三军医大学生物医药中试研究基地,构建了国际先进水平的生物制药技术平台。在此基础上,2004年成立了重庆市生物制药工程技术中心。基地总面积4 000 m²,其中包括1 000 m²国际GMP标准中试车间。

先后主持国家"九五"攻关重点课题、国家"十五"重大科技专项、重庆市科技攻关重大项目、全军"十一五"医学科研课题及国家863重点项目,国家中小企业创新基金、自然基金课题及重庆市重大攻关项目等15项,成功转化多项科研成果。先后获军队及重庆市科技进步奖4项,获军队育才奖银、重庆市青年科技奖。

邹全明
——2013年度国家技术发明二等奖获得者

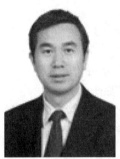

邹全明

邹全明,1963年生,四川西充县人。1984年本科毕业于西南农业大学动物医学专业,1987年硕士毕业于解放军兽医大学人兽共患传染病专业,1991年博士毕业于第三军医大学免疫学专业。先后在德国汉诺威大学、澳大利亚Griffith大学作为访问学者。现任第三军医大学医学检验系临床微生物及免疫学教研室主任、一级教授、博士生导师,重庆市生物制药工程技术研究中心主任。

担任中国生物工程学会医药技术专业委员会委员,中国微生物学会医学微生物与免疫学专业委员会委员,国家新药评审专家组委员,重庆市生物医药技术协会常务理事,重庆市生物医学工程学会常务理事,重庆市药学会常务理事,重庆市微生物学会理事,重庆市人民政府科技顾问团顾问,重庆市卫生科技顾问团顾问。

我国的幽门螺杆菌感染率比欧美国家高出近15%,胃癌发病率为世界平均水平的两倍多,研制一款安全有效的胃病疫苗的问世,对我国胃病的预防和控制工作有重要意义。邹全明教授带领团队重点研究了幽门螺杆菌入侵与黏附其他胃肠道黏膜其他组织的免疫生物学行为,成功探索了以黏膜免疫佐剂分子与DC细胞特异靶向诱导Th2细胞极化的方案,率先提出了"分子内黏膜佐剂疫苗"的理论,在基因工程人幽门螺杆菌疫苗研究中进行了成功验证。胃病疫苗于2002年完成动物临床前研究,2003年9月被批准进入人体临床研究。三期人体临床研究数据解盲显示:幽门螺杆菌疫苗安全有效,有效率达85%,保护率达72%。2009年"口服重组幽门螺杆菌疫苗"获国家一类药物证书,成功研制出国际上首个预防胃病的幽门螺杆菌疫苗,并具有完全自主知识

任 进
——2013年度国家科技进步二等奖

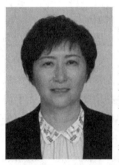

任 进

任进,女,1958年4月生,1977年-1982年在中国医科大学医疗系学习,获学士学位;1985年获中国医科大学病理学硕士学位;1991年获日本国北海道大学病理学博士学位。毕业后在美国纽约州癌研究所做博士后工作。受聘为日本科学技术振兴团研究员。2000年入选中科院"百人计划",现任中国科学院上海药物研究所安全评价研究中心主任、研究员、博士生导师。

2001年回国后带领团队创新性建立了以分子毒理学新技术为基础的药物安全评价研究体系,突破了长期以来我国药物安评平台国际不认可、毒性机制研究水平低的关键瓶颈。建成了符合国际GLP标准的、多国认可的药物安评平台首先于2004年、2008年先后通过国家食品药品监督管理局GLP认证和复查,是国家科技部新药创制重大专项GLP平台建设的主要承担单位之一,获得"十二五"平台择优滚动课题的资助,是我国药物安全评价平台建设中重点支持的平台。2011年6月,通过了国际实验动物评估认证委员会(AAALAC)认证,尤其是灵长类动物设施和管理水平达到了国际一流的动物福利标准。2012年3月,安评中心以无任何GLP偏离的结果,成为我国唯一通过国际经济合作与发展组织(OECD)多国GLP认证的安评平台,成为我国唯一通过OECD国GLP认证的安评平台,实现了上海药物所率先实现药物安全性评价与国际规范接轨的重大突破。2013年5月,通过了来自英国药品和健康产品管理局(MHRA)的GLP实验项目审计,成为我国首个接受英国MHRA GLP实验项目审计的药物安全性评价研究机构。上述成果已被列入国家重大新药创制科技专项的标志性成果,实现了与国际规范接轨、为中国自主研发新药进入国际

市场和参与国际竞争创造了条件。

她带领安评中心瞄准国际上药物研发的新趋势，引进"早期评价、早期淘汰"的新理念，注重药物研发早期阶段的毒性筛选，建立了百余种具有国际先进水平的快速毒性筛选技术和方法，为全国33家医药研发机构提供了249种、411药次的早期毒性筛选服务，发现了多个高效低毒结构。完成了国内外200余种、近700药次的新药安评研究，其中我国创新药物46项，递交审评的28项，均通过国家药审中心审评，从无退审记录，并已得到14种1.1类创新药物临床批件和新药证书，取得了显著的经济和社会效益，为我国新药研发获得成功发挥了重要作用。完成的1项猴子长期毒性试验顺利通过了英国权威机构MHRA的审计，现在已经正式进入英国I期临床试验，是我国首次获得欧洲GLP认可的已进入临床试验的毒理学试验。为国外著名跨国制药企业完成的1项治疗慢阻肺（COPD）的创新药物中的关键实验——食蟹猴9个月长期毒性实验，已经申报美国FDA，提高了我国药物安全性评价研究水平及在国际上的影响力。

任进研究员近年来承担了科技部重大专项"重大新药创制"、国家自然科学基金等研究项目十余项。2003年、2008年、2012年连续三届当选上海市人大代表，2005年至今为致公党上海市市委委员、科技支部副主委，2005年当选为上海市归国华侨联合会常委。先后获日本癌研究基金会IWAZA-WARUI癌研究奖、中医学会"医学研究助成奖"、国务院侨办首届华侨华人专业人士"杰出创业奖"、中国侨界（创新成果）贡献奖、中国药学会科学技术一等奖"、药明康德生命化学研究奖一等奖、第十二届"吴阶平-保罗杨森医学药学奖"、上海市领军人才、第八届上海市巾帼创新奖等荣誉。2013年荣获英国皇家病理学院Fellow和国际毒性病理学Fellow资格，成为此研究领域同时拥有两个资格的中国科学家。

人物名录

↗ **2013年何梁何利基金科技奖** 2013年10月30日，何梁何利基金2013年度颁奖大会在北京举行。全国人大常委会副委员长陈昌智，全国政协副主席、科技部部长万钢出席大会。授予中国科技大学教授潘建伟"科学与技术成就奖"，32名科技工作者"科学与技术进步奖"，13名科技工作者"科学与技术创新奖"。其中生物医药领域人员名单如下：

科学与技术进步奖

周良辅	医学药学奖	复旦大学附属华山医院
王琦	医学药学奖	北京中医药大学
郑静晨	医学药学奖	武警总医院

夏照帆	医学药学奖	第二军医大学长海医院
高长青	医学药学奖	解放军总医院
郑树森	医学药学奖	浙江大学附属第一医院
李兆申	医学药学奖	第二军医大学长海医院
赫捷	医学药学奖	中国医学科学院肿瘤医院
艾措千	区域创新奖	青海金诃藏医药集团有限公司

（杨 婷）

↗ **2013年"吴杨奖"** 2013年第十四届吴杨奖评选出临床医学、药学、公共卫生领域11位优秀中青年医药卫生工作者。其中药学领域名单如下：

游雪甫 中国医学科学院北京协和医学院
马双成 中国食品药品检定研究院

（杨 婷）

↗ **2013年度中国药学发展奖**

创新药物奖

王广基	特别贡献奖	中国药科大学
杨玉社	突出成就奖	中国科学院上海药物研究所
崔一民	突出成就奖	北京大学第一医院
徐希平	突出成就奖	深圳奥萨医药有限公司
崔承彬	突出成就奖	军事医学科学院毒物药物研究所
赵毅民	突出成就奖	军事医学科学院毒物药物研究所

康辰骨质疏松医药研究奖

崔燎	学科成就奖	广东医学院
吴子祥	学科成就奖	第四军医大学西京医院
向川	杰出青年学者奖	山西医科大学第二医院
李颖	杰出青年学者奖	广东省中西医结合医院

食品药品质量检测技术奖

罗卓雅	突出成就奖	广东省食品药品检验所
苏来曼·哈力克	突出成就奖	新疆维吾尔自治区食品药品检验所
孙会敏	突出成就奖	中国食品药品检定研究院
吴迪宏	突出成就奖	江苏省南通市食品药品检验所
李军	突出成就奖	广东省深圳市食品药品检验所
毛群颖	杰出青年学者奖	中国食品药品检定研究院
冯艳春	杰出青年学者奖	中国食品药品检定研究院
车宝泉	杰出青年学者奖	北京市食品药品检验所

（杨 婷）

↗ **2013年中国药学会–施维雅青年药物化学奖**

雷晓光	天津大学药物科学与技术学院
李昂	中国科学院上海有机化学研究所
李敏勇	山东大学药学院
汤新景	北京大学药学院
翟鑫	沈阳药科大学

（杨　婷）

↗ **2013 年中国药学会 – 赛诺菲青年生物药物奖**

黄永焯　中国科学院上海药物研究所
徐　苗　中国食品药品检定研究院、
曾　浩　中国人民解放军第三军医大学药学院
潘振伟　哈尔滨医科大学药学院
石　凯　沈阳药科大学药学院
张　锋　遵义医学院
李平林　中国海洋大学医药学院
黄志锋　温州医科大学药学院

（杨　婷）

↗ **2013 年中国药学会 – 施维雅青年医院药学奖**

卢来春　第三军医大学第三附属医院
向　倩　北京大学第一医院
邱　枫　中国医科大学附属盛京医院
杨　丽　北京大学第三医院
金鹏飞　卫生部北京医院

（杨　婷）

↗ **2013 年药明康德生命化学研究奖**

杰出成就奖

邓宏魁　北京大学生命科学学院教授
　　　　获奖项目：化学诱导的体细胞重编程技术的建
　　　　立和应用
李文辉　北京生命科学研究所研究员
　　　　获奖项目：钠离子 – 牛磺胆酸共转运蛋白是乙
　　　　型肝炎和丁型肝炎的肝细胞受体

学者奖

肖文精　华中师范大学化学学院教授
　　　　获奖项目：杂环合成中的串联反应策略
李亚平　中科院上海有机化学研究所、中国科学院上海
　　　　药物研究所研究员
　　　　获奖项目：提高耐药肿瘤治疗效果的药物输送
　　　　系统研究
李劲松　中科院上海生命科学研究院生物化学与细胞
　　　　生物学研究所研究员
　　　　获奖项目：细胞重编程与胚胎发育
李学臣　香港大学化学系、香港大学深圳研究院助理教
　　　　授/副研究员
　　　　获奖项目：新型化学合成蛋白质技术的开发
张建军　中国药科大学副教授
　　　　获奖项目：导入共晶和共无定型技术修饰研发
　　　　BCSII 类化合物
杨茂君　清华大学生命科学学院教授、中国科学院上海
　　　　药物研究所研究员

获奖项目：重大疾病相关蛋白质的结构与功能
研究
周嘉伟　中科院上海生命科学研究院神经科学研究所
　　　　研究员
　　　　获奖项目：星形胶质细胞在帕金森病发病过程
　　　　中的作用
赵世民　复旦大学生命科学学院教授
　　　　获奖项目：基于调控赖氨酸乙酰化的抗糖尿病
　　　　与抗肿瘤新药
黄　牛　北京生命科学研究所高级研究员
　　　　获奖项目：基于物理学原理的计算化学方法在
　　　　老药新用中的应用
惠利健　中科院上海生命科学研究院生物化学与细胞
　　　　生物学研究所研究员
　　　　获奖项目：肝细胞命运维持与转分化、癌化机
　　　　理研究
蒙凌华　中国科学院上海药物研究所研究员
　　　　获奖项目：靶向 PI3K/mTOR 抗肿瘤药物的研
　　　　发和药效预测生物标志物的发现
潘峥婴　北京大学深圳研究生院特聘研究员
　　　　获奖项目：Btk 激酶共价抑制剂创新药物研究
鞠建华　中国科学院南海海洋研究所研究员
　　　　获奖项目：海洋微生物药物先导化合物的发现
　　　　及其生物合成

（杨　婷）

↗ **2013 年"中国药学会优秀药师"**

崔一民　北京大学第一医院
王丽霞　中国中医科学院广安门医院
徐玲玲　上海中医药大学附属岳阳中西医结合医院
余自成　上海市杨浦区中心医院
徐　萍　天津市第五中心医院
王春革　天津市第一中心医院
彭其胜　重庆市涪陵中心医院
金　梅　重庆医科大学附属永川医院
孙玉刚　唐山市人民医院
刘国强　河北医科大学第三医院
于　荣　山西省心血管病医院
郝晓利　太原市妇幼保健院
白在先　内蒙古医科大学附属人民医院
刘廷辉　沈阳市胸科医院
宿允昌　辽宁省金秋医院
孙智辉　吉林大学第一医院
朱大胜　吉林大学第二医院
邱晓红　哈尔滨市公安医院
丁国华　黑龙江省医疗机构管理中心

赵　萍	江苏省人民医院	徐　帆	成都军区昆明总医院
张　婷	盐城市第一人民医院	缪士平	中国人民解放军西藏军区总医院
丁洁卫	绍兴市人民医院	查　色	西藏山南地区藏医医院
王　珏	浙江大学医学院附属儿童医院	王婧雯	中国人民解放军第四军医大学第一附属医院
汪魏平	皖南医学院弋矶山医院	肖　引	中国人民武装警察部队陕西省总队医院
聂松柳	六安市人民医院	张黎明	天水市第一人民医院
王　勇	福建省药品检验所	张汝学	中国人民解放军兰州军区兰州总医院
倪立坚	福建中医药大学附属第二人民医院	刘效栓	甘肃省中医院
李　刚	中国人民解放军第九四医院	尚明远	宁夏回族自治区药学会
张本全	南昌大学第四附属医院	付　萌	银川市妇幼保健院
张红星	济南市中医医院	马全明	青海省人民医院
沈承武	山东省立医院	张巍云	青海省中医院
詹　峰	郑州市中心医院	唐红军	新疆维吾尔自治区和田地区药品检验所
张文周	河南省肿瘤医院	热娜卡斯木	新疆医科大学药学院
宋红萍	武汉市普爱医院	王铁杰	深圳市药品检验所
高逢喜	荆州市中心医院	黄剑英	厦门市药品检验所
朱运贵	中南大学湘雅二医院	周大勇	青岛市第八人民医院
刘世坤	中南大学湘雅三医院	王丽丽	大连市友谊医院
杨　敏	广东省人民医院	周　华	宁波市医疗中心李惠利医院
黄红兵	中山大学附属肿瘤医院	陈　文	石河子大学药学院
黄振光	广西医科大学第一附属医院	张晓乐	北京大学第三医院
赵　赶	广西壮族自治区妇幼保健院	肇丽梅	中国医科大学附属盛京医院
柴　栋	中国人民解放军总医院海南分院	卞　俊	中国人民解放军第四一一医院
邢孔广	海南省药品检验所三亚分所	杨蒙蒙	中国人民解放军第四军医大学唐都医院
徐　珽	四川大学华西医院	刘　卫	中国人民解放军第八十八医院
徐蜀远	自贡市第三人民医院	王晓云	中国人民解放军广州疗养院
韩敏珍	贵阳医学院第二附属医院	庄　捷	福建省立医院
肖　溶	首钢水城钢铁(集团)有限责任公司总医院	吴　萍	白银市第一人民医院
张雯洁	云南省食品药品检验所		

（杨　婷）

学会与学术活动

Associations and Academic Activities

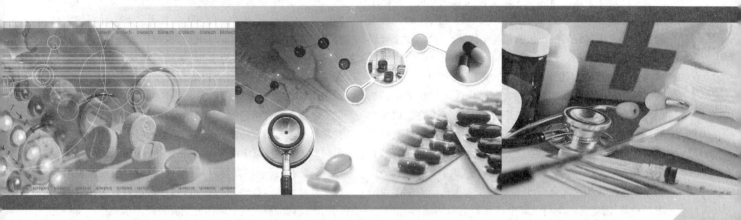

↗ **2013年中国药学大会暨第十三届中国药师周** 2013年11月2~4日,以"推动重大新药创制,提高人民健康水平"为主题的2013年中国药学大会暨第十三届中国药师周在南宁市召开。会议由中国药学会主办。来自国内各医药科研院所、医学院校、医院、企业的药学专家、学者和代表等1 800余人参会。会议旨在深入贯彻落实党的十八大精神,围绕科学发展主题和加快转变经济发展方式主线,以提高医药创新能力为核心,以广大会员、药学工作者、政府部门、医药企业、社会公众为服务对象,积极搭建学术交流平台、政策研究平台和科普活动平台,推动我国医药卫生事业科学发展。

中国药学会副理事长李少丽主持大会开幕式。桑国卫院士作了题为"十二五"我国创新药物研发进展"的大会主题报告。中国工程院院士张伯礼等7位院士、药学专家分别作了题为"中药现代化研究进展""我国微生物药物研究现状与发展方向""当代分子医学的未来""微RNA——心血管疾病药物研发新靶点""络病研究与转化医学""加强中国东盟国际合作,促进传统医药发展""中国民族药的现状与发展"的专题学术报告,探讨了我国医药卫生事业的热点和重点问题。会议特邀中国药学会所属的生化与生物技术药物、中药和天然药物、药物化学、医院药学等20个专业委员会作药学主题报告和论文交流,分析研讨了我国医药卫生事业的发展前景,围绕药学学科发展中遇到的前沿问题进行探讨,交流药学新成果、新经验、新体会、新动向,共商药学发展大计。经过专家集中讨论和统评,评选获奖优秀论文48篇。会上还颁发了2013年中国药学会科学技术奖、赛诺菲青年生物药物奖、优秀药师奖;其中,兰州大学的多肽药物先导化合物的化学筛选和作用机制研究和天士力金纳生物技术(天津)有限公司和天津天士力集团有限公司研究院生物药品研究所联合开展的大规模制备流感病毒表面抗原的方法及亚单位流感疫苗的工艺研究项目获得2013年中国药学会科学技术奖一等奖。

(李友佳)

↗ **中国药理学会第十二次全国学术大会暨第十二届东南亚西太平洋地区药理学家联盟会议** 2013年7月9~12日,中国药理学会第十二次全国学术大会在上海市召开,会议由中国药理学会及亚洲太平洋地区药理学家联盟(Asia Pacific Federation of Pharmacologists, APFP)联合主办,第二军医大学承办。本次大会与"第十二届亚洲太平洋地区药理学家联盟会议"联合召开,来自亚洲太平洋地区的900余名代表注册参加会议。会议旨在积极配合我国"重大新药创制"科技重大专项的实施,不断提高创新药物研发和临床合理用药的水平,及时交流我国药理学研究所取得的新成果和新经验,增进会员之间的交流与合作;期间举行了"第二届中—英药理学联合会议"和"中国药理学会—香港药理学会双边学术交流"会议;大会共收到论文700多篇;有10位国内外药理学家作了大会特邀报告,来自亚洲各地的138名专家作了专题

报告,200多名参会代表进行了壁报交流。研讨内容涉及心血管药理、抗肿瘤药理、中药药理、新药研发、神经药理、临床药物治疗监测、化疗药理、药物代谢等。

(李友佳)

↗ **第五届中国药师大会** 2013年4月22~23日,以"合理用药,呵护公众健康"为主题的第五届中国药师大会在杭州市召开。大会由卫生部合理用药专家委员会、中国执业药师协会主办,中国执业药师杂志社、浙江省食品药品监督管理局等单位协办。国家食品药品监督管理总局执业药师资格认证中心、卫生部人才交流中心、中国医院协会、中国执业药师协会、各省执业药师协会500余名药学工作者参加大会。会议旨在加强药学人才队伍建设,发挥广大药师的用药指导作用,推动临床合理用药工作,保证医疗安全。大会采用主会场对话论坛与展览展示相结合等多种形式。卫生部药政司副司长姚建红作了题为"国家基本药物制度与深化医改"的专题报告。台湾药师公会联合会执行长谭延辉博士、中国食品药品检定研究院副院长王军志教授、海正辉瑞制药有限公司CEO肖卫红、华润医药股份有限公司创新业务总监蔺伟、国家食品药品监督管理局药品审评中心主任助理冯毅、国家食品药品监督管理局药品评价中心副处长郭晓忻、北京同仁医院药剂科主任王家伟分别就台湾药事照护之发展、生物制品产业及标准化研究、新医改形势下中国药企的新突破、医院药品物流智能化设计与应用、药品审评与药品再评价以及新医改形势下药师走转改等内容进行了演讲并与参会代表进行了交流和探讨。

(李友佳)

↗ **2013年中国药物制剂大会** 2013年10月26~27日,2013年中国药物制剂大会在武汉市召开,大会由中国药学会药剂专业委员会、国际控释协会中国分会主办,华中科技大学同济医学院药学院、人福医药集团股份公司和华中科技大学国家纳米药物工程技术研究中心共同承办。来自国内外药学院校、科研院所、制药企业、医疗机构及相关领域的800余名代表参加了会议。会议主题是"药物制剂新技术的理论与应用"。国内外专家作了62场特邀报告;设置了以poster的形式展示了110余份近期研究成果;6位青年学者获得了制剂论坛优秀论文报告奖。国内药物控释领域40多位专家就新型药物制剂体内递送过程中的靶向效率、控制释放、安全性和体内PK评价、新型吸入制剂的研发等研究内容作了大会报告。参会代表就药物制剂技术研究现状与发展趋势、药物制剂新技术理论研究进展、药物递送系统与药物控制释放技术、新型给药系统改善药物体内有效性的机理、体内安全性评价、工业药剂学、物理药剂学新理论与新技术、制剂新技术在化药、生物药、中药、保健品研发中的应用、新型功能性高分子材料研发与应用等内容作了交流。会议期间同时召开了中国药学会药剂专业委员会2013年学术年会和国际

中国药学年鉴

CHINESE PHARMACEUTICAL YEARBOOK 2014

控释协会(International Controlled Release Society, CRS)中国分会 2013 年学术年会。 （李友佳）

抗肿瘤药物药源性疾病与安全用药中国论坛 2013 年 4 月 26～27 日,抗肿瘤药物药源性疾病与安全用药中国论坛在北京召开。论坛由药物不良反应杂志社与首都医科大学宣武医院、中华医学会肿瘤学分会、中国医师协会肿瘤医师分会、中国药学会医院药学专业委员会、中华预防医学会健康促进与教育分会及合理用药国际网络中国中心组临床安全用药组共同主办。来自包括台湾在内的全国 32 个省、自治区、直辖市 600 余名代表参会。会议包括 23 个主题报告,10 个分论坛,44 篇论文交流。主题报告内容包括抗肿瘤药物用药安全性的管理、抗肿瘤药物应用的循证评价、不同系统抗肿瘤药物引起的不良反应及其防治策略、抗肿瘤药物药源性疾病的防治、抗肿瘤药物的安全性评价等,集中了近年来国内外相关领域的最新研究成果和临床实践经验。在分论坛上,10 位专家分析报告了临床药师在肿瘤治疗中的作用。会议确定了 2014 年药源性疾病与安全用药论坛的主题是消化系统和肝病药物的药源性疾病及安全应用。

（李友佳）

中华医学会临床药学分会 2013 年全国学术会议 2013 年 4 月 26～28 日,由中华医学会、中华医学会临床药学分会主办,浙江省医学会、浙江大学医学院附属第一医院承办的中华医学会临床药学分会 2013 年全国学术会议在杭州市召开。来自国内外 3 050 余名代表参会。大会收到学术论文 800 篇,评选出优秀论文 60 篇。大会采取主题讲座与分会场论坛相结合的方式。中国工程院李兰娟院士作了题为“构建数字卫生系统促进合理用药”的主题报告;中华医学会临床药学分会主任委员阚全程教授介绍了抗肿瘤耐药机制及成果转化研究的最新成果;多伦多 Leslie Dan 药学院院长 henry mann 教授以加拿大临床药学教育与实践为题,介绍了加拿大临床药师培养体系,解读了加拿大药学教育条例和课程设置情况,展示了加拿大药学教育的研究成果。8 位国内外临床药学领域的专家作了大会特邀报告。分论坛主题围绕临床药学学科建设领域相关重点、热点及难点问题,设置了临床药师工作实践论坛、药事管理论坛、医药面对面——超说明书药物使用论坛和青年药师论坛。 （李友佳）

第十三届全国肿瘤药理与化疗学术会议 2013 年 5 月 5～9 日,2013 医学前沿论坛暨第十三届全国肿瘤药理与化疗学术会议在洛阳市召开。会议由中国工程院医药卫生学部和中国抗癌协会抗癌药物专业委员会、中国药理学会肿瘤药理专业委员会联合主办。来自全国的肿瘤药理和化疗专家、学者 500 余人出席。大会收到学术论文 200 余篇,并设立了肿瘤药理及肿瘤化疗两个分会场进行论文交流和讨论。

会议特邀 12 位国内外专家进行了专题报告。报告内容包括:①在肿瘤基础研究领域“克服 ABC 转运泵介导的肿瘤多药抗药性、肿瘤防治、肿瘤代谢、癌症个体化治疗、在临床前模型中抗 TGF-β 抗体和紫杉醇的联合治疗以及预测性生物标记物的研究进展”;②在抗肿瘤药物研究领域“国际和我国抗肿瘤分子靶向药物研究的新进展、新成果”;③在肿瘤临床治疗、分子靶向治疗领域“恶性肿瘤的流行趋势及预防研究、肿瘤相关血小板减少与静脉血栓、炎症诱发肿瘤的机制、免疫受体与肿瘤治疗、肿瘤干细胞分子靶点发现及其靶向药物研究”。会议研讨内容除肿瘤药理学和肿瘤内科治疗学外,还包括药物化学、生物化学、肿瘤基础研究、放射治疗等研究领域。

（李友佳）

第四届国际药物代谢学会 2013 年 5 月 17～19 日,第四届国际药物代谢学会暨中国药物代谢专业委员会学术会议在开封市召开。会议由国际药代学会、中国药物代谢专业委员会、河南省科学技术协会联合主办,河南大学承办。来自国内外 50 余所科研机构、高校科研人员 300 余名代表参会。包括国际药物代谢学会现任主席 Bill Smith 在内的多位国内外专家以“药物相互作用:挑战、对策和指导原则”为议题,从药物相互作用研究进行评审的考量到药物代谢评价的历史演变和发展方向等角度作了大会发言。中国工程院院士刘昌孝、周宏灏出席大会并作专题报告。会议设一个大会主会场和十个分会场,重视对青年学者和学生的培养,搭建专门平台鼓励青年学者和学生研究交流学术。大会共收到来自美国、日本等世界各地高校的论文 300 余篇,有 90 篇论文进行了演讲。

（李友佳）

第二十四届全国儿科药学学术年会 2013 年 5 月 22～25 日,由中国药学会医院药学专委会主办、中国药学会医院药学专委会儿科药学专业组和四川大学华西第二医院共同承办的“第二十四届全国儿科药学年会暨第五届全国儿科药学中青年药师论文报告会”在成都市召开。来自全国 20 省市自治区的 130 余名儿科药学领域的专家代表参会。会议以“儿科临床药学与循证用药”为主题,旨在为全国儿科药学工作者提供一个儿科药学的教育与实践国际前沿知识技能的交流平台,共同促进儿科药学的发展。美国临床药学学院联盟(ACCP)候任主席 Gary Yee、中国循证医学中心主任李幼平教授、中国药学会医院药学专委会儿科药学专业组组长李智平教授等专家从美国临床药学工作的教育与培训经验、WHO 基本药物目录循证评价与遴选的创新与改革、新生儿抗感染药物临床研究与知识转化、循证药学在中国、免疫调节剂的合理使用、儿童专科医院 JCI(Joint Commission on Accreditation of Healthcare Organizations,国际医疗卫生机构认证联合委员会)认证的药品管理和使用的持续改进、美国儿科临床药师的工作及科研经验等方面进行了交流。会议共

收到论文 162 篇,其中中青年药师论文 85 篇,评选出中青年药师优秀论文 16 篇并进行壁报展示。 （李友佳）

↗ **第三届安全药理国际学术研讨会** 2013 年 6 月 6 ~ 7 日,由中国药理学会安全药理学专业委员会主办,中国食品药品检定研究院国家药物安全评价监测中心、江苏鼎泰药物研究有限公司共同承办的第三届安全药理国际学术研讨会在南京市召开。中国药理学会理事长杜冠华教授,中检院副院长王佑春研究员、江苏省药监局、中检院国家药物安全评价监测中心、江苏鼎泰药物研究有限公司的领导和专家以及 100 余位国内安全性药理研究专业人员参会。研讨会邀请国家食品药品监督管理局汪巨峰博士、美国 FDA 心肾产品部主任 Norman Stockbridge 博士和 Jean Wu 博士、国际安全药理学会 Derek Leishmans 博士、日本 Ratsuyoshi Chiba 博士等多名国际安全性药理研究领域的专家就安全药理专业各个方面,包括我国安全性药理研究技术指导原则的修订情况、安全药理学体外检测方法、QT 间期方面的研究、中枢神经系统、心血管系统、胃肠道和泌尿系统等组合实验内容及实例分析作了学术报告。安全药理学专业委员会挂靠中检院食品药品安全评价研究所。 （李友佳）

↗ **肿瘤药学基础研究与临床应用国际论坛** 2013 年 6 月 6 ~ 8 日,以"共同参与,携手求索,科学抗癌,合理用药,关爱生命"为主题的肿瘤药学基础研究与临床应用国际论坛在长沙市举行。会议由中国药学会应用药理学专业委员会、中国药学会国际交流部主办。甄永苏、郝希山、于金明、周宏灏等院士以及多名国内外领域内专家出席大会。中南大学临床药理研究所所长周宏灏院士作了题为"个体化医学的实施与展望"的主题报告,指出肿瘤药物治疗应该根据患者不同的"基因身份证"进行个体化治疗,利用人类基因来破解用药的难题以达到最佳治疗效果。论坛围绕肿瘤药物基因组学及个体化治疗、肿瘤多药耐药机制、肿瘤免疫治疗、靶向药物临床应用、抗肿瘤药物基础研究进展、传统中医中药的最新用途等内容进行了探讨。 （李友佳）

↗ **2013 年全国医院药学(药学服务与实践)学术会议** 2013 年 6 月 13 ~ 16 日,以"提高临床用药水平,发挥医药联动,促进医合合理用药"为主题的 2013 年全国医院药学(药学服务与实践)学术会议在贵阳市召开。会议由中国药学会医院药学专业委员会主办、《中国医院药学杂志》编辑部和贵州省人民医院共同承办。来自全国各地 600 余名代表参会,共收到论文 116 篇。中国工程院樊代明院士、北京协和医院李大魁教授、北京大学第三医院翟所迪教授、第四军医大学西京医院文爱东教授、美国卫生系统药师协会 John Fanikos 教授、国家卫生和计划生育委员会医政医管局范晶主任分别作了题为"整合医学初探""医改动向与医院药学""患者用

药教育""药学学科建设与人才培养""美国的临床药学实践""合理用药之处方和病案点评"的大会特邀报告。与会代表在抗生素专项整治、临床用药风险、药物临床试验、医院药事管理可持续发展等领域作了交流。期间举办了两个卫星会,分别就血液制品生产质量和他汀安全性再认识等问题进行了研讨。 （李友佳）

↗ **第十届全国抗菌药物临床药理学术会议** 2013 年 6 月 15 ~ 16 日,由北京大学临床药理研究所主办,北京科协技术培训中心承办,中国药学会临床药理学协办的第十届全国抗菌药物临床药理学术会议在北京召开。国内外医学与药学的专家、全国各地的医师和药师、临床检验人员、制药企业代表等 600 余名代表参会。会议以"细菌耐药和抗菌药物合理应用、落实抗菌药物临床应用管理办法"为主题,就《抗菌药物整治方案》解读、细菌耐药监测和细菌耐药研究、临床医疗中不可忽视的抗菌药物相互作用、临床微生物检验在抗菌药物合理应用中的作用、临床药师在抗菌药物合理应用中的作用、抗菌药物合理应用、临床细菌感染性疾病最新治疗策略进展以及 H7N9 研究进展等内容进行了交流与探讨。
 （李友佳）

↗ **2013 全国中药与天然药高峰论坛** 2013 年 6 月 16 ~ 18 日,2013 全国中药与天然药物高峰论坛暨第十三届全国中药和天然药物学术研讨会在杭州市召开。论坛由中国药学会中药和天然药物专业委员会和浙江省药学会共同主办,浙江省药学会中药与天然药物专业委员会、浙江大学药学院、正大青春宝药业有限公司等单位承办。来自全国各地医药院校、科研院所、药检系统、医药企业的 180 余位专家学者和药学科技人员参加了本次论坛。论坛以"学术创新推动现代中药产业发展"为主题,与会代表围绕国内外中药和天然药物研究、开发及产业化的最新动态,学科前沿发展趋势和研究热点,共同探讨了医药卫生体制改革、国家创新体系建设、产业发展规划、行业监管机制,医疗保健市场和行业发展的宏观环境变革为中药与天然药物产业带来机遇和挑战。中国工程院张伯礼院士、刘昌孝院士等相关领域专家作了专题学术报告。
 （李友佳）

↗ **2013 年全国药物流行病学学术年会** 2013 年 6 月 20 ~ 22 日,由中国药学会药物流行病学专业委员会主办,广东省药学会承办的 2013 年全国药物流行病学学术年会在广州市召开。会议以"开展上市后药品再评价,促进临床合理用药"为主题,重点关注真实世界研究问题。来自全国各地 340 余位代表参加会议。中国工程院副院长樊代明院士等 9 位专家学者作了专题学术报告,与参会代表交流了药物安全及医院药学领域的研究成果和经验。会议期间,还举办了"第十届珠三角地区医院药学沙龙"。中国药学会药物流行病学专业委

会召开了扩大工作会议,讨论了学科发展史撰写等事宜。

(李友佳)

第六届临床药学实践案例分析与合理用药学术研讨会

2013年6月28~30日,由中国药学会医院药学专业委员会主办、兰州大学第一医院和《中国药学杂志》社共同承办的第六届临床药学实践案例分析与合理用药学术研讨会在兰州市召开。来自全国各地400余位代表参会。会议以"循证医学,临床药学实践的基石"为主题。中国循证医学中心李幼平主任、翟所迪主任代表北京协和医院朱珠主任、兰州大学循证医学中心陈耀龙教授、北京大学第三医院肾内科汪涛教授分别作了题为"循证医学——临床药学的基石""第五届医院药学专业委员会2012年工作汇报与2013年重点"、"Grade证据分级""慢病管理与临床合理用药"的大会特邀报告;在临床药师论坛中,7位代表就"泮托拉唑与H_2受体拮抗剂防治脑出血后应激性溃疡出血疗效对比的Meta分析""有效防范胰岛素使用的风险""临床药师的临床服务与创新思维""中国药学会优秀青年临床药师海外培训项目介绍""抗菌药物合理使用中的药学服务""循证医学指导下一例感染病例的治疗回顾与分析""循证药学实践与药学实践研究"作了报告。卫星会议特邀首都医科大学宣武医院闫素英主任作了疼痛药物治疗进展的报告。大会还举行了首次"艾博维杯医院药学风采视频大赛"。

(李友佳)

第三届全国眼科药学学术会议

2013年7月5~7日,由中国药学会医院药学专业委员会主办,中山大学中山眼科中心、眼科学国家重点实验室、中国药学会医院药学专业委员会眼科药学筹备组、《中国药学杂志》社共同承办的第三届全国眼科药学学术会议在广州市举办。会议主题为"眼科合理用药,光明时刻相伴"。来自全国14家眼科专科医院药学部主任和部分综合医院的药学部主任、药师、医师代表共300余人参会。会议旨在为全国的眼科医学工作者和药学工作者搭建学术交流的平台,共同促进眼科药学事业的发展,倡导眼科临床合理用药。北京协和医院朱珠主任、中山大学余敏斌教授、林晓峰教授分别作了题为"履行药师职责,做不可替代的专业药师""青光眼药物治疗进展""眼科常见感染性疾病细菌种类变迁和药敏监控的意义"的特邀报告;参会专家就眼科合理用药原则、眼用激素种类及使用策略、眼底病药物治疗、眼部给药系统研究进展、眼科围术期预防性使用抗菌药物的原则、青光眼药物眼表损伤与保护、白内障术前用药与手术演示、人工泪液的选择及临床应用策略、眼科新滴眼液的研究思路等内容进行了汇报与讨论。会议收到论文37篇,评选出5篇优秀论文并在分会场进行论文交流。分会场还进行了临床案例分析和用药咨询演示等专题研讨活动。

(李友佳)

第三届全国治疗药物监测学术年会

2013年7月9~12日,由中国药理学会治疗药物监测研究专业委员会主办,上海交通大学附属第一人民医院承办的第三届全国治疗药物监测学术年会在上海召开。来自全国各地区的专家、学者200余人参会。年会共收稿41篇。会议邀请了来自澳大利亚、英国及国内的10余位治疗药物监测研究专家作学术报告。澳大利亚亚历山大公主医院Ross Norris教授、伦敦大学David W Holt教授受邀作了治疗药物监测工具、免疫抑制药物监测的主题报告。与会代表就治疗药物监测(TDM)学科在医院药学中的发展、TDM技术现状、免疫抑制药物监测、基因检测技术在TDM中运用等问题展开了研讨,并对年会及国际交流会议的筹办、指南的编写等方面提出意见。

(李友佳)

中国药品监督管理研究会第一届全国会员代表大会

2013年7月19日,中国药品监督管理研究会第一届全国会员代表大会在北京召开。国家食品药品监督管理总局副局长尹力到会祝贺并讲话,全国政协委员、原国家食品药品监督管理局局长邵明立当选会长并代表理事会做工作报告,会员代表共130人参加会议。尹力指出,药品安全是重大的民生问题,保障药品安全是一项复杂的社会系统工程,它既包括先进科学技术的应用,还包括法律法规制度和道德诚信建设、企业主体责任和政府监管责任的落实、社会组织和公民个人的参与,需要构建社会共治格局。研究会是由药品监督管理工作者、研究人员和致力于药品监督管理研究的企事业单位、社会团体自愿组成,并依法登记的全国性、学术性、非营利性社会组织,是联系从事和关心药品监督管理事业的单位及个人的桥梁和纽带,是促进我国药品监督管理事业科学发展的重要社会力量。大会通过了《中国药品监督管理研究会章程》和《会费收缴标准及管理暂行办法》,投票选举及表决通过了中国药品监督管理研究会第一届理事会理事、常务理事、会长、副会长和秘书长、副秘书长人选。

(杨世民　李友佳)

第三届中国药物毒理学年会

2013年7月17~19日,以"促进创新药物研发,提升人类健康水平"为主题的第三届中国药物毒理学年会暨药物非临床安全性评价研究论坛在苏州市召开。论坛由中国药理学会药物毒理专业委员会、中国毒理学会药物毒理与安全性评价专业委员会等主办,苏州药明康德新药开发有限公司和军事医学科学院毒物药物研究所承办。来自国内外药物安全性评价机构、科研院所和制药企业、实验动物及设施设备生产单位的700余名代表参加。年会分大会报告、分会场演讲、论文展板交流和企业展位交流等方式进行。参会代表交流总结了我国实施GLP十周年取得的成就、经验和存在的问题,提出了我国GLP未来发展设想与规划;围绕国际创新药物研发新理念、新技术、新趋势,介绍了我国药物毒理学研究的现状及与创新药物研究的关系;介绍了转化医学与转化毒理学研究进展,药物毒性靶器官与生物标志物研究以及药物安全性评价的技术指导原则和注册中有关毒理学问题等。 （李友佳）

↗ **首届天然药物防治高血压国际会议** 2013 年 7 月 28 ~ 29 日,首届天然药物钩藤防治高血压国际会议在贵州省剑河县召开,会议由《中国中药杂志》社、贵州省药学会、贵州省医学会共同主办。来自中国、美国等相关领域的 100 余名医学专家、学者参加会议。会议旨探讨天然药物在防治高血压方面的最新研究进展,及中药钩藤从资源生态、种植加工、制剂工艺、质量标准、药理药效、临床应用等方面的最新研究成果。中国工程院李连达院士、香港浸会大学中医药学院副院长赵中振教授、美国哥伦比亚大学病理学与细胞生物学部&TAUB 阿尔兹海默症与大脑老化病研究所 Dttavio Arancio 副教授、中国台湾中国医药大学张永勋教授、美国草药典委员会顾问 Eric Brand 等专家,分别作了"中药安全性研究""中药的自然资源与文化资源""Synthesis of novel PDE5 inhibitors, as novel small molecules to counteracts Alzheimer's disease—PDE5(抑制剂 - 治疗 AD 的新型小分子药物)""台湾的中药市场与规管""美国的植物药市场现状与展望"等学术报告。 （李友佳）

↗ **2013 年中国药学会药事管理专业委员会年会** 2013 年 8 月 2 ~ 4 日,2013 年中国药学会药事管理专业委员会年会暨"医药安全与科学发展"学术论坛在北京召开。会议由中国药学会药事管理专业委员会主办,北京大学药学院和医药管理国际研究中心承办,中国食品药品检定研究院《中国药事》编辑部协办。来自全国各大高等院校、药监、药检、医疗机构、企事业 60 多个单位近 200 名代表参加了会议。论坛旨在为医药领域相关人员提供学术交流的平台,共同讨论新医改政策与药事管理学术问题,为医药安全与科学发展献策献计。国家卫生和计划生育委员会药物政策与基本药物司司长郑宏等六位专家分别就基本药物制度、药品价格形成机制、医药经济运转形式、医疗保障制度、新医改调研报告、药事管理年会论文等方面内容作了专题报告。会议收到论文 206 篇,评选出优秀论文 47 篇,25 名优秀论文代表作了大会报告交流。与会代表对深化国家药物制度的实施、新医改政策与药品监管等问题展开了交流和探讨。大会评选出中国药科大学和西安交通大学两个单位获优秀组织奖。 （李友佳）

↗ **全国第四次麻醉药理学术会议** 2013 年 8 月 3 日,由中国药理学会麻醉药理学专业委员会、贵州省麻醉学分会主办,遵义医学院附属医院承办的"全国第四次麻醉药理学术会议"在遵义市召开。国内众多知名麻醉界和药理界的专

家及嘉宾、相关专业人员等 424 名代表参加会议。会议设立了一个主会场和一个分会场,举行专题报告 20 场、卫星会 3 场,内容涵盖了麻醉药理学、疼痛以及临床麻醉等领域的最新研究进展。会议收到 151 篇论文,评选出 15 篇青年医师优秀论文。研讨内容包括麻醉药理学进展、麻醉药理学研究、麻醉学学科建设、临床麻醉与研究、疼痛诊疗与研究及特殊病例报告等。中国药理学会杜冠华教授等分别作了题为"腺苷受体与镇静催眠药物""新药研发与麻醉科的临床应用""强效阿片类药在慢性非癌痛病人中的应用""定量药物脑电图监测麻醉深度、探索全麻原理的研究"的报告。会议期间召开了《麻醉药理学丛书》编委会。 （李友佳）

↗ **第十三届全国生化与分子药理学学术会议** 2013 年 8 月 3 ~ 6 日,由中国生化与分子药理学专业委员会主办,哈尔滨医科大学承办的"第十三届全国生化与分子药理学学术会议"在大庆市召开,来自国内外生化及分子药理学相关领域专家和科研人员近 170 人参加会议,共收到参会论文 90 篇。中国药理学会副理事长李学军教授主持会议。会议特邀北京大学陆林教授,美国 Wisconsin 医学院 Elizabeth RJacobs 教授,新加坡国立大学药学系主任 W. S. Fred Wong 和卞劲松教授,中国医学科学院药物研究所王晓良研究员等 12 位国内外高校的著名药理学专家、学者作大会报告;20 位专家作了专题学术报告。内容涉及生化与分子药理学领域的最新成果,重点交流了生化及分子药理学研究领域的方向和任务。会上进行了青年优秀论文评选,共有 17 名青年科研工作者参与交流与评选。 （李友佳）

↗ **第四届中国医院药学政策论坛** 2013 年 8 月 9 日,以"药师在医疗服务中的责任和地位"为主题的第四届中国医院药学政策论坛在丹东市召开。会议由中国医药工业科研开发促进会和中国药学会共同主办,中国药学会医院药学专业委员会、中国药促会医药产业发展研究中心、中国药学会医药政策研究中心承办,辽宁省药学会协办。国家卫生和计划生育委员会医政医管局、人力资源和社会保障部社保中心、国家药典委员会等单位的领导及相关临床医疗机构近 200 名代表参会。国家卫生计划生育委员会医政医管局评价处处长刘勇、北京大学第三医院药剂科主任翟所迪、上海交大附属第一人民医院药剂科主任刘皋林分别作了题为"药师在医院评审中的作用""药剂科是医院的正能量""抗感染药物现状及临床药师在合理使用中的作用"的主题报告。会议还设立了"药师在医药卫生体系中的地位和作用""音似形似药品带来的用药安全风险"两个分论坛。 （李友佳）

↗ **第三届国际用药安全学术论坛** 2013 年 8 月 17 ~ 18 日,由中国药学会医院药学专业委员会主办、北京大学第三医院承办的第三届国际用药安全学术论坛在北京召开,主题

中国药学年鉴

CHINESE PHARMACEUTICAL YEARBOOK 2014

为"药师是用药安全的实践者和领导者"。来自加拿大、美国、新加坡及国内20个省市自治区的400余名代表参加本次论坛。国家卫生和计划生育委员会医政医管局赵明刚副局长、中国药学会医院药学专业委员会朱珠主任委员、北京大学第三医院乔杰院长出席开幕式并致辞。会议设"防范用药错误的理论和实践""用药安全班组论坛"两个分论坛。特邀加拿大、美国和新加坡的4位用药安全领域的专家分别就应用系统化方法防范用药错误、安全使用胰岛素等内容作了专题报告。国内外专家共进行了国际报告5个,国内报告20个。论坛涵盖了用药安全领域的热点话题,涉及指南解读、案例分析、完善工作模式与流程等内容。参会代表分享学习了用药安全领域先进的理论和经验。　　（李友佳）

第七届国际药用菌大会　2013年8月27~28日,由中国工程院、中国食品土畜进出口商会共同主办的第七届国际药用菌大会在北京召开。会议主题是"21世纪药用菌及其产品进入全球保健体系"。来自5大洲30多个国家和地区的专家、学者,以及企业界代表近1 000人参加。期间举行的"中国工程院国际工程科技发展战略高端论坛——药用蕈菌"为首次针对食药用菌举行的高端论坛,论坛以"药用菌-健康-未来"为主题。第七届国际药用菌大会名誉主席张树庭教授、S. P. Wasser教授、Urike Lindequist教授、中国工程院李玉院士等分别作了题为"蕈菌产业带给人类的福祉""以现代的眼光看待药用真菌科学研究中的现状、未来和未解决的问题""药用真菌制药产业进展""蕈菌,一个新兴的健康产业"的专题报告。各国专家学者在药用菌资源开发、遗传育种,以及药用菌产品潜在价值、产品开发与药理作用等方面进行了交流,并重点研讨了灵芝、冬虫夏草、牛樟芝等珍贵药用菌的开发应用前景与面临的挑战。　　（李友佳）

第二届中国—东盟药品安全高峰论坛　2013年9月3~4日,第二届中国—东盟药品安全高峰论坛在南宁市召开,论坛由国家食品药品监督管理总局和广西壮族自治区人民政府共同主办。国家食品药品监督管理总局以及直属单位、各省(市、区)食品药品监督管理局代表及部分行业代表共180余人参加。老挝人民民主共和国卫生部副部长布控塞哈冯,缅甸卫生部副部长吴丹昂,越南社会主义共和国卫生部副部长黎光强等东盟10国以及港澳地区卫生及药品监管机构代表应邀参加。国家食品药品监督管理总局副局长尹力出席并作主题演讲。参会代表围绕"药品安全监管国际合作新视角"的论坛主题,分别介绍了中国和东盟各国药品监管现状,特别是进口药品监管的体制、法律法规及机制等情况;分析和探讨了中国和东盟各国面临的药品安全形势。　　（李友佳）

第二届全国医院药品风险管理学术年会　2013年9月7~8日,第二届全国医院药品风险管理学术年会暨药品风险管理学组成立大会在成都市召开。会议由中国药理学会治疗药物监测研究专业委员会药品风险管理学组、四川省人民医院主办,四川省成都市药学会药事管理专业委员会承办。来自全国各地区的专家、药品风险管理学组委员和相关领域从业人员近100人参会。会议围绕"为推动药品风险管理工作在医疗机构中的研究与实践,推广用药安全的新理念、新方法,加强医疗机构药品风险管理从业人员合作与交流,促进我国医疗机构药品风险管理水平发展"的主题,就"医院药品风险管理初探""用药错误与患者安全""TDM与合理用药""药品储存风险""药品信息、包装与临床用药风险""病区药品风险防控"和"门诊药房药品风险管理"7个专题展开了讨论。　　（李友佳）

2013年教育部全国博士研究生创新学术论坛　2013年9月27~28日,由国家教育部学位与研究生教育司、上海市学位办主办,上海中医药大学承办的2013年教育部全国博士研究生创新学术论坛在上海召开。论坛主题为"中药的传承与创新"。来自中国中医科学院、中国药科大学、北京中医药大学、广州中医药大学、第二军医大学等高校的硕士和博士研究生500余人参加。论坛特邀第二军医大学附属长征医院陈万生教授、中国药科大学孔令义教授、上海中医药大学刘平教授分别作了题为"丹参活性成分的生物合成与代谢调控""天然药物化学研究思路与实例""中医病因病机理论创新与现代转化医学"的主题报告。论坛收到20余所高校的论文,并评选出24篇优秀论文。研讨内容包括中药生物技术与可持续性发展、中药药效物质基础研究、中药药性理论与作用机理研究、中药药代动力学研究、中药鉴定与质量评价研究、中药的系统生物学研究、中药创新药物研究与开发、中药安全性评价等。　　（李友佳）

首届药物分析国际论坛　2013年9月28~29日,由沈阳药科大学主办的首届药物分析国际论坛在沈阳市召开。来自美国、日本、韩国、香港、澳门等国家和地区、国内高等院校、科研机构、企事业单位的200余名药物分析工作者参与。会议期间还举办了第十一次全国药物分析教学交流会。论坛通过大会特邀报告、分会专题报告与讨论、论文墙报展等形式,对药物分析学科的发展方向、前沿技术以及教学改革等内容进行了探讨。美国乔治亚大学的Michael G. Bartlett、西安交通大学贺浪冲教授、第二军医大学柴逸峰教授、浙江大学的曾苏教授等15位药物分析领域专家作了大会特邀报告;第二军医大学范国荣等3位教授作了药物分析教学交流特邀报告;会议开展的专题报告为:①药品质量控制方法研究;②药物分析新方法和新技术研究;③代谢组学研究;④药物分析信息学研究。大会共收到论文摘要投稿150余篇,其中50篇摘要作墙报展示。　　（李友佳）

↗ **世界中医药学会联合会药用植物资源利用与保护专业委员会成立大会** 2013年10月12～13日,世界中医药学会联合会药用植物资源利用与保护专业委员会成立大会暨第一届学术年会在北京召开。会议由世界中医药学会联合会药用植物资源利用与保护专业委员会主办,中国中医科学院中药资源中心承办。来自国内以及美国、加拿大、德国、瑞士、韩国的中药和药用植物研究领域的200多位专家学者参会。大会主题为"药用植物资源保护与可持续利用、有效利用"。世界中联副主席李振吉指出:世界中联成立药用植物资源利用与保护专业委员会,旨在推进中药材行业的发展,加强国际的交流与互信,搭建全球药用植物资源利用与保护共享的平台。大会期间,澳门大学王一涛、解放军第302医院肖小河、北京大学蔡少青等10余位学者作了学术报告。中国中医科学院副院长、中药资源中心主任黄璐琦被选举为首任会长。

(李友佳)

↗ **第三届中国药理学会补益药药理专业委员会** 2013年10月13～15日,第三届中国药理学会补益药药理专业委员会学术研讨会在杭州市召开,由中国药理学会补益药药理专业委员会主办,浙江中医药大学药物研究所承办,浙江森宇控股集团协办。会议旨在指导人们能够更加合理的使用保健品,推进我国以补益作用为主的保健品市场健康发展。来自全国各地药理学及相关学科专家、学者、代表等200余人参加了会议。大会议题包括:补益药补益功效的药理研究与特色产品开发、补益药及其保健品的药效物质及作用机制研究、补益药及其保健品的合理使用、特色补益保健品的研究等。中国科学院院士陈可冀教授等分别作了题为"补益方药的临床实践与研究""人参皂苷Rg1抗抑郁作用及机制研究""人参皂苷Rg1及Rb1介于'调节囊泡运输'促进神经递质释放机制研究""食用菌的营养、保健和药用价值""铁皮石斛的药效学评价系统研究""自噬与多酚类药物的作用""国家自然科学基金支持中医药学基础研究"的专题报告。会议期间还召开了中国药理学会补益药药理专业委员会理事扩大会议。

(李友佳)

↗ **第十二届全国抗生素学术会议** 2013年10月12～13日,由中国药学会抗生素专业委员会、《中国抗生素杂志》和《中国医药生物技术》杂志社共同主办,成都药学会协办的"第十二届全国抗生素学术会议"在成都市召开。来自国内主要医药科研院所及高等院校、大中型制药企业、临床机构等百余家单位的300余名代表参会,收录论文100篇。会议特邀中国工程院甄永苏院士、中国科学院邓子新院士及十多位国内医药领域的专家分别作了"抗肿瘤抗生素与相关的抗体药物研究进展""我国微生物药物研发现状和发展方向"等主题报告,并与参会同仁分享抗生素(微生物药物)研发的最新进展、微生物药物研发体系建设以及国际合作创新的经验与启示,探讨生物医药产业的发展途径。会议以新药创制、结合药物研发工作和临床应用为主线,针对近4年来我国在新抗生素、生物技术药物的研发,重大生产工艺革新、药物质量控制研究,超级细菌、抗生素耐药问题和临床上抗生素合理应用,以及抗生素在农牧业方面合理应用等各相关领域的研究进展和存在的问题进行交流。

(李友佳)

↗ **代谢组学与中药现代研究学术论坛** 2013年10月14～16日,由国家自然科学基金委主办,山西大学与荷兰莱顿大学联合承办的代谢组学与中医药现代研究学术论坛在太原市召开。来自国内有关高校和科研院所,荷兰、美国、日本的研究单位、制药企业等400余代表参会。会议主题为"代谢组学与中医药现代研究"。荷兰莱顿大学Young Hae Choi教授、美国路易斯维尔大学张祥教授、清华大学罗国安教授等15名专家分别作了专题报告,介绍了代谢组学与中医药研究领域的最新动态、前沿趋势和研究热点。与会代表围绕代谢组学与中药药效及作用机制、代谢组学与中药质量控制及活性成分、代谢组学与中药安全性评价等论题共同探讨中医药代谢组学的发展方向。

(李友佳)

↗ **第十一届中国海洋药物学术年会** 2013年10月18～20日,以"开发海洋创新药物,引领蓝色经济发展"为主题的第十一届海洋药物学术年会在海口市召开。会议由国家863计划海洋技术领域办公室支持,中国药学会海洋药物专业委员会、中国生物化学与分子生物学会海洋分会、中国微生物学会海洋微生物学专业委员会联合举办,中国热带农业科学院热带生物技术研究所承办。来自全国各地海洋药物领域相关的170余名代表参加会议。年会包括大会邀请报告、分会场邀请报告、口头报告和墙报等形式。本次学术年会是首次由三个相关专业委员会联合主办,展示了我国海洋生物领域的最新研究成果。会议指出我国海洋生物研究领域在生物资源上已由近海向深远海发展,在海洋天然产物化学研究方面由发现特征产物为目的转向生物产生天然产物的过程研究,从天然产物与生物活性相关性向化学生物学发展,从个体生物的代谢产物研究向共生体之间相互分子作用的机制研究拓展。

(李友佳)

↗ **2013年全国医院药学学术年会暨第73届世界药学大会卫星会** 2013年10月19～20日,由中国药学会医院药学专业委员会主办,《中国药学杂志》社有限公司、苏州大学附属第一医院、江苏省药学会医院药学专业委员会和苏州市药学会共同承办的"2013年全国医院药学学术年会暨第73届世界药学大会卫星会"在苏州市召开。会议以"提升医疗质量——我们共同的责任"为主题。来自美国、日本、新加坡、丹麦等国及全国各地共1200余名代表参会。国家卫生和计划生育委员会医政医管局综合评价处陈虎副处长、国家食品药品监督管理局药品评价中心杜晓曦主任分别作了题为"医院评审评价与医院质量安全管理""药品不良反应监测与风险管理"的大会特邀报告。北京协和医院朱珠主任作了"学习与创新，做不可替代的专业药师"的主题发言。会议设"构建患者用药安全""门诊药房管理与调配服务实践创新""个体化药物治疗实践与研究""药事管理持续改进与临床药学学科建设"4 个主题的分会场，以及"CPA 海外临床药师培训项目的实践与分享"和"首届全国非公立医院卫生机构安全用药"两个专题讨论分会场。10 月 20 日举行了第 73 届世界药学大会卫星会。

（李友佳）

↗ **第一届中国—瑞士天然产物与新药发现前瞻研讨会**
2013 年 10 月 23 ~ 26 日，由中科院上海药物所、瑞士苏黎世联邦理工学院共同主办的第一届——中国—瑞士天然产物与新药发现前瞻研讨会在上海药物所召开。本次研讨会是在天然产物和创新药物发现领域举办的首次中瑞双边研讨会。会议主题为"天然产物与新药发现"。来自瑞士苏黎世联邦理工学院、日内瓦大学、巴塞尔大学及罗氏、诺华的 17 位教授及企业高管，国内京、沪等地该领域专家、企业界代表及上海药学会所属各单位同行、研究生共 80 余人参加会议。会议旨在为双方天然产物与新药发现领域的研究单位和企业提供新的视野、新思路，并为中瑞双方寻求该领域的合作提供重要契机。瑞士联邦理工学院的 Erick 教授和日内瓦大学的 Jean – Luc 教授等 21 位专家与国内会议代表作了报告交流。研讨会包括 9 个墙报，展示了在活性天然产物的发现与全合成、结构改造与修饰、生物合成以及药物发现等领域的最新研究成果。

（李友佳）

↗ **第十七届全国药学史本草学术研讨会**　2013 年 10 月 24 ~ 26 日，纪念李时珍逝世 420 周年及中国药学会药学史分会成立 30 周年暨第十七届全国药学史本草学术研讨会在湖北省蕲春县召开。会议由中国药学会主办，中国药学会药学史专业委员会、中国中医科学院中药资源中心、湖北蕲春县人民政府联合承办，湖北省药学会、湖北省黄冈市食品药品监督管理局、湖北省台商联谊会、李时珍医药集团协办。来自大陆、香港、台湾的专家学者共 140 余人参会。会议以"李时珍及《本草纲目》学术思想及其对后世影响的研究"为主题，共收到论文 86 篇。中国中医科学院黄璐琦教授等 11 位专家作了学术报告。会议总结了李时珍医药学成就，回顾了专业委员会 30 年来工作的成果，展示本学科领域取得的最新成果。与会代表近 60 多人还参加了由赵中振教授主持的第十一次本草读书会。中国中医科学院中药资源中心郝近大和李时珍纪念馆原副馆长宋光锐分别作了题为"读本草讲故事—谈木通用药品种的变化"和"《本草纲目》中的文化内涵"的报告。

（李友佳）

↗ **2013 年全国药物化学学术会议暨第四届中英药物化学学术会议**　2013 年 11 月 2 ~ 3 日，以"靶标—分子、结构优化与创新药物发现"为主题的 2013 年全国药物化学学术会议暨第四届中英药物化学学术会议在济南市召开。会议由中国药学会药物化学专业委员会、英国皇家化学会主办，山东省药学会药物化学与抗生素专业委员会和山东大学药学院承办。来自全国及国际著名科研院所和高校相关研究人员 900 余名代表参会。中国科学院张礼和院士作了"药物创新研究中的一些发展趋势"的主题报告。11 位国内外专家学者作了大会报告，81 位学者作了分会报告，有 165 篇论文进行了墙展交流。会议内容主要涉及药物分子设计、药物化学热点领域、药物合成新方法与新工艺、ME TOO/ME BETTER 药物的研究与开发、天然产物的结构优化、化学生物学等领域。本届大会首次设立青年学者专场论坛，以激励广大青年药物化学工作者积极性，经大会学术委员会评选，来自全国各地的 18 位青年学者利用该平台展示了自己的最新研究成果。

（李友佳）

↗ **第十三次全国生物制品学术研讨会**　2013 年 11 月 14 ~ 15 日，2013 中国生物制品年会暨第十三次全国生物制品学术研讨会在上海市召开。研讨会由中华预防医学会生物制品分会和中国药学会生物药品与质量研究专业委员会共同主办，《中国新药杂志》和上海生物制品研究所有限责任公司联合承办。来自国内外近 300 家企业的 800 余位代表参加会议。中国药学会理事长桑国卫院士为大会作了题为"创新驱动与我国生物药研发"的主旨报告。会议分设治疗性生物制品专题报告会和预防性生物制品专题报告会两个分会场。来自中国、美国和日本生物医药领域的 25 位专家作了专题学术报告，涵盖疫苗、抗体等领域国家政策与标准、产品研发、生产与质量等内容。15 日，大会特邀了 8 场主题报告，内容包括国家对生物制品质量标准制定和控制、减毒疫苗和通用疫苗的最新知识、最新的多模态分子影像在生物医药研发中的应用、流感病毒和结核病免疫预防的检定工作方法学的介绍等。

（李友佳）

↗ **第十二届全国青年药师成才之路论坛**　2013 年 11 月 14 ~ 17 日，由中国药学会医院药学专业委员会主办、福建省立医院承办的第十二届青年药师成才之路论坛在福州市举行。论坛主题是"医疗团队中药师的价值与体现"。来自全国 20 多个省、自治区、直辖市的 230 余名位药学专家及青年药师参加。会议共收到 163 篇论文，评选出优秀论文 20 篇。大会特邀北京大学第三医院翟所迪教授等 8 位专家分别作了题为"药师业务的拓展""医疗团队中药师的价值与体现""加速培养医院药学中流砥柱人材""医院评审评价实践与药学共识""以患者为中心的药物使用与管理""精细化药学服务与实践""静脉药物集中配置实践的思考""合理使用药物,关注肾脏安全"的专题报告。与会代表就目前医改环境下医院药师的出路、发掘医院药师价值的新体现等问题展开了讨论。

（李友佳）

中国执业药师协会第三次会员代表大会在北京召开

2013 年 11 月 22 日,中国执业药师协会在北京召开了第三次会员代表大会,参加本次大会的执业药师个人代表及有关单位代表共计 260 余人。第十一届全国人大副委员长桑国卫发来了贺信,热烈祝贺中国执业药师协会第三次会员代表大会隆重召开。国家食品药品监督管理总局副局长吴浈、国家卫生计生委医政医管局局长王羽、中国医师协会会长张灵雁到会祝贺,并发表了重要讲话。本次大会按照协会章程规定,审议和通过了《中国执业药师协会章程》（修改稿）、第二届理事会工作报告、第二届理事会财务工作报告等。选举产生了第三届理事会理事、常务理事、会长、常务副会长、副会长、秘书长,推举了名誉会长;经过选举,张淑芳当选第三届理事会会长,张文周、杨宝峰当选第三届理事会名誉会长。中国执业药师协会成立于 2003 年 2 月 22 日,是由执业药师个人及药品生产企业、经营企业、使用单位、教育机构和地方执业药师协会等自愿结成的专业性的、全国性的、非营利性的社会团体。中国执业药师协会的主管部门为国家食品药品监督管理总局。自成立以来,在国家食品药品监督管理总局和民政部民间组织管理局的正确指导下,秉承"自律、维权、协调、服务"的宗旨,不断完善管理体制和机制,在促进我国合理用药、保障安全用药方面开展了大量的工作。

（杨世民）

第二届中国民族医药教育论坛暨中国民族医药学会教育研究分会年会

2013 年 11 月 29 ~ 12 月 1 日,第二届中国民族医药教育论坛暨中国民族医药学会教育研究分会年会在深圳市召开。会议由中国民族医药学会、中国民族医药学会教育研究分会主办,广州中医药大学协办。来自全国共 100 余代表参会。会议旨在扩大民族医药教育工作的影响,回顾、总结民族医药教育所取得的成就、经验,分析存在的问题,推动民族医药教育事业的进一步发展。国家中医药管理局中西医结合及民族医药处处长赵文华作了《国务院关于促进健康服务业发展的若干意见》文件解析与民族医药的发展机遇的专题报告;中国民族医药学会学术部主任刘玉玮就民族医药标准体系构建研究和国家级中医药(含民族医药)继续教育项目申报作了专题报告。来自全国各地的专家代表

在论坛上还就高等学校专业综合改革试点项目、哈萨克医学本科教育工作的探讨、江苏省中医药特色师承工作和人才培养模式的实践及探索、中国民族医药教育的现状及思考、中医人才培养现状与解决的对策等作了报告。会议确定了湖南中医药大学中西医结合学院、广州中医药大学基础医学院、湖南省怀化医专针灸推拿系、内蒙古医科大学蒙医药学院、成都中医药大学民族医药学院等为第一批继续教育基地。

（李友佳）

2013 年中国药学会制药工程专业委员会学术年会

2013 年 12 月 7 ~ 8 日,以"制药先进技术进展"为主题的 2013 年中国药学会制药工程专业委员会学术年会在杭州市召开,会议由中国药学会制药工程专业委员会主办,浙江工业大学、长三角绿色制药协同创新中心、浙江省药学会制药工程专业委员会等单位联合承办。来自加拿大西安大略大学、中国医药工业研究院、中国药科大学、上海医药工业研究院、浙江大学、浙江省食品药品检验研究院等 50 余家高校、科研机构和企业的专家、学者、科研人员共计 120 余位代表参加会议。会上分析研讨了制药工程科技的发展趋势和前沿动态,交流展示了研究新成果、新进展、新经验,邀请包括加拿大工程院院士、加拿大西安大略大学祝京旭教授,中国药学会俞雄研究员等海内外制药工程领域的资深教授,围绕"世界制药发展动态与创新路径""药片包衣革命""制药工程强化技术"等主题进行了报告和现场交流。

（李友佳）

创新药物成药性评价高层学术论坛

2013 年 12 月 21 ~ 22 日,由中国药理学会制药工业专业委员会和中国药学会应用药理专业委员会共同主办,中国药科大学和江苏省药理学会协办的"创新药物成药性评价高层学术论坛"在南京市召开。来自全国各地 20 余家从事新药研发相关的大专院校、科研机构和相关企业的 230 余名代表参加了论坛。论坛由中国工程院院士王广基教授主持。参会代表围绕"创新药物成药性评价"的具体问题、研究案例、最新研究成果、研究技术等内容展开了研讨。科技部中国生物技术发展中心华玉涛处长、中国药科大学王广基院士、国家食品药品检定研究院李波教授、国家食品药品监督管理局新药审评中心王庆利教授、笪红远教授分别作了题为"我国生物医药产业发展的现状及展望""细胞药代动力学与成药性研究""早期毒性评价与创新药成药性评价""新药评价中的成药性问题""中药新药成药性的认知和讨论"的主题报告。

（李友佳）

药学书刊

Pharmaceutical Publications

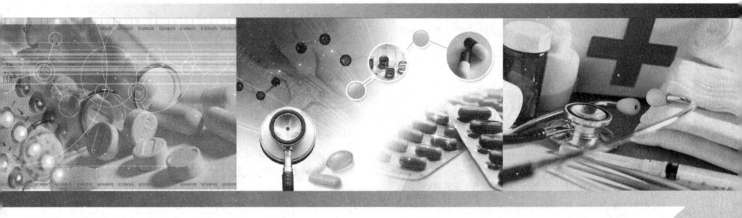

2013 年药学图书出版书目选录

2013 全国卫生专业技术资格考试药学专业（中级）备考复习全书

    专家编写组　编著

    北京科学技术出版社　685 页　16 开　79.00 元

2013 药学（师）职称考试强化训练与试题解析（6 版）

    郭代红　孙　艳　徐贵丽　主编

    军事医学科学出版社　502 页　16 开　64.00 元

2013 药学（中级）职称考试强化训练与试题解析（6 版）

    刘　屏　柴　栋　徐贵丽　主编

    军事医学科学出版社　618 页　16 开　75.00 元

GMP 实用教程

    李　恒　主编

    中国医药科技出版社　304 页　16 开　39.00 元

把蜂胶的事彻底说清楚

    闫继红　编著

    化学工业出版社　215 页　大 32 开　25.00 元

靶向定位给药系统及评价方法

    姚慧敏　主编

    吉林大学出版社　226 页　小 16 开　52.00 元

白话汤头歌诀

    张浩良　赵新芳　主编

    江苏科学技术出版社　198 页　小 16 开　28.00 元

白术标准化生产技术与加工应用

    何伯伟　姚国富　主编

    中国农业科学技术出版社　110 页　大 32 开　30.00 元

百病对药对穴疗法

    李殊响　编著

    人民军医出版社　257 页　大 32 开　25.00 元

百病专方专药精选

    吴复苍　袁卫玲　编著

    人民军医出版社　263 页　小 16 开　38.00 元

半夏泻心汤

    董继鹏　刘　伟　编著

    中国医药科技出版社　290 页　16 开　38.00 元

北方中药材种植技术

    赵桂敏　主编

    化学工业出版社　177 页　大 32 开　19.00 元

本草从新

    ［清］吴仪洛　撰

    中国中医药出版社　324 页　大 32 开　28.00 元

本草纲目：新校注本（上下册）5 版

    ［明］李时珍　编纂

    华夏出版社　2000 页　16 开　285.00 元

《本草纲目》（金陵本）新校注（上册）

    ［明］李时珍　著

    中国中医药出版社　776 页　16 开　150.00 元

《本草纲目》（金陵本）新校注（下册）

    ［明］李时珍　著

    中国中医药出版社　802 页　16 开　150.00 元

本草纲目养生中草药

    中国保健协会　主编

    高等教育出版社　299 页　16 开　68.00 元

本草蒙筌

    ［明］陈嘉谟　撰

    中国中医药出版社　276 页　大 32 开　28.00 元

本草思辨录

    ［清］周　岩　撰

    中国中医药出版社　167 页　大 32 开　15.00 元

本草问答

    蜀天彭　唐宗海　容　川　著

    中国中医药出版社　82 页　大 32 开　10.00 元

本经疏证

    ［清］邹　澍　撰

    中国中医药出版社　336 页　大 32 开　29.00 元

比较化学：构筑量子化学通向分子药学的桥梁

    胡文祥　李　博　著

    化学工业出版社　198 页　16 开　38.00 元

苓桂术甘汤

    李宏红　刘　伟　编著

    中国医药科技出版社　142 页　16 开　19.00 元

柴胡的临床运用

    青献春　主编

    山西科学技术出版社　436 页　大 32 开　35.00 元

常见食药用昆虫

    车晋滇　编著

    化学工业出版社　137 页　32 开　24.80 元

常见药物不良反应与救治. 西药分册

    王树青　鞠伟华　周宣秀　主编

    军事医学科学出版社　535 页　小 16 开　85.00 元

常见药物不良反应与救治. 中药分册

    林　军　刘纳新　欧小龙　主编

    军事医学科学出版社　249 页　小 16 开　39.00 元

常用中药材速查轻图典：全彩畅销版

    赵庆新　编著

    河北科学技术出版社　198 页　小 16 开　39.80 元

常用中药功效比较

    张惊湖　编著

第四军医大学出版社　199 页　大 32 开　20.00 元

常用壮药 100 种

钟　鸣　韦松基　主编

广西民族出版社　222 页　大 32 开　25.50 元

成方切用

[清]吴仪洛　辑

中医古籍出版社　506 页　大 32 开　30.00 元

纯天然药食通补- 跟《本草纲目》学养生

李兴广　主编

山西科学技术出版社　311 页　大 16 开　39.90 元

大病小病秘方搞定

刘学华　主编

科学技术文献出版社　215 页　小 16 开　29.80 元

当代中医大家临床用药经验实录

刘　俊　主编

辽宁科学技术出版社　304 页　小 16 开　45.00 元

当归芍药散

王建辉　张　硕　编著

中国医药科技出版社　150 页　16 开　19.00 元

当归四逆汤

韩　曼　巩昌靖　编著

中国医药科技出版社　214 页　16 开　28.00 元

导赤散

王　福　巩昌靖　编著

中国医药科技出版社　138 页　16 开　19.00 元

滇南本草

[明]兰　茂　撰

中国中医药出版社　89 页　大 32 开　10.00 元

典藏彩绘本草纲目

[明]李时珍　著

高等教育出版社　299 页　16 开　68.00 元

电化学在生物学、药学领域的应用

李锦莲　郭晓玲　张　杰　主编

黑龙江教育出版社　243 页　16 开　30.00 元

毒性药品临床应用与管理

张友干　杨　群　江玲兴　主编

人民军医出版社　163 页　大 32 开　22.00 元

独活寄生汤

闵　妍　刘　伟　编著

中国医药科技出版社　160 页　16 开　22.00 元

段富津方剂学讲课实录

段富津　主编

科学出版社　269 页　16 开　78.00 元

恶性肿瘤多药耐药的逆转

陈宝安　郭青龙　主编

东南大学出版社　275 页　小 16 开　52.00 元

方剂量效学

仝小林　主编

科学出版社　332 页　16 开　98.00 元

方剂学

许爱英　主编

湖南科学技术出版社　193 页　16 开　27.00 元

方剂学歌诀白话解

高　琳　主编

北京科学技术出版社　213 页　小 16 开　28.00 元

方剂学临床应用要旨

王　付　编著

人民军医出版社　377 页　小 16 开　59.00 元

芳香药物植物

陈　策　任安详　王羽梅　主编

华中科技大学出版社　302 页　大 16 开　240.00 元

分布性休克及拮抗血管麻痹药物治疗

王海春　主编

上海科学技术出版社　329 页　大 32 开　48.00 元

伏牛山药用植物志(上册)

尹卫平　高致明等　著

科学出版社　406 页　16 开　128.00 元

扶桑汉方的春晖秋色：日本传统医学与文化

廖育群　著

上海交通大学出版社　421 页　小 16 开　59.00 元

复方口服避孕药及其临床应用

王蔼明　主编

人民卫生出版社　266 页　大 32 开　29.00 元

傅青主传世名方

钟相根　主编

中国医药科技出版社　193 页　小 16 开　25.00 元

甘露消毒丹

韩淑花　巩昌靖　编著

中国医药科技出版社　167 页　16 开　22.00 元

甘肃中藏药用植物规范化栽培技术

杜　品　杜进琦　主编

甘肃科学技术出版社　350 页　大 32 开　35.00 元

高等药理学

丁　健　主编

科学出版社　588 页　16 开　99.00 元

高效有益微生态制剂开发与利用：蜡样芽孢杆菌

胡永红　陈　卫　欧阳平凯　著

化学工业出版社　204 页　小 16 开　50.00 元

高血压不吃药 体外稳压·实用理疗技法

刘云辉　主编

黑龙江科学技术出版社　54 页　大 32 开　28.00 元

膈下逐瘀汤

王佳兴　刘　伟　编著

中国医药科技出版社　120 页　16 开　18.00 元

固体口服制剂的研发：药学理论与实践

[美] 邱怡虹　陈义生　张光中　主编

化学工业出版社　697 页　16 开　198.00 元

固体推进剂装药设计

覃光明　卜昭献　张晓宏　编著

国防工业出版社　224 页　16 开　85.00 元

贵州民族常用天然药物（第一卷）

孙庆文　罗迎春　主编

贵州科技出版社　259 页　大 16 开　98.00 元

国际合理用药与 WHO 公报汇编

唐镜波　张宗久　孙　静　编著

中国科学技术出版社　133 页　16 开　26.00 元

国际药师管理法律法规选编

曹立亚　主编

中国医药科技出版社　314 页　大 16 开　78.00 元

国际药师制度发展研究与借鉴

曹立亚　主编

中国医药科技出版社　212 页　大 16 开　46.00 元

国家执业药师资格考试备考复习全书.2013　西药分册

徐文方　熊　慧　钱俊轩　主编

北京科学技术出版社　712 页　大 16 开　110.00 元

国家执业药师资格考试考点评析与习题集（二）药学专业知识（5 版）

陈有亮　李维凤　主编

中国医药科技出版社　336 页　16 开　42.00 元

国家执业药师资格考试考点评析与习题集.药事管理与法规（第 5 版）

宿　凌　主编

中国医药科技出版社　273 页　16 开　42.00 元

国家执业药师资格考试考试大纲：2013 年畅销版

国家食品药品监督管理局制定

中国医药科技出版社　171 页　大 16 开　35.00 元

国家执业药师资格考试应试指南：2013 畅销版（二）药学专业知识

潘卫三　尤启冬　主编

中国医药科技出版社　567 页　大 16 开　87.00 元

国家执业药师资格考试应试指南：2013 畅销版（二）中药学专业知识

卫莹方　吴立军　主编

中国医药科技出版社　479 页　大 16 开　79.00 元

国家执业药师资格考试应试指南：2013 畅销版.药事管理与法规

杨世民　主编

中国医药科技出版社　266 页　大 16 开　59.00 元

国家执业药师资格考试应试指南：2013 畅销版.药学综合知识与技能

李大魁　张石革　主编

中国医药科技出版社　359 页　大 16 开　65.00 元

国家执业药师资格考试应试指南：2013 畅销版（一）药学专业知识

钱之玉　于治国　主编

中国医药科技出版社　505 页　大 16 开　85.00 元

国家执业药师资格考试应试指南：2013 畅销版（一）中药学专业知识

常章富　刘汉清　主编

中国医药科技出版社　468 页　大 16 开　79.00 元

国家执业药师资格考试应试指南：2013 畅销版.中药学综合知识与技能

徐德生　主编

中国医药科技出版社　324 页　大 16 开　59.00 元

汉英临床中药药典

江　滨　杜同仿　主编

安徽科学技术出版社　686 页　16 开　120.00 元

何首乌研究

赵　致　主编

科学出版社　468 页　16 开　80.00 元

很老很老的老偏方　小孩小病一扫光

柴小姝著

浙江大学出版社　186 页　小 16 开　29.90 元

护理药理学（2 版）

许启泰　李睿明　主编

郑州大学出版社　412 页　大 16 开　66.00 元

护理药物学

詹沛晶　叶宝华　主编

华中科技大学出版社　199 页　16 开　32.00 元

华南药用植物

叶华谷等　编著

华中科技大学出版社　576 页　大 16 开　168.00 元

化工与制药生产基础

张志华　主编

化学工业出版社　222 页　16 开　29.00 元

化疗的真相：抗癌化疗药的昨天、今天和明天

刘定干　编著

上海科学技术出版社　168 页　大 32 开　19.00 元

化学药物（2 版）

芦金荣　周　萍　编著

东南大学出版社　468 页　16 开　53.80 元

化学制药技术（2 版）

陶　杰　主编

化学工业出版社　248 页　16 开　32.00 元

中国药学年鉴

CHINESE PHARMACEUTICAL YEARBOOK

2014

化学制药技术综合实训

刘 郁 马彦琴 主编

化学工业出版社 238 页 16 开 36.00 元

家庭常用中成药速查手册

詹锦岳 主编

化学工业出版社 314 页 32 开 29.80 元

家庭药食两用中药速查手册

高莉莉 主编

中国医药科技出版社 134 页 16 开 25.00 元

讲故事识中药

胡 皓 胡献国 主编

人民军医出版社 344 页 16 开 49.80 元

金佛山野生药用植物资源

梁国鲁 易思荣 主编

中国科学技术出版社 283 页 16 开 112.00 元

近代国医名家珍藏传薪讲稿.方剂类

黄 瑛 张如青 主编

上海科学技术出版社 210 页 16 开 65.00 元

近代国医名家珍藏传薪讲稿.中药学

张如青 黄 瑛 主编

上海科学技术出版社 397 页 16 开 88.00 元

经方实战录:走向经方大师之路

来要水 主编

人民军医出版社 192 页 小 16 开 28.00 元

经方同病异治

瞿岳云 编著

学苑出版社 878 页 小 16 开 98.00 元

精神药品临床应用与管理

张友干 冯红霞 刘玉亭 主编

人民军医出版社 261 页 大 32 开 32.00 元

精选男性药酒 1200 例

张保国 编著

中国医药科技出版社 319 页 16 开 39.80 元

看图速认中药

潘超美 主编

中国中医药出版社 312 页 32 开 29.00 元

看图速认中药原植物

潘超美 主编

中国中医药出版社 312 页 32 开 29.00 元

抗癌植物红豆杉的研究与应用

朱婉萍等 编著

科学出版社 353 页 16 开 108.00 元

抗病毒药物及其研究方法(2 版)

陈鸿珊 张兴权 主编

化学工业出版社 744 页 16 开 198.00 元

抗肿瘤药物最新研究与进展

何俏军 主编

浙江大学出版社 318 页 小 16 开 56.00 元

考点通关必背.药学(师)(3 版)

陈有亮 主编

中国医药科技出版社 523 页 16 开 49.00 元

考点通关必背.药学(士)(3 版)

陈有亮 主编

中国医药科技出版社 423 页 16 开 49.00 元

考点通关必背.药学(中级)(3 版)

陈有亮 主编

中国医药科技出版社 538 页 16 开 49.00 元

科学合理用药

吴 杲等 编著

科学技术文献出版社 313 页 大 16 开 56.00 元

跨界型药企的崛起 医药健康企业成功跨界的 7 大法则

沈国梁 卢 嘉 著

机械工业出版社 184 页 16 开 39.00 元

矿物药检测技术与质量控制

林瑞超 主编

科学出版社 844 页 16 开 198.00 元

老人吃好不吃药

刘静贤 编著

化学工业出版社 216 页 小 16 开 29.80 元

雷公炮制药性解

[明]李中梓 原著

人民军医出版社 180 页 32 开 16.50 元

黎药的 DNA 条形码鉴定研究

唐历波 主编

中国医药科技出版社 122 页 16 开 35.00 元

李东垣传世名方

段晓华 畅洪昇 主编

中国医药科技出版社 318 页 小 16 开 39.80 元

辽宁常见药用植物彩色图说

冯景刚 颜廷林 主编

辽宁科学技术出版社 327 页 大 32 开 120.00 元

临床常用方剂歌诀

张永清 编著

中国医药科技出版社 268 页 32 开 18.00 元

临床合理用药技术

杨文豪 主编

化学工业出版社 327 页 16 开 40.00 元

临床路径治疗药物释义.皮肤性病科分册

王汝龙等 编著

中国协和医科大学出版社 310 页 32 开 48.00 元

临床药物治疗学(3 版)

姜远英 主编

人民卫生出版社 464 页 16 开 36.00 元

临床用药指南（3 版）

杜 光等 编著

科学出版社 1289 页 32 开 79.80 元

临证药王歌诀

杨建宇 陆锦锐 主编

人民军医出版社 258 页 32 开 22.00 元

临证组方用药感悟

张 平 主编

西安交通大学出版社 284 页 小 16 开 38.00 元

六盘水药用植物

左经会 主编

科学出版社 634 页 大 16 开 258.00 元

绿色道地药材规范化生产新技术

张钦德 陈桂玉 项东宇 著

山东人民出版社 259 页 16 开 32.00 元

麻杏石甘汤

张 晨 刘 伟 编著

中国医药科技出版社 126 页 16 开 19.00 元

麻醉性镇痛药芬太尼族药品临床应用手册

张友干 主编

人民卫生出版社 108 页 32 开 18.00 元

麻醉药品和精神药品规范化管理与临床合理应用

杜 光 主编

湖北科学技术出版社 200 页 16 开 32.00 元

麻醉药品临床应用与管理

张友干 薛东升 戈复文 主编

人民军医出版社 222 页 大 32 开 28.00 元

妙用桂圆治百病

王晓戎 赵宝林 编著

人民军医出版社 103 页 大 32 开 19.50 元

妙用黄芪治百病

申小年 王 璟 编著

人民军医出版社 135 页 大 32 开 19.50 元

妙用人参治百病

王义祁 李 艳 编著

人民军医出版社 136 页 大 32 开 19.50 元

妙用芍药治百病

林 靓 赵宝林 编著

人民军医出版社 113 页 大 32 开 19.50 元

民间偏方大全：白话精译精装版

易 磊 林 敬 编著

上海科学技术文献出版社 470 页 小 16 开 35.00 元

民族药

中央民族大学民族药课题组 编

中国经济出版社 450 页 16 开 280.00 元

名老中医用药心得（第 2 辑）2 版

岳桂华 荣秀岩 主编

人民军医出版社 214 页 小 16 开 29.80 元

《内经药瀹》释义

周德生 何清湖 主编

山西科学技术出版社 564 页 大 32 开 28.50 元

农民求医问药手册

郝富贵 主编

中国水利水电出版社 163 页 大 32 开 220.00 元

偏方奇效：家庭常用小偏方速查手册

张 伟 双 福 主编

化学工业出版社 158 页 大 32 开 29.80 元

品对联 学中药

徐荣鹏 黄文琴 张正浩 编著

广东科技出版社 242 页 小 16 开 26.00 元

平胃散

韦 云 巩昌靖 编著

中国医药科技出版社 179 页 16 开 25.00 元

破译药店成功经营密码

黄津骏 肖志飞 编著

暨南大学出版社 202 页 小 16 开 32.00 元

普济消毒饮

周庆兵 巩昌靖 编著

中国医药科技出版社 147 页 16 开 19.00 元

岐黄医药纵横

陈 成 鄢卫东 肖正国 主编

甘肃科学技术出版社 635 页 小 16 开 148.00 元

其实中药不难学

姬领会 编著

中国医药科技出版社 341 页 16 开 39.80 元

歧轩药物法象：中医靶向用药

张润杰 著

中国中医药出版社 137 页 大 32 开 20.00 元

千金方.千金翼方

[唐]孙思邈 撰

中华书局 314 页 大 32 开 42.00 元

千年本草

《中华文化百科丛书》编委会编

中国大百科全书出版社 118 页 小 16 开 19.00 元

钱乙传世名方

刘 敏 主编

中国医药科技出版社 258 页 小 16 开 32.00 元

巧解名方名药

肖子曾 欧阳建军 主编

人民军医出版社 304 页 大 32 开 26.00 元

青蒿鳖甲汤

周劲草　姜　文　编著
中国医药科技出版社　136页　16开　19.00元

轻轻松松学中药
王绪前　编著
人民军医出版社　298页　小16开　42.80元

全国食品药品投诉举报体系顶层设计与规划建设
国家食品药品监督管理局投诉举报中心组织编写
中国医药科技出版社　372页　大16开　168.00元

人间仙草:石斛
赖小平　侯少贞　刘星华　主编
中国中医药出版社　208页　大32开　25.00元

三仁汤
罗良涛　刘　伟　编著
中国医药科技出版社　193页　16开　25.00元

沙漠地区药用植物资源(上)
王文彪　主编
内蒙古大学出版社　270页　16开　109.00元

沙漠地区药用植物资源(下)
王文彪　主编
内蒙古大学出版社　298页　16开　109.00元

《伤寒论》中的毒性中药
张小勇　陶晓华　主编
中医古籍出版社　230页　大32开　15.00元

少腹逐瘀汤
王莹莹　杨　莉　编著
中国医药科技出版社　124页　16开　19.00元

涉药犯罪的立法缺陷与完善
于志刚　主编
中国医药科技出版社　288页　小16开　58.00元

身痛逐瘀汤
刘　灿　刘　伟　编著
中国医药科技出版社　169页　16开　22.00元

神经科临床药师常见疾病药历精选
王育琴　齐晓涟　主编
人民卫生出版社　646页　大32开　45.00元

生化汤
代媛媛　姜　文　主编
中国医药科技出版社　122页　16开　19.00元

生物药剂学与药物动力学.案例版
印晓星　杨　帆　主编
科学出版社　411页　16开　55.00元

生物药物研究与应用:凌沛学研究员论文选集
凌沛学　主编
中国轻工业出版社　943页　大16开　680.00元

生物制品生产技术
王永芬　刘黎红　孙祎敏　主编

化学工业出版社　211页　16开　28.00元

生物制药工艺技术
陶　杰　陈梁军　主编
中国医药科技出版社　323页　16开　45.00元

生物制药工艺学(3版)
吴梧桐　主编
中国医药科技出版社　598页　16开　69.00元

生物制药综合应用技术实训
宋小平　主编
东南大学出版社　114页　16开　20.00元

生药鉴定技术
赵庆年　赵立彦　主编
华中科技大学出版社　291页　大16开　45.00元

生药鉴定技术实训指导
李炳生　高保英　赵成志　主编
华中科技大学出版社　183页　16开　46.00元

生药学
胡本祥　田　辉　主编
西安交通大学出版社　308页　16开　40.00元

失笑散
陈冰俊　姜　文　编著
中国医药科技出版社　178页　16开　25.00元

施今墨对药
吕景山　主编
人民军医出版社　412页　32开　35.00元

十二经方议秘要
[清]陶思渠　著
中国中医药出版社　107页　大32开　18.00元

时方妙用 时方歌括 景岳新方砭 十药神书注解
[清]陈修园　撰
山西科学技术出版社　204页　大32开　14.00元

时间文丛 通州药监人
季　平　主编
团结出版社　568页　小16开　58.00元

实用临床中药学
朱胤龙　主编
陕西科学技术出版社　526页　大16开　285.00元

实用临床中药学.中成药部分
李学林　崔　瑛　曹俊岭　主编
人民卫生出版社　1182页　16开　139.00元

实用临床中药学.中药饮片部分
李学林　崔　瑛　曹俊岭　主编
人民卫生出版社　747页　16开　99.00元

实用医药基础知识(2版)
虎松艳　主编
化学工业出版社　166页　16开　42.00元

实用医药商务礼仪（2 版）

张 丽 主编

中国医药科技出版社 179 页 16 开 25.00 元

实用肿瘤临床药物手册

徐志巧 庞国明 主编

中国医药科技出版社 282 页 小 16 开 42.00 元

食品药品安全与监管政策研究报告（2013）

唐民皓 主编

社会科学文献出版社 367 页 小 16 开 69.00 元

世界植物药

袁昌齐 肖正春 主编

东南大学出版社 520 页 16 开 98.00 元

四大怀药简明教程

邓振全 主编

光明日报出版社 166 页 16 开 88.00 元

四大怀药专著系列 牛膝专论

边宝林 常 鸿 主编

中国古籍出版社 187 页 大 16 开 46.00 元

四大怀药专著系列 山药专论

边宝林 常 鸿 主编

中国古籍出版社 209 页 大 16 开 52.00 元

四逆汤

高占华 巩昌靖 编著

中国医药科技出版社 131 页 16 开 19.00 元

速记趣味方剂

吴殿兴 著

中医古籍出版社 190 页 大 32 开 12.00 元

酸枣仁汤

杜 辉 刘 伟 编著

中国医药科技出版社 119 页 16 开 18.00 元

太平圣惠药酒方

胡献国 主编

人民军医出版社 573 页 32 开 39.80 元

汤液本草

[元]王好古 撰

中国中医药出版社 151 页 大 32 开 15.00 元

特殊管理药品监管实务

国家食品药品监督管理局人事司、国家食品药品监督管理局高级研修学院组织编写

中国医药科技出版社 144 页 16 开 28.00 元

天麻标准化生产与加工利用一学就会

吴连举 关一鸣 王英平 主编

化学工业出版社 211 页 大 32 开 23.00 元

天然药物化学

魏雄辉 张建斌 编著

北京大学出版社 420 页 16 开 68.00 元

天然药物化学

吴剑锋 王 宁 主编

人民卫生出版社 284 页 16 开 35.00 元

天然药物化学（2 版）

李 端 赵 晶 主编

中国医药科技出版社 266 页 16 开 35.00 元

通窍活血汤

余志勇 姜 文 编著

中国医药科技出版社 123 页 16 开 19.00 元

同仁堂药目

乐凤鸣 撰

学苑出版社 392 页 32 开 21.90 元

图解在家学用老药方:《本草纲目》特效调理方

李 健 主编

福建科学技术出版社 251 页 小 16 开 35.00 元

图解中草药速查手册

李爱科 编著

化学工业出版社 320 页 小 16 开 58.00 元

推推小手不吃药 图解儿童手部按摩治百病

刘清国 著

中国轻工业出版社 240 页 16 开 22.60 元

王清任传世名方

张冬梅 主编

中国医药科技出版社 232 页 小 16 开 29.80 元

吴鞠通传世名方

畅洪昇 主编

中国医药科技出版社 286 页 小 16 开 35.00 元

仙方活命饮

高 杰 赵玉雪 编著

中国医药科技出版社 185 页 16 开 25.00 元

现代药物分析

王道武 张 龙 编著

化学工业出版社 245 页 16 开 38.00 元

乡镇卫生院药学人员培训教材

《乡镇卫生院药学人员培训教材》编写组编

中国医药科技出版社 397 页 16 开 60.00 元

香砂六君子汤

黄 凤 刘 伟 编著

中国医药科技出版社 165 页 16 开 22.00 元

像医生一样思考:专业医药代表从入门到进阶

康 震 吴 鹏 张 旭 编

化学工业出版社 240 页 小 16 开 39.00 元

小火熬小药

唐博祥 主编

江苏科学技术出版社 232 页 16 开 32.00 元

心脑血管病的不吃药疗法

姚珍杲 著

湖南科学技术出版社 276 页 大 32 开 29.00 元

新编实用中药彩色图谱

郭长强 闫雪生 张会敏 主编

化学工业出版社 428 页 32 开 49.00 元

新编汤头歌诀 500 首

陈向荣 主编

中国中医药出版社 240 页 大 32 开 28.00 元

新编医院药学管理与实践

孙世光 闫荟 主编

军事医学科学出版社 435 页 16 开 70.00 元

新疆特色药用资源图谱.I

贾晓光 李晓瑾 主编

科学出版社 225 页 16 开 198.00 元

新医改下的医药营销与团队管理：处方药、普药、OTC、疫苗、药店营销实务

史立臣 著

中华工商联合出版社 221 页 小 16 开 46.00 元

学方剂有捷径

杨勇 主编

人民军医出版社 298 页 32 开 23.80 元

询医问药

张晓林 张佩 主编

中国医药科技出版社 236 页 小 16 开 45.00 元

杨栗山传世名方

赵岩松 主编

中国医药科技出版社 95 页 小 16 开 15.00 元

药你吃对了吗

卢晟晔 编著

贵州科技出版社 243 页 16 开 30.00 元

药材商品鉴定技术(2 版)

中国职业技术教育学会医药专业委员会组织编写

化学工业出版社 350 页 16 开 48.00 元

药海拾贝 同仁堂老药工手记

栾仁怀 著

人民军医出版社 247 页 32 开 29.00 元

药害事故防范与救济制度研究

齐晓霞 著

中国法制出版社 228 页 小 16 开 38.00 元

药剂学

周金彩 张炳盛 主编

化学工业出版社 431 页 16 开 55.00 元

药剂学(2 版)

吴正红 主编

中国医药科技出版社 223 页 32 开 18.00 元

药剂学实训

刘丽 主编

东南大学出版社 73 页 16 开 15.00 元

药剂学实验：供药学类专业用

李超英 李范珠 主编

中国中医药出版社 116 页 16 开 15.00 元

药理毒理学

杨红梅 主编

中国轻工业出版社 351 页 小 16 开 42.00 元

药理学

邓秀兰 钟相根 主编

中国医药科技出版社 207 页 小 16 开 28.00 元

药理学

高允生 关利新 主编

人民军医出版社 450 页 16 开 43.00 元

药理学

龙子江 主编

湖南科学技术出版社 418 页 16 开 55.00 元

药理学

罗跃娥 著

人民卫生出版社 440 页 16 开 46.00 元

药理学

盛树东 王爱和 主编

第二军医大学出版社 323 页 16 开 42.00 元

药理学

万军梅 李红梅 主编

湖北科学技术出版社 353 页 16 开 40.00 元

药理学

王志亮 李新才 主编

华中科技大学出版社 355 页 16 开 48.00 元

药理学

曾南 许永全 刘莹 主编

中国医药科技出版社 281 页 16 开 46.00 元

药理学(2 版)

季晖 主编

中国医药科技出版社 189 页 32 开 18.00 元

药理学(2 版)

乔国芬 主编

人民卫生出版社 462 页 16 开 56.00 元

药理学：供高职高专护理类临床医学类医学技术类卫生管理类药学类等专业使用

屈刚 张卫芳 主编

科学出版社 297 页 16 开 39.00 元

药理学实验

吴红 念红 吴宜艳 主编

华中科技大学出版社 220 页 16 开 36.00 元

药理学实验教程

中国药学年鉴

CHINESE PHARMACEUTICAL YEARBOOK 2014

闵　清　主编

科学出版社　110 页　16 开　19.80 元

药理学学习指导与实验教程

操电群　刘婷婷　编著

安徽大学出版社　133 页　16 开　20.00 元

药理学学习指导与习题集

乔国芬　主编

人民卫生出版社　297 页　16 开　35.00 元

药粮间作

赵　岩　顾万荣　主编

中国农业科学技术出版社　464 页　16 开　49.00 元

药品、毒品与兴奋剂

宋成英　张知贵　编著

第四军医大学出版社　192 页　大 32 开　20.00 元

药品化义

[明]贾所学　撰

中国中医药出版社　126 页　大 32 开　15.00 元

药品检验综合实训

张宝成　訾少锋　主编

东南大学出版社　164 页　16 开　25.00 元

药品快速检测技术研究与应用. 化药卷. I. chemical medicines

边振甲　主编

化学工业出版社　1099 页　16 开　398.00 元

药品快速检测技术研究与应用. 中药卷. II. traditional Chinese medicines

边振甲　主编

化学工业出版社　693 页　16 开　298.00 元

药品临床推广

徐爱军　主编

化学工业出版社　290 页　小 16 开　38.00 元

药品生产质量管理

李存法　赵　毅　主编

化学工业出版社　171 页　16 开　24.00 元

药品生产质量管理

王　鸿　李剑惠　主编

化学工业出版社　198 页　16 开　26.00 元

药品市场营销技术(3 版)

全国医药职业技术教育研究会组织编写

化学工业出版社　331 页　16 开　38.00 元

药品试验数据保护制度比较研究

陈　兵　主编

中国医药科技出版社　216 页　小 16 开　48.00 元

药品行政监管技能

国家食品药品监督管理局人事司、国家食品药品监督管理局高级研修学院组织编写

中国医药科技出版社　426 页　16 开　77.00 元

药品专利保护与公共健康

韦贵红　著

知识产权出版社　258 页　大 32 开　29.00 元

药食本草妙方

杨　旸　主编

人民军医出版社　358 页　大 32 开　30.00 元

药食两用乌骨鸡养殖与繁育技术

杨宝山　陈宗刚　编著

科学技术文献出版社　280 页　大 32 开　19.00 元

药食两用中药实用鉴别技术

王苏丽　张钦德　李雪莹　著

山东人民出版社　141 页　16 开　20.00 元

药食同源吃对不吃错

史成和　编

吉林科学技术出版社　192 页　16 开　29.90 元

药事法案例评析

吕群蓉　主编

对外经济贸易大学出版社　185 页　小 16 开　24.00 元

药事法规与案例

武　昕　樊　迪　主编

中国医药科技出版社　317 页　16 开　42.00 元

药事管理概论

谢　明　主编

辽宁科学技术出版社　16 开　50.00 元

药事管理学

刘兰茹　主编

人民卫生出版社　444 页　16 开　49.00 元

药事管理学

吴长忠　查道成　主编

军事医学科学出版社　16 开　45.00 元

药事管理与法规

万仁甫　游述华　编著

中国医药科技出版社　208 页　16 开　56.00 元

药事管理与法规

执业药师资格考试专家组组织编写

人民卫生出版社　295 页　16 开　49.00 元

药事管理与法规(2 版)

李　歆　主编

中国医药科技出版社　245 页　32 开　18.00 元

药事管理与法规(7 版)

宿　凌　主编

中国医药科技出版社　347 页　16 开　49.00 元

药事管理与法规实训

杨冬梅　主编

东南大学出版社　117 页　16 开　18.00 元

药事管理与法规同步练习题集
　　胡　明　周乃彤　主编
　　人民卫生出版社　144页　16开　28.00元

药物比较与临床合理选择.心血管疾病分册
　　童荣生　李　刚　主编
　　人民卫生出版社　385页　16开　65.00元

药物分析
　　刘　波　杨　红　主编
　　西安交通大学出版社　370页　16开　45.00元

药物分析
　　徐　宁　刘　燕　主编
　　华中科技大学出版社　286页　16开　42.00元

药物分析(2版)
　　柳文媛　主编
　　中国医药科技出版社　149页　32开　18.00元

药物分析(3版)
　　于治国　著
　　人民卫生出版社　288页　16开　26.00元

药物分析及制药过程检测
　　梁　冰　主编
　　科学出版社　396页　16开　58.00元

药物分析检测技术
　　边虹铮　薛　娜　主编
　　化学工业出版社　131页　16开　24.00元

药物分析实训
　　郄枝花　江　勇　主编
　　东南大学出版社　118页　16开　26.00元

药物分析实训指导
　　彭　颐　张　华　裘兰兰　主编
　　华中科技大学出版社　155页　16开　26.00元

药物合成反应简明教程
　　魏运洋　罗　军　张树鹏　主编
　　科学出版社　401页　小16开　98.00元

药物合成技术
　　李丽娟　主编
　　化学工业出版社　142页　16开　25.00元

药物合成技术
　　张达志　张桂森　主编
　　化学工业出版社　250页　16开　38.00元

药物化学(2版)
　　钟　毅　主编
　　中国医药科技出版社　256页　32开　18.00元

药物化学实用技术实训
　　宋海南　刘修树　主编
　　东南大学出版社　175页　16开　38.00元

药物基因组学:在患者医疗中的应用.原书第二版

美国临床医学学院　编著
　　浙江大学出版社　565页　16开　108.00元

药物与中毒性肝病(2版)
　　陈成伟　主编
　　上海科学技术出版社　806页　16开　198.00元

药物制剂(2版)
　　胡　英　周广芬　主编
　　中国医药科技出版社　271页　16开　36.00元

药物制剂技术
　　陈　晶　主编
　　化学工业出版社　208页　16开　30.00元

药物制剂前处理实用技术
　　谢朝良　杨懋勋　刘　敬　主编
　　化学工业出版社　187页　16开　27.00元

药物制剂设备
　　中国职业技术教育学会医药专业委员会组织编写
　　化学工业出版社　313页　16开　39.80元

药物制剂设备
　　朱国民　主编
　　化学工业出版社　249页　16开　35.00元

药物制剂综合实训
　　徐　蓉　夏成凯　主编
　　东南大学出版社　226页　16开　25.00元

药香缥缈录
　　杨国萱　著
　　天津人民出版社　388页　小16开　45.00元

药械与施药技术
　　何雄奎　编
　　中国农业大学出版社　274页　16开　30.00元

药性赋白话解
　　常立果　注解
　　中国中医药出版社　210页　32开　18.00元

药学(师)习题集
　　陈有亮　主编
　　中国医药科技出版社　202页　16开　29.00元

药学(师)习题集(2版)
　　陈有亮　主编
　　中国医药科技出版社　202页　16开　29.00元

药学(士)习题集
　　陈有亮　主编
　　中国医药科技出版社　184页　16开　29.00元

药学(士)习题集(2版)
　　陈有亮　主编
　　中国医药科技出版社　183页　16开　29.00元

药学(中级)习题集
　　陈有亮　主编

中国医药科技出版社　184 页　16 开　32.00 元

药学（士）应试指导及历年点考串讲（5 版）
吕竹芬　杨帆　主编
人民军医出版社　392 页　16 开　69.00 元

药学（中级）练习题集
孙建平　主编
人民卫生出版社　284 页　16 开　55.00 元

药学导论
蒋爱民　刘诗泆　主编
化学工业出版社　108 页　16 开　22.00 元

药学服务案例解析丛书. 感染性疾病分册
王少华　李宏建　李杨总　主编
人民卫生出版社　246 页　小 16 开　30.00 元

药学服务案例解析丛书. 心血管与内分泌疾病分册
王少华　李宏建　李杨总　主编
人民卫生出版社　214 页　小 16 开　28.00 元

药学服务实务
秦红兵　主编
人民卫生出版社　323 页　16 开　39.00 元

药学概论
蒋学华　主编
清华大学出版社　333 页　16 开　39.80 元

药学计算导论
董鸿晔　于净　主编
中国铁道出版社　256 页　16 开　40.00 元

药学实验指导
杨广德　傅强　主编
西安交通大学出版社　640 页　16 开　82.00 元

药学数理统计方法
刘艳杰　主编
中国医药科技出版社　351 页　16 开　48.00 元

药学文献检索
王鸿　邢美园　主编
浙江大学出版社　200 页　16 开　31.00 元

药学信息技术
周明　主编
中国医药科技出版社　112 页　16 开　25.00 元

药学应用英语大全
胡廷熹　主编
化学工业出版社　212 页　16 开　49.00 元

药学英语
刘沙　主编
化学工业出版社　190 页　16 开　27.00 元

药学专业教与学指南
周淑琴　周慧君　主编
上海科学技术出版社　302 页　16 开　80.00 元

药学专业认证制度研究
徐晓媛　著
中国医药科技出版社　320 页　16 开　49.00 元

药学专业入门手册
王玉姝　主编
中国医药科技出版社　144 页　16 开　25.00 元

药学专业知识（二）
执业药师资格考试专家组组织编写
人民卫生出版社　563 页　16 开　88.00 元

药学专业知识（二）同步练习题集
执业药师资格考试专家组组织编写
人民卫生出版社　230 页　16 开　39.00 元

药学专业知识（一）
执业药师资格考试专家组组织编写
人民卫生出版社　437 页　16 开　69.00 元

药学专业知识（一）同步练习题集
执业药师资格考试专家组组织编写
人民卫生出版社　211 页　16 开　38.00 元

药学专业知识（二）7 版
李维凤　陈有亮　主编
中国医药科技出版社　429 页　16 开　59.80 元

药学专业知识（一）2 版
赵春杰　主编
人民军医出版社　271 页　16 开　48.00 元

药学专业知识（一）5 版
傅强　周筠　主编
中国医药科技出版社　338 页　16 开　46.00 元

药学专业知识（一）第 7 版
林蓉　傅强　主编
中国医药科技出版社　312 页　16 开　49.00 元

药学专业知识:2013（二）2 版
赵春杰　主编
人民军医出版社　308 页　16 开　53.00 元

药学专业知识二冲刺试卷
齐宪荣　著
北京大学医学出版社　45 页　小 8 开　18.00 元

药学专业知识一冲刺试卷
李长龄　著
北京大学医学出版社　40 页　小 8 开　18.00 元

药学综合实训
宋梅　张萍　主编
中国医药科技出版社　189 页　16 开　29.00 元

药学综合性与设计性实验
臧志和　编
西南交通大学出版社　216 页　16 开　29.80 元

药学综合知识与技能

执业药师资格考试专家组组织编写

人民卫生出版社 358 页 16 开 58.00 元

药学综合知识与技能(5 版)

钱春梅 主编

中国医药科技出版社 174 页 16 开 39.00 元

药学综合知识与技能(7 版)

钱春梅 主编

中国医药科技出版社 259 页 16 开 49.00 元

药学综合知识与技能:2013(2 版)

刘铮 主编

人民军医出版社 206 页 16 开 38.00 元

药学综合知识与技能同步练习题集

执业药师资格考试专家组组织编写

人民卫生出版社 212 页 16 开 38.00 元

药用辅料速查手册(2 版)

刘红霞 主编

化学工业出版社 469 页 大 32 开 49.00 元

药用基础化学(上册)

陈任宏 董会钰 潘育方 主编

化学工业出版社 336 页 16 开 38.00 元

药用基础化学(下册)

陈任宏 王秀芳 卫月琴 主编

化学工业出版社 272 页 16 开 36.00 元

药用基础化学实训

俞晨秀 周建庆 主编

东南大学出版社 180 页 16 开 25.00 元

药用水蛭养殖与人工繁育

孙国梅 王凤 主编

科学技术文献出版社 151 页 大 32 开 12.00 元

药用微生物技术实训

蔡晶晶 主编

东南大学出版社 91 页 16 开 18.00 元

药用无机化学(2 版)

伍伟杰 王志江 主编

中国医药科技出版社 248 页 16 开 32.00 元

药用植物学

李光锋 主编

中国医药科技出版社 336 页 16 开 45.00 元

药用植物学

李利红 罗世炜 曹正明 主编

化学工业出版社 225 页 16 开 32.00 元

药用植物学

王德群 主编

湖南科学技术出版社 328 页 16 开 48.00 元

药用植物学(2 版)

徐世义 堪榜琴 主编

化学工业出版社 301 页 16 开 39.00 元

药用植物学(3 版)

谈献和 王德群 主编

中国中医药出版社 403 页 16 开 42.00 元

药用植物学学习指导与习题集

熊耀康 严铸云 主编

人民卫生出版社 214 页 16 开 25.00 元

药用植物学与生药学

周晔 主编

人民卫生出版社 416 页 16 开 40.00 元

药用植物学与生药学实验

魏东华 郭丽娜 主编

中国医药科技出版社 141 页 16 开 25.00 元

药用植物栽培学(2 版)

罗光明 刘合刚 主编

上海科学技术出版社 292 页 16 开 33.00 元

一个小方 一份健康:做家庭健康掌舵人

陈文伯 陈新 主编

科学技术文献出版社 214 页 小 16 开 29.00 元

一贯煎

何萍 巩昌靖 编著

中国医药科技出版社 193 页 16 开 25.00 元

医疗机构药学工作质量管理规范

中国药学会医院药学专业委员会 主编

人民卫生出版社 117 页 16 开 29.00 元

医药代表实战指南

[美]大卫·科利尔 [美]杰伊·弗罗斯特著

电子工业出版社 175 页 小 16 开 36.00 元

医药代理商

俞方权 著

北京燕山出版社 244 页 小 16 开 35.00 元

医药商品学

王雁群 主编

中国医药科技出版社 511 页 16 开 66.00 元

医药市场营销实务(2 版)

甘湘宁 杨元娟 主编

中国医药科技出版社 342 页 16 开 45.00 元

医药市场营销学

罗臻 刘永忠 主编

清华大学出版社 215 页 16 开 35.00 元

医药数理统计(2 版)

高祖新 主编

中国医药科技出版社 190 页 16 开 26.00 元

医药数理统计实训

王万荣 主编

东南大学出版社 138 页 16 开 22.00 元

医药数理统计学习指导与习题集
　　李秀昌　钱微微　主编
　　人民卫生出版社　178 页　16 开　25.00 元

医药卫生法律·法规·规章(2 版)
　　中国法制出版社　编
　　中国法制出版社　716 页　大 32 开　55.00 元

医药卫生行政执法全书
　　中国法制出版社　编
　　中国法制出版社　861 页　大 32 开　69.00 元

医药应用概率统计(2 版)
　　高祖新　韩可勤　主编
　　科学出版社　355 页　16 开　54.80 元

医药英语
　　张红云　主编
　　中国医药科技出版社　108 页　16 开　18.00 元

医院药学
　　陈菲　陈小林　主编
　　化学工业出版社　201 页　16 开　27.00 元

医院药学概要
　　江志萍　主编
　　中国中医药出版社　180 页　16 开　28.00 元

医院药学概要
　　张明淑　蔡晓虹　主编
　　人民卫生出版社　188 页　16 开　26.00 元

医院药学综合实训
　　刘玮　主编
　　东南大学出版社　184 页　16 开　26.00 元

遗传药理学(2 版)
　　周宏灏　主编
　　科学出版社　343 页　16 开　98.00 元

疫苗研究与应用
　　赵铠　主编
　　人民卫生出版社　712 页　16 开　120.00 元

永安堂药目 永安堂刊刻
　　学苑出版社　300 页　32 开　38.00 元

用药点兵:寻访遣方用药的窍门秘诀
　　邹运国　编著
　　人民军医出版社　297 页　大 32 开　29.00 元

优质高效中药生产直通营销
　　张勇飞　主编
　　中国农业出版社　702 页　大 32 开　35.00 元

右归丸
　　王景尚　巩昌镇　编著
　　中国医药科技出版社　124 页　16 开　19.00 元

增液汤
　　王玉贤　巩昌靖　编著

中国医药科技出版社　150 页　16 开　19.00 元

张景岳传世名方
　　盛庆寿　主编
　　中国医药科技出版社　279 页　小 16 开　35.00 元

张锡纯传世名方
　　畅洪昇　主编
　　中国医药科技出版社　309 页　小 16 开　39.80 元

张锡纯临证处方:《医学衷中参西录》处方选
　　于永敏　主编
　　辽宁科学技术出版社　233 页　16 开　40.00 元

张仲景药证探验
　　史亦谦　编著
　　人民卫生出版社　186 页　16 开　26.00 元

真武汤
　　林伟刚　巩昌镇　编著
　　中国医药科技出版社　116 页　16 开　18.00 元

镇肝熄风汤
　　唐杰　姜文　编著
　　中国医药科技出版社　112 页　16 开　18.00 元

知柏地黄丸
　　李楠　刘伟　编著
　　中国医药科技出版社　274 页　16 开　35.00 元

职业道德与药学伦理学
　　王育红　黄金宇　主编
　　北京大学出版社　161 页　16 开　23.00 元

植物药的识别及临床实用手册
　　韩公羽　沈企华　韩绍平　编著
　　浙江大学出版社　194 页　小 16 开　29.80 元

制药工程工艺设计(2 版)
　　张珩　主编
　　化学工业出版社　435 页　16 开　49.80 元

制药工程技术概论(2 版)
　　宋航　主编
　　化学工业出版社　193 页　16 开　27.00 元

制药工程实验
　　包小妹　关海滨　石瑞文　主编
　　化学工业出版社　72 页　小 16 开　15.00 元

制药工程制图(2 版)
　　于颖　主编
　　化学工业出版社　262 页　16 开　39.00 元

制药工程专业实验
　　沈齐英　王腾　主编
　　化学工业出版社　143 页　16 开　25.00 元

制药工艺设计基础
　　马丽锋　主编
　　化学工业出版社　164 页　16 开　27.00 元

制药过程原理及设备

　　宋连珍　姜爱霞　主编

　　中国医药科技出版社　328 页　16 开　42.00 元

制药洁净室微生物控制

　　何国强　主编

　　化学工业出版社　207 页　大 16 开　128.00 元

制药企业管理与 GMP 实务

　　段立华　李 洪　主编

　　化学工业出版社　156 页　16 开　25.00 元

炙甘草汤

　　罗成贵　刘 伟　编著

　　中国医药科技出版社　120 页　16 开　18.00 元

质子泵抑制剂临床应用的药学监护

　　中国医院协会药事管理专业委员会组织编写

　　人民卫生出版社　131 页　16 开　23.00 元

中草药彩色图谱(4 版)

　　徐国钧　王 强　主编

　　福建科学技术出版社　1111 页　大 32 开　148.00 元

中草药彩色图谱:白金珍藏版

　　唐德才　巢建国　南京中医药大学　主编

　　湖南科学技术出版社　993 页　大 32 开　98.00 元

中成药家庭使用全解

　　柏正平　主编

　　人民军医出版社　179 页　16 开　28.00 元

中成药应用技术

　　张俊生　主编

　　中国医药科技出版社　390 页　小 16 开　49.00 元

中国常用中草药图典

　　李幸祥　唐迎雪　樊凯芳　编著

　　青岛出版社　510 页　小 16 开　98.00 元

中国附子

　　张世臣　李 可　主编

　　中国中医药出版社　314 页　大 32 开　28.00 元

中国国家处方集:儿童版.化学药品与生物制品卷

　　胡仪吉　金有豫　主编

　　人民军医出版社　818 页　大 32 开　110.00 元

中国基本药材

　　李锦开　主编

　　中国医药科技出版社　602 页　大 16 开　280.00 元

中国抗肿瘤大型药用真菌图鉴

　　陈康林　卯晓岚　黄明达　编著

　　科学出版社　216 页　大 16 开　168.00 元

中国林下山参研究

　　窦德强　黄力强　主编

　　辽宁科学技术出版社　401 页　16 开　80.00 元

中国秘方大全:白话精译精装版

　　易 磊　林 敬　编著

　　上海科学技术文献出版社　469 页　小 16 开　35.00 元

中国七药(上卷)

　　高学敏　谢晓林　党学德　主编

　　陕西科学技术出版社　257 页　大 16 开　240.00 元

中国七药(下卷)

　　高学敏　谢晓林　党学德　主编

　　陕西科学技术出版社　284 页　大 16 开　240.00 元

中国人的病与药

　　王一方　编

　　当代中国出版社　233 页　16 开　35.00 元

中国食物药用大典

　　谭兴贵　谭 楣　邓 沂　主编

　　西安交通大学出版社　447 页　大 16 开　90.00 元

中国药茶图鉴:图录大全

　　李 健　编著

　　武汉出版社　203 页　小 16 开　45.00 元

中国药物 GLP 理论与实践

　　张 伟　主编

　　中国医药科技出版社　249 页　小 16 开　58.00 元

中国药学年鉴(2012)

　　彭司勋　主编

　　第二军医大学出版社　491 页　大 16 开　300.00 元

中国药用植物(第 1 册)

　　叶华谷　曾飞燕　叶育石　主编

　　华中科技大学出版社　393 页　大 32 开　138.00 元

中国药用植物志(第十二卷)

　　戴伦凯　主编

　　北京大学医学出版社　797 页　大 16 开　460.00 元

中国医药卫生改革与发展相关文件汇编(2012-2013 年度)

　　中国药学会药事管理专业委员会编

　　中国医药科技出版社　743 页　32 开　49.80 元

中华传统本草今述

　　牟重临　著

　　海天出版社　175 页　小 16 开　28.00 元

中华大典 医药卫生典 药学分典 1 药物通论总部

　　郑金生　主编

　　巴蜀书　1128 页　16 开　4 500.00 元(全十册)

中华大典 医药卫生典 药学分典 2 药材总部

　　郑金生　主编

　　巴蜀书　1320 页　16 开　4 500.00 元(全十册)

中华大典 医药卫生典 药学分典 3 药物总部

　　郑金生　主编

　　巴蜀书　1005 页　16 开　4 500.00 元(全十册)

中华大典 医药卫生典 药学分典 4 药物总部

　　郑金生　主编

巴蜀书　1202 页　16 开　4 500.00 元(全十册)

中华大典 医药卫生典 药学分典 5 药物总部
　　郑金生　主编
　　巴蜀书　1260 页　16 开　4 500.00 元(全十册)

中华大典 医药卫生典 药学分典 6 药物总部
　　郑金生　主编
　　巴蜀书　801 页　16 开　4 500.00 元(全十册)

中华大典 医药卫生典 药学分典 7 药物总部
　　郑金生　主编
　　巴蜀书　1118 页　16 开　4 500.00 元(全十册)

中华大典 医药卫生典 药学分典 8 药物总部
　　郑金生　主编
　　巴蜀书　1114 页　16 开　4 500.00 元(全十册)

中华大典 医药卫生典 药学分典 9 药物总部
　　郑金生　主编
　　巴蜀书　754 页　16 开　4 500.00 元(全十册)

中华大典 医药卫生典 药学分典 10 药物总部
　　郑金生　主编
　　巴蜀书　993 页　16 开　4 500.00 元(全十册)

中华人民共和国食品药品法典(3 版)
　　法律出版社法规中心　编著
　　法律出版社　682 页　小 16 开　78.00 元

中华药粥全书 学做药粥不生病
　　肖玲玲　主编
　　金盾出版社　335 页　16 开　29.80 元

中药别名大辞典:正名 别名 商品名 处方名(2 版)
　　刘道清　主编
　　中原农民出版社　977 页　大 32 开　68.00 元

中药材高效液相色谱检定:《中华人民共和国药典》(2010 年版) 收载品种对应方法集
　　曹磊　[日]端裕树　主编
　　化学工业出版社　713 页　16 开　200.00 元

中药材质量专论
　　王峥涛　谢培山　主编
　　上海科学技术出版社　465 页　大 16 开　328.00 元

中药调剂技术
　　裴慧荣　黄欣碧　主编
　　中国医药科技出版社　232 页　16 开　32.00 元

中药发酵炮制学
　　乔延江等　编著
　　科学出版社　191 页　16 开　65.00 元

中药功效速记
　　李兴广　刘亚　郭晓谨　主编
　　人民军医出版社　254 页　大 32 开　20.00 元

中药化学
　　石任兵　李祥　编著
　　科学出版社　279 页　16 开　38.00 元

中药化学(2 版)
　　陈佩东　主编
　　中国医药科技出版社　184 页　32 开　18.00 元

中药化学对照品应用手册
　　林瑞超　马双成　主编
　　化学工业出版社　490 页　16 开　148.00 元

中药化学实用技术
　　杨红　主编
　　人民卫生出版社　262 页　16 开　38.00 元

中药鉴定技术
　　李炳生　张昌文　主编
　　人民卫生出版社　297 页　16 开　45.00 元

中药鉴定技术(2 版)
　　埋榜琴　包淑英　主编
　　中国医药科技出版社　419 页　16 开　55.00 元

中药鉴定学
　　刘塔斯　编著
　　湖南科学技术出版社　352 页　16 开　50.00 元

中药鉴定学课堂笔记
　　袁久志　主编
　　人民军医出版社　267 页　大 32 开　29.80 元

中药拉丁语
　　谈献和　主编
　　中国中医药出版社　147 页　16 开　18.00 元

中药炮制技术(2 版)
　　蔡翠芳　主编
　　中国医药科技出版社　255 页　16 开　35.00 元

中药炮制学
　　李飞　主编
　　中国医药科技出版社　141 页　小 16 开　19.00 元

中药配伍手册
　　王丽　主编
　　华夏出版社　302 页　大 32 开　29.00 元

中药顺歌(2 版)
　　王瑞麟　编
　　河南科学技术出版社　185 页　小 16 开　30.00 元

中药提取分离新技术
　　韩继红　主编
　　化学工业出版社　155 页　16 开　25.00 元

中药提取物:鉴别与质量标准参考
　　陈冲　编著
　　化学工业出版社　904 页　16 开　198.00 元

中药贴敷及鼻腔给药疗法
　　晏建立　王大海　主编
　　湖南科学技术出版社　484 页　大 32 开　30.00 元

中国药学年鉴

CHINESE PHARMACEUTICAL YEARBOOK 2014

中药新产品开发

    刘　强　刘　莉　主编

    中国医药科技出版社　713 页　16 开　90.00 元

中药学

    彭　康　张一昕　主编

    科学出版社　273 页　大 16 开　45.00 元

中药学（2 版）

    陈信云　主编

    中国医药科技出版社　346 页　16 开　45.00 元

中药学：中药基础与应用（2 版）

    赵　越　主编

    人民卫生出版社　429 页　16 开　62.00 元

中药学概论

    南京中医药大学　编著

    湖南科学技术出版社　257 页　16 开　29.00 元

中药学歌诀白话解

    胡素敏　主编

    北京科学技术出版社　354 页　小 16 开　45.00 元

中药学学习指导与习题集

    吴庆光　主编

    人民卫生出版社　136 页　16 开　18.00 元

中药学专业知识（二）同步练习题集

    执业药师资格考试专家组组织编写

    人民卫生出版社　182 页　16 开　32.00 元

中药学专业知识（一）

    执业药师资格考试专家组组织编写

    人民卫生出版社　545 页　16 开　85.00 元

中药学专业知识（一）同步练习题集

    执业药师资格考试专家组组织编写

    人民卫生出版社　248 页　16 开　46.00 元

中药学专业知识（二）

    张贵君　刘　斌　主编

    人民卫生出版社　415 页　16 开　68.00 元

中药学专业知识（二）2 版

    国家执业药师资格考试推荐辅导用书编委会编

    人民军医出版社　251 页　16 开　49.00 元

中药学专业知识（二）5 版

    李　敏　郭　力　主编

    中国医药科技出版社　230 页　16 开　42.00 元

中药学专业知识（二）7 版

    李　敏　郭　力　主编

    中国医药科技出版社　369 页　16 开　59.80 元

中药学专业知识（一）2 版

    国家执业药师资格考试推荐辅导用书编委会编

    人民军医出版社　274 页　16 开　49.00 元

中药学专业知识（一）5 版

    王　建　傅超美　主编

    中国医药科技出版社　277 页　16 开　42.00 元

中药学专业知识（一）7 版

    王　建　傅超美　主编

    中国医药科技出版社　420 页　16 开　59.80 元

中药学综合知识与技能

    执业药师资格考试专家组组织编写

    人民卫生出版社　377 页　16 开　62.00 元

中药学综合知识与技能（2 版）

    魏凯峰　耿义红　主编

    中国医药科技出版社　260 页　32 开　18.00 元

中药学综合知识与技能（5 版）

    马维骐　卢先明　主编

    中国医药科技出版社　204 页　16 开　32.00 元

中药学综合知识与技能（7 版）

    马维骐　卢先明　主编

    中国医药科技出版社　215 页　16 开　35.00 元

中药学综合知识与技能：2013（2 版）

    赵春杰　主编

    人民军医出版社　167 页　16 开　39.00 元

中药学综合知识与技能同步练习题集

    执业药师资格考试专家组组织编写

    人民卫生出版社　150 页　16 开　28.00 元

中药药对表解（修订版）

    黄荣宗　黄　浩　编著

    科学出版社　200 页　32 开　39.00 元

中药药剂学

    傅超美　主编

    湖南科学技术出版社　350 页　16 开　47.00 元

中药药剂学

    张炳盛　黄敏琪　主编

    中国医药科技出版社　436 页　16 开　58.00 元

中药药剂学（2 版）

    潘金火　主编

    中国医药科技出版社　201 页　32 开　18.00 元

中药药理学

    苗明三　主编

    湖南科学技术出版社　187 页　16 开　22.50 元

中药药物代谢动力学研究思路与实践

    刘昌孝　主编

    科学出版社　308 页　16 开　148.00 元

中药药性认知与辛热类药临床应用

    张　冰　主编

    中国中医药出版社　343 页　16 开　45.00 元

中药应用讲记

    柏正平　刘　俊　编著

人民军医出版社　520 页　小 16 开　68.00 元

中药制剂分析(3 版)

梁生旺　主编

中国中医药出版社　469 页　16 开　49.00 元

中药制剂技术(2 版)

中国职业技术教育学会医药专业委员会组织编写

化学工业出版社　256 页　16 开　38.00 元

中药制剂检测技术

卓菊　宋金玉　主编

中国医药科技出版社　294 页　16 开　39.00 元

中药制药工程原理与设备

王沛　著

中国中医药出版社　285 页　16 开　30.00 元

中药治疗常见病速查手册

韩公羽　沈企华　编著

浙江大学出版社　154 页　小 16 开　29.00 元

中药注射剂应用手册

张素秋　白杨　周姣媚　主编

人民军医出版社　252 页　大 32 开　29.00 元

中药专业习集(初级师)

王建　主编

中国医药科技出版社　230 页　16 开　39.00 元

中药专业习题集(初级士)

李敏　主编

中国医药科技出版社　133 页　16 开　29.00 元

中药专业习题集(中级)

郭力　傅超美　主编

中国医药科技出版社　285 页　16 开　39.00 元

中药纵横谈:吴复苍谈中药应用

吴复苍　袁卫玲　编著

人民军医出版社　297 页　大 32 开　29.80 元

中医传世老偏方 宝宝疾病一扫光

王安福　著

化学工业出版社　212 页　小 16 开　29.80 元

中医妇科用药经验

郑晶　王艳春　张书堂　主编

人民军医出版社　223 页　小 16 开　33.00 元

中医基础理论歌诀白话解

郭霞珍　王彤　许筱颖　主编

北京科学技术出版社　208 页　小 16 开　28.00 元

中医临证药对应用丛书 心血管疾病临证药对

周幸来　主编

人民军医出版社　380 页　大 32 开　39.00 元

中医药临床研究实践

蒋萌　主编

南京大学出版社　248 页　小 16 开　32.00 元

中医药膳学(2 版)

谢梦洲　主编

中国中医药出版社　387 页　16 开　41.00 元

中医药学概论

翟华强　王燕平　主编

中国中医药出版社　611 页　16 开　59.00 元

重修政和经史证类备用本草(上册)

[宋]唐慎微等　撰

中国中医药出版社　768 页　大 32 开　59.00 元

重修政和经史证类备用本草(下册)

[宋]唐慎微等　撰

中国中医药出版社　787 页　大 32 开　59.00 元

最新临床药物手册(3 版)

师海波　王克林　主编

军事医学科学出版社　1 522 页　大 32 开　69.00 元

最新药品生产企业 GMP 实务

梁毅　主编

军事医学科学出版社　359 页　16 开　45.00 元

左归丸

王国为　巩昌镇　编著

中国医药科技出版社　120 页　16 开　18.00 元

2013 年药学期刊名录

名称	主办单位	创刊年份	刊期	主编	国内统一刊号（CN）	国际标准刊号（ISSN）	定价/期	出版地	网址	扩展影响因子
《安徽医药》	安徽省药学会	1997	月刊	刘自林	34-1229/R	1009-6469	12.00	合肥市	http://www.old.ada.gov.cn/ahyy	1.330
《安徽中医药大学学报》	安徽中医药大学	1981	双月刊	马宗华	34-1324/R	2095-7246	10.00	合肥市	http://www.xuebao.ahtcm.edu.cn	0.707
《北方药学》	内蒙古自治区食品药品学会主办	2004	月刊	王玉杰	15-1333/R	1672-8351	12.00	呼和浩特	http://www.nmgbfyx.com	0.512
《北京中医药》	北京中医药学会	1982	月刊	赵 静	11-5635/R	1674-1307	8.00	北京市	http://www.bjtcm.net	0.752
《北京中医药大学学报》	北京中医药大学	1959	月刊	王永炎	11-3574/R	1006-2157	10.00	北京市	http://www.xb.bucm.edu.cn	0.993
《长春中医药大学学报》	长春中医药大学	1985	双月刊	曲晓波	22-1375/R	1007-4813	6.00	长春市	http://www.czxx.cbpt.cnki.net	0.802
《成都中医药大学学报》	成都中医药大学	1958	季刊	梁繁荣	51-1501/R	1004-0668	5.00	成都市		0.735
《重庆中草药研究》	重庆市中药研究院	1958	半年刊					重庆市		
《当代医药论丛》	吉林省当代医药论丛杂志社有限公司	2003	半月刊	李玉林	22-1407/R	2095-7629	20.00	吉林市	http://www.ddyylczz.com	0.165
《东方药膳》	湖南中医药大学		月刊	谭兴贵	43-1461/R	1671-3591	6.00	长沙市	http://www.dfslw.com	
《东南国防医药》	南京军区医学科学技术委员会	1954	双月刊	方胜昔	32-1713/R	1672-271X	15.00	南京市	http://www.dngfyy.com	0.739
《毒理学杂志》	北京市预防医学研究中心等	1987	双月刊	高 星	11-5263/R	1002-3127	8.00	北京市		0.386
《儿科药学杂志》	重庆医科大学附属儿童医院等	1995	月刊	李廷玉	50-1156/R	1672-108X	9.00	重庆市	http://www.ekyxzz.com	1.081
《福建医药杂志》（英文版）	中华医学会福建分会	1979	双月刊	陈秋立	35-1071/R	1002-2600	10.00	福州市	http://www.fjsyks.com	0.442
《福建中医药》	福建省中医药学会等	1956	双月刊	李灿东	35-1073/R	1000-338X	4.50	福州市	http://www.fjzy.chinajournal.net.cn	0.574
《福建中医药大学学报》	福建中医药大学	1991	双月刊	陈立典	35-1308/R	1004-5627	4.50	福州市	http://www.fyxb.chinajournal.net.cn	0.570
《甘肃医药》	甘肃省医学科学研究院	1982	月刊	陈学忠	62-1076/R	1004-2725	7.00	兰州市	http://www.gsyy.chinajournal.net.cn	0.420
《广东药学院学报》	广东药学院	1985	双月刊	朱家勇	44-1413/R	1006-8783	10.00	广州市	http://www.branch.gdpu.edu.cn/xuebao	0.822
《广西中医药》	广西中医药大学等	1977	双月刊	唐 农	45-1123/R	1003-0719	4.50	南宁市		0.561
《广西中医药大学学报》	广西中医药大学	1998	季刊	唐 农	45-1391/R	2095-4441	6.00	南宁市		0.536
《广州中医药大学学报》	广州中医药大学	1984	双月刊	陈蔚文	44-1425/R	1007-3213	8.00	广州市	http://www.cnki.com.cn	0.613
《广州医药》	广州市第一人民医院	1970	双月刊	黄达德	44-1199/R	1000-8535	8.00	广州市		0.633
《贵州医药》	贵州省医药卫生学会	1976	月刊	吴利平	52-1062/R	1000-744X	6.00	贵阳市		0.327
《国际生物制品学杂志》	中华医学会等	1978	双月刊	晏子厚	31-1962/R	1673-4211	6.00	上海市	http://www.medline.org.cn	0.115
《国际药学研究杂志》	军事医学科学院毒物药物研究所等	1958	双月刊	刘克良	11-5619/R	1674-0440	15.00	北京市	http://www.pharmacy.ac.cn	0.830
《国际医药互联》	北京汉宁恒丰医药科技股份有限公司	2002	月刊				35.00	北京市		
《国际医药卫生导报》	中华医学会和国际医药卫生导报社	1995	半月刊	钟国华	44-1417/R	1007-1245	15.00	广州市	http://www.imhgn.com	0.617
《国际中医中药杂志》	中华医学会等	1978	月刊	曹洪欣	11-5398/R	1673-4246	12.00	北京市	http://www.medline.org.cn	0.313
《国外医药抗生素分册》	四川抗菌素工业研究所等	1980	双月刊	赵文杰	51-1127/R	1001-8751	12.00	成都市		0.659
《哈尔滨医药》	哈尔滨市医学会	1981	双月刊	张叶萍	23-1164/R	1001-8131	9.00	哈尔滨市		0.532
《海峡药学》	中国药学会福建分会	1988	月刊	张炳祥	35-1173/R	1006-3765	10.00	福州市	http://www.chinajournal.net.cn	0.595
《河北医药》	河北省医学情报研究所	1972	半月刊	狄 岩	13-1090/R	1002-7386	8.00	石家庄市	http://www.hebimi.cn	0.740
《河北中医药学报》	河北医科大学	1986	季刊	王亚利	13-1214/R	1007-5615	5.00	石家庄市		0.537
《黑龙江医药》	黑龙江省药品审评认证中心	1988	双月刊	任春晓	23-1383/R	1006-2882	8.80	哈尔滨市		0.489
《黑龙江医药科学》	佳木斯大学	1972	双月刊	江清林	23-1421/R	1008-0104	10.00	佳木斯市		0.418
《黑龙江中医药》	黑龙江省中医药科学院	1958	双月刊	王 顺	23-1221/R	1000-9906	5.00	哈尔滨市		0.359
《华西药学杂志》	四川大学	1986	双月刊	张志荣	51-1218/R	1006-0103	10.00	成都市		0.496
《淮海医药》	蚌埠市医学科学情报站等	1983	月刊	王文琦	34-1189/R	1008-7044	8.00	蚌埠市		0.606
《环球中医药》	中华国际医学交流基金会	2008	月刊	王永炎	11-5652/R	1674-1749	10.00	北京市	http://www.hqzyy.com	
《湖北医药学院学报》	湖北医药学院	1982	双月刊	王配军	42-1815/R	1006-9674	10.00	十堰市	http://www.yyyx.cbpt.cnki.net	0.507

（续表）

名称	主办单位	创刊年份	刊期	主编	国内统一刊号（CN）	国际标准刊号（ISSN）	定价/期	出版地	网址	扩展影响因子
《湖北中医药大学学报》	湖北中医药大学	1999	双月刊	王 华	42-1844/R	1008-987X	8.00	武汉市		0.600
《湖南中医药大学学报》	湖南中医药大学	1979	月刊	黄惠勇	43-1472/R	1674-070X	10.00	长沙市	http://www. hnzyy. jourserv. com	0.757
《家庭药师》	中国家庭医生杂志社	2009	月刊	胡昌斌	44-1651/R	1674-4640	15.00	广州市	hppt://www. jtys. cn	
《家庭医药》	广西科学技术协会	2002	月刊	苏 中	45-1301/R	1671-4954	6.00	南宁市	http://www. jtyy. com	0.031
《家庭用药》	中国科学院上海药物研究所等	2001	月刊	冯林音	31-1845/R	1009-6620	5.00	上海市		0.006
《家庭中医药》	中国中医科学院中药研究所	1993	月刊	张瑞贤	11-3379/R	1005-3743	6.50	北京市	http://www. weibo. com/jtzyy	
《江苏医药》	江苏省人民医院	1975	半月刊	黄 峻	32-1221/R	0253-3685	10.00	南京市	http://www. yiya. cbpt. cnki. net	0.443
《江苏中医药》	江苏省中医药学会等	1956	月刊	黄亚博	32-1630/R	1672-397x	8.00	南京市	http://www. jstcm. com	0.613
《江西医药》	江西省医学会	1961	月刊	李 利	36-1094/R	1006-2238	10.00	南昌市	http://www. jxma. org	0.645
《江西中医药》	江西中医学院	1951	月刊	刘红宁	36-1095/R	0411-9584	4.80	南昌市	http://www. ajutcm. com	0.336
《江西中医药大学学报》	江西中医药大学	1988	双月刊	刘红宁	36-1192/R	1005-9431	5.00	南昌市	http://www. ajutcm. com	0.367
《解放军药学学报》	中国人民解放军总后勤部卫生部药品仪器检验所	1985	双月刊	叶晓炜	11-4227/R	1008-9926	15.00	北京市	http://www. jfjyxxb. cn	0.649
《解放军医药杂志》	北京军区医学科学技术委员会	1989	月刊	赵会懂	13-1406/R	2095-140x	15.00	石家庄市	http://mag. zgkw. cn/jfjyy	1.181
《吉林医药学院学报》	吉林医药学院	1979	双月刊	隋万林	22-1368/R	1673-2995	10.00	吉林市		0.392
《吉林中医药》	长春中医药大学	1979	月刊	曲晓波	22-1119/R	1003-5699	10.00	长春市	http://www. ccucm. edu. cn/zyzz/goustadd. jsp	0.736
《今日药学》	广东省药学会等	1991	月刊	陶剑虹	44-1650/R	1674-229X	10.00	广州市	http://www. jinriyaoxue. com	0.595
《开卷有益·求医问药》	天津市医药集团有限公司	1981	月刊	赵录生	12-1216/R	1007-2950	4.80	天津市	http://www. pharm. com. cn/kw	
《抗感染药学》	苏州市第五人民医院	2004	季刊	丁龙其	32-1726/R	1672-7878	9.80	苏州市	http://www. aiph. org. cn	0.572
《辽宁中医药大学学报》	辽宁中医药大学	1999	月刊	康廷国	21-1543/R	1673-842X	5.00	沈阳市	http://www. cnen. org. cn	0.490
《临床合理用药杂志》	河北省科学技术协会	2008	半月刊	马 智	13-1389/R	1674-3296	10.00	北京市		0.492
《临床药物治疗杂志》	北京药学会	2003	双月刊	方来英	11-4989/R	1672-3384	10.00	北京市		0.891
《临床医药实践》	山西医科大学第二医院	1974	月刊	武 晋	14-1300/R	1671-8631	8.00	太原市	http://www. SXLC. chinajournal. net. cn	0.680
《内蒙古中医药》	内蒙古自治区中医药学会等	1982	旬刊	苏根元等	15-1101/R	1006-0979	6.00	呼和浩特市	http://www. nmgzyy. com	0.318
《南京中医药大学学报》	南京中医药大学	1959	双月刊	范欣生	32-1247/R	1672-0482	12.00	南京市	http://xb. njutcm. edu. cn	1.169
青岛医药卫生	青岛市医学会	1972	双月	孙金阁	37-1249/R	1006-5571	8.00	青岛市	http:www. yxh. pdphb. gov. cn/chowqk/html	0.407
《青海医药杂志》	青海省医药卫生学会联合办公室	1958	月刊	赵德跃	63-1018/R	1007-3795	8.00	西宁市		0.278
《全国药材信息》	中国中药材协会中药材种植养殖专业委员会		旬刊				20.00	北京市		
《全球药讯》	中国药学会	2010	季刊	陈 兵				北京市		
《山东医药》	山东卫生报刊社	1957	周刊	田 伟等	37-1156/R	1002-266x	8.00	济南市	http://www. sdyy. jourserv. com	0.805
《山东中医药大学学报》	山东中医药大学	1977	双月刊	皋永利	37-1279/R	1007-659x	5.00	济南市	http://www. sdyx. chinajournal. net. cn	0.452
《山西医药杂志》	山西医药卫生传媒集团有限责任公司	1957	月刊	董海原	14-1108/R	0253-9926	5.00	太原市	http://www. sxyxqk. com	0.440
《上海医药》	上海医药行业协会	1979	半月刊	张永信	31-1663/R	1006-1533	10.00	上海市	http://www. shppa. net	0.773
《上海中医药大学学报》	上海中医药大学等	1960	双月刊	谢建群	31-1788/R	1008-861x	8.00	上海市		0.667
《上海中医药杂志》	上海中医药大学等	1955	月刊	谢建群	31-1276/R	1007-1334	8.00	上海市	http://www. shzyyzz. com	0.600
《沈阳药科大学学报》	沈阳药科大学	1957	月刊	吴春福	21-1349/R	1006-2858	16.00	沈阳市	http://www. syydxb. cn	0.590
《时珍国医国药》	时珍国医国药杂志社	1990	月刊	肖璜等	42-1436/R	1008-0805	15.00	黄石市	http://www. shizhenchina. com	0.762
《实用临床医药杂志》	扬州大学	1997	半月刊	史宏灿	32-1697/R	1672-2353	10.00	扬州市		0.979
《实用药物与临床》	辽宁省药学会	1998	月刊	滕卫平	21-1516/R	1673-0070	7.00	沈阳市	http://www. lylc. cbpt. cnki. net/	1.551
《实用医学杂志》	济南军区联勤部卫生部	1984	月刊	李炳汝	37-1383/R	1671-4008	8.00	济南市	http://www. qeyy. cbpt. cnki. net	0.475
《实用中医药杂志》	重庆医科大学中医药学院	1985	月刊	罗荣汉	50-1056/R	1004-2814	6.00	重庆市	http://www. ZYAO. cbpt. cnki. net	0.511
《食品与药品》	山东省生物药物研究院	1991	月刊	凌沛学	37-1438/R	1672-979X	15.00	济南市		0.376
《世界科学技术—中医药现代化》	中科院科技政策与管理科学研究所	1999	双月刊	张志华	11-5699/R	1674-3849	58.00	北京市	http://www. wst. ac. cn	0.692
《世界临床药物》	上海医药工业研究院等	1980	月刊	周 斌	31-1939/R	1672-9188	26.00	上海市	http://www. pharmadl. com	0.625
《世界中医药》	世界中医药学会联合会	2006	月刊	李振吉	11-5529/R	1673-7202	12.00	北京市	http://www. sjzyyzz. com	0.700

(续表)

名称	主办单位	创刊年份	刊期	主编	国内统一刊号(CN)	国际标准刊号(ISSN)	定价/期	出版地	网址	扩展影响因子
《首都医药》	《首都医药》杂志社	1994	半月刊	丛骆骆	11-3507/R	1005-8257	12.00	北京市	http://www.sdyyzz.com.cn	0.358
《数理医药学杂志》	武汉大学等	1988	双月刊	张选群等	42-1303/R	1004-4337	10.00	武汉大学	http://www.slyy.chinajournal.net.cn	0.400
《天津药学》	天津市医药集团有限公司等	1989	双月刊	董志立	12-1230/R	1006-5687	10.00	天津市	http://www.pharm.com.cn/kw	0.715
《天津医药》	天津市医学科学技术信息研究所	1959	月刊	王贺胜	12-1116/R	0253-9896	10.00	天津市	http://www.tjyybjb.ac.cn	0.655
《天津中医药》	天津中医药大学等	1984	双月刊	张伯礼	12-1349/R	1672-1519	6.00	天津市	http://www.tjzhongyiyao.com	0.986
《天津中医药大学学报》	天津中医药大学	1982	季刊	张伯礼	12-1391/R	1673-9043	6.00	天津市	http://www.tjzhongyiyao.com	0.967
《天然产物研究与开发》	中国科学院成都文献情报中心	1989	月刊	李伯刚	51-1335/Q	1001-6880	25.00	成都市	http://www.natureproduct.cn	0.728
《西北药学杂志》	西安交通大学等	1986	双月刊	杨世民	61-1108/R	1004-2407	6.00	西安市	http://XBYZ.cbpt.cnki.net	0.895
《西部中医药》	甘肃省中医药研究院等	1988	月刊	潘文	62-1204/R	1004-6852	6.00	兰州市	http://www.xbzyy.com	0.949
《西南国防医药》	成都军区医学科学技术委员会	1973	月刊	牛文忠等	51-1361/R	1004-0188	12.00	成都市		0.506
《西藏医药杂志》	西藏医学会主办	1975	季刊	成建国	54-1030/R	1005-5177	5.00	拉萨市		
《新疆中医药》	新疆维吾尔自治区中医药学会	1981	双月刊	牟全胜	65-1067/R	1009-3931	6.00	乌鲁木齐市		0.369
《现代药物与临床》	天津药物研究院等	1980	月刊	邹美香	12-1407/R	1674-5515	20.00	天津市	http://www.tiprpress.com	0.823
《现代医药卫生》	重庆市卫生信息中心	1985	半月刊	杜晓峰	50-1129/R	1009-5519	15.00	重庆市	http://www.xdyy.jourserv.com	0.469
《现代中药研究与实践》	安徽中医药高等专科学校等	1987	双月刊	胡世林	34-1267/R	1673-6427	10.00	芜湖市	http://www.jzzy.chinajournal.net.cn	0.398
《现代中医药》	中华中医药学会等	1981	双月刊	张喜德	61-1397/R	1672-0571	5.00	咸阳市	http://XDZY.chinajournal.net.cn	0.597
《亚太传统医药》	中国民族医药学会等	2005	月刊	鄢良	42-1727/R	1673-2197	18.00	武汉市	http://www.aptm.com.cn	0.440
《亚洲社会药学》	沈阳药科大学等	2006	季刊	黄泰康		1818-0884	60.00	沈阳市	http://www.asianjsp.com	
《药品评价》	江西省药学会	2004	半月刊	母义明等	36-1259/R	1672-2809	15.00	北京市	http://www.yppj.tnbzy.com	0.448
《药物不良反应杂志》	中华医学会	1999	双月刊	王育琴	11-4015/R	1008-5734	18.00	北京市	http://www.cadrj.com	0.683
《药物分析学报》英文版	西安交通大学	1985	双月刊	贺浪冲	61-1484/R	2095-1779	50.00	西安市	http://www.journals.elsevier.com	0.364
《药物分析杂志》	中国药学会	1951	月刊	金少鸿	11-2224/R	0254-1793	30.00	北京市	http://www.ywfxzz.com	0.968
《药物流行病学杂志》	中国药学会等	1992	月刊	曾繁典	42-1333/R	1005-0698	9.00	武汉市	http://www.cnjpe.org	0.761
《药物生物技术》	中国药科大学等	1994	双月刊	吴梧桐	32-1488/R	1005-8915	30.00	南京市	http://www.ywswjs.com	0.473
《药物评价研究》	中国药学会等	1978	双月刊	汤立达	12-1409/R	1674-6376	15.00	天津市	http://www.tiprpress.com	0.888
《药物与人》	北京药学会	1988	月刊	冯梅	11-2233/R	1002-3763	10.00	北京市	www.webmd.cn	
《药学服务与研究》	第二军医大学	2001	双月刊	胡晋红	31-1877/R	1671-2838	15.00	上海市	http://www.pcarjournal.net.cn	0.715
《药学教育》	中国药科大学等	1985	双月刊	吴晓明	32-1352/G4	1007-3531	10.00	南京市	http://www.jiaoyu.cpu.edu.cn/	0.788
《药学进展》	中国药科大学	1959	月刊	廖清江	32-1109/R	1001-5094	9.00	南京市	http://www.yxjz.ijournals.cn	0.488
《药学实践杂志》	第二军医大学等、	1983	双月刊	柴逸峰	31-1685/R	1006-0111	8.00	上海市	http://www.yxsjzz.cn	0.629
《药学学报》	中国药学会等	1953	月刊	王晓良	11-2163/R	0513-4870	40.00	北京市	http://www.yxxb.com.cn	1.381
《药学研究》	山东省食品药品检验所等	1982	月刊	辛仁东	37-1493/R	2095-5375	10.00	济南市	http://www.sdyg.chinajournal.net.cn	0.467
《药学与临床研究》	江苏省药学会	1993	双月刊	王明时	32-1773/R	1673-7806	15.00	南京市	http://www.pcr.org.cn	0.723
《医药导报》	中国药理学会等	1982	月刊	曾繁典	42-1293/R	1004-0781	15.00	武汉市	http://www.yydb.cn	0.888
《医药工程设计》	中石化上海工程有限公司	1980	双月刊	王江义	31-1429/R	1008-455X	15.00	上海市	http://www.nicpd.com.cn	0.228
《医药论坛杂志》	中华预防医学会等	1980	月刊	乔国祥	11-5479/R	1672-3422	10.00	郑州市		0404
《医药前沿》	河北省疾病预防控制中心	2011	旬刊	崔泽	13-1405/R	2095-1752	15.00	保定市	http://www.yjyaoqy.com	0.072
《医药与保健》	西安交通大学	1993	月刊	魏大成	61-1246/R	1004-8650	5.90	西安市		
《云南医药》	中华医学会云南分会	1958	双月刊	任国钧	53-1056/R	1006-4141	12.00	昆明市		0.330
《云南中医中药杂志》	云南省中医中药研究院等	1980	月刊	郑进	53-1120/R	1007-2349	5.00	昆明市	http://www.yzyy.chinajournal.net.cn	0.477
《浙江中医药大学学报》	浙江中医药大学	1977	月刊	范永升	34-1349/R	1005-5509	8.00	杭州市	http://www.xuebao.zcmu.edu.cn	0.626
《中草药》	天津药物研究院等	1970	半月刊	汤立达	12-1108/R	0253-2670	30.00	天津市	http://www.tjiprpress.com	1.561
《中成药》	国家食品药品监督管理局信息中心中成药信息站等	1978	月刊	陶建生	31-1368/R	1001-1528	32.00	上海市	http://www.zcyjournal.com	0.912

（续表）

名称	主办单位	创刊年份	刊期	主编	国内统一刊号（CN）	国际标准刊号（ISSN）	定价/期	出版地	网址	扩展影响因子
《中国处方药》	国家食品药品监督管理局南方医药经济研究所等	2002	双月刊	陶剑虹	44-1549/T	1671-945X	10.00	广州市	http://www.chinapid.com	
《中国当代医药》	中国保健协会等	1994	旬刊	李凤义	11-5786/R	1674-4721	20.00	北京市	http://www.dangdaiyiyao.com	0.720
《中国海洋药物》	中国药学会	1982	双月刊	管华诗	37-1155/R	1002-3461	16.00	青岛市	http://hyyw.journalsystem.net	0.651
《中国基层医药》	中华医学会等	1994	半月刊	吴孟超等	34-1190/R	1008-6706	10.00	淮南市	http://www.cjpmp.com	1.008
《中国抗生素杂志》	中国医药集团总公司四川抗菌素工业研究所等	1976	月刊	赵文杰	51-1126/R。	1001-8689	16.00	成都市	http://www.zgkss.com.cn	1.034
《中国临床药理学与治疗学》	中国药理学会	1996	月刊	孙瑞元	34-1206/R	1009-2501	12.00	芜湖市	http://www.ylzl.chinajournal.net.cn	0.773
《中国临床药理学杂志》	中国药学会	1985	月刊	韩启德	11-2220/R	1001-6821	15.00	北京市		1.290
《中国临床药学杂志》	中国药学会	1992	双月刊	姚明辉	31-1726/R	1007-4406	10.00	上海市	http://www.zglcyxzz.periodicals.net.cn	0.369
《中国疫苗和免疫》	中国预防医学科学院等	1995	双月刊	王钊	11-5517/R	1006-916X	10.00	北京市		1.432
《中国民族民间医药》	云南省民族民间医药研究会	1992	半月刊	郑进等	53-1102/R	1007-8517	16.00	昆明市	http://www.mzmj.chinajournal.net.cn	0.318
《中国民族医药杂志》	全国中医药图书情报工委会会等	1994	月刊	苏根元	15-1175/R	1006-6810	8.00	呼和浩特市	http://www.chinajournal.net/nzyy.html	0.203
《中国生化药物杂志》	南京生物化学制药研究所等	1976	双月刊	孙欣	32-1355/R	1006-6810	15.00	南京市	http://www.shyw.chinajournal.net.cn	
《中国生物制品学杂志》	中华预防医学会	1988	月刊	封多佳	22-1197/Q	1004-5503	15.00	长春市	http://www.zgswj.com.cn	0.414
《中国食品药品监管》	中国医药报社	2003	月刊	刘晓明	11-5362/D	1673-5390	15.00	北京市		
《中国实验方剂学杂志》	中国医学科学院中药研究所等	1995	半月刊	姜廷良	11-3495/R	1005-9903	25.00	北京市	http://www.syfjxzz.com	1.680
《中国实用医药》	中国康复医学会	2006	旬刊	杜占明	11-5547/R	1673-7555	15.00	北京市	http://www.zgsyyy.cn	0.652
《中国天然药物》（英文版）	中国药科大学	2003	双月刊	吴晓明等	32-1708/R	1672-3651	50.00	南京市	http://www.cpucjnm.com/zgtryw	0.831
《中国现代药物应用》	中国水利电力医学科学技术学会	2007	半月刊	王炳护	11-5581/R	1673-9523	12.00	北京市	http://www.zgxdywy.cn	0.606
《中国现代应用药学》	中国药学会	1984	月刊	李连达	33-1210/R	1007-7693	30.00	杭州市	http://www.chinjmap.com	1.059
《中国现代医药杂志》	北京航天总医院	1999	月刊	王建国	11-5248/R	1672-9463	8.00	北京市	http://www.zgxdyyzz.com.cn	0.639
《中国现代中药》	中国中药协会等	1999	月刊	赵润怀	11-5442/R	1673-4890	15.00	北京市	http://www.zgxdzy.net	0.679
《中国乡村医药》	中国农村卫生协会	1994	半月刊	李德霖	11-3458/R	1006-5180	8.00	北京市	http://www.crmp.cn	0.293
《中国新药与临床杂志》	中国药学会等	1982	月刊	唐希灿	31-1746/R	1007-7669	12.00	上海市	http://www.xyyl.cbpt.cnki.net	0.915
《中国新药杂志》	中国医药科技出版社等	1991	半月刊	桑国卫	11-2850/R	1003-3734	30.00	北京市	http://www.newdrug.cn	0.743
《中国药店》	中国整形美容协会	1994	半月刊	郝岚	11-4476/R	1009-5012	8.00	北京市	http://www.zgyd.org	
《中国药房》	中国医院协会	1990	周刊	马劲	50-1055/R	1001-0408	10.00	重庆市	http://www.china-pharmacy.com	0.853
《中国药科大学学报》	中国药科大学	1956	双月刊	彭司勋	32-1157/R	1000-5048	20.00	南京市	http://www.zgykdxxb.cn	0.560
《中国药剂学杂志（网络版）》	沈阳药科大学	2003	双月刊	郑梁元		沈阳市			http://www.zgyjx.com	
《中国药理学报》（英文版）	中国药理学会等	1980	月刊	丁建	31-1347/R	1671-4083	80.00	上海市	http://www.chinaphar.com	0.767
《中国药理学通报》	中国药理学会	1985	月刊	魏伟等	34-1086/R	1001-1978	25.00	合肥市	http://ylx.ahmu.edu.cn	1.248
《中国药理学与毒理学杂志》	军事医学科学院毒物药物研究所等	1986	双月刊	张永祥	11-1155/R	1000-3002	15.00	北京市	http://www.cipt.ac.cn	0.874
《中国药品标准》	国家药典委员会	2000	双月刊	张伟	11-4422/R	1009-3656	12.00	北京市	http://www.ypbz.cnjournals.com/ch/index.aspx	0.340
《中国药师》	国家食品药品监督管理局高级研修学院等	1998	月刊	江德元	42-1626/R	1008-049X	18.00	武汉市	http://www.zgys.org	0.755
《中国药事》	中国食品药品检定研究所	1987	月刊	桑国卫	11-2858/R	1002-7777	25.00	北京市	http://www.zhgysh.org	0.767
《中国药物化学杂志》	沈阳药科大学等	1990	双月刊	张礼和	21-1313/R	1005-0108	16.00	沈阳市	http://www.zgyhzz.cn	1.223
《中国药物经济学》	中国中医药研究促进会	2006	双月刊	罗景虹	11-5482/R	1673-5846	26.80	北京市	http://www.cjpe.org.cn	0.183
《中国药物警戒》	国家食品药品监督管理局药品评价中心	2004	月刊	金少鸿	11-5219/R	1672-8629	10.00	北京市	http://www.zgywjj.com	0.908
《中国药物滥用防治杂志》	中国药物滥用防治协会等	1995	双月刊	李锦	11-3742/R	1006-902X	10.00	北京市	http://www.zylf.chinajournal.net.cn	0.417
《中国药物评价》	国家食品药品监督管理局信息中心	2011	双月刊	孙咸泽	10-1056/R	2095-3593	16.00	北京市	http://www.zgywpj.cn/ch/index.aspx	
《中国药物依赖性杂志》	北京大学等	1992	双月刊	陆林	11-3920/R	1007-9718	10.00	北京市	http://www.nidd.ac.cn	0.602
《中国药物应用与监测》	中国人民解放军总医院	2004	双月刊	郭代红	11-5227/R	1672-8157	9.00	北京市		1.647

（续表）

名称	主办单位	创刊年份	刊期	主编	国内统一刊号（CN）	国际标准刊号（ISSN）	定价/期	出版地	网址	扩展影响因子
《中国药物与临床》	中国医院协会	2001	月刊	董海原	11-4706/R	1671-2560	10.00	太原市	http://www.sxyxqk.com	0.739
《中国药学》（英文版）	中国药学会	1992	双月刊	张礼和	11-2863/R	1003-1057	15.00	北京市	http://www.jcps.ac.cn	0.340
《中国药学杂志》	中国药学会	1953	半月刊	桑国卫	11-2162/R	1001-2494	30.00	北京市	http://www.zgyxzz.com.cn	0.869
《中国药业》	重庆市食品药品监督管理局	1992	半月刊	刘斌	50-1054/R	1006-4931	10.00	重庆市	http://www.zgyaoye.com	0.915
《中国医药》	中华医学会	2006	月刊	杨秋	11-5451/R	1673-4777	12.00	北京市	http://www.medline.org.cn	0.941
《中国医药导报》	中国医学科学院	1992	旬刊	王丽	11-5539/R	1673-7210	20.00	北京市	http://www.yycy.qikan.com/	1.088
《中国医药导刊》	国家食品药品监督管理局信息中心	1999	月刊	胡大一	11-4395/R	1009-0959	23.00	北京市		0.936
《中国医药工业杂志》	上海医药工业研究院等	1970	月刊	周伟澄	31-1243/R	1001-8255	20.00	上海市	http://www.cjph.com.cn	0.499
《中国医药技术经济与管理》	中国医药科技成果转化中心等	2007	双月刊	芮国忠	11-5598/R	2077-396X	50.00	北京市	http://www.pharmtec.org.cn/news/review/Index.html	
《中国医药技术与市场》	全国医药技术市场协会	1993	双月刊	王明学			30.00	北京市	http://www.zgyp.org.	
《中国医药科学》	海峡两岸医药卫生交流协会	2011	半月刊	詹洪春	11-6006/R	2095-0616	20.00	北京市	http://zazhi.zgyykx.com/	0.739
《中国医药生物技术》	中国医药生物技术协会	2006	双月刊	蒋建东	11-5512/R	1673-713X	18.00	北京市	http://www.cmbp.net.cn	0.440
《中国医药指南》	中国保健协会	2003	旬刊	王宝群	11-4856/R	1671-8194	10.00	北京市	http://www.zgyyzn2004.com	0.598
《中国医院药学杂志》	中国药学会	1981	半月刊	陈华庭	42-1204/R	1001-5213	15.00	武汉市	http://www.zgyyyz.com	0.663
《中国医院用药评价与分析》	中国医药生物技术协会等	2001	月刊	马劲	11-4975/R	1672-2124	10.00	北京市	http://www.yy.jourserv.com	0.865
《中国执业药师》	中国执业药师协会	2003	月刊	张淑芳	11-5132/R	1672-5433	8.00	北京市	http://www.zhongguoyaoshi.com	1.202
《中国制药信息》	中国化学制药工业协会等	1984	月刊	潘广成			18.00	北京市	http://www.cqvip.com/qk/97400A/	
《中国中药杂志》	中国药学会	1955	半月刊	王永炎	11-2272/R	1001-5302	30.00	北京市	http://www.cjcmm.com.cn	1.411
《中国中医药科技》	中华中医药学会	1994	双月刊	陈可冀	23-1353/R	1005-7072	10.00	哈尔滨市		0.600
《中国中医药图书情报杂志》	中国中医科学院中医药信息研究所	1960	双月刊	崔蒙	10-1113/R	2095-5707	20.00	北京市	http://www.tsqb.cintcm.com	
《中国中医药现代远程教育》	世中联（北京）远程教育科技发展中心	2003	半月刊	杨建宇	11-5024/R	1672-2779	10.00	北京市	http://www.zgzyyycjy.com	0.468
《中国中医药信息杂志》	中国中医科学院中医药信息研究所	1994	月刊	叶祖光	11-3519/R	1005-5304	10.00	北京市	http://www.xxzz.cintcm.com	0.712
《中华中医药学刊》	中华中医药学会等	1982	月刊	康廷国	21-1546/R	1673-7717	10.00	沈阳市	http://zhzyyxk.cbpt.cnki.net	0.713
《中华中医药杂志》	中国中医药学会主办	1986	月刊		11-5334/R	1673-1727	40.00	北京市	http://www.zhzyyzz.com	1.095
《中南药学》	湖南省药学会	1999	月刊	李焕德	43-1408/R	1672-2981	10.00	长沙市	http://znyx.cbpt.cnki.net	0.718
《中药材》	国家食品药品监督管理局中药材信息中心站	1978	月刊	元四辉	44-1286/R	1001-4454	25.00	广州市	http://www.zyca.chinajournal.net.cn	0.718
《中药新药与临床药理》	广州中医药大学	1990	双月刊	王宁生	44-1308/R	1003-9783	10.00	广州市	http://www.zyxy99.com	0.949
《中药药理与临床》	四川中药研究所等	1985	双月刊	邓文龙	51-1188/R	1001-859X	20.00	成都市		1.086
《中药与临床》	成都中医药大学	1985	双月刊	彭成	51-1723/R	1674-926X	10.00	成都市	http://zylc.paperopen.com	0.223
《中医药导报》	湖南省中医药管理局	1995	月刊	袁长津	43-1446/R	1672-951X	8.00	长沙市	http://www.zyydb.com	0.736
《中医药管理杂志》	中华中医药学会	1993	月刊	曹正逵	11-3070/R	1007-9203	20.00	北京市	http://zyyg.chinajournal.net.cn	0.546
《中医药国际参考》	国家中医药管理局国际合作司等	1996	月刊				10.00	北京市		
《中医药临床杂志》	中华中医药学会	1988	月刊	王键	34-1268/R	1672-7134	6.00	合肥市	http://www.ahlc.cbpt.cnki.net	0.629
《中医药通报》	中华中医药学会	2002	双月刊	卢太坤	35-1250/R	1671-2749	10.00	厦门市		0.416
《中医药信息》	中华中医药学会等	1984	双月刊	匡海学	23-1194/R	1002-2406	6.00	哈尔滨市		0.955
《中医药文化》	上海中医药大学等	2005	双月刊	张智强	31-1971/R	1673-6281	6.80	上海市	http://www.tcm100.com/zyywh	0.148
《中医药学报》	中华中医药学会等	1973	双月刊	匡海学	23-1193/R	1002-2392	6.00	哈尔滨市		0.922
《肿瘤药学》	湖南省肿瘤医院	2011	双月刊	任华益	43-1507/R	2095-1264	10.00	长沙市	http://www.zgzlyx.com	1.019

注：扩展影响因子数据来自中国知网

药学记事

Events

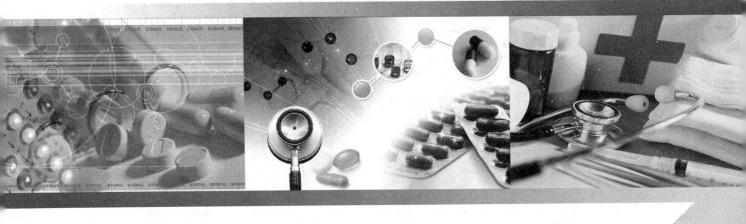

1 月

1 日 中国食品药品检定研究院生物制品检定所获世界卫生组织正式批准成为全球第 7 个 WHO 生物制品标准化和评价合作中心。这也是发展中国家首个 WHO 生物制品标准化和评价合作中心。

1 日 全国正式启动运行覆盖全国地市级广播、电视、报纸的违法药品、医疗器械、保健食品广告监测网系统。

4 日 国家食品药品监督管理局新版网站上线试运行。新版网站最突出的特点是新增加了"公众查询"功能。在首页的查询栏目输入"抗病毒口服液",就出现了 23 个国产药品批准文号以及 71 个药品广告批准信息。

7 日 2013 年全国卫生工作会议在北京召开。会议内容是卫生部将继续巩固完善国家基本药物制度和基层运行新机制,新版国家基本药物目录公布后,各地要规定各级各类医疗卫生机构基本药物使用比例。同时,完善药品集中招标采购制度,充分发挥我国医疗服务市场规模巨大的优势,通过集团购买增强谈判能力,降低流通领域的"水分"。会议上,中国食品药品检定研究院副院长、研究员王军志荣获"白求恩奖章"。这是卫生系统首次为非临床领域专家颁此奖项,也是药品检验领域专家首次获此殊荣。此次"白求恩奖章"获得者共有 10 人。

10 日 2013 年全国食品药品监督管理暨党风廉政建设工作会议在北京召开。会议总结了 2012 年食品药品监管工作,分析了当前和今后一段时间的监管形势,部署了 2013 年食品药品监管工作和党风廉政建设任务,表彰了全国食品药品监管系统先进集体和先进工作者。

10 日 卫生部在北京公布了 2012 年卫生十大新闻。十大新闻包括:①党中央、国务院明确下一阶段卫生工作目标;②党和国家领导人看望艾滋病感染者、一线医务人员、艾滋病防治社会组织工作人员和志愿者;③新型农村合作医疗制度实施十年来取得显著成效;④县级公立医院综合改革开展试点;⑤《精神卫生法》出台;⑥《中国的医疗卫生事业》白皮书发布;⑦世卫组织确认中国消除新生儿破伤风;⑧"史上最严厉"抗菌药物管理政策出台;⑨中央电视台开展"寻找最美乡村医生"活动;⑩"黄金大米"事件为卫生科研工作诚信道德建设敲响警钟。

18 日 国家科学技术奖励大会在北京隆重举行,40 项医药卫生成果荣获 2012 年度国家科技奖励。其中,"低纬高原地区天然药物资源野外调查与研究开发"等 3 项成果获国家科学技术进步奖一等奖;"中药复杂体系活性成分系统分析方法及其在质量标准中的应用研究"等 3 项成果获国家自然科学奖二等奖;"肿瘤分子生物治疗新靶位、新策略、新药物的研究和临床应用"等 26 项获国家科学技术进步奖二等奖;"修复周围神经缺损的新技术及其应用"等 7 项成果获国家技术发明奖二等奖。

18 日 "首届中国中医药非物质文化遗产保护与发展论坛"日前在山西太原市举行。300 余位学者、专家就探究我国中医药行业健康发展方向、实现非物质文化遗产医药项目的保护与发展等进行研究与讨论。

27 日 由中华医学会主办,扬子江药业集团协办的中华医学科技奖 2012 年获奖项目在北京揭晓,共有 85 项医学科研成果获奖,其中"经血传播的 HIV 感染流行特征及其防控措施的建立与研究"等 8 个项目获一等奖。卫生部党组书记张茅、卫生部副部长刘谦等人出席了颁奖典礼。

2 月

1 日 2012 年中医药十大新闻评选在北京揭晓,分别是:①中医药事业发展"十二五"规划颁布实施,重大项目扎实推进;②中医药积极参与医改,国家实施基层中医药服务能力提升工程;③中医药服务贸易纳入国家贸易发展战略;④《藏医药大典》、《中国军事本草》出版发行;⑤《中医药标准化中长期发展规划纲要》颁布实施;⑥首批 64 家学术流派传承工作室确定;⑦中药首次以药品进入欧洲市场;⑧"养熊取胆"、"打通任督二脉"两中医药话题引发社会关注;⑨首批 15 种中医药文化科普图书向公众推荐;⑩中医药应急救治体系初步形成,应对突发公共事件能力提升。

5 日* 中国科学院上海生物化学与细胞生物学研究所林安宁团队发现了蛋白激酶 IKK 抑制细胞凋亡新机制,修改了为时 15 年的蛋白激酶 IKK 抑制 TNF 诱导细胞凋亡的经典理论,为炎症和炎症诱导的肿瘤等提供了药物研发新思路。日前,相关研究成果已发表在国际权威期刊《cell》上。

6 日 日前,国家食品药品监督管理总局发布第 52 期《药品不良反应信息通报》,提示警惕碘普罗胺注射液和红花注射液的严重不良反应。

18 日* 国家"千人计划"入选者、华东师大生命医学研究所、上海市调控生物学重点实验室刘明耀领衔的课题组利用计算机模拟技术,发现了能强烈抑制乳腺癌细胞迁移的新型转化生长因子 β 受体 I 抑制剂,经实验证明其具有良好的抑制肿瘤转移效果。相关研究成果已发表在国际肿瘤学权威期刊《美国国立癌症研究所杂志》上。

21 日* 台湾 21 世纪基金会、中国金融要素市场研究院、海峡农研院等三方在福建厦门市签约,计划投资 100 亿元建设两岸现代中药产业园,将在闽台和大陆多地建设中药材基地。

26 日* 美国科学院院士、哈佛大学教授谢晓亮课题组与北京大学生物动态光学成像中心研究员李瑞强课题组等合作,首次实现了高覆盖度的单个精子的全基因组测序,构建了迄今为止重组定位精度最高的个人遗传图谱，在男性不育症研究和肿瘤早期诊断及个体化治疗等生物医学领域有着广泛的应用前景。研究论文《单细胞全基因组测序探索精子重组规律和遗传缺陷》日前在国际权威杂志《科学》发表。

28 日　国家食品药品监督管理局药品审评中心发布《2012 年度中国药品审评报告》(以下简称《报告》)。《报告》显示，国家局鼓励创新、合理配置审评资源的策略初见成效，抗肿瘤药物麦他替尼氨丁三醇片等已经做到与国外同步批准临床，一些具有重要临床价值的进口药品国内外上市时间的差距也显著缩短。

中国药学年鉴

CHINESE PHARMACEUTICAL YEARBOOK 2014

3 月

3 日　全国政协十二届一次会议在北京人民大会堂举行。全国政协委员们就卫生事业发展和食品安全等事关民生等问题，积极建言献策，促进了一些重点难点问题的解决。比如，对提高新型农村合作医疗筹资标准、加快公立医院改革、完善国家基本药物制度等提案，对于促进社会事业发展和民生改善发挥了重要作用。

8 日＊　经卫生部审评，国家食品药品监督管理局药品审评中心阳长明，中国食品药品检定研究院胡昌勤、梁争论 3 人被评为 2011 ~ 2012 年度"卫生部有突出贡献中青年专家"。

12 日＊　在"重大新药创制"科技重大专项支持下，由上海复旦张江生物医药股份有限公司研发的 1.1 类创新化学药物——海姆泊芬于日前获得新药证书。临床研究结果显示，海姆泊芬-光动力疗法(HMME-PDT)用于鲜红斑痣安全有效，可实现无疤痕治疗。

14 日　国家食品药品监督管理局发布 2012 年药品不良反应监测年度报告。报告显示，2012 年药品不良反应报告的及时性和报告质量得到提高。对监测数据的统计分析显示，抗感染药病例报告数量仍居首位，国家基本药物安全状况平稳。

15 日＊　日前，中国科学院上海药物研究所果德安教授荣获美国植物药委员会 2012 年度 Norman R. Farnworth 卓越研究奖。该奖是美国植物药委员会设立的最高荣誉，遴选委员会每年在全球范围内遴选一位在植物药或传统药物研究领域做出杰出成就的专家学者授予该奖，果德安是获得该奖的唯一亚洲和华人学者。

20 日　由美国药典会与山东省食品药品检验所合作建立的美国药典光谱数据库重点实验室在山东省食品药品检验所揭牌。这是美国本土以外全球第一个挂牌的美国药典光谱数据库重点实验室。

22 日　国家食品药品监督管理总局组建成立。总局保留国务院食品安全委员会，具体工作由总局承担；不再保留国家食品药品监督管理局和单设的国务院食品安全委员会办公室。

26 日＊　日前，"广西壮药法定质量标准体系规范化研究"科学技术成果鉴定会在南宁市举行。一匹绸、锡叶草等 61 个壮药材质量标准通过了专家鉴定。

4 月

5 日　国家食品药品监督管理总局批准了抗流感新药帕拉米韦氯化钠注射液。帕拉米韦是我国首个静脉给药的神经氨酸酶抑制剂。我国是美国、日本、韩国等少数几个批准帕拉米韦上市的国家之一。

12 日　"2013 中国——东盟传统医药高峰论坛"和"第五届中国(玉林)中医药博览会"在广西玉林市隆重举行。

16 日　国家食品药品监督管理总局张勇局长会见了瑞典卫生与社会事务大臣尤然·海格隆德(Goran Hagglund)先生和瑞典驻华大使罗睿德(Lars Freden)先生一行。双方就加强两国食品药品监管领域的合作事宜进行了交流，有关部门负责人陪同参加了会见。

16 日　日前，国家中医药管理局局长王国强率代表团赴日内瓦访问世界卫生组织总部，双方签署《项目协作协议》。该协议涵盖制定中药、针灸、拔罐、推拿等应用质量规范，中国帮助世界卫生组织及其他合作伙伴建立传统医学从业者数据库，建立国际监管网络等 10 项合作内容。

16 日＊　在"重大新药创制"科技重大专项的支持下，由军事医学科学院毒物药物研究所和浙江海正药业有限公司共同研制的抗超级耐药菌药物——替加环素，于日前获批上市。替加环素是国内首个被批准的新型静脉注射用甘氨酰四环素类抗生素。

19 日　清华大学生命科学学院施一公教授研究组日前在《自然》(Nature)在线发表题为《细菌能量耦合因子转运蛋白结构》的研究论文，首次报道了能量耦合因子转运蛋白复合物四聚体的晶体结构，并通过结构信息阐述了该蛋白复合物工作的分子机制。由于该转运蛋白只存在于细菌里，可以针对这类蛋白筛选或设计新的抗菌药，也对解决日益严重的细菌抗药性等问题具有参考价值。

22 ~ 23　中法中医药合作委员会第五次会议在法国巴黎召开，委员会中方主席王国强率中方代表团出席会议。同期，王国强代表国家中医药管理局与法国巴黎公立医院集团签署《在中医药领域合作的框架协议》。

25 日　第 69 届全国药品交易会和第 70 届中国国际医药原料药、中间体、包装、设备交易会在武汉市开幕。

5 月

9 日　国家食品药品监督管理局颁布公告,要求药品生产企业凡生产 2012 年版《国家基本药物目录》药品品种,无论是否参与基本药物招标采购,均应按规定实施电子监管。国产药品和在国内分包装的进口药品应于 2013 年 11 月底前实行电子监管,进口药品应于 2014 年 3 月底前实行电子监管。

10 日　多家中药工业企业、中药材生产企业、中药资源研究机构齐聚昆明,举行"中药材基地共建共享联盟"成立仪式。中国医药物资协会名誉会长任德权当选联盟首届主席,云南白药董事长王明辉任本届执行主席,河南宛西制药董事长孙耀志任下届执行主席。中国工程院院士、中国中医科学院院长张伯礼被推举为专家委员会主席。

12~13 日　"2013(第五届)弗戈制药工程国际论坛"在北京国家会议中心召开。来自国家食品药品监督管理总局、国内外大型药企、知名工程公司及制药生产解决方案供应商等 38 位专家在本届论坛上做了演讲。

15 日　新加坡卫生部代表团访问国家中医药管理局,在当日召开的中新中医药合作委员会会议上,国家卫生和计划生育委员会副主任、国家中医药管理局局长王国强与新加坡卫生部及人力部政务部长许连碹,签署中新中医药合作计划书,双方将进一步在中医药科研、教育、管理等领域加强交流合作。

17 日　由国家中医药管理局支持、中国中药协会和华侨传媒共同主办、中国医药报社等作为媒体支持的"2013 中国国际中药与植物药博览会"在上海开幕。本次博览会吸引了 200 余家国内外企业和单位参展,包括 13 个国家和地区在内的专家学者与会。国家中医药管理局局长王国强、中国工程院院士张伯礼和吴以岭、中恒集团董事长许淑清以及上海市政府有关负责人等出席了开幕式。

17 日*　从公安部获悉,在公安部的统一指挥下,以河南安阳为主战场涉及多个省份的"3·31"制售假药集群战役统一收网行动中,打掉制售假药团伙 5 个,抓获各类涉案人员 35 名,捣毁生产、销售、仓储假药等犯罪窝点 13 个,收缴假药 8 300 余万片(粒),初步统计涉案货值 4 000 余万元。

18 日　新疆生物医药创新创业园开园仪式在乌鲁木齐市高新区(新市区)北区工业园举行。这标志着全疆规模最大、功能最完善的民族生物医药科研生产基地正式建成。

21 日　上海之江生物科技股份有限公司申报的"人感染 H7N9 禽流感病毒 RNA 检测试剂盒(荧光 PCR 法)"和中山大学达安基因股份有限公司申报的"人感染 H7N9 禽流感病毒 RNA 检测试剂盒(荧光 PCR 法)"获得国家食品药品监督管理总局批准,标志着我国临床用人感染 H7N9 禽流感病毒诊断试剂率先批准上市。

21 日　西藏第一次大规模中(藏)药资源普查于日前在拉萨市举行出征仪式,此次普查将在 2013 年内对西藏首批 26 个试点县进行中(藏)药资源普查。

23 日*　日前,中科院新疆理化技术研究所建成维吾尔医常用药材及新疆特有植物化合物样品数据库。研究人员收集和整理众多维医药现代和古秘方文献,以数字化形式系统记载了常用维医药材的特征、不同部位提取物制备方法等,为维医药发展提供有力保障。

30 日　商务部发布《2012 年药品流通行业运行统计分析报告》(以下简称《报告》),对药品流通行业整体规模、药品批发和零售企业销售和经营等情况进行了统计分析,对行业发展趋势进行了预测。《报告》显示,2012 年药品流通行业销售总额首次突破万亿元。

6 月

1 日　由 13 家国家及地方医药行业协(学)会和单位联合成立的"药品安全合作联盟(PSM)"2013 年全国科普活动的启动仪式在北京望湖公园举行。活动主题是"关注妈妈孩子 共享健康家园"。

2 日*　首届世界中医药互联网大会上,由世界中医药学会联合会组织发起的世界中医药网络联盟成立,该联盟是自愿结成的国际网站组织,旨在通过各国(地区)中医药网站互联互动,实现全球中医药信息资源共享,推动中医药的国际传播和发展。

7 日　国家食品药品监督管理总局尹力副局长会见了来访的欧盟委员会卫生与消费者政策委员托尼尔·博奇以及卫生与消费者保护总司总司长葆拉·考基一行。双方就共同关注的食品、药品等议题进行了交流,并签署了《中国国家食品药品监督管理总局与欧盟委员会健康与消费者保护总司磋商与合作机制》。

7 日　国家食品药品监督管理总局尹力副局长会见了来访的美国奥尔布赖特石桥集团联席董事长、美前总统国家安全事务助理伯杰先生一行。双方互相介绍了中美两国食品药品安全情况,并就双方开展更多交流与合作交换了意见。

16 日　由国家局信息中心主办的《中国药物评价》第一届编委会成立大会在北京召开。来自全国食品药品监管系统、相关高校和医疗机构的专家参加了会议。编委会主任、国家食品药品监督管理总局党组成员孙咸泽出席会议并讲话。

18 日*　日前,德国制药巨头勃林格殷格翰与上海张江生物医药基地开发有限公司签订战略合作协议,双方将合作建立一个符合国际药品生产质量管理规范(cCMP)的生物制

中国药学年鉴

CHINESE PHARMACEUTICAL YEARBOOK 2014

药基地,为国内和跨国医药客户提供从研发到临床试验的全方位服务。

21日 2013华侨华人创业发展洽谈会"国际生物医药及医疗器械论坛"在武汉光谷生物城高科医疗器械园举办。本届论坛以"革新,突破,创跨国界合作平台"为主题,组织了主题演讲和圆桌讨论。上海市生物医药行业协会执行会长陈少雄作了题为"中国生物产业市场展望"的演讲;药品审评方面的专家介绍了药品注册最新进展;高盛集团顾问董事何美坚对"生物医药产业投资趋势"进行了分析。

21~23日 由中国药科大学主办的"2013中国新药研发战略高峰会"在南京市召开,来自全国医药领域的200余人参加会议。本次会议邀请具有跨国制药企业研发背景以及我国创新性制药企业经验的资深人士,分别从"风险投资与并购重组"、"新药研发模式与创新战略"、"新药注册审评与问题分析"、"项目对接与咨询服务"4个方面做了主题报告。会议还探讨了"科技介质与医药创新体系"、"创新激励机制"等主题。

25日 国家食品药品监督管理总局党组成员边振甲会见了来访的越南卫生部范黎俊副部长一行。

25~26日 "首届全国药包材与药用辅料检验检测技术研讨会"在哈尔滨市召开,会议就提升全国食品药品检验机构药包材和药用辅料检验能力和水平等方面进行了交流。研讨会由中国食品药品检定研究院主办,黑龙江省食品药品检验所承办。

29日 "第五届中医药国际贡献奖"在北京揭晓。国务院副秘书长丁向阳、澳大利亚西悉尼大学教授阿伦·本树森荣获个人奖,中国国家标准化管理委员会国际合作部荣获团体奖。

7月

8日 2013年《财富》世界500强排行榜揭晓,中国医药集团以2012年销售收入1 652亿元,位列榜单第446位,成为首家进入世界500强的中国医药企业。

9日 国家食品药品监督管理总局张勇局长会见了来访的以色列经济部纳夫塔利·贝内特部长一行。

11日 公安部通报,葛兰素史克(中国)投资有限公司部分高管涉嫌严重经济犯罪已被依法立案侦查。

16日* 复旦大学上海医学院基础医学院教育部、卫生部医学分子病毒学重点实验室主任袁正宏课题组研究发现,"干扰素-a"通过促使细胞分泌的"外体"所携带的具有抗病毒作用的蛋白和核酸等分子,在细胞间传递后发挥抗病毒作用的新机制。该发现对今后开发治疗慢性乙肝和其他病毒感染性疾病的新药有重大意义。该成果日前已在线发表在

国际权威期刊《自然·免疫学》上。

17日 国家食品药品监督管理总局召开药品"两打两建"专项行动动员部署工作会议,要求各地从7月到12月,集中半年时间,在全国范围开展一场以严厉打击药品违法生产、打击药品违法经营、加强药品生产经营规范建设和药品监管机制建设为主要内容的"两打两建"专项行动。

17日 由中国医药工业信息中心主办、为期3天的"2013年(第30届)全国医药工业信息年会"在上海市召开。同期发布的"2012年度中国医药工业百强榜"显示,2012年我国医药工业百强企业实现主营业务收入5 264亿元,为医药工业贡献了近40%的利润。另外"2013年中国医药研发产品线最佳工业企业"和"2013年中国医药工业最具投资价值企业(非上市)"同期发布。以"创·兴·梦"为主题的本届全国医药工业信息年会,共邀请了包括国家卫生计生委、工信部等部门有关领导、行业协会专家学者,以及生产企业和科研机构的代表约500人到会。

19日 中国药品监督管理研究会第一届全国会员代表大会在北京召开,这标志着中国药品监督管理研究会正式成立。国家食品药品监督管理总局副局长、党组副书记尹力到会祝贺并讲话,全国政协委员、原国家食品药品监督管理局局长邵明立当选为会长并代表理事会做工作报告,会员代表共130人参加会议。

23日* 公安部有关部门负责人在北京约见了葛兰素史克总公司分管国际事务的总裁Abbas Hussain一行。

24日* 国家食品药品监督管理总局在监督检查中发现,黑龙江济仁药业有限公司生产的"舒泌通片,(广告标示名称:彝祖龙方、彝祖龙方舒泌通片、百日青夫舒泌通片、百日舒通)",辽宁华源天利药业有限公司生产的"舒筋活络丸(广告标示名称:天通宁、天通宁舒筋活络丸)",海南新天夫药业有限公司生产的"益肾壮阳膏(广告标示名称:益肾壮阳膏、小药膏)",青海鲁抗大地药业有限公司生产的"参蛤平喘胶囊(广告标示名称:参蛤平喘胶囊、猛虫胶囊)",陕西康惠制药股份有限公司生产的"抗栓胶囊(广告标示名称:九虫抗栓胶囊)",陕西白云制药有限公司生产的"灵仙跌打片(广告标示名称:灵仙片)",哈尔滨天木药业股份有限公司生产的药品"人参首乌胶囊",长春新安药业有限公司生产的药品"益肾健骨胶囊",通化颐生药业股份有限公司生产的药品"理气舒心片",芜湖博英药业科技股份有限公司生产的药品"仙乐雄胶囊"等10种药品未经审批或篡改广告审批内容擅自在大众媒体发布广告,违法情节严重,宣传的功能主治、适用范围超出了食品药品监督管理部门批准的内容,并含有不科学地表示功效的断言和保证等虚假内容,严重欺骗和误导消费者。

24日* 国家食品药品监督管理总局尹力副局长会见了来访的爱尔兰就业、企业和创新部部长理查德·布鲁顿先生及爱尔兰驻华大使戴克澜先生一行。

26日 为期3天的"第48届全国新特药品交易会"在

苏州国际博览中心开幕。同期举行的还有2013中国药店采购供应博览会、2013中国家庭医疗用品展览会、第14届全国医疗器械区域博览会、绿色医院解决方案博览会和中国康复展览会。由国药励展主办的这六大展会整体规模再创新高，展出面积达6万平方米，展位数3000余个，吸引了全球近2200家医药、医疗企业参展，全面展示了当今中国医药、医疗领域的新产品和新技术。

主办方精心准备了多个论坛。其中7月27日召开的由中国医药报社、中国医药工业研究总院和国药励展联合举办的主论坛"第48届全国新特药品交易会新药论坛2013"受到行业的广泛关注，论坛以"方向、市场、趋势"为主题，特邀国家多个部委官员和行业权威专家，围绕中医药创新发展政策、新药审批路径与创新、新药合作研发新趋势等多个内容进行深入交流。论坛还公布了"中国医药创新十五强"企业名单。此外，"2013中国零售连锁药店年度大会"、"第二届基层医疗市场与企业发展战略研讨会"等论坛也于同期召开。

29日　国家中医药管理局副局长于文明与来访的瑞士联邦Mediqi AG集团（聚英欧洲中医诊疗中心集团）杜力·巴多拉董事长和克劳迪欧·麦茨董事长一行举行会谈并签署新一轮中医药合作计划书。

30日，国家食品药品监督管理总局在北京召开中药材专业市场整治约谈会，亳州、安国等全国17个集中的中药材专业市场所在地政府负责人参加了约谈会。

31日　在第十三次中韩传统医学协调委员会会议上，国家卫生计生委主任、国家中医药管理局局长王国强与韩国保健福祉部次官李永灿签署备忘录，两国将进一步扩大推动传统医药产业领域合作，继续促进民间传统医学学术与人员交流，加强在国际平台的合作等。

8 月

2日　国家食品药品监督管理总局发布第56期药品不良反应信息通报，提示关注左氧氟沙星注射剂引起严重药品不良反应的问题。

5日　在"十二五"国家科技支撑计划的支持下，首都医科大学公共卫生学院王晁教授带领的团队完成了1990-2010年中国阿尔茨海默病及其他类型痴呆的流行病学研究，相关成果已于近期在《柳叶刀》学术期刊上发表。该研究是迄今为止样本量最大的关于中国阿尔茨海默病及其他类型痴呆流行病学的系统性回顾研究。

7日*　国家食品药品监督管理总局批准国产盐酸美金刚溶液和盐酸美金刚片用于中重度至重度阿尔茨海默型痴呆的治疗，实现了从原料药到制剂的国产化。

9日　"第四届中国医院药学政策论坛"在辽宁省丹东

市召开。本次会议的主题是：药师在医疗服务中的责任和地位，来自各地临床医疗机构的近200名专家参加了会议。

12日　在常州市召开的"全国药品质量诚信建设论坛暨授牌会议"上，扬子江药业集团作为2006年第一批"药品质量诚信建设示范企业"顺利通过复查，再度被授予"全国药品质量诚信建设示范企业"称号。大会同时对第四批符合条件的13家"药品质量诚信建设示范企业"进行了表彰、授牌。本届论坛由中国医药质量管理协会主办。

16日　中国—非洲部长级卫生合作发展会议在北京召开。中非卫生官员共同签署并发布《中国—非洲部长级卫生合作发展会议北京宣言》。国家卫生和计划生育委员会主任李斌发表讲话。来自北非、东非、西非、南非、中非五个非洲区域的代表及世界卫生组织、联合国艾滋病规划署、联合国人口基金会等国际组织的代表分别就中非卫生合作重点领域以及为合作制定路线图发表了意见。

20日　国家食品药品监督管理总局张勇局长会见了来访的捷克卫生部长马丁·赫尔查博士一行。

20日　国家食品药品监督管理总局、国家互联网信息办公室、工信部、公安部、国家工商总局五部门共同开展的打击网上非法售药行动在北京宣告启动。

20日*　2013年世界卫生报告《全民健康覆盖研究》全球发布仪式日前在北京举行。

22日　国家食品药品监督管理总局张勇局长、吴浈副局长会见了来访的世界卫生组织总干事陈冯富珍一行。

23日　中国医药报社举办"医药行业媒体危机应对培训班"，近百家企业代表参加了培训。

25日　广州药业发布公告，宣告公司已正式更名为"广州白云山医药集团股份有限公司"（以下简称广药白云山），并自8月29日起，A股和H股的股票简称皆变更为"白云山"。这标志着广药集团历时近两年的重大资产重组完成。

28日　国家食品药品监督管理总局张勇局长、食品药品安全总监焦红同志会见了来访的丹麦卫生大臣阿斯特丽德·克拉格、丹麦驻华大使裴德盛一行。

9 月

2·日　由国家卫生和计划生育委员会、国家食品药品监督管理总局和中国科学技术协会联合主办的"健康中国行—全民健康素养促进活动2013合理用药主题宣传活动"在北京启动。卫生计生委副主任崔丽、食品药品监管总局党组成员孙咸泽、中国科协书记处书记徐延豪出席会议并讲话。

2日*　"甘肃·台湾药材贸易洽谈会暨甘肃海峡两岸药材物流加工园战略合作签约仪式"日前举办，总投资达6.8亿元的甘肃海峡两岸药材物流加工园将落户兰州市。

3～4日 "第二届中国—东盟药品安全高峰论坛"在南宁市召开,论坛由国家食品药品监督管理总局和广西壮族自治区人民政府共同主办。

8日 "2013年国际(亳州)中医药博览会暨第29届全国(亳州)中药材交易会暨现代中医药发展论坛"在安徽省亳州市开幕。

10日 国家食品药品监督管理总局张勇局长会见了来访的荷兰卫生、福利和体育部部长席佩斯、荷兰驻华大使贾高博一行。

11日 在中国国家主席习近平和吉尔吉斯斯坦总统阿尔马兹别克·沙尔舍诺维奇·阿坦巴耶夫的见证下,国家中医药管理局局长王国强与吉尔吉斯斯坦卫生部长迪娜拉·萨基姆巴耶娃在吉尔吉斯斯坦首都比什凯克签署了《中华人民共和国国家中医药管理局与吉尔吉斯共和国卫生部关于中医药领域合作谅解备忘录》。这是国家中医药管理局与外国政府部门签署的第61个专门的中医药领域合作文本。

11日 由科技部、广西壮族自治区政府举办的"首届中国—东盟技术转移与创新合作大会"在广西南宁市召开。

11日 "中澳国际中医药研究中心"中方揭牌仪式在广东省中医院举行。该中心是经国家中医药管理局批准,依托广东省中医院、广东省中医药科学院与澳洲皇家墨尔本理工大学建立的首个国际中医药研究中心,旨在"进行高影响力的传统与补充医学研究,服务民众的循证卫生保健"。

16日 "第七届中国·磐安中药材交易博览会"在浙江省磐安县"浙八味"特产市场开幕,会上发布了"浙八味"中药材价格指数。

10 月

9日 世界卫生组织(WHO)通报国家食品药品监督管理总局,中国生物技术股份有限公司下属的成都生物制品研究所有限责任公司生产的乙型脑炎减毒活疫苗通过了WHO的疫苗预认证,成为中国通过WHO预认证的首个疫苗产品。

9日* 日前,应俄罗斯莫斯科州政府邀请,国家卫生和计划生育委员会副主任、国家中医药管理局局长王国强率团访问俄罗斯。

16～18日 由江西省政府、中国中药协会主办的樟树第44届全国药材药品交易会在樟树市举办,中国中药协会授予樟树市"中国药都"牌匾。

17日* 日前,国家食品药品监督管理总局发布《国家药物滥用监测年度报告(2012年)》。年度报告针对2012年我国药物滥用监测总体情况进行分析,重点描述海洛因、新型合成毒品、医疗用药品以及新发生药物滥用者的情况,并通过纵向比较2008年至2012年的监测数据,提示我国近五年药物滥用的变化特征,预测可能的流行趋势。

18日 日前,国家食品药品监督管理总局发布第57期《药品不良反应信息通报》,提示别嘌醇引起重症药疹的安全问题。

21日 国家主席习近平在人民大会堂会见来华出席第十四届中国西部国际博览会的马其顿总统伊万诺夫。习近平表示,中方愿同马方携手努力,推进务实合作,扩大中医药领域交流。

26日 由浙江大学医学院附属第一医院联合香港大学、中国疾病预防控制中心、中国食品药品检定研究院和中国医学科学院等多家单位成功研发出人感染H7N9禽流感病毒疫苗株。

11 月

2～4日 2013年中国药学大会暨第十三届中国药师周在广西壮族自治区南宁市隆重举行,主题为"推动重大新药创制 提高人民健康水平"。大会颁发了2013年中国药学会科学技术奖(17项),其中兰州大学的多肽药物先导化合物的化学筛选和作用机制研究、天士力金纳生物技术(天津)有限公司和天津天士力集团有限公司研究院生物药品研究所联合开展的大规模制备流感病毒表面抗原的方法及亚单位流感疫苗的工艺研究项目获得一等奖。大会还颁发了2013年中国药学会优秀药师奖(76名)、2013年中国药学会-赛诺菲青年生物药物奖(8名)。

4日 国家卫生和计划生育委员会日前在北京召开全国卫生计生系统对口支援西藏工作会议,国家卫生计生委主任李斌、西藏自治区副主席德吉出席会议并讲话。

5日 "第25届全国医药经济信息发布会"在广州市开幕,大会由国家食品药品监管总局南方医药经济研究所主办,总局食品药品安全总监焦红出席大会并致辞。

11日 第十四届"吴杨奖"在北京颁发。11位获奖者分别为:冯传汉(特殊贡献奖)(北京大学人民医院);石远凯(中国医学科学院肿瘤医院);马骏(中山大学肿瘤防治中心);马长生(首都医科大学附属北京安贞医院);乔杰(北京大学第三医院);蔡秀军(浙江大学医学院附属邵逸夫医院);熊利泽(第四军医大学第一附属医院);郑静晨(武警总医院);梁晓峰(中国疾病预防控制中心);游雪甫(中国医学科学院北京协和医学院医药生物技术研究所);马双成(中国食品药品检定研究院)。

12～13日 全球生物技术工业组织(BIO)主办的"第三届BIO中国生物产业大会"在北京举行,来自北美、欧洲及亚洲生物科技与制药企业、投资公司的核心决策者与高级经理人共同探讨了正在迅速崛起的中国生物制药的发展与前景。

美国驻华大使骆家辉、国家食品药品监督管理总局党组成员边振甲等嘉宾发表了主题演讲。

14日 应澳大利亚中医针灸协会和斐济卫生部邀请,国家中医药管理局副局长马建中率中医药代表团于日前对两国进行工作访问。马建中与斐济卫生部部长尼尔·夏尔马相互交流了本国传统医学发展情况,表达了在该领域开展合作的共同愿望。代表团一行还出席了世界针灸学会联合会第八届会员大会和学术大会。

16日 在中华中医药学会2013年学术年会上,2013年度中华中医药学会科学技术奖暨2013年度李时珍医药创新奖颁出。"中药复方指征药效物质基础的研究"等8项研究成果获中华中医药学会科学技术奖一等奖;"中药知识产权保护研究与应用"等26项科研成果获得中华中医药学会科学技术奖二等奖;"羌活地黄汤治疗类风湿关节炎的临床及实验研究"等36项成果获得中华中医药学会科学技术奖三等奖。北京中医药大学乔延江教授等四人被授予李时珍医药创新奖。

17日 清华大学宣布,该校生命科学学院教授罗永章课题组在国际上首次发现热休克蛋白90α是一个全新的肿瘤标志物,自主研发的定量检测试剂盒已通过临床试验验证,并获准进入中国和欧盟市场。这是热休克蛋白90α被发现24年来,世界首个获批用于临床的产品。

21日 日前,国家食品药品监督管理总局发布第58期《药品不良反应信息通报》,提示关注氟喹诺酮类药品的严重不良反应。

21日* 日前,濒临失传的藏药"热斗色曼"在青海省藏医院炮制成功。已有400多年历史的藏药"热斗色曼"是藏医治疗皮肤病的特效制剂。

25日 中乌政府间合作委员会卫生合作分委会第二次会议日前在广州市举行。分委会中方主席、国家卫生计生委副主任、国家中医药管理局局长王国强与乌方主席、乌卫生部第一副部长卡楚尔共同主持会议。会议表示,将共同推动中医药在乌克兰的发展。

25日 国家食品药品监督管理总局张勇局长会见了古巴药品和医疗器械控制中心拉斐尔·佩雷兹主任及古巴驻华大使白诗德一行。

12 月

2日* 日前,由天津市申报的《子宫内膜再生细胞治疗卵巢早衰临床前及临床研究》项目成功入选国家重大科技专项2014新药创制项目。这标志着国家重大科技专项首次将干细胞药物研发作为支持对象,也是我国今年正式启动的首个国家级干细胞临床研究课题。

3~4日 中国医药企业管理协会、中国非处方药物协会与本报联合主办的"第二十四届中国医药产业发展高峰论坛"在广州市举行。本次论坛以"中国改革新蓝图与医药产业"为主题,全方位学习解读了十八届三中全会、《国务院关于促进健康服务业发展的若干意见》等文件精神。来自国内著名经济智库、国家部委、行业协会、企业的60多位专家学者及1 500多名企业代表参加了论坛。中国医药企业管理协会六届十次会长(扩大)会议同期召开。

4日* 日前,国家食品药品监督管理总局发布公告,批准信达生物制药(苏州)有限公司的康柏西普眼用注射液用于治疗湿性年龄相关性黄斑变性,标志着我国首个治疗老年黄斑变性等眼底病的高端生物药正式上市。据悉,该药也是我国首个具有全球知识产权的单克隆抗体类药物。

5日 目前国内最大的医药制剂交易会——第70届全国药品交易会在广州市开幕,第13届中国国际保健博览会同期举办。此次展会展示面积逾7万平方米,展位达3 400余个,参展企业2 000余家,专业观众达10万人次。

12日 国家食品药品监督管理总局党组成员边振甲同志会见了美国食品药品管理局助理局长琳达·托尔夫森一行。

19日 国家食品药品监督管理总局张勇局长会见了来访的韩国食品医药品安全部部长郑胜一行。

23日 国家食品药品监督管理总局在北京召开《药品管理法》修订工作启动会暨研讨会,国家食品药品监督管理总局滕佳材副局长和吴浈副局长出席会议。

26~27日 全国食品药品监督管理暨党风廉政建设工作会议在北京召开。国家食品药品监督管理总局局长、党组书记张勇作工作报告。中央纪委驻国家食品药品监督管理总局纪检组组长、党组成员李五四作党风廉政建设工作报告。国家食品药品监督管理总局副局长、党组副书记尹力作会议总结。

31日 国家食品药品监督管理总局对辉瑞制药有限公司进行药品境外检查,根据检查情况约谈了辉瑞制药有限公司。总局发现该公司法国Amboise工厂在生产出口到中国的氟康唑注射液过程中,未及时按中国法律法规要求提出相关补充申请,该行为违反中国药品监管法律法规的相关规定。总局决定:在该公司整改到位前,停止其氟康唑注射液产品的进口。

31日 国家食品药品监督管理总局就无菌药品实施《药品生产质量管理规范(2010年修订)》有关事宜发布了公告。根据《药品生产质量管理规范(2010年修订)》(以下简称新修订药品GMP)实施规划,血液制品、疫苗、注射剂等无菌药品的生产必须在2013年12月31日前达到新修订药品GMP要求。

(注:* 为事件报道日期,非事件发生日期)

(王延风 劳佳)

附 录

Appendix

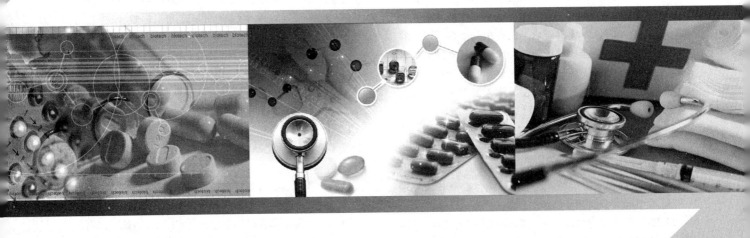

《中共中央关于全面深化改革若干重大问题的决定》（医药部分节选）

深化医药卫生体制改革　统筹推进医疗保障、医疗服务、公共卫生、药品供应、监管体制综合改革。深化基层医疗卫生机构综合改革，健全网络化城乡基层医疗卫生服务运行机制。加快公立医院改革，落实政府责任，建立科学的医疗绩效评价机制和适应行业特点的人才培养、人事薪酬制度。完善合理分级诊疗模式，建立社区医生和居民契约服务关系。充分利用信息化手段，促进优质医疗资源纵向流动。加强区域公共卫生服务资源整合。取消以药补医，理顺医药价格，建立科学补偿机制。改革医保支付方式，健全全民医保体系。加快健全重特大疾病医疗保险和救助制度。完善中医药事业发展政策和机制。鼓励社会办医，优先支持举办非营利性医疗机构。社会资金可直接投向资源稀缺及满足多元需求服务领域，多种形式参与公立医院改制重组。允许医师多点执业，允许民办医疗机构纳入医保定点范围。坚持计划生育的基本国策，启动实施一方是独生子女的夫妇可生育两个孩子的政策，逐步调整完善生育政策，促进人口长期均衡发展。

健全公共安全体系　完善统一权威的食品药品安全监管机构，建立最严格的覆盖全过程的监管制度，建立食品原产地可追溯制度和质量标识制度，保障食品药品安全。深化安全生产管理体制改革，建立隐患排查治理体系和安全预防控制体系，遏制重特大安全事故。健全防灾减灾救灾体制。加强社会治安综合治理，创新立体化社会治安防控体系，依法严密防范和惩治各类违法犯罪活动。

深化行政执法体制改革　整合执法主体，相对集中执法权，推进综合执法，着力解决权责交叉、多头执法问题，建立权责统一、权威高效的行政执法体制。减少行政执法层级，加强食品药品、安全生产、环境保护、劳动保障、海域海岛等重点领域基层执法力量。理顺城管执法体制，提高执法和服务水平。

药品经营质量管理规范

中华人民共和国卫生部令第 90 号

《药品经营质量管理规范》已于 2012 年 11 月 6 日经卫生部部务会审议通过，现予公布，自 2013 年 6 月 1 日起施行。

第一章　总　则

第一条　为加强药品经营质量管理，规范药品经营行为，保障人体用药安全、有效，根据《中华人民共和国药品管理法》《中华人民共和国药品管理法实施条例》，制定本规范。

第二条　本规范是药品经营管理和质量控制的基本准则，企业应当在药品采购、储存、销售、运输等环节采取有效的质量控制措施，确保药品质量。

第三条　药品经营企业应当严格执行本规范。药品生产企业销售药品、药品流通过程中其他涉及储存与运输药品的，也应当符合本规范相关要求。

第四条　药品经营企业应当坚持诚实守信，依法经营。禁止任何虚假、欺骗行为。

第二章　药品批发的质量管理
第一节　质量管理体系

第五条　企业应当依据有关法律法规及本规范的要求建立质量管理体系，确定质量方针，制定质量管理体系文件，开展质量策划、质量控制、质量保证、质量改进和质量风险管理等活动。

第六条　企业制定的质量方针文件应当明确企业总的质量目标和要求，并贯彻到药品经营活动的全过程。

第七条　企业质量管理体系应当与其经营范围和规模相适应，包括组织机构、人员、设施设备、质量管理体系文件及相应的计算机系统等。

第八条　企业应当定期以及在质量管理体系关键要素发生重大变化时，组织开展内审。

第九条　企业应当对内审的情况进行分析，依据分析结论制定相应的质量管理体系改进措施，不断提高质量控制水平，保证质量管理体系持续有效运行。

第十条　企业应当采用前瞻或者回顾的方式，对药品流通过程中的质量风险进行评估、控制、沟通和审核。

第十一条　企业应当对药品供货单位、购货单位的质量管理体系进行评价，确认其质量保证能力和质量信誉，必要时进行实地考察。

第十二条　企业应当全员参与质量管理。各部门、岗位人员应当正确理解并履行职责，承担相应质量责任。

第二节　组织机构与质量管理职责

第十三条　企业应当设立与其经营活动和质量管理相适应的组织机构或者岗位，明确规定其职责、权限及相互关系。

第十四条　企业负责人是药品质量的主要责任人，全面负责企业日常管理，负责提供必要的条件，保证质量管理部门和质量管理人员有效履行职责，确保企业实现质量目标并按照本规范要求经营药品。

第十五条　企业质量负责人应当由高层管理人员担任，全面负责药品质量管理工作，独立履行职责，在企业内部对药品质量管理具有裁决权。

第十六条　企业应当设立质量管理部门，有效开展质量管理工作。质量管理部门的职责不得由其他部门及人员履行。

第十七条　质量管理部门应当履行以下职责：

（一）督促相关部门和岗位人员执行药品管理的法律法

中国药学年鉴
CHINESE PHARMACEUTICAL YEARBOOK 2014

规及本规范;

（二）组织制订质量管理体系文件，并指导、监督文件的执行;

（三）负责对供货单位和购货单位的合法性、购进药品的合法性以及供货单位销售人员、购货单位采购人员的合法资格进行审核，并根据审核内容的变化进行动态管理;

（四）负责质量信息的收集和管理，并建立药品质量档案;

（五）负责药品的验收，指导并监督药品采购、储存、养护、销售、退货、运输等环节的质量管理工作;

（六）负责不合格药品的确认，对不合格药品的处理过程实施监督;

（七）负责药品质量投诉和质量事故的调查、处理及报告;

（八）负责假劣药品的报告;

（九）负责药品质量查询;

（十）负责指导设定计算机系统质量控制功能;

（十一）负责计算机系统操作权限的审核和质量管理基础数据的建立及更新;

（十二）组织验证、校准相关设施设备;

（十三）负责药品召回的管理;

（十四）负责药品不良反应的报告;

（十五）组织质量管理体系的内审和风险评估;

（十六）组织对药品供货单位及购货单位质量管理体系和服务质量的考察和评价;

（十七）组织对被委托运输的承运方运输条件和质量保障能力的审查;

（十八）协助开展质量管理教育和培训;

（十九）其他应当由质量管理部门履行的职责。

第三节 人员与培训

第十八条 企业从事药品经营和质量管理工作的人员，应当符合有关法律法规及本规范规定的资格要求，不得有相关法律法规禁止从业的情形。

第十九条 企业负责人应当具有大学专科以上学历或者中级以上专业技术职称，经过基本的药学专业知识培训，熟悉有关药品管理的法律法规及本规范。

第二十条 企业质量负责人应当具有大学本科以上学历、执业药师资格和3年以上药品经营质量管理工作经历，在质量管理工作中具备正确判断和保障实施的能力。

第二十一条 企业质量管理部门负责人应当具有执业药师资格和3年以上药品经营质量管理工作经历，能独立解决经营过程中的质量问题。

第二十二条 企业应当配备符合以下资格要求的质量管理、验收及养护等岗位人员:

（一）从事质量管理工作的，应当具有药学中专或者医学、生物、化学等相关专业大学专科以上学历或者具有药学

初级以上专业技术职称;

（二）从事验收、养护工作的，应当具有药学或者医学、生物、化学等相关专业中专以上学历或者具有药学初级以上专业技术职称;

（三）从事中药材、中药饮片验收工作的，应当具有中药学专业中专以上学历或者具有中药学中级以上专业技术职称;从事中药材、中药饮片养护工作的，应当具有中药学专业中专以上学历或者具有中药学初级以上专业技术职称;直接收购地产中药材的，验收人员应当具有中药学中级以上专业技术职称。

经营疫苗的企业还应当配备2名以上专业技术人员专门负责疫苗质量管理和验收工作，专业技术人员应当具有预防医学、药学、微生物学或者医学等专业本科以上学历及中级以上专业技术职称，并有3年以上从事疫苗管理或者技术工作经历。

第二十三条 从事质量管理、验收工作的人员应当在职在岗，不得兼职其他业务工作。

第二十四条 从事采购工作的人员应当具有药学或者医学、生物、化学等相关专业中专以上学历，从事销售、储存等工作的人员应当具有高中以上文化程度。

第二十五条 企业应当对各岗位人员进行与其职责和工作内容相关的岗前培训和继续培训，以符合本规范要求。

第二十六条 培训内容应当包括相关法律法规、药品专业知识及技能、质量管理制度、职责及岗位操作规程等。

第二十七条 企业应当按照培训管理制度制定年度培训计划并开展培训，使相关人员能正确理解并履行职责。培训工作应当做好记录并建立档案。

第二十八条 从事特殊管理的药品和冷藏冷冻药品的储存、运输等工作的人员，应当接受相关法律法规和专业知识培训并经考核合格后方可上岗。

第二十九条 企业应当制定员工个人卫生管理制度，储存、运输等岗位人员的着装应当符合劳动保护和产品防护的要求。

第三十条 质量管理、验收、养护、储存等直接接触药品岗位的人员应当进行岗前及年度健康检查，并建立健康档案。患有传染病或者其他可能污染药品的疾病的，不得从事直接接触药品的工作。身体条件不符合相应岗位特定要求的，不得从事相关工作。

第四节 质量管理体系文件

第三十一条 企业制定质量管理体系文件应当符合企业实际。文件包括质量管理制度、部门及岗位职责、操作规程、档案、报告、记录和凭证等。

第三十二条 文件的起草、修订、审核、批准、分发、保管，以及修改、撤销、替换、销毁等应当按照文件管理操作规程进行，并保存相关记录。

第三十三条 文件应当标明题目、种类、目的以及文件

编号和版本号。文字应当准确、清晰、易懂。文件应当分类存放,便于查阅。

第三十四条　企业应当定期审核、修订文件,使用的文件应当为现行有效的文本,已废止或者失效的文件除留档备查外,不得在工作现场出现。

第三十五条　企业应当保证各岗位获得与其工作内容相对应的必要文件,并严格按照规定开展工作。

第三十六条　质量管理制度应当包括以下内容:

(一)质量管理体系内审的规定;

(二)质量否决权的规定;

(三)质量管理文件的管理;

(四)质量信息的管理;

(五)供货单位、购货单位、供货单位销售人员及购货单位采购人员等资格审核的规定;

(六)药品采购、收货、验收、储存、养护、销售、出库、运输的管理;

(七)特殊管理的药品的规定;

(八)药品有效期的管理;

(九)不合格药品、药品销毁的管理;

(十)药品退货的管理;

(十一)药品召回的管理;

(十二)质量查询的管理;

(十三)质量事故、质量投诉的管理;

(十四)药品不良反应报告的规定;

(十五)环境卫生、人员健康的规定;

(十六)质量方面的教育、培训及考核的规定;

(十七)设施设备保管和维护的管理;

(十八)设施设备验证和校准的管理;

(十九)记录和凭证的管理;

(二十)计算机系统的管理;

(二十一)执行药品电子监管的规定;

(二十二)其他应当规定的内容。

第三十七条　部门及岗位职责应当包括:

(一)质量管理、采购、储存、销售、运输、财务和信息管理等部门职责;

(二)企业负责人、质量负责人及质量管理、采购、储存、销售、运输、财务和信息管理等部门负责人的岗位职责;

(三)质量管理、采购、收货、验收、储存、养护、销售、出库复核、运输、财务、信息管理等岗位职责;

(四)与药品经营相关的其他岗位职责。

第三十八条　企业应当制定药品采购、收货、验收、储存、养护、销售、出库复核、运输等环节及计算机系统的操作规程。

第三十九条　企业应当建立药品采购、验收、养护、销售、出库复核、销后退回和购进退出、运输、储运温湿度监测、不合格药品处理等相关记录,做到真实、完整、准确、有效和可追溯。

第四十条　通过计算机系统记录数据时,有关人员应当按照操作规程,通过授权及密码登录后方可进行数据的录入或者复核;数据的更改应当经质量管理部门审核并在其监督下进行,更改过程应当留有记录。

第四十一条　书面记录及凭证应当及时填写,并做到字迹清晰,不得随意涂改,不得撕毁。更改记录的,应当注明理由、日期并签名,保持原有信息清晰可辨。

第四十二条　记录及凭证应当至少保存5年。疫苗、特殊管理的药品的记录及凭证按相关规定保存。

第五节　设施与设备

第四十三条　企业应当具有与其药品经营范围、经营规模相适应的经营场所和库房。

第四十四条　库房的选址、设计、布局、建造、改造和维护应当符合药品储存的要求,防止药品的污染、交叉污染、混淆和差错。

第四十五条　药品储存作业区、辅助作业区应当与办公区和生活区分开一定距离或者有隔离措施。

第四十六条　库房的规模及条件应当满足药品的合理、安全储存,并达到以下要求,便于开展储存作业:

(一)库房内外环境整洁,无污染源,库区地面硬化或者绿化;

(二)库房内墙、顶光洁,地面平整,门窗结构严密;

(三)库房有可靠的安全防护措施,能够对无关人员进入实行可控管理,防止药品被盗、替换或者混入假药;

(四)有防止室外装卸、搬运、接收、发运等作业受异常天气影响的措施。

第四十七条　库房应当配备以下设施设备:

(一)药品与地面之间有效隔离的设备;

(二)避光、通风、防潮、防虫、防鼠等设备;

(三)有效调控温湿度及室内外空气交换的设备;

(四)自动监测、记录库房温湿度的设备;

(五)符合储存作业要求的照明设备;

(六)用于零货拣选、拼箱发货操作及复核的作业区域和设备;

(七)包装物料的存放场所;

(八)验收、发货、退货的专用场所;

(九)不合格药品专用存放场所;

(十)经营特殊管理的药品有符合国家规定的储存设施。

第四十八条　经营中药材、中药饮片的,应当有专用的库房和养护工作场所,直接收购地产中药材的应当设置中药样品室(柜)。

第四十九条　经营冷藏、冷冻药品的,应当配备以下设施设备:

(一)与其经营规模和品种相适应的冷库,经营疫苗的应当配备两个以上独立冷库;

中国药学年鉴　CHINESE PHARMACEUTICAL YEARBOOK 2014

（二）用于冷库温度自动监测、显示、记录、调控、报警的设备；

（三）冷库制冷设备的备用发电机组或者双回路供电系统；

（四）对有特殊低温要求的药品，应当配备符合其储存要求的设施设备；

（五）冷藏车及车载冷藏箱或者保温箱等设备。

第五十条　运输药品应当使用封闭式货物运输工具。

第五十一条　运输冷藏、冷冻药品的冷藏车及车载冷藏箱、保温箱应当符合药品运输过程中对温度控制的要求。冷藏车具有自动调控温度、显示温度、存储和读取温度监测数据的功能；冷藏箱及保温箱具有外部显示和采集箱体内温度数据的功能。

第五十二条　储存、运输设施设备的定期检查、清洁和维护应当由专人负责，并建立记录和档案。

第六节　校准与验证

第五十三条　企业应当按照国家有关规定，对计量器具、温湿度监测设备等定期进行校准或者检定。

企业应当对冷库、储运温湿度监测系统以及冷藏运输等设施设备进行使用前验证、定期验证及停用时间超过规定时限的验证。

第五十四条　企业应当根据相关验证管理制度，形成验证控制文件，包括验证方案、报告、评价、偏差处理和预防措施等。

第五十五条　验证应当按照预先确定和批准的方案实施，验证报告应当经过审核和批准，验证文件应当存档。

第五十六条　企业应当根据验证确定的参数及条件，正确、合理使用相关设施设备。

第七节　计算机系统

第五十七条　企业应当建立能够符合经营全过程管理及质量控制要求的计算机系统，实现药品质量可追溯，并满足药品电子监管的实施条件。

第五十八条　企业计算机系统应当符合以下要求：

（一）有支持系统正常运行的服务器和终端机；

（二）有安全、稳定的网络环境，有固定接入互联网的方式和安全可靠的信息平台；

（三）有实现部门之间、岗位之间信息传输和数据共享的局域网；

（四）有药品经营业务票据生成、打印和管理功能；

（五）有符合本规范要求及企业管理实际需要的应用软件和相关数据库。

第五十九条　各类数据的录入、修改、保存等操作应当符合授权范围、操作规程和管理制度的要求，保证数据原始、真实、准确、安全和可追溯。

第六十条　计算机系统运行中涉及企业经营和管理的数据应当采用安全、可靠的方式储存并按日备份，备份数据

应当存放在安全场所，记录类数据的保存时限应当符合本规范第四十二条的要求。

第八节　采购

第六十一条　企业的采购活动应当符合以下要求：

（一）确定供货单位的合法资格；

（二）确定所购入药品的合法性；

（三）核实供货单位销售人员的合法资格；

（四）与供货单位签订质量保证协议。

采购中涉及的首营企业、首营品种，采购部门应当填写相关申请表格，经过质量管理部门和企业质量负责人的审核批准。必要时应当组织实地考察，对供货单位质量管理体系进行评价。

第六十二条　对首营企业的审核，应当查验加盖其公章原印章的以下资料，确认真实、有效：

（一）《药品生产许可证》或者《药品经营许可证》复印件；

（二）营业执照及其年检证明复印件；

（三）《药品生产质量管理规范》认证证书或者《药品经营质量管理规范》认证证书复印件；

（四）相关印章、随货同行单（票）样式；

（五）开户户名、开户银行及账号；

（六）《税务登记证》和《组织机构代码证》复印件。

第六十三条　采购首营品种应当审核药品的合法性，索取加盖供货单位公章原印章的药品生产或者进口批准证明文件复印件并予以审核，审核无误的方可采购。以上资料应当归入药品质量档案。

第六十四条　企业应当核实、留存供货单位销售人员以下资料：

（一）加盖供货单位公章原印章的销售人员身份证复印件；

（二）加盖供货单位公章原印章和法定代表人印章或者签名的授权书，授权书应当载明被授权人姓名、身份证号码，以及授权销售的品种、地域、期限；

（三）供货单位及供货品种相关资料。

第六十五条　企业与供货单位签订的质量保证协议至少包括以下内容：

（一）明确双方质量责任；

（二）供货单位应当提供符合规定的资料且对其真实性、有效性负责；

（三）供货单位应当按照国家规定开具发票；

（四）药品质量符合药品标准等有关要求；

（五）药品包装、标签、说明书符合有关规定；

（六）药品运输的质量保证及责任；

（七）质量保证协议的有效期限。

第六十六条　采购药品时，企业应当向供货单位索取发票。发票应当列明药品的通用名称、规格、单位、数量、单

中国药学年鉴

CHINESE PHARMACEUTICAL YEARBOOK 2014

价、金额等;不能全部列明的,应当附《销售货物或者提供应税劳务清单》,并加盖供货单位发票专用章原印章、注明税票号码。

第六十七条 发票上的购、销单位名称及金额、品名应当与付款流向及金额、品名一致,并与财务账目内容相对应。发票按有关规定保存。

第六十八条 采购药品应当建立采购记录。采购记录应当有药品的通用名称、剂型、规格、生产厂商、供货单位、数量、价格、购货日期等内容,采购中药材、中药饮片的还应当标明产地。

第六十九条 发生灾情、疫情、突发事件或者临床紧急救治等特殊情况,以及其他符合国家有关规定的情形,企业可采用直调方式购销药品,将已采购的药品不入本企业仓库,直接从供货单位发送到购货单位,并建立专门的采购记录,保证有效的质量跟踪和追溯。

第七十条 采购特殊管理的药品,应当严格按照国家有关规定进行。

第七十一条 企业应当定期对药品采购的整体情况进行综合质量评审,建立药品质量评审和供货单位质量档案,并进行动态跟踪管理。

第九节 收货与验收

第七十二条 企业应当按照规定的程序和要求对到货药品逐批进行收货、验收,防止不合格药品入库。

第七十三条 药品到货时,收货人员应当核实运输方式是否符合要求,并对照随货同行单(票)和采购记录核对药品,做到票、账、货相符。

随货同行单(票)应当包括供货单位、生产厂商、药品的通用名称、剂型、规格、批号、数量、收货单位、收货地址、发货日期等内容,并加盖供货单位药品出库专用章原印章。

第七十四条 冷藏、冷冻药品到货时,应当对其运输方式及运输过程的温度记录、运输时间等质量控制状况进行重点检查并记录。不符合温度要求的应当拒收。

第七十五条 收货人员对符合收货要求的药品,应当按品种特性要求放于相应待验区域,或者设置状态标志,通知验收。冷藏、冷冻药品应当在冷库内待验。

第七十六条 验收药品应当按照药品批号查验同批号的检验报告书。供货单位为批发企业的,检验报告书应当加盖其质量管理专用章原印章。检验报告书的传递和保存可以采用电子数据形式,但应当保证其合法性和有效性。

第七十七条 企业应当按照验收规定,对每次到货药品进行逐批抽样验收,抽取的样品应当具有代表性。

(一)同一批号的药品应当至少检查一个最小包装,但生产企业有特殊质量控制要求或者打开最小包装可能影响药品质量的,可不打开最小包装;

(二)破损、污染、渗液、封条损坏等包装异常以及零货、拼箱的,应当开箱检查至最小包装;

(三)外包装及封签完整的原料药、实施批签发管理的生物制品,可不开箱检查。

第七十八条 验收人员应当对抽样药品的外观、包装、标签、说明书以及相关的证明文件等逐一进行检查、核对;验收结束后,应当将抽取的完好样品放回原包装箱,加封并标示。

第七十九条 特殊管理的药品应当按照相关规定在专库或者专区内验收。

第八十条 验收药品应当做好验收记录,包括药品的通用名称、剂型、规格、批准文号、批号、生产日期、有效期、生产厂商、供货单位、到货数量、到货日期、验收合格数量、验收结果等内容。验收人员应当在验收记录上签署姓名和验收日期。中药材验收记录应当包括品名、产地、供货单位、到货数量、验收合格数量等内容。中药饮片验收记录应当包括品名、规格、批号、产地、生产日期、生产厂商、供货单位、到货数量、验收合格数量等内容,实施批准文号管理的中药饮片还应当记录批准文号。验收不合格的还应当注明不合格事项及处置措施。

第八十一条 对实施电子监管的药品,企业应当按规定进行药品电子监管码扫码,并及时将数据上传至中国药品电子监管网系统平台。

第八十二条 企业对未按规定加印或者加贴中国药品电子监管码,或者监管码的印刷不符合规定要求的,应当拒收。监管码信息与药品包装信息不符的,应当及时向供货单位查询,未得到确认之前不得入库,必要时向当地药品监督管理部门报告。

第八十三条 企业应当建立库存记录,验收合格的药品应当及时入库登记;验收不合格的,不得入库,并由质量管理部门处理。

第八十四条 企业按本规范第六十九条规定进行药品直调的,可委托购货单位进行药品验收。购货单位应当严格按照本规范的要求验收药品和进行药品电子监管码的扫码与数据上传,并建立专门的直调药品验收记录。验收当日应当将验收记录相关信息传递给直调企业。

2013 年中医药十大新闻

2014 年 1 月 21 日国家中医药管理局发布了 2013 年中医药十大新闻。

《中共中央关于全面深化改革若干重大问题的决定》提出,要"完善中医药事业发展政策和机制" 2013 年 11 月党的十八届三中全会通过的《中共中央关于全面深化改革若干重大问题的决定》提出,要"完善中医药事业发展政策和机制",反映了中央将中医药纳入全面深化改革的大局,为中医药改革发展指明了方向。

全面发展中医药医疗保健服务,成为国家发展健康服务

业的重要内容 《国务院关于促进健康服务业发展的若干意见》将"全面发展中医药医疗保健服务"列为八大主要任务之一,制定实施中医药健康服务发展规划,提升中医健康服务能力,推广科学规范的中医保健知识及产品,鼓励和扶持优秀的中医药机构到境外开办中医医院、连锁诊所等,培育国际知名的中医药品牌和服务机构。甘肃省出台《关于促进中医药产业发展的意见》,提出5年建起较为完善的中医药产业链,发展中医药健康服务。

中医药在国家外交战略中的地位提升 8月,习近平主席在会见世界卫生组织总干事陈冯富珍时,提出"促进中西医结合及中医药在海外发展"。9月,习近平主席在上海合作组织成员国元首理事会第13次会议上讲话中提出"传统医学是各方合作的新领域,中方愿意同各成员国合作建设中医医疗机构,充分利用传统医学资源为成员国人民健康服务"。在习近平主席的见证下,《中华人民共和国国家中医药管理局与吉尔吉斯共和国卫生部关于中医药领域合作谅解备忘录》、《中华人民共和国国家中医药管理局与乌克兰卫生部关于中医药领域合作的谅解备忘录》分别于9月和12月签署。

成都老官山汉墓考古发现一批珍贵医简 12月,成都市金牛区天回镇老官山汉墓考古队在清理一处西汉时期土坑木椁墓时,出土920支竹简,初步分析为9部医书,除《五色脉诊》之外都没有书名,经初步整理暂定名为《敝昔医论》、《脉死侯》、《六十病方》、《尺简》、《病源》、《经脉书》、《诸病症侯》、《脉数》等。另有184支(含残简)组成的内容为《医马书》,以及一个完整的人体经穴髹漆人像,用白色或红色描绘的经络线条和穴点清晰可见。

中医药参与深化医改取得新进展 中医药健康管理首次纳入国家基本公共卫生服务项目,按照覆盖目标人群30%,对65岁及以上老年人和0~36个月婴幼儿开展中医药健康管理服务。藏、蒙、维等民族药首次列入《国家基本药物目录》。国家发改委等五部门,要求在县级公立医院综合改革试点工作中充分发挥中医药特色优势,提出调整中医医疗服务项目和价格,在取消药品加成时区别对待中药饮片,在医保中鼓励使用中医药等措施。国家中医药管理局与国家卫生计生委将农村具有中医药一技之长人员纳入乡村医生管理,已在全国18个省(区、市)实施。

中医药服务百姓健康推进行动深入基层惠及群众 "中医药服务百姓健康推进行动"是中医药行业开展党的群众路线教育实践活动的重要载体,包含基层中医药服务能力提升工程、中医"治未病"健康工程和"中医中药中国行——进乡村·进社区·进家庭"活动三项工程。各地以此为主要内容创新服务模式,通过建设中医药综合服务区、构建中医预防保健服务体系、开展中医药文化科普活动等形式,推动中医药更加深入基层,惠及百姓。

首批134名中医药传承博士后进站 12月,134名全国中医药传承博士后正式进站,为期两年。此举将老中医药专家学术经验继承工作与国家博士后制度相结合,充分发挥师承教育的传承优势和博士后教育的平台优势,成为培养中医药领军人才的新方法,是中医药人才培养机制的又一创新。

中医药标准体系框架初步形成 目前已发布中医药国家标准27项,行业及行业组织标准470多项,相对独立的中医药标准体系框架初步构建。政府主导、行业参与、统筹规划、分工负责的中医药标准化管理体制和运行机制初步建立。世界中医药学会联合会副主席兼秘书长李振吉荣获国家标准化管理委员会"2013年中国标准创新贡献奖"的突出贡献奖。

国家中医临床研究基地建设取得新进展,中医药科技取得新成果 国家中医临床研究基地建立了符合中医药发展规律的临床科研新模式,初步验证了14种疾病中医药治疗的相对优势,显著带动了基地建设单位中医服务能力总体提升。中国科学院上海药物研究所果德安教授带领完成的"中药复杂体系活性成分系统分析方法及其在质量标准中的应用研究"项目荣获国家自然科学二等奖;果德安教授还获得2013年度美国植物药委员会最高荣誉奖诺曼·法恩斯沃思(NormanFarnsworth)卓越研究奖,是获得该奖的唯一亚洲和华人学者。此外,云南省药物研究所完成的"低纬高原地区天然药物资源野外调查与研究开发"项目荣获国家科技进步一等奖。

中医药积极参与应对人感染H7N9禽流感 在人感染H7N9禽流感防治过程中,中医药系统迅速参与救治,及时发布中医诊疗方案并根据疫情及时修订。专家系统总结中医药参与治疗的所有病例,达成中医药治疗人感染H7N9禽流感疗效确切的共识。禽流感来袭,盲目购买板蓝根冲剂服用现象,折射出社会对中医药的期待,中医药知识的科学普及仍待加强。

2013年港澳地区药事活动

↗ **澳门药学会举办药学持续教育研修班** 2013年1月14日,由澳门药学会主办的"2012年度药学持续教育计划"4场研修班圆满结束,学会邀请了香港药学会副会长邝耀深、香港中文大学药学院副教授李咏恩、新加坡国立大学药学系副教授陈建民和香港资深药剂师孙耀燦,分别探讨了药师在控烟工作中的角色、戒烟药物治疗、老年人心房纤维颤动的最新药物疗法、癌症疗程中药物的支持疗法以及老年人的药事照顾等主题。

↗ **香港大学发现"核糖核酸(RNA)编辑"为新致癌原因** 2013年1月,香港大学李嘉诚医学院临床肿瘤学系肿瘤遗传实验室首度发现核糖核酸(RNA)编辑现象会令正常细胞变成癌细胞，导致罹患肝癌。该研究成果在顶尖学术期刊 *Nature Medicine* 上发表。

澳门科技大学在肿瘤研究方面取得新成果 澳门科技大学中药质量研究国家重点实验室马文哲博士等，首次揭示了李-佛美尼综合征（Li-Fraumeni syndrome）患者具有氧化磷酸化代谢增强特征。这一特征与肿瘤发生存在的联系，提示抑制线粒体的呼吸功能有可能对这类患者产生良好的防治效果。研究结果于 2013 年 3 月在世界顶尖医学期刊 *The New England Journal of Medicine* 发表，其影响因数（IF）高达 53。

"中山大学—香港中文大学华南肿瘤学国家重点实验室 2013 年战略研讨会"召开 2013 年 3 月 23 日，"中山大学—香港中文大学华南肿瘤学国家重点实验室 2013 年战略研讨会"在香港沙田召开。香港中文大学 Anthony Chan、To Ka Fai 教授和中山大学肿瘤防治中心朱孝峰教授、钱朝南教授共同主持会议，双方实验室课题负责人、研究骨干和研究生共 53 人参加了会议。

香港药学会召开 2013 年年会 2013 年 10 月 7 日，香港药学年会在香港会议展览中心召开，会议主题为"探索、蜕变、创新"，大会设有多场药学专题讲座，分别邀请来自中国内地、澳洲、新加坡、英国、法国及中国香港等国家和地区的药学各领域专家、学者作专题演讲，与会者就安老院药剂服务、急症室药剂服务、儿童与青少年癌症治疗以及与政府合作改善药学服务等 25 个议题进行交流和研讨。

香港中文大学与上海交通大学发现能预测中国人糖尿病的基因标记 2013 年 3 月，香港中文大学内科及药物治疗学系内分泌及糖尿病科马青云教授、陈重娥教授及该系名誉临床副教授苏咏仪医生带领的研究团队，与上海交通大学附属第六人民医院的研究人员携手合作，成功发现预测中国人糖尿病的基因标记，有助识别高风险糖尿病患者，以加强预防及早期治疗工作。研究成果已发表于国际权威期刊 *Diabetologia*。

香港大学发现新艾滋病黏膜疫苗 2013 年 3 月，香港大学李嘉诚医学院艾滋病研究所联同中国科学院广州生物医药健康研究所，以及清华大学艾滋病综合研究中心合作完成了一种新型的艾滋病疫苗的前期临床研究。该团队发现在恒河猴体内，新疫苗可大大提高针对艾滋病病毒的 T 和 B 淋巴细胞的免疫能力，从而有效地抑制病毒的传播和复制，通过接种此疫苗，可以显著延迟艾滋病在恒河猴身上发病。该研究成果已发表在国际病毒学权威期刊 *Journal of Virology* 上。

香港大学发现新型冠状病毒 2013 年 4 月，香港大学研究团队揭示新型冠状病毒（HCoV-EMC），俗称新 SARS，感染人类呼吸道的并发机制，以及临床治疗对策的研究方向。研究人员以先进的人类呼吸道活组织来进行体外培植，发现新型冠状病毒可能比 SARS 冠状病毒造成更严重的肺部损伤。研究结果在国际病毒学杂志 *Journal of Virology* 上发表。

澳门药学会举办用药照顾及用药评估培训班 2013 年 4 月 13 日，由澳门药学会举办的首场"用药照顾及药评估培训班"顺利进行，学会邀请了澳洲悉尼大学药学专家 Ben Basger 担任导师，在培训班中探讨长者用药照顾及长者使用精神科药物的评估等主题。

澳门科技大学主办"中药质量研究与创新药物研究高峰论坛（2013 澳门）" 2013 年 4 月 16-17 日，由澳门科技大学主办，中药质量研究国家重点实验室（澳门科技大学）和澳门药物及健康应用研究院承办，澳门基金会、科学技术发展基金和安捷伦科技有限公司协办的"中药质量研究与创新药物研究高峰论坛（2013 澳门）"在澳门科技大学举行。

澳门科技大学承办"第二届中药研究高新技术研修班" 2013 年 4 月 18-20 日，由"两岸四地中医药科技合作中心"主办，中药质量研究国家重点实验室（澳门科技大学）承办的"第二届中药研究高新技术研修班"在澳门科技大学举行。

香港大学化学系成功合成复杂结构抗菌药"达托霉素" 2013 年 4 月，由香港大学化学系助理教授李学臣领导的研究团队，成功研发出一个能有效合成出蛋白质的方法，利用此方法成功合成出抗菌药"达托梅毒"，此研究成果在国际学术杂志美国化学学会的在线期刊发表。

香港大学及浙江大学联合研究发现 H7N9 的病毒源头 2013 年 4 月，香港大学联合浙江大学团队对人类感染甲型禽流感 H7N9 的研究取得关键性进展。研究分析了在浙江地区发现的四宗人类感染个案，首次披露人类感染的 H7N9 病毒，跟禽流感流行相关的活禽市场中的鸡所检测出的 H7N9 病毒高度同源（病毒序列同源性超过 99.4%）。研究人员认为活禽市场是病毒源头，此研究结果在国际医学权威期刊 *The Lancet* 上发表。

广东省中医药科学院-中药质量研究国家重点实验室（澳门科技大学）联合实验室揭牌 2013 年 4 月 27 日，广东省中医药科学院-中药质量研究国家重点实验室（澳门科技大学）联合实验室在广州揭牌。

澳门志愿服务合作伙伴协议正式签署 2013 年 4 月 28

中国药学年鉴 CHINESE PHARMACEUTICAL YEARBOOK 2014

日，澳门志愿者总会与澳门药学会于正式签署合作伙伴协议，通过共同开展无私奉献的服务，使更多澳门居民认同志愿者的志愿精神，推动公民素质发展，促进澳门和谐进步。

↗ **澳门社区医药咨询服务站正式成立** 2013 年 5 月，由澳门志愿者总会、澳门药学会以及澳门医护志愿者协会合办的社区医药咨询服务站，在白鸽巢公园正式成立。主办方通过医药咨询服务站的设立，由具专业资格的医生、药剂师、中药师及护士为居民提供包括医疗咨询、合理安全用药辅导、卫生教育及量度血压等服务，并向居民派发安全用药小册子及宣传用药安全咨询，以及提供过期及废弃药物的收集服务。

↗ **南京中医药大学党委书记陈涤平一行访问澳门科技大学** 2013 年 5 月 10 日，南京中医药大学党委书记陈涤平一行访问澳门科技大学。校长刘良，副校长唐嘉乐，校长办公室主任邝应华等出席见面。陈涤平书记指出，南京中医药大学与澳门科技大学有着深厚的友谊，两校在以后应该相互合作，协同创新。双方签署了合作备忘录，继续加强彼此在中医药方面的人才培养、科学研究、临床医疗和学术往来等方面的互动与交流。

↗ **香港大学发现新型 DNA 疫苗** 2013 年 5 月，香港大学李嘉诚医学院艾滋病研究所发现了通过特定分子靶向刺激树突细胞（Dendritic Cells or DC）来大量增殖 CD8 + T 细胞，此项研究已取得专利，有望成为"香港制造"的疫苗。研究内容发表在国际著名期刊 *Journal of Clinical Investigation* 上。

↗ **香港大学发现甲型禽流感（H7N9）病毒传播新途径** 2013 年 5 月，由香港大学李嘉诚医学院公共卫生学院管轶教授带领的国际联合研究团队，与中国疾病预防控制中心国家流感中心合作，发现引发内地多宗人类感染个案的甲型禽流感（H7N9）病毒，不仅可以感染与人类受病毒感染和传播情况相近的雪貂，并引发与 2009 年新型甲型流感 H1N1 病毒类似的病症，而且病毒可以通过密切接触有效地在雪貂个体间传播，并可以出现有限度的空气飞沫传播。研究同时发现，H7N9 病毒可以感染猪，只引起呼吸道感染和轻度肺炎。研究结果不排除此病毒进化后，引起流感大暴发的可能。这项研究结果发表在国际顶尖学术期刊 *Science* 上。

↗ **澳门药学会参加国际药师论坛** 2013 年 5 月 29 日，紫禁城国际药师论坛于在北京召开，来自美国、日本、德国、印度、马来西亚、瑞典以及港澳台等 16 个国家及地区的 100 多位元专家学者同与会代表分享他们的实践经验，共有 2 400 多名药师参与交流。澳门药学会长吴国良、秘书长吴霭琳及理事赵颖参加了本次会议。

↗ **香港大学与复旦大学联合研究发现 H7N9 重症死亡原因** 2013 年 5 月，香港大学李嘉诚医学院公共卫生学院裴伟士教授及复旦大学上海医学院分子病毒学重点实验室主任袁正宏教授研究发现 H7N9 重症病人对神经氨酸酶抑制剂（包含目前最广泛使用于治疗 H7N9 病人的特敏福）出现抗药性病毒突变。研究结果指出，H7N9 病人需要及早接受诊断与治疗，治疗时避免使用皮质类固醇药物，以及对抗病毒的抗药性进行持续监控。此项研究成果于国际权威学术期刊 *The Lancet* 上发表。

↗ **香港大学成立生物医药技术国家重点实验室伙伴实验室** 2013 年 7 月，香港大学李嘉诚医学院获得国家科学技术部批准，设立了"生物医药技术国家重点实验室伙伴实验室"，并与南京大学医药生物技术国家重点实验室建立战略联盟，进行肥胖引起糖尿病及心血管病的基础研究及相关治疗的研究。

↗ **香港中文大学公布轻度中风的最新药物治疗方法** 2013 年 9 月，香港中文大学最新研究证实，短暂性脑缺血和轻度中风病人早期使用双药联合抗血小板治疗比单药抗血小板治疗更有效预防再次中风、心脏病发或死亡。研究结果在线刊登于国际权威医学杂志 *Circulation*。

↗ **澳门药学会主办"心血管药物合理用药研讨会"** 2013 年 9 月 29 日，澳门药学会在卫生局大礼堂举办"心血管药物合理用药研讨会"，邀请了台湾药事照护发展中心执行长谭延辉博士、澳洲悉尼大学药学院讲师 Ben Basger、香港中文大学药学院李咏恩教授以及香港威尔斯医院任职高级药剂师陈曼姿博士就心血管药物合理用药作专题演讲。

↗ **香港大学研究发现一种天然色素能抑制致病真菌的生长** 2013 年 10 月，香港大学医药学院曾伟基博士率领的研究团队发现，一种植物天然色素能抑制致病真菌的生长。从茜草（拉丁学名 *Rubia tinctorum* L）根部提取出来的红紫素普遍被应用与食物染料及中草药。研究团队通过一系列生化实验证明红紫素能抑制白色念珠菌的生长。白色念珠菌是一种常见的人体致病真菌，能感染免疫系统受损的病人，情况严重可致命。

↗ **香港政府在国际平台上推动中医药发展** 2013 年 10 月 28 日，香港食物及卫生局局长高永文在澳门出席世界卫生组织（世卫）有关推行"世卫组织传统医学战略 2014-2023"的高层次会议，并介绍香港特区政府在推动中医药发展的工作，分享在制定相关政策方面的经验。世卫总干事陈冯富珍医生今日在澳门正式启动最新的"世卫组织传统医学战略 2014-2023"。

中国药学年鉴 CHINESE PHARMACEUTICAL YEARBOOK 2014

➚ **香港与内地更新中医药合作协议** 2013年10月29日，香港食物及卫生局局长高永文与访港的国家中医药管理局局长王国强会面签署更新的《关于中医药领域的合作协议》，巩固双方在中医药领域的交流与合作，并推动内地与香港的中医药发展。

➚ **首届"两岸三地中医药院校长论坛"在澳门举行** 2013年10月29-30日，由澳门科技大学主办的首届"两岸三地中医药院校长论坛"在澳门举行，两岸三地专家学者和嘉宾逾400人出席，包括17所中医药大学或学院负责人。

出席论坛的国家卫生和计划生育委员会副主任、国家中医药管理局长王国强表示，澳门是东西方文化交汇之地，澳门中医药发展具很强的国际示范效应，近年通过整合中医药发展资源，加强与内地协作，实现优势互补，显示了巨大的发展潜力。举办论坛，将对促进中医药国际教育的发展起到积极作用。澳门科技大学校长刘良表示，论坛是在两岸三地中医药学良好形势下召开。近年澳门特区政府获中央政府及相关部门大力支持下，采取系列卓有成效措施发展中医药，包括在澳设立中药质量研究国家重点实验室，在珠海横琴岛设粤澳中医药产业园，并将发展中医药列为推动澳门经济适度多元的优势领域。刘良对澳门发展中医药充满信心，认为澳门定能成为两岸三地发展中医药的重镇。

➚ **"草药品质控制工作坊"在香港举行** 2013年10月31日，14名来自西太平洋区国家包括柬埔寨、中国、老挝、蒙古和越南的代表，联同香港专家出席为期三天的"草药品质控制工作坊"。这次工作坊由世界卫生组织（世卫）西太平洋区域办事处主办，并由卫生署及香港科技大学协办。工作坊涵盖的范围包括理论方法学的部分，以及植物化学分析方法和草药品质控制的当代技术的实际训练，旨在让参与国家的监管和督察人员，具备发展草药标准和实施传统医药品质控制的技巧和能力。

➚ **香港中文大学成立一期临床研究中心** 2013年12月，香港中文大学获香港特别行政区政府食物及卫生局资助成立一期临床研究中心，加强本地及亚洲的药物研究及开发，开幕典礼于12月18日举行。

➚ **香港中药材标准（第六期）结果公布** 2013年12月20日，卫生署公布已完成香港六十种常用中药材的安全和品质参考标准，有关结果编印成书。选择中药材作研究的准则包括：该中药材在香港常用；国际社会关注其安全及品质；在本地市场经济价值高；在《中医药条例》两个附表内的中药材为优先。负责研究工作的六所本地大学是香港中文大学、香港城市大学、香港浸会大学、香港理工大学、香港科技大学和香港大学。

2013年台湾及海峡两岸药事活动

➚ **台湾各高校医学系学制7年改为6年** 2013年起，台湾岛内大学医学系学制全面由7年改为6年，未来学生6年毕业后必须先通过考试，取得医生资格，再以医师身份接受医学训练，时间从原来1年延长为2年。

➚ **两岸现代中药产业园落户福建漳浦** 2013年2月25日，两岸现代中药产业园落户漳浦台湾农民创业园。海峡现代农业研究院与漳州市签署合作框架协议，将采取"产业＋科技＋资本"联动模式，投资100亿元联手推进漳浦万亩基地建设。该产业园由海峡现代农业研究院、台湾21世纪基金会、中国金融要素市场研究院、漳州市政府等合作，重点建设药用植物园、中医药文化体验园、药材集散中心和养生保健区等，力争3到5年内实现交易额100亿元，最终建成国家级药用植物园示范基地和两岸中医药产业对接枢纽。

➚ **2013年台湾生物制剂会议召开** 2013年2月26日，台湾生物制剂会议在台湾举行。会议主要专题有：台湾生技药品产业所面临的机会与课题、生技改良药与新生技药品开发、疫苗开发、生物制造业的上游的最佳业务实践、生物制造业的下游的最佳业务实践、业务上的优势和PAT、生技药品产业的未来预测等。

➚ **"台湾第83届国医节暨台北国际中医药学术论坛"召开** 2013年3月17日，"台湾第83届国医节暨台北国际中医药学术论坛"在台北举行。本次会议为一年一届的行业盛会，邀请了世界各地中医、中药学者及专家齐聚一堂，共同探讨中医药相关议题。

➚ **2013年中医药临床学术大会召开** 2013年3月19-25日，中医药临床学术大会在台湾新北市举行，此次大会邀请了福建中医药大学李灿东副校长及其教务处、中医学院相关负责人专题演讲。李灿东副校长一行参访了台湾中华医药学会、台湾中国医药大学、台北市中医师公会和新北市中医师公会等机构，洽谈中医药教育、科研等方面的相关合作项目。经过此次大会交流，进一步增进了各界与台湾中医药界的友好关系，促进闽台中医药交流与合作，拓展外界与台湾相关机构的合作领域。

➚ **"2013年城际药事论坛"召开** 2013年4月27日，"2013年城际药事论坛"在台湾召开。论坛以"药事服务与消费者保护"为主题。日本东京、韩国首尔、新加坡，大陆北京、上海等东亚重要城市的药师、学者、官员参加，共有亚洲各国及地区的400多人参加。

↗ "第五届海峡两岸中医药合作发展论坛暨首届海峡两岸中西医药汇通学术研讨会"召开 2013 年 5 月 22-29 日,由中华中医药学会、台湾海峡两岸中医药合作发展交流协会、台湾大仁科技大学以及台湾商工统一促进会联合主办的"2013 年第五届海峡两岸中医药合作发展论坛暨首届海峡两岸中西医药汇通学术研讨会"在台湾大仁科技大学举办。本次论坛旨在发扬中华传统中医药文化;拓展两岸中西医药产、学、研等方面的汇通交流;建立中西医药的两岸科技交流平台;探讨两岸中西医药法规及适用范围;扩大两岸中西医药合作发展的渠道。

↗ 两岸中医药博物馆动工建设 2013 年 5 月 28 日,福建省重点项目海峡两岸中医药博物馆在海沧破土动工。该博物馆是目前大陆规划面积最大的两岸中医药文化博物馆,将建设海峡两岸交流馆、中华医药史展馆等。博物馆旨在以两岸中医药文化历史为背景,弘扬保生慈济精神,充分展示两岸中医药历史的传承和发展。该项目计划于 2015 年建成并投入使用。据悉,青礁慈济宫是两岸保生大帝信俗文化交流的重要文化古迹之一,被国台办列为海峡两岸交流基地。

↗ "2013 年海峡两岸中医药发展与合作研讨会"召开 2013 年 6 月 16 日,"2013 年海峡两岸中医药发展与合作研讨会"在厦门举办,两岸中医药界 500 多名代表与会,其中,台湾与会代表人数 212 人,创下历届之最;台湾中医药基层从业人员和中医爱好者人数显著增加。此次会议由国家中医药管理局和厦门市政府共同主办。自 2006 年创办以来,此会议已成功举办 7 届。本届研讨会,收到两岸学者交流论文 119 篇,涉及两岸中医药科研新成果和新技术、中医药产业合作、中医药文化交流、中药新药研发、中医药防治慢性病经验等领域。

↗ "首届筑台两地医药卫生交流会"召开 2013 年 7 月 5 日,由贵阳市台办、贵阳市卫生局共同主办的"首届筑台两地医药卫生交流会"在贵阳召开。高雄市家庭保健协会理事长陈进南、台湾两岸医疗事务交流协会会长吴一昌等分别率队参会。近 60 位筑台两地医院管理人员、医学专家、医药卫生企业家就筑台两地医药卫生成果、经验,医药技术和产业合作等议题进行了深入探讨。

↗ 两岸中医药传统文化研习营在闽开营 2013 年 7 月 7 日,"2013 海峡两岸青年联欢节·中医药传统文化研习营"在福建开营。来自台湾元培科技大学、大仁科技大学、嘉南药理科技大学 3 所高校的 30 名台湾青年学子,与福建中医药大学 30 名学生代表将共同参加为期 12 天的研习营活动。研习营开设中医药文化介绍、中医推拿、中医针灸等课程和

讲座,并将参观中医药文化博物馆、中药标本馆等。此外,研习营还安排了与奥运冠军石智勇交流座谈、咏春拳观摩与学习,以及福州民俗文化寻根和湄洲湾妈祖文化寻根游学等丰富多彩的活动,为两岸青年联谊架设桥梁。

↗ "2013 年第十一届台湾生物技术大展"举办 2013 年 7 月 16-21 日,台湾举办了"2013 年第十一届台湾生物技术大展",此次大展设于台湾展览中心,由台湾外贸协会主办。

↗ "2013 海峡两岸医院院长高峰论坛"召开 2013 年 7 月 22-26 日,"2013 海峡两岸医院院长高峰论坛"在台湾举行。论坛内容围绕两岸医院管理热门话题——发展模式与创新管理,分为四个议题进行了专题讨论,针对当前"医院绩效管理""患者安全与品质管理""云端信息资源管理""JCI 国际医院评审评鉴"等热点议题展开了交流。

↗ 两岸学子海沧探寻中医药文化 2013 年 7 月 28 日,为期 3 天的海峡两岸青少年"中医药文化探究之旅"夏令营在海沧开营。来自海峡两岸的 80 名青少年在海沧青礁慈济宫,学习中草药的种植、研制,参观闽台中医药博物馆,体验中医推拿和针灸等疗法。活动期间,营员们还参观海沧区非物质文化遗产展厅、观看《木偶大观园》演出等,感受闽南文化的深厚底蕴;游览东南国际航运中心、海沧湾公园,实地参观海沧健康生态新城区建设成果。

↗ 两岸卫生部门高层会议将落实医药卫生协议 2013 年 9 月 13 日,国台办新闻发言人杨毅在例行新闻发布会上表示,今年两岸卫生主管部门都分别进行了机构调整,但双方工作组的日常联系和定期会晤仍在有序进行,协议落实并没有受到两岸双方主管部门机构调整的影响。

↗ 宁夏、台湾医疗界举办研讨会谋求健康产业合作 2013 年 9 月 22 日,"2013 宁台医疗暨健康产业发展交流研讨会"在宁夏银川举行,来自两地医疗及健康产业界的 80 余名代表会聚一堂,交流各自医药健康产业发展情况,期望能够在《海峡两岸医药卫生合作协议》框架下寻找到合适的合作方向。在研讨会上,台湾中华传统整复协会理事长陈秋隆介绍了台湾中医药产业发展现状,台湾医疗产业管理发展学会北京负责人洪雅龄作了题为"两岸医院管理的优势与展望"的发言,宁夏医疗界代表则大力推介了具有极高药用价值的宁夏枸杞。

↗ "2013-2017 年台湾医药市场动态聚焦分析及深度研究咨询报告"出版 2013 年 10 月,由中研普华台湾医药行业分析专家领衔撰写的"2013-2017 年台湾医药市场动态聚焦分析及深度研究咨询报告"出版,此报告主要分析了台湾医药

行业的市场规模、发展现状与投资前景,同时对台湾医药行业的未来发展做出科学的趋势预测和专业的台湾医药行业数据分析,有助于各界评估台湾医药行业投资价值。

⬈ **台湾风湿病医学会 2013 年度学术研讨会召开** 2013 年12 月 6-9 日,台湾风湿病医学会 2013 年度会员代表大会暨学术研讨会在台湾新竹隆重召开。本届大会是台湾地区每年一届的风湿免疫专题年会。来自台湾和大陆地区的风湿病专科的专家、学者,以及全科医师和其他学科相关人员,还有台湾地区"思乐医之友协会"病友会代表等各界人士出席了会议,参会人达数百人,大会发布的论文摘要达百余篇。

⬈ **2013 年两岸医药品安全管理及研发工作组会议召开** 2013 年 12 月 17-20 日,在《海峡两岸医药卫生合作协议》框架下,国家食品药品监督管理局总局与台湾食品药品监管机构在江苏省南京市召开"2013 年两岸医药品安全管理及研发工作组高层会议"及工作小组会议。会上,双方就 2013 年两岸在医药品安全管理及研发工作组框架下合作的情况、共同关注的问题以及下一步推进合作事项交换意见,并商讨了2014 年合作计划。总局焦红总监参加了年度高层会议并作大会致辞和总结。总局港澳台办公室主要负责人出席并主持高层会议。药品化妆品、医药器械、保健食品、检验检测工作分组主要负责人作分组工作情况汇报。台方代表团参访了江苏省南京市及泰州市相关器械检验机构及生产企业。

(凌兆莉整理)

索引

Index

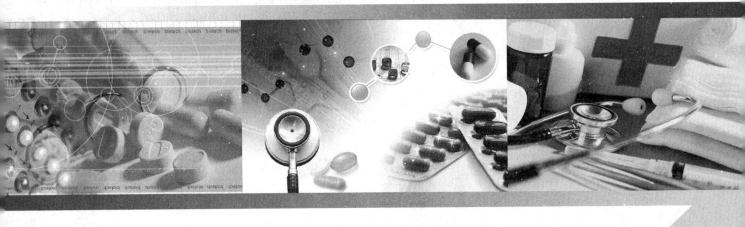

1980~2014卷企事业机构索引

科研、情报机构

中国药学年鉴 CHINESE PHARMACEUTICAL YEARBOOK 2014

学 校

医药企业、药厂

中国药学年鉴 CHINESE PHARMACEUTICAL YEARBOOK 2014

药检、监察机构

医院药学部、药剂科

1980～2014 卷药学人物索引

中国药学年鉴 CHINESE PHARMACEUTICAL YEARBOOK 2014

中国药学年鉴 CHINESE PHARMACEUTICAL YEARBOOK 2014

图书在版编目（CIP）数据

中国药学年鉴. 2014 / 彭司勋主编. -- 北京 : 中

国医药科技出版社，2015.8

ISBN 978-7-5067-7741-4

Ⅰ. ①中… Ⅱ. ①彭… Ⅲ. ①药物学－中国－2014－

年鉴 Ⅳ. ①R9-54

中国版本图书馆 CIP 数据核字(2015)第 182113 号

中国药学年鉴（2014）

编　　辑：《中国药学年鉴》编辑委员会

责任编辑：浩云涛　李　娜　郑　民

地　　址：南京市童家巷 24 号　邮编：210009

电　　话：025-83271478　83271458（传真）

出　　版：中国医药科技出版社

地　　址：北京市海淀区文慧园北路甲 22 号　邮编：100082

电　　话：010-62227427（发行）　010-62236938（邮购）

网　　址：www.cmstp.com

印　　刷：南京文博印刷厂

规　　格：889×1194mm　1/16

印　　张：正文：26.5　彩插：16

字　　数：960 千字

版　　次：2015 年 8 月第 1 版

印　　次：2015 年 8 月第 1 次印刷

经　　销：全国各地新华书店

书　　号：ISBN 978-7-5067-7741-4

定　　价：**320.00 元**

广告经营许可证号：3200004050738